AF462922

MALADIES CHRONIQUES

DE L'APPAREIL RESPIRATOIRE.

OUVRAGES DU MÊME AUTEUR :

Éléments d'Hygiène, de TOURTELLE, avec des changements et des additions considérables, 4e édition. 1824. 2 vol. in-8°.

Dictionnaire de Médecine, de Chirurgie et de Pharmacie, de NYSTEN, ouvrage presque entièrement refondu par l'auteur, 4e, 5e, 6e, 7e et 8e éditions, 1824-1839.

Traité sur la fièvre cérébrale des enfants (hydrocéphale aiguë, méningite, etc.), in-8°. 1828.

Traité du croup et de l'angine couenneuse, précédé de la deuxième édition du Rapport de Royer-Collard sur le concours de 1807. 1826. (In-8°.)

Clinique médicale de l'hôpital Necker, in-8°. 1835. (L'auteur prépare une deuxième édition de cet ouvrage.)

L'art de doser les médicaments, tant anciens que nouveaux (en collaboration avec MM. Chevallier et Cotereau), in-18°. 1829.

Sur la vie, les écrits d'Hippocrate, etc. Broch. 1838.

Éloge de Philippe Pinel, prononcé devant la Société médicale d'Émulation en 1827, réimprimé dans la *Clinique médicale de l'hôpital Necker.*

Mémoire sur les crises et les jours critiques, et la nécessité de tenir compte de leur influence. Broch. 1849.

Coulommiers. — Imprimerie de A. MOUSSIN.

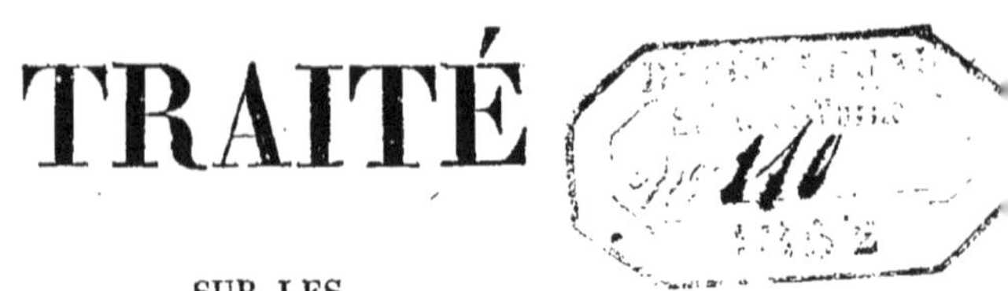

TRAITÉ

SUR LES

MALADIES CHRONIQUES

QUI ONT LEUR SIÉGE DANS LES ORGANES DE L'APPAREIL RESPIRATOIRE,

PRÉCÉDÉ

DE NOUVELLES CONSIDÉRATIONS SUR L'AUSCULTATION,

Par I. BRICHETEAU,

MÉDECIN DE L'HOPITAL NECKER, MEMBRE DE L'ACADÉMIE NATIONALE DE MÉDECINE, DE LA LÉGION-D'HONNEUR, ETC.

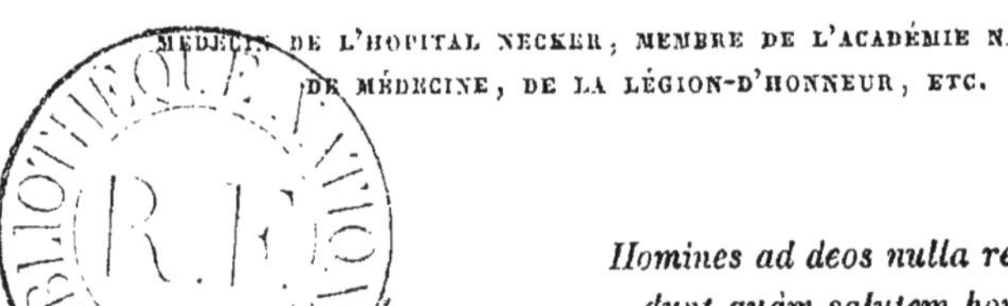

Homines ad deos nulla re propius accedunt quàm salutem hominibus dando.

(CICERO. Pro Ligario.)

Paris,

HIPPOLYTE SOUVERAIN, ÉDITEUR,

Rue des Beaux-Arts, 5.

1851.

PRÉFACE.

Lorsque je fus chargé du service médical de l'hôpital Necker, où Laennec avait composé son célèbre traité de l'auscultation, la tradition et le souvenir encore vivant de cet illustre pathologiste y attiraient un grand nombre de maladies de poitrine ; ce nombre dut bientôt s'accroître à proportion des agrandissements successifs de cet important établissement, l'un des mieux situés et des plus salubres de la capitale. Cette particularité me fixa sur le choix des études cliniques que je me proposais de faire et sur la spécialité que je devais embrasser.

S'il était vrai de dire que presque aucun symptôme des maladies du poumon n'avait échappé à l'investigation rigoureuse et physique du stéthoscope, et à l'admirable sagacité de son inventeur ; il était certain, d'un autre côté, qu'une mort prématurée ne lui avait pas permis d'achever l'histoire de plusieurs maladies chroniques de la poitrine, telles que les épanchements purulents, le cancer, la gangrène, les congestions sanguines, les hémorrhagies des poumons, etc. En outre, Laennec, plus anatomo-pathologiste que praticien, n'avait pas donné un développement suffisant à plusieurs parties importantes, comme l'étiologie, les traitements hygiénique, prophylactique et curatif. Il y avait donc dans la pathologie du thorax, telle que l'avait envisagée Laennec, des lacunes qu'il me paraissait utile de combler. Ayant à ma disposition tous les éléments d'un semblable travail, je me mis à l'œuvre; je travaillai lentement parce que je me défiais beaucoup de moi-même, et que je devais d'ailleurs marcher avec prudence dans une voie parcourue avec tant d'éclat par l'un des plus grands pathologistes qui aient illustré notre science. Je confesse donc avoir beaucoup différé la publication de cet ouvrage commencé depuis longtemps. Si je parle ici de ce retard, qui, sans doute, intéresse peu le lecteur, c'est pour qu'il sache bien que ce traité n'est pas le fruit de quelques années de labeur, mais que son origine et sa composition remontent à une époque déjà éloignée. J'ajouterai, qu'en y mettant la dernière main, j'ai fait tous mes efforts pour que la date de sa publication ne fût pas un anachronisme. Sans avoir eu l'intention de composer un supplément à l'ouvrage de Laennec, puisque j'ai souvent traité d'une manière complète les mêmes sujets que lui; je crois, néanmoins, que mon ouvrage pourra offrir un complément utile à ceux qui méditeront le livre à jamais classique de notre illustre pathologiste. Après ces quelques éclaircissements, qui m'ont paru nécessaires, je vais présenter quelques vues sur les causes générales et la fréquence des maladies chroniques de la poitrine; ce sera, avec les considérations sur l'auscultation, une introduction à la lecture de cet ouvrage.

Le poumon, le cœur et le cerveau figurent une sorte de trépied organique, dont l'intégrité et l'harmonie sont indispensables au maintien de la santé; un désaccord entre ces trois centres d'action vitale, apporte un trouble dans les trois grandes fonctions dont ils sont chargés; et la destruction de l'un d'eux entraîne inévitablement la mort. Or, la poitrine renferme deux de ces grands supports de l'existence humaine; par conséquent, les maladies dont elle est le siége doivent être nombreuses, par la raison surtout que les deux organes, auxquels je fais allusion, fonctionnent perpétuellement et n'ont aucun repos, tandis que le cerveau a, pendant le sommeil, des moments de relâche et une sorte d'intermittence d'action. Laennec a donc eu raison de dire que les maladies de la poitrine constituaient à elles seules la moitié de la pathologie, et qu'elles étaient d'une importance majeure, à raison de leur gravité et des conséquences mortelles qu'elles devaient avoir.

Si l'on prend en considération le petit espace dans lequel sont obligés de se mouvoir perpétuellement deux organes aussi importants que le cœur et le poumon, la dépendance mutuelle dans laquelle ils sont l'un et l'autre par la nature connexe de leurs fonctions, et leurs froissements inévitables, l'on comprendra alors davantage la multiplicité et la gravité de leurs lésions; leur obscurité et leur complication ne le cédaient guère autrefois à leur gravité, mais, grâce à la découverte de l'auscultation, leur diagnostic, reconnu si obscur par de grands observateurs, est devenu clair et facile.

Par cela même que les maladies du poumon sont graves et nombreuses, les difformités de la cage osseuse qui les renferme, pouvant contribuer à leur développement, doivent appeler l'attention des praticiens. C'est une partie importante de *l'étiologie de ces maladies*, très-négligée par les médecins. On ne peut douter, en effet, que les déviations de la colonne vertébrale, en diminuant l'ampleur et la capacité de la poitrine, doivent apporter une grande perturbation dans l'exercice des fonctions du cœur et du poumon, et figurer parmi les causes prédisposantes de plusieurs maladies. Non-seulement les gibbeux sont disgracieux à la vue et injustement entachés d'une sorte de ridicule, mais encore leur difformité les rend haletants, impropres à beaucoup d'exercices et de professions, les prédispose aux congestions pulmonaires, aux maladies aiguës du poumon, à la phthisie, à l'asthme, à l'emphysème, aux anévrismes; et l'on peut dire qu'en général leur vie est courte et souffreteuse et leur existence des plus pénibles. Parmi les difformités du thorax, il y en a de plus graves, de plus nuisibles les unes que les autres et qui figurent diversement dans l'étiologie des maladies des poumons. Les déversements antérieurs de l'épine, dit Delpech (1), sont les plus innocents ; ils ne tendent qu'à une seule espèce d'altération du thorax : la réduction de ses cavités selon l'axe vertical de la poitrine ; mais les deux extrémités de la poitrine ne peuvent guère se rapprocher de haut en bas, qu'après avoir triomphé de la résistance du sternum. Il en résulte que si la partie moyenne n'est pas rappelée en arrière, par une force capable de lui imprimer une inflexion en ce sens, la cavité totale est peu diminuée et les organes intérieurs peu gênés. Les déversements postérieurs, au contraire, sont bien autrement graves ; une attitude aussi gênante que celle qu'ils déterminent, lorsqu'ils sont considérables, ne tarde pas à produire d'autres déviations. Il en résulte des inflexions de cet os, une courbure à concavité extérieure. Il survient alors une projection du sternum et de l'épine à l'intérieur de la poitrine, et une grande gêne dans les organes qui y sont contenus.

Les difformités latérales de l'épine dorsale, les plus communes de toutes, sont celles qui exercent l'influence la plus funeste sur les organes pectoraux et prédisposent souvent à des maladies du poumon, que les sujets n'auraient pas dû redouter sans ce vice de conformation. Ces déviations suffisent pour amener des répartitions inégales de sucs nutritifs et produisent des hypertrophies comme Delpech en cite des exemples. Le déplacement du cœur, suite inévitable des courbures de l'épine, doit soumettre les vaisseaux à des changements qui les rendent moins propres à recevoir le sang que cet organe y pousse. Il en peut résulter une surexcitation du cœur qui explique beaucoup d'accidents, tels que des hémoptysies, des congestions pulmonaires, des anévrismes, etc. ; par suite d'une sorte de renversement dans la production des phénomènes pathogéniques, les effets des dévia-

(1) De l'orthomorphie dans l'espèce humaine.

tions thoraciques deviennent à leur tour causes d'accidents graves; ainsi les pleurésies chroniques, les empyèmes, les vomiques, auxquels l'état de gibbosité avait pu disposer plus ou moins, accroissent les inflexions spinales et finissent par amener les accidents inflammatoires et asphyxiques les plus formidables et une mort prompte. Delpech rapporte l'histoire d'une jeune fille de 8 ans, sur laquelle des vomiques tuberculeuses se firent jour par deux ouvertures au-dessous du sein droit et se vidèrent par cette voie; la jeune malade échappa au danger, mais il survint une incurvation latérale de toutes les vertèbres dorsales; cette inflexion ne fit que s'accroître dans les deux années suivantes; les côtes droites étaient entraînées en bas et en dedans; le sternum, dévié à gauche, était recourbé dans toute sa longueur, les côtes gauches supérieures étaient surélevées et soulevaient l'épaule au niveau de la région mastoïdienne; la région lombaire de l'épine était couchée presque horizontalement entre le sacrum et la crête iliaque, etc. Ces déformations avaient produit un touble extrême dans la circulation et dans la respiration; cette jeune personne éprouvait des attaques périodiques de suffocation effrayantes. La respiration devenait courte, pénible; les battements du cœur, d'abord énergiques, douloureux, devenaient ensuite tumultueux, faibles, insensibles, nuls; les membres devenaient bleuâtres, engourdis, froids, couverts d'une sueur glutineuse; la face avait la même coloration : la malade semblait expirante, asphyxiée pendant quelques instants; mais bientôt les battements du cœur reparaissaient, la respiration se rétablissait, les membres et la face se réchauffaient, et l'état naturel revenait presque aussi subitement qu'il avait été troublé (1).

Les causes générales externes qui peuvent concourir au développement des maladies de poitrine sont fort nombreuses et de plusieurs sortes; il faut mettre au premier rang, l'abus des organes de la respiration et

---

(1) Ouvrage cité, page 358.

de la voix. Aussi est-il très-commun de rencontrer des chanteurs, des crieurs, des prédicateurs, des joueurs d'instrument à vent affectés de bronchite, de laryngite, d'hémoptysie, de phthisie même. Les ouvriers qui travaillent des matières volatiles irritantes, ou susceptibles de répandre dans l'atmosphère des poussières minérales ou végétales plus ou moins meurtières, comme les fabricants d'aiguilles, de meules de moulin, de pierres à fusil, les cardeurs, les filateurs de chanvre, de coton, etc., succombent souvent à la phthisie pulmonaire ou sont tout au moins en proie à des bronchites chroniques interminables, à des accès d'asthme, à des dyspnées difficiles à caractériser.

Il y a en outre des professions qui par les attitudes qu'elles exigent empêchent le libre exercice des organes de la respiration et de la circulation, déterminent des congestions pulmonaires, qui souvent répétées, prédisposent aux hémorrhagies, aux engouements et aux splénisations des poumons; de ce nombre sont celles des tailleurs, des cordonniers, des tisserands; les menuisiers, les corroyeurs, etc., les repasseurs d'outils ou d'instruments sont aussi exposés à des pressions et à des percussions douloureuses sur la poitrine, qui ne sont pas étrangères aux maladies de cette cavité.

La plupart des causes inhérentes aux professions dont nous venons de parler ont une action physique traumatique dont il est facile de se rendre compte; mais celles qui viennent brusquement atteindre les organes pectoraux après un exercice abusif de la voix et de la parole, et pendant une abondante perspiration, ne peuvent ordinairement être rapportées, dans le langage de l'école, qu'à une action répercussive provenant d'un changement de milieu ou bien d'un refroidissement, qui arrête ou supprime l'excrétion perspiratoire sur la vaste étendue de la membrane muqueuse bronchique. On ne sait pas assurément comment s'opère cette sorte de rétrocession métastatique, et comment elle produit une phelgmasie ou tout autre état pathologique; mais le défaut d'explication démonstrative, ne peut autoriser la négation d'un tel phénomène pathogénique, quand il a été très-souvent admis dans la science et appuyé sur des faits nombreux.

Les pays froids, les habitations mal closes, exposées au vent du nord, sur des plateaux élevés, les vêtements insuffisants engendrent des maladies inflammatoires tuberculeuses du thorax chez des sujets faibles, irritables, entachés d'hérédité. Broussais remarque fort judicieusement dans son traité des phlegmasies chroniques, que les soldats français étaient fréquemment atteints de pleurésies, de pneumonie, de pthisie pulmonaire en Allemagne et en Hollande, tandis qu'ils étaient presque exempts de ces maladies en Italie lorsqu'ils passaient d'un climat rigoureux dans un climat plus doux.

On a épuisé le chapitre des rétrocessions de toute nature, des répercussions, de la suppression des hémorrhagies, des exanthêmes, des dartres, des vieux ulcères, considérés comme causes des maladies chroniques des poumons. On a étrangement abusé de ces théories pathogéniques, en prenant des coïncidences pour des rapports de cause à effet. Toutefois, il est certain que les relations sympathiques qui existent entre le système cutané et l'immense surface de la membrane muqueuse bronchique, ainsi que le parenchyme pulmonaire, la correspondance et l'analogie des fonctions que ces deux appareils remplissent, viennent à l'appui des explications matérielles et figurées qu'on a données de leurs maladies. On sait très-bien, par exemple, que la rougeole, la scarlatine, la variole, etc., attaquent à la fois le derme et les membranes muqueuses ; que des catarrhes pulmonaires, et des dartres, pour ainsi dire intermittentes, alternent chez des sujets faibles et maladifs durant un un grand nombre d'années. Ils toussent pendant l'hiver et le printemps, et ont pendant l'été des éruptions cutanées incommodes et interminables. Les affections syphilitiques secondaires, en même temps qu'elles couvrent la peau de taches livides et caractéristiques, affectent également une funeste préférence pour la muqueuse-bronchique, le voile du palais, les cartilages du larynx, etc.

Quant à la tuberculisation des poumons, on sait aujourd'hui, qu'après l'hérédité, qui est une funeste prédisposition à cette cruelle maladie, une foule de causes de toute espèce peuvent la produire, ainsi que toutes les mauvaises conditions hygiéniques; que tous les âges, tous les tempéraments, toutes les constitutions peuvent en être victimes.

CONSIDÉRATIONS

Sur l'Auscultation et sur les Modifications apportées à ce moyen de Diagnostic depuis Laennec.

L'auscultation est certainement l'une des plus brillantes et des plus solides découvertes dont se soit enrichie la médecine ; c'est une de ces données fondamentales sur lesquelles est établi le diagnostic, c'est-à-dire ce qu'il y a de plus scientifique dans l'étude d'un grand nombre de maladies ; c'est enfin un procédé physique rigoureux pour arriver à déterminer, à distinguer les nombreuses altérations de l'un des principaux organes de l'économie animale (le poumon).

Un médecin qui renoncerait à pratiquer l'auscultation abdiquerait la partie la plus positive de son art : aucun des procédés imaginés pour arriver à la connaissance des maladies internes n'est, en effet, comparable à celui-ci.

La percussion, la palpation, la succussion, l'interrogation, l'inspection des excrétions les plus importantes de l'économie, l'exploration du pouls, etc., sont bien inférieures à l'audition des bruits respiratoires qui peuvent se répéter sous l'oreille de l'observateur aussi souvent que le malade est obligé de respirer.

L'auscultation est sans doute assez bien appréciée par la généralité des médecins, pour qu'il soit superflu d'en faire ici l'éloge; mais ce qu'il faut dire bien haut, en parlant des avantages de cette méthode d'investigation, c'est qu'on rencontre des praticiens qui, par une insouciance coupable, semblent renoncer volontairement à se familiariser avec ce genre de recherches et d'expérimentation.

On peut se rendre compte de cette conduite, inexplicable au premier abord, par les difficultés qu'il faut surmonter pour faire l'éducation de l'oreille, et la rendre habile à percevoir les bruits respiratoires nombreux et variés que nous présentent les maladies de la poitrine. Il faut du temps, de la persévérance et des expériences multipliées, pour atteindre ce but. Il est dès lors facile de concevoir, que quiconque n'a pas poussé cette étude assez loin pour y puiser les documents propres à s'éclairer, doit bientôt y renoncer. Nous n'hésitons pas à dire qu'un homme qui a négligé son éducation sur ce point est un médecin incomplet; il se trompera souvent, et il lui arrivera d'être convaincu d'ignorance par ses confrères; son amour-propre autant que sa conscience auront à souffrir de n'avoir pas fait tout ce qui était en lui pour le soulagement de l'humanité et le perfectionnement de son instruction professionnelle.

Il y a bon nombre de médecins qui, tout en pratiquant l'auscultation, le font négligemment et se contentent d'appliquer l'oreille sur les points de la poitrine, où cet organe est le moins susceptible de s'adapter à la disposition des parties; d'autres, joignant l'exemple au précepte, affectent de ne jamais employer le stéthoscope, alléguant que c'est un instrument inutile; les uns et les autres sont dans l'erreur : il n'est point douteux que, dans un grand nombre de cas, l'oreille peut suppléer l'instrument de Laennec, que son application est plus prompte, plus facile, qu'elle nous dispense de porter avec nous un instrument, etc. Mais, d'un autre côté, il y a beaucoup de cas où l'oreille est insuffisante, où des cavités inégales, comme celles qui se creusent au-dessous des clavicules, ne peuvent loger convenablement le pavillon de l'oreille. Il est certain, d'un autre côté, que la surface de ce pavillon augmente le son, l'étend et l'exagère; qu'elle ne le circonscrit ni ne l'isole pas suffisamment. Il faut ajouter à cela que le sexe, l'état des patients ne permettent pas toujours d'appliquer l'oreille sur les parties malades. Aux personnes qui, comme la jeune fille, répugneraient à voir apposer la tête du médecin sur leur sein ou sur leur cou, comme lorsqu'il s'agit d'ausculter les carotides, il faut joindre toutes celles qui, par leur saleté, leur odeur repoussante, les insectes que recèlent les vêtements, les maladies contagieuses dont elles peuvent être atteintes, éloignent naturellement le médecin de ce mode d'auscultation et l'obligent à prendre certaines précautions. Nous ajouterons, que la pratique de l'auscultation faite d'une certaine manière en exclut presque toujours toute autre:

que tel médecin qui se sert journellement de son oreille pour écouter les bruits de la respiration deviendra bientôt inhabile à se servir du stéthoscope; par conséquent, son diagnostic sera imparfait toutes les fois qu'il sera indispensable de se servir de cet instrument.

Est-il indifférent de pratiquer l'auscultation avec toutes sortes d'instruments, sans distinction de matière, de forme, etc.? en d'autres termes, tous les stéthoscopes qu'on a imaginés, depuis le long cylindre plein de Laennec jusqu'à certains colifichets bariolés d'ivoire, doivent-ils être mis sur la même ligne? Nous ne le pensons pas. Dès lors qu'il s'agit de la transmission du son, l'agent intermédiaire ne peut pas être indifférent, du moins pour percevoir le bruit respiratoire dans toute sa pureté, dans toute son intensité. C'est d'après cette manière de voir que nous avons fait autrefois diverses expériences pour déterminer quels étaient les bois les plus propres à la confection du stéthoscope et la forme la plus convenable à lui donner. Nous devons convenir avec franchise que ces expériences n'ont pas été très-concluantes : cependant, il nous a paru que, parmi un grand nombre d'espèces de bois, ceux de sorbier et d'érable étaient les plus propres à la transmission du son; que celui de sapin, au contraire, l'était le moins. Quant à la forme de l'instrument, il nous paraît évident que, plus il est plein et présente de surface et de fibres longitudinales, plus il est propre à la perception du son. Nous croyons donc que l'ouverture centrale de communication doit être peu considérable par rapport aux parois de l'instrument. Nous ajouterons qu'on peut, sans inconvénient et pour la commodité de l'usage, diminuer la longueur du stéthoscope, comme cela se pratique depuis longtemps.

Les données fournies par l'auscultation varient beaucoup et sont quelquefois très-embarrassantes quand on vient à les comparer aux résultats les plus communs de l'expérience; dans certains cas, on n'entend presque aucun bruit, quoique la percussion fournisse un résultat normal, et quoiqu'il n'y ait point d'emphysème pulmonaire et de pneumothorax; cette contradiction apparente peut tenir à la compression ou à l'oblitération de quelques bronches : cet état pathologique était à peu près inconnu avant la publication du Mémoire inséré par M. Barth dans les *Archives générales de Médecine*, sur la valeur de l'auscultation et sur les obstacles qui s'opposent à la libre introduction de l'air dans les voies aériennes (1). Cet auteur rapporte plusieurs observations dans lesquelles l'absence presque totale du murmure respiratoire dépendait uniquement de diverses causes qui oblitéraient plus ou moins complétement des conduits aériens, sans que l'organe pulmonaire fût imperméable à l'air ou séparé des parois thoraciques par aucun liquide intermédiaire.

L'éducation de l'oreille, pour la rendre propre à saisir toutes les modifications anormales des bruits respiratoires, exige beaucoup de temps ; pour faire les expériences variées, nécessaires pour obtenir ce résultat, il faut un grand nombre de malades, que l'élève n'a pas toujours à sa disposition pendant le temps trop court qu'il peut donner à ses études cliniques. D'ailleurs, les exercices multipliés auxquels il est obligé de soumettre les malades les fatiguent singulièrement, et peuvent même leur être très-nuisibles, etc. Ces considérations ont engagé quelques auteurs à étudier l'auscultation sur des cadavres dont on peut, pour ainsi dire, varier les conditions en déterminant sur les organes pulmonaires des altérations artificielles correspondantes à celles qui constituent les diverses maladies du poumon. M. Piorry avait déjà indiqué ce mode d'étude dans son *Traité de la Percussion médiate ;* mais c'est un chirurgien de Lyon (M. Pétrequin) qui, dans un Mémoire imprimé dans la *Revue médicale* du mois de mars 1838, a rendu compte de quelques expériences propres à diriger les élèves qui ne seraient pas à même d'étudier l'auscultation sur le vivant (2).

Nous admettons volontiers que cette méthode artificielle peut être de quelqu'utilité dans certaines conditions particulières où peuvent se trouver des étudiants et même des praticiens qui auraient négligé l'étude de l'auscultation ; mais il nous paraît dangereux, et d'ailleurs tout-à-fait contraire à la vérité, de propager l'idée que l'expérience sur le cadavre peut remplacer complétement l'observation des bruits respiratoires sur le vivant, comme semble l'insinuer l'auteur du Mémoire cité plus haut. L'état de vie doit nécessairement apporter une modification spéciale dans la manifestation des bruits respiratoires et leur donner un cachet

(1) Archives, juillet 1838.
(2) Recherches expérimentales sur l'auscultation artificielle.

particulier que l'on chercherait vainement sur le cadavre. Mieux peut-être vaudrait faire des expériences sur les animaux vivants. Les tissus, privés de vie, affaissés sur eux-mêmes, plus ou moins désorganisés par un commencement de putréfaction, les tuyaux bronchiques remplis de liquides extravasés, effet de la transsudation cadavérique, les congestions, résultat de la pesanteur spécifique des liquides, etc., tous ces phénomènes extra-vitaux, si nous pouvons parler ainsi, fourniront difficilement des documents propres à une instruction solide.

Des expériences semblables sont plus utiles peut-être pour donner une explication de la cause qui produit les bruits respiratoires que pour nous donner une idée exacte de ces phénomènes. Ce fut dans cette vue qu'à l'occasion d'un fait publié dans les *Archives de Médecine* de 1834, nous fîmes autrefois, M. Beau et moi, des expériences pour expliquer le tintement métallique à l'imitation de celles que Dance avait déjà tentées sur le cadavre. Ces expériences consistaient à produire, en insufflant de l'air dans un vase contenant une petite quantité d'eau, une certaine quantité d'air au-dessous du niveau de ce liquide; le dégagement des bulles de cet air par le retentissement autour des parois du vase, nous fournit un bruit absolument semblable à celui du tintement métallique qui se fait entendre dans le pneumo-thorax avec épanchement pleurétique et fistule pulmonaire. Plus tard, M. le docteur Beau, qui avait eu la première idée de ces expériences, a tenté de donner une explication générale de tous les bruits qui se produisent dans l'expiration et l'inspiration, en les attribuant, non plus comme Laennec, au passage ou au frottement de l'air contre les parois des bronches, mais au retentissement et au refoulement des deux colonnes d'air inspirées et expirées contre le voile du palais et les parties voisines. Cet auteur a consigné dans le Mémoire qu'il a publié à cet égard des considérations et des expériences pleines d'intérêt: sa théorie n'est même pas sans quelqu'importance pour la pratique; elle nous a paru bien établir, par exemple, qu'il ne fallait pas conclure que l'air n'entrait pas dans le poumon, parce qu'on n'entendait pas le murmure respiratoire; que l'absence de ce murmure tiendrait à ce que l'air franchit l'arrière-bouche dans un mouvement convulsif où le septum staphylin est contracté et n'offre plus de frottement à l'air. La dilatation énorme des parois thoraciques prouve d'ailleurs que l'air s'introduit dans la poitrine.

M. Raciborsky, dans un travail intitulé : *Nouveaux aperçus cliniques sur l'auscultation, tendant à simplifier son étude et à faciliter son application à la pratique,* reproche, avec raison peut-être, aux successeurs de Laennec et à ce grand pathologiste lui-même d'avoir supposé que chaque malade devait présenter un râle particulier et d'en avoir ainsi trop multiplié les espèces. Ses conclusions, par rapport à la multiplicité des râles, nous paraissent très-fondées, et nous regardons comme très-judicieuse la proposition suivante établie par cet auteur : *Les râles ne peuvent point servir de signe pathognomonique à de nombreuses formes d'affections de poitrine, car les bulles d'un râle ne peuvent pas être prises entre les branches d'un compas et se présenter toujours avec les mêmes dimensions dans les affections de la même espèce.*

L'auteur fait aussi des remarques fort justes sur les bruits produits par l'expiration dont Laennec ne s'était pas occupé, mais dont ses successeurs ont essayé de tirer parti. Ses réflexions sur l'expiration prolongée, considérée comme signe de la phthisie commençante, nous ont paru très-exactes, comme on peut en juger par ce qui suit : « Dans ces derniers temps, on a attaché une grande importance au bruit expiratoire, en le donnant » comme un caractère très-commun des tubercules pulmonaires » commençants. Mais, d'après ce que nous avons dit sur les causes les plus fréquentes du prolongement du bruit expiratoire, » on pourrait présumer déjà, *à priori,* que ce signe ne devait se » montrer dans le cours des tubercules pulmonaires, que lorsque » cette affection serait assez prononcée pour rendre le poumon » imperméable, soit par le nombre considérable des tubercules, » soit par l'hépatisation consécutive à leur irruption. L'observation clinique n'a point encore donné de démenti à ces prévisions. L'anatomie pathologique nous ayant appris que l'affection tuberculeuse des poumons est rarement bornée à un seul » de ces organes, quoiqu'ils ne soient jamais affectés au même » degré, il nous a été facile de faire le raisonnement suivant : Si » le prolongement du bruit respiratoire était réellement un signe » certain de tubercules naissants, l'indice d'une phthisie pour » ainsi dire embryonaire, ce caractère devrait se rencontrer » presque constamment au sommet du poumon opposé à celui

» qui présente déjà des signes de tubercules bien avancés dans
» leur développement. Pour éclaircir cette question, nous avons
» soumis, continue l'auteur, un grand nombre de malades à un
» examen attentif, et voici quel a été le résultat de nos recher-
» ches. Si nous exceptons un petit nombre de cas, en général,
» lorsque nous avons constaté la prolongation du bruit respira-
» toire au sommet du poumon opposé à celui qui offrait des
» signes certains d'une atteinte tuberculeuse plus ou moins pro-
» fonde, il y avait déjà quelques indices de l'imperméabilité du
» poumon à l'air. Ainsi, la résonnance, quoiqu'en apparence
» encore bonne lorsqu'on se bornait à juger d'elle d'après la
» comparaison avec celle du côté opposé, manquait déjà de cette
» élasticité qui caractérise l'état normal et qui peut servir de ca-
» ractère distinctif pour celui qui en a l'habitude. »

Il résulte donc, en définitive, des recherches de M. Raciborsky, que la prolongation du bruit respiratoire est un des caractères qu'on rencontre le plus souvent dans la phthisie. Toutefois, ce phénomène, n'étant que le résultat de l'imperméabilité du poumon à l'air, ne semble pouvoir annoncer les tubercules que lorsque ces produits morbides ont déjà fait naître d'autres altérations susceptibles de rendre le poumon imperméable à l'air. Il est évident dès lors que la valeur de ce signe est bien moins importante qu'on ne l'a prétendu, puisque la percussion peut faire découvrir cette imperméabilité, et que l'auscultation, d'un autre côté, nous présente d'autres signes généraux plus faciles à saisir.

Quant aux nouvelles divisions que M. Raciborsky propose, pour simplifier l'étude des râles et leur application à la pratique (1), cette division peut en valoir une autre, elle peut même être supérieure à celle de Laennec ; mais nous croyons que la popularité, la vulgarité des idées de ce grand médecin rendent toute réforme bien difficile et qu'il faudrait une grande autorité pour la faire adopter. Nous avons été frappé depuis longtemps des inconvénients de cette multiplicité de râles et de cette fâcheuse tendance à les multiplier ; mais il est difficile de s'opposer à cet esprit de progrès qui cherche sans cesse à faire des découvertes. Il y a peut-être, au surplus, beaucoup de phénomènes

(1) Râle bullaire, — vibrant (tintement métallique).

importants à découvrir dans les bruits variés que produit l'air introduit dans les poumons sans même en venir aux deuto et trito-râles assez bien venus sous la plume de M. Raciborsky ; ici l'embarras est grand ; car si, d'un côté, on s'oppose à cette espèce d'invasion du progrès, on se donnera un air rétrograde ; d'un autre côté, si l'on réforme avant d'avoir épuisé la matière, on court le risque d'être bientôt dépassé par de véritables découvertes subséquentes. Le mieux est donc d'attendre jusqu'à ce qu'une main ferme vienne poser des règles définitives.

L'auteur insiste beaucoup sur la possibilité ou plutôt sur la certitude de reconnaître la phthisie et son origine par l'auscultation du sommet des poumons au-dessus de la clavicule. Toutes les fois, dit-il, qu'on découvrira des râles bullaires, on pourra avec certitude diagnostiquer des tubercules commençants. Il cite ensuite des faits à l'appui de son opinion; mais à ces faits on pourrait facilement en opposer d'autres, comme il l'a fait lui-même au sujet de l'expiration prolongée, et il faut bien reconnaître que ce diagnostic du premier degré de la phthisie est loin d'avoir toute la certitude que l'on trouve dans les signes indiqués pour une période plus avancée de cette maladie.

En terminant, nous dirons quelques mots seulement sur deux autres moyens d'explorer la poitrine, nous voulons parler de la percussion et de la mensuration.

La mensuration est une opération par laquelle on mesure les diamètres et la circonférence de la poitrine, afin de s'assurer s'il n'y a pas inégalité dans le développement des deux côtés, des différences dans la circonférence des deux moitiés du thorax. On y procède ordinairement avec un ruban gradué absolument semblable à la mesure employée par les tailleurs d'habits. Comme ce procédé est long et peu exact, j'ai proposé un compas muni d'une corde graduée et d'une échelle qui donne à la fois le diamètre et la circonférence du thorax.

La percussion, inventée par Avenbrugger, pratiquée par Corvisart, qui en tirait un si bon parti dans l'exercice de la médecine, a été singulièrement étendue par M. Piorry, qui est parvenu par ce moyen à assigner un son particulier à chaque organe accessible à la percussion. Celle de la poitrine, dont il doit être seulement question ici, n'a subi depuis Corvisart d'autre perfectionnement que celui qui consiste à obtenir le son par le moyen d'un instrument appelé plessimètre auquel M. Piorry, son auteur, reconnaît de nombreux avantages. Les principaux sont de limiter avec plus ou moins de rigueur l'étendue des dispositions intérieures qui font varier le son, comme la surface correspondante du liquide épanché, l'étendue du cœur, du foie, etc. Enfin, d'indiquer la présence des tubercules ou de toute autre cause de changement dans la densité des poumons, le développement des gaz, dans la plèvre, le péricarde, etc.

M. Piorry a encore considéré les vibrations de la voix et de la parole dans le thorax comme un moyen de diagnostic dans les maladies de la poitrine. M. Fournet a fait aussi une étude plus complète de ces vibrations sonores dans ses Recherches sur l'auscultation des organes de la respiration. M. Monneret a repris récemment ce sujet qu'il a traité d'une manière plus complète encore dans un Mémoire imprimé dans la Revue médico-chirurgicale de Paris et intitulé : *De l'ondulation pectorale dans l'état physiologique et dans les maladies.* Ces travaux, qui témoignent que l'auscultation peut encore être perfectionnée, ne sont pas admis définitivement dans la science. Il en est de même des tentatives de deux médecins américains pour employer simultanément l'auscultation et la percussion, que nous a fait connaître M. Henri Roger, professeur agrégé à la Faculté de médecine de Paris (1).

(1) MM. Cammann et Clark.

TRAITÉ

SUR LES

MALADIES CHRONIQUES

DE LA POITRINE

QUI ONT LEUR SIÉGE DANS L'APPAREIL RESPIRATOIRE.

PREMIÈRE PARTIE.

DE LA PHTHISIE PULMONAIRE.

CHAPITRE PREMIER.

HISTORIQUE.

Les tubercules n'étaient pas inconnus aux anciens, qui paraissent même en avoir étudié la marche et le développement dans les poumons, ainsi qu'on peut s'en convaincre par la lecture du *Traité des Maladies* attribué à Hippocrate (περι νουσων). « Les tubercules » se forment dans les poumons, dit l'auteur de cet ouvrage, lorsque » la pituite vient à se corrompre ; quand les tubercules sont encore » crus, ils ne déterminent qu'une toux sèche et une douleur légère ; » mais lorsqu'ils sont en suppuration, la douleur devient très-vive, » il s'y joint de la chaleur et une toux très-violente ; le pus est fa» cilement expectoré ; si, par suite, la cavité qui le contient se » contracte sur elle-même ou se cicatrise, le malade est sauvé ; si, » au contraire, la caverne est toute remplie par l'affluence d'une » pituite corrompue, convertie en pus, le malade succombe aux » accidents qui s'en suivent. »

On voit par ce passage que les médecins de l'antiquité connaissaient déjà l'état de crudité des tubercules ; qu'ils admettaient une fonte tuberculeuse sous un autre nom ; qu'ils supposaient que les tubercules suppurés produisaient des excavations, ce qui, soit dit en passant, fait présumer qu'ils avaient des connaissances plus étendues qu'on ne le croit en pathologie. On trouve encore dans les *Prénotions* de Cos un passage où les tubercules sont distingués en crus et en suppurés (1). Les médecins grecs croyaient, au reste, que l'affection tuberculeuse se développait dans plusieurs parties du corps humain, puisqu'ils ont aussi donné le nom de tubercules (φυμα) aux tumeurs contre nature qui se développent à l'extérieur (2). Galien s'est également servi du mot *tubercule* pour désigner l'inflammation des glandes qui tend à la suppuration ; et d'après Foès, très-bon interprète des médecins grecs, cette opinion fut longtemps consacrée dans les Écoles, où les doctrines du médecin de Pergame étaient des oracles et l'objet d'une vénération superstitieuse. Celse (3) employait à peu près le mot tubercule dans le même sens. Alexandre de Tralles, Paul d'Égine, et bien d'autres, ont fait mention des tubercules dans leurs écrits.

Lorsque l'anatomie pathologique commença à être cultivée en Europe, plusieurs écrivains, parmi lesquels il faut citer Fernel, Félix Plater, Bennet, Thomas Bartholin, portèrent leur attention sur les tubercules pulmonaires, et ébauchèrent, pour ainsi dire, l'étude de ces lésions organiques. A une époque plus rapprochée de nous, et lorsque les Bonnet, les Valsalva, les Morgagni avaient déjà imprimé une heureuse impulsion à cette partie de la science médicale, il semble que l'histoire des tubercules aurait dû être déjà fort avancée ; mais la croyance très-accréditée alors en Italie, que la phthisie pulmonaire était contagieuse, paralysa entièrement le zèle de Morgagni et de son maître. Ce grand anatomo-pathologiste indique lui-même, dans sa 22e Lettre, la cause de la stérilité de son ouvrage sur ce point, en avouant qu'il n'avait pas osé se livrer à la dissection des cadavres des phthisiques. C'est même une chose fort curieuse aujourd'hui que de voir le grand Morgagni réduit à s'appuyer de l'autorité de Sylvius, pour avancer que les tubercules sont une cause assez commune de phthisie pulmonaire ; il se contente d'ailleurs de les indiquer dans quelques ouvertures de corps qu'il avait faites avec précaution. Van Swieten y insista un peu davan-

(1) Section 9, page 436.
(2) Hipp. Aphor., 26, section 3. — Prorhet : verset 39, page 417.
(3) De re med. Lib. 2, cap. 6.

tage, dans son Commentaire sur les aphorismes de Boerrhaave, et sembla, par cela même, vouloir réparer l'étrange oubli de son maître, qui ne fait aucune mention des tubercules du poumon.

Par le rapprochement des dates, Sylvius de Le Boë paraît être le premier qui, dans ses Œuvres publiées vers la fin du XVIe siècle (1), émit quelques idées exactes sur les tubercules, et les rapprocha même des scrofules, en supposant à ces deux affections une origine commune. Morton est toutefois le premier auteur moderne qui ait considéré les tubercules comme la cause de la phthisie pulmonaire, et qui ait proposé une théorie pour en expliquer le développement. La plupart des écrivains qui ont traité de la phthisie, jusqu'à la fin du XVIIe siècle, n'ont fait que commenter les opinions du médecin anglais. Il en faut excepter, toutefois, Pierre Desault, de Bordeaux, qui fait à lui seul une époque dans l'histoire de la tuberculisation des poumons. Cet auteur, qui écrivait il y a plus d'un siècle (1733), soutenait qu'il n'y avait d'autre phthisie pulmonaire que celle produite par les tubercules, et que cette maladie consistait uniquement dans le développement de ces petits corps sécrétés et déposés dans le tissu pulmonaire selon la théorie de Morton. « Les médecins les plus éclairés, dit cet auteur (2), ont cru, d'un consentement unanime, que la phthisie était un ulcère au poumon, jusque-là qu'ils en font le propre caractère de cette maladie..... Vouloir prouver aujourd'hui que l'ulcère du poumon n'est pas la cause de la phthisie, mais le symptôme, c'est se faire une querelle, etc. » Ce qu'il y a de plus singulier, c'est que cet auteur ne semble pas se douter qu'il avait émis une idée nouvelle et de la plus grande importance, puisqu'il cherche à la trouver dans d'autres auteurs, et particulièrement dans Morton, qu'il s'accuse presque d'avoir copié. Après avoir émis cette opinion, l'auteur explique comment les tubercules, développés dans le poumon, gênent la circulation, causent la toux et nuisent à la nutrition : d'où l'amaigrissement si notable dans la phthisie, etc. Ainsi, un écrivain obscur, que personne ne cite, qui même est resté totalement inconnu à ses compatriotes, émettait, il y a plus d'un siècle, une des idées-mères que de notre temps on a considérée comme une découverte.

Desault, comme on vient de le voir, avait justement établi que

(1) Opera med., page 692.
(2) Dissertation sur le mal vénérien, la rage et la phthisie, Bordeaux, 1733.

les tubercules étaient la cause de la phthisie pulmonaire; il avait expliqué comment ils causaient de la toux, empêchaient l'hémathose, conduisaient à l'éthisie, etc. Mais il n'avait point décrit les changements que subissaient ces tubercules, leurs transformations successives, leur disposition par rapport aux bronches, leur siége, les excavations qu'ils produisaient, etc. Cet honneur était réservé à Starck : les travaux de ce jeune médecin, moissonné à la fleur de son âge par la maladie qu'il avait bien observée, nous paraissent si importants pour servir de terme de comparaison avec ceux des auteurs les plus récents, que nous croyons devoir en donner ici une idée succincte : « Les tubercules, dit Starck, que l'on » découvre dans les poumons des sujets morts de phthisie, sont de » différents volumes, depuis celui des plus petites granules, jusqu'à » la grosseur d'une petite fève, et communément ramassés en pe- » lotons fort serrés. Leur substance est cartilagineuse, blanche et » lisse. Les plus petits ne sont percés d'aucune cavité ni d'aucune » ouverture extérieure ; ceux d'une plus grande dimension laissent » apercevoir des petits trous du diamètre d'une épingle. Ceux enfin » qui sont d'une grosseur plus considérable présentent une ou plu- » sieurs cavités, dans lesquelles est renfermé un fluide semblable au » pus. Quand on a épuisé l'humeur que recèlent ces cavités, on » aperçoit dans leur fond plusieurs petites ouvertures déliées dont » on peut faire sortir, par la pression, une matière de même nature » que celle des cavités. Les plus gros tubercules vidés ressemblent » à des petites capsules dans lesquelles pénétreraient des ramifica- » tions de la trachée-artère..... Les tubercules accrus prennent le » nom de vomiques ; ces vomiques sont de différentes grandeurs, » depuis un demi-pouce jusqu'à deux ou trois; elles contiennent » un fluide blanc, jaune, de couleur cendrée, etc. ; plusieurs ra- » mifications bronchiques s'ouvrent devant ces vomiques, et com- » muniquent avec celles qui sont contiguës..... Les ramifications de » l'artère et de la veine pulmonaires, qui rampent à la surface ou » traversent ces vomiques, sont quelquefois rétrécies, pleines d'une » substance fibreuse et complétement bouchées..... Lorsqu'il y a » dans le poumon une affection tuberculeuse, circonscrite, c'est » toujours aux parties supérieure et postérieure qu'est placé le siége » de la maladie, tandis que les parties antérieure et supérieure de- » meurent saines (1). »

(1) Med. Communications, 1785, trad. de Read.

Nonobstant les curieuses recherches anatomiques de Starck qui avait pénétré très-avant dans son sujet, et tout ce qu'avaient pu y ajouter Read, Portal, Baumes et beaucoup d'autres médecins, la pathologie et l'anatomie pathologique des tubercules pulmonaires laissaient beaucoup à désirer lorsque Bayle démontra, par de laborieuses recherches, que l'affection tuberculeuse pouvait se développer dans un grand nombre de tissus organiques autres que celui du poumon, et donna d'ailleurs une description nouvelle et plus complète des altérations propres à la phthisie pulmonaire. Les travaux de Bayle sur les tubercules en général, et ceux du poumon en particulier, avaient été exécutés dans les amphithéâtres de l'École de médecine de Paris, et à ce qu'il paraît sous la direction de Dupuytren : quelques réclamations publiées dans le temps par ce chirurgien célèbre ont fait soupçonner qu'il y avait eu quelque part. Quoi qu'il en soit, les Mémoires de Bayle, insérés dans les tomes 6, 9 et 10 du *Journal de Médecine, Chirurgie et Pharmacie*, renferment la première histoire complète, sous quelques rapports, qu'on ait donnée de la dégénération tuberculeuse; et ces Mémoires sont un des premiers monuments de la gloire que se sont acquise les médecins français de notre époque, par leurs travaux en anatomie pathologique. Après Bayle vient immédiatement Laennec, un des médecins qui ont étudié avec le plus de soin et de patience l'évolution et la fonte des tubercules pulmonaires, la disposition intérieure des cavernes et les modifications qu'elles subissent, soit que le malade meure, soit qu'il survive par le bénéfice des cicatrices ou de l'état stationnaire des cavités rétrécies et tapissées par de fausses membranes. Ce n'est pas seulement sous le point de vue de l'anatomie pathologique que Laennec a avancé l'histoire de la phthisie pulmonaire, mais il a encore singulièrement perfectionné le diagnostic de cette maladie.

Avant la découverte de l'auscultation, en effet, on ne pouvait établir le diagnostic de la phthisie qu'à l'aide des symptômes généraux et de l'expectoration purulente si sujette à induire en erreur; les résultats de la percussion étaient non-seulement peu utiles pour caractériser les lésions du poumon dans cette maladie, mais encore elles trompaient l'observateur en donnant le son clair d'une poitrine à l'état normal le plus parfait. Nous ne parlerons pas ici d'une certaine manière d'exécuter la percussion au-dessous des clavicules, à l'aide de laquelle on obtenait quelquefois le son argentin encore appelé *de pot fêlé*, qui était quelquefois l'indice d'une caverne, car c'était un moyen extrêmement précaire, praticable tout au plus quand il existait des cavernes superficielles à moitié remplies de liquide. Quelle distance de ce procédé à la découverte de la pectoriloquie et ses diverses variétés qu'on obtient par l'auscultation ! Mais la pectoriloquie, signe de la phthisie avancée, n'est pas le seul phénomène que Laennec ait signalé ; il a encore parlé de l'absence de la respiration, de la diminution du murmure respiratoire comme signes de la première période des tubercules ou de tubercules crus agglomérés au sommet du poumon. A cela il faut ajouter la respiration amphorique, le tintement métallique, signes de la maladie arrivée à une période plus avancée et compliquée d'autres états morbides.

Des ouvrages publiés en Angleterre, celui que nous connaissons le plus, et que la date de sa publication place naturellement ici, est le Traité de John Baron sur les maladies tuberculeuses (1). L'auteur s'est exclusivement occupé de la tuberculisation du poumon et des membranes séreuses. Le principal objet de la partie théorique de son livre, est une nouvelle doctrine qui consiste à considérer les tubercules comme des hydatides. On se figure difficilement, même après la lecture de cet ouvrage, combien l'auteur a dépensé de temps et d'érudition à développer une hypothèse que tous ses efforts n'ont pu rendre claire et précise. Cet auteur est tombé dans une confusion singulière pour avoir conclu des animaux à l'homme, et avoir cru trouver, à l'aide d'interprétations forcées chez l'un, ce qui s'observe parfois chez les autres. L'étude et la méditation de l'ouvrage de Dupuy, qui n'a d'ailleurs traité que de la tuberculisation chez les animaux, est l'une des principales sources où le médecin anglais a puisé (2).

Cet ouvrage a pour base des observations d'anatomie pathologique ; l'auteur s'y tient dans une grande réserve relativement à l'origine vésiculeuse des tubercules, puisqu'il se contente de dire qu'il a trouvé réunis, dans les mêmes sujets et souvent dans le même viscère, des tubercules et des hydatides, et qu'il a vu quelquefois dans des kystes qui contenaient des hydatides, des commencements

(1) Recherches, observations et expériences sur le développement naturel et artificiel des maladies tuberculeuses. Trad. de l'anglais par Mme Boivin, 1825.

(2) De l'affection tuberculeuse, vulg. appelée Morve, 1817.

de dépôt de matières tuberculeuses, ce qui lui a donné lieu de penser que l'un peut venir de l'autre.

M. le docteur Kuhn a publié, dans la *Gazette médicale* de 1832, un Mémoire dans lequel il considère aussi les acéphalocistes ou vers vésiculaires comme susceptibles de se transformer en tubercules par suite de l'accumulation de la matière tuberculeuse dans leur enveloppe ; il a, de plus, fait sur les tubercules diverses observations microscopiques sur lesquelles il fonde la possibilité de reconnaître, dans les crachats, le tissu appelé par lui tubéreux ou tuberculeux, lorsque l'expectoration des phthisiques est encore insignifiante pour les médecins. M. Andral a aussi traité fort au long de la tuberculisation des poumons dans son *Traité d'Anatomie pathologique* ; il a même proposé une théorie que nous examinerons plus bas.

M. Louis, dans ses *Recherches sur la Phthisie pulmonaire*, a enrichi la science de descriptions anatomico-pathologiques et de résultats statistiques qu'on rechercherait vainement ailleurs en ce qui concerne les adultes.

Schrœder Van der Kolk, médecin hollandais, a publié des observations curieuses, et faites avec un grand soin, sur la formation et le développement du tubercule. (*Obs. anat. patholog.* 1826.)

Nous trouvons des documents de même nature (pour les enfants), et bien d'autres encore, dans le travail très-étendu publié par M. Papavoine dans le *Journal des Progrès des Sciences médicales pour l'année* 1830. Ce travail, où nous puiserons des renseignements précieux, est plus particulièrement consacré à l'étiologie de l'affection tuberculeuse en général.

Il faut placer, à côté du Mémoire de M. Papavoine, l'utile *Essai sur les Tubercules*, publié par M. Lombard, de Genève, en 1827, et qui traite également des causes qui prédisposent aux maladies tuberculeuses et les produisent immédiatement.

Enfin, M. Rochoux exposa, dans un Mémoire publié il y a quelques années (1), qu'ayant donné suite à des observations de M. de la Mazzone (2), il aurait découvert un premier degré de tuberculisation pulmonoraire antérieur à ceux qu'on a décrits jusqu'à ce jour, et que les tubercules, au lieu d'être une production accidentelle, seraient une dégénérescence ou transformation d'un tissu sain en un tissu morbide. Nous devons également mentionner les recher-

(1) Journal hebdomadaire, 1835.
(2) Repertorio med. Torinensis, 1826.

ches récentes et délicates sur le premier degré de la tuberculisation du poumon, de MM. Nathalis Guillot et Baron (1).

Laennec pensait que quand les tubercules encore petits, étaient séparés les uns des autres par un tissu pulmonaire sain, ils ne pouvaient être reconnus par aucun moyen d'investigation. M. Andral, dernier annotateur de Laennec, était aussi d'opinion, que non-seulement les tubercules rares ne décélaient pas leur existence, mais encore que lorsqu'ils étaient nombreux ils pouvaient déterminer les symptômes les plus graves et entraîner la mort, sans que la percussion et l'auscultation en eussent découvert l'existence (2). Ni l'une ni l'autre de ces assertions ne sont rigoureusement vraies aujourd'hui. L'importance que l'on devait attacher au diagnostic de la phthisie pulmonaire à son origine a dû engager les médecins à multiplier leurs efforts pour combler cette lacune laissée par l'illustre auteur de l'auscultation. Nous-même, frappé de cette grave insuffisance, nous avons souvent exprimé notre étonnement de ce que Laennec eût entièrement omis le bruit de l'expiration; et, après avoir ausculté un grand nombre de phthisiques au premier degré, nous avions remarqué dans le murmure respiratoire une particularité dont nous n'avions pas senti peut-être toute la portée; nous proposâmes d'appeler *respiration tuberculeuse* la modification nouvelle que nous avions découverte. Lorsque nous fîmes connaître cette modification de la respiration chez les tuberculeux dans la *Gazette des Hôpitaux*, nous ignorions alors que Jackson eût déjà étudié et beaucoup mieux précisé l'état de la respiration à l'origine de la phthisie pulmonaire. Nous n'avons eu connaissance de ce fait qu'en lisant plus tard un ouvrage américain très-peu connu, et livré à l'impression par la tendresse du père de cet infortuné jeune homme sitôt enlevé à la science qu'il honorait (3).

Jackson, donc, en étudiant avec zèle et attention les maladies de la poitrine, remarqua que dans les premiers temps de la phthisie la respiration perdait de sa souplesse au niveau des points du poumon envahi. Il constata en outre que l'expiration, si peu prononcée dans l'état naturel, perdait son moelleux, se prolongeait, prenait le carac-

---

(1) Observations anatomico-pathologiques. Expérience, 1838. Arch. de Méd., 1839.

(2) Traité de l'auscult., t. 2, page. 193.

(3) Mémoires of James Jackson with extracts from his lettres to his father. Boston, 1835.

tère bronchique, et devenait rude avant que l'inspiration eût changé de nature. M. Hirtz, de son côté, paraît s'être livré aux mêmes recherches, à Strasbourg, dans l'ignorance de ce qui avait été fait à Paris, et signalait dans un Mémoire, imprimé dans la *Presse Médicale,* cette modification de la respiration sous le nom de *bruit rapeux.*

M. Fournet, fit, en 1838, à l'Académie royale de Médecine, une communication dans laquelle se trouve une nouvelle appréciation des symptômes généraux de la première période de la phthisie, une longue analyse, un commentaire minutieux des bruits signalés dans ces derniers temps comme symptômes de l'origine de la phthisie; tout en signalant quelques nouveaux phénomènes (le bruit de craquement et de froissement pulmonaire), il a voulu établir un rapport déterminé entre les divers degrés de la lésion tuberculeuse et les modifications de ce qu'il appelle le timbre de la respiration; il a gradué ces rapports représentés par des chiffres, et a même proposé, pour en donner la mesure, une échelle de 0 à 10. On sent tout ce que présente de difficile l'application des idées de M. Fournet et la vérification des divers résultats qu'il dit avoir constatés plusieurs fois chez les malades. De plus, l'appréciation des rapports et des modifications à l'aide d'une échelle de 10 degrés est un peu arbitraire : ce qui paraîtra comme 1, comme 3, comme 5 à un observateur, pourra paraître comme 2, comme 4 et comme 6 à un autre.

M. Fournet a composé depuis un ouvrage consacré à développer ses nouvelles recherches cliniques sur l'auscultation; 600 pages de cet ouvrage sont consacrées à l'étude du premier degré de la maladie et au développement des nouveaux moyens de diagnostic proposés par l'auteur.

En 1839, M. Baron a publié un Mémoire très-curieux sur la manière dont se développent les tubercules. L'auteur serait parvenu à saisir jusqu'à un certain point la transition des tubercules d'une période à une autre (1). D'après un cas pathologique observé dans la veine-porte, où l'auteur avait étudié le développement des tubercules, il pense que la matière tuberculeuse est le produit d'une altération dans le caillot sanguin déposé par les petits vaisseaux. « La » coagulation, dit-il, commence dans les extrémités vasculaires,

(1) Voir Arch., octobre 1839, page 215.

» puis se continue dans le tronc; d'après la direction suivie par le » sang dans son cours, cet ordre seul peut être admis. La coagula- » tion est d'autant plus ancienne, qu'elle existe dans des ramifica- » tions plus excentriques; de même, on trouve la transformation » tuberculeuse d'autant plus complète, qu'on l'examine dans des » ramifications plus éloignées du tronc. » D'après la disposition des kystes qui contiennent la matière tuberculeuse, il semble très-probable à M. Baron que ces cavités enkystées sont des dilatations, des radicules de la veine-porte, dilatations qui auront été sans doute consécutives à la coagulation du sang et à la transformation tuberculeuse dont elles paraissent avoir été la conséquence.

L'auteur trouve naturel de supposer que ces bourgeons rougeâtres tomenteux, qui constituent le premier degré de la tuberculisation, sont des gouttelettes de sang qui se déposent dans les mailles du tissu pulmonaire, et qui subissent ensuite les différentes transformations par lesquelles passe la matière tuberculeuse. « Rien d'é- » tonnant, dit-il, à ce que le sang blanchisse en se coagulant; l'ob- » servation journalière des caillots qu'on trouve dans le cœur et » dans les vaisseaux prouve suffisamment la réalité de ce fait, etc. »

Il faut convenir que tout cela est un peu mécanique, et que cette théorie réduit la tuberculisation à la réaction du sang extrait du corps et abandonné dans un vase. Qu'il y ait du sang épanché dans l'espèce de vésicule tomenteuse qui constitue dans l'origine le tubercule, personne n'en doutera après l'avoir examiné à la loupe. Mais conclure de la présence du sang, qu'il n'est pas sorti des vaisseaux qui le contiennent, que ces vaisseaux sont dilatés pour former une ampoule au kyste, pour servir d'enveloppe à la matière tuberculeuse qui alors réagit sur elle-même, fermente, qu'on me passe l'expression, et prend les formes variées qu'on lui connaît : c'est là, il faut en convenir, une étrange pathologie qui semble réduire, aux réactions d'une nature inerte, l'un des phénomènes les plus compliqués de la pathogénie.

Nous aimons certainement beaucoup mieux la théorie de l'irritation, qui suppose un point phlogosé, autour duquel s'accumule le sang, se développent des espèces de points tomenteux, parfaitement semblables, d'ailleurs, aux granulations de la couenne sanguine, etc.; de là un travail inflammatoire *sui generis* qui explique le ramollissement des tubercules d'une manière conforme aux principes reçus de la physiologie pathologique. Nous reparlerons, au surplus, du travail de M. Baron, en traitant des diverses théories proposées pour expliquer la formation des tubercules.

Indépendamment des recherches mentionnées plus haut sur la tuberculisation chez les enfants, des travaux spéciaux ont été publiés sur une variété de cette maladie appelée phthisie bronchique. On pensait généralement que les tubercules ne se développaient pas plus souvent dans les ganglions bronchiques que dans d'autres organes très-peu exposés à cette production morbide (le mésentère, par exemple), lorsque M. Leblond publia, en 1824, une dissertation inaugurale sur cet objet (1). MM. Barthez et Rilliet pensent avec raison que Laennec avait puisé dans cette thèse les notions qu'il avait sur la phthisie bronchique. Ces deux auteurs ont ensuite traité ce sujet d'une manière plus complète et en rendant bonne et exacte justice à M. Leblond (2). La thèse de cet auteur se compose de deux parties : dans la première, il rapporte sept observations; les unes sont des exemples d'infiltrations tuberculeuses des ganglions bronchiques sans aucune complication; les autres offrent des cas de communication des ganglions tuberculeux avec les bronches, et de kystes développés dans ces mêmes ganglions avec des ramifications bronchiques; dans la seconde, M. Leblond trace l'histoire de la maladie. MM. Barthez et Rilliet dans les deux Mémoires que nous venons de citer traitent d'abord de l'anatomie normale des ganglions bronchiques, des caractères anatomiques de la tuberculisation de ces ganglions, ensuite ils exposent les symptômes auxquels ils peuvent donner lieu. C'est à cette source que nous puiserons des documents nécessaires à la composition de cette partie de notre ouvrage.

Il suffit de jeter un coup d'œil rapide sur le résumé que nous venons de tracer pour voir que les progrès immenses qui ont enrichi l'histoire des tubercules pulmonaires ont moins consisté dans les vues systématiques et les théories que dans les faits qui sont venus successivement démontrer que la tuberculisation était un état pathologique primitif formant à elle seule le caractère fondamental, et qu'elle pouvait d'ailleurs se développer dans presque tous les organes. C'est surtout aux faits multipliés comptés et comparés dans

(1) Sur une espèce de phthisie particulière aux enfants.

(2) Recherches anatomico-pathologiques sur la tuberculisation des ganglions bronchiques sur les enfants. Archiv. génér. de Méd., janvier 1840 et décembre 1842.

ces derniers temps, qu'on doit la connaissance plus approfondie des causes prédisposantes et déterminantes qui produisent les tubercules, ainsi que des aperçus statistiques qui ont enrichi cette partie de la pathologie. Quant aux théories successivement imaginées pour servir de lien aux faits et de guide à la thérapeutique, il faut convenir qu'elles ne se sont pas perfectionnées dans les mêmes progressions : il y a peut-être fort peu de différence, par exemple, entre les idées de Morton qui écrivait, en 1680, et celles qui sont le plus accréditées aujourd'hui. Cela va devenir d'ailleurs plus évident par l'exposé que nous allons faire des diverses théories de la tuberculisation pulmonaire dans le chapitre suivant.

CHAPITRE II.

NATURE, SIÉGE ET FORMATION DES TUBERCULES PULMONAIRES. THÉORIES PROPOSÉES POUR EXPLIQUER LEUR DÉVELOPPEMENT.

Il serait inutile d'interroger les auteurs anciens sur la nature et le mode de formation des tubercules; l'anatomie pathologique pouvait seule répandre des lumières sur ce point important de pathologie; elle l'a fait d'une manière en quelque sorte surabondante et peut-être, il faut le dire, aux dépens de l'étiologie, du diagnostic et de la thérapeutique de cette terrible maladie. Hippocrate et les médecins grecs ne semblent avoir vu dans les tubercules du poumon qu'une humeur pituiteuse corrompue ou dégénérée, susceptible de passer à l'état de pus, lequel pouvait, dans les cas les plus favorables, être rejeté au dehors par l'expectoration.

Les médecins qui depuis Galien jusqu'à la rénovation des sciences médicales se sont occupés des tubercules, les ont généralement considérés comme des tumeurs enflammées en les assimilant aux glandes phlogosées; ils ont expliqué la tuberculisation du poumon comme ils expliquaient l'inflammation. Est-ce le silence des auteurs anciens sur la cause formatrice, la nature et la texture des tubercules? est-ce la singularité de leur hypothèse qui ont éloigné la plupart des pathologistes même les plus récents de cette étude importante et délicate? nous l'ignorons. Peut-être serions-nous excusable de les imiter, surtout en considérant qu'un homme tel que Laennec n'a pas voulu entreprendre cette tâche difficile ; mais la seule idée que ce genre d'étude pourrait conduire à la découverte de quelques vues prophylactiques ou thérapeutiques, nous affranchit de cette déplorable fatalité imposée à l'affection tuberculeuse et nous encourage à tenter cette voie périlleuse.

Le tubercule est-il une matière inorganique déposée au sein du tissu pulmonaire comme le serait du pus ou une concrétion calcaire? ou bien serait-il une sorte de matière organisée, susceptible de parcourir certaines périodes d'accroissement et de décroissement? L'opinion qui consiste à considérer la nature du tubercule comme un produit inorganique séparé du sang est très-ancienne. Elle appartient à Morton qui l'expose en termes assez clairs dans sa *Phthisiologie ;* et, soit dit en passant, nous devons supposer pour l'honneur de ses compatriotes qui l'ont rajeunie et donnée comme nouvelle, que l'érudition britannique s'est ici trouvée seule en défaut. Nous verrons plus bas que MM. Andral, Carswel et autres ont embrassé l'opinion de Morton, l'ont généralisée et enrichie de compléments dus aux progrès de la physiologie et de la méthode expérimentale si perfectionnée de nos jours. D'autres auteurs à la tête desquels il faut placer Bayle, ont établi que le tubercule du poumon était un véritable tissu vivant, croissant par intussusception, possédant en soi les causes des divers changements qu'il éprouve depuis l'état de crudité jusqu'à celui de ramollissement complet. Ces auteurs toutefois ne paraissent pas avoir songé à y démontrer une organisation qu'on est en droit de nier, puisqu'on ne découvre dans le tubercule ni vaisseaux, ni aréoles, ni lames, ni fibres, etc. Cette manière de voir, peu solidement établie, mal défendue, a été, il y a quelques années, ravivée par M. Kuhn (1), qui prétend avoir reconnu à l'aide du microscope une organisation aux tubercules.

Selon cet auteur, ils ont l'aspect mamelonné et paraissent formés par une agglomération de corpuscules irréguliers unis entre eux par des filaments très-ténus, etc. Ce nouveau tissu accidentel que M. Kuhn appelle *tubéreux* se compose primitivement des fils hyalins déliés, ramifiés et anastomosés, contenus dans une espèce d'enveloppe membraneuse et entourés d'une foule de globules albumineux qui paraissent se détacher des fils hyalins. C'est avec un microscope qui grossit de 10 à 15 fois que l'auteur dit avoir

(1) Gazette médicale, 1832.

constaté les détails anatomiques qu'il décrit avec une sorte de complaisance. Il fait même de sa découverte un instrument précieux de diagnostic en affirmant qu'il a constaté la présence de son tissu tubéreux dans les crachats des phthisiques. C'est un fait aussi intéressant que curieux que nous ne garantissons pas, mais qui à coup sûr vaut bien la peine qu'on le vérifie.

L'opinion de John Baron sur la structure des tubercules vient naturellement en aide à celle de Kuhn à laquelle elle est d'ailleurs bien antérieure quoiqu'elle ne soit ni plus vraisemblable ni mieux constatée. Cet auteur veut qu'à son origine le tubercule ne soit qu'une hydatide ou vésicule transparente qui se remplit à sa mort d'une matière tuberculeuse. M. Mériadec Laennec a dit avec raison de cette opinion, qu'elle dénotait un auteur qui avait fait ses observations dans les abattoirs plutôt que dans les amphithéâtres : on sait en effet que les hydatides se trouvent quelquefois réunis aux tubercules pulmonaires chez les animaux. Quelle que soit la structure interne du tubercule et le mécanisme de la tuberculisation, nous n'y voyons non plus rien d'organisé : c'est dans le principe un petit bourgeon rougeâtre, inégal, bosselé, tomenteux, amorphe, qui d'un blanc mat passe successivement à la teinte jaunâtre, grisâtre avant de se ramollir. C'est le résultat d'un travail morbide qui a sans doute plus d'un rapport avec l'hyperémie, la phlogose, mais qui ne ressemble pas plus à un corps organisé qu'un furoncle (qui a aussi ses périodes de crudité et de suppuration) ne ressemble à un des insectes parasites de notre corps.

Le siége des tubercules a été tour-à-tour placé dans les vaisseaux blancs du poumon, dans les ganglions lymphatiques faussement attribués à ce viscère, et dant ces derniers temps par Carswel dans les cellules aériennes pulmonaires. Nous pensons avec M. Andral que la dernière de ces opinions qui seule jouit de quelque crédit ne peut être admise. En effet, puisque les tubercules peuvent indifféremment se développer dans tous les organes et qu'ils affectent les parties les plus intimes de leur trame, on ne voit pas pourquoi ils tireraient leur origine des vésicules aériennes. N'est-il pas plus probable que partout où il se produit des tubercules, ils naissent dans la trame même des différents organes et spécialement dans le tissu cellulaire qui est le réservoir commun où viennent se déposer les produits des sécrétions normales et anormales. Ajoutons que la matière tuberculeuse se trouve presque toujours à une plus ou moins grande profondeur dans l'intérieur des organes et en particulier du poumon; et qu'on l'a très-rarement rencontrée dans les cavités et à la surface des membranes muqueuses.

La fréquence relative du siége des tubercules dans les différents organes, a été l'objet des recherches de Bayle, de Laennec, de MM. Papavoine, Andral, Louis et Lombard. Sur 50 tuberculeux observés par M. Papavoine, les organes se sont trouvés affectés dans les proportions suivantes : cerveau, 5 fois; cervelet, 3 fois; poumons, 38 fois; estomac, 1 fois; intestin grêle, 12 fois; gros intestin, 9 fois; plèvre, 17 fois; méninges, 3 fois; péricarde, 3 fois; foie, 14 fois; rate, 20 fois; reins, 2 fois; pancréas, 1 fois; ganglions bronchiques, 49; mésentériques, 25; cervicaux, 26; vertèbres, radius et tibia, 1 fois. M. Papavoine faisait ses recherches sur des enfants; M. Louis, au contraire, qui n'observait que des adultes, a obtenu des proportions un peu différentes. Chez le tiers des sujets observés par lui, l'intestin grêle était tuberculeux; chez le 9e seulement, le gros intestin offrait des tubercules; le quart était atteint de la même maladie dans le mésentère. Chez le 14e la rate; chez le 20e les ovaires; chez le 40e les reins.

M. Carswel ne paraît point avoir dressé de tableaux statistiques; mais il a déterminé, comme l'avait déjà fait Bayle, la fréquence relative des tubercules dans les organes d'après l'ensemble des faits qu'il avait observés et desquels il résulte que les appareils pulmonaires et circulatoires sont aux extrémités de l'échelle; et que des viscères, comme la rate, par exemple, en occupent le milieu. Cet auteur croit d'ailleurs, contrairement à l'opinion que nous avons émise plus haut, que le système muqueux considéré d'une manière générale et dans ses rapports avec les différents tissus, sont les parties les plus exposées à la tuberculisation et que parmi les membranes, celles des appareils digestif, respiratoire, biliaire, urinaire et génital, offrent le plus souvent des dégénérescences tuberculeuses. Les membranes séreuses et le tissu cellulaire seraient, selon l'auteur anglais, comparativement bien moins exposés aux dépôts de matière tuberculeuse (1).

La théorie de Morton sur la formation des tubercules du poumon, consiste, comme nous l'avons déjà fait pressentir, à faire séparer la matière tuberculeuse du sang par un mode particulier de sécrétion. Par suite d'une sorte de dépravation du sang, regardée à priori

(1) Encyclopédie de Méd. pratique. Londres.

comme la cause prochaine de la tuberculisation ; il se sépare, disait Morton, de la masse de ce fluide une matière délétère qui remplit le tissu des poumons, les irrite et cause des ulcérations, etc. L'auteur ajoutait que cette matière n'était que la dégénération, ou, si l'on veut, la transformation en petits corps durs appelés tubercules crus par Galien, qu'on trouvait, lorsque la mort arrivait avant qu'une tuberculisation complète fût accomplie. Ce n'était pas d'ailleurs une supposition que faisait Morton, car il dit formellement qu'il avait observé ces petits corps dans des cadavres, ainsi que des masses tuberculeuses ulcérées, et des suppurations qui avaient envahi les poumons : ce qui fait penser qu'il avait fait des autopsies à plusieurs époques de la phthisie tuberculeuse (1).

Une théorie également ingénieuse, imaginée pour expliquer le développement de la phthisie pulmonaire, est celle de Thomas Read, qui l'avait en partie empruntée à Hewson. Toute cause irritante, disait ce grand anatomiste, capable de produire l'inflammation, peut imprimer aux exhalants des vaisseaux pulmonaires une altération telle qu'il n'en sorte plus autre chose qu'une humeur visqueuse, comparable sous bien des rapports à cette croûte couenneuse et tenace, qui dans les affections inflammatoires, se montre à la superficie du sang..... Par le fait de la maladie, les vaisseaux acquièrent la faculté de transformer en matière purulente l'humeur lymphatique qu'ils charrient, comme semble l'indiquer la grande quantité de pus qu'on trouve quelquefois dans les grandes cavités sans traces d'ulcères et d'abcès. Supposez alors, dit Read, que les vaisseaux exhalants du poumon dont les extrémités s'ouvrent dans les vésicules aériennes, soient frappés de cette altération qui imprime à la lymphe un caractère de viscosité, qui en diminue la sécrétion, que par l'impression du froid et de l'humidité, la transpiration cutanée s'arrête, et qu'une partie de ses produits excrémentiels soit refoulée sur le poumon ; cet organe se trouve surchargé et opprimé, sa substance parenchymateuse acquiert plus de densité ; le diamètre des ramifications artérielles et veineuses se trouve rétréci par la pression des matières morbides accumulées, ce qui s'oppose à la liberté du mouvement progressif du sang à travers la substance des poumons, d'où différents symptômes de la phthisie..... Un tel changement une fois opéré, ajoute Read, dans les extrémités excrétoires des vaisseaux exhalants, et la lymphe une fois amenée à cet état d'épaississement et

(1) Phthisiologie.

de consistance, la même cause continuant d'agir, la viscosité de l'humeur se renforce au point d'engorger, de boucher les extrémités des vaisseaux, et de former ces petites concrétions qui se trouvent abondamment répandues dans la substanee des poumons, et que l'on a appelées tubercules (1). Nous avons exposé avec quelque étendue cette théorie un peu surannée, parce que, à n'en considérer que le fond et en faisant abstraction des explications, elle a beaucoup d'analogie avec d'autres plus récentes dont nous parlerons bientôt.

Bayle, qui le premier établit par des observations que la tuberculisation était commune à presque tous les systèmes anatomiques, se montra dans ses Mémoires, riche de faits mais sobre de théories. La possibilité et la simultanéité du développement des tubercules dans les différents tissus, étaient pour lui la preuve de leur identité; il en concluait qu'il existait souvent dans l'économie une disposition particulière à leur formation, qu'il appelait diathèse tuberculeuse, ou tendance à la production des tubercules; mais que cette disposition était difficile à contaster, puisqu'on rencontre souvent dans les cadavres des tubercules occupant plusieurs organes, sans avoir soupçonné leur existence.

Selon Bayle, les tubercules avaient la plus grande analogie avec les kystes, parce que les uns et les autres pouvaient se développer dans un très-grand nombre d'organes différents, et s'y multiplier à l'infini; qu'ils ne produisaient point d'accidents graves quand ils se trouvaient en petit nombre dans des parties peu importantes; qu'enfin leur ressemblance serait presque complète, si leurs rapports extérieurs, ainsi que la matière qu'ils contiennent, n'offraient de grandes différences. Bayle regardait comme très-difficile d'assigner la partie élémentaire où commençait la tuberculisation; il était tenté de croire, cependant, que les tubercules pulmonaires avaient leur siége dans les dernières aréoles pulmonaires et dans les ganglions lymphatiques. Mais c'était particulièrement le tissu cellulaire qui lui paraissait être la matrice et le point de départ des tubercules de tous les organes. Puisqu'on voit, disait-il, la plus grande similitude entre tous les tubercules, quel que soit leur siége, on peut présumer avec fondement qu'ils naissent dans un tissu analogue. Or, quels sont les tissus organiques communs à toutes les parties? Ce sont le

(1) Essai sur la nature et le traitement de la phthisie pulmonaire, traduit par Dumas, page 57 et suiv. Voir aussi Hewson, *on the lymphatics*.

vasculaire et le cellulaire ; mais rien toutefois, ajoutait-il, ne prouve que les tubercules tirent leur origine du système vasculaire sanguin ou lymphatique. Ce qu'on a dit pour le prouver, n'est fondé que sur des hypothèses tout-à-fait gratuites ; par conséquent il y a tout lieu de croire que c'est dans le système cellulaire que ces productions organiques prennent naissance (1).

Broussais et les pathologistes de son école considèrent l'inflammation des vaisseaux blancs comme la seule cause excitante des tubercules. La doctrine physiologique admettait que ces vaisseaux irrités fournissaient comme les ganglions lymphatiques dans le même état morbide la matière caséïforme qu'on appelle tuberculeuse. Cette même doctrine admettait aussi que les capillaires sanguins et enflammés étaient quelquefois des agents de tuberculisation. En 1804, dit Broussais, j'arrive à l'armée de Hollande, j'y trouve la phthisie si fréquente que toutes les fois qu'un catarrhe accidentellement survenu à l'occasion du froid, se prolonge chez un sujet grêle, blanc, lymphatique, il faut pour ainsi dire en désespérer. J'ouvre tous les phthisiques et je trouve des tubercules et des granulations dans les poumons. Dès lors je me sens porté à soupçonner que si ces malades étaient restés chez eux, et qu'ils n'eussent point contracté de phlegmasie, ils n'auraient point été victimes de la phthisie. J'ai droit d'en conclure, ajoute Broussais, que si les soldats de la même constitution qui ne sont pas encore malades continuent d'être exposés au froid, ils pourront, en contractant une phlegmasie pulmonaire, avoir le sort de leurs camarades ; que s'ils se rendent dans les pays chauds, ils échapperont à cette funeste maladie. Cette supposition se réalise : l'armée se transporte en Italie, et Broussais voit les phthisies d'autant moins fréquentes que les catarrhes, les pleurésies, les pneumonies sont plus rares, etc.

Une doctrine aussi nettement posée, appuyée de faits non équivoques et qui est encore professée par beaucoup de médecins, mérite bien qu'on s'y arrête un moment. Quand on a lu avec attention les observations de phthisie tuberculeuse rapportées par Broussais, dans son traité si célèbre des phlegmasies chroniques, on ne peut douter que l'influence du froid et de l'inflammation réunis, ne puisse accélérer, produire même des tubercules. Pourtant il est certain que parmi ces sujets blonds, grêles, lymphatiques dont parle l'auteur, il pouvait y avoir et il y avait certainement des sujets primitivement tu-

(1) 2e Mémoire.

berculeux par suite d'hérédité et de mauvaise constitution, et qu'on pouvait considérer comme dévoués à l'affection tuberculeuse des poumons, en quelque lieu qu'ils eussent vécu. D'un autre côté, on peut objecter que si l'inflammation peut être accusée d'après certains faits de produire la tuberculisation, il est possible d'en citer un plus grand nombre d'autres où cette tuberculisation, pourtant générale, n'a été accompagnée ni de douleurs, ni d'autres symptômes phlegmasiques; ajoutons, qu'à la mort on n'a trouvé aucune trace d'inflammation, pas même dans les parties contiguës aux tubercules. De plus, comment arrive-t-il que les phlegmasies guérissent si souvent, tandis que les guérisons de tubercules sont très-rares? Enfin, s'il y a, comme on n'en peut douter, quelques exemples de tubercules chez les fœtus, il faut nécessairement admettre que la tuberculisation a préexisté à la naissance. Or, si l'on accorde qu'il y ait eu phlegmasie, pendant la vie intra-utérine, on ne peut guère ici en accuser l'*influence du froid, les concentrations intérieures*, et *l'irritation*, quelle que soit sa forme.

Pour nous résumer, nous dirons que la part la plus clairement démontrée que la phlegmasie prenne à la tuberculisation consiste le plus souvent, non à produire des tubercules, mais à hâter leur évolution. Il en est probablement de l'inflammation comme des scrofules, de la syphilis, des catarrhes et des maladies éruptives qui accélèrent les progrès de l'affection tuberculeuse mais ne l'engendrent pas.

Laennec n'a point proposé de théorie sur la cause prochaine des tubercules du poumon; mais on peut facilement induire des considérations auxquelles il s'est livré dans son ouvrage, qu'il regarde avec Bayle les tubercules comme une production accidentelle douée d'une certaine vitalité susceptible de s'accroître par intussusception, et renfermant en soi la cause des changements successifs qu'elle éprouve; c'était à ses yeux une sorte de dégénération qui participant de l'organe qu'elle affectait, vivait, croissait et arrivait en quelque sorte à la mort par la fonte tuberculeuse.

M. Andral n'admet pas que le tubercule puisse être animé et vivant; il le considère comme un corps inorganique croissant par juxtaposition. La matière tuberculeuse qui le forme, est d'après sa théorie, le produit d'une sécrétion qui épanche dans le tissu des organes une substance inerte, un corps étranger qui n'est doué d'aucune action propre à déterminer des changements inhérents à l'affection tuberculeuse. Cette substance paraît être primitivement liquide ; elle se solidifie ensuite, dit l'auteur, comme par une sorte de cristallisation à mesure que ses parties les plus fluides sont résorbées ; on n'y trouve d'ailleurs ni vaisssaux, ni canaux, ni aréoles, ni fibres, ni lames qui puissent faire soupçonner une organisation quelconque (1).

Selon Carswel, professeur de l'Université de Londres, la tuberculisation serait aussi une sécrétion en vertu de laquelle la matière tuberculeuse séparée du sang, se déposerait à la surface libre des membranes muqueuses, séreuses, et dans les cellules et les sinuosités les plus étroites qui parcourent et qui tapissent ces membranes. Selon l'auteur, cette matière est toute formée dans les vaisseaux sanguins et doit se frayer une route par leurs extrémités ; il part de ce point pour expliquer la fréquence du développement des tubercules dans certains organes, par la plus ou moins grande facilité qu'éprouvent les vaisseaux à y porter les produits des sécrétions. Quant au mécanisme de la tuberculisation proprement dite, l'auteur l'explique de la manière suivante : La sécrétion muqueuse fournie par la membrane qui revêt l'intérieur des vésicules pulmonaires, contient de la matière tuberculeuse qui, au bout d'un certain temps, se sépare et se montre généralement sous la forme d'un point opaque, jaunâtre, occupant le centre du mucus gris et demi-transparent. M. Carswel prétend aussi que rien n'est plus facile que de saisir le mécanisme de la tuberculisation dans les membranes séreuses et dans le péritoine en particulier. On voit d'abord, dit-il, sur quelques points de cette membrane, une certaine quantité de lymphe plastique, épanchée ; ensuite on trouve sur d'autres points cette même lymphe plastique, durcie, transparente, en partie organisée, et contenant dans son centre une masse globuleuse de matière tuberculeuse ; et enfin dans d'autres endroits la lymphe coagulable et convertie en tissu cellulaire, vasculaire pâle, recouvert d'une membrane séreuse accidentelle sous laquelle se trouve la matière tuberculeuse.

Depuis Carswel, un jeune médecin, M. Baron, dans un Mémoire cité plus haut, établit que la matière tuberculeuse n'est autre chose que le sang sorti des vaisseaux et qui subit ensuite diverses transformations, et passe successivement à l'état de granulation transparente, de tuberbcule, cru, suppuré, etc.

(1) Précis d'anatomie pathologique.

Il résulte sommairement de ce que nous venons de dire, touchant la théorie des tubercules du poumon, que l'explication proposée par les anciens n'avait aucun fondement solide ; que la théorie de Morton était ingénieuse, large et générale ; que celle adoptée par MM. Andral, Carswel, Lombard, etc., s'en rapproche beaucoup ; que les idées de Broussais, de Dalmazzone, de Rochoux, et surtout celles de Schrœder Van der Kolk sur la tuberculisation, ont une grande analogie avec la théorie de Hewson et Read. Ainsi donc, d'un côté, théorie humorale, générale, qui fait séparer du sang, dépositaire de toutes les sécrétions, la matière tuberculeuse. De l'autre, théorie locale, limitée, qui attribue la formation des tubercules à une irritation phlegmasique *sui generis*.

Dans l'état actuel de la science, ces deux manières de voir comptent un grand nombre de partisans ; et quoique nous penchions un peu vers la première, nous éprouvons cependant quelque embarras à nous prononcer. Si d'un côté la doctrine de l'irritation est insuffisante pour expliquer tous les phénomènes de la tuberculisation, et notamment la diathèse tuberculeuse dont la théorie de Morton donne une explication plus large, il est évident cependant que la phlegmasie intervient dans le développement des tubercules ; que ceux-ci à leur origine ressemblent prodigieusement aux granulations de la couenne phlogistique du sang ; qu'enfin le ramollissement tuberculeux se rapproche beaucoup de la formation du pus. Ajoutons encore que si la tuberculisation met le plus souvent à se développer chez les sujets faibles et prédisposés un espace de temps qui fait supposer l'action de longues influences et d'un travail morbide général, on observe aussi des cas nombreux chez des sujets robustes où cette tuberculisation semble avoir une marche très-aiguë et tout-à-fait analogue à celle des phlegmasies du même genre.

CHAPITRE III.

DE LA CONFORMATION DÉFECTUEUSE DE LA POITRINE CONSIDÉRÉE COMME CAUSE ET COMME SIGNE DE LA PHTHISIE PULMONAIRE.

Quand le thorax n'est pas régulièrement conformé, quand une déviation des vertèbres, une élongation contre nature de la poitrine, un aplatissement, un défaut de voussure déforment cette cage osseuse, et que cette déformation ne dépend pas d'une maladie accidentelle, on comprend que l'action des organes qui y sont contenus est troublée, et qu'il en peut résulter de graves accidents. Les lésions de la circulation et de la respiration produites par cette difformité altèrent l'hématose et la nutrition, dénaturent, amoindrissent les exhalations, les sécrétions et entraînent à la longue des maladies funestes. Quoique cet état anormal de la poitrine n'ait pas toujours des résultats si déplorables, on ne peut contester que les rachitiques dont la poitrine est déformée, aient en général une existence souffreteuse, affligée de plusieurs maladies telles que les palpitations, les dilatations du cœur et des gros vaisseaux, la phthisie pulmonaire, ainsi que nous le dirons bientôt. Les altérations de forme et de diamètre du thorax, ont été pendant longtemps mal appréciées; on ne tenait guère compte que de leur disposition extérieure, et l'on se contentait presque toujours de les indiquer comme des signes précurseurs de phthisie pulmonaire sans les étudier à fond et sans prendre en considération les désordres fonctionnels alors peu connus. C'est, comme chacun sait, au célèbre Arétée de Cappadoce, parmi les anciens, que revient l'honneur d'avoir le premier décrit d'une manière si pittoresque la poitrine du phthisique, et esquissé en peu de mots son portrait. Selon cet illustre nosographe, l'individu prédisposé à la phthisie, se fait remarquer par la blancheur de la peau, la vive coloration des pommettes, l'étroitesse de la poitrine, la saillie de ses omoplates, la *gracilité* des membres et du tronc, etc.

Des auteurs postérieurs à Arétée, ont ajouté à ce tableau quelques traits auxquels l'énergique concision de la langue latine donne plus d'expression encore : « Scapulæ acuminatæ sunt, dit Bennet, » præcordia contracta, pectus angustum et depressum; cervix gracilior, oblonga omnium pectoralium tenor flaccidissimus, caroque » totius corporis musculo tenerrima. » Van Swieten insistait beaucoup sur l'aplatissement de la poitrine, le défaut de convexité des côtes, leur éloignement des épaules, etc. « Si la structure du thorax, disait ce célèbre médecin, est telle que son extérieur soit » très-aplati, et que sa cavité en soit diminuée, le poumon ne peut » plus se dilater aisément et le sang parcourir facilement son tissu; » c'est pourquoi, cette conformation est toujours suspecte au médecin. En outre, quand l'arc des côtes est moins convexe, elles s'éloignent davantage des scapulum qui proéminent alors en forme

» d'ailes (*scapulæ alatæ*). Cette fâcheuse conformation s'accroît en-» core à mesure que le malade dépérit, et par conséquent les omo-» plates s'éloignent d'avantage des côtes. »

Galien appelait φθινώδεις ceux qui présentant ces particularités, étaient disposés à la phthisie; il remarquait aussi qu'ils avaient le col fort long. Van Swieten a eu la singulière idée d'expliquer par cette longueur du col la précocité d'esprit des phthisiques : « par la » raison, disait-il, que l'éloignement du cœur et du cerveau mo-» dère l'afflux du sang dans ce dernier organe. » C'est absolument le contraire de ce qu'il aurait dû dire et de ce qui est généralement admis aujourd'hui. Une multitude de faits ont prouvé, en effet, que les facultés intellectuelles étaient, au contraire, en raison directe du rapprochement du cœur et du cerveau.

Les vices de conformation de la poitrine signalés depuis long-temps, étaient d'après ce qu'il nous dit lui-même un des traits de la constitution d'Atticus, jeune homme d'une grande espérance qui acquit dans la suite une grande célébrité par l'amitié de Cicéron. « Atticus, dit ce célèbre orateur (1), avait un corps faible, grêle, élancé, un col long, mince, etc. Aussi les médecins le condamnè-rent-ils au repos et l'envoyèrent-ils en Asie d'où il revint deux ans après entièrement changé. » Il ressort aussi de là, continue Van Swie-ten, combien est funeste l'usage de comprimer l'abdomen et la poi-trine des jeunes sujets, ce qui rétrécit la cavité thoracique en parti-culier, en pressant sur les côtes ou faisant élever le diaphragme.

Nous dirons en terminant ces considérations purement histori-ques, qu'il ne faut pas cependant attacher une trop grande impor-tance à toutes ces dispositions anormales de la poitrine et les regarder comme des prédispositions certaines à la phthisie; car ainsi que l'a très-bien remarqué Laennec, la plus grande partie des phthisiques ne présentent point ces traits constitutionnels, et sont pour la plupart avant l'invasion de la maladie, des individus forts, vigoureux et parfaite-ment constitués; il y a par conséquent erreur à dire qu'on trouve le plus souvent chez les individus destinés à la phthisie, un ensemble de caractères qui peut faire prévoir le développement de cette maladie.

On a procédé dans ces derniers temps à des recherches plus exactes et plus positives sur les vices de conformation du thorax, considérés comme causes prédisposantes des maladies organiques de la poitrine : ainsi dans une thèse publiée en 1835, M. Woillez a

(1) Cicero, Brutus, sive de claris oratoribus.

établi une distinction judicieuse entre les déformations de la poitrine natives qui sont pour ainsi dire physiologiques et les difformités qui tiennent à des altérations étrangères au poumon comme celles qui résultent des épanchements pleurétiques, des affections du cœur, etc. Les premières paraissent seules jouer un rôle dans la production de la phthisie.

Un auteur récent (1) a obtenu des résultats tout-à-fait inattendus au moyen d'un nouveau procédé de mensuration de la poitrine. Il résulte des faits qu'il a recueillis qu'à l'état normal, chez l'homme ainsi que chez la femme et l'enfant, la partie supérieure de la poitrine est plus ample que la partie inférieure; que la différence d'ampleur entre ces deux régions de la poitrine est un peu moins marquée chez la femme que chez l'homme malgré la graisse dont est garnie la partie supérieure et l'habitude de comprimer la base du thorax par des corsets; que chez les enfants cette différence est moins prononcée et quelquefois nulle, ce qu'on doit attribuer, au moins en partie, au grand volume du foie qui, très-développé à cet âge, concourt à la dilatation de la base du thorax.

Après avoir déterminé les dimensions normales du thorax, M. Hirtz s'est livré à des recherches qui avaient pour objet d'apprendre ce que deviennent ces proportions chez les phthisiques; sur 75 phthisiques (hommes) examinés au premier et au deuxième dégré de la phthisie, la moyenne de la différence entre la circonférence supérieure et la circonférence inférieure de la poitrine est de 2 centimètres à l'avantage de la dernière; les extrêmes sont 4 et 0. Sur 100 phthisiques (hommes) arrivés à la troisième période de la maladie, la moyenne de cette différence est de 4 centimètres toujours à l'avantage de la circonférence inférieure. Les extrêmes sont 8 et 2. Sur 50 femmes à tous degrés de la phthisie, la différence moyenne de la circonférence inférieure n'est que de 2 centimètres, les extrêmes sont 3 et 0.

On voit d'après ce que nous venons de dire, que chez les phthisiques les proportions normales de la poitrine sont complétement renversées, puisque chez eux la circonférence du sommet du thorax est plus petite que celle de la base. Si l'on considère maintenant que la différence moyenne des circonférences supérieure et inférieure de la poitrine est de 4 centimètres au détri-

(1) Mathieu Hirtz. Recherches cliniques sur la phthisie pulmonaire. (*Presse médicale*, 1827).

ment de la première, et si l'on y ajoute les 7 centimètres qui chez l'homme sont en excès (terme moyen), à l'avantage de la partie supérieure, on trouvera que la circonférence de la poitrine des phthisiques a proportionnellement diminué de 11 centimètres. Cette disproportion est énorme et serait encore plus frappante si l'on comparait les extrêmes des dimensions pour les deux circonférences. La différence serait alors de 21 centimètres.

Cette déformation remarquable du thorax ne tient pas, selon M. Hirtz, comme on pourrait le croire, à l'amaigrissement général qui, à la vérité, doit principalement porter sur la partie supérieure abondamment pourvue de graisse; mais elle se remarque ausssi chez les phthisiques encore peu amaigris et n'est point observée chez les malades qui tombent dans le marasme par d'autres causes que la tuberculisation, ainsi que je l'ai souvent constaté. Le rétrécissement du sommet de la poitrine s'observe le plus souvent dès le début de la maladie et quelquefois même avant qu'elle ne se déclare; les personnes qui avaient contracté accidentellement la phthisie, ne m'ont au contraire présenté ce phénomène qu'à une époque plus avancée. Dans tous les cas le rétrécissement thoracique est gradué comme les périodes de la maladie : Au début, le thorax se rapproche pour sa forme de celui des enfants chez lesquels les circonférences supérieure et inférieure sont à peu près égales. Bientôt le sommet continuant à se rétrécir probablement en même temps que la partie inférieure se dilate sous l'influence de l'hypertrophie du foie, si fréquente chez les phthisiques, la poitrine redevient de nouveau conique mais dans un sens inverse.

En résumé, il résulte des recherches curieuses de M. Hirtz : 1° qu'à l'état normal le thorax garni de ses parties molles présente la forme d'un cône renversé;

2° Que chez les phthisiques le thorax subit à son sommet un rétrécissement notable par suite duquel le cône thoracique se trouve placé en sens inverse;

3° Que cette déformation s'observe en général dès le début de la maladie;

4° Qu'elle augmente en raison directe des progrès de la phthisie;

5° Que chez la femme elle est toujours moins marquée et plus tardive que chez l'homme;

6° Que cette disposition est particulière aux phthisiques et peut être regardée comme un signe certain de tubercules.

S'il faut en croire l'auteur, on peut au moyen des différences de diamètre qu'il a établies, asseoir dès le début et d'une manière certaine le diagnostic de la phthisie. D'un autre côté on aurait un grand motif de sécurité pour des malades auxquels surviennent quelques symptômes de phthisie et qui présenteront des dimensions normales de la poitrine, tandis qu'on devra concevoir de graves inquiétudes pour une personne qui même en l'absence de tout autre indice de maladie, offrira le rétrécissement thoracique dont il s'agit. L'auteur avoue cependant, qu'il peut se rencontrer des causes d'erreur telles qu'un épanchement pleurétique qui, dilatant la partie inférieure du thorax, ferait penser que la partie supérieure est rétrécie ; un rétrécissement survenu à la partie inférieure de cette cavité, à la suite d'une ancienne pleurésie, serait également susceptible de masquer l'étroitesse de la partie supérieure chez un phthisique. Toutefois la percussion et l'auscultation pourraient fournir des signes pour reconnaître dans ce cas la pleurésie, cause de l'erreur dont nous parlons.

Nous ne voulons pas contester l'utilité des recherches de M. Hirtz, nous croyons qu'elles peuvent éclairer l'étiologie de la phthisie pulmonaire, quoique d'autres aient contesté leur exactitude (1). Mais sont-elles aussi concluantes qu'on semble l'avoir pensé à l'époque de la publication du Mémoire que nous venons de citer? Nous pourrions en dire autant de l'inspection et de la mensuration thoracique dont on s'est beaucoup occupé dans ces derniers temps. En effet, l'étude de la conformation originelle, les diamètres, la circonférence du thorax, etc., ont longuement occupé les pathologistes; ils ont cru y trouver des particularités susceptibles d'en présager les premiers développements. Le même M. Hirtz, dont nous avons particulièrement ici en vue les recherches, a pris la peine de dresser une statistique pour établir comme un fait nouveau, que le diamètre de la partie supérieure du thorax était plus étendu que celui de l'infé-

(1) Je ne sais comment M. Hirtz a pris les mesures de la poitrine; je ne sais pas non plus si les poitrines allemandes se déforment plus facilement que les autres; mais j'ai mesuré avec soin les deux circonférences sur un grand nombre de phthisiques et, excepté deux cas, quel que soit le degré de maigreur du malade, j'ai toujours trouvé la circonférence supérieure de la poitrine mesurée au niveau des aisselles, égale ou supérieure d'un ou deux pouces à la circonférence inférieure mesurée au niveau de l'appendice xyphoïde. (Briquet, *Recherches sur l'étiologie des tubercules*).

rieure, et que le premier de ces diamètres diminuait par le progrès de la phthisie.

Mais si cet auteur, ainsi que M. Fournet qui l'a commenté assez longuement, avaient réfléchi qu'en mesurant le contour de la partie supérieure du thorax, on est loin d'avoir exactement celle de la cage osseuse qui loge les poumons, ils auraient compris l'insuffisance et l'infidélité de ce moyen. Ils se seraient aperçus qu'ils commettaient même une erreur anatomique, car dans l'état normal selon les anatomistes, le diamètre supérieur est moins considérable que le diamètre inférieur (Bichat). Que mesure-t-on en effet par une ligne circulaire qui passe au-dessous des aisselles, si ce n'est la partie de la poitrine la plus garnie de tissu cellulaire, et que conclure de la diminution de cette circonférence à une époque plus ou moins avancée de la maladie, si ce n'est que le malade a beaucoup maigri?

CHAPITRE IV.

AGES, SEXES, HÉRÉDITÉ.

Article Ier. — Ages.

Rien n'est plus propre à perpétuer l'erreur qu'une sentence consacrée par des faits, souvent répétés sous nos yeux. Ainsi, le fameux aphorisme d'Hippocrate, qui circonscrivait entre 18 et 35 ans (1) la période de la vie la plus accessible à la phthisie pulmonaire, a fait loi jusqu'à notre temps, et, par conséquent, on a presque toujours considéré comme exceptionnels les cas de phthisie survenant en-deçà et surtout au-delà de ces limites. Portal et Bayle sont les premiers qui ont dit d'une manière plus explicite que tous les âges étaient sinon également, du moins indistinctement sujets à la phthisie.

Sur 100 phthisiques observés par Bayle, 10 avaient de 15 à 20 ans; 23 de 20 30; 23 de 30 à 40; 21 de 40 à 50; 15 de 50 à 60; 8 de 60 à 70. On voit par ce tableau que la maladie est presque

(1) Tabes maxime ab anno octavo decimo usque ad quintum et tricesimum (Section VII Aph. 7.)—Inter ætates; illæ demum ostentant periculum phthisis, quæ sunt ab anno decimo octavo ad trigesimum quintum. (*Coacæ* liv. II).

aussi commune de 40 à 50 ans que de 20 à 30 et de 30 à 40 ; et qu'enfin la proportion est très-grande de 50 à 60.

Sur 126 malades soignés par M. Louis, 11 avaient de 15 à 20 ans ; 39 de 20 à 30 ; 33 de 30 à 40 ; 23 de 40 à 50 ; 12 de 50 à 60 ; et 8 de 60 à 70.

Dans son sixième tableau, Clarck établit les proportions suivantes relativement aux âges : Sur une moyenne de 1,000 cas recueillis dans sept grandes villes (1), 99 avaient de 15 à 20 ans ; 285 de 20 à 30 ; 248 de 30 à 40 ; 185 de 40 à 50 ; 108 de 50 à 60 ; et 78 au-dessus de 60.

Sur 1,781 phthisiques admis à l'hôpital Necker dans un espace de vingt années, 247 avaient de 15 à 20 ans ; 340 de 20 à 25 ; 295 de 25 à 30 ; 278 de 30 à 35 ; 223 de 35 à 40 ; 140 de 40 à 45 ; 91 de 45 à 50 ; 57 de 50 à 55 ; 42 de 55 à 60 ; 24 de 60 à 65 ; 26 de 65 à 70 ; 12 de 70 à 75 ; 5 de 75 à 80 ; 1 de 80 à 85 (2).

Laennec, ce grand et profond observateur, a avancé même que la phthisie était fréquente dans la vieillesse ; on s'est beaucoup récrié contre cette assertion qu'on a taxée d'inexacte ; mais il est présumable que plus on avancera, plus on en reconnaîtra la justesse.

Dans un travail lu à la Société de Médecine de Paris par M. Prus et inséré dans la *Revue médicale* du mois d'août 1838, l'auteur avance que la phthisie pulmonaire est moins rare chez les vieillards qu'on ne le supposait généralement alors. Sur 390 individus de 60 à 90 ans, morts à l'hospice de Bicêtre depuis le 1er octobre 1832 jusqu'au 1er octobre 1835, 15 avaient succombé à la phthisie tuberculeuse ; il existait, en outre, des tubercules à différents degrés chez un certain nombre de sujets qui avaient succombé à d'autres affections.

On a longtemps manqué de documents exacts propres à déterminer la fréquence relative de l'affection tuberculeuse des poumons et des autres organes chez les enfants jusqu'à l'âge de 15 ans. MM. Lombard et Papavoine ont comblé cette lacune d'une manière remarquable, en publiant les recherches statistiques qu'ils avaient faites à l'hôpital des Enfants-Malades (3).

---

(1) Édinbourg, Berlin, Nottingham, Philadelphie, Chester, Carlisle, Paris.
(2) Documents extraits d'une statistique inédite.
(3) Les tubercules, quoique très-rares chez les fœtus, y ont été cependant observés par OEller, Chaussier, Langstoff, Baron, Billard, etc.

Les tubercules, dit M. Papavoine (1), sont rares dans les premiers mois de la vie ; sur 400 autopsies d'enfants nouveau-nés, il ne les a pas rencontrés une seule fois ; il paraît que c'est à l'époque de la première dentition qu'ils commencent à se développer. Selon M. Lombard, c'est de 3 à 5 ans que les tubercules sont le plus fréquents ; sur 920 enfants de 2 à 15 ans (388 garçons et 532 filles), 538 offrirent des tubercules à l'autopsie ; et cette lésion fut 327 fois cause de la mort ; 158 fois on trouva des cavernes pulmonaires.

Sur 709 enfants, filles et garçons, observés à l'hôpital des Enfants-Malades par M. Papavoine, 400, c'est-à-dire plus de la moitié, étaient tuberculeux ; 73 avaient deux ans au moins ; 64, 3 ans ; 46, 4 ans ; 35, 5 ans ; 32, 6 ans ; 29, 7 ans ; 24, 8 ans ; 16, 9 ans ; 18, 10 ans ; 12, 11 ans ; 24, 12 ans ; 10, 13 ans ; 11, 14 ans (14 n'ont pas été notés). D'après ces calculs statistiques, on voit que, depuis la quatrième année jusqu'à la treizième, le nombre des enfants tuberculeux est plus considérable que ceux qui ne le sont pas ; que les tubercules sont surtout fréquents de 4 à 7 ans ; qu'ensuite cette fréquence augmente de nouveau vers 12 ou 13 ans.

M. Briquet a recherché la différence qu'il y avait par rapport aux âges atteints de phthisie entre les individus nés de parents sains et ceux dont les parents avaient été phthisiques. Ainsi, sur 50 sujets dont les auteurs n'étaient point tuberculeux, 5 avaient de 15 à 20 ans ; 6 de 20 à 25 ; 13 de 25 à 30 ; 15 de 30 à 35 ; 7 de 35 à 40 ; 9 de 40 à 50 (moyenne 31 $\frac{19}{56}$). Sur 39 sujets à parents tuberculeux, 8 avaient de 15 à 20 ; 8 de 20 à 25 ; 10 de 25 à 30 ; 6 de 30 à 35 ; 1 de 35 à 40 ; 6 de 40 à 50 (moyenne 27 $\frac{8}{39}$). Ainsi, plus de la moitié des sujets dont les parents n'étaient pas tuberculeux ne sont devenus phthisiques qu'au-delà de 30 ans. Au contraire, plus des deux tiers de ceux dont les parents avaient été tuberculeux étaient phthisiques avant 30 ans. (*Recherches sur l'Étiologie des tubercules.*)

Article II. — Sexes.

Les médecins français admettent que la phthisie pulmonaire est plus fréquente chez les femmes que chez les hommes ; de 127 malades

(1) Mémoire sur les tubercules considérés chez les enfants. (*Journal des Progrès des Sciences Médicales*, tome 2).

dont M. Louis avait recueilli les observations, dans un service également composé d'hommes et de femmes, 57 appartenaient aux premiers et 70 aux secondes. Le même auteur, sur un nombre égal d'hommes et de femmes qui avaient succombé à des affections différentes de la phthisie, a trouvé un certain nombre de tubercules dans les poumons : 25 fois chez les femmes et 15 fois chez les hommes. Mais sur plusieurs points de l'Europe, dont le docteur Clark fait mention dans son ouvrage, les résultats ont été différents de ceux obtenus par M. Louis. Ainsi, à Hambourg, à Naples, à Berlin, à New-Yorck, à Genève, etc., il meurt plus d'hommes que de femmes de phthisie pulmonaire. En supposant exacts les documents dont cet auteur s'est servi, ne pourrait-on pas expliquer cette différence en faisant observer que la vie, les mœurs et les habitudes des femmes, ainsi que les climats, sont fort différents dans ces diverses contrées ? Ce qui semblerait le prouver, c'est que les résultats, mentionnés plus haut et obtenus par M. Louis, ont été confirmés par MM. Lombard, Châteauneuf et mes propres recherches statistiques à l'hôpital Necker. Sur les 1,796 phthisiques mentionnés plus haut et admis à l'hôpital Necker, 705 appartenaient au sexe masculin et 1,091 au sexe féminin; et quant aux malades décédés, il y avait 475 femmes et 368 hommes.

D'après les recherches faites sur la mortalité de la ville de Paris en 1833, 1,158 hommes et 1,448 femmes avaient succombé à la phthisie. On voit par ce nombre de décès près d'un quart d'excédant chez les femmes. (*Rapports généraux du Conseil de salubrité de* 1829 *à* 1839.)

Dans tous les métiers exercés en commun par les deux sexes, les femmes sont plus exposées à la phthisie que les hommes. Ainsi, chez les cordonniers, il en meurt 4 1/2 sur 100, et chez les cordonnières, il en succombe 5 1/2 ; et près de deux chez les chiffonnières, quand, sur 600 chiffonniers, il n'en périt pas un. On pourrait multiplier ces exemples d'une mortalité plus grande chez les femmes de la classe ouvrière; mortalité qui, toutes les fois qu'elle n'excède pas certaines bornes, est suffisamment expliquée par la faiblesse même du sexe qui l'éprouve. Mais d'où vient, se demande l'auteur, que, chez les couturières, lingères, brodeuses, fleuristes, gantières, ces bornes sont tout-à-coup franchies dans une proportion que l'on n'observe pas ailleurs? Cette faiblesse native des femmes, triste apanage de leur sexe, qui, dans les travaux qu'elles exécutent en commun avec les hommes, les expose à une part plus grande dans les dangers; cette même faiblesse a encore cela de funeste, qu'en les réduisant à un moindre travail, elle les condamne à des gains moins forts, d'où résulte pour elles un état de gêne et de misère; et cette misère, qui déjà est un mal, produit à son tour d'autres maux. Elle oblige l'ouvrière à se mal nourrir, ce qui ajoute à sa faiblesse naturelle et rend sa constitution moins capable de résister aux influences nuisibles, toujours agissantes sur elles. Et puis, comme la misère, en privant des jouissances de la vie, n'en éteint ni le goût ni les désirs, ne fait même quelquefois que les rendre plus vifs, ces souhaits ardents et continuels d'un état meilleur que suit bientôt un besoin impérieux de l'obtenir, précipitent celles qui l'éprouvent dans une suite d'imprudences et d'écarts qui hâtent la destruction des organes.

Article III. — Hérédité.

Hippocrate admettait qu'il y avait des phthisiques de naissance: « Qui secundum naturam ad tabem dispositi erant. » Fernel regardait comme presque infailliblement dévoués à la phthisie ceux qui naissaient de parents poitrinaires: « Qui tabidâ stirpe nati sunt, » quasi hereditario jure omnes necessario tabe marescunt, hocque » malum vidimus in omnes ejusdem familiæ grassari. » Mais, ce qui vaut mieux que toutes les autorités du monde, ce sont les exemples nombreux d'hérédité que tout praticien a été souvent à même de constater. De sorte donc que ce qui paraît avoir été posé en principe par les anciens se trouve pleinement confirmé par les modernes.

On peut dire qu'il y a probabilité qu'un père ou une mère phthisiques engendreront des enfants atteints de la même maladie (1). En portant à un dixième des malades qu'il avait observés le nombre des phthisies héréditaires, M. Louis fait observer qu'il lui a été difficile d'obtenir des renseignements exacts à ce sujet, sur les malades des hôpitaux. D'un autre côté, M. Piorry porte cette proportion à 1/12 (2). Nous avons la certitude que ces proportions sont beaucoup au-dessous de la réalité. Quoi qu'il en soit, la transmission héréditaire est heureusement susceptible d'une foule de modifications;

(1) Sic patrum in natos veniunt cum semine morbi.
(2) Clinique méd. de la Pitié, page 465.

elle peut être affaiblie, détruite même par des précautions hygiéniques, surtout quand elle n'existe que chez l'un des parents.

Dans les familles, ce sont ordinairement les enfants les plus intelligents et ceux qui ressemblent le plus aux parents décédés de la phthisie qui en sont le plus souvent atteints. Mon portier de la rue des Beaux-Arts avait eu cinq enfants d'une femme morte poitrinaire. L'une des filles, qui ressemblait exactement à sa mère et qui l'avait soignée avec une intelligence rare à son âge (dix ans), mourut à quinze ans de phthisie pulmonaire constitutionnelle à l'hôpital Necker ; ses deux poumons étaient presque entièrement détruits par la fonte tuberculeuse.

On s'est demandé aussi si le père avait plus de part que la mère à cette funeste transmission héréditaire ; le plus grand nombre des auteurs ont pensé que c'était le père ; cependant le professeur Nasse, de Bonn, a émis l'opinion que la tuberculisation héréditaire provenait plus souvent de la mère ; nous pensons qu'il serait plus physiologique d'admettre une égale participation des parents à cette sorte de transmission morbide.

On a remarqué que c'étaient plus souvent les derniers enfants qui avaient en partage ce cruel héritage. Nous croyons que cela s'explique fort bien par l'état florissant de la santé pendant les premières années du mariage ; par la détérioration qu'amènent nécessairement dans la constitution des parents le décroissement de la vie, les peines, les chagrins inséparables de la vie. Il y a même à cet égard une gradation intéressante à suivre, et par laquelle s'établit l'hérédité primitive. Ainsi, des parents faibles finissent par suite de l'altération de leur santé, par avoir une mauvaise poitrine ; et, sans être phthisiques, ils engendrent des poitrinaires. Ceux-ci ensuite propagent la maladie par leur descendance. Ajoutons ici qu'en général les enfants conçus dans la décadence de l'âge doivent nécessairement se ressentir de la caducité de leur père, comme les enfants nés de parents cacochymes et tuberculeux héritent de la triste constitution de leurs auteurs. La progéniture d'un sexagénaire doit renfermer en soi un principe de faiblesse qui réagit d'une manière fâcheuse sur toutes les parties constituantes de l'organisme et dispose à contracter certaines maladies constitutionnelles. J'ai connu beaucoup de familles dans lesquelles l'âge avancé des parents m'a paru une cause prédisposante à la phthisie pulmonaire. Un homme qui s'était distingué dans les fastes de la Révolution de 89, déjà avancé en âge et père de trois enfants bien constitués, s'était remarié à plus de cinquante ans et avait eu trois autres enfants qui sont morts phthisiques. Cet homme pourtant n'était pas tuberculeux, en apparence du moins, mais d'une constitution délicate et prenant un soin particulier de sa santé. La mère, d'une constitution vigoureuse est encore vivante et jouit d'une parfaite santé. Le père est mort à de l'âge de soixante-quatre ans d'un accident qui n'a aucun rapport avec la phthisie pulmonaire.

J'ai vu il y a peu d'années une famille perdre par la phthisie trois enfants âgés de vingt à trente-cinq ans ; un autre enfant vit encore, c'est une fille de trente ans, qui crache du sang et souffre de la poitrine. Le père que j'ai connu et soigné est mort à quatre-vingts ans ; il s'était marié vers cinquante ans, était d'une constitution délicate, lymphatique, menait une vie sédentaire et observait en tout temps un régime sévère. La mère de ces enfants avait plus de vingt-cinq ans de moins que son mari, elle jouit encore d'une assez bonne santé. Un phénomène très-difficile à expliquer, c'est l'espèce de saut que fait la phthisie héréditaire en épargnant une génération comme pour frapper la génération suivante. Certainement on ne peut pas dire que la maladie ait sommeillé pendant une génération, mais qu'il est survenu quelques circonstances qui ont modifié la constitution individuelle et qui ont empêché le développement du mal ; ou, si l'on veut encore, qui se sont opposées à la détérioration constante de la santé. De deux frères également disposés à transmettre la phthisie qu'ils auraient héritée de leurs parents, l'un méprisant les lois de l'hygiène, se livrant à des excès de travail ou de débauche, habitant un lieu malsain, ne pourrait-il pas engendrer des enfants phthisiques ; tandis que l'autre, sage en sa vie, observateur rigoureux des règles de l'hygiène et dans des conditions de régime favorables, ne pourra-t-il pas, au contraire, voir croître sous ses yeux une famille exempte du mal cruel dont elle se trouve constitutionnellement menacée.

C'est particulièrement en Angleterre, pays où la phthisie est plus commune que partout ailleurs, qu'on voit des familles entières, issues de parents tuberculeux moissonnées par la phthisie.

« J'ai vu, dit M. Lombard, en Écosse et en Irlande, des familles entières succomber à ce fléau ; je pourrais citer l'exemple de sept frères, morts à la fleur de l'âge de cette cruelle maladie à laquelle leur mère avait succombé. Le dernier fils atteignait à peine sa seizième année, lorsque j'eus occasion de l'observer, et déjà la toux, l'oppression et les sueurs nocturnes annonçaient que l'époque fatale approchait pour lui. » M. Papavoine a également vu à l'hôpital des Enfants-Malades un phthisique qui était le dernier de sept enfants, tous morts poitrinaires, ainsi que les parents qui leur avaient donné le jour. M. Dupuy, dans ses *Recherches sur les Tubercules*, cite des faits qui attestent que l'influence de l'hérédité se fait également sentir chez les animaux domestiques qui succombent très-souvent à une espèce de pulmonie.

Nous nous garderons bien d'expliquer par des raisonnements hypothétiques, tels qu'on en trouve dans plusieurs ouvrages, le mode de transmission de la phthisie par la génération ; nous dirons seulement qu'on ne peut pas considérer cette question comme résolue, puisque tous les tuberculeux ne transmettent pas cette cruelle prédisposition à leurs enfants. Il est certain, d'ailleurs, quoique rare, que cette tuberculisation héréditaire est quelquefois si rapide, que le fœtus même se trouve attaqué de phthisie dans le sein de sa mère.

CHAPITRE V.

CONTAGION.

La phthisie est-elle contagieuse ?

Cette question, quoique résolue négativement par un grand nombre de médecins célèbres, paraît avoir laissé un doute profond dans l'esprit de beaucoup d'autres, à ce point que Laennec lui-même est resté indécis dans un ouvrage où tant d'autres questions ont été si admirablement éclaircies ; cependant des corps savants ont plusieurs fois reçu de leurs gouvernements respectifs la mission de la résoudre officiellement. Ainsi, en 1784, le roi de Naples voulut que douze médecins du collége de cette ville examinassent la question de la contagion de la phthisie, et bien avant le grand-duc de Toscane avait consulté les médecins de Florence sur le même objet. Les hommes de l'art, dans ces deux circonstances, restèrent partagés d'opinions ; mais la majorité fut d'avis que la crainte de la contagion n'était pas fondée, et que les médecins ne devaient pas être astreints à déclarer les décès arrivant par suite de phthisie, comme la loi le leur avait prescrit jusqu'alors.

Des hommes d'une grande autorité, comme Valsalva, Morgagni, Baumes, van Swieten, Morton, Sennert, Sarcone, Raulin, etc., ont admis sans restriction que la phthisie se transmettait par le contact; mais des auteurs modernes d'une autorité également importante, parmi lesquels nous nous contentons de citer Cullen, Portal et Bosquillon, ont été d'un avis contraire. Toutefois, il faut convenir que le plus grand nombre des écrivains favorables à la contagion, même les plus récents, sont restés dans le doute, et ont implicitement émis l'opinion que si la phthisie pouvait se transmettre d'un individu à un autre, c'était dans certaines circonstances données et sous l'influence d'une température élevée.

Faisons observer, avant d'aller plus loin, que les auteurs anciens, qui ont connu et bien décrit la phthisie pulmonaire, n'ont jamais parlé de la contagion de cette maladie. C'est par suite d'une interprétation oblique, très-familière à une certaine époque, qu'on a attribué une semblable opinion à Galien, qui, dans son livre sur les fièvres, laisse seulement entrevoir que les exhalaisons putrides des phthisiques peuvent produire de la fièvre.

C'est en Italie surtout que la contagion a trouvé le plus de partisans ; elle a été même publiquement professée par un grand nombre de médecins italiens, à la tête desquels il faut placer Morgagni. Cet illustre pathologiste en fut tellement pénétré, qu'il refusa toujours de disséquer les cadavres des poitrinaires. Dans ce pays, comme en Espagne, en Portugal, dans certaines provinces méridionales de la France, on brûle ou l'on vend tout ce qui était à l'usage des phthisiques décédés. On blanchit avec de la chaux les murs de l'appartement qu'ils ont occupé ; de plus, on fait payer une amende aux héritiers d'un mort étranger pour indemniser le propriétaire de l'infection des lieux.

L'effroi qu'inspire tout ce qui a touché les poitrinaires était tel dans certaines parties de l'Italie, qu'en Étrurie, par exemple, selon Borsieri, quoique le collége de médecine ait déclaré que la phthisie n'était pas contagieuse, la loi, conséquente en ce point, puisqu'elle entre dans les mœurs et les croyances, ordonne pourtant que tout ce qui a servi aux phthisiques soit détruit, et que les murs de leurs appartements soient désinfectés et repeints.

Quand on analyse toutefois les faits recueillis par Baumes, grand partisan de la contagion, on voit qu'aucun ne peut supporter un examen sévère; que tous les sujets qui sont l'objet de ces observations pouvaient avoir été primitivement tuberculeux, surtout parce qu'ils étaient pour la plupart frères, sœurs ou parents à divers degrés. Parmi les faits que cet auteur mentionne à l'appui de son opinion, il en est d'une absurdité choquante. Telle est l'historiette si souvent racontée de L'Uzuriaga, d'après laquelle deux religieuses seraient mortes en peu de temps de la phthisie, pour avoir habité une chambre où une autre religieuse avait succombé à cette maladie. Tout le mobilier avait été cependant détruit, les murs blanchis. Tout, nous nous trompons; on avait oublié un cordon de sonnette encore empreint de la crasse des poitrinaires décédées. Une fois cette découverte faite, tout s'explique; le terrible cordon fut enlevé, et les religieuses qui habitèrent dans la suite cette chambre, d'ailleurs très-saine, se portèrent à merveille.

Il faut convenir que ce cordon de sonnette recélait un virus bien subtil, et qui, par le fait même de son étrangeté, devait inspirer beaucoup de défiance! Et cependant cette historiette a été gravement racontée par un professeur justement célèbre de la docte Faculté de Montpellier dans un ouvrage d'ailleurs fort estimé. La crédulité des médecins conteurs d'histoires ne s'est pas arrêtée là. On voit dans Portal qu'un certain Panaroli disait très-sérieusement que le pus des phthisiques était si putride, que les mouches qui l'effleuraient tombaient mortes; que pareil sort avait été réservé à un visiteur, pour avoir marché sur des crachats expectorés par un poitrinaire, puis à un autre encore pour avoir inspiré des vapeurs de la matière purulente d'un phthisique, jetée sur des charbons ardents.

Le fait dont parle van Swieten d'un jeune phthisique dont les crachats étaient d'une odeur insupportable et qui aurait contagié sa sœur et sa domestique sans cesse autour de lui, respirant son haleine; ceux de plusieurs époux morts phthisiques après une longue et étroite cohabitation sont moins absurbes; ils ont au moins en leur faveur quelques probabilités, quoiqu'ils ne fournissent, à vrai dire, aucunes preuves solides de contagion, parce que rien ne prouve que ces individus n'étaient pas tuberculeux avant d'avoir eu des rapports avec des phthisiques, que les fatigues, les chagrins qu'ils avaient eus, l'air qu'ils avaient respiré, n'aient pas engendré la maladie. Ajoutons qu'à une époque où le diagnostic n'était pas encore perfectionné, personne ne peut affirmer que les malades dont il s'agit n'ont pas succombé à d'autres maladies de poitrine prises pour la phthisie.

Nous croyons devoir citer, en terminant, quelques faits plus récents qui semblent avoir beaucoup plus d'importance que ceux dont nous venons de parler. M. J. Guérin, dit M. Fournet (1), m'a communiqué un cas fort curieux observé par lui-même, dans lequel la transmission de la phthisie par contagion de l'un à l'autre époux lui semble ne pouvoir être mise en doute. « Une femme mourut de phthisie tuberculeuse au troisième degré, après avoir couché avec son mari jusqu'à ses derniers moments. Celui-ci, d'une constitution primitivement robuste, issu d'une famille où jamais il n'y avait eu de phthisiques, épousa en secondes noces une femme également bien constituée et née de parents sains. Après dix-huit mois de mariage, il succomba à une phthisie pulmonaire des mieux caractérisées. Sa seconde femme n'avait cessé de cohabiter avec lui jusqu'à sa mort; peu de temps après, elle se remaria; deux ans après ce second mariage, elle mourut de phthisie. Son second mari, fortement constitué et issu d'une famille dans laquelle on n'avait jamais vu jusque-là d'exemples de phthisie, succomba à cette affection peu de temps après la mort de sa femme. »

Le concours des circonstances qui se trouvent mentionnées dans les faits communiqués par M. Guérin est sans doute très-remarquable; mais, d'un autre côté, ces faits sont-ils à l'abri de tout reproche? sont-ils suffisamment constatés? les quatre époux qui moururent successivement ne pouvaient-ils pas être primitivement tuberculeux? ne se sont-ils pas trouvés sous l'influence de causes qui engendrent la phthisie accidentelle, aujourd'hui bien connue, et qui affecte tous les âges? D'ailleurs, aucune autopsie ne paraît avoir été faite pour établir d'une manière irrévocable le diagnostic du médecin. Enfin ces malades, en les supposant phthisiques, ont pu succomber successivement par suite de coïncidences fortuites et non par le fait d'une transmission morbifique.

J'ai soigné, il y a déjà longtemps, un négociant bordelais qui, après avoir perdu sa première femme de la phthisie pulmonaire, se crut atteint de la même maladie, quoiqu'il n'eût en réalité qu'une pleurésie chronique avec épanchement et point de signes de phthisie. La famille n'ayant pas foi en mon opinion, je fis demander Laennec, qui constata un épanchement pleurétique. On n'en resta pas moins

(1) Recherches sur l'auscultation des organes respiratoires, 1839.

convaincu que la maladie avait été communiquée par la première femme du malade, morte depuis deux ans. Le malade fut prendre les eaux de Barèges, où il mourut des progrès de son épanchement. Un officier-général de l'ancienne armée avait vu mourir sa femme et ses deux filles de phthisie pulmonaire. La dernière ayant été confiée à mes soins, j'avais été à même de bien constater la maladie. Une demoiselle âgée d'environ cinquante ans, qui avait élevé la mère et les filles qu'elle affectionnait beaucoup, commença à tousser, à maigrir et à se plaindre de douleurs dorsales, etc. De tous côtés on disait qu'elle était poitrinaire, et qu'elle avait contracté la maladie auprès de la jeune personne qu'elle avait soignée. La malade elle-même partageait cette opinion et se croyait poitrinaire. Cependant elle n'avait qu'un catarrhe pulmonaire. Elle changea de médecin, dans la persuasion, sans doute, que je m'étais trompé; puis, ensuite, elle fut faire un voyage dans le Midi de la France, qui était son pays natal, et elle revint guérie au bout de quelques mois. Un serrurier de l'entreprise des Messageries Laffite et Caillard, épouse une femme d'environ trente ans, d'une forte constitution, mais faisant abus de liqueurs fortes. Cette femme, après deux accouchements successifs et de nombreuses imprudences, mourut de phthisie. Le mari, qui lui avait donné des soins en même temps qu'il se livrait aux pénibles travaux de sa profession, contracta une pleurésie dont il guérit; mais, dans la convalescence, il fit une rechute, et vint mourir au bout de quelques semaines, à l'hôpital Necker, d'une tuberculisation aiguë des poumons. Tous les locataires de la maison qu'il habitait furent persuadés que cet homme avait contracté de sa femme la maladie à laquelle il avait succombé; et il y a peut-être des médecins qui pouvaient partager cette opinion. Nous le demandons cependant, est-il étonnant qu'un homme soit devenu tuberculeux dans de pareilles circonstances? et est-il besoin de faire intervenir ici la contagion chez un individu qui pouvait d'ailleurs être primitivement tuberculeux? Ajoutons que ce serrurier avait guéri de la pleurésie, dont nous venons de parler, après la mort de sa femme, et qu'il était en convalescence à l'hospice de Picpus, et que ce fut par suite d'un refroidissement qu'il tomba de nouveau malade et mourut : à l'ouverture de son corps, on trouva des tubercules dans le poumon. Le nombre des phthisiques est si considérable à Paris et à Londres, qu'on serait effrayé des résultats possibles et probables de la contagion de cette terrible maladie. J'ai exercé la médecine pendant dix ans dans la circonscription du Dispensaire de Paris, qui renferme le plus de poitrinaires (le 4e); j'ai traité un grand nombre de tuberculeux presque tous entassés avec leur famille dans des habitations étroites et insuffisantes, usant du même lit, des mêmes ustensiles, etc. ; aucun fait favorable à la contagion de cette maladie n'est cependant venu à ma connaissance. Bosquillon, traducteur de Cullen, après avoir révoqué en doute les faits invoqués par les contagionistes, ajoute : Depuis plus de vingt ans que je suis occupé à recueillir des observations et que, chargé pendant une grande partie de ce temps de suivre les malades pauvres de plusieurs paroisses de Paris, j'ai eu occasion de voir peut-être des milliers de phthisiques ; quelques recherches que j'aie pu faire, je n'ai pu m'assurer qu'aucun le soit devenu par la contagion, ou qu'il l'ait communiquée, quoique la plupart de ces malades habitassent et couchassent avec des personnes saines dans des endroits petits, malpropres, peu aérés, et où toutes les causes capables de donner de l'activité à la contagion se trouvaient réunies. J'ai vu, continue Bosquillon, des personnes riches affectées de phthisie au dernier degré, qui ont eu pendant plusieurs mois des nourrices saines sans leur communiquer la maladie.

Une dernière remarque qui prouve que la contagion de la phthisie pulmonaire est le produit de la frayeur et de l'imagination des Méridionaux, c'est que cette maladie est moins commune chez eux que chez les peuples du Nord et des climats tempérés qui n'ont aucune crainte de cette contagion. Se pourrait-il donc qu'une maladie qui est contagieuse sous une latitude ne le fût pas sous une autre? la variole, la rougeole, la siphilis ne le sont-elles pas partout?

Nous ne voudrions pas cependant que le lecteur pût conclure, de ce que nous venons de dire, que la cohabitation des phthisiques est exempte de danger, et qu'on ne doive prendre aucune précaution pour s'en préserver. Nous pensons avec Clark qu'il peut être fort nuisible d'habiter la même chambre et le même lit qu'un malade affecté de consomption tuberculeuse à une période avancée. Il est évident, qu'en effet, de pareilles circonstances hygiéniques peuvent exercer une influence fâcheuse sur la santé, ne fût ce que par l'air vicié que la chambre du malade renferme et les émations qui proviennent de ses excrétions.

Stoll, qui n'ajoutait aucune foi à la contagion de la phthisie, croyait cependant que les exhalaisons de cette maladie étaient nuisibles; d'autres, comme *Evers*, *Wichmann*, ont semblé croire que la communication ou transmission pouvait s'effectuer dans le troisième degré, et qu'il était prudent, par conséquent, de se conformer aux préceptes recommandés par les usages de quelques parties de l'Italie, ne fût-ce que pour se préserver d'accidents qui ont plus ou moins d'analogie avec la phthisie, et qui frappent les malades d'une grande terreur. (*Prelect. de divers. morb. chron.-dissert. in contag. Phthis. inquirens.*)

Un fait assez singulier d'ailleurs, mais peu concluant, semble avoir fait penser à Laennec que la matière tuberculeuse pouvait s'inoculer. On peut consulter le fait qu'il rapporte à ce sujet, qui se trouve à la page 180 de son *Traité de l'Auscultation*, tome II, 4e édition.

CHAPITRE VI.

SAISONS.

> Autumnus Tabidis malus — si vero æstas sicca et aquilonia fiat, autumnus pluviosus et australis fiunt et nonnullis etiam et tabes. (HIPP. APHOR.).

Le printemps étant (surtout à Paris) la saison la plus variable et la plus dangereuse pour les phthisiques, leur maladie se montre plus à découvert, prend subitement beaucoup d'accroissement dans cette saison dangereuse. C'est aussi ordinairement à cette époque de l'année que les tuberculeux commencent à cracher du sang ou à tousser d'une manière fatigante. C'est encore dans cette saison que la maladie arrive plus promptement au troisième degré et que les malades succombent en plus grand nombre. Quoi qu'en aient pu dire Hippocrate et ses commentateurs, l'automne paraît un peu moins funeste aux poitrinaires que le printemps. Bayle avait déjà combattu tacitement l'opinion des anciens en établissant que la mortalité des phthisiques variait très-peu dans les diverses saisons, nous pouvons citer en faveur de la nôtre les documents statistiques recueillis à l'hôpital Necker, dont nous avons déjà parlé. Nous y voyons que sur 993 morts de phthisie, 286 avaient succombé au printemps, 279 en automne, 226 en été et 202 en hiver. Des résultats analogues ont été publiés par M. Forget, professeur de médecine clinique à Strasbourg ; d'après les tableaux statistiques qu'il a dressés de sa clinique pour les années 1837-1839, sur 99 décès, 29 avaient eu lieu en janvier, février et mars ; 31 en avril, mai et juin ; 15 en juillet, août et septembre, et 16 en octobre, novembre et décembre.

Les enfants atteints de phthisie, dit M. Papavoine, meurent en plus grand nombre à la fin du printemps ou dans l'été ; ceux au contraire qui succombent au carreau périssent en automne et en hiver ; sur 408 tuberculeux, 91 moururent en hiver, 116 au printemps, 105 en été et 96 en automne. Pour le printemps et l'hiver ; les morts tuberculeux étaient aux morts non tuberculeux comme 25 sont à 17.

Le tableau suivant publié par Clarck fait connaître le nombre des décès ou la mortalité par mois, calculée sur une grande masse.

MOIS.	MORTS.	MOIS.	MORTS.
Mars.	4624	Novembre. . . .	3711
Février.	4527	Juin.	3604
Décembre. . . .	4516	Octobre.	3521
Janvier.	4362	Juillet.	3249
Avril.	4227	Septembre. . . .	2994
Mai.	4043	Août.	2825

Ces résultats s'accordent avec l'observation commune pour prouver que la maladie est plus souvent mortelle en hiver et au printemps. Dans les mois d'hiver, le nombre des morts est de 13,406 ; au printemps de 12,904 ; en automne de 10,226 ; et en été de 9,678.

L'influence des saisons doit au reste varier selon les températures et les autres circonstances atmosphériques qui y prédominent : ainsi un printemps doux, uniforme, précoce, peut être favorable aux phthisiques au lieu de leur être funeste ; de même, un automne chaud et humide, tel que nous en avons souvent à Paris, peut prolonger leur existence. Aussi, doit-on conseiller aux habitants de Paris menacés de phthisie, d'aller passer l'hiver et le printemps dans un climat chaud et de revenir séjourner l'été et l'automne dans la capitale. Le proverbe populaire *que la chute des feuilles emporte les phthisiques* est fondé sur l'influence de l'automne, qui, quand il devient tout-à-coup froid et humide, provoque la chute des feuilles en masse, et porte en même temps un dernier coup aux phthisiques arrivés au troisième degré de leur maladie.

Quant à l'hiver, lorsqu'il est assez long et rigoureux, il moissonne impitoyablement les phthisiques, surtout dans les hôpitaux. Rien de plus commun que d'y voir succomber des phthisiques en assez grand nombre lorsque le temps passe subitement d'une douce humidité, comme il en règne souvent à Paris, à un froid rigoureux. C'est une observation que j'ai pu faire pendant l'hiver de 1842-1843 qui a offert tant de brusques transitions.

CHAPITRE VII.

CONSTITUTIONS, TEMPÉRAMENTS.

Le tempérament lymphatique a été souvent mis au nombre des causes prédisposantes de la phthisie pulmonaire; mais il est présumable qu'on a beaucoup trop exagéré les prédispositions inhérentes à ce tempérament qui, après tout, ne présente pas de particularités d'organisation parfaitement distinctes de celles propres aux tempéraments nerveux. Néanmoins, on a depuis longtemps remarqué en Angleterre, dit M. Lombard, que les individus dont les cheveux sont foncés se trouvent moins sujets à la phthisie, la proportion est d'un vingtième environ. Madame Boivin (1) a observé que sur 372 femmes affectées de cancers et de tubercules, 30 seulement avaient les yeux noirs; 275 étaient blondes; 67 avaient les cheveux châtains, mais avec des yeux bleus.

Sous le rapport de l'aspect général, dit M. Briquet dans ses *Recherches sur l'étiologie des tubercules*, 24 malades sur 102, étaient d'une grande taille et assez corpulents ; 9 étaient grands et avaient été minces; 15 étaient petits, grêles et chétifs; les autres étaient d'une taille moyenne ; 33 malades avaient été forts ; 21 avaient été faibles ; les autres n'avaient rien de remarquable, soit en plus, soit en moins. Sur 65 hommes, 29 avaient la peau brune et les cheveux de couleur foncée ; 36 avaient la peau blanche avec des cheveux roux chez

(1) Appendice de l'ouvrage de Baron, sur les tubercules.

quatre, très-blonds chez quatre, châtain très-foncé chez huit, et châtains chez vingt. Sur 37 femmes, 8 avaient la peau brune et les cheveux de couleur foncée ; 29 avaient la peau blanche avec les cheveux roux chez deux, châtain-foncé chez trois, et châtains chez les autres. Le nombre des phthisiques chez lesquels la peau est blanche se trouve donc être le double de celui des phthisiques à peau brune.

Chez 66 malades, l'auteur a trouvé chez 43 les dents bonnes et bien rangées, chez 8 elles étaient passables et chez 15 seulement elles étaient mal disposées et irrégulièrement développées. Sur 70 malades, chez lesquels la forme de l'extrémité des doigts se trouve mentionnée, trois hommes et quatre femmes avaient conservé la forme régulière de ces parties ; chez 63 autres les extrémités des doigts étaient aplaties et allongées, ou offraient des ongles d'une courbure à convexité très-prononcée de la base de l'ongle vers son bord libre.

M. Leblond dit, dans sa *Dissertation inaugurale*, que les tubercules attaquent particulièrement les personnes dont la constitution approche de celle de l'enfance. Aussi, est-ce chez les filles de 2 à 15 ans que les tubercules sont plus communs. Sur 212 filles, 46 ou moins du quart étaient brunes ; 95 ou près de la moitié étaient blondes ; 71 étaient châtaines. Sur 86 garçons, 28 ou le tiers étaient bruns, 20 étaient blonds, 38 châtains.

Voici les traits constitutionnels que M. Papavoine assigne aux jeunes filles prédisposées à la phthisie : coloration rose des joues, défaut de coloration des autres parties, langueur des traits, peau sans duvet, formes arrondies, muscles nuls ou effacés, extrémités des os saillantes, au contraire ; fluides prédominants, tissu cellulaire abondant sans fermeté, sang peu fibrineux fourni de serum et d'albumine ; grande impressionnabilité, fugacité des sensations, mobilité du système nerveux, défaut d'énergie, intelligence précoce, mais sans fixité et sans force. Ces jeunes filles sont sujettes à une foule de maladies comme teignes, impétigo, porrigo, lupus, écoulements purulents, ophtalmies, coriza, épistaxis, diarrhées, vomissements, rachitis, développement considerable des viscères abdominaux, carie, nécrose, tumeurs blanches, etc.

Cette constitution, ajoute l'auteur, peut, jusqu'à un certain point, s'acquérir par le passage du séjour de la campagne à la ville, d'un climat chaud dans un climat froid et humide, d'une localité bien aérée, vivifiante, dans une cité populeuse et malsaine, le changement d'habitudes, de régime, etc. Broussais a bien remarqué que les jeunes soldats français, quoique d'une constitution forte et d'une coloration brune, devenaient phthisiques sous le climat froid et humide de la Hollande et par suite des fatigues de la guerre, tandis qu'en Italie on ne voyait point de maladies semblables, ou que du moins elles ne frappaient que ceux qui avaient éprouvé cette fâcheuse modification en Hollande.

CHAPITRE VIII.

DES ÉTATS PATHOLOGIQUES QU'ON A CONSIDÉRÉS COMME CAUSES DÉTERMINANTES DE LA PHTHISIE PULMONAIRE ET DE LEUR INFLUENCE SUR LE DÉVELOPPEMENT DE CETTE MALADIE.

L'absence d'un diagnostic précis et le défaut de connaissances positives sur la nature des maladies, ont conduit à une grande confusion sur la manière d'expliquer leur origine, leur conversion, et les diverses subordinations dont on les croit susceptibles. Comme la phthisie est une des plus fréquentes, elle a dû être souvent attribuée à des causes qui lui étaient étrangères ; c'est ainsi qu'on l'a supposée provenir de maladies qui n'avaient d'autre liaison avec elle qu'une simple coïncidence, des rapports de siége ou des ressemblances apparentes ou purement illusoires. Il faut lire dans l'ouvrage de Baumes, la longue liste des affections qu'il accuse de produire la phthisie, et dans l'ouvrage de Portal les espèces nombreuses fondées sur cette pathogénie hypothétique. Bayle est le premier qui ait abordé ce point d'étiologie avec la sévérité d'esprit qui le caractérisait, et les auteurs français qui, depuis lui ont écrit sur le même sujet, ont donné plus ou moins de développement à cette manière de voir ; mais nos voisins ne partagent pas complétement nos opinions sur ce point, ce qui rend utiles et même nécessaires les considérations suivantes.

Les tubercules étant une affection *sui generis* bien distincte des autres maladies, on ne peut leur attribuer une communauté d'origine, leur reconnaître la faculté de se transformer par contiguité, par subordination, par métastase, etc. Si un homme est atteint de scarlatine, de rougeole, etc., que le cours de ces maladies soit interrompu, si l'éruption qui les caractérise avorte ou disparaît, et si ensuite le sujet vient à tousser, et à présenter d'autres symptômes graves de la poitrine, tels qu'on en observe dans la phthisie, sera-t-on fondé à dire, si le malade vient à succomber et qu'il présente des tubercules, que ceux-ci ont pris naissance dans les accidents préliminaires que nous venons de mentionner? Nous ne le pensons pas; et ce qu'on peut admettre de plus rationnel et de plus physiologique dans ces cas, c'est que l'état phlegmasique du poumon, de la plèvre ou de la membrane muqueuse des bronches a pu hâter le développement et le ramollissement des tubercules. Les faits cités par Bayle, plusieurs que nous avons recueillis le prouvent d'une manière incontestable. D'un autre côté, nous avons vu des malades succomber à une cause accidentelle dans les premiers jours d'une maladie éruptive et présenter des poumons désorganisés par une tuberculisation récente. Son origine ne pouvait pas remonter sans doute à quelques jours.

L'influence directe de la pleurésie, de la pneumonie, du catarrhe pulmonaire ou bronchite sur la production de la phthisie, quoique plus spécieuse, n'est pas mieux démontrée, bien qu'elle soit encore admise. Broussais a, sans doute, publié depuis longtemps dans son *Traité des Phlegmasies chroniques* des faits qui tendent à établir cette causalité et fait un rapprochement curieux entre la phthisie et les inflammations pulmonaires; mais il convient de remarquer que ce médecin a recueilli ces observations aux armées, sur de jeunes sujets dans l'âge le plus exposé aux tubercules, que la courte durée de la maladie n'était pas en général suffisante pour le développement et l'accroissement de l'affection tuberculeuse; qu'enfin, il n'a pas eu les moyens de recherches suffisants pour décider si il y avait eu analogie ou coïncidence dans l'étiologie des faits qu'il rapporte.

D'ailleurs on se demande comment il se ferait que la pneumonie fût un acheminement à la phthisie puisqu'elle attaque presque toujours la partie inférieure et postérieure des poumons, tandis que les tubercules ont ordinairement leur siége au sommet? Pourquoi les vieillards si exposés aux bronchites et aux pneumonies le sont si peu à la phthisie pulmonaire, comme peuvent s'en convaincre ceux qui pratiquent la médecine dans les hospices destinés à la vieillesse?

L'opinion de plusieurs pathologistes anglais les plus récents est tout-à-fait conforme à la nôtre. Carswel, par exemple, après avoir fait ressortir la nécessité d'établir une distinction entre la localisation de la pneunomie et l'affection générale qui produit les tubercules, dit que la matière tuberculeuse présente des caractères particuliers et qu'elle ne peut être la conséquence nécessaire des causes locales qui produisent les inflammations thoraciques. Il est bien reconnu maintenant, dit Clarck, que l'inflammation quel que puisse être le tissu de l'organe qu'elle affecte, n'est point nécessairement suivie de la formation de la matière tuberculeuse, d'autant plus que dans ce cas nous la rencontrons souvent après la mort, sans aucune trace de tubercules dans l'organe affecté, et qu'au contraire la formation de la matière tuberculeuse peut avoir lieu dans un organe dont les fonctions n'ont jamais paru dérangées et dans le quel on ne trouve, après la mort, aucune de ces lésions qu'on sait être produites par l'inflammation. (*Traité de la Consomption pulmonaire*, pages 227 et 228.)

Pour ce qui est de la pleurésie on sait depuis longtemps que la plèvre étant souvent lésée sans que le poumon soit atteint à raison sans doute de la différence de texture de ces organes, on doit en conclure que cette maladie doit concourir bien moins que la pneumonie à la formation des tubercules. Que de fois d'ailleurs n'avons-nous pas trouvé des pleurésies chroniques avec épanchement, qui avaient refoulé le poumon et avaient réduit presque à rien son tissu parfaitement sain.

« On voit fréquemment, dit Bayle, la phthisie venir à la suite de la péripneumonie, et l'on ne manque pas d'accuser de cette funeste terminaison l'insuffisance du traitement administré pour guérir la péripneumonie, mais l'observation prouve que souvent l'affection tuberculeuse a précédé la péripneumonie; d'un autre côté j'ai ouvert un grand nombre de sujets morts de péripneumonie chronique, et dans ces cas il n'y avait pas de tubercules dans les poumons qui étaient carnifiés ou hépatisés. Je puis dire de la pleurésie aiguë ou chronique la même chose que de la péripneumonie. Mais on ne doit jamais oublier que ces maladies sont bien plus dangereuses chez les sujets affectés de tubercules au poumon que chez les autres individus etc. Les catarrhes pulmonaires, continue l'auteur, ont été aussi regardés comme causes de la phthisie ; mais tous les médecins pensent aujourd'hui que pour l'ordinaire, ce prétendu rhume était le premier degré de la phthisie etc. » (Voir M. Louis, *Traité de la phthisie*, page 523.)

Ainsi donc, nous pensons comme les auteurs qui viennent d'être cités, que non-seulement le catarrhe pulmonaire a été accusé sans motif d'avoir produit la phthisie, mais que plus souvent encore on l'a supposé chez des tuberculeux qui n'en étaient point affectés. Lorsque ces sortes de malades toussent par suite des tubercules qu'ils ont dans le poumon, ils ne manquent pas de dire qu'ils sont enrhumés ; de même quand la maladie est plus avancée, ils allèguent encore qu'ils ont un rhume négligé. Si l'on voit quelquefois, dit Laennec, la phthisie chez les personnes très-sujettes à s'enrhumer, un bien plus grand nombre d'entre elles ne deviennent point phthisiques; l'on voit au contraire beaucoup de sujets dont le premier rhume n'est autre chose que le catarrhe concomitant de la phthisie, et est produit sans doute par l'irritation que les tubercules exercent sur le poumon. On pourrait par rapport au catarrhe pulmonaire reproduire les arguments mentionnés plus haut relativement à la plèvre, car l'inflammation de la membrane muqueuse ne se propage pas facilement au parenchyme pulmonaire. On voit des sujets périodiquement atteints de rhume pendant un grand nombre d'années sans jamais devenir phthisiques.

J'ai ouvert un nombre très-considérable de poitrinaires, et je n'ai jamais rencontré les caractères anatomiques de la phthisie muqueuse ou catarrhale des auteurs : je veux dire la phthisie sans tubercules. Le catarrhe pulmonaire en particulier a, d'ailleurs, des rapports si éloignés avec la phthisie, que l'un règne d'une manière épidémique dans certaines contrées où l'autre ne se rencontre pas. Dans le compte médical que M. le docteur Gaimard est venu rendre à l'Académie de Médecine de son voyage en Islande, on voit que les Islandais sont habituellement sujets aux bronchites ; les marins, les habitants des côtes maritimes s'enrhument souvent et facilement, et sont néanmoins remarquablement peu sujets à la phthisie tuberculeuse. Laennec et M. Louis ont trouvé des bronches saines contiguës aux masses tuberculeuses. J'ai souvent confirmé ces observations anatomiques. On ne trouve, dit M. Andral (1), rien par l'auscultation qui indique un état morbide de la muqueuse des bronches dans la phthisie récente, preuve, entre plusieurs autres, que cette membrane

(1) Notes sur Laennec.

n'est irrité que d'une manière sympathique tant que les tubercules sont encore à l'état de crudité, et que ce n'est point l'inflammation qui, en se propageant au tissu du poumon, va donner naissance aux tubercules.

Ces idées, au surplus, sont aujourd'hui tellement répandues, que, par suite d'une exagération en sens contraire, des médecins ont été jusqu'à soutenir que l'irritation de la muqueuse pulmonaire, loin de causer la phthisie, était propre à la combattre; que ce n'était qu'en produisant un catarrhe, qu'agissaient efficacement le chlore et autres fumigations excitantes recommandées quelquefois avec succès dans la phthisie; que c'était de la même manière qu'il fallait envisager l'usage des inspirations multipliées, des instruments à vent, conseillés quelquefois aux poitrinaires.

Les pathologistes ont attribué de tout temps le développement de beaucoup de maladies à la rétrocession ou à la métastase d'un certain ordre de lésions essentiellement mobiles réputées souvent inflammatoires. C'est en vertu de cette étiologie complexe et obscure, nous le répétons, que les phlegmasies cutanées ou mieux fièvres éruptives, les rhumatismes, les dartres, les flux sanguins, muqueux, habituels, etc., ont été accusés de se porter sur les poumons et de produire l'affection tuberculeuse. Le fait de la disparition de certaines affections coïncidant avec l'invasion de la phthisie ne peut être révoqué en doute, mais tout le reste n'est que conjectures hypothétiques. On conçoit difficilement par quel mécanisme une dartre, une rougeole, un écoulement hémorrhoïdal, leucorrhéïque, etc., se transforment tout-à-coup en une maladie qui doit mettre beaucoup de temps à se développer; ce qu'il y a de plus probable dans tout ceci, c'est que les sujets chez lesquels se remarque une pareille coïncidence étaient préalablement tuberculeux, et que la plupart des phénomènes morbides de métastase et de rétrocession sont plutôt un effet qu'une cause. Une maladie aiguë parcourant difficilement ses périodes chez une personne déjà tuberculeuse, s'arrête et avorte, tandis que celle dont elle avait momentanément voilé le cours, se montre avec des caractères mieux dessinés chez un sujet déjà affaibli. Les règles viennent-elles à se supprimer, chez une femme tuberculeuse, dont l'état n'a pas été bien constaté, on accuse la suppression de tout le mal qu'on aperçoit pour la première fois, tandis qu'elle n'en est que la conséquence.

Portal a parlé avec quelque étendue de la phthisie produite par les fièvres et de la nécessité de prendre en considération cette importante variété dans la pratique ; il cite même des observations de guérison de ces sortes de phthisies obtenues par l'emploi du quinquina. Nous ne pensons pas qu'une fièvre intermittente puisse créer une phthisie de toutes pièces, mais il est présumable que les accès répétés de fièvre intermittente en produisant des congestions viscérales, des concentrations humorales sur le poumon, hâtent le développement et le ramollissement des tubercules pulmonaires chez des sujets déjà affectés de quelques tubercules isolés et stationnaires, chez des individus nés de parents phthisiques, etc.

D'après cela, il paraît plus évident que jamais, que les variétés de phthisie pulmonaire d'origine exanthématique ou rhumatismale par suite de rétrocession, de métastase sont tout aussi illusoires que les phthisies scrofuleuses ou vénériennes dont nous allons parler.

Nous n'ignorons pas qu'en France ces divisions de la phthisie sont à peu près abandonnées, mais elles égarent encore quelques praticiens, sont admises chez nos voisins et se trouvent dans la plupart de leurs livres que l'on traduit et préfère quelquefois aux nôtres. Cette circonstance explique pourquoi nous insistons sur ce point de pathologie un peu suranné et sur quelques autres encore plus vivaces qu'on ne pense dans l'esprit des médecins qui lisent peu. Nous ne voudrions pas toutefois que le lecteur puisse induire de ce que nous venons de dire, que la disparition brusque de quelque éruption cutanée, d'une douleur rhumatismale, d'un écoulement sanguin muqueux habituel, est sans inconvénient et sans aucune influence sur la marche de la phthisie. Nous ne voulons pas non plus qu'on confonde dans l'étiologie de cette maladie les effets de la disparition d'une éruption passagère de la peau *avec ceux provenant de la suppression de la transpiration cutanée, qui, d'ailleurs, est une fonction de tous les instants, ayant sans doute les plus intimes connexions avec la perspiration pulmonaire.* Mais revenons aux tubercules attribués à la dégénération de certains vices spécifiques. S'il fallait en croire les auteurs d'une époque encore peu éloignée de nous, les phthisies d'origine scrofuleuse et vénérienne seraient encore très-communes. Quelques-uns même poussant l'analogie jusque dans ses dernières conséquences, ont été jusqu'à établir une complète identité entre les tubercules et les scrofules,

M. Lepelletier par exemple. (1) Portal et Baumes, praticiens, dont les livres savants abondent en indications et en formules médicales, trop négligées peut-être aujourd'hui, après avoir admis des phthisies scrofuleuses, vénériennes, rachitiques, etc., proposent des traitement spéciaux pour ces variétés de phthisies. Il est trop évident d'abord que ces auteurs ont confondu les lésions étrangères aux tubercules, et qui influent sur leur développement, avec les causes qui les produisent : ainsi, quand un sujet primitivement tuberculeux, eut contracté la siphilis et que cette maladie eut accéléré les progrès de l'affection primitive, ils ont dit que cette affection était d'origine vénérienne ; quand un enfant scrofuleux ou rachitique est devenu poitrinaire dans un âge plus avancé, on a donné à sa maladie une origine scrofuleuse ou rachitique, sans examiner comment il se pouvait faire qu'une affection, si bien caractérisée, pût se transformer en une autre qui ne l'est pas moins. C'était tout simplement prendre l'effet et la complication pour la cause. Qu'un homme, atteint de scrofules ou de siphilis, devienne phthisique, ce qui se voit très-souvent, parce que les sujets maladifs contractent facilement plusieurs maladies, cela ne doit pas suffire pour établir une dépendance entre ces mêmes maladies. Cette manière de procéder nous paraît d'ailleurs fort dangereuse : car en faisant dériver une maladie de toute autre cause que de celle qui l'a produite, on est conduit à employer un traitement contradictoire. Que si en effet, vous opposez à une phthisie commençante chez un scrofuleux, d'ailleurs robuste, un traitement excitant, ne courrez-vous pas le risque de hâter le développement d'une tuberculisation quelconque ? Combien de fois n'est-il pas arrivé que des tuberculeux qui avaient contracté la siphilis, ont été traités à leur détriment par des préparations mercurielles ? Nous n'ignorons pas au surplus qu'on a rapporté un grand nombre d'exemples de phthisies, dites vénériennes, traitées avec succès par les anti-siphilitiques ; plusieurs ouvrages comme ceux de Baumes, de Fabre, etc., contiennent des observations pratiques qui méritent par leurs résultats, du moins, d'être examinées, ainsi que plusieurs observations récentes communiquées à l'Académie de Médecine par M. Sue de Marseille. Mais le grand défaut de ces faits pratiques est de manquer de précision, la phthisie n'y est pas suffisamment consta-

(1) *Traité de la maladie scrofuleuse.*

tée, tandis que l'existence de la maladie vénérienne est établie par le succès même du traitement.

Laennec ne considère le plus souvent les symptômes siphilitiques, scorbutiques, scrofuleux, que comme propres à voiler la marche de la phthisie qu'il qualifie dans ce cas de latente. Il ne leur reconnaît guère que ce caractère particulier : on les voit souvent, dit-il, produire beaucoup d'autres infirmités pendant un grand nombre d'années sans qu'il se développe d'affections tuberculeuses.

Ajoutons que ce que nous avons dit, par rapport à l'identité des scrofules avec les tubercules, se trouve fortifié par l'opinion que M. Baudelocque a émise dans ses excellentes études sur la maladie scrofuleuse (page 296). Il est bien certain, dit-il, que l'on rencontre très-fréquemment des tubercules chez les scrofuleux, beaucoup plus fréquemment que chez des individus qui n'ont présenté aucune trace d'écrouelles; mais il est bien certain aussi que les tubercules ne se montrent pas exclusivement chez les scrofuleux; qu'on voit souvent succomber aux désordres, occasionnés par la présence des tubercules, des malades qui n'ont jamais présenté de symptômes de scrofules. Enfin, il n'est pas moins certain qu'on peut périr de la maladie scrofuleuse sans avoir un seul tubercule.

CHAPITRE IX.

DE L'ÉTAT PATHOLOGIQUE QU'ON A DÉCRIT SOUS LE NOM DE PHTHISIE AVEC MÉLANOSE, DE MÉLANOSE PAR COLORATION DE MATIÈRES NOIRES, ETC.

Qu'est-ce que la mélanose des poumons ? Est-ce une dégénération organique de tissu ? Est-ce une simple coloration du poumon par la matière noire ? Bayle a admis une espèce de phthisie avec mélanose, nous rejetons cette espèce comme les autres puisque nous ne reconnaissons avec Laennec et M. Louis qu'un genre de phthisie, la tuberculeuse.

Laennec le premier admit qu'il existait une mélanose factice très-différente de la mélanose proprement dite et des ganglions bronchiques mélanosés ; que cette mélanose factice dépendait de la coloration en noir des poumons, occasionnée par les fumées des lampes et autres corps en ignition. Les Anglais se sont emparés de cette idée, mais l'ont fécondée par des faits recueillis dans leurs houillères et présentée sous un autre point de vue. Ils ont établi que cette coloration en noir des poumons, par les poussières de charbon dans les mines d'Angleterre, était une espèce de phthisie pulmonaire sans tubercules qui produisait des cavernes, et la mort. Gregory (1) a publié un cas où les poumons furent trouvés noirs, comme charbonnés, creusés de cavernes, etc. La matière noire analysée par un chimiste a été trouvée différente de la mélanose et analogue au produit de la distillation du charbon de terre. Marshall (2) a décrit cette coloration comme une maladie propre aux mineurs ; il explique à sa manière la formation de cette maladie par l'accumulation de la poussière de houille dans les vésicules pulmonaires. Gibson, dans une lettre (3), soutient que l'altération décrite par Marshall est commune à un grand nombre de mineurs et autres ouvriers qui travaillent dans une atmosphère obscurcie par des matières noires ; que ce n'est point là une phthisie, puisque des ouvriers ont présenté après leur mort des poumons noircis sans aucune trace d'altération propre à cette maladie. La gazette médicale de 1833 analyse les travaux que nous venons de mentionner et donne l'extrait d'un Mémoire de Graham, (4) qui contient des détails curieux sur la maladie noire factice des poumons. M. Andral, qui dans une note de la dernière édition de Laennec (page 323) fait aussi mention des faits rapportés par les médecins anglais, analyse en outre une observation intéressante du docteur Behier, dans laquelle se trouve décrite une altération noire des poumons analogue à celle de Gregory et autres; il ne pense pas comme les médecins anglais, que les désordres observés dans les poumons soient dus à la matière noire, il croit par conséquent qu'il n'y a point de phthisie mélanique. Un cas de couleur noire des poumons a été depuis publié dans la Lancette du 24 juil-

(1) Journal de médecine, chirurgie d'Édinbourg. 1831.
(2) Cases of specious mélanoses of the lungs. Lancette anglaise. Mai et septembre 1834.
(3) On the phthisis mélanotica. Lancette anglaise. 1834, n° 7.
(4) Édinburg, med. chirurg. Journal.

lot 1841 : il ne laisse aucun doute sur la coloration artificielle du poumon sans mélanose, puisque le charbonnier dont il s'agit dans cette observation était mort d'un ramollissement du cerveau. Une portion du poumon de ce charbonnier d'un noir foncé fut analysée par M. Quévenne, pharmacien de la Charité, qui y trouva 1, 02 de charbon et aucune trace de maladie dans le poumon.

Ayant eu occasion d'observer un fait de mélanose factice analogue à ceux qu'on a receuillis en Angleterre, nous en donnerons ici la description succincte.

Rigaud, âgé de 39 ans, mouleur en cuivre, entra à l'hôpital Necker le 12 mars 1838. Cet homme avait eu depuis plusieurs années différentes hémoptisies. Depuis 15 mois environ il avait cessé en partie de travailler, se plaignant de toux, de sueurs nocturnes, d'amaigrissement considérable et progressif ; depuis le commencement de sa maladie, et même avant, il expectorait une matière noire ou teinte en noir ; il accusait son état de causer cette espèce d'expectoration, étant obligé de saupoudrer continuellement de charbon et de noir animal des pièces de cuivre revêtues de terre glaise. Rigaud a toujours mené une vie régulière, mais il était d'une faible santé, il a eu diverses affections de poitrine, et des ophtalmies tenaces qui n'ont cédé qu'à des moyens énergiques.

Lors de son entrée à l'hôpital, il nous a paru dans un état remarquable d'amaigrissement. La percussion indiquait de la matité sous la clavicule droite, on y percevait aussi un notable gargouillement et du râle crépitant à la fin de l'expiration. Il n'y avait d'ailleurs ni respiration vesiculaire, ni respiration bronchique. Le côté gauche offrait quelques râles et dans beaucoup de points une absence du bruit respiratoire, l'expectoration était peu abondante, et semblait indiquer de la mélanose ; la toux était rare, le pouls fréquent ainsi que la respiration et la voix voilée.

On fit d'abord une petite saignée de deux palettes ; puis on appliqua un petit moxa à l'eau bouillante sous la clavicule droite, dans la persuasion que le malade était phthisique. Quelques jours après (le 19), le malade mourut sans qu'on s'y attendît.

Ouverture du corps : la tête n'offre rien de particulier ; la face interne du larynx présente quelques petites érosions. Les poumons sont maintenus aux côtes par des adhérences anciennes, celluleuses ; le côté droit ne contient aucun liquide dans la cavité de la plèvre, mais il y a environ deux verres de sérosité citrine dans le côté gauche.

Le poumon gauche est de couleur violacée à l'extérieur; à son sommet se trouve une masse de parenchyme, de la grosseur d'une pomme ordinaire, convertie en un tissu dur, lisse, sous le tranchant de l'instrument qui la divise, d'un beau noir, communiquant cette couleur au doigt mis dans l'eau; ce tissu précipite sa matière noire par la coction, il perd de son brillant, mais conserve sa coloration; soumis à la macération pendant 24 heures, il donne au liquide l'aspect de l'encre de Chine. A peu près au centre de cette masse, se trouve une excavation pleine de liquide noirâtre; cette excavation communique avec une bronche et n'est tapissée d'aucune fausse membrane. Le reste du poumon est gorgé de sang; il présente à la coupe de l'instrument un nombre infini de petites masses noirâtres, variant du volume d'une lentille à celui d'une noisette, dont la nature paraît être la même que celle de la masse ci-dessus; la membrane muqueuse des bronches n'offre rien d'anormal.

Dans le poumon droit, qui est de même couleur que le gauche, on trouve une excavation de la grandeur d'une noix, communiquant avec une petite bronche; celle-ci était tapissée par une fausse membrane blanchâtre, molle, d'une ligne d'épaisseur, qui s'enlevait avec la plus grande facilité. L'extérieur de cette excavation était formé par des adhérences réunies de la plèvre et du poumon; ses parois étaient intérieurement formées par un tissu accidentel, noirâtre, semblable à celui que nous avons signalé dans le poumon gauche. Il n'y avait dans la caverne qu'une petite quantité de liquide noirâtre; le reste du poumon présentait le même engorgement sanguin que du côté opposé.

Dans un premier examen, on ne trouva pas de tubercules dans les poumons; mais en faisant des sections, dans des portions présentées à la société anatomique, on y découvrit quelques tubercules.

Aucune lésion importante n'existait dans le cœur et ses cavités; il existe dans le canal intestinal, quelques légères altérations pathologiques qui n'ont aucun rapport avec l'état de l'appareil pulmonaire.

M. le docteur Rilliet, alors interne du service, et auquel on doit cette observation, se rendit dans la fabrique où travaillait Rigaud et s'assura qu'il était presque toujours plongé dans une atmosphère surchargée de molécules charbonneuses. Il apprit aussi que presque tous les ouvriers chargés du même travail que cet homme, avaient une expectoration noirâtre, qui continuait lors même qu'ils interrompaient leurs occupations, comme l'ont déjà observé, en Angleterre, Gibson et Graham. Un ouvrier de la fabrique assura que six mois après avoir quitté la fonderie, il crachait encore cette matière noirâtre, quoiqu'il se portât très-bien et qu'il n'eût, par conséquent, aucun symptôme de maladie de poitrine.

Les médecins anglais qui ont observé, avec cette mélanose factice des poumons, des désordres considérables comme des cavernes, des altérations du tissu pulmonaire correspondantes, en un mot, la plupart des lésions propres à la phthisie, les ont attribuées à l'influence du charbon, sur les voies respiratoires, et en ont fait une espèce particulière de phthisie, différente de la phthisie tuberculeuse. Il est douteux que cette théorie soit bien fondée, et si nos confrères d'outre-mer n'ont point trouvé de tubercules, n'est-t-il pas à présumer que c'est faute d'avoir suffisamment examiné, comme cela nous est arrivé à nous-même ? Cette opinion est d'autant plus probable, qu'en Angleterre, on décrit communément les altérations organiques avec moins de soins et de détails qu'en France. Nous sommes donc convaincu que, toutes les fois qu'il a existé dans le poumon, avec la mélanose factice, des désordres considérables, des cavernes surtout, il fallait les attribuer à une fonte tuberculeuse, à des points de pneumonie chronique, ou enfin à des vomiques. Nous n'admettons donc pas qu'il puisse exister des phthisies mélaniques, en ce sens que la cause de la mélanose serait aussi celle de la phthisie.

De nouveaux faits, publiés en 1845, dans le journal mensuel de Londres et d'Édinbourg (1), ne nous ont point fait changer d'opinion au sujet de la phthisie avec mélanose ou coloration du poumon par des matières noires, que les médecins anglais continuent de regarder comme une maladie particulière aux mineurs. Le fait principal analysé par le traducteur des archives générales de Médecine (2) est évidemment un cas de phthisie tuberculeuse, dans lequel les altérations pulmonaires étaient colorées en noir. Il n'est guère douteux que les neuf autres observations, simplement mentionnées dans cet article, ne soient de même nature. Les symptômes que les observateurs anglais ont réunis et groupés pour constituer

(1) Lond. and. Édinb. Monthly Journal, septembre et octobre 1845.
(2) Août 1846. Tome II, page 456.

une espèce nouvelle de maladie, peuvent se rattacher à plusieurs affections diverses ; il n'y a ici que les caractères anatomiques des lésions qui font foi : or, ils sont complétement en notre faveur.

Cette coloration en noir peut-elle aggraver l'état du poumon tuberculeux et hâter la mort du phthisique ? C'est l'opinion émise par M. Nathalis Guillot, dans son Mémoire publié dans les archives générales de Médecine, en janvier 1845, et intitulé : *Recherches anatomiques et pathologiques sur les amas de charbon pendant la vie dans les organes respiratoires de l'homme.*

Cette opinion nous paraît d'autant mieux fondée, que d'autres observateurs ont prétendu contrairement à ceux que nous avons cités plus haut, que les houillères d'Angleterre préservaient de la phthisie pulmonaire, et que M. Vallat, dans un travail très-étendu sur les maladies des mineurs (1), affirme qu'il n'a jamais vu ni phthisiques, ni scrofuleux dans les mines de charbon de Décise, dont il fait le service médical depuis un grand nombre d'années : le rapporteur de l'Académie des sciences, auquel M. Vallat avait présenté son travail, fait remarquer en outre que les phlegmasies de l'appareil respiratoire sont très-communes chez nos travailleurs souterrains, presque imbibés de matières charbonneuses ; mais jamais ces phlegmasies ne donnent lieu à la tuberculisation des poumons, ce qui est un point très-important, aujourd'hui que l'on sait que la phthisie accidentelle est si commune.

Un médecin anglais a observé que, sur une grande quantité de personnes qui travaillent, en Angleterre, aux mines de charbon de terre, aucune n'est attaquée de la consomption pulmonaire. On trouve même, dans l'ancien journal de Médecine (tome 18, page 59), l'histoire d'un artisan, qui devenu pulmonique, à la suite d'un crachement de sang, alla respirer l'air d'une mine de charbon de terre et guérit par ce seul moyen (2).

CHAPITRE X.

ÉTIOLOGIE DE LA PHTHISIE PULMONAIRE.

Aussi longtemps qu'on a cru la tuberculisation des poumons

(1) Revue Méd. 1835.
(2) Dictionn. des Sciences Méd., tom. 42, page 147.

circonscrite dans le cercle d'un petit nombre de causes, telles que la répercussion et le déplacement d'un agent morbifique, d'une humeur âcre, l'irritation ou la phlogose locale des parties lésées, etc., l'étiologie dut se renfermer dans les termes d'une explication simple et le plus souvent conjecturale. Mais du moment que Morton eut émis l'idée que la production de la phthisie pulmonaire pouvait être le résultat d'une cause générale (l'infection du sang), l'horizon devait tôt ou tard s'agrandir, et l'esprit de recherche se porter naturellement sur l'étude des altérations subies par les grandes fonctions de l'économie animale, comme la digestion, la respiration, l'hématose, la caloricité, l'ensemble des sécrétions, des exhalations, ainsi que sur les influences des agents hygiéniques. (*Circumfusa, excreta, gesta, applicata*).

Article Ier. — Professions.

Tout ce qui peut altérer l'hématose, fonction qui s'effectue dans les poumons, est probablement une cause active de tuberculisation pulmonaire, car il est à peu près reconnu aujourd'hui que la composition et l'altération du sang dans les organes, joue un grand rôle dans le développement de cette maladie, qui de cette manière, se trouve, pour ainsi dire, élaborée dans le torrent circulatoire.

Au premier rang des causes capables de produire ce genre d'altération organique, il faut placer le méphitisme ou viciation de l'air atmosphérique. Or, cette altération de l'air respirable est capitale dans la manière d'être de la plupart des artisans qui travaillent dans des ateliers fermés, où ils respirent une atmosphère chargée d'émanations animales, ou bien de celles qui s'exhalent des matériaux mis en œuvre. Beaucoup d'autres causes viennent concourir avec celles-ci, à produire les mêmes effets. Nous devons mentionner ici la mauvaise nourriture et la vie sédentaire d'un grand nombre d'ouvriers. Il est bien démontré en effet, que l'insuffisance de l'alimentation et l'absence de mouvement, même dans l'atmosphère la plus pure, a une très-fâcheuse influence sur la nutrition, et par conséquent sur la composition des humeurs récrémentitielles et leur incorporation à nos organes : fonction mystérieuse à laquelle se trouve encore liée la production de la matière tuberculeuse. De toutes les circonstances, dit M. Lombard, auxquelles sont soumis les ouvriers des diverses professions, il n'en est aucune aussi importante que celle qui se rattache à l'atmosphère environnante, puisqu'elle agit directement sur le poumon, siége de la phthisie. Aussi remarque-t-on une grande différence dans le nombre des phthisiques chez les ouvriers, selon qu'ils sont exposés à un air plus ou moins pur, chaud, froid, humide ou sec, etc. Sur cinquante-huit professions, dix-huit seulement sont au-dessous de la moyenne de mortalité, et quarante au-dessus. Dans les professions exercées en plein air, on trouve 75 décès sur 1,000, et 138 pour celles qu'on exerce dans les ateliers. Les ouvriers renfermés dans des ateliers de diverses grandeurs, offrent des résultats analogues; ainsi les professions exercées dans de vastes laboratoires sont en minorité au-dessus de la moyenne de mortalité (27 sur 79), et en majorité au-dessous (52 sur 79); le contraire s'observe sur celles que l'on exerce dans des locaux étroits et bien fermés; celles-ci sont en majorité au-dessous de la moyenne (35 sur 67) et en minorité au-dessus (32 sur 67).

D'après cela peut-être, serait-il plus utile d'étudier la nature des modificateurs propres à engendrer la phthisie dans un grand nombre de professions, que de se contenter de nombrer simplement les cas où cela arrive? De cette manière, on n'accuserait pas sans cesse certains agents qui sont innocents des ravages qu'on leur attribue. Ainsi, par exemple, combien de fois n'a-t-on pas mis au nombre des causes actives de la phthisie pulmonaire l'influence de certains agents irritants acides; l'action des instruments à vent, le chant, etc. Eh bien! il est aujourd'hui démontré que ces causes n'ont qu'une action secondaire, presque nulle, dans la production de la phthisie; et si l'on est parvenu à faire d'assez longues colonnes de chiffres avec des cas de cette nature, le développement de la maladie dans ces cas, doit être attribué à d'autres causes, comme la vie sédentaire, l'insuffisance des aliments, des vêtements, de l'air respirable, etc. Combien de fois, par exemple, n'a-t-on pas argué de la santé des parents pour additionner des phthisies originelles qu'il fallait attribuer à toute autre cause. Ces causes d'erreur ne nous font pas rejeter la méthode numérique appliquée à l'étude de la phthisie pulmonaire, puisque dans ce chapitre même nous en ferons usage; mais nous disons qu'il faut faire concourir avec ce procédé utile, de sérieuses considérations d'hygiène, de physiologie pathologique, au risque de passer pour empirique.

Un nombre prodigieux de professions ont été accusées de produire la phthisie pulmonaire. M. Lombard en porte le nombre à plus de soixante, d'après des indications d'auteurs qu'il cite. Rien ne serait plus facile que de les partager en catégories, en prenant pour guide la nature des agents nuisibles qui interviennent dans l'exercice de ces professions. Ainsi dans l'une, pourraient être rangés les ouvriers qui respirent des vapeurs acides, caustiques, toxiques, etc. ; dans l'autre, ceux qui sont forcés de vivre dans une atmosphère méphitique ou chargée de poussières animales, végétales et minérales. Dans une troisième, viendraient se ranger les artisans qui mènent une vie sédentaire, privée d'exercice, font usage de mauvais aliments, etc. Dans une quatrième, ceux qui usent et abusent outre mesure des organes vocaux, etc. De cette manière, on éviterait d'entrer dans une foule de détails fatigants. Néanmoins, il faut convenir que les différentes professions, ainsi classées, laisseraient encore beaucoup à désirer. D'un autre côté, les renseignements sur lesquels on s'est fondé pour admettre leur action nuisible, ne reposaient pas primitivement sur des données bien authentiques, sur des faits bien établis et surtout bien comptés; ils avaient besoin d'être rectifiés : c'est à la statistique qu'il était donné de remplir cette lacune. M. Lombard, l'un des premiers, a essayé de porter la lumière dans ce chaos, en établissant une première division dans les professions accusées de produire la phthisie pulmonaire ; il les partage en celles qui sont, par la mortalité qu'elles occasionnent, au-dessus ou au-dessous de la moyenne de cette mortalité : il en a conclu naturellement que les professions de la première espèce étaient des causes plus actives de tuberculisation que celles de la seconde.

Dans une première série de faits, il classe parmi les professions qui sont au-dessus de la moyenne, c'est-à-dire qui comptent le plus de phthisiques : les *bijoutiers*, les *ébénistes*, les *tourneurs*, les *tisserands*, les *peintres en bâtiments*, les *scieurs de long*, les *perruquiers*, les *serruriers*, les *commissionnaires*, les *tailleurs*, les *menuisiers* et les *cordonniers*.

Parmi celles qui comptent le moins de phthisiques se trouvent les *journaliers*, les *forgerons*, les *maréchaux*, les *maçons*, les *manœuvres*, les *selliers*, les *charpentiers*, les *boulangers*, les *cuisiniers*, les *tabletiers*, les *charcutiers*, les *tonneliers*, les *portiers*, les *charrons*, les *bouchers*, les *terrassiers*, les *jardiniers*, les *porteurs d'eau* et les *fondeurs* (1).

Le même procédé appliqué à un total de 1,075 ouvrières mortes de phthisie pulmonaire dans les hôpitaux de Paris, établit que les professions suivantes sont les plus favorables au développement de la phthisie pulmonaire ; savoir : les *brunisseuses, tisseuses, rélieuses, gaînières, tricoteuses, gazières, gantières, brodeuses, lingères.* Tandis que les professions qui sont les plus exemptes de cette maladie sont : les *ravaudeuses, journalières, femmes de ménage, gardes-malades, portières, tailleuses, cardeuses de matelas, jardinières, revendeuses.* (2) M. Lombard a soumis à la même distribution des faits recueillis dans l'hôpital général de Hambourg, et dans un autre hôpital de Vienne en Autriche ; mais ici la classification des cas au-dessus et au-dessous de la moyenne, lui a donné en quelques points des résultats différents des siens. Ce qui prouverait que certaines professions qui semblaient à Paris une cause de phthisie, paraîtraient, jusqu'à un certain point, en préserver en Allemagne.

Les résultats obtenus par M. Benoiston de Châteauneuf ne concordent pas non plus parfaitement avec les précédents, et ici l'objection nous paraît avoir plus de valeur, car cet auteur opérait sur une grande masse de malades reçus dans les hôpitaux de Paris (26,074). Mais, hâtons-nous de le dire, il ressort du travail curieux de M. Lombard des données nouvelles et très-importantes, que de légères exceptions ne peuvent infirmer. 1° Les listes dressées par ce médecin démontrent que la fréquence relative de la phthisie, dans chaque profession, ne dépend pas de la manière de vivre des individus, mais de l'état qu'ils exercent ; 2° la comparaison des listes entre elles, ou la réunion des faits observés dans divers lieux, comprend des documents très-étendus sur un grand nombre de professions, et que l'on peut plus facilement généraliser. Effectivement, si sur 220 états comparés dans les recherches de M. Lombard, il est vrai que 140 ou les deux tiers ne se trouvent mentionnés que dans une série de faits, d'un autre côté aussi, les 76 autres observés dans plusieurs listes comprennent les professions exercées par un plus grand nombre d'ouvriers, et sur lesquels, par conséquent, il était plus important d'obtenir des documents précis. 3° Finale-

(1) De l'influence des professions sur la phthisie pulmonaire. (Annales d'hygiène publique. Tome XII.)

(2) Annales d'hygiène. Tome VI.

ment, la comparaison des listes de professions établit clairement le fait capital dont il s'agit; savoir : les influences de ces professions sur la fréquence et la rareté de la phthisie pulmonaire. En effet, sur 76 professions qui se reproduisent dans plusieurs listes, 22 ou seulement les 0,29 se retrouvent en même nombre de fois au-dessus et au-dessous de la moyenne; tandis que 54 ou les 0,71 occupent la même place au-dessus de la moyenne. Dans toutes les listes, ou du moins dans la grande majorité des listes, les 0,71 de ces professions paraissent donc exercer une influence directe sur le développement de la phthisie, tandis que les 0,29 n'exercent qu'une influence équivoque sur cette maladie.

Les circonstances dans lesquelles se trouvent les ouvriers peuvent rendre plus ou moins actives les causes de phthisie inhérentes à leur profession; l'état de pauvreté ou d'aisance produit à cet égard des effets tout-à-fait opposés : ainsi les classes pauvres sont, d'après les calculs statistiques de M. Lombard, deux fois plus accessibles à la phthisie que les personnes plus élevées dans l'ordre social; cette différence s'explique naturellement par les privations d'aliments, de vêtements, de chauffage, etc., que supporte le pauvre. L'influence de l'exercice musculaire, pour préserver de la phthisie, n'est pas moins grande. Les tables dressées par M. Lombard en sont une preuve : sur 80 professions sédentaires notées par ce médecin et placées au-dessus de la moyenne, 58 ou près des trois quarts se trouvent être complétement sédentaires, tandis que les 22 autres sont actives; c'est aussi sur ces trois quarts que porte la plus grande mortalité. Dans la première classe au-dessous de la moyenne (celle où l'on se trouve jusqu'à un certain point préservé de phthisie), se font remarquer les *jardiniers*, les *cultivateurs*, les *bateliers*, les *commissionnaires*, etc. Dans la classe toute opposée, où la phthisie est très-commune, figurent les *cordonniers*, les *couturières*, les *tailleurs*, les *horlogers*, les *graveurs*, etc. Enfin, dans une troisième classe intermédiaire moins exposée que la précédente à la tuberculisation des poumons, viennent se ranger les *tourneurs*, les *tisserands*, les *polisseurs*, les *vanniers*, etc.

Enfin, de la comparaison des listes dressées par M. Lombard, il résulte que sur 1,893 décès des individus exerçant 26 professions très-sédentaires, il y a eu 270 décès de phthisie pulmonaire, c'est-à-dire 143 sur 1,000; que sur 1,092 sujets exerçant 20 professions un peu moins sédentaires, il y a eu 151 décès de phthisie pulmonaire, c'est-à-dire 138 sur 1,000. La moyenne des deux séries est 141 sur 1,000. Dans les professions actives, au contraire, sur 1,220 ouvriers exerçant 14 professions qui comportent beaucoup d'exercice et de mouvement, il y a eu 113 décès par la phthisie pulmonaire, c'est-à-dire 93 sur 1,000. Sur 172 ouvriers exerçant 11 professions qui exigent moins d'exercice, il y a 11 décès pour la phthisie, c'est-à-dire 64 sur 1,000. Moyenne des deux séries 89 sur 1,000.

L♦ rapport des décès par suite de phthisie pulmonaire, chez les ouvriers qui exercent des professions actives et sédentaires, est dans la proportion de 89 à 141.

Nous ajouterons, comme complément de ce que nous venons de dire, que les secousses communiquées à la poitrine, le mouvement des bras, les exercices même un peu forcés de la voix, loin d'être, comme on l'a souvent prétendu, des causes de la phthisie pulmonaire, en sont au contraire, dans la plupart des cas, une sorte de préservatif.

Dans un espace de dix années, dit M. de Châteauneuf, je n'ai pu relever, sur les registres de quatre hôpitaux de Paris, que dix-huit chanteurs et six chanteuses, parmi lesquels personne n'était probablement atteint de phthisie, puisque aucun n'est mort. On ne voit point dans la chaire, au théâtre, au barreau, les prédicateurs, les avocats, les comédiens être moissonnés par la phthisie plus que les autres classes de la société.

Dans mes recherches statistiques sur l'hôpital Necker, qui reposent sur 1,977 phthisiques, il ne s'est trouvé que quatre musiciens ou chanteurs de toute espèce. Mais il n'en est point de même des professions qui nécessitent des mouvements répétés, des pressions, ou une position habituellement courbée en avant. Celles-ci doivent être comptées au nombre des causes occasionnelles de la phthisie. Cette dernière assertion, fondée sur des données certaines, se trouve confirmée par les excellentes recherches de M. de Châteauneuf, et plus anciennement par les observations que Brieude a consignées dans sa topographie de la Haute-Auvergne. L'auteur y fait remarquer, en effet, que toutes les jeunes personnes de Saint-Flour, d'Aurillac, de Murat, de Mauriac, qui travaillent à faire de la dentelle, sont d'une mauvaise santé et finissent par avoir toutes les cachexies qu'une attitude courbée, une vie sédentaire et une mauvaise nourriture peuvent produire.

Pour se convaincre de la grande influence exercée par un air plus ou moins vicié dans la production de la phthisie pulmonaire chez les artisans, il suffit de diviser simplement les professions en deux catégories : 1° celles qui sont exercées à l'air libre et celles qui s'exercent dans les ateliers fermés. Les calculs statistiques ont donné pour la première 73 décès sur 1,000, et pour la seconde 158 pour 1,000 ; par conséquent, la phthisie pulmonaire est deux fois plus fréquente chez les ouvriers renfermés dans les ateliers que chez ceux qui travaillent en plein air.

Mais cette fâcheuse influence d'une atmosphère impure est plus fatale encore aux artisans quand celle-ci tient en suspension des corps étrangers, des vapeurs aqueuses, acides, susceptibles de léser les organes respiratoires. On a si souvent dit que le froid et l'humidité étaient une cause active de tuberculisation, qu'on sera peut-être étonné d'apprendre qu'un grand nombre de professions qu'on exerce au milieu d'une atmosphère humide telles que celles de blanchisseur, de tanneur, de marinier, de tisserand etc., ne prédisposent point à la phthisie pulmonaire. Tout au moins est-il certain que les recherches de M. Lombard ont prouvé que ces professions étaient à cet égard au-dessous de la moyenne de la mortalité qui n'est que de 53 pour 1,000. Les relevés de M. de Châteauneuf offrent, il est vrai, un résultat opposé par rapport aux blanchisseuses qui sont très-nombreuses à Paris, et qui succombent à la phthisie dans la proportion de 22 sur cent ; mais si l'on réfléchit que ces sortes d'ouvrières sont en général de mœurs dissolues et s'exposent à beaucoup d'autres causes de tuberculisation pulmonaire, on ne sera point étonné que les choses se passent autrement à Paris qu'à Genève. Dans notre statistique de l'hôpital Necker, le nombre des blanchisseuses qui ont succombé à la phthisie pulmonaire est aussi très-considérable, et presque exactement semblable à celui de M. de Châteauneuf ($\frac{1}{23}$ environ).

Malgré les recherches nombreuses qui ont été faites, on n'a point encore de notions précises et complètes touchant l'influence des émanations végétales et minérales sur la production de la phthisie pulmonaire. Quant aux émanations animales, il y a tout lieu de croire qu'elles s'opposent au développement de cette maladie. L'influence des vapeurs acides présente des résultats contradictoires : ainsi, tandis que les ouvriers exposés à respirer les vapeurs des acides nitrique, sulfurique (chapeliers, orfèvres, essayeurs etc.), sont réputés sujets à la phthisie, ceux qui respirent l'acide hydrochlorique, en paraissent au contraire préservés.

Les effets des vapeurs du plomb, du mercure, et de quelques huiles essentielles siccatives, paraissent plus dangereuses quoique non encore bien déterminées. Les vernis, au rapport de M. Lombard, auraient à Genève une action funeste sur la poitrine des ouvriers peintres, vernisseurs, puisque sur 65 décès, il y en aurait eu 37 de phthisie. Dans notre statistique de l'hôpital Necker, la proportion des décès des peintres, doreurs, émailleurs, étameurs, brunisseurs, argentiers, est pareillement très-forte ($\frac{1}{19}$) et ici, comme en plusieurs autres points, nous le disons avec une véritable satisfaction, nous sommes d'accord avec le bon travail de M. de Châteauneuf, accord qui nous semble devoir avancer la solution du problème. Il nous paraît, dit cet observateur, que les auteurs auraient dû comprendre au nombre des maux mercuriels qui tourmentent les doreurs, la phthisie pulmonaire, puisqu'elle en fait périr constamment plus d'un 18e chez les hommes, et d'un 17e chez les femmes. Une pareille mortalité qui l'emporte de beaucoup sur celle que produisent les poussières méritait bien d'être remarquée. Quant aux émanations de plomb, la mortalité qu'on leur attribue est d'un 21e environ. Ces résultats d'observation sont, il est vrai, un peu différents à Genève, relativement aux doreurs. M. Lombard explique cette différence par les procédés employés pour le dorage, et aussi par le genre de vie différent que mènent les ouvriers genevois et parisiens.

Les émanations arsenicales, antimoniales, cuivreuses ont été regardées par Mahon et Desbois de Rochefort comme cause active de phthisie pulmonaire; mais les recherches statistiques sur les professions de faïencier, de teinturier, de fondeur, etc., n'ont nullement confirmé cette assertion.

Les corps étrangers suspendus dans l'air, qui ont une action nuisible sur les poumons, se présentent sous les formes de molécules grossières, de molécules fines, de poussières pesantes, légères, soit végétales, soit minérales. L'influence comparative de ces divers agents dans la production de la phthisie a été analysée et déterminée d'après des calculs statistiques qu'on peut consulter dans le Mémoire de M. Lombard. On y voit que les corps les plus fins et les plus pesants sont les plus nuisibles; que les ouvriers qui sont exposés par la nature de leur travail à respirer des particules métalliques, en particulier, périssent en grand nombre de la phthisie, et dans un âge peu avancé. La triste destinée des polisseurs d'acier d'Angleterre, fournit une preuve de cette action meurtrière des molécules détachées des métaux qu'ils dégrossissent et polissent à l'aide de meules. 35 de ces ouvriers sur 100 sont atteints de phthisie pulmonaire. Sur 2,500 personnes occupées à Scheffield, à polir l'acier, 35 arrivent à peine à l'âge de 50 ans, et 70 jusqu'à celui de 45 ; le plus plus grand nombre meurt avant la 36e année. Le docteur Knight de Scheffield a remarqué qu'il n'y a pas un seul polisseur de fourchettes d'acier qui atteigne sa 36e année (1). Sur 250 polisseurs d'acier admis au dispensaire de Scheffield, 154 avaient des maladies de poitrine, et 13 moururent dans l'année; tandis que sur 250 ouvriers de diverses autres professions, 56 seulement avaient eu des maladies de poitrine, et un seul mourut dans l'année.

Après les poussières métalliques, viennent les poussières siliceuses.

Nous devons à M. de Châteauneuf des renseignements très-précis touchant l'influence désastreuse de ces poussières sur les poumons. A Meusne, département de Loir-et-Cher, dit cet auteur, existe la plus considérable fabrique de pierres à fusil de toute la France. Son existence qui dépasse un siècle, a permis de faire des recherches sur l'effet de cette industrie sur la santé des ouvriers. Nous allons en extraire ce qui a rapport à notre sujet.

De 1680 à 1709, la population de Meusne a été de 415 habitants.

Les naissances étaient alors avec la population dans le rapport de 1 à 24,08, et les décès dans celui de 1, à 34,24. Une génération ne se trouvait réduite à la moitié qu'au bout de 18 ans, et la vie moyenne était de 24 ans 3 mois. La fabrique n'existait pas encore. Depuis son établissement, c. a. d. de 1760 à 1790, la population moyenne de la commune a été de 850. Dans cette seconde période de temps égale à la première, le rapport des naissances avec cette population, à été de 1, à 22, 78 ; celui des décès de 1, à 23, 60, au lieu de 33, 24. Une génération était réduite à la moitié au bout de 5 ans au lieu de 18, et la vie moyenne raccourcie de 5 ans, n'allait pas au-delà de 19 ans 2 mois. Cet accroissement dans la mortalité, on l'attribue unanimement à la phthisie pulmonaire, produite par l'inspiration continuelle de la poussière qui s'échappe du silex quand on taille la pierre à fusil. M. de Châteauneuf a eu à sa dispo-

(1) Med. and surg. Journal, aug. and nov. 1830.

sition sur ce sujet les renseignements les plus précis, qu'il tenait de M. Bourgeois médecin à Celles-sur-Cher.

Les tailleurs de grès sont à peu près soumis aux-mêmes influences que les tailleurs de pierres à fusil. Yong a remarqué que ceux de la carrière de Waldshut succombaient presque tous à la phtisie pulmonaire (1). Allison a fait les mêmes observations sur les tailleurs de grès des environs d'Édinbourg où il est rare qu'ils atteignent l'âge de 50 ans. (2). On sait depuis longtemps, grâce à la monographie de Leblanc, que la maladie dite de Saint-Roch qui moissonne les ouvriers employés aux carrières de grès de ce nom n'est autre chose que la phthisie pulmonaire. Les tailleurs de cristaux succombent fréquemment à la même maladie (6 $\frac{1}{4}$ sur 100, d'après M. Lombard).

Ce que nous venons de dire touchant l'effet des poussières de grès, n'est pas d'accord avec le résultat des recherches de M. de Châteauneuf qui pense que les poussières animales sont plus à redouter que les poussières minérales; tout en admettant la sincérité des faits rapportés au sujet des tailleurs de grès et de pierres à fusil, il en a réuni d'autres qui semblent les contredire. Ainsi, sur 887 carriers, 13 seulement sont morts de la phthisie, c'est-à-dire 1,46 sur 100; sur 551 tailleurs de pierres, 5 ou 0,90 sur 100; sur 160 marbriers, 2, ou 1,25 sont également morts de la phthisie. La commune de Molières (Seine-et-Oise), dit M. de Châteauneuf, est renommée depuis longtemps pour sa fabrique de meules de moulin; j'ai comparé sa mortalité avec celle de Meusne; sur une suite de 17 années (de 1812 à 1829), j'ai reconnu qu'à Molières tout se passe comme ailleurs relativement à la mortalité. La jeunesse et l'âge viril n'éprouvent annuellement que les pertes communes à tous les lieux et à tous les pays.

Dans l'ordre de leur importance comme causes de phthisie, après les molécules de silex et de grès viennent les poussières calcaires auxquelles sont exposés les maçons, les plâtriers, les tailleurs et scieurs de pierres, les carriers, les sculpteurs, etc. Parmi ces ouvriers, il en est (les plâtriers, selon M. Lombard,) qui comptent 20 phthisiques sur 100, c'est-à-dire qu'ils subissent une mortalité à peu près double de la moyenne. Les maçons et les tailleurs de pierres

(1) On consomption.
(2) Édinburg Méd. chirurg. Transactions, vol. 2.

font des pertes moins considérables. Dans notre statistique de l'hôpital Necker, ces ouvriers morts phthisiques figurent pour 44, ce qui équivaut à un peu plus de $\frac{2}{100}$. D'après M. de Châteauneuf, la moyenne des décès de phthisie chez ces ouvriers, serait à peine de 2 pour 100 ; 0,90 pour les tailleurs de pierres, et, 2,53 pour les plâtriers. On a cherché de très-bonne foi à savoir si c'étaient les particules calcaires détachées des matériaux mis en œuvre qui, aspirées par les poumons, y formaient les concrétions blanchâtres, tophacées plâtreuses qu'on a quelquefois rencontrées chez les phthisiques ; et on a dit qu'on ne trouvait pas de semblables altérations chez ceux qui avaient vécu au milieu des tourbillons de la poussière des routes, des farines, des magasins de charbon, etc. Mais un peu plus d'instruction suffisait pour être convaincu que les tubercules crétacés dont on veut parler, étaient non le produit des poussières extérieures qui pénètrent dans le poumon, mais le résultat d'un travail pathologique propre à une tuberculisation avancée, et dans laquelle la production du carbonate de chaux paraît jouer un certain rôle.

Certains corpuscules plus légers de matières végétales ou animales, exercent également une influence très-fâcheuse sur les poumons des ouvriers qui mettent en œuvre la laine, le coton, etc., et les disposent évidemment à la phthisie pulmonaire. Ainsi, d'après les recherches statistiques de M. de Châteauneuf, chez les brossiers, les plumassiers, les chapeliers, les cardeurs, etc, la mortalité est représentée par une proportion moyenne de 4 $\frac{1}{2}$ sur 100 dont les termes extrêmes se trouvent être de 3,10 chez les cardeurs, de 7,69 chez les *plumassiers*, et de 11,49 chez les *plumassières*. Celle au contraire qui atteint les artisans comme les boulangers, les charbonniers, les cotonniers, les amidonniers, etc., n'est que de 2,07 sur 100, ou 20,70 sur 1,000. Les deux termes extrêmes sont (3,73 pour les charbonniers, et 0,84 pour les chiffonniers).

Il est difficile de bien comprendre et plus difficile encore d'expliquer comment des corpuscules, des poussières, portés par l'air dans les voies aériennes produisent la tuberculisation des poumons qui semble résulter d'une lésion générale et en partie d'une modification profonde dans la composition du sang ; mais il faut se rendre à l'évidence des faits qui consacre cette mystérieuse étiologie. L'objection souvent faite que les individus qui succombent à la phthisie après s'être longtemps exposés à l'action des agents dont nous parlons, peuvent devoir cette maladie à d'autres causes n'est pas admissible, par la raison qu'il y a ici un parallèle réel ou sous-entendu avec d'autres professions soumises également aux causes dont nous venons de parler, et parmi lesquelles on compte moins de décès par suite de la phthisie. Que dire de l'argument de ceux qui ont prétendu révoquer en doute l'influence nuisible des poussières, en alléguant que les voituriers, les marchands colporteurs, les conducteurs de bestiaux qui vivent sur les routes au milieu des tourbillons de poussière, ne sont pas plus exposés que d'autres à mourir de la phthisie ? Comme s'il n'y avait pas une différence capitale entre des individus qui vivent au grand air, et des ouvriers qui travaillent dans des ateliers.

On s'est prévalu également de l'opinion de Parent-Duchâtelet qui niait aussi la dangereuse influence des poussières sur le poumon et qui donnait, autant qu'il le pouvait, une interprétation des faits favorables à son opinion ; sans examiner cette interprétation, il suffira de rappeler ici que cet auteur très-versé dans les matières d'hygiène, semblait avoir pris à tâche d'innocenter toutes les professions parce qu'il s'était souvent trouvé à même de combattre de ridicules exagérations sur le danger d'un grand nombre de ces professions.

Article II. — Vie sédentaire, affections morales.

La vie sédentaire et le défaut d'exercice, ont des inconvénients analogues à ceux que nous présentent les mauvaises qualités de l'air et des aliments. Ils seraient, selon Clarck et autres médecins anglais, des causes actives de phthisie; un exercice convenable serait aussi nécessaire à la conservation de la santé, surtout chez les enfants si disposés aux tubercules, qu'une bonne alimentation et la respiration d'un air pur. Ce qui vient d'ailleurs à l'appui de cette opinion nouvelle, c'est qu'il a été démontré dans ces derniers temps, que les voyages, particulièrement ceux qui s'exécutent sur mer, retardent singulièrement les progrès de la phthisie pulmonaire, la guérissent peut-être. Les professions sédentaires, surtout celles qui exigent des positions courbées, permanentes de la poitrine, ont été d'ailleurs placées au nombre des causes de la phthisie, etc. Peut-être pourrait-on dire de la vie sédentaire en général, qu'elle paralyse plutôt les moyens employés pour prévenir ou détruire les tubercules qu'elle ne les provoque ou ne contribue à leur développement.

Nous en dirons autant des affections morales contre lesquelles on a dirigé les mêmes accusations. Laennec a donné à cet égard des preuves d'une exagération à laquelle se laissent aller quelquefois les esprits les plus sévères, en attribuant à cette cause la mort de plusieurs religieuses d'un couvent, qui avaient succombé à la phthisie pulmonaire. Nous ne voulons pas contester toutefois que des affections morales profondes aient souvent accéléré la marche de cette maladie et précipité la catastrophe qui s'en est suivie; nous pourrions citer même quelques cas où des germes de tuberculisation paraissent s'être développés avec une extrême violence, et une grande rapidité à la suite de vifs chagrins et ont enlevé en peu de temps des sujets, qui paraissaient affectés seulement dans le principe de catarrhe pulmonaire (des femmes surtout). En somme pourtant, nous croyons que les affections morales altèrent primitivement la constitution, et peuvent préparer ainsi dans l'avenir des individus et des générations à l'affection tuberculeuse plutôt qu'elles ne les déterminent de prime abord. Lorry a décrit d'une manière très-pittoresque sous le nom de phthisie *mélancolique* (1), des affections vraiment tuberculeuses de la poitrine, qu'il croyait produites par la susceptibilité nerveuse, l'état moral des individus, et par une certaine dépravation des humeurs capables de corroder les poumons. Il est facile de concevoir, que l'insuffisance du diagnostic de l'époque et la supposition d'une humeur mélancolique ont induit en erreur Lorry et Baumes, qui accorde dans son livre une assez large place à cette variété de phthisie. Dans tout ceci, il n'y a au fond qu'une erreur nominale, et une fausse interprétation d'étiologie toutes les fois que les auteurs ont parlé de véritables phthisies pulmonaires.

Article III. — Aliments.

Les aliments qui produisent le chyle et par suite le sang, doivent certainement avoir une grande influence sur la formation des tubercules du poumon. Cette cause longtemps négligée et encore mal appréciée peut-être, acquiert de jour en jour plus d'importance, depuis que les pathologistes revenant aux idées de Morton, ont considéré la tuberculisation comme une sécrétion morbide s'effectuant par les voies de la circulation, et par un mécanisme analogue

(1) De Melancolia et morbis melancolicis.

à celui de la nutrition. C'est en effet aux excès vicieux de nutrition, que certains animaux quasi privés d'air et de lumière s'engraissent dans des prisons étroites, et y deviennent tuberculeux, ou bien présentent au bout d'un certain temps un foie graisseux singulièrement tuméfié, lésion, qui chez l'homme est souvent concomitante de la phthisie, et reconnaît probablement la même cause. Remarquons en outre, que c'est à l'aide d'aliments farineux qu'on observe cette espèce de transformation graisseuse du foie concomitante de l'affection tuberculeuse. Or, l'excès des nourritures végétales, les farineux grossiers, les fécules non fermentées (bouillies), disposent singulièrement aux états tuberculeux et scrofuleux. On a fait, nous croyons, la remarque que les animaux herbivores et frugivores (vaches, singes, lapins, etc.) étaient le plus exposés à la phthisie pulmonaire. Il faut pourtant bien remarquer, que l'action de ces causes n'est pas si évidente chez l'homme, et que les paysans de certaines provinces, par exemple, qui pour la plupart ne vivent que de végétaux et font en général usage d'une chétive nourriture, deviennent plus rarement phthisiques que les habitants des villes, qui font plus d'usage des substances animales.

Nous devons remarquer au surplus, par rapport aux aliments, combien il est difficile d'isoler leur influence de celle de beaucoup d'autres agents hygiéniques, dans la production de la phthisie. Presque toujours en effet, quand les sujets manquent d'une nourriture saine et confortable, ils éprouvent en même temps beaucoup d'autres privations qui agissent de concert et tendent au même but (l'altération de la santé, le renouvellement d'un sang pauvre, etc.). Effectivement, l'enfant qui est mal nourri est souvent en même temps mal logé, mal vêtu, souffre du froid, respire un air insalubre (dans les villes, du moins), manque des soins prescrits par une bonne éducation physique, etc.

Clark admet qu'une nourriture saine et succulente prise avec excès ou bien trop excitante, peut engendrer la *cachexie tuberculeuse*. Cette assertion nous paraît contestable ; parce que l'excès ou la qualité irritante des aliments nous semble susceptible de produire des désordres organiques bien différents des tubercules.

Article IV. — Air atmosphérique.

L'air, considéré comme principal agent de l'hématose et comme véhicule des températures, joue un grand rôle dans la production de la maladie tuberculeuse des poumons, des scrofules, etc. L'air vicié ou insuffisant à raison du peu d'oxigène qu'il contient quand il est altéré, influe directement sur la richesse et la composition du sang qui dans l'opinion de plusieurs auteurs serait le véhicule de la matière tuberculeuse. Parmi cette multitude d'enfants qui succombent chaque année à l'hôpital des Enfants-Malades de Paris, le plus grand nombre ont passé leurs premières années dans des habitations étroites, où la famille entassée ne respire habituellement qu'un air méphitique et presque dépouillé de ce gaz vivifiant qui est, comme on l'a dit, l'aliment de la vie. Les nègres, qui sont exempts de phthisie en Afrique, en sont atteints après avoir été longtemps entassés dans l'étroite prison appelée vaisseau négrier, et subi d'autres influences analogues, tandis que les serfs du Nord, les condamnés de Sibérie, les galériens, qui travaillent au grand air, sont au contraire rarement atteints de pulmonie. Des animaux sauvages exotiques, amenés en Europe et renfermés dans des cages étroites, y meurent très-promptement de la consomption pulmonaire. Il en est de même des vaches qui sont entassées dans les écuries de la plupart des nourrisseurs de la capitale où elles succombent souvent à la maladie nommée pommélière (phthisie de ces animaux). Des substances étrangères aux éléments de l'air et auxquelles ils servent de véhicule, sont aussi une cause active de tuberculisation, ainsi que cela sera plus amplement exposé à l'article des professions, tandis que d'autres émanations, aussi portées par l'atmosphère, telles que celles des houilles, du chlore, ont été au contraire, considérées comme un préservatif de la phthisie pulmonaire. La température froide de l'air est aussi l'une des causes les plus actives de tuberculisation ; on rend très-promptement de jeunes animaux tuberculeux en les exposant à l'action d'un froid permanent, ainsi que l'ont expérimenté MM. Flourens, Coster et autres. Broussais qui, comme on sait, était grand amateur de poules, nous a assuré que ces animaux devenaient très-promptement tuberculeux sur le plateau élevé du Val-de-Grâce, où il souffle un vent très-froid pendant une partie de l'année. C'est en général dans les pays humides et froids qu'on rencontre un plus grand nombre de phthisiques, comme il sera plus amplement établi à l'article des climats.

ARTICLE V. — VÊTEMENTS.

En matière d'étiologie, les vêtements peuvent être considérés sous le rapport de la température qu'ils maintiennent dans les différentes parties du corps, ou sous celui des pressions nuisibles qu'ils exercent particulièrement sur la poitrine et l'abdomen. Sous le premier point de vue, on comprend comment la diminution ou la suppression de la transpiration, par suite de l'insuffisance ou du défaut de chaleur des vêtements, peuvent concourir à déterminer des congestions, ou même des phlegmasies propres à engendrer des tubercules pulmonaires ou bien à en accélérer le ramollissement. Broussais a constaté autrefois, combien cette cause de phthisie était active parmi les militaires français qui faisaient les guerres d'Allemagne, et particulièrement ceux qui passaient successivement du Midi au Nord (1). L'insuffisance des vêtements, a dit depuis longtemps Sydenham, a produit plus de maladies que les épidémies de toute espèce. Il convient pourtant de faire ici en passant une remarque qui explique l'importance attribuée à l'influence des vêtements; c'est que des auteurs d'un grand poids ont généralement fait jouer un rôle d'autant plus séduisant qu'il est tout physiologique, aux rapports d'augmentation et de diminution de la perspiration cutanée et pulmonaire dans l'étiologie de la phthisie; ils établissent en principe que l'une se trouve toujours en raison inverse de l'autre : d'où nécessairement un reflux de transpiration, par conséquent une congestion irritative des voies pulmonaires, toutes les fois qu'une imprudente rétrocession de la transpiration extérieure a eu lieu sous l'influence du refroidissement, qui crispe les exhalants cutanés. Sydenham disait à cette occasion, dans un langage un peu mécanique, que les *effluves* qui se séparent de la masse du sang par la transpiration insensible, sont forcés de se jeter sur le poumon par l'action du froid qui crispe les exhalants cutanés.

On voit donc que ce n'est pas sans motif et sans autorité que les vêtements ont été généralement accusés de contribuer par leur insuffisance ou leur mauvais emploi au développement de la phthisie pulmonaire, principalement chez les jeunes sujets, dont l'accroisse-

(1) Phlegmasies chroniques.

ment n'est pas encore terminé. C'est une opinion admise en Angleterre, par exemple, que de temps immémorial, l'abus des corsets dans ce pays a fini par amoindrir chez les femmes la base de la poitrine, en sorte que les Anglaises qui ont, par suite du rétrécissement de cette partie du tronc, les tailles les plus fines du monde, sont aussi les plus disposées à la phthisie pulmonaire. Les médecins de ce pays et à leur tête le célèbre *Adrien Spigel*, ont adressé les reproches les plus sanglants aux mères infatuées de la mode, qui ouvraient ainsi la porte à la pulmonie, pour nous servir de l'expression de l'auteur, en emprisonnant la poitrine de leurs filles dans de mortels lacets pour qu'elles fussent minces et droites comme des joncs. « *Ineptum est*, » dit cet auteur, « *et ultra fidem perniciosum,* » *istud studium quod fere virgines adhibent ut junceæ videantur,* » *loris et mortifero artificio pectus in angustiis cogentes, ignaræ se* » *angustendo thoracem januam tabi marcorique aperire* (1). Van Swieten apostrophait à peu près dans les mêmes termes les Hollandaises, qu'il accusait de sacrifier leurs enfants à la mode absurde des corsets qui comprimaient la poitrine, et avait les résultats les plus funestes. « *Non cessant hodie cordati medici se opponere pes-* » *simo luei mori ; sed quod dolendum, sine ullo sæpe fructu, cum* » *facilius herculi clavam quis extorqueret quam stolidis mulierculis* » *receptum semel morem, licet pessimum* (2). » De son côté, Read, auteur d'un bon ouvrage sur la phthisie, a aussi mis au nombre des causes de cette maladie la manière étrange dont s'habillent les jeunes personnes, et l'usage absurde de les introduire dans le monde dangereusement vêtues, avant que le corps ait acquis son développement. Un auteur vivant d'une autorité assez imposante, préoccupé d'autres points de l'histoire de la phthisie pulmonaire, s'est cru fondé à nier la fâcheuse influence des corsets, en alléguant qu'on avait dirigé contre cette partie de l'habillement des assertions sans preuves ; que la plupart des malades qu'il avait observées avaient été élevées à la campagne, et n'avaient porté de corset qu'à leur arrivée à Paris. Il faudrait sans doute des recherches bien précises pour apprécier rigoureusement l'action nuisible des corsets ; remarquons, cependant, pour répondre aux arguments de M. Louis, que par rapport aux phthisiques de la capitale, sur les-

(1) De humani corporis fabrica. Lib. I.
(2) Comment. in Herm. Bœrrhavii Aphorism.

quelles il a fait ses recherches, qu'elles y arrivent en grand nombre avant leur accroissement définitif, et que les paysannes qui y affluent, ont d'autant plus de coquetterie qu'elles ont moins de grâces; d'où l'usage effréné des corsets, dont elles ne se font pas faute pour plaire. Des médecins anglais, postérieurs à M. Louis, se sont en quelque sorte, chargés de lui répondre relativement à l'influence des corsets. Ainsi, Clarck dit formellement qu'en Angleterre un grand nombre de jeunes filles sont plus ou moins contrefaites, par suite de la contrainte qu'on leur impose et des vêtements gênants qu'on leur fait porter. En parlant des causes de la phthisie pulmonaire, cet auteur signale l'usage des corsets comme une des pratiques les plus nuisibles qui s'opposent au libre exercice de la respiration, et au développement des diverses parties du thorax. « L'idée, »ajoute-t-il,« que les jeunes personnes doivent porter des corsets comme moyens de support doit être considérée comme complétement fausse. Les obstacles mécaniques au mouvement libre du corps, pendant la croissance, produisent les plus grands maux. »

Ajoutons enfin que cet obstacle, mis par les corsets, au développement de la poitrine des jeunes personnes, paraît bien plus propre à favoriser la tuberculisation, depuis qu'il a été bien établi qu'un grand nombre de causes accidentelles peuvent la produire chez des individus robustes, de toutes les constitutions, ce que M. Louis a constaté lui-même. D'ailleurs, cette cause de phthisie été admise par les médecins les plus célèbres, surtout ceux d'Angleterre, plus à même d'en constater les funestes résultats. Adrien Spigel, que nous avons cité plus haut, doit être cité encore comme un de ceux qui se sont le plus élevés contre les corsets qui, dit-il, pressent les côtes et l'abdomen, et rétrécissent le diamètre vertical de la poitrine, en faisant remonter le diaphragme. Enfin, ne paraîtra-t-il pas évident à tout le monde que la compression du tronc par les vêtements gêne singulièrement le développement des poumons, y produit des congestions sanguines et s'oppose à ce mouvement d'expansion de l'organe pulmonaire, tant recommandé comme exercice prophylactique de la phthisie.

Ce ne sont pas seulement les jeunes filles qui se serrent horriblement la poitrine pour avoir la taille fine et dégagée; des femmes plus âgées ont également recours à cet artifice, pour dissimuler un embonpoint qui déplaît aux hommes, car les Européens ont voué une espèce de culte amoureux et irréfléchi aux femmes sveltes et amincies.

Les femmes prolongent donc tant qu'elles peuvent le temps de plaire, au risque de compromettre leur santé. La coquetterie est la clé du bonheur domestique, me disait un jour une femme accomplie, qui avait su enchaîner au char des grâces et de la vertu, un homme longtemps inconstant et dissipé. L'infortunée est morte de phthisie pulmonaire, et j'ai de justes motifs pour croire que les exigences du monde et les caprices de la mode ont été pour beaucoup dans la catastrophe qui l'a ravie à ses nombreux admirateurs.

Enfin, personne ne peut contester d'une manière générale que les troubles apportés dans les exhalations cutanées et pulmonaires, soit par l'insuffisance des vêtements, soit par l'abus répercussif des cosmétiques de toutes espèces, ont été accusés avec fondement de produire un grand nombre de maladies ; aussi le médecin, pénétré de l'importance de cette étiologie, pourrait-il voir sans douleur, au cœur de l'hiver, une multitude de jeunes femmes, esclaves de la mode, s'exposer les bras et la poitrine découverts à l'action du froid et des brusques variations de l'atmosphère, passer sans la moindre précaution du chaud au froid, prendre des boissons glacées au sortir d'un salon étouffant, puis enfin, excédées de fatigue, couvertes de sueur, regagner péniblement leur demeure par le froid le plus rigoureux du matin, sans prendre aucune précaution. Combien de jeunes filles, de jeunes femmes, l'espoir et l'orgueil de leur famille, ont trouvé la mort ou la ruine de leur santé dans ces plaisirs irréfléchis et insensés.

Article VI. — Climats.

Quoique l'influence des climats sur le développement de la phthisie ne soit pas encore parfaitement connue, on sait néanmoins que les vicissitudes atmosphériques des climats variables de la France et de l'Angleterre sont des causes actives de cette maladie, si commune dans ces deux pays (1).

(1) Sydenham portait déjà de son temps le nombre des morts par la phthisie à un cinquième de la mortalité (en Angleterre). Aujourd'hui des auteurs le portent à un tiers ou un quart de la mortalité générale 236 par 1,000, terme moyen. Il n'en faudrait pas conclure cependant que le nombre des phthisiques a augmenté ; mais bien que les autres proportions ont diminué dans les maladies ordinaires ; ou en d'autres termes, qu'il y a diminution de la mortalité dans toutes les autres maladies. En France, cette mortalité n'est que d'un cinquième environ.

Par opposition on a considéré comme moins exposées à la phthisie les contrées où la température est élevée, généralement égale et constante, comme diverses localités de l'Italie, Nice, Madère, les îles d'Hyères, etc. Quoique vraie au fond, cette opinion ne doit pas être prise dans un sens trop absolu. Toutes les fois que dans un climat chaud il règne des vents rafraîchissants et même froids, que le sol doit sa fécondité à une humidité nécessaire à la végétation, comme il arrive dans plusieurs contrées très-chaudes de l'Amérique, la phthisie est une maladie commune : car ici, comme partout, l'humidité est l'implacable ennemie du genre humain ; le froid même rigoureux n'a point sur l'homme, quoi qu'on en ait dit, cette fâcheuse influence relativement à la phthisie pulmonaire. Crichton a constaté en effet, que les contrées septentrionales de la Russie offraient bien moins de phthisiques que l'Angleterre. En Suède et particulièrement dans la capitale de ce royaume, on a calculé que sur 1,000 décès il n'y en avait que 63 pour la phthisie pulmonaire.

Il n'en est pas ainsi, au contraire, dans les climats chauds, tels que ceux où vivent les nègres et les Malais par exemple, lesquels, selon Clark, sont plus sujets aux tubercules que les races Européennes quand elles se trouvent exposées aux mêmes causes, c'est-à-dire celles qui proviennent d'une humidité nuisible partout aux individus prédisposés à la phthisie pulmonaire. Mais c'est incontestablement dans les parties tempérées de l'Europe que la phthisie fait le plus de ravages ; en Allemagne et particulièrement dans les grandes cités de ce pays, Vienne, Berlin, Munich, cette maladie fait plus de victimes qu'à Saint-Pétersbourg et à Stockolm ; elle est bien plus fréquente encore dans les grandes villes de France et d'Angleterre. Vienne et Munich ne comptent que dix phthisiques sur cent morts ; à Berlin la phthisie ne frappe qu'un quinzième des malades décédés ; à Paris et à Londres, au contraire, cette maladie entre pour un cinquième et un quart dans les décès. Dans les parties méridionales de l'Europe, dit M. Andral *(notes sur Laennec)*, la phthisie pulmonaire reste encore une maladie commune. Il y a des lieux même dans ce point du globe où la phthisie se montre avec une plus grande fréquence que dans le Nord. Ainsi l'on a calculé qu'à Marseille elle produisait un quart des décès, à Gênes un sixième, à Naples un huitième ; à Rome, au contraire, située presque sous la même latitude que Naples mais qui présente d'autres conditions topographiques, on a un résultat bien différent, et ici la phthisie ne compte plus que pour un vingtième dans les décès. On a également constaté que la consomption pulmonaire était très-répandue en Espagne et en Portugal; il y a aussi beaucoup de phthisiques à Malte et à Gibraltar, etc.

C'est une opinion admise et consignée dans un grand nombre d'auteurs, que certains climats chauds fort connus doivent être préservés de la phthisie pulmonaire. Cette opinion déjà combattue par M. Dujat (1) et fondée sur des observations superficielles, mérite d'être examinée et discutée pour mettre en évidence ce qu'elle peut avoir de vrai.

Il est certain qu'un phthisique qui souffre beaucoup de la température inégale et du froid humide qui règnent à Paris une grande partie de l'année se trouve très-bien d'aller habiter le Midi de la France ou l'Italie ; mais il ne faut pas croire, comme l'a déjà remarqué Clark, qu'une habitation à quelques degrés du lieu où la maladie a été contractée puisse avoir seule une action suffisante pour arrêter la tuberculisation et en éteindre le germe. Pour se rendre compte du bien-être qu'il éprouve dans une telle conjoncture, il ne faut pas perdre de vue que le malade change d'air, qu'il jouit des avantages du repos, du voyage et qu'il oublie ses chagrins, ses affaires, etc. Nous ajouterons que cette température chaude ne lui est favorable qu'autant qu'il ne la subit pas longtemps. Clark a observé en effet que les enfants des familles anglaises se trouvent fort bien de passer quelque temps en Italie, mais que leur résidence dans ce pays pendant plusieurs années les faisait grandir trop vite, qu'ils devenaient minces, faibles, décolorés, etc., et qu'ils avaient besoin alors d'un air plus froid, plus stimulant, lequel entraîne aussi un régime fortifiant tel que celui des climats froids et humides. Pourtant cette même température produit un effet tout contraire sur les habitants du pays qui sont très-sujets à la maladie pour laquelle les voyageurs viennent chercher un remède de si loin. On a bien observé en effet, que sous les tropiques ce ne sont pas les Européens non encore acclimatés qui meurent de phthisie, ce sont les indigènes et les créoles ayant déjà subi l'influence du climat. M. Levacher remarque dans son ouvrage intitulé *Guide médical des An-*

---

(1) De l'influence des climats sur la production et le traitement des affections tuberculeuses. (*Gazette méd.* T. 6).

tilles, que si la phthisie exerçait les ravages sur des créoles, il voyait d'autre part que ses progrès ralentissaient chez les Européens qui venaient habiter ces îles : ceux-ci reprenaient une nouvelle existence, ils vivaient plusieurs années sans ressentir un symptôme de leur maladie, plusieurs pouvaient partir avec les caractères d'une guérison apparente. Quoique Bontius, dans sa médecine des Indiens, eût déjà traité de la phthisie ou ulcère des poumons, c'est seulement dans ces derniers temps qu'on a recueilli des notions exactes sur cette maladie dans les pays qu'il avait parcourus. D'après des relevés statistiques faits par des médecins anglais, sur 2,275 décès survenus dans les troupes anglaises, européennes, aux Indes-Occidentales, de 1822 à 1829, il y a eu 177 cas de phthsie (1 sur 13 environ). D'après un autre document publié à Londres en 1838, sur 306,471 *malades* de l'armée anglaise dans les Indes-Occidentales, il y a eu 2,390 phthisiques, c'est-à-dire *un* sur 128 malades; et que sur 15,433 morts, 1,402 appartiennent à la phthisie pulmonaire, c'est-à-dire, 1 sur 11. M. Levacher qui a exercé la médecine à Sainte-Lucie dit que la phthisie y est assez commune parmi les blancs, les mulâtres et surtout les noirs. Il est bien constaté en effet par rapport à ces derniers, que dans les pays où habitent ensemble un grand nombre de blancs et de nègres, la mortalité par la phthisie pulmonaire est beaucoup plus commune parmi les seconds. Clark affirme en outre, que lorsque les nègres meurent phthisiques, on trouve chez eux beaucoup plus souvent que chez les blancs des tubercules dans d'autres organes que le poumon. Il résulte également du document officiel cité plus haut que les noirs qui servent dans l'armée anglaise *(blacktroops)* succombent dans une proportion presque double de celle des blancs.

Pendant mon séjour à Rio de Janeiro, dit M. Dujat (Mémoire cité), j'ai pu voir que les hôpitaux renfermaient un aussi grand nombre de phthisiques que les nôtres. Le professeur Crux-Jobins de Rio, pense que la sixième ou la septième partie des décès dans la classe pauvre de cette ville est due à la phthisie pulmonaire. C'est une erreur de croire, selon l'opinion de Cowel (1), que les maladies des poumons sont rares dans l'Inde et s'y guérissent facilement; mais ce qui est plus frappant encore que ce que nous venons de dire, c'est que l'île de Madère tant vantée par les Anglais comme favora-

(1) Obs. on pulmonary discease in India.

ble aux phthisiques de nos climats est loin d'être exempte de cette maladie. Le docteur Gously (1), tout en regardant le climat de cette île comme un des plus avantageux aux phthisiques, n'en fait pas moins observer qu'aucune maladie n'y est plus fréquente que la pulmonie, dans la population indigène il est vrai. Enfin, il est notoire qu'en Italie où toute l'Europe envoie ses phthisiques, beaucoup de malades indigènes succombent à la phthisie. Sur quelques points de l'Afrique, au Sénégal par exemple, on n'observe qu'un petit nombre de phthisies pulmonaires, d'après le témoignage de Thévenot cité par M. Broussais. Le même auteur a communiqué à l'Académie, des documents authentiques tirés du ministère de la guerre sur le peu de fréquence de la phthisie en Algérie. Sur 40,341 malades soigneusement observés, on compte 82 phthisiques sur 650 malades, c'est-à-dire 1 décès sur 102 morts, tandis que dans l'armée française sur notre territoire il succombe un phthisique sur cinq morts (2). Ainsi donc, les températures et même les variations atmosphériques quelque puissantes qu'elles soient, ne doivent être considérées que comme des particularités accessoires dans l'étiologie ainsi que dans le traitement de la phthisie pulmonaire, puisque cette maladie règne avec une certaine intensité sous toutes les latitudes. Par conséquent, quoiqu'une température douce et égale soit très-favorable aux tuberculeux qui viennent des climats variables tempérés ou septentrionaux, ce n'est pas seulement l'égalité et le degré de chaleur qu'il faut considérer dans le transport d'un phthisique, mais encore le changement de ses habitudes, l'éloignement de toutes les causes qui peuvent accroître son mal, l'exercice, etc. Si le froid, en effet, peut en irritant considérablement les organes respiratoires hâter la fonte tuberculeuse, la chaleur continue a, de son côté, l'inconvénient d'affaiblir beaucoup le phthisique déjà réduit à une grande faiblesse. On a bien remarqué que sous les tropiques, les phthisiques n'ont presque jamais de diarrhées colliquatives, mais des sueurs qui finissent par les épuiser. Il est d'ailleurs une condition du climat qui est beaucoup plus fâcheuse que celle dont nous venons de parler, c'est l'humidité très-nuisible quelle que soit d'ailleurs la température. Selon M. Levacher, les nègres qui viennent des sables brûlants et arides d'Afrique dans les Antilles, ne succombent si souvent à la

(1) Obs. on the natural history climat disceases of Madera.
(2) Mémoire inédit de C. Broussais.

phthisie, que par l'influence de l'humidité qui féconde le sol de ces îles. Nous ferons observer en terminant que nous n'entendons pas parler de l'état hygrométrique de l'air purement et simplement, mais bien d'une humidité qui concourt à entretenir une température froide et très-variable comme il arrive dans les gorges ombragées qui réunissent plusieurs expositions que le soleil du Midi et le vent du Nord frappent dans le même jour. Les lieux humides à découvert au contraire, comme les marécages, les lagunes, les bords de la mer sont moins funestes aux phthisiques. On a même prétendu qu'ils pouvaient préserver l'homme des tubercules; mais sur ce point on est loin d'être d'accord. Lorsque l'Académie, par l'organe de M. Rayer son rapporteur, proposa de charger M. Boudet qui allait en Algérie de vérifier ce point d'étilogie, un médecin de Strasbourg écrivait à la date du 23 mai 1843, pour établir que les localités marécageuses situées entre cette ville et le Rhin étaient ravagées par la phthisie.

Sous quelque latitude que vous viviez, dirons-nous à l'homme prédisposé à la phthisie, si vous avez une habitation resserrée, humide, non aérée, si vous faites usage d'une mauvaise nourriture, si vous êtes mal vêtu, si vous n'avez d'autre exercice que la fatigue du travail, si vous joignez à cela quelques peines d'esprit, alors vous pourrez devenir phthisique, quels que soient votre origine, votre constitution, votre âge; et il n'y pas de conditions atmosphériques qui puissent vous en préserver, sur quelques points du globe que vous vous transportiez.

Tout ce que nous avons appris dans les derniers temps sur l'influence des climats, par rapport à la phthisie, n'est peut-être pas fondé sur des recherches suffisamment exactes et rigoureuses et complétement isolées d'autres agents morbides. D'autres causes, en effet, sont susceptibles d'agir concurremment avec les influences climatériques, et il était de la plus grande difficulté d'isoler et de limiter ces diverses causes. Pour cette raison, il ne faut accueillir qu'avec une certaine réserve les nombreux tableaux statistiques qui se trouvent dans l'ouvrage de Clark, tableaux qui ont été dressés par des chirurgiens militaires attachés aux divers corps de troupes que l'Angleterre envoie dans ses colonies. Quand ils nous montrent que les nègres, par exemple, et les indigènes meurent en plus grand nombre que les blancs, dans les Indes Occidentales, ne faut-il pas ajouter que leur condition est plus mauvaise, sous bien des rapports;

qu'ils sont esclaves, chargés de travaux excessifs, mal nourris peut-être, etc.

CHAPITRE XI.

LES LOCALITÉS MARÉCAGEUSES ET HUMIDES ET LES FIÈVRES INTERMITTENTES QU'ELLES PRODUISENT PEUVENT-ELLES PRÉSERVER DE LA PHTHISIE PULMONAIRE PAR L'EFFET D'UNE ESPÈCE D'ANTAGONISME QUI EXISTERAIT ENTRE CES DEUX MALADIES ?

De plusieurs communications faites à l'Académie, dans le courant de 1843, il parut résulter que les localités marécageuses et les influences hygiéniques de ces localités réputées causes de fièvres intermittentes endémiques, étaient au contraire un obstacle au développement de la phthisie pulmonaire, peut-être même un préservatif pour ceux qui y sont prédisposés. A peine ce fait avait-il été signalé, qu'une multitude de travailleurs se mirent à l'œuvre pour le vérifier, mais avec des tendances différentes. Les uns consultèrent à la hâte les recueils d'observations, toutes les recherches de statistiques médicales connues, sans être bien rigoureux sur le choix; d'autres, mieux avisés, interrogèrent les praticiens depuis longtemps établis dans les localités marécageuses, sur la réalité de cette influence pathogénique, qu'on avait décorée du nom d'antagonisme. Le plus grand nombre des documents publiés à ce sujet paraissaient d'abord favorables à cette espèce d'opposition dans l'étiologie de deux des plus grandes infirmités humaines; mais dans la suite, plusieurs semblèrent contradictoires ou d'une valeur douteuse, et durent tenir en suspens les esprits les plus sages, ce qui n'empêcha pas d'ailleurs d'autres esprits plus aventureux d'établir en principe, d'ériger même en loi, l'antagonisme des fièvres intermittentes et de la phthisie pulmonaire. Comme cet énoncé suffit pour prouver qu'il y a doute et litige, il nous a paru utile d'examiner attentivement les pièces du procès.

M. Boudin, dans une brochure intitulée *Géographie médicale et tableaux de statistique médicale de divers pays*, y trouve la preuve que les fièvres intermittentes sont dans beaucoup de localités soumises à l'observation des médecins, en raison inverse de la phthisie pulmonaire. Ces documents principalement tirés des statistiques dressées par les chirurgiens des armées anglaises dans des colonies, sont d'abord peu nombreux, en raison de la vaste étendue de pays qu'ils comprennent, et ne concernent d'ailleurs qu'une seule classe d'individus (les militaires) ; ils ne présentent pas, en outre, nous le croyons du moins, toute la valeur scientifique désirable, par suite de l'incertitude du diagnostic porté par des chirurgiens militaires, plus propres à pratiquer l'art qu'à résoudre les hautes questions qui s'y rapportent; d'un autre côté, un médecin qui s'est occupé de ce sujet, M. Brunache, fait remarquer que les documents anglais n'ont pas toujours distingué la qualité des fièvres, et qu'on est réduit à les juger intermittentes, d'après les localités qu'elles affectent (1). Dans l'un des premiers documents publiés sur cette question, il est dit qu'au bagne de Rochefort, le phthisique entre dans les décès pour 2 ou 2 1/2 pour 100; tandis qu'à Brest la même maladie est de 20 pour 100, dans le même établissement; au bagne de Toulon, elle n'est que de 2 pour 100 (2). Nous ferons observer d'abord que les malades qui sont moissonnés à Rochefort par les fièvres pernicieuses de ce pays marécageux, s'ils avaient vécu, auraient fourni leur contingent à la phthisie et auraient, par conséquent, augmenté le chiffre de cette maladie dans les décès; d'un autre côté, est-il étonnant qu'il meure plus de phthisiques dans le climat froid de Brest que dans le climat tempéré et presque chaud de Rochefort, et, à plus forte raison, dans celui de Toulon ?

Une pièce plus favorable à l'antagonisme de la phthisie et des fièvres intermittentes, est une seconde lettre adressée à l'Académie, par M. Nepple, de Lyon, le 28 novembre 1843, de laquelle il résulte que la phthisie est une maladie rare dans le canton marécageux de Montluel, où l'auteur a longtemps exercé la médecine, et dans celui plus marécageux encore de Chalemont, département de l'Ain; un médecin de Bourg, le docteur Pacaud, qui exerce depuis quarante-cinq ans dans le pays, le médecin de l'hôpital, ont affirmé à M. Nepple qu'ils ne se rappelaient pas avoir observé un seul cas de phthisie pulmonaire dans les contrées annuellement ravagées par les fièvres intermittentes. Toutefois, un relevé de décès de la commune

(1) Recherches sur la fièvre typhoïde et la phthisie pulmonaire en rapport avec les localités marécageuses. (Journal de Médecine, 8 octobre 1844).

(2) Lettre à l'Académie royale de Médecine, par M. Chassinat. Juin 1843.

de Châtillon-lès-Dombes, même canton, prouve que, dans l'espace de 3 années, 8 individus, sur 400 décédés, avaient succombé à la phthisie pulmonaire. Le lecteur remarquera qu'il y a une notable différence entre un document authentique qui constate un décès de 2 pour cent par la phthisie, et l'assertion d'un praticien qui affirme n'en avoir point observé, dans une période de 45 ans. Est-il certain d'ailleurs qu'on n'eût pas constaté un plus grand nombre de phthisiques, en y regardant de plus près et en dressant une statistique *ad hoc;* nous ferons remarquer de plus à M. Nepple que dans un nécrologe, inséré par lui-même dans son essai sur les fièvres intermittentes, et fait dans la même localité, les phthisiques sont au nombre de 10 sur 113 morts, soit 11 3/10 pour 100.

Cette différence entre des résultats établis de mémoire et d'autres fondés sur l'observation numérique, ne vient-elle pas à l'appui des relevés statistiques contraires à l'antagonisme, faits à une grande distance par deux hommes distingués, nous voulons parler de M. Forget à Strasbourg et de M. Gintrac à Bordeaux? (1) D'où l'on peut conclure que beaucoup de documents fondés sur des souvenirs ne doivent pas entrer comme éléments dans la solution du problème de pathogénie qui nous occupe. On ne peut pas faire le même reproche aux statistiques de nos médecins militaires qui exercent en Algérie, parce que ces statistiques ont d'autres bases que celles dont nous avons parlé plus haut, et ont d'ailleurs été faites en vue de l'objet qui nous occupe. Il résulte de ces documents que la phthisie est rare dans les localités marécageuses du littoral de cette contrée, tandis qu'elle est commune à Constantine où l'on observe peu de fièvres intermittentes (2). A Bone, au contraire, où l'élément marécageux prédomine, le docteur Moreau n'a pu constater que 13 cas de phthisie pulmonaire sur le chiffre de 6,245 militaires traités par lui; et sur 250 morts il n'y avait que 6 phthisiques (3). L'efficacité du séjour de la partie marécageuse du littoral pour les tuberculeux est telle, dit M. Boudin, qu'au rapport de M. Bonafont, plusieurs soldats qui, avant leur entrée au service, avaient été affectés de rhumes opiniâtres, dont ils ne s'étaient pas ressentis pendant leur séjour dans la province d'Alger, en ont été

(1) Annales d'hygiène publique. Tome 23. 1840.
(2) Mémoires de médecine milit. Tome 52.
(3) Lettre à l'Académie.

repris dans la province de Constantine ; en sorte que si on ne se fût pas empressé de les soustraire à l'influence du climat de leur nouvelle garnison en les dirigeant sur Bone ou Alger, ils auraient infailliblement succombé aux progrès de leur maladie de poitrine (1).

Tout en rendant justice à l'esprit d'observation qui a présidé à la rédaction de ces documents, nous ferons remarquer cependant que des soldats enrhumés, qui toussent, ne sont pas toujours tuberculeux; qu'en second lieu, les climats de Constantine et d'Alger peuvent avoir des effets différents sur les maladies de poitrine, sans qu'on puisse tirer de cette différence aucun argument en faveur de l'antagonisme. Il n'y a donc évidemment ici que de faibles probabilités; cela paraîtra d'autant plus certain d'ailleurs, que M. Bonafont interprété par M. Boudin, n'est pas tout-à-fait de même avis que M. Bonafont écrivant à l'Académie pour réclamer la priorité touchant l'influence du climat de l'Algérie sur la phthisie pulmonaire (2). Contrairement à l'opinion émise par M. Boudin, est-il dit dans la correspondance de M. Bonafont, « les documents statistiques que »nous avons recueillis et publiés prouvent : que la mortalité des »phthisiques est aussi grande dans les localités qui sont exposées »aux effluves marécageux à Rome, qui en raison des Marais-Pontins, »peut être prise pour point de comparaison ; nous trouvons que les »phthisiques succombent dans les mêmes proportions qu'à Paris..... »Le climat de Constantine et autres villes de la Régence, comme »Médéah, Milianah, et Mascara est bien favorable aux phthisiques, »puisque pendant l'année 1838, il n'est mort à l'hôpital de Cons»tantine que 15 phthisiques sur un mouvement de 2,300 mala»des, etc. » Ainsi donc M. Bonafont est en opposition avec M. Boudin quoiqu'ils aient observé sur le même théâtre. Un autre médecin militaire, M. Michel Lévy a aussi adressé à l'Académie un document qui doit faire hésiter à ériger en loi l'antagonisme de la phthisie pulmonaire et des fièvres intermittentes. Ce document fait connaître que la ville de Strasbourg entourée de marécages, cumule par un triste privilége, la phthisie et les fièvres intermittentes (3), remarque déjà faite, au surplus, par M. le professeur Forget que nous avons cité plus haut.

Une autre communication, faite à l'Académie, par M. Lefèvre de

(1) Géographie médicale d'Alger.
(2) Bulletins de l'Académie royale de Médecine. Tome 8, n° 17, page 936.
(3) Bulletins de l'Académie. Tome 8, page 940.

Rochefort, ville exposée aux influences marécageuses, est tout aussi défavorable à l'antagonisme, ainsi que cela résulte d'un rapport de M. Gautier de Claubry, lu à l'Académie, dans la séance du 2 septembre dernier.

Le cahier de mai 1844 du Journal de Médecine contient un Mémoire d'autant plus important pour le sujet en question, que l'auteur de ce Mémoire, M. de Crozant, ne se borne pas à constater l'antagonisme de la phthisie pulmonaire et des fièvres intermittentes ; il attribue à quelques localités marécageuses du département de la Nièvre (1) une action curative pour le petit nombre de phthisiques qui se rencontrent dans ces localités. Ce médecin ayant interrogé les praticiens établis dans le pays, il lui fut diversement répondu ; néanmoins il put conclure de ces réponses que la phthisie pulmonaire était rare dans ces localités, puisqu'un médecin très-occupé assurait n'en avoir observé que sept cas depuis vingt ans, et que de ces sept malades deux paraissaient avoir guéri, quoiqu'ils habitassent les endroits les plus marécageux du canton de Donzy. M. de Crozant lui-même eut l'occasion d'observer dans les environs deux autres malades atteints de phthisie pulmonaire, qui ont guéri par les seules ressources de la nature. Le diagnostic qu'il établit dans son Mémoire, ne laisse aucun doute sur la nature de la maladie ; la guérison ne fut pas d'ailleurs démentie pendant les deux années suivantes. Ces faits sont assurément très-importants, mais ils n'en déposent pas moins contre l'antagonisme absolu qu'on a supposé exister entre la phthisie pulmonaire et les fièvres intermittentes. Ce qui ressort des recherches de M. de Crozant, c'est que la phthisie est rare dans le canton marécageux de Donzy, que le séjour de ce canton est favorable à la guérison de cette affection ; les fièvres intermittentes au contraire y sont très-communes et dangereuses ; mais de cette comparaison il est impossible de déduire l'incompatibilité des deux maladies en question. Or, où il y a coexistence entre deux affections, on ne peut pas dire qu'il y ait antagonisme ou exclusion de l'une par l'autre, car il faut bien s'entendre sur le sens qu'on veut donner au mot antagonisme (2). Que si l'on veut entendre seulement par là, une différence de nombre entre deux maladies, cette différence,

(1) Canton de Donzy, arrondissement de Cosne (Nièvre).

(2) M. Boudin définit l'antagonisme une incompatibilité plus ou moins absolue de coexistence pour un autre ordre de forme morbide dans la même localité. (Géog. méd., page 77).

qui pourra d'ailleurs dépendre d'une multitude de causes difficiles à apprécier, ne sera qu'une variante peu importante; que si au contraire, on veut exprimer par antagonisme une incompatibilité, la question change tout-à-fait de face, attendu qu'il y aurait dans ce dernier cas une étiologie toute spéciale qui intervertirait l'ordre ordinaire et empêcherait le développement si commun de la phthisie pulmonaire.

L'application de la méthode numérique n'est pas ici plus favorable que les faits particuliers; en effet, si nous mettons en regard les tableaux statistiques publiés pour la solution du problème qui nous occupe, nous voyons d'un côté que les chiffres de MM. Baudier et Brunache, sont favorables à l'antagonisme de la phthisie et des fièvres intermittentes, et de l'autre, que ceux que M. Genest a publiés dans *la Gazette médicale*, présentent des résultats presque négatifs (1). Ainsi donc, toujours les mêmes inductions contradictoires, les mêmes doutes et les mêmes incertitudes, si l'on ne veut pas adopter le sens vague donné au mot antagonisme, et nous croyons qu'on ne le doit pas.

Mais si on ne trouve pas quant à l'étiologie incompatibilité entre la phthisie et les fièvres intermittentes, on ne peut méconnaître qu'il y ait soit dans le climat des contrées marécageuses, soit dans les influences paludéennes, quelques conditions favorables aux tuberculeux; or, la connaissance de ces conditions est due aux auteurs des travaux que nous venons d'examiner. Au lieu d'invoquer je ne sais quelles tendances opposées, ne serait-il pas possible de se rendre raison de cette espèce de prophylaxie, par la chaleur uniforme qui règne dans plusieurs contrées marécageuses, chaleur humide qui en favorisant le développement de la fièvre s'oppose à la tuberculisation des poumons. Cela ne nous est-il pas jusqu'à un certain point démontré par ce qui se passe à Strasbourg, dont le climat est froid et humide, et qui est à la fois ravagé par la phthisie et les fièvres intermittentes, tandis que des localités plus méridionales du département de l'Ain, de la Nièvre, de la Charente-Inférieure, du Var, etc, décimées par les fièvres intermittentes, ne comptent qu'un petit nombre de phthisiques. Nous ajouterons, en outre, qu'on ne peut contester aux fièvres intermittentes de tous les pays de préserver

(1) Recherches sur la question de savoir s'il existe un antagonisme entre les conditions qui donnent lieu à la production des fièvres intermittentes et celles qui déterminent la phthisie tuberculeuse. (Gazette médicale. Novembre 1843).

d'autres affections. Les Hollandais qui ne semblent pas ignorer cette particularité, avaient coutume de se féliciter sur le retour de leur fièvre au dire de Boerrhaave. Le même Boerrhaave, avec lui Hoffmann, Lancisi, Sydenham, pensent que les fièvres intermittentes nous délivraient de plusieurs maladies, et disposaient même à la longévité. *Febres intermittentes nisi malignæ ad longevitatem disponunt et depurant ab inveteratis malis.* Plusieurs des auteurs cités dans le courant de cet examen pensent même que la fièvre thyphoïde se montre rarement dans les pays ravagés par les fièvres endémiques.

CHAPITRE XII.

CARACTÈRES ANATOMIQUES DES POUMONS TUBERCULEUX.

ARTICLE Ier. — ÉTATS ET FORMES DIVERSES DES TUBERCULES ET DE LA MATIÈRE TUBERCULEUSE, CAVERNES, ETC.

La poitrine des phthisiques ouverte, les poumons, loin d'être affaissés sur eux-mêmes par la pression de l'atmosphère sont généralement tuméfiés, durs, inégaux, souvent adhérents à plusieurs points du thorax et particulièrement au sommet, par suite d'anciennes pleurésies ou bien sillonnés par des froncements qu'on peut rapporter à la même cause ou à de véritables cicatrices tuberculeuses. A l'extérieur, on aperçoit des saillies inégales plus ou moins considérables, et en comprimant le parenchyme pulmonaire, on sent de petites tumeurs dures, des noyaux résistants; on voit de plus des dépressions inégales séparées par des bosselures, qui indiquent des masses endurcies, ou des excavations. Le plus ordinairement, ces désordres pathologiques n'occupent que le sommet des poumons, qui est beaucoup plus souvent le siége des tubercules que les autres parties de ce viscère. Il n'est pas très-rare cependant de rencontrer l'organe respiratoire totalement envahi par des tubercules : alors le tissu pulmonaire de spongieux qu'il était, est devenu presque entièrement compacte et imperméable à l'air, par conséquent impropre à remplir la fonction capitale que la nature lui a départie. Quand on dissèque un poumon tuberculeux, ou simplement quand on le divise en divers sens avec l'instrument tranchant, il présente à l'intérieur des aspects variés selon la période plus ou moins avancée de la maladie, et le nombre des éruptions de tubercules qui se sont effectuées pendant la vie. Dans les points les plus récemment atteints du tissu pulmonaire, on aperçoit diverses lésions pour ainsi dire embryonaires, qui ont été l'objet des observations microscopiques et des recherches récentes de Schrœder, van Dercolk, Rochoux, Dalmazzone, Baron, etc, que nous avons répétées avec soin, et dont il nous a paru résulter que les tubercules à leur origine revêtent la forme de petits points arrondis, qu'on peut comparer à des bourgeons rougeâtres ou jaunâtres, ressemblant assez bien aux granulations de la couenne sanguine, ou à des gouttelettes de gélatine refroidie du volume d'un grain de millet; ils sont assez résistants, s'aplatissent sous l'ongle, tiennent aux parties environnantes par des filaments déliés celluleux ou vasculaires, faciles à rompre. Ils se groupent le plus ordinairement au sommet des poumons. C'est au centre de ces corpuscules que paraissent se développer les tubercules appelés gris, ou miliaires : ceux-ci sont d'un blanc mat, d'un volume très-variable, mais communément de la grosseur d'un grain de millet à celle d'un grain de chenevis : groupés et vus par une faible loupe, ils ressemblent tantôt à des granulations transparentes, marquées de points noirs brillants, tantôt (lorsqu'ils sont plus volumineux) à de petits grêlons ou bien à des morceaux anguleux de lard déchiqueté, très-rapprochés, accolés, superposés, d'un blanc mat ou jaunâtre.

Les tubercules nous ont toujours paru présenter des masses confuses amorphes, en quelque sorte incorporées au tissu pulmonaire. Laennec qui les a examinés avec beaucoup de patience, dit néanmoins qu'il est possible de les distinguer les uns des autres par un petit point blanc ou jaunâtre, opaque qui se développe du centre à la circonférence et envahit plus tard la totalité du tubercule, lequel prend alors le nom de tubercule cru. Ce serait alors aussi que selon les fines observations de M. Guillot, les anciens vaisseaux se trouveraient oblitérés, et que de nouveaux se formeraient autour des tubercules pour communiquer avec d'autres et constituer une circulation nouvelle. (1)

(1) Expérience, n° 38, 1835.

Les tubercules crus, ainsi nommés parce qu'ils sont intacts et qu'ils n'ont subi aucune espèce de maturité ou de ramollissement, sont d'autant moins volumineux qu'ils sont plus nombreux ; quelquefois, quand ils sont isolés, ils acquièrent la grosseur d'un noyau de cerise, d'une aveline, d'une amande, etc. Dans d'autres points du poumon, la matière tuberculeuse, au lieu de se présenter sous la forme de corps isolés, semble pouvoir s'infiltrer par masses dans le tissu pulmonaire : c'est ce que Laennec appelle la matière tuberculeuse grise, gélatiniforme. L'examen d'un grand nombre de cadavres nous a d'ailleurs prouvé que cette forme de tuberculisation était infiniment plus rare que ne le dit cet illustre pathologiste, et qu'on l'a quelquefois confondue avec la pneumonie chronique ; nous croyons que cette infiltration n'est pas toujours précédée de tubercules à l'état miliaire ; il semble qu'elle soit quelquefois le résultat d'une large sécrétion projetée, qui l'a pour ainsi dire infusée dans le poumon. De la matière tuberculeuse se trouve souvent dans les poumons à l'état de ramollissement ; elle présente alors la consistance du fromage mou ou toute la liquidité du pus et avec des caractères fort variables, c'est-à-dire, qu'elle est plus ou moins jaune, contient des fragments de matière caséeuse, des flocons, etc. Les tubercules pulmonaires sont quelquefois enveloppés de toutes parts d'une membrane demi-cartilagineuse ; ce sont les tubercules que Bayle a nommés enkystés. Ces kystes adhèrent fortement aux parties environnantes et sont lisses à l'intérieur, quand on est parvenu à en extraire la matière tuberculeuse ; ces tubercules enkystés sont infiniment plus rares qu'on ne l'a prétendu et se développent le plus souvent dans les ganglions bronchiques. Mais cette rareté ne justifie en aucune manière l'opinion de Carswel, qui prétend que les pathologistes français ont pris des vésicules bronchiques dilatées pour des kystes: accusation qui paraîtra d'autant plus étrange, qu'elle est particulièrement dirigée contre Bayle et Laennec connus par la sévérité de leur esprit d'observation.

Les poumons des phthisiques sont souvent creusés et sillonnés par des cavernes provenant de l'évacuation de la matière tuberculeuse ramollie, transformée en pus ; ces cavernes présentent des variétés infinies par leur nombre, leur disposition, leur étendue, etc. Quand elles sont vides, on les trouve plus ou moins affaissées sur elles-mêmes, doublées par des lames de matière tuberculeuse ou tapissées par une membrane muqueuse ou fibreuse, fibro-cartilagineuse, etc., qui les isole plus ou moins du tissu pulmonaire sain. Ces cavernes sont simples ou multiples, divisées par des cloisons, des brides plus ou moins oblitérées tendant à la cicatrisation ; elles ont des ouvertures de communication avec les bronches, quelquefois même avec la cavité de la plèvre par des perforations ; elles contiennent presque toujours une certaine quantité de matière purulente, muqueuse ou séreuse, fétide, et dans certains cas des lambeaux de tissu pulmonaire gangrené, ce qui est au surplus fort rare, puisque M. Louis ne l'a rencontré qu'une fois. Cet auteur, qui a beaucoup observé les désordres produits dans le poumon par la phthisie pulmonaire, a remarqué que les cavernes offraient des différences notables suivant leur degré d'ancienneté : les cavernes peu anciennes, celles qu'on trouve chez les sujets qui ont succombé après trois ou quatre mois de maladie, ne sont jamais entièrement vides ; leurs parois sont molles et tapissées par une fausse membrane peu résistante qu'on enlève facilement ; le tissu pulmonaire est très-rarement à nu. Les cavernes anciennes ont au contraire, presque constamment des parois dures et formées par de la matière grise, demi-transparente, des tubercules et quelquefois de la mélanose. Chez les trois quarts des sujets, ces parois sont tapissées par une membrane d'un à deux millimètres d'épaisseur, denses, grisâtres, presque demi-transparentes et demi-cartilagineuses. Au-dessus de cette membrane, on en trouve une autre très-molle, jaunâtre ou blanchâtre, et présentant presque toujours des solutions de continuité. Chez l'autre quart des sujets, le tissu pulmonaire plus ou moins altéré reste à découvert (1).

Parmi les tubercules qui ont échappé à la suppuration, on en trouve de blanchâtres, grumeleux, qui ont passé à l'état crétacé ; ils sont comme enchâssés dans des coques ou kystes, et ont été réduits à l'élément calcaire par suite de l'absorption de la matière animale. D'autres tubercules également enchâssés, durs et solides sont d'une couleur noire, soit qu'ils aient été colorés par des poussières, des vapeurs noires inspirées, soit qu'il aient été tranformés en mélanose. Enfin, on rencontre des portions de poumon qui, au lieu de tubercules ramollis, de cavernes plus ou moins oblitérées, n'offrent plus que des cicatrices dont nous allons parler. Indépendamment des tubercules sous les formes variables que nous venons d'indiquer, les poumons des phthisiques offrent encore des portions indurées, des noyaux

(1) Valleix. Guide du Médecin praticien. T. II, page 397.

hépatisés, congestionnés, splennisés, des fausses membranes résultant de la complication de la pleurésie, une plus ou moins grande quantité de sérosité infiltrée ou épanchée dans la cavité du thorax.

Art. II. — Excavations, fistules indiquant les traces d'une affection tuberculeuse des poumons et dont les malades ont guéri.

Les faits de guérison plus ou moins complète de la phthisie pulmonaire, laissent toujours quelque chose à désirer. On peut objecter que le médecin a pu se tromper en caractérisant la maladie, qu'il aurait pris un catarrhe ou toute autre affection pulmonaire pour une phthisie. En admettant même qu'il y ait eu affection tuberculeuse évidente, il est encore possible de contester sa terminaison définitive, et d'être plus ou moins bien fondé à redouter une récidive. Les traces laissées par la maladie peuvent seules en constater l'existence. Ce genre de preuve qu'il est facile de se procurer quand le malade succombe, n'est plus à la disposition du médecin quand il guérit. On comprend bien, en effet, qu'il faut un concours particulier de circonstances pour que le praticien soit à même d'ouvrir le corps d'un individu qu'il aura autrefois soigné pour une phthisie pulmonaire. On se trouve donc le plus souvent réduit aux inductions que peuvent nous fournir les ouvertures de corps faites dans d'autres vues que pour constater la maladie qui nous occupe.

L'idée qu'il se forme dans le poumon des cicatrices par suite de la guérison des phthisiques, n'est pas, comme on l'a cru, tout-à-fait nouvelle. Sans parler du passage plus ou moins conjectural d'Hippocrate, qui n'avait point fait d'ouvertures de corps, que nous avons cité page 1re, Raulin (1) a consacré un chapitre de son ouvrage publié en 1784, pour prouver qu'on guérissait souvent de la phthisie, et il en cite plusieurs exemples, qui ne sont à la vérité ni fort complets ni fort authentiques; mais d'un autre côté, il est bien remarquable qu'il admet sans hésiter que les ulcères du poumon ne sont pas incurables, que les malades guérissent souvent lorsqu'ils observent un régime convenable et lorsqu'ils ont recours aux moyens de l'art. « On a des exemples de guérison, ajoute-t-il,

(1) Traité sur la phthisie pulmonaire, 1784.

»dans tous les degrés de la maladie, j'en ai rapporté moi-même des »exemples....... J'ai observé à l'ouverture des corps de gens guéris »de la pulmonie, morts longtemps après d'autres maladies, que les »poumons étaient dans l'état naturel, qu'il n'y avait point de tuber- »cules, et qu'on n'y apercevait *que des bases d'ulcères parfaitement »cicatrisés, et des adhérences sans suppuration.* »

Quoi qu'il en soit, Laennec a été considéré comme le premier auteur qui ait décrit d'une manière complète les espèces de cicatrices, les excavations et les fistules qui résultent de la réunion des parties du poumon divisées ou détruites par la fonte tuberculeuse à laquelle les malades avaient survécu. Il résulte des faits qu'il rapporte dans son ouvrage, (1) que très-souvent il a rencontré de petites cavernes étroites ou des conduits fistuleux tapissés d'une membrane souple, plus ou moins molle, quasi-cartilagineuse, lisse et demi-transparente, contenant presque toujours une certaine quantité de matière tuberculeuse, mêlée à du sang ou à de la mucosité qui en avaient empêché l'occlusion complète; plusieurs tuyaux bronchiques abordaient dans ces cavités, et leur membrane interne se continuait avec la surface muqueuse qui tapissait ces cavernes. Quoiqu'il y eût souvent çà et là quelques tubercules, le tissu pulmonaire environnant les excavations dont nous parlons, était le plus souvent sain, mais parfois parsemé de mélanose. La grandeur de ces excavations variait depuis quelques lignes jusqu'à un pouce, et elles pouvaient contenir depuis une petite aveline jusqu'à une noix. Quant aux cicatrices, elles présentaient un aspect différent; on remarquait d'abord au point d'adhérence avec la plèvre, une dépression froncée au centre de laquelle existait un point cartilagineux ou demi-osseux; de ce point partait une traînée de tissu cellulaire blanc, condensé, etc. Des tuyaux bronchiques dilatés s'abouchent ordinairement dans ce point; leur couleur blanchâtre y contraste singulièrement avec le gris du poumon. D'autres fois, une masse fibro-cartilagineuse d'étendue variable plonge dans le tissu pulmonaire auquel elle adhère et le continue; lorsqu'on en fait la section, elle a tout-à-fait l'aspect d'une cicatrice ordinaire. Du reste, Laennec dit n'avoir presque jamais trouvé de tubercules dans le reste du poumon. Pour ce qui est du diagnostic pendant la vie, il dit que les fistules ou excavations sont accompagnées de tous

(1) T. II, page 102 et suiv.

et d'expectoration : les cicatrices, au contraire, ne produisent qu'une toux sèche, légère, souvent même aucun symptôme ne les révèle. Cet auteur pense d'ailleurs que les cicatrices ont constamment lieu dans une période avancée de la phthisie, et qu'elles succèdent par conséquent à la fonte tuberculeuse ; il n'admet pas, comme nous l'avons déjà vu, que les tubercules avant leur suppuration puissent se transformer en une sorte d'induration. En un mot, il ne reconnaît aux tubercules d'autres terminaisons, que le ramollisement, transformation qui est inhérente à leur développement. Cette opinion lui est d'ailleurs commune avec Bayle.

Les recherches de M. Andral (1) ont pleinement confirmé celles de Laennec ; il a pareillement rencontré des cicatrices fistuleuses, des excavations vides tapissées par une fausse membrane cellulo-fibreuse, auxquelles venaient aboutir des bronches qui s'y oblitéraient par une espèce de froncement. Il a rencontré aussi des cicatrices pleines, solides, cartilagineuses, fibro-cartilagineuses, cellulo-fibreuses faciles à distinguer des autres productions accidentelles de la même nature par la présence des rameaux bronchiques venant y aboutir et qui témoignaient qu'il y avait eu là excavation.

Les travaux de M. Louis donnent lieu à un singulier dissentiment sur un point aussi positif d'anatomie pathologique, ce qui prouve, soit dit en passant, combien le vaste champ de l'observation est susceptible de varier. Ce médecin affirme en effet n'avoir jamais rencontré dans le tissu pulmonaire sain, des cavités communiquant avec les bronches et tapissées comme les excavations tuberculeuses anciennes, par une fausse membrane légèrement grisâtre, demi-cartilagineuse et plus ou moins opaque. Toutefois il regarde le fait comme extrêmement probable et fait même mention d'une caverne récente qui aurait pu présenter le même aspect que celles décrites par Laennec si le malade eût vécu quelques mois de plus. M. Louis n'a pas trouvé non plus au sommet des poumons ces masses de tissu cellulaire induré auxquelles aboutissent des rameaux bronchiques plus ou moins dilatés et que Laennec considérait comme le résultat d'anciennes excavations tuberculeuses. M. Louis ajoute enfin, que les froncements observés à la partie supérieure des poumons ne lui ont jamais paru correspondre à aucune lésion déterminée (2).

(1) Clinique médicale.
(2) Recherches anatomiques et pathologiques sur la phthisie pulmonaire, page 35.

En réfléchissant que M. Louis a ouvert un grand nombre de cadavres (3 ou 400); qu'il a disséqué les organes avec le plus grand soin, on serait presque tenté, non de révoquer en doute les altérations décrites par Laennec comme suite de la phthisie, mais de croire qu'elles sont bien moins fréquentes que ne l'avait cru l'illustre médecin de l'hôpital Necker. Laennec avait en effet une tendance singulière à rapprocher des lésions fort différentes dans le but d'établir des propositions générales propres à confirmer sa manière de voir : des excavations provenant de vomiques, de dilatations des bronches, etc, ont pu en imposer à ce célèbre anatomo-pathologiste.

Dans les nombreuses ouvertures de cadavres que nous avons faites, nous croyons n'avoir que rarement rencontré les excavations et les cicatrices en question et nous nous sommes de plus quelquefois demandé, si l'on ne pouvait pas attribuer les excavations en particulier aux ruptures des cellules pulmonaires devenues emphysémateuses. Quelques observations de Laennec lui-même tendraient à établir cette proposition. Au surplus, laissant de côté le nombre plus ou moins considérable de faits authentiques propres à établir ce point d'anatomie pathologique, il est impossible de le contester comme l'ont fait quelques auteurs dont nous parlerons plus bas.

Quant aux masses indurées et aux enfoncements froncés que M. Louis considère comme n'ayant aucun rapport avec d'anciennes excavations tuberculeuses, nous aurions voulu leur voir assigner une autre origine ; et on se demande naturellement quelle lésion du poumon pourrait leur donner naissance si ce n'est la phthisie ou l'abcès du poumon : or, comme l'une est infiniment plus commune que l'autre, il est plus raisonnable d'adopter l'opinion de Laennec qui rapporte les indurations celluleuses froncées à la tuberculisation de l'organe pulmonaire. Pour nous qui avons également rencontré un grand nombre de fois ces masses irrégulières, cartilagineuses ou fibro-cartilagineuses, cellulo-fibreuses au sommet des poumons, qui les avons même décrites ailleurs (1), nous les avons toujours attribuées sans hésiter à des masses tuberculeuses passées à l'état d'induration ou de cicatrisation.

Nous nous rappelons entr'autres faits, avoir examiné le 1 novembre 1839 un poumon où cette cicatrisation était de la plus grande évi-

---

(1) Clinique de l'hôpital Necker.

dence. Il y avait en outre dans ce même poumon des tubercules isolés, durcis, enkystés pour la plupart, qui étaient situés au milieu d'un tissu pulmonaire sain et qui semblaient être un corps étranger, depuis longtemps adhérent aux parties environnantes; l'homme auquel avait appartenu ce poumon avait été phthisique et paraissait avoir guéri de cette maladie. Cette opinion semble au surplus partagée aujourd'hui par presque tous ceux qui se sont livrés à des recherches sur la phthisie pulmonaire. Dans une discussion qui eut lieu à la société de Médecine de Paris et dont le compte-rendu se trouve consigné dans la Revue médicale du mois de décembre 1837, M. Prus, médecin de l'hospice de la Salpêtrière, émit l'opinion que la guérison de la phthisie tuberculeuse était beaucoup plus commune qu'on ne le croyait généralement; qu'il avait observé conjointement avec d'autres médecins du même hospice, plusieurs cas de guérison ; que trois de ces cas s'étaient offerts à lui dans une seule semaine, chez des individus morts d'autres maladies.

M. Fournet (1) a traité très-longuement cette question d'anatomie pathologique ; il admet le fait de la cicatrisation des cavernes, mais il s'attache en même temps à prouver qu'aucun des faits rapportés par Laennec n'établit l'existence de cette cicatrisation ; il embrasse par conséquent implicitement l'opinion de M. Louis qu'il ne cite pas, tandis qu'il analyse avec la plus grande rigueur les faits décrits par Laennec. La partie la plus sérieuse du travail de ce médecin consiste à établir qu'il ne peut se former des cicatrices dans les cavernes centrales du poumon; mais elle ne peut se rapporter aux cavernes du sommet. Pour ce qui nous concerne, nous sommes bien convaincu que ces sortes de cicatrisations s'effectuent très-fréquemment : nous ajouterons qu'aux causes qui favorisent leur développement, il faut ajouter le voisinage des exutoires qu'on applique sous les clavicules, le frottement continuel que le poumon éprouve contre les côtes, enfin le peu d'étendue de ces cavernes superficielles, la petite quantité de matière tuberculeuse qu'elles renferment. Une des erreurs commises par Laennec, et qui semble avoir donné une véritable prise aux critiques de M. Fournet, c'est d'avoir cru que les substances crétacées avaient été créées par la nature pour combler des cavernes qui n'avaient peut-être pas existé, tandis que c'étaient tout simplement des transformations de tubercules en matières

(1) Recherches cliniques sur l'auscultation des org. respiratoires.

crétacées ou calcaires. M. Fournet a eu également raison de blâmer Laennec d'avoir dit que les cicatrices tuberculeuses étaient très-communes ; mais il faut remarquer cependant que ce grand pathologiste n'a pas voulu précisément parler des cicatrices centrales que le critique paraît avoir toujours en vue, mais qu'il a décrit les cicatrices où ils les a rencontrées et non dans un point déterminé du poumon. Au surplus, comment pourrait-on expliquer la présence des matières crétacées mentionnées par Laennec dans ces cicatrices, si elles n'étaient pas dues aux tubercules ramollis et dont la matière animale a été absorbée ?

Les recherches jusqu'à un certain point contradictoires de Laennec et de M. Louis, les critiques généralement peu fondées de M. Fournet, laissaient beaucoup de doutes sur l'existence des cicatrices et des excavations qui attestent la guérison de la phthisie pulmonaire ; nous étions occupé à recueillir de nouveaux faits propres à dissiper ces doutes, lorsque parut, en 1839, le Mémoire de M. Rogée, ancien interne de M. Prus à la Salpétrière, qui avait joint peut-être le produit d'un travail patient et opiniâtre aux premières inspirations de son chef (1).

M. Rogée augmente encore le nombre des guérisons de la phthisie admises par Laennec, puisqu'il résulte de ses recherches que des traces de guérison ont été observées sur la moitié des cadavres de vieillards dont l'ouverture a été faite. L'auteur considère, il est vrai, comme indices et signes physiques de l'heureuse terminaison de l'affection tuberculeuse, non pas seulement les cicatrices de Laennec, mais encore toutes les concrétions crétacées et calcaires sans exception trouvées dans les poumons, et qui servaient de moyen d'union aux solutions de continuité produites par les tubercules. Sur cent femmes âgées de 60 ans, prises au hasard, l'auteur a rencontré diverses espèces de concrétions crétacées et calcaires, 50 fois, et des cicatrices 5 fois ; toutes les dégénérations osseuses ou lithiques décrites par Bayle et autres, lui paraissent également des transformations tuberculeuses, et la preuve qu'il a existé des tubercules pulmonaires. Si l'on pouvait s'en rapporter aux inductions prématurées de ce jeune médecin, il semblerait donc en résulter que la moitié des malades qui meurent dans les hospices auraient eu des

(1) Essai sur la curabilité de la phthisie ou recherches anatomico-pathologiques sur la transformation des tubercules et la cicatrisation des excavations tuberculeuses du poumon. (Arch. gén. de Méd. Tome 5. 1839.)

tubercules. Cela pourra paraître étrange au premier abord, mais non impossible à ceux qui savent que d'après des recherches faites en Angleterre, le tiers des malades morts dans les hôpitaux sont phthisiques. Si l'on ajoute que les observations prises par MM. Lombard et Papavoine à l'hôpital des Enfants-Malades de Paris établissent que les trois quarts des malades de 4 à 5 ans meurent de l'affection tuberculeuse, on sera encore moins porté à révoquer en doute les opinions de M. Rogée. Remarquons toutefois que cet auteur n'a pas prétendu faire une statistique pour servir de terme de comparaison ; il faisait en effet ses recherches sur les femmes de la Salpêtrière qui, étant d'un âge très-avancé, se trouvent être le reste d'un grand nombre de sujets morts de la phthisie; c'est pour ainsi dire le résidu d'une nombreuse population de femmes qui meurent souvent de beaucoup de maladies avant d'arriver à la vieillesse. Il ne faut pas non plus regarder ces sujets comme des cas de phthisie rigoureusement guéris, mais bien comme des exemples de cavernes tuberculeuses cicatrisées chez des sujets affectés de beaucoup d'autres maladies peut-être, et qui ont succombé à des affections étrangères à celle qui nous occupe.

Les concrétions granuleuses, jaunâtres, se trouvent d'ailleurs dans d'autres organes que les poumons : je les ai souvent rencontrées dans les ganglions lymphatiques, dans les os et spécialement les vertèbres.

Les cicatrices, d'après les recherches de M. Rogée et les nôtres propres, sont infiniment plus rares que les concrétions crétacées. Nous dirons d'abord que les ayant trouvées souvent confondues avec des froncements et des effets de fausses membranes produites par la pleurésie, ça été pour nous une raison d'apporter plus d'attention dans l'examen des faits qui en constatent l'existence. Après avoir bien réfléchi sur ce sujet, nous croyons qu'on peut admettre quatre espèces différentes de cicatrices : 1° cicatrices avec persistance de la cavité; 2° cicatrices avec amas de matières crétacées ou calcaires qui remplisent les cavités; 3° cicatrices fibro-cartilagineuses ; 4° cicatrices celluleuses. Cette division nous a paru naturelle et vraie : nous avons plusieurs fois constaté l'existence des trois premières espèces.

Finalement, après avoir étudié avec soin les documents publiés sur ce point d'anatomie pathologique; après avoir recueilli sur cette matière un bon nombre de faits, nous ne croyons pas qu'on puisse élever de doutes sur l'existence des cicatrices complètes et incomplètes qui succèdent à la fonte tuberculeuse. Il est facile d'expliquer d'ailleurs comment sur un point de pathologie récemment introduit dans la science, les auteurs ont pu ne pas être d'accord, commettre des erreurs, confondre avec celles qui nous occupent d'autres altérations, comme des bronches dilatées, etc. ; mais il n'en est pas moins certain que la majeure partie des faits qu'ils ont rapportés sont des exemples de cicatrisation survenue après l'absorption de la matière tuberculeuse. Il ne peut échapper à personne combien il est important d'avoir des idées arrêtées sur ce point. La considération de ces faits pathologiques conduit naturellement à faire naître des espérances jusqu'alors inconnues aux praticiens qui ne désespèrent pas de guérir cette cruelle maladie.

CHAPITRE XIII.

DESCRIPTION GÉNÉRALE DE LA MALADIE.

Symptômes précurseurs.

Les individus les plus disposés à la phthisie pulmonaire ou qui en portent déjà le germe constitutionnel, ont souvent la poitrine reserrée, aplatie transversalement; l'arc des côtes à peine convexe et éloigné du scapulum, le sternum concave, les omoplates saillantes et comme ailées, le col grêle, long et comme penché en avant. Les enveloppes du thorax sont flasques, molles, souvent dépourvues de tissu cellulaire, de formes mâles, ou de saillies gracieuses et bien proportionnées dans la jeunesse. La peau ordinairement fine, sans duvet, pénétrée presque partout de sucs blancs, excepté aux joues (dont la coloration vermeille contraste avec la pâleur du reste du corps). Les membres, presque toujours grêles, ont des saillies osseuses disproportionnées avec leur volume, etc. Les jeunes tuberculeux sont impressionnables, irritables à l'excès ; ils ont des sensations fugaces, une intelligence précoce, mais sans fixité et sans énergie ; leur voix est grêle et plus ou moins aigre, souvent voilée ; leur circulation embarrassée, leur digestion languissante; quelques-uns d'entre eux ont les dents blanches, les cils très-longs et les ongles déjà recourbés; leur enfance est souvent affligée de plusieurs maladies, comme les teignes, les dartres, les scrofules, les écoulements purulents, les ophtalmies, les hémorrhagies nasales, les tumeurs blanches, le carreau, le rachitis, etc. Les traits les plus frappants de cette prédisposition à la phthisie étaient le triste apanage des sujets que Galien appelait φθινώδεις, dont nous avons déjà parlé à l'occasion des causes.

Il arrive assez souvent toutefois que ces prédispositions fâcheuses ne sont pas suivies de phthisie confirmée; et, d'un autre côté, cette maladie débute quelquefois d'une manière brusque, inopinée, et emporte en quelques mois, et même en quelques semaines, des individus en apparence robustes et qu'on avait crus parfaitement constitués. D'autres fois, des sujets faibles, hémoptoïques, voient se modifier leur organisme, jusqu'alors débile, et finissent même par acquérir une certaine vigueur, mais plus apparente que réelle. Il en est enfin qui conservent pendant une longue carrière, plusieurs des signes avant-coureurs de phthisie, sans jamais devenir complétement phthisiques, tandis que d'autres succombent rapidement. Ces différences peuvent s'expliquer par le régime rigoureusement observé et bien entendu que s'imposent les uns, et par les excès imprudents que commettent les autres. Assurément, il y aurait beaucoup moins de maladies, surtout de maladies incurables, si l'homme savait se tenir dans les sages limites que lui prescrit une hygiène éclairée. On ne peut douter de la puissante influence que peut exercer le régime sur l'économie animale, quand on a présente à la mémoire l'histoire du Vénitien Cornaro, qui faible et cacochyme dès l'âge de trente-cinq ans, vécut jusqu'à quatre-vingt-douze ans, avec l'exercice entier de ses facultés, en se soumettant à un régime sévère.

INVASION DE LA PHTHISIE.

Quand, aux phénomènes précurseurs dont nous venons de parler, viennent se joindre une respiration courte, haletante, une toux sèche, persévérante, incommode, revenant le soir, après le repas, avec des intermittences variables; lorsque le malade maigrit et devient plus irritable, que les règles se dérangent ou se suppriment chez les femmes, que les sujets expectorent des crachats teints de sang, plus ou moins spumeux, ou bien ont de prime-abord une ou plusieurs hémoptysies; lorsqu'au sommet des poumons, presque toujours en avant, quelquefois supérieurement (dans la fosse sus-épineuse), on entend une respiration faible, rude, rapeuse, ou une expiration fort prolongée, des râles divers; quand le murmure respiratoire fait défaut, ou bien lorsqu'en frappant sur les clavicules ou sur les parties qui leur sont inférieures (jusqu'à la 4e côte), on perçoit un son obscur, mat, comparativement presque toujours plus prononcé d'un côté que de l'autre : après avoir constaté ces phénomènes anormaux, on peut dire que le malade est dans la première période de la phthisie pulmonaire (1). Dès lors, la toux quoique moins sèche ne peut qu'augmenter d'intensité; ses accès se rapprochent; les crachats plus considérables, de mousseux qu'ils étaient deviennent verdâtres, striés, comme panachés, grenus, semblables à du riz cuit, comme le dit Bayle. Quelquefois, ils se changent en une véritable expuition sanguinolente. Le malade devient plus maigre, plus haletant; il s'inquiète de son état en se plaignant de douleurs du dos, du côté ou de la poitrine; il demande avec inquiétude au médecin s'il ne deviendrait pas poitrinaire; lui-même quelquefois en regardant ses mains remarque la courbure singulière de ses ongles, qui, quoi qu'en aient dit Laennec et autres, ne dépend pas toujours de l'amaigrissement.

Déjà cependant un mouvement fébrile s'est prononcé, revient accompagné de frissons vagues plusieurs fois dans les vingt-quatre heures. L'altération du son thoracique et celle du murmure respiratoire se sont sensiblement accrues. Les côtes sous-claviculaires sont presqu'immobiles et la main appliquée perçoit une vibration. Le cœur gêné dans ses mouvements, par le trouble apporté dans les fonctions du poumon, est souvent en proie à des battements précipités, irréguliers, qui ont plus d'une fois fait supposer une

(1) Mes recherches statistiques confirment l'opinion de Laennec, qui pensait que le poumon droit est plus souvent affecté que le gauche; la proportion est plus d'un tiers en faveur du premier (45 sur 60). La percussion des clavicules, suivant la remarque de Laennec, suffit souvent pour diagnostiquer une phthisie commençante. Comme presque toujours les tubercules occupent le sommet des poumons, c'est la percussion sur l'extrémité acromiale de la clavicule qui est la plus significative. Dans un cas douteux où nous étions quatre médecins à délibérer, après avoir beaucoup discuté sur la question de savoir s'il existait des tubercules au sommet du poumon, il nous vint à l'idée de percuter successivement de dedans en dehors la clavicule, et la matité ne devint évidente qu'à l'extrémité externe de cet os. Dès lors la question fut jugée.

maladie du cœur. Les digestions se troublent et deviennent pénibles, s'accompagnent souvent de toux avec nausées et dispositions à vomir ; le sommeil est agité par de pénibles rêvasseries, etc. Chose singulière, bien que la maladie augmente, l'esprit du patient se calme, son intelligence, un moment languissante, reprend de l'activité ; les excrétions, les hémorrhagies habituelles ou normales, après avoir été dérangées, cessent entièrement; les femmes, du moins celles qui ont été menstruées jusque-là, attendent vainement leurs règles. Néanmoins, chez l'un et l'autre sexe, malgré l'atteinte portée aux forces, le sentiment de l'amour s'exalte souvent; le poitrinaire auquel la vie échappe brûle pour ainsi dire de la transmettre, et résiste rarement aux attraits de l'union sexuelle, quoique les suites en soient pour lui accablantes et destructives. Quelques auteurs récents ont nié, nous le savons, cette sorte de puissance des organes génitaux quand le corps est affaibli par la maladie : nous pourrions nous contenter de dire que ce fait a été trop souvent constaté pour être révoqué en doute. Mais nous ajouterons que l'action nerveuse est ici principalement mise en jeu ; or, l'action nerveuse peut encore de grandes choses chez les phthisiques sans avoir besoin d'un grand développement de forces musculaire et assimilatrice. Chose remarquable, les femmes, dans cet état anormal, conçoivent avec facilité, mais conduisent rarement à terme leur fruit conçu au milieu des ardeurs brûlantes de la fièvre et de l'étisie (1), et qui a langui dans le sein maternel faute d'une réparation suffisante. Toutefois, pendant quelques mois, la nature ayant besoin d'un temps d'arrêt pour le grand œuvre de la reproduction, repousse avec énergie les attaques incessantes du mal ; il demeure stationnaire, et les infortunées pulmoniques se croient un moment guéries. Mais l'illusion n'est pas de longue durée : à peine l'accouchement, souvent prématuré, a-t-il mis un terme au travail *dérivatif* de la gestation, que la fatale maladie sévit de nouveau et fait de rapides progrès. L'effet suspensif de la grossesse sur la marche de la phthisie a été nié comme l'activité génitale, mais c'est à tort assu-

(1) Delpech fait remarquer que les jeunes femmes atteintes de rachitisme et de déviation de l'épine dorsale, maladie qui a plus d'une analogie avec la phthisie pulmonaire ont été réputées, à tort, moins fécondes que les autres, parce qu'elles sont souvent atteintes de suppressions momentanées. Mais hélas, il n'en n'est rien, dit-il, et un grand nombre de faits pourraient conduire à la conclusion contraire, ainsi que l'a fait déjà observer mon collègue Dugès. (Orthomorphie, Tome I, page 366.)

rément. Nous avons observé nous-même cet arrêt de la phthisie chez plusieurs femmes enceintes.

Lorsque les tubercules commencent à se ramollir, que la période de suppuration s'établit, à quelques-uns des symptômes déjà indiqués et qui persistent viennent se joindre des phénomènes propres à cette période de la maladie. La fièvre, chez le plus grand nombre des malades (les 3/5 à peu près), prend un caractère particulier, marqué par des exacerbations du soir ou de l'après-midi. Ces accès fébriles, presque toujours suivis de sueurs, prennent quelquefois le caractère intermittent d'une fièvre quotidienne ou double quotidienne, et sont presque toujours l'expression d'un accroissement de la maladie. C'est lorsque la fièvre a le plus d'intensité, que la diarrhée se manifeste ou devient plus opiniâtre, sinon tout-à-fait continue. L'expectoration devient plus homogène, plus opaque, filante, nummulaire. Les crachats, comme lacérés, gagnent quelquefois le fond de l'eau ; ils sont jaunâtres et d'un aspect analogue à celui de la matière tuberculeuse ; ils se dissolvent dans l'eau, et jetés sur des charbons ardents ils brûlent presque toujours entièrement. Des sueurs inondent la poitrine et d'autres parties pendant le sommeil ; une toux opiniâtre, par quintes, tourmente plus que jamais le malade. Le bruit rapeux de la respiration s'est en partie changé en craquement ; la toux d'abord sèche ou rauque est devenue caverneuse ; un gargouillement sourd, puis liquide, semblable à du râle muqueux, se fait entendre dans la caverne naissante produite par la fonte tuberculeuse. La toux devient de plus en plus caverneuse, et si l'on applique le stéthoscope ou l'oreille sur les points correspondants au ramollissement des tubercules, on perçoit d'abord une bronchophonie diffuse, bientôt après le son de la voix qui bourdonne, puis se dévie pour venir frapper l'oreille : c'est ce qui constitue la pectoriloquie complète ou incomplète, le souffle voilé, selon que la suppuration est plus ou moins avancée et la caverne plus ou moins profonde. Si l'on frappe entre deux côtes avec l'extrémité des quatre doigts de la main, on obtient un bruit appelé vulgairement de pot fêlé, bruit qui était d'une assez grande importance avant la découverte de l'auscultation. Quelquefois, dit Laennec, à mesure que l'excavation se vide, la résonnance de la poitrine devient plus claire, ce changement peut tromper le médecin inattentif et lui faire croire à une amélioration illusoire ; mais le plus souvent l'excavation n'augmente pas la sonorité, parce qu'il se développe autour d'elle de nouveaux tubercules. Dans d'autres circonstances, et particulièrement quand les cavernes sont très-étendues et contiennent une petite quantité de liquides, la pectoriloquie disparaît, ou ne se fait entendre que très-rarement ; elle cède la place à deux autres phénomènes : le tintement métallique et la respiration amphorique que nous avons depuis longtemps proposé d'appeler *vibration métallique*. C'est alors aussi qu'on observe souvent des dépressions sous-claviculaires produites par l'atrophie du poumon et l'affaissement des côtes.

Les excavations comme les tubercules ont le plus communément leur siége au sommet des poumons, et alors le diagnostic est facile : il l'est encore quand le ramollissement des tubercules a lieu à la superficie de ces organes, que les parois de la caverne sont minces, non adhérentes, c'est dans ce cas que l'on perçoit le souffle auriculaire ou voilé. Si au contraire le ramollissement s'opère dans un point central ou profond, on ne trouve plus qu'un bruit caverneux, amphorique, obscurci par des râles et des craquements. C'est ici surtout que le médecin se trouve quelquefois embarrassé, et qu'il doit, quand l'auscultation n'est pas suffisante, s'éclairer des symptômes généraux et explorer avec soin les antécédents et la filiation des malades.

Les symptômes ordinaires de la suppuration confirmée des tubercules pulmonaires, sont une fièvre continue, hectique avec de fortes exacerbations, une chaleur incommode qui se concentre dans la peau des mains, une rougeur plaquée des pommettes plus intense qu'auparavant, des sueurs colliquatives, un dévoiement presque continuel, souvent provoqué et entretenu par des ulcérations qui succèdent à une éruption secondaire de tubercules dans la membrane muqueuse intestinale, presque dans le même point où se développent les caractères anatomiques de la dothinenterie. Les crachats vers la fin de la maladie sont tout-à-fait semblables à la matière tuberculeuse qui stagne dans les cavernes, ils deviennent plus liquides et grisâtres et augmentent de fétidité. Une émaciation effrayante amène successivement le corps des phthisiques à une prompte étisie et imprime bientôt sur leur *facies* le terrible sceau hippocratique avant-coureur d'une fin prochaine. Parmi les malades ainsi dévorés par la consomption pulmonaire, et qui se consument comme une torche enflammée, les uns sont en proie à une cruelle insomnie que rend plus affreuse encore une toux incessante que rien ne peut calmer; d'autres au contraire, dorment profondément, pour ainsi dire noyés dans une sueur visqueuse et ne se réveillent que pour céder aux besoins impérieux d'une diarrhée colliquative qui annihile le peu de forces restant encore au poitrinaire; d'autres enfin qui sont épuisés par la fièvre et les sueurs n'ont point de dévoiement, et vont régulièrement à la selle; chez le plus grand nombre, un appétit tout-à-fait nul, est accompagné d'un désir capricieux et passager de toutes sortes d'aliments. Certains au contraire mangent avec un appétit qu'il faut modérer, dorment bien, et cherchent à dissimuler le dévoiement. Ceux-là sont pleins d'espérance et font des projets qui exigeraient une longue vie, sans s'apercevoir qu'ils touchent à leur dernier moment. Assis au bord de leur tombe, dit Baumes, les pulmoniques regardent encore le tumulte du monde et songent à ses vains plaisirs. L'esprit abattu, dans un corps désorganisé, s'occupe encore de douces illusions. Plusieurs de ceux qui conservent de l'appétit et une faculté digestive assez énergique ne peuvent souvent manger à cause des aphtes nombreux qui ulcèrent leur bouche, leur langue, leur gosier, et périssent avant l'heure fatale par le supplice de la faim.

Parmi les phthisiques, les uns succombent à des hémoptysies abondantes, les autres s'abîment dans une sorte de colliquation générale, quelques-uns expirent après quelques jours d'un délire doux et paisible ou d'une sorte de léthargie plus ou moins profonde, mais la majorité meurt sans agonie dans un accès de suffocation en demandant de l'air; presque tous, même les médecins, se font illusion sur leur état et sont pleins d'espérance. Le jeune et déjà célèbre docteur Georget, arrivé au dernier degré de la phthisie, disait à ses amis qu'il n'avait que des palpitations de cœur; il ne voulait souffrir personne auprès de lui pendant la nuit; on le trouva mort un matin en entrant dans sa chambre.

Nous avons donné des soins à un jeune licencié en droit du plus grand mérite, qui la veille de sa mort nous retint longtemps pour nous consulter sur un projet de régime qu'il se proposait d'adopter, sur un nouvel appartement qu'on lui préparait à la campagne où il devait passer sa convalescence; il mourut si paisiblement la nuit suivante que sa mère, ne pouvant croire qu'il avait cessé de vivre, nous envoya chercher pour s'en assurer. Nous nous souvenons également avoir donné des soins à une jeune femme arrivée au dernier degré de la phthisie, qui toussait à peine et dormait profondément pendant la nuit. Son mari, qui ne pouvait se persuader qu'elle fût aussi malade, ne s'aperçut qu'au froid glacial de la mort, qu'elle avait cessé de vivre à ses côtés. Depuis plusieurs jours, malgré nos avertissements, il faisait meubler un appartement à la campagne pour l'y faire transporter.

On comprend très-bien qu'il nous est impossible dans un exposé sommaire de faire connaître les variétés que présente la phthisie pulmonaire, dans son cours plus ou moins rapide, et les phénomènes exceptionnels très-nombreux dont cette maladie abonde. Dans ce nombre nous plaçons les guérisons temporaires qui surviennent quelquefois contre toute attente, l'arrêt et la suspension d'une première éruption tuberculeuse jusqu'à une seconde ou une troisième, les phénomènes peu connus qui accompagnent la formation des cicatrices du poumon, etc. Comme, au surplus, nous traiterons de ces diverses particularités de la maladie, nous ne consignerons ici que quelques remarques générales qui doivent suffire pour achever le tableau que nous venons de tracer.

La marche et la durée des accidents successifs de l'affection tuberculeuse des poumons présentent une infinité de variations. Cette maladie est chronique, son cours total est de plusieurs mois, de plusieurs années. Quelquefois néanmoins, ignorée jusque-là, sans doute (car nous ne croyons pas aux phthisies aiguës proprement dites), cette maladie prend une forme aiguë et enlève les malades en quelques semaines. Alors certains symptômes graves tels que la toux, la fièvre, la dyspnée, etc., se pressent, se rapprochent et se dessinent avec une extrême intensité, et le malade périt d'asphyxie au milieu des sueurs colliquatives et de la fièvre brûlante d'une rapide consomption. Après la mort on trouve les poumons presqu'entièrement envahis par des tubercules miliaires qui semblent être éclos dans l'espace de quelques jours; d'autres qui ont déjà subi le ramollissement, etc.

Un accident remarquable qui arrive quelquefois vers la fin des phthisies de long cours, en hâte la terminaison fatale, c'est le pneumo-thorax ou épanchement d'air dans la cavité des plèvres, suite de la communication accidentellement établie entre cette cavité et les cavernes au moyen de la perforation de leurs parois. Dans ce cas, l'air introduit dans les poumons par les bronches pénètre dans la cavité pleurale, s'y accumule avec l'épanchement séreux qui l'a presque toujours devancé, comprime le reste du poumon sain, et produit une prompte asphyxie ; on reconnaît cette complication souvent ignorée à une douleur accidentelle de côté, à la gêne qui survient dans la respiration, au son retentissant de la poitrine, enfin à l'existence du signe si remarquable appelé par Laennec tintement métallique, et du bruit qui résulte du choc de l'air avec la sérosité dans les mouvements brusques imprimés au thorax par la succession hippocratique.

L'œuvre de destruction terminée, il ne reste plus au médecin qu'à rechercher dans la dépouille mortelle de la victime les désordres qui ont plus ou moins rapidement tari les sources de la vie ; après avoir vainement épuisé son savoir dans l'interprétation des symptômes et le choix des indications curatives, l'homme de l'art doit avoir hâte de déchirer enfin le voile qui lui cachait l'incurabilité du mal. Si cette triste conviction met à nu l'impuissance de l'art, elle affranchit du moins le praticien du doute affreux qui pesait sur sa responsabilité morale en lui demontrant l'incurabilité de la maladie.

CHAPITRE XIV.

APPRÉCIATION DES SYMPTOMES DE LA PHTHISIE PULMONAIRE, CONSIDÉRÉS AUX DIVERSES PÉRIODES DE CETTE MALADIE.

L'habitude d'étudier trop isolément des altérations de tissu, d'expliquer tout par leur concours et leur nombre, donne à l'esprit une rigueur qui le porte à n'admettre comme vrai que ce qu'il a constaté lui-même et lui fait révoquer en doute les opinions les mieux établies. Cette sorte d'incrédulité est funeste à la science parce qu'elle remet tout en question. De temps immémorial les observateurs ont dit que les phthisiques étaient portés aux plaisirs de l'amour, que la conception et la grossesse chez la femme retardaient la marche de la phthisie, etc. Les hommes les plus éminents dans la science, n'ont pas su toujours éviter l'écueil dont nous venons de parler. M. Louis, par exemple, ce patient et opiniâtre investigateur de l'homme malade ne s'étant pas trouvé à même, dans un grand nombre de cas observés par lui, de vérifier l'influence de la grossesse sur la marche de la phthisie, a été conduit à la révoquer en doute, aussi bien que la propension des tuberculeux aux plaisirs vénériens. Cependant, il est resté dans notre souvenir et dans celui d'un grand nombre de médecins (cela se trouve d'ailleurs écrit dans des ouvrages dignes de foi), que les phthisiques avaient une singulière propension pour les plaisirs de l'amour.

Article I. — Influence de la grossesse.

Les modifications que la grossesse imprime à la phthisie sont des mieux établies, et les praticiens ont pu souvent les vérifier. Nous avons rapporté, dans les comptes-rendus de la Société philanthropique pour 1834, l'histoire d'une femme inscrite au quatrième dispensaire chez laquelle la phthisie fut notablement ralentie par la grossesse. Tout récemment encore nous avons eu à déplorer la mort de la jeune et intéressante épouse d'un magistrat, d'une santé frêle et qui donnait les plus grandes inquiétudes pour sa poitrine pendant les premières années de son mariage; elle jouit ensuite d'une santé parfaite en apparence pendant tout le temps d'une grossesse ardemment désirée; mais à peine fut-elle accouchée, très-naturellement d'ailleurs, qu'elle présenta les symptômes d'une phthisie confirmée et qu'elle y succomba en très-peu de temps.

Bordeu fait mention, dans son *Traité sur le Pouls* (1), d'une malade qui crachait du pus, était d'une maigreur extrême, avait une fièvre lente avec redoublements, des sueurs nocturnes, etc. Cette femme devint grosse; dans cet état de maladie, ces accidents furent tellement suspendus que la malade parut se porter assez bien jusqu'à la fin de la grossesse. La fièvre se déclara, après un frisson, le second jour de l'accouchement; les remèdes administrés n'eurent aucun succès, la malade cracha de nouveau du pus et demeura pulmonique. Portal tout en admettant d'ailleurs, que les grossesses répétées chez des sujets trop jeunes, dont l'accroissement n'est pas terminé, peuvent hâter la marche de la phthisie, n'en remarque pas moins que la grossesse produit souvent un résultat différent. Combien de personnes, dit-il, menacées de phthi-

(1) Page 250.

sie, crachant du sang, respirant avec peine, n'a-t-on pas vues se rétablir à proportion que la grossesse avançait, ou après une heureuse couche? (Tom. II, pag. 85.) M. Louis se demande comment il peut se faire qu'au milieu de la détérioration générale de toutes les fonctions, celle de la génération puisse avoir une énergie toute particulière ? Il n'a point été dit que les fonctions génitales eussent plus d'énergie, mais seulement que ceux qui les exerçaient y étaient plus portés que dans l'état normal : ce qui paraît tenir à la surexcitation du système nerveux peu lésé dans l'origine de la phthisie où le cerveau accomplit encore de grandes choses, quoique les fonctions nutritives et les forces physiques aient déjà éprouvé de graves atteintes. L'auteur ne semble pas comprendre non plus comment des femmes enceintes, naturellement sujettes à la dyspnée, se trouvent soulagées dans une maladie dans laquelle la dyspnée est toujours un symptôme incommode. Pour apprécier convenablement cette objection, il faudrait bien savoir quelle est la cause de la dyspnée dans l'origine de la phthisie tuberculeuse, et si cette cause n'est pas susceptible d'être affaiblie par le travail de la conception dans le grand acte de la reproduction. N'y a-t-il pas ici une puissante dérivation physiologique? et puis, en creusant un peu plus avant l'étude des êtres, n'est-on pas porté à admettre que la nature, dans le grand acte de la reproduction, a dû faire trêve avec les maux nombreux qui affectent l'espèce humaine? Il suffit, du reste, d'ouvrir les livres de médecine pour trouver beaucoup de faits où la grossesse a guéri ou suspendu des maladies autres que la phthisie. Je me rappelle avoir connu et observé pendant plusieurs années la femme d'un marchand du Palais-Royal, qui dans l'état normal éprouvait une diarrhée habituelle, laquelle cessait totalement pendant des grossesses successives. M. le docteur Grisolle, partageant les idées de M. Louis son maître, a lu à l'Académie de Médecine, le 2 octobre 1849, dix-sept observations qui semblent réfuter l'influence de la grossesse sur la marche de la phthisie. L'auteur, sans résoudre d'ailleurs la question, ne présente ces faits que comme des matériaux propres à en faciliter la solution.

Des auteurs assurent n'avoir jamais vu mourir de femmes phthisiques pendant la grossesse, mais plusieurs ne survivent que quelques jours ou quelques heures après l'accouchement. Brieude (1)

(1) Traité de la Phthisie pulmonaire, Tome II, page 7.

parle d'une phthisique chez laquelle l'allaitement même parut arrêter notablement les progrès de sa maladie. Ce sont sans doute des faits semblables qui ont fait dire à Rozières de la Chassaigne (1) que de deux femmes phthisiques au même degré, celle qui devient enceinte est sûre de vivre jusqu'à l'accouchement, tandis que l'autre pourra mourir beaucoup plus tôt.

Article II. — Fistule a l'anus.

Nous aurions des considérations analogues à présenter au sujet de la fistule à l'anus, considérée comme un symptôme ou une complication de la phthisie pulmonaire. Des auteurs récents n'ont fait, il est vrai, aucune mention de cet accident, et on lit avec une sorte de surprise dans les notes qu'il a mises à la 4e édition de l'ouvrage de Laennec, que M. Andral, sur deux cents malades, n'en avait rencontré qu'un seul qui fût atteint de fistule à l'anus. Laennec, de son côté, dit aussi avoir rarement observé la coexistence ou la coïncidence de ces deux maladies. Cette opinion excitera sans doute l'étonnement de ceux qui ont lu les meilleurs livres sur la chirurgie, dans lesquels il est dit formellement que l'opération de la fistule à l'anus chez les phthisiques, en guérissant l'affection du rectum, hâte la terminaison fatale de celle des poumons. Pour nous qui n'avons pas, il est vrai, dressé de statistique sur ce point de notre sujet, nous pouvons affirmer néanmoins avoir observé assez souvent la fistule à l'anus chez les phthisiques. Nous ajouterons qu'il nous paraît impossible d'anéantir ainsi d'un trait de plume le résultat de l'observation de plusieurs siècles; la puissance de la méthode numérique, quelle que soit son utilité, ne pourra jamais aller jusque-là. L'on peut voir d'ailleurs, dans l'ouvrage de Baumes, sur la phthisie, les nombreuses citations d'auteurs qui ont posé, en principe, le danger des opérations propres à guérir les fistules à l'anus chez les phthisiques. Raulin, Rozières de la Chassaigne, et surtout Pouteau insistent beaucoup sur ce point de pratique chirurgicale. Un médecin (Tinchant) a même composé sur ce sujet une dissertation inaugurale soutenue à Leyde en 1790. Or, nous le demandons, si cette coïncidence ne se rencontrait qu'une fois sur 800, les chirurgiens au-

(1) Manuel des Pulmoniques, page 271.

raient-ils insisté avec autant de persévérance sur l'inconvénient de guérir la fistule à l'anus dans des cas semblables?

La conclusion toute naturelle et vraiment pratique à tirer de tout ceci pour le médecin, c'est qu'il ne faut pas guérir des fistules chez les phthisiques, et se contenter de leur opposer des moyens purement palliatifs.

Article III. — Courbure des ongles. Lésions épidermiques.

La courbure des ongles connue sous le nom d'*ongles crochus*, est un autre phénomène signalé par les médecins grecs, sinon comme un signe de phthisie, du moins comme un indice de l'empyème qui succède à la pneumonie et à la pleurésie, maladies que l'on devait souvent confondre alors avec celle qui nous occupe Plusieurs commentateurs d'Hippocrate, Duret entre autres, ont constaté le même phénomène, et aucun ne paraît l'avoir contesté. Arétée dit positivement que dans la phthisie les ongles deviennent crochus « *ungues adunci fiunt.* » Il suffit d'avoir observé attentivement la phthisie, comme l'a dit si judicieusement M. le docteur Patissier à l'article *Ongles* du *Dictionnaire des Sciences médicales*, pour reconnaître qu'ils présentent souvent cette particularité singulière. Un médecin que nous citerons plus bas (M. Pigeaux) n'hésite pas même à regarder la courbure des ongles comme un signe précurseur de la phthisie pulmonaire. Cependant, ce signe volontairement oublié par des célébrités médicales contemporaines, ou traité très-légèrement par des hommes distingués dans la science (qui l'ont attribué aux progrès de la maigreur des malades) a été néanmoins envisagé d'une manière différente par beaucoup d'autres. Nous nous rangeons volontiers du nombre de ces derniers, et sans attribuer une grande signification à cette disposition d'une partie si minime de l'organisme, nous la considérons néanmoins comme un des phénomènes les plus constants de la maladie. Double, dans un travail curieux et le plus complet qui existe sur la séméiologie des ongles, (1) dit que les ongles deviennent fortement arqués dans le troisième degré de la phthisie, surtout lorsque cette maladie a parcouru lentement ses diverses périodes. M. Pigeaux, ancien élève interne des hôpitaux de Paris, et

(1) Journal de la Société de Médecine de Paris. Tome 33, page 397.

auteur d'un traité sur les maladies du cœur, a publié dans les Archives générales de Médecine (T. 29) des recherches curieuses sur l'étiologie, la symptomatologie, et le mécanisme du développement fusiforme de l'extrémité des doigts. En résumant le travail de l'auteur qui avait consacré deux ans à ses recherches, et examiné 200 phthisiques, on peut établir : 1° que les ongles se recourbent chez les phthisiques en basculant sur leur bord libre et par suite du soulèvement de leurs racines ; 2° que l'embonpoint ou l'amaigrissement ne paraissent jouer aucun rôle dans la production de ce phénomène, puisque, proportion gardée, entre les phthisiques émaciés et ceux qui ont encore de l'embonpoint, ce symptôme se rencontre plus souvent chez les derniers ; 3° que les 6 dixièmes environ des phthisiques présentent cette particularité, et que presque la moitié en sont atteints avant que l'existence des tubercules soit bien établie.

Un autre médecin, M. Vernois, (1) pour déterminer d'une manière plus rigoureuse si la phthisie pulmonaire plus que toute autre affection donnait lieu à l'incurvation des ongles, a cru qu'il ne fallait pas se borner à observer leurs formes accidentelles chez les phthisiques, mais dans toutes les maladies où elles se rencontrent ; il a donc comparé les cas où ce phénomène a été constaté avec ceux qui ne le présentaient pas. Ses recherches ont porté sur 276 cas recueillis dans les hôpitaux de Paris pendant les années 1834, 35, 36. Dans chacun d'eux se trouvent notés : 1° l'état des ongles, 2° la maladie, 3° le sexe, 4° l'âge, 5° la profession, 6° la constitution : sur ces 276 malades, 188 avaient des ongles normaux, et 88 des ongles récourbés. L'auteur a donc pu établir la règle de proportion suivante : 276 : 88 :: 3/13 : 1 : c'est-à-dire que la courbure des ongles a été rencontrée une fois sur 3/13. Dans ces calculs statistiques, les scrofules se trouvent comprises pour 32, la phthisie pour 48, la pneumonie avec tubercules pour 4, la péritonite tuberculeuse pour 3, les tubercules du foie pour 1 ; de sorte que sur 88 cas d'incurvation des ongles, 60 ou plus des 2/3 appartiennent aux maladies tuberculeuses. D'après de telles recherches, quelle confiance peut-on avoir dans les assertions contraires ne reposant sur aucun fait précis, et dont l'objet semble être d'attribuer à une difformité des doigts qu'ils appellent *fusiformes* ce qui appartient uniquement

(1) Même recueil. Nov. 1829.

aux ongles? Les ongles *crochus*, pour nous servir de l'expression des anciens, ont été signalés par les observateurs les plus éminents qui nous ont précédés. Ce phénomène a reçu la sanction de faits comptés et comparés d'après une méthode rigoureuse sinon infaillible, que faut-il de plus? Quant aux explications qu'on a voulu donner de cette particularité singulière, elles sont toutes hypothétiques. Nous nous contenterons de dire que toutes les parties du système épidermique semblent plus ou moins lésées chez les phthisiques : les cheveux tombent presque toujours dans la dernière période de la maladie, dit Portal, en même temps que les ongles deviennent crochus. D'autres auteurs ont remarqué la blancheur inaccoutumée des dents, celle de la peau, la couleur bleuâtre des joues, la longueur démesurée des cils, etc. Enfin M. Pigeaux a cherché à expliquer pourquoi les ongles des pieds n'étaient pas sujets à l'incurvation comme ceux des doigts.

Article IV. — Toux, douleurs thoraciques, dyspnée.

La toux et la douleur de poitrine sont deux symptômes qui se montrent au début de la phthisie et qui manquent rarement dans cette maladie. (1)

Ces symptômes ont été fort anciennement notés dans le livre *des maladies* attribué à Hippocrate. Baglivi, parmi les modernes, est un de ceux qui ont le plus insisté sur ces signes de la phthisie naissante. Toutefois, cette toux, cette douleur de poitrine ainsi que la dyspnée qui les accompagne souvent ne sont pas très-manifestes chez des sujets réellement phthisiques. On observe des pulmoniques qui arrivent au terme de leur maladie sans avoir toussé d'une manière notable.

Bosquillon, Clark et autres parlent de cas remarquables par l'absence de la toux surtout pendant la nuit; nous nous rappelons également avoir observé la femme d'un marchand de la rue Saint-Denis arrivée au troisième degré de la phthisie, qui n'avait ni toux,

(1) On peut dire que la toux existe constamment dans la tuberculisation pulmonaire chez les enfants. Deux fois seulement nous avons vu manquer ce symptôme sans que nous puissions nous rendre compte de son absence. Non-seulement la toux existe presque constamment, mais encore elle marque le début de la tuberculisation pulmonaire, etc. (Traité clinique et pratique des Maladies des Enfants, par MM. Rilliet et Barthez. Tome 3.)

ni dévoiement ; elle dormait profondément sept ou huit heures par nuit quelques jours avant sa mort. Lieutaud, Morgagni, Portal, ont ouvert les cadavres de malades dont les poumons avaient été détruits par la suppuration ; et cependant ces sujets n'avaient pas notablement toussé ni souffert dans le cours de leur maladie ; mais ces cas sont extrêmement rares et presque toujours la toux est, nous le répétons, un des premiers symptômes de la phthisie pulmonaire. Elle augmente pendant le frisson et à l'entrée de la nuit, elle diminue dans la matinée quand les sueurs surviennent et lorsque l'expectoration est plus difficile ; elle tourmente beaucoup aussi les malades pendant la digestion, presque toujours pénible, des aliments qu'ils prennent.

Chose singulière, cette même toux qui manque parfois chez les phthisiques peut au contraire presque seule en imposer, induire le médecin en erreur et lui faire croire à l'existence d'une phthisie qui n'existe pas. Les espèces de toux dont nous parlons sont purement sympathiques et ont leur siége dans des organes situés hors de la poitrine, tels que l'estomac et les intestins. De Haen, Portal, Morgagni, Lieutaud et plus récemment M. Delaroque, (1) ont signalé des cas semblables. Mais aujourd'hui l'auscultation rend cette méprise presque impossible ; la maigreur, la fièvre, les sueurs, le dévoiement, sont des symptômes de phthisie, mais il n'y a point de phthisie sans lésions des poumons, point de tubercules pulmonaires sans signes physiques quels qu'ils soient. Ces signes peuvent être douteux, mais jamais totalement absents. «On ne doit jamais, dit »avec raison Laennec, affirmer l'existence de la phthisie pulmonaire, »quand on ne trouve aucun des signes physiques donnés par l'aus»cultation et la percussion. » Pour en revenir à la toux et à la douleur pectorale, les tubercules peuvent sans doute exister et rester longtemps stationnaires sans faire tousser, ni souffrir les malades, mais au bout d'un temps plus ou moins considérable, ces tubercules, jusque-là miliaires et clair-semés, grossissent et se multiplient ; il se fait une nouvelle éruption qui s'annonce presque toujours par la toux, de la douleur, de l'oppression. Nous avons souvent observé des jeunes personnes qui présentaient des symptômes douteux de phthisie, et surtout une petite toux sèche, contracter un mariage ardemment désiré, devenir enceintes, se porter bien en apparence ;

(1) Maladies abdominales simulant les maladies de poitrine.

être exemptes de toux pendant toute la grossesse ; et puis lorsqu'après l'accouchement au milieu des joies de la maternité on se félicitait de les avoir mariées, une petite toux sèche, de la dyspnée, des douleurs de poitrine reparaissaient alors, et c'étaient les funestes avant-coureurs de la phthisie confirmée.

Ce sont souvent, nous devons le dire, des grossesses rapprochées et imprudemment répétées qui amènent ce triste résultat contre lequel une toux et une douleur suspecte avaient vainement prémuni. Telle jeune femme d'une constitution faible, souffrante et tousseuse, qu'on nous passe l'expression, qui pouvait prolonger son existence par une vie douce, paisible, succombe rapidement sous la mortelle influence que déterminent des grossesses répétées auxquelles viennent trop souvent se joindre des chagrins domestiques, des revers de fortune, etc.

La toux présente de nombreuses variations chez les phthisiques aux différents âges : ainsi chez les enfants, par exemple, comme l'ont bien fait remarquer MM. Rilliet et Barthez, (1) elle est petite, sèche ou humide ; chez l'un elle a lieu par quintes, chez l'autre elle est continue et nullement quinteuse, d'autres fois elle est plus fréquente la nuit, le matin ou le soir que dans le milieu du jour. Quant aux indications que fournit la toux, quand elle est sèche, petite, fréquente et continue, elle dénote une grande irritation des voies respiratoires, sans expectoration aucune. C'est ordinairement la toux sèche qui annonce les tubercules crus, disséminés ou compliqués de bronchite et de pneumonie. La toux humide et grasse, au contraire, indique une excrétion abondante de liquide, la fonte des tubercules, ou l'existence d'une excavation tuberculeuse. On doit donner encore une attention toute particulière au timbre de la toux des phthisiques : ainsi, tantôt elle est claire, tantôt rauque, grosse, résonnante, aboyante. De plus chez les enfants, il est d'une grande importance d'étudier la toux sous le rapport de ses exacerbations : souvent en effet, les enfants tuberculeux affectés de toux continuelle sont pris de quintes qui reviennent sans fixité à des heures de la journée ou de la nuit. Ces quintes doivent être soigneusement distinguées de celles de la coqueluche, par l'absence de sifflement, par une précipitation moindre dans les secousses expiratoires, par une moindre congestion de la face, etc.

---

(1) Traité clinique et pratique des Maladies des Enfants. Tome 3, page 278.

Douleurs Thoraciques. Quel médecin n'a pas entendu des malades prédisposés ou déjà atteints de tubercules se plaindre de douleurs pectorales dont les unes ont leur siége dans le dos, les autres à la partie antérieure du thorax, au bas du sternum, et même dans chaque côté de la poitrine, quand quelques points pleurétiques viennent compliquer la phthisie naissante? Il en est toutefois des douleurs comme de la toux, elles manquent assez souvent. Il n'est donc pas rare d'observer des phthisiques assez avancés, qui n'ont presque jamais souffert de la poitrine. Le praticien doit être averti d'ailleurs, qu'il ne faut pas confondre les douleurs produites par les affections du cœur avec celles qui caractérisent ou accompagnent la phthisie pulmonaire. Rien n'est plus commun que de rencontrer des malades atteints de toux catarrhale, se plaignant de douleurs de poitrine qui tiennent uniquement à l'état du cœur même chez les sujets tuberculeux. Ces douleurs semblent s'accroître presque toujours pendant la toux, les insomnies nocturnes, les digestions difficiles; soit que la souffrance du malade augmente véritablement, soit qu'il pense davantage à ses douleurs passées pendant l'insomnie, ou bien qu'il soit plus susceptible pendant la digestion et les quintes de toux; soit enfin que les secousses imprimées à la poitrine, le travail de la digestion, causent un ébranlement douloureux aux nerfs pulmonaires, qui sans doute ont leur part d'influence dans les phénomènes variés et complexes que nous présente la tuberculisation du poumon. « Rien n'est plus variable, dit Laennec, que les douleurs locales dans la phthisie. La plupart des malades en éprouvent peu; beaucoup n'en éprouvent pas du tout; quelques-uns en ressentent de très-vives, soit à raison de légères pleurésies ou pneumonies qui surviennent de temps en temps, soit par suite d'une simple névralgie et sans aucun signe d'inflammation. Chez quelques-uns la sensibilité de relation est assez développée dans le poumon pour qu'ils sentent le gargouillement de la matière tuberculeuse ramollie, et pour qu'ils indiquent parfaitement le point de départ des crachats. » (1)

Au reste, les nombreuses adhérences que contracte le poumon avec les parois du thorax ne paraissent véritablement causer aucune douleur; celles dont les malades se plaignent quelquefois vaguement sont considérées comme rhumatismales; la bronchite

(1) Tome II, page 237.

produit un sentiment de brûlure, de picotement, plutôt qu'une véritable douleur. C'est une chose bien extraordinaire, mais pourtant très-vraie, que les poumons, les intestins, et beaucoup d'autres organes encore, sont ramollis, ulcérés, désorganisés par une énorme tuberculisation, sans que les sujets aient ressenti aucune douleur. Il faut convenir toutefois qu'il n'en est pas toujours ainsi ; outre les douleurs qui ont leur siége dans le poumon et qui sont très-vives, des phthisiques éprouvent des coliques, des douleurs au larynx, ont des aphtes qui affectent les lèvres, la bouche, le pharynx, et font cruellement souffrir les patients quand ils veulent prendre la moindre nourriture.

Dyspnée. La dyspnée s'explique par la difficulté avec laquelle des poumons tuberculeux accomplissent la fonction de la respiration ; elle doit être en raison directe de la destruction de l'organe respiratoire. On sait que le phthisique qui a presque toujours la courte haleine, est haletant aussitôt qu'il marche un peu vite ou monte un escalier. Mais beaucoup d'autres causes, entr'autres les lésions du cœur, produisent le même accident : Par conséquent, il est difficile dans beaucoup de cas, d'apprécier le degré d'importance de ce symptôme. La dyspnée augmente surtout quand des congestions sanguines s'effectuent dans le poumon, et lorsque les malades crachent du sang, ou bien par suite d'une excitation nerveuse, d'une affection morale, etc.

Les diverses adhérences que contractent les poumons tuberculeux sembleraient devoir apporter une grande gêne au mécanisme de la respiration ; cependant l'observation n'a point confirmé cette conjecture. Le siége de ces adhérences, dit Portal, n'est pas assez constant pour qu'on puisse y rapporter le siége de la douleur et de la dyspnée. J'ai pris plusieurs fois une note exacte des endroits où les malades avaient rapporté la gêne et la douleur, pour pouvoir m'assurer ensuite par l'ouverture du corps, si les altérations du poumon, et notamment les adhérences de ce viscère avec la plèvre, correspondaient avec les points douloureux ; mais je les ai trouvés très-souvent sains dans ces endroits. Rien de plus commun, ajoute-t-il, que de trouver des adhérences nombreuses et très-fortes du poumon avec la plèvre chez des sujets qui n'ont eu aucune douleur à la poitrine et qui n'ont pas même éprouvé de la difficulté pour respirer. Plusieurs anatomistes avaient déjà fait cette observation avant moi, etc.

L'aptitude du poumon à absorber une plus ou moins grande quantité d'air atmosphérique est en raison inverse des altérations dont il est le siége. Ce rapport examiné chez une trentaine de phthisiques a été considéré par un médecin anglais, M. Hutchinson, comme un nouveau signe propre à éclairer le diagnostic de la phthisie pulmonaire. Ainsi, tandis qu'un individu dans l'état normal absorbe 220 pouces cubes d'air, le même individu ou un autre qu'on peut lui comparer, de même âge, de même taille, etc., n'en absorbe plus que 113 lorsqu'il est atteint de la phthisie au premier degré. Dans la seconde période, un autre malade qui aurait absorbé 230 pouces cubes d'air dans l'état normal, n'avait qu'une capacité de 185 pouces; dans le troisième, la différence plus grande encore était de 135 à 89. Il résulte d'un tableau fait par le médecin anglais, que la capacité de la poitrine pour l'air, chez les phthisiques au premier degré est de 149 pouces au lieu de 224 (différence 75 pouces). Dans une période plus avancée, cette différence est de 137 pouces, etc. Voyez le Mémoire intitulé : Études sur les phénomènes mécaniques de la respiration, etc. Archives de Médecine, tom. 13, 1847.

Article V. — Hémoptysie.

Des médecins ont émis l'opinion que la congestion pulmonaire et le crachement de sang qui en est souvent la conséquence, pouvaient être une cause de phthisie; que le sang épanché devenu corps étranger, provoquait les tubercules dans le poumon. Cette opinion que Morgagni a depuis longtemps condamnée d'une manière sentencieuse (1) ne nous paraît point fondée. Les auteurs ont probablement pris une pure coïncidence pour une cause.

L'étiologie de la tuberculisation est en effet trop complexe pour qu'on puisse l'expliquer d'une manière aussi simple. Des crachements de sang qui annoncent une première éruption de tubercules, coïncident avec cette éruption, en sont souvent la conséquence, mais ne concourent pas à la produire. On ne peut pas davantage admettre avec un auteur récent d'une grande autorité en médecine, que par la raison que la matière tuberculeuse se trouvant toute

(1) Pus a sanguine non fit.

formée dans le sang, les effusions plus ou moins considérables de ce liquide doivent en accroître le développement. Cette étiologie nous paraît purement hypothétique et peu susceptible d'être discutée ; il nous faudrait pour cela des connaissances plus précises sur l'altération des fluides à toutes les époques de la vie.

L'hémoptysie est presque toujours un symptôme du commencement de la maladie, quoiqu'il ne soit pas rare de rencontrer des phthisiques qui ayant eu des crachats sanglants à l'origine de leur mal, ont pendant le reste de son cours d'abondantes hémorrhagies qui hâtent les progrès du mal et accélèrent la catastrophe par l'affaiblissement graduel qu'elles produisent. C'est dans ce sens sans doute qu'il faut interpréter le fameux aphorisme d'Hippocrate : « *A sanguinis sputo puris sputum.* » Il est supposable en effet que les anciens savaient très-bien que des malades crachent pendant longtemps du sang sans devenir phthisiques, ou du moins ne le deviennent que longtemps après. C'est peut-être cette considération qui a fait dire à Baillou, par une sorte d'induction opposée, que les grandes hémorrhagies pulmonaires disposent moins que les petites à la phthisie. Cette opinion ne nous paraît pas plus fondée que celle tout-à-fait contradictoire de Portal, qui veut que ceux qui crachent habituellement du sang, deviennent rarement poitrinaires. Ils le deviennent, il est vrai, souvent bien tardivement, comme nous le verrons bientôt, mais ils ne sont presque jamais exempts de la maladie. L'observation sérieuse des faits ne confirme en aucune manière ces opinions diverses sur la valeur diagnostique et pronostique de l'hémoptysie dans la maladie qui nous occupe ; en effet, les médecins qui ont le plus observé la phthisie pulmonaire, comme M. Louis, par exemple, ont pu se convaincre que le crachement de sang est un signe très-fréquent de la tuberculisation des poumons, quand, bien entendu, les symptômes précurseurs de cette maladie l'accompagnent : en bonne séméiotique un seul signe ne présage rien d'une manière absolue. (1)

Les hémoptysies au surplus se montrent chez les tuberculeux à des époques bien diverses, dans des circonstances bien variées, et souvent lors même que l'état du malade est loin de les faire pressentir ; on les observe plus souvent chez les adolescents, les adultes

(1) M. Louis a constaté l'hémoptysie sur les 2/3 des malades soumis à son observation.

et les femmes qui ont passé l'âge critique; plus rarement chez les enfants, qui n'y sont guère sujets qu'à une période avancée de la maladie. Les accès de crachement de sang sont souvent très-rapprochés et séparés par de longs intervalles d'une santé apparente. Une, deux, trois attaques plus ou moins considérables se succèdent à des époques plus ou moins rapprochées sans que le malade en paraisse sensiblement affecté. Puis, viennent enfin la toux, la difficulté de respirer, la pâleur, l'amaigrissement qui n'expliquent que trop la signification de ce redoutable avant-coureur de la phthisie. Il arrive souvent que les malades crachent du sang pendant un espace de temps si long, qu'on finit par en oublier l'origine et perdre de vue la relation de cause à effet qui pourtant n'en existe pas moins. Ainsi M. Andral cite dans ses notes sur l'ouvrage de Laennec un vieillard d'une santé faible qui mourut phthisique, après avoir eu pendant trente ans de fréquentes hémoptysies. Un autre vieillard âgé de plus de 80 ans, n'avait cessé de cracher du sang pendant 60; il avait eu pendant cet espace de temps plusieurs enfants morts phthisiques. A l'ouverture de son corps, on trouva dans les poumons un grand nombre de tubercules crétacés, enchâssés dans des espèces de noyaux de cicatrisation, mais point de cavernes; on était loin sans doute de s'attendre à un pareil résultat. Feu le docteur Landré-Beauvais, mort à 70 ans, avait craché du sang pendant plus de 40; et il paraît avoir succombé à une affection tuberculeuse des poumons. A côté de ces cas, on peut citer par opposition des hémoptysies considérables qui ont été rapidement suivies de phthisie pulmonaire et qui ont abrégé la vie de phthisiques encore peu avancés.

Les hémoptysies qui se renouvellent souvent sont un mauvais signe; en général elles annoncent que de nouveaux tubercules se développent ou que les anciens grossissent, s'étendent, exercent des compressions nuisibles sur les vaisseaux, ou bien en déterminent l'engorgement ou la solution de continuité. A chaque accès d'hémoptysie, il y a pour l'ordinaire un accroissement de fièvre, de la chaleur, de l'irritation, de la douleur dans la poitrine; la figure est plus ou moins animée, le malade éprouve de l'oppression, dit avoir un goût de sang dans la bouche, etc. Le sang que les malades expectorent peut bien ne pas venir du poumon, comme nous le dirons en traitant de l'hémoptysie essentielle, et être fourni par l'arrière-bouche, le pharynx, l'œsophage, l'estomac même. Lorsque l'hémorrhagie a évidemment son siége dans le tissu pulmonaire, les causes qui la déterminent sont très-variables, et quelquefois étrangères aux tubercules. Les compressions exercées par les épanchements, les plaies causées par les fractures de côtes, peuvent également y donner lieu, ainsi que les engorgements et les altérations organiques des ganglions bronchiques.

On a vu des extrémités vasculaires dilatées par suite de cette complication, s'ouvrir directement dans les bronches et donner lieu à des crachements de sang périodiques. J'ai disséqué, dit Portal, des poumons de phthisiques dans lesquels les vaisseaux qui serpentaient dans les glandes bronchiques étaient si dilatés qu'ils paraissaient variqueux ; j'ai conservé pendant longtemps, dans l'alcool, le poumon d'un jeune homme de 25 ans, qui avait craché du sang tous les mois pendant deux ans, et qui mourut de la fièvre putride. Les glandes bronchiques des poumons étaient très-grosses et couvertes de vaisseaux sanguins, dont plusieurs s'ouvraient dans les bronches.

Le sang expectoré par les phthisiques présente des nuances de coloration très-variées : on y remarque des mucosités, des matières grumeleuses, crétacées, bilieuses, noirâtres. Il s'y mêle souvent une certaine quantité de mélanose qui colore plus ou moins les crachats en noir, ces crachats n'ont aucune signification particulière si ce n'est qu'ils indiquent qu'il s'est développé dans le poumon une certaine quantité de matière noire. Cette complication s'observe surtout dans la variété de maladie décrite par Bayle, sous le nom de phthisie avec mélanose. Les troubles de la circulation auxquels donne infailliblement lieu la tuberculisation des poumons, sont souvent l'unique cause des hémoptysies. Elles se produisent également dans les cas rares à la vérité de complication d'hypertrophie du ventricule droit du cœur avec la maladie qui nous occupe, comme nous l'avons constaté plusieurs fois et comme nous l'avons bien établi dans un Mémoire inséré dans la Clinique de l'hôpital Necker (1835). Il est évident que dans ces différents cas, l'existence de quelques symptômes généraux de phthisie pourrait induire en erreur ; de là l'impérieuse nécessité d'ausculter toujours avec soin les malades.

Article VI. — Expectoration et crachats.

La puogénie, si longuement traitée par quelques historiens de la phthisie pulmonaire et par Baumes en particulier, dans la vue d'arriver à distinguer les mucosités catarrhales du pus des phthisiques n'a aujourd'hui presque aucune importance. En supposant exactes les expériences hydrostatiques et microscopiques faites sur les crachats, on doit leur préférer les moyens de diagnostic plus certains dont la science s'est enrichie. Ce sujet est donc historique et plutôt un complément d'études théoriques qu'une partie intégrante au diagnostic de la phthisie pulmonaire. Il ne nous semble donc pas exact d'avancer, comme l'a fait Clark dans son ouvrage sur la *Phthisie* (1), que l'expectoration réunie aux autres symptômes constitue, à une époque avancée de la maladie, un signe important pour faciliter le diagnostic de l'affection tuberculeuse des poumons dans les cas compliqués et obscurs et pour faire apprécier les changements qui surviennent dans la marche ordinaire de cette affection. Laennec nous semble donc avoir dit avec raison que les crachats, malgré tous les efforts faits dans tous les temps, pour y trouver des signes pathognomoniques, et l'épreuve des anciens par l'eau et par le feu, ne donnent aucun résultat que l'on n'obtienne également des produits de l'expectoration dans le catarrhe chronique. M. Andral, son annotateur, a fait judicieusement observer aussi que, quand même on parviendrait à distinguer par des caractères chimiques certains le pus d'avec le mucus, on n'en serait pas plus avancé sur la question de savoir si le liquide analysé provient d'une excavation du parenchyme pulmonaire, ou de la membrane muqueuse des bronches. On sait bien aujourd'hui que les diverses membranes muqueuses frappées d'inflammation peuvent sécréter une matière qui ressemble à du pus (2).

L'expectoration s'effectue nécessairement avec difficulté, et la matière expectorée est presque nulle lorsque les tubercules encore crus donnent lieu à une toux sèche, ou bien lorsqu'une bronchite est venue compliquer la tuberculisation pulmonaire.

Quand, au contraire, la maladie est plus avancée, la matière expectorée augmente, les crachats sortent facilement et sans efforts. Ils ont également des caractères différents dans ces deux périodes.

Avant la fonte tuberculeuse, les crachats proviennent des bronches et sont muqueux; après la suppuration des tubercules, ils sont purulents et évidemment fournis par des foyers tuberculeux. Ils

(1) Page 91.
(2) Laennec. Tome II, page 232. (Note.)

peuvent se trouver souvent mêlés à des mucosités, ce qui, soit dit en passant, rend le diagnostic par les crachats singulièrement difficile, parce qu'il s'y trouve au moins deux éléments différents. Laennec a très-bien fait remarquer à cet égard que trois matières diverses peuvent entrer dans la composition des crachats des phthisiques : des mucosités catarrhales, de la matière tuberculeuse et quelquefois du pus sécrété par les parois des cavernes entièrement vides. L'aspect des crachats ne fournit pas de données plus certaines. Il faut noter cependant que ceux de la phthisie sont généralement plus opaques, plus consistants que ceux de la bronchite aiguë et qu'ils répandent une odeur différente. Mais ceux du catarrhe pulmonaire chronique prennent assez souvent un aspect puriforme qui rend la distinction presque impossible. D'autres fois, la matière tuberculeuse entre dans les crachats pour une portion si minime en comparaison de la mucosité bronchique, que Laennec l'a évaluée à un millième environ, tant il croyait que les cavernes se vident lentement. Sans assigner ici au pus tuberculeux une quantité proportionnelle, il suffit sans doute de se rappeler qu'en faisant chaque matin une visite d'hôpital on trouve les crachoirs de certains malades remplis d'une immense quantité de matière muqueuse, tandis qu'il n'y a au fond du vase que quelques rares crachats arrondis et opaques. Les phthisiques crachent-ils des fragments de matière tuberculeuse ? Nous pensons avec Laennec que cela arrive très-rarement, et nous avons la certitude qu'on prend souvent pour des débris de tubercules la matière sébacée d'un blanc jaunâtre, concrète, friable, d'une odeur fétide, provenant de le sécrétion presque habituelle des amygdales. Cette opinion est peu en harmonie avec celle d'auteurs récents qui ont eu la prétention de découvrir la matière tuberculeuse dans les crachats. Kuhn, dans un Mémoire imprimé en 1838 (1), pose en principe qu'il y a des moyens de reconnaître la nature des crachats dans la première période de la phthisie et qu'on y trouve même une production organique qu'il appelle *tissu tubéreux*, reconnaissable à des caractères propres. Un autre auteur (M. Gruby) a publié en 1840 un ouvrage intitulé : *Morphologia fluidorum pathologicorum*, dans lequel il consacre un chapitre à l'examen des crachats des phthisiques (p. 28), il donne comme caractères pathognomoniques des tubercules pulmonaires

(1) Gazette Médicale.

des corpuscules, qu'il appelle *sphères lenticulaires.* Selon M. Pacini, ces corpuscules ne sont que des granules de la fécule du pain que l'on mange ; la preuve, ajoute ce dernier, qu'il en est ainsi, c'est que les réactions chimiques sont absolument les mêmes pour ces deux espèces de produits, ainsi qu'il s'en est convaincu en les traitant par l'iode et l'acide nitrique. (*Annali universi di Medicina*, août 1840.) Gueterbock (1) de Berlin a proposé un procédé chimique très-simple pour distinguer les différents pus qu'on peut facilement appliquer à l'étude de la phthisie pulmonaire. Ce procédé consiste à faire brûler avec un fil de fer rouge les crachats purulents et les crachats muqueux : dans cette expérience, le pus, qui contient beaucoup de graisse, se consume entièrement en répandant une flamme bleuâtre, tandis que la mucosité ne se brûle qu'en partie. Il prétend, de plus, que la matière tuberculeuse diffère de la matière purulente en raison de sa composition chimique : 1° par la proportion d'albumine, 2° par l'existence de ce qu'il appelle la phygmatine (remplaçant l'osmazone), 3° par l'existence de la cholesterine qui se trouve dans le pus.

Il est évident que les données fournies par le microscope de M. Kuhn, que les procédés chimiques de Gueterbock, que l'expérience si ancienne fondée sur la pesanteur des crachats dans laquelle ils se précipitent au fond de l'eau, que leur fétidité et leurs diverses variations de couleur ne sont que des moyens insuffisants dont, au surplus, on a peu besoin, comme nous l'avons déjà dit.

Quant aux caractères généraux des crachats des phthisiques, abstraction faite de leur importance diagnostique et pronostique, ils sont muqueux, opaques, plus ou moins teints de sang, peu solubles dans l'eau, rarement mêlés de bulles d'air, jaunes, pâles ou d'un blanc jaunâtre, quelquefois légèrement verdâtres ou cendrés. Ces caractères varient, au surplus, selon le temps de la maladie. Dans l'origine, les crachats opaques et jaunes se trouvent mêlés à une mucosité incolore et diffluente dans laquelle ils se maintiennent isolés à raison de leur peu de solubilité. Plus tard, les crachats opaques se réunissent en masse et sont plus diffluents ; enfin quelque temps avant la mort, ils deviennent ordinairement moins abondants avec une couleur cendrée, grisâtre et répandant une odeur très-fétide.

---

(1) L'Expérience. Mars 1838.

Selon Laennec, leur viscosité moindre, leur opacité absolue et leur solubilité plus grande dans l'eau doivent porter à croire qu'à cette époque ils sont mêlés d'une certaine quantité de matière noire pulmonaire et de pus sécrété par les parois des excavations à peu près vides. Enfin, à diverses époques de la maladie, on remarque quelquefois dans l'expectoration des phthisiques des fragments cylindriques et vermiculaires qu'on croirait avoir été moulés sur des ramuscules bronchiques.

Dans les phthisies, qu'on a appelées aiguës (mal à propos, selon nous), lorsqu'un malade a été enlevé au milieu d'une toux sèche, d'une fièvre aiguë, d'une dyspnée suffocante, etc., les tubercules étant encore à l'état miliaire ou de crudité, on conçoit qu'alors il ne peut y avoir aucune expectoration. Mais, hors ces cas très-rares, comme il y a presque toujours, conformément à la loi posée par Bayle et Laennec, ramollissement des tubercules pulmonaires, le pus qui en est la conséquence se fait jour par les divisions des bronches en rapport avec les cavernes et est évacué au dehors.

Ainsi, il nous paraît certain que les cas nombreux de phthisie cités par Portal, Pouteau et autres, et qui seraient arrivés à leur terme sans crachats purulents n'étaient que des pleurésies chroniques ou des empyèmes. Je n'ai observé qu'un cas bien évident, dit Clark, dans lequel l'expectoration ait manqué jusqu'à la fin. A l'autopsie de ce malade un poumon fut trouvé converti en une masse tuberculeuse contenant une très-grande quantité de petites vomiques; le lobe supérieur du second poumon contenait aussi des tubercules dont quelques-uns étaient ramollis. M. Andral dit toutefois que dans certains cas on trouve de larges excavations communiquant avec les bronches, quoique pendant un temps considérable avant la mort il n'ait existé ni toux, ni expectoration (1); mais ici évidemment les crachats semblaient avoir cessé par suite de faiblesse, d'épuisement et d'une impuissance absolue des organes qui accomplissent l'expectoration. Nous avons souvent observé de ces malades qui plus ou moins longtemps avant la mort n'avaient plus la force de cracher; mais nous n'avons jamais vu de phthisiques avec absence absolue de crachats pendant toute la durée de leur maladie, bien qu'un nombre prodigieux de ces malades nous soient passés sous les yeux, et que depuis plus de vingt ans,

(1) Clinique Médicale.

nous n'ayons cessé de les examiner avec une attention scrupuleuse.

La quantité de matière expectorée qui étonne souvent les assistants et les malades ne provient pas entièrement de la fonte tuberculeuse, mais des mucosités ou du pus sécrété par les cavernes tapissées de fausses membranes; il en vient aussi beaucoup des bronches. Dans un grand nombre de cas, comme nous l'avons déjà dit, la matière tuberculeuse entre dans la masse expectorée pour une proportion très-minime.

La sapidité des crachats a été souvent notée par des praticiens; les uns les ont trouvés douçatres et les autres salés.

Les phthisiques expectorent des matières bien diverses, qui se trouvent mêlées au pus et aux mucosités des crachats; ces matières ont été indiquées par un grand nombre d'auteurs, sous les dénominations vagues de matières noires, pierreuses, stéatomateuses, osseuses, crétacées, etc, etc. Mais ces matières ont été examinées avec si peu de discernement, par Portal, par exemple, qui écrivait à une époque déjà ancienne, que nous croyons devoir nous borner ici à une simple mention, en faisant observer toutefois, que le plus souvent les matières solides observées dans les crachats sont des substances crétacées, débris d'anciens tubercules échappés à la fonte purulente.

Article VII. — Fièvre.

Il serait aujourd'hui hors de saison de se livrer à de vaines discussions, qui ont tant occupé Morton, Sydenham, Reid, etc., sur la question de savoir si le mouvement fébrile inséparable de la tuberculisation des poumons est une fièvre hectique, et si les traits principaux de cette fièvre sont conformes à ceux qui ont été relatés par les anciens, etc. Il nous suffit d'énoncer ici que la fièvre symptômatique, qu'on observe dans la phthisie pulmonaire, s'allume et se montre accompagnée de fréquence du pouls, de sécheresse à la peau, de chaleur âcre et mordicante, de soif, de sueur, etc. Du moment que des tuburcules formés dans les poumons, foyer de l'hématose et probablement de la chaleur animale, commencent à y apporter une grande perturbation, il doit se développer un mouvement fébrile, qui accroît en raison de la rapidité avec laquelle s'effectue la fonte tuberculeuse; cette fièvre arrive à son maximum d'intensité, quand les tubercules pulmonaires sont en pleine suppuration.

Nous ne voulons pas davantage donner l'explication de cette fièvre appelée hectique pulmonaire par Reid, qui ne lui a pas consacré dans son ouvrage moins de 60 pages; nous ne discuterons pas non plus la question pourtant très-grave de savoir, si elle est produite par la résorption du pus, ou si elle ne serait, comme a si singulièrement prétendu cet auteur, qu'une combinaison de la matière de la transpiration retenue avec le phlogistique surabondant. Nous pouvons négliger sans inconvénient cette physiologie pathologique hypothétique, et nous borner à faire connaître les formes que prend cette fièvre, la marche qu'elle suit, la modification qu'elle peut faire subir à la maladie, la valeur diagnostique et pronostique qu'elle peut réellement avoir.

La fièvre des phthisiques qui précède la fonte tuberculeuse, est moins intense et moins régulière que celle de la maladie confirmée; c'est la fièvre des tuberculeux sans ulcération de Portal, de Sydenham et autres. Son caractère est de revenir le plus souvent dans la soirée, précédée de légers frissons et de se terminer par de la moiteur.

Les frissons très-variables d'ailleurs sont toujours plus forts un jour que l'autre, comme l'a bien remarqué Barthez. Il y a au surplus des variantes infinies à cet égard et des opinions diverses sur le type même de la fièvre; car Reid, qui était un fort bon observateur, prétend que la fièvre des phthisiques est continue dès la première période et que ses redoublements apparents sont dus à la fatigue du soir. Selon le plus grand nombre des observateurs au contraire, la fièvre ne devient continue que dans la deuxième période de la maladie, avec des redoublements irréguliers plus fréquents le soir que le matin, double ou triple dans les vingt-quatre heures. Portal a souvent remarqué que dans les exacerbations, le pouls était dicrote (bis feriens) ce qu'il attribue à l'embarras de la circulation dans les poumons. Au surplus, la fièvre symptômatique dans la phthisie pulmonaire est de son essence paroxistique et prend quelquefois un caractère rémittent, quotidien, tierce, double tierce; ce qui le prouve évidemment, c'est que Portal a fait depuis longtemps la remarque que lorsque la maladie se trouve compliquée de quelque autre affection, cette régularité se trouve manifestement altérée : La fièvre alors simule le type double tierce, quarte irrégulier. Le frisson qui précède ces rémissions ou ces accès, comme on voudra les appeler, est singulièrement accru par l'irritabilité ou la sensibilité exaltée des malades; la chaleur qui le suit semble ordinairement progresser du centre à la circonférence et vers les parties supérieures. Ces exacerbations se renouvellent souvent dans les vingt-quatre heures tant que la maladie est dans sa période d'accroissement, la moiteur plutôt que la sueur dure trois ou quatre heures et soulage beaucoup les malades; elles n'arrivent le plus ordinairement que vers midi, en sorte que le malade se trouve le plus commmunément exempt de fièvre dans la matinée.

Dans la première période de la phthisie, la fièvre, qui, comme nous l'avons dit, affecte de préférence le type quotidien, présente des accès séparés par de longs intervalles; à mesure que la maladie avance, cette fièvre devient plus intense et se prolonge davantage, les sueurs plus abondantes, les frissons moins marqués, les intervalles qui séparent les redoublements s'abrègent; tout semble faire croire que le patient a une fièvre continue. La diarrhée, qui survient le plus communément dans la dernière période du mal, diminue beaucoup la chaleur fébrile, les exhalations cutanées en même temps qu'elle porte une nouvelle atteinte aux forces du malade; le pouls conserve sa fréquence et se maintient le plus souvent de 100 à 120, 130 pulsations par minute. Nous remarquerons en passant que cette fréquence est des plus fâcheuses et qu'elle annonce ici, comme dans la plupart des maladies chroniques, une terminaison fatale, bien que les malades se sentent le plus souvent soulagés par la fréquence des selles et qu'ils vous disent que leur poitrine se dégage, qu'ils sont moins incommodés de la chaleur, de la sueur, etc. Quelle que soit l'intensité de la fièvre des phthisiques, elle n'est jamais accompagnée de ces symptômes graves qui se font remarquer dans les fièvres dites essentielles ou intermittentes; les facultés intellectuelles, les fonctions digestives, celles même de la respiration en reçoivent peu d'atteintes. C'est au milieu des ardeurs brûlantes de la fièvre, que de pauvres malades prêts de succomber forment des projets qui feraient supposer une longue vie. Cette seule particularité suffirait sans doute pour établir une différence entre les fièvres symptômatiques et les fièvres qui tiennent à une cause spéciale.

En résumé, que la fièvre symptômatique des phthisiques soit le produit d'une résorption purulente, qu'elle soit simple ou composée de deux élements, comme le voulait Reid, c'est-à-dire qu'elle reconnaisse pour cause d'abord, l'inflammation tuberculeuse, puis la perturbation portée dans les fonctions de l'hématose, il n'en est pas moins certain que son ensemble donne ordinairement assez bien la mesure de l'intensité de la phthisie pulmonaire, que son accroissement en précipite le terme fatal, et que ce terme s'approche d'autant plus, que l'un des éléments de cette fièvre (la fréquence du pouls) s'est lui-même accru avec le développement de la diarrhée. L'extrême faiblesse, la fréquence toujours croissante du pouls sans l'intervention même de la diarrhée, est également de mauvais augure quand les crachats deviennent pultacés et prennent une teinte grisâtre. Je vois dans ce moment un jeune phthisique de 20 ans, qui n'éprouve aucune gêne dans la poitrine, n'a point de dévoiement, mais dont le pouls bat 140 fois par minute ; cet accroissement de fréquence coïncidant avec une teinte grise dans l'expectoration annonce une mort prochaine, quoique la jeunesse du malade semblerait devoir offrir une grande résistance, si la fièvre ne la consumait pas (1).

Article VIII. — Sueurs, diarrhée, marasme.

Les deux premiers accidents inscrits dans le titre de cet article, précipitent singulièrement la marche du troisième, qui lui-même devient un état très-significatif et un indice des progrès rapides qu'a faits la maladie. Les sueurs se manifestent ordinairement bien avant la diarrhée; mais ces deux symptômes une fois survenus, sont souvent en raison inverse l'un de l'autre : tous les deux, au surplus, soit qu'ils alternent, soit qu'ils existent simultanément, ont pour résultat des déperditions qui anéantissent les forces du malade et le conduisent au dernier degré du marasme.

Clarck a observé avec raison que quand les transpirations succèdent aux deux autres temps de la fièvre, chez les phthisiques, elles sont en singulière disproportion avec les deux premiers; et que par cette raison elles doivent exercer une grande influence sur la marche de la maladie.

(1) Il a succombé en effet quelques jours après que nous avons eu écrit ces lignes. La maladie n'avait guère duré que deux mois au rapport des parents. Sans doute ils n'ont pas reconnu la maladie à son origine, elle datait à coup sûr de plus loin. Il n'en reste pas moins certain que dans ce cas la fièvre a été le symptôme prédominant et qu'elle a plus d'un mois avant la mort fait pressentir la fin prochaine du patient.

La transpiration, faible dans le commencement de la maladie, ne devient considérable qu'à une époque avancée. Les sueurs proprement dites des phthisiques sont un symptôme presque constant qui d'après les recherches de M. Louis n'ont manqué que dans le dixième des cas qu'il avait observés. Quand elles coïncident avec la diarrhée, il arrive souvent qu'elles se suppléent, ou, comme nous l'avons déjà dit, elles se trouvent en raison inverse l'une de l'autre. C'est le matin, pendant le sommeil, que les sueurs s'établissent le plus souvent, en sorte que le malade se réveille presque toujours inondé de sueur. Elle commence par la tête, envahit ensuite la poitrine, finit par s'étendre à tout le corps; rarement elle se borne à une seule partie. Les sueurs qui deviennent abondantes de bonne heure doivent faire présager une marche rapide et une terminaison funeste de la maladie.

L'importance de ce symptôme n'est nullement à comparer à celle des signes physiques de la phthisie ; et quoi qu'en ait pu dire Clarck, nous ne pensons pas qu'en y joignant la fièvre et la maigreur, ces trois phénomènes aient pu jamais à eux seuls constituer la maladie. Nous soupçonnons que dans les cas dont parle cet auteur, l'auscultation n'a pas été pratiquée d'une manière assez complète, ou bien qu'il y a eu obstacle à l'examen du malade.

L'un des résultats les plus funestes de la diarrhée chez les phthisiques, est d'épuiser le reste de leurs forces ; de là la grande importance qu'on doit attacher aux précautions propres à prévenir le développement de ce symptôme presque constant dans la tuberculisation des poumons. Trop souvent il a été provoqué par l'usage imprudent des purgatifs que des praticiens administrent sans nécessité dans les premiers temps de la maladie. Clarck dit avoir observé un malade chez lequel une cuillerée d'huile de ricin produisit un affaiblissement alarmant par suite des nombreuses évacuations auxquelles ce laxatif avait donné lieu. Dans le huitième des cas observés par M. Louis, la diarrhée semblait avoir commencé avec la maladie. Quatre malades seulement sur 112 en furent exempts. La diarrhée est un symptôme grave, surtout quand elle est accompagnée de douleurs, parce qu'alors elle révèle l'existence des ulcérations tuberculeuses de l'intestin grêle. Comme nous l'avons déjà dit, elle épuise singulièrement les malades, quelquefois néanmoins elle leur offre une compensation, celle de diminuer la toux, les crachats et les sueurs. Rien n'est plus commun que d'observer des poitrinaires chez lesquels le dévoiement a été arrêté par l'emploi de l'opium ou tout autre moyen, être tourmentés par de la toux, des suffocations, symptômes qui cèdent aussitôt que le dévoiement est rétabli; triste condition de ces infortunés malades qui n'obtiennent quelques moments de trève à leurs souffrances que par le moyen d'un épuisement fatal qui sape le reste de leurs forces et use le peu de vie qui leur reste. De tous les phénomènes consécutifs chez les phthisiques, la diarrhée est assurément le plus grave et le plus funeste par la raison qu'il rend impossible toute restauration de l'individu, et le conduit par conséquent avec rapidité au marasme.

La diarrhée précède quelquefois, quoique bien rarement, la fonte tuberculeuse des poumons; dans ces cas, le malade éprouve dès l'origine de sa maladie, des douleurs abdominales; le ventre est parfois tuméfié, les digestions sont troublées, etc. C'est ordinairement un signe que la tuberculisation a attaqué les intestins avant les poumons. Nous avons cité deux cas de cette nature dans lesquels la phthisie pulmonaire était consécutive à celle des intestins, si nous pouvons nous exprimer ainsi.

Les anciens appelaient colliquative la diarrhée des phthisiques, parce qu'ils croyaient que l'excrétion abondante et continuelle qui les caractérise était l'effet de la fonte des solides et de la dissolution des humeurs; nous savons très-bien aujourd'hui que ce flux de ventre est presque toujours le produit des ulcérations intestinales qui se développent à la fin de l'intestin grêle, et quelquefois dans le gros intestin. Une émaciation que rien n'explique en apparence ou plutôt qui n'est accompagnée d'aucun symptôme qui engage le praticien à examiner la poitrine comme la toux, la difficulté de respirer, la fièvre , etc. , précède souvent la phthisie, et en est l'avant-coureur. C'est donc un phénomène différent du marasme mais qui ne doit pas moins éveiller l'attention du praticien et l'engager à ausculter avec soin la poitrine des malades quand des causes suffisantes n'expliquent pas d'ailleurs la maigreur. Comme aucun phthisique ne périt communément sans arriver à un grand degré d'étisie, il en résulte qu'il s'est infiltré dans le monde cette opinion : qu'un individu qui maigrit rapidement et qui présente d'ailleurs quelques phénomènes incertains du côté du thorax est menacé de devenir poitrinaire. Le praticien doit tenir compte de cette opinion, et l'estimer à sa juste valeur. L'émaciation au surplus tenant d'abord à la viciation de l'hématose qui s'effectue dans les poumons, doit commencer aussitôt que cette fonction éminemment pulmonaire est dérangée ; mais le moment où cet amaigrissement redouble est celui de la venue des sueurs et du dévoiement parce que ce dernier surtout entravant la nutrition, et la rendant bientôt impossible, conduit au marasme qui est l'extrême exagération de la maigreur.

ARTICLE IX. — SIGNES PHYSIQUES RÉSULTANT DE L'AUSCULTATION ET DE LA PERCUSSION.

Les signes physiques de la phthisie pulmonaire quoique produits par des causes elles-mêmes toutes physiques, n'ont pourtant pas toute la portée, toute l'exactitude qu'on est tenté de leur attribuer. L'absence de la respiration à la partie supérieure des poumons, les inspirations rudes, rapeuses, l'expiration prolongée et bien d'autres phénomènes physiques regardés comme le résultat de l'affection tuberculeuse des poumons, peuvent à la rigueur, dans des cas rares il est vrai, tenir à d'autres lésions de l'appareil pulmonaire, telles que les bronchites, les adhérences et les fausses membranes, les pneumonies chroniques, l'emphysême et la splénisation des poumons. En outre, il y a plusieurs conditions morbides qui peuvent dans des cas donnés empêcher les signes physiques de se produire; telles sont les oblitérations plus ou moins complètes des bronches, ainsi que cela a été bien établi dans un Mémoire publié par M. Barth. L'expiration prolongée, signe si important, découvert en quelque sorte par Jackson, et à laquelle nous attachons une grande importance, a été cependant diversement interprétée et regardée comme peu sûre par quelques auteurs récents. Nous-même, quoique bien renseigné le plus souvent par ce signe, nous confessons avoir été quelquefois induit en erreur. Il en est à plus forte raison de même de plusieurs autres phénomènes précurseurs de la phthisie préconisés par d'autres, tels que le timbre de la voix, le retentissement appelé autophonie, etc.

Un symptôme d'une époque fort avancée (la pectoriloquie) n'a pas toujours la valeur qu'on est convenu de lui accorder ; d'un autre côté, de fort grandes cavernes existent quelquefois sans qu'il y ait de pectoriloquie ; ce symptôme dans certains cas peut aussi faire croire à une phthisie qui n'existe pas. J'ai trouvé si souvent ce signe en défaut, dit M. Hirtz, et j'ai vu si souvent des erreurs commises, soit dans sa perception, soit dans son appréciation, que je me crois fondé à dire que de tous les signes physiques des vomiques la pectoriloquie est un de ceux qui mérite le moins de confiance. Ce reproche fondé à certains égards nous paraît cependant très-exagéré; et il est probable que les erreurs dont parle M. Hirtz, ont été souvent commises par des médecins peu familiarisés avec l'auscultation.

La pectoriloquie est un phénomène physique qui a besoin pour se produire des conditions indispensables à la sonorité; par conséquent, si par exemple une caverne ne communique pas librement et assez largement avec une bronche, ou n'est pas assez superficielle pour que ses parois fassent corps avec celles du thorax, la pectoriloquie ne peut se faire entendre que dans certaines positions ou à l'aide de grands efforts de toux et de parole. Lorsque la caverne contient une certaine quantité de matière tuberculeuse, ou en est simplement tapissée, le retentissement de la voix est considérablement affaibli. Il sera très-augmenté, au contraire, par la contexture cartilagineuse de la fausse membrane, etc. Les altérations diverses du tissu pulmonaire qui diminuent la densité comme l'état d'œdème et d'emphysème, met aussi des entraves au passage du son qui d'ailleurs arrive d'autant moins facilement à l'oreille que la caverne est située plus profondément. Dans ce dernier cas, d'ailleurs assez rare, l'observateur se trouve assez embarrassé par la crainte de confondre le retentissement des grosses bronches (bronchophonie), avec la pectoriloquie, erreur dans laquelle tombent souvent les jeunes médecins qui ont peu l'habitude d'ausculter. Quand les cavernes sont grandes, qu'elles n'ont pas contracté d'adhérences avec le sommet de la poitrine, elles s'affaissent souvent sur elles-mêmes, et affaiblissent les conditions de pectoriloquie. M. Hirtz croit que le même phénomène se produit pendant l'expiration, lorsque les malades parlent.

Quant aux circonstances qui peuvent simuler la pectoriloquie, elles sont nombreuses et ont déjà été signalées; ce sont toutes les conditions qui augmentent la sonorité des bronches, comme leur dilatation, la diminution d'épaisseur des parois thoraciques par la maigreur, l'hépatisation pulmonaire, l'absence d'excrétions bronchiques. Les causes d'erreur dans la perception de la pectoriloquie se multiplient donc pour ceux qui ont peu d'expérience en matière d'auscultation. Aussi est-il assez commun de rencontrer des jeunes médecins peu expérimentés prendre la bronchophonie pour de la pectoriloquie. D'où la nécessité de ne point s'en rapporter dans le diagnostic de la phthisie, lors même qu'elle paraît assez avancée, à l'auscultation de la voix, et d'interroger avec soin les autres symptômes.

L'accumulation des tubercules peut être reconnue à la matité du son dans presque tous les points de la partie supérieure de la poitrine en avant, en arrière, dans les fosses sus-épineuses ou sous-épineuses, et même jusque sous l'aisselle. Mais combien de causes étrangères aux tubercules peuvent produire cette même matité, et combien d'autres peuvent empêcher sa manifestation? D'un autre côté, des tubercules rares, d'un petit volume, peuvent exister dans le poumon sans altérer la résonnance et la sonorité des parois thoraciques. De plus, un certain degré d'emphysème peut exister avec la phthisie, et créer un son factice, augmenter la sonorité. La même cause d'erreur peut se reproduire après le ramollissement même des tubercules quand des cavernes se sont formées : alors en effet, le son devient plus retentissant et a souvent, au dire de Laennec, trompé de jeunes médecins peu expérimentés qui croyaient à la résolution de l'engorgement tuberculeux. Ce changement au surplus n'est pas aussi fréquent qu'on pourrait le supposer, et la sonorité ne reparaît pas toujours en raison de la grandeur de la caverne parce que à mesure que des tubercules se ramollissent, d'autres se développent, doublent les parois des cavernes, en sorte que la poitrine des phthisiques offre le plus souvent un son mat à quelque période que ce soit de la maladie.

Toutes les causes d'erreur que nous venons d'indiquer peuvent exister et empêcher dans certains cas le praticien de porter un diagnostic certain. Mais nous les croyons moins communes qu'on ne l'a fait entrevoir, et nous sommes convaincu que les médecins exercés et familiarisés avec l'observation des phthisiques, y trouveront moins de difficulté qu'on ne le suppose généralement, surtout s'ils s'aident des autres moyens de diagnostic tels que les symptômes généraux.

C'est ici d'ailleurs qu'il faut répéter que la présence et l'absence d'un signe ne suffit pas pour établir ou nier l'existence d'une maladie. On peut ajouter que l'expérience augmente à un tel point la perspicacité du médecin, qu'il finit par se jouer pour ainsi dire des obstacles qui arrêtaient autrefois les hommes les plus instruits. Cela ne tient point, qu'on se garde bien de le croire, à un don de la nature, à une sorte de pénétration spontanée, de seconde vue, qu'on décorait autrefois du nom de tact médical, c'est le fruit de l'exploration journalière d'un grand nombre de malades.

CHAPITRE XV.

VARIATIONS OBSERVÉES DANS LA MARCHE ET LES SYMPTOMES DE LA PHTHISIE PULMONAIRE.

Cette maladie qui, comme on a pu le voir par la description rapide que nous en avons tracée, présente souvent à son début des symptômes graves et multipliés, a aussi parfois des commencements obscurs, et les traits les plus frappants manquent alors au tableau. Comme le médecin n'est pas d'ordinaire appelé à constater les préliminaires de l'affection, il est obligé de s'en rapporter, pour le commémoratif, au récit plus ou moins fidèle du malade ou des assistants. On appelle *latentes* les phthisies qui ont cette marche indécise et obscure. Mais cette dénomination est évidemment défectueuse ; depuis la découverte de l'auscultation, il ne peut plus y avoir de phthisie latente pour l'observateur éclairé. Toutes les fois qu'il sera appelé à l'origine du mal, il en saisira des vestiges qui pourront le mettre en garde contre ses progrès ultérieurs. Dans les observations d'ailleurs si exactement recueillies que M. Louis rapporte sous ce titre (1), on voit que les malades qu'il interrogeait, après avoir éprouvé pendant des mois, des années des symptômes vagues parmi lesquels ne se trouvent pas ceux de la phthisie, ils semblent avoir fait une invasion subite et être arrivés par une espèce de saut au summum de leur développement ; en sorte qu'une destruction d'organes semble s'être improvisée, et une fonte tuberculeuse avoir eu lieu sans aucun de ces préliminaires orageux qui constituent la première période de la phthisie. Assurément, il n'en est pas ainsi ; et si l'habile observateur dont nous venons de parler

(1) Page 368.

avait pu observer les malades plus tôt, il n'aurait pas manqué de saisir les formes variées mais appréciables sous lesquelles se produisent les commencements de l'affection tuberculeuse du poumon. Ainsi, on ne peut pas dire qu'il existe des phthisies latentes, surtout si par ce mot on entend une affection qui ne se révèle par aucun signe jusqu'à une période avancée de son cours. Qu'un médecin appelé au début de la maladie ait quelques doutes sur son existence, qu'il hésite à écrire un diagnostic précis capable d'effrayer le malade, nous le comprenons ; mais il doit avoir recueilli assez de données pour agir vigoureusement et arrêter les progrès d'un mal naissant. Ici ce n'est pas le cas de dire : « Dans le doute, abstiens-toi, » il faut suivre une maxime toute contraire et se rappeler le précepte d'*Ovide : Principiis obsta serò medicina paratur*, *etc.* Il vaut mieux commettre une erreur de diagnostic, et employer quelques moyens inutiles, qu'une fatale temporisation qui laisse développer les germes d'une maladie mortelle.

L'idée de phthisie latente a principalement pris naissance dans l'opinion de ceux qui regardaient la maladie comme propre à tel ou tel âge, telle ou telle constitution, qui en faisaient une sorte d'entité fatale avec un cortége obligé, devant de prime abord sauter aux yeux du praticien le moins clairvoyant, de sorte que toutes les fois qu'ils ne trouvaient pas les symptômes réputés *types*, on disait qu'il n'y avait point phthisie, et lorsqu'un accroissement funeste dans les progrès du mal, venait leur dessiller les yeux, on disait : Il y a eu phthisie latente ou cachée. Mais hélas ! le voile était sur les yeux du médecin, et faute d'avoir appris à lire dans le livre de la nature, il l'accusait de cacher des secrets qu'elle livre volontiers à ceux qui ont la patience de l'interroger.

Laennec, cet homme de génie qui a reculé d'un pas de géant les limites du diagnostic des maladies de poitrine, a pourtant, lui aussi, admis des phthisies latentes même jusqu'à une période très-avancée. Mais en lisant attentivement ce qu'il a écrit à ce sujet, on s'aperçoit ou qu'il a mal compris le sens du mot latent, ou qu'il a plutôt sacrifié à l'usage que consacré une doctrine, puisqu'il n'admet comme latents que des cas de phthisie voilés pendant un certain temps par d'autres maladies plus apparentes. Quant à nous, nous pensons que hors les cas de maladie aiguë accidentelle qui masquent la phthisie au moment où le médecin voit le malade pour la première fois et lorsqu'un examen est impossible, nous n'admettons pas que l'erreur soit excusable, et quand le médecin commet cette erreur de diagnostic, c'est assurément sa faute. Peut-être même à la rigueur n'est-il pas toujours excusable dans tous les cas exceptionnels dont nous venons de parler. Nous ne disons pas qu'il ne puisse pas exister dans les poumons un certain nombre de tubercules à un état véritablement latent ; mais nous croyons sincèrement que lorsque les tubercules sont assez nombreux, assez avancés pour constituer la phthisie pulmonaire, ils doivent révéler leur existence au médecin attentif et observateur, principalement par les signes locaux dont ils sont la cause. Nous ne pensons pas, avec l'auteur de l'auscultation, que l'intervention des symptômes siphilitiques ou scorbutiques puisse favoriser cette méprise ; l'hypocondrie que les malades détaillent si longuement ou quelque autre maladie nerveuse peuvent-elles mettre en défaut la sagacité du médecin dans une pareille circonstance, comme semble l'insinuer encore le célèbre Laennec ? C'est un cas possible ; mais ici, l'erreur peut être évitée; il est malheureusement très-commun, nous le savons, de rencontrer des malades chez lesquels des accidents nerveux dépendants de l'hypocondrie, de la gastralgie, des névroses du poumon obscurcissent pour un temps le début de la phthisie comme de toute autre maladie. Il arrive souvent sans doute que le médecin inattentif ou fatigué par le récit verbeux et absurde des malades ne leur prête plus une attention suffisante ; de sorte que les progrès toujours croissants du mal ne se dévoilent que longtemps après son invasion, et alors qu'il n'y a plus rien à entreprendre. Mais nous le disons dans la rigueur de notre conscience, cela ne peut entièrement justifier l'homme de l'art qui a manqué de perspicacité ou tout au moins de patience ; il ne faut jamais oublier que la patience et la persévérance sont deux principales qualités de l'observateur. L'auteur que nous venons de citer raconte l'histoire d'un malade regardé depuis dix ans comme hypocondriaque par plusieurs médecins qu'il avait successivement fatigués de ses plaintes et de ses doléances, et qui, malgré une certaine apparence de santé, fut pris de catarrhe avec fièvre ; cinq jours après parut une expectoration puriforme mêlée de sang ; sept mois après le malade avait succombé à une phthisie manifeste. En analysant rigoureusement cet exemple de phthisie latente, cité par Laennec, on est tenté de croire que l'inadvertance ou l'ignorance peut-être des premiers médecins qui l'avaient vu ont au moins beaucoup contribué à rendre le cas obscur ou latent comme on voudra l'appeler. En thèse générale, et pour conclusion finale, nous posons en principe : *Qu'il ne peut y avoir de phthisie véritablement latente que chez les phthisiques atteints d'une autre maladie grave qui ne permet pas au praticien un examen suffisant pour découvrir la vérité.*

La phthisie est une maladie essentiellement chronique, mais on remarque dans son cours des améliorations, des recrudescences, des espèces d'exacerbations qui la rapprochent des maladies aiguës ; les phthisies apyrétiques, c'est-à-dire celles qui sont à peine fébriles, ont une plus longue durée, parce que la fonte tuberculeuse s'accomplit lentement, et que la fièvre de suppuration ne les consume pas.

Les phthisies les plus rapides dans leur marche ont été appelées aiguës, parce qu'elles parviennent très-rapidement au *maximum* de leur intensité, et semblent effectivement n'avoir qu'une courte durée. Mais si on les avait observées avec attention, on aurait découvert qu'une tuberculisation plus ou moins ancienne avait presque toujours précédé cette exacerbation aiguë qui emporte les malades en quelques semaines. Telle était déjà au surplus l'opinion de Laennec qui admettait que ces sortes de phthisies avaient été d'abord latentes : or, on vient de voir ce qu'il faut entendre par cette dénomination.

Sans doute aussi il peut arriver, comme le fait observer cet auteur, et comme nous l'avons vu souvent, qu'un état fébrile très-aigu venant à se développer subitement au commencement de la maladie, qu'une bronchite des plus intenses survenue à l'improviste, peuvent faire périr prématurément les malades par une sorte d'asphyxie, et qu'on ne trouve après la mort qu'un grand nombre de tubercules crus, jaunâtres ou plus ou moins ramollis, de volume variable, etc. Alors la maladie a consisté dans une seule éruption de tubercules ; mais toujours est-il vrai que cette éruption elle-même n'était qu'une affection chronique.

Dans ces cas, les malades peuvent succomber avec toutes les apparences de la santé et de la jeunesse, comme il arriva à cette demoiselle d'une extrême beauté dont parle Laennec dans son ouvrage (1). C'est, au surplus, un cas des plus rares, mais qui est commun dans les maladies aiguës proprement dites.

(1) Tome 2, page 256.

L'observation suivante présente un de ces cas de phthisie aiguë dont l'origine n'était pas récente. Un garçon de bains de la rue des Beaux-Arts, âgé de dix-neuf ans, d'une haute stature, qui avait crû en très-peu de temps, prétendait s'être toujours bien porté, quoiqu'il ait ensuite avoué qu'il toussait quelquefois et qu'il était fort essoufflé en montant. Il fut pris le 3 septembre 1846, vers huit heures du soir, d'un crachement de sang subit à la suite d'une quinte de toux; la quantité de sang qu'il rendit peut être évaluée à un litre. Ce sang était d'un rouge vif très-écumeux. Mandé sur les dix heures du soir pour voir le malade, je le trouvai affaibli, très-pâle, expectorant encore du sang et couvert d'une sueur froide et visqueuse. L'auscultation me fit découvrir de l'engorgement et du râle sous-crépitant à la partie inférieure du poumon gauche; le sommet du poumon droit présentait également quelques râles, et la respiration y était moins bonne que du côté opposé, avec matité sur le point correspondant du thorax; le pouls fréquent, les battements du cœur étendus. La poitrine était d'ailleurs bien conformée, et le malade affirmait n'avoir jamais craché de sang; il ne présentait aucune trace de cicatrices et d'engorgement glanduleux. Le père et la mère de ce malade et plusieurs sœurs jouissaient d'une bonne santé. (Repos absolu, boissons acidulées.)

Le 4 au matin, l'hémoptysie continuant toujours, le malade fut saigné, mis à l'usage des boissons délayantes et condamné au repos absolu.

Le 5, je revis le malade qui avait eu depuis deux jours plusieurs accès d'hémoptysie dans lesquels il avait rendu chaque fois 100 à 150 grammes de sang écumeux comme le premier jour. Je fis appliquer des ventouses scarifiées sur la région du cœur; je mis le malade à l'usage de boissons froides et d'une potion astringente avec addition de 2 grammes d'extrait de ratanhia.

Cette hémoptysie fut très-considérable jusqu'au 15. Je conseillai successivement l'extrait de ratanhia à plus haute dose, des pilules avec le tannin, la gomme kino, la glace, des boissons fortement acidulées avec le citron, l'acide sulfurique. Le malade était fort oppressé, respirait du ventre et son pouls battait jusqu'à 129 fois par minute, la peau était devenue chaude, il y avait des redoublements fébriles le soir, des suffocations et des menaces de syncope pendant la nuit. On appliqua un large vésicatoire à une cuisse, on donna un laxatif le lendemain, etc. Enfin, le 18, l'hémoptysie céda;

mais la toux et la chaleur morbide, la difficulté de respirer ne firent que s'accroître, l'état physique du poumon ne s'améliora pas; la respiration resta abdominale, et il parut évident qu'une fonte tuberculeuse succédait à l'hémoptysie; l'expuition sanguine fut en effet bientôt remplacée par une expectoration purulente grisâtre.

Les jours suivants, à partir du 18, le pouls accrut encore de fréquence, le malade était en proie à une chaleur inextinguible et semblait se consumer comme une torche enflammée. (Boissons mucilagineuses, eau de veau émulsionnée, oranges glacées, etc.)

Le malade succomba le 28 septembre à une sorte d'asphyxie au bout de vingt-cinq jours de maladie, rapidement consumé par la fièvre hectique.

Voilà, dira-t-on, une phthisie aiguë, s'il en fut jamais, puisqu'elle n'a eu qu'une durée de vingt-cinq jours. Mais si l'on fait attention que le malade avait de la toux, qu'il respirait difficilement en montant, qu'il avait prodigieusement grandi en peu de temps, qu'il faisait depuis longtemps usage d'un mauvais régime pour satisfaire son goût pour la toilette, on pourra en conclure que ce jeune homme était déjà tuberculeux quand il est tombé malade. Et d'ailleurs, comment aurait-il expectoré une aussi grande quantité de sang pendant quinze jours s'il n'avait eu des tubercules dans le poumon? Sa maladie était donc ancienne. L'autopsie, il est vrai, n'a pas été faite, mais l'exposé du fait en avait-il besoin? Nous ne le pensons pas.

Il semblerait au premier abord que l'absence du dévoiement devrait ralentir la marche de la maladie et permettre au malade de vivre plus longtemps, parce qu'alors il peut s'alimenter un peu mieux, et que ses facultés digestives conservent une certaine activité; mais nous avons souvent remarqué que la fièvre étant en raison inverse de la diarrhée, consume rapidement les malades, ou que quand elle se suspend un certain temps, l'oppression redouble, et l'asphyxie devient menaçante. Il y a des cas rares pourtant où la diarrhée, précédée de coliques, a une influence rapide et funeste sur la marche de la maladie et précipite la catastrophe : ce sont ceux où la tuberculisation, suivant une marche pour ainsi dire inverse, attaque d'abord le canal intestinal; nous avons observé un cas de cette nature chez la jeune fille d'un confrère qui nous avait été amenée de Fontainebleau à Paris. Cette jeune personne, âgée de seize ans, née d'une mère morte phthisique, bien réglée, n'ayant éprouvé aucune affection thoracique, fut prise, à la suite d'une rougeole, d'une toux qui disparut sous l'influence de deux saignées; quelque temps après, à la suite d'une chute sur le ventre, elle présenta des symptômes de péritonite avec tuméfaction tympanitique; puis une ascite qui disparut par l'influence d'un traitement antiphlogistique; mais il succéda à cette maladie une diarrhée qui la réduisit à un tel état de dépérissement, que je fus surpris qu'elle eût pu faire le voyage de Fontainebleau à Paris. Il y avait six mois que ce dévoiement existait quand j'observai la malade pour la première fois; elle avait tout l'aspect d'une phthisique, et son père la considérait comme telle. Cependant la poitrine, examinée avec soin, ne présentait aucun des signes d'une phthisie avancée; il existait seulement du côté gauche, et au-dessous de la clavicule, un son légèrement mat et de l'obscurité dans le murmure respiratoire. Il y avait peu de toux, point d'expectoration, mais une fièvre intense. Ces derniers phénomènes nous semblèrent indiquer qu'il existait des tubercules miliaires au sommet du poumon gauche, et que ces tubercules étaient à l'état de crudité. Nous nous demandâmes quelle lésion avait pu réduire cette malheureuse jeune personne à un tel état d'étisie; nous pensâmes sans hésiter que c'étaient des tubercules intestinaux qui avaient marché plus vite que ceux du poumon, et avaient fait place à des ulcérations : de telle sorte que l'ordre ordinaire semblait avoir été ici interverti, et que les altérations intestinales, d'ordinaire consécutives à celles du poumon, avaient pris le devant et étaient le résultat d'une première éruption.

Un autre fait analogue s'est également présenté à notre observation. Un commissionnaire, âgé de trente-un ans, était déjà entré plusieurs fois à l'hôpital pour une affection abdominale considérée comme une entérite chronique. Il souffrait dans la fosse iliaque droite où il y avait un point engorgé et une petite tumeur. Il avait depuis longtemps le dévoiement, il était pâle, maigre, mais ne souffrait point de la poitrine, dont l'examen n'offrit d'ailleurs rien d'important. La dernière fois qu'il entra dans notre service le 11 juin 1842, il avait encore maigri, il se plaignait toujours de l'abdomen, où l'on sentait distinctement la tumeur dont il a été question. D'ailleurs, le malade avait l'aspect d'un phthisique; ausculté de nouveau, il offrit quelques symptômes de tuberculisation récente, au sommet du poumon gauche. Du reste, il ne toussait pas, n'avait aucune espèce d'expectoration; la maladie intestinale était toujours singulièrement prédominante, la fosse iliaque douloureuse; des opiacés furent en même temps administrés, mais sans succès; le malade mourut le 24 juillet sans qu'il se manifestât aucun symptôme remarquable du côté de la poitrine. A l'autopsie on trouva des ulcères tuberculeux nombreux et profonds dans l'intestin grêle, une adhérence avec le péritoine et du tissu cellulaire induré dans le point exploré pendant la vie; une masse tuberculeuse à l'état de crudité occupait le poumon gauche; il y avait aussi des tubercules crus dans celui du côté opposé. Il est évident que chez ce sujet, la tuberculisation avait débuté par l'intestin, et qu'elle y avait parcouru ses diverses périodes avant que les poumons fussent affectés, que les ulcérations étaient parvenues à leur dernière période et avaient causé la mort alors que les tubercules pulmonaires étaient encore à l'état de crudité.

Relativement à la marche que suit la maladie, il y a des cas exceptionnels qu'il suffit de mentionner, ce sont ceux où elle est brusquement terminée par une hémoptysie foudroyante, un œdème de la glotte, un énorme pneumo-thorax, une perforation intestinale, etc.

Par opposition aux cas de phthisie qui parcourent ses périodes avec une extrême rapidité, on peut en citer d'autres qualifiés de chroniques par Laennec, et qui ont été d'une longueur démesurée. Bayle rapporte un cas où la maladie semble avoir duré quarante ans; un malade dont parle Laennec, atteint de phthisie dès 1786, ne mourut qu'en 1818, sans jamais avoir cessé d'en être atteint, d'après le résumé de son histoire.

Relativement à la durée moyenne et absolue de la phthisie pulmonaire, nous n'avons rien de mieux à faire, rien de plus exact à consigner ici que les résultats statistiques enregistrés par Bayle, le premier staticien de cette maladie, et par M. Louis qui a si dignement marché sur ses traces. Le tableau dressé par le premier de ces auteurs comprend 200 phthisiques dont 60 ont succombé dans les six premiers mois de la maladie; 64 du 6e au 12e mois; 48 dans la seconde année, et 28 de la seconde à la 40e année.

Les recherches de M. Louis ont été faites sur 114 phthisiques: sur ce nombre, 33 sont morts dans les 6 premiers mois de la maladie; 37 du 6e au 12e mois; 25 dans la seconde année; et 19 de la seconde à la 20e année. Le résultat de ces deux tableaux tend à établir que dans les hôpitaux la durée moyenne de la phthisie est de moins d'un an. D'un autre côté, Clarck qui avait tiré une moyenne des mêmes tableaux l'élève à 23 mois, et M. Andral se fondant sur des recherches qui lui sont propres, la porte à environ deux ans.

Nous consignons au surplus ici le tableau très-détaillé imprimé par Clarck dans son ouvrage, et qu'il avait composé avec les éléments recueillis par Bayle et M. Louis, afin que le lecteur puisse tirer lui-même une moyenne de durée :

DURÉE DE LA MALADIE.	NOMBRE DE CAS.	TOTAUX.	DURÉE DE LA MALADIE.	NOMBRE DE CAS.	TOTAUX.		NOMBRE DE CAS.	TOTAUX.
Mois.			*Mois.*			*Années.*		
—			—	195	195	—	270	270
Un.	2	2	Treize.	8	8	3	12	12
Deux.	10	10	Quatorze.	14	14	4	11	11
Trois.	12	12	Quinze.	11	11	5	7	7
Quatre.	17	17	Seize.	5	5	6	1	1
Cinq.	26	26	Dix-sept.	6	6	7	3	3
Six.	27	27	Dix-huit.	3	3	8	1	1
Sept.	27	27	Dix-neuf.	3	3	9	3	3
Huit.	23	23	Vingt.	4	4	10	1	1
Neuf.	19	19	Vingt-un.	6	6	12	3	3
Dix.	12	12	Vingt-deux.	3	3	14	1	1
Onze.	10	10	Vingt-trois.	2	2	20	5	5
Douze.	10	10	Vingt-quat^{re}	10	10	40	0	0
	195	195		270	270	Tot. g^{l}.	318	
							Tot. g^{l}.	318

CHAPITRE XVI.

VARIÉTÉS DE LA PHTHISIE PULMONAIRE.

Phthisie bronchique des Enfants.

La phthisie qui est une, consistant toujours dans le développement de tubercules dans le poumon, et les altérations qui y donnent lieu et qui sont consécutives, étant les mêmes à la forme et au degré près, il est évident que les variétés de cette maladie qu'on pourrait admettre ne seraient fondées que sur des modifications de symptômes. Ces modifications impriment peut-être un caractère différentiel superficiel à quelques variétés individuelles, mais au fond elles n'impliquent pas un caractère d'espèce assez tranché pour établir plusieurs genres de phthisie. Il n'y a donc en réalité que des différences de forme qui se trouvent basées sur la plus ou moins grande rapidité de la marche de la maladie. Laennec n'admettait que les variétés de phthisies aiguë, latente, chronique. M. Louis a adopté la même distinction ; Clarck admet cinq formes différentes de phthisie, tout en reconnaissant bien que les caractères anatomiques de cette maladie sont les mêmes, et que les tubercules ont la même origine : 1° consomption aiguë ; 2° consomption fébrile ; 3° consomption chronique ; 4° consomption latente ; 5° consomption de la première et seconde enfance. Il serait sans doute facile de critiquer cette division, et de se demander si dans l'état actuel de la science, on peut admettre une phthisie qui ne soit pas fébrile ; en second lieu, si en réalité, il existe des phthisies aiguës et des phthisies chroniques, comme nous l'avons déjà fait observer ? La seule forme admise par Clark qui mérite quelque attention, est la phthisie de l'enfance ou phthisie bronchique qui diffère des autres moins par ses symptômes que par son siége dans les ganglions lymphatiques qui environnent le poumon. Cette phthisie est une affection tuberculeuse qui, par sa marche, les accidents qui l'accompagnent, est presque entièrement semblable à la phthisie pulmonaire. L'une et l'autre ont pour caractère anatomique une matière tuberculeuse identique qui parcourt les mêmes phases dans les deux maladies, pour arriver à la fonte tuberculeuse ; dans l'une et l'autre, des cavernes succèdent à la suppuration; et la phthisie bronchique comme la phthisie pulmonaire, peut donner lieu à un pneumo-thorax. Ce qui les différencie, c'est que l'une est propre à l'enfance, et l'autre aux âges suivants.

Chez l'adulte, les ganglions bronchiques sont rarement affectés de tuberculisation ; M. Louis n'a observé cette lésion concomitante que chez le dixième des phthisiques soumis à son observation. Bayle, d'un autre côté, ne l'a notée que deux fois sur cinquante-trois malades dont il rapporte l'histoire dans son ouvrage sur la phthisie pulmonaire. Chez les enfants, au contraire, cette altération est très-commune ; d'après les tableaux statistiques dressés par Papavoine, dont il a déjà été parlé à l'article des causes, sur 50 cas d'affections tuberculeuses, 49 fois les ganglions bronchiques ont été trouvés tuberculeux, tandis que les poumons ne l'ont été que 38 fois sur le même nombre de malades. C'est sur cette fréquence qu'on s'est appuyé dans ces derniers temps pour admettre une espèce de phthisie bronchique particulière à l'enfance. M. Leblond, ancien élève interne de l'hôpital des Enfants-Malades, a décrit le premier cette maladie dans une thèse présentée à l'École de Médecine de Paris en 1824 (1). Cette thèse renferme 7 observations qui toutes présentent des complications de pneumonie ; plusieurs sujets offraient des tubercules pulmonaires compliqués de tubercules bronchiques. Un autre médecin qui avait également étudié cette maladie dans le même hôpital (M. Berton), a aussi publié quelques recherches sur la phthisie bronchique des enfants (en 1830) ; il s'accorde avec M. Leblond pour regarder cette espèce de phthisie comme une inflammation chronique des ganglions bronchiques, ce qui pourrait être contesté, comme nous l'avons déjà fait, en discutant la part que l'inflammation prend dans la production des tubercules. Il y a toutefois quelques arguments de M. Berton qui ne sont pas sans importance ; ainsi ce médecin assure qu'il a vu des ganglions bronchiques enflammés et en partie tuberculeux. Tantôt, dit-il, on voit la matière tuberculeuse occuper le quart, le tiers ou la moitié de la glande ; tantôt il ne reste de celle-ci que le kyste ou quelques vestiges ; la matière tuberculeuse a tout envahi. Dans le point où s'est formé le tissu accidentel, le tissu ganglionaire a disparu, et ses débris restants, tranchent d'une manière remarquable par leur coloration, par leur texture sur la substance blafarde à laquelle ils sont accolés. Une ligne de démarcation bien franche ne sépare pas toujours les parties enflammées de celles qui ont subi l'altération tuberculeuse, etc.

Voilà sans doute des traces d'inflammation et de tuberculisation dans le même organe : mais comment savoir laquelle des deux altérations a précédé l'autre, dès lors que du propre aveu des auteurs dont nous parlons, on les a observées chez les sujets qui présentent tous les signes d'une tuberculisation générale ? MM. Leblond et Berton se sont attachés d'ailleurs à faire bien connaître les altérations auxquelles donnaient lieu les tubercules bronchiques ; ils ont indiqué des perforations des bronches qui semblent résulter de la compression et de l'usure produite par des masses tuberculeuses des

(1) Leblond, sur la phthisie particulière aux enfants, n° 53. 1824.

ganglions. Dans un cas même, il s'en était suivi une perforation de l'artère pulmonaire. Ces désordres constituent sans doute des affections très-graves, mortelles même. Mais en vérité, ce ne sont pas là des phthisies dans le sens rigoureux qu'on donne aujourd'hui à cette maladie. Il est probable même que la plus grande partie des symptômes qu'on leur rapporte, tiennent aux autres lésions du poumon qui accompagnent le plus souvent les tubercules bronchiques. En résumé, les tubercules des bronches constituent une affection qui à raison de son voisinage et de ses rapports avec le poumon, peut produire des symptômes plus ou moins analogues à ceux des tubercules pulmonaires, se compliquer avec eux, mais ils ne peuvent pas, par cette raison, cesser de former une maladie distincte de la phthisie pulmonaire.

Quant aux phthisies laryngées et trachéales, dans l'état actuel de nos connaissances, les maladies décrites sous ces dénominations sont très-distinctes de la phthisie pulmonaire. L'inflammation chronique et l'ulcération de la membrane muqueuse des voies respiratoires qui constituent ces deux maladies diffèrent autant que la pleurésie de la dégénération tuberculeuse des poumons. Laennec et M. Louis ont établi contrairement à l'assertion de Bayle que les altérations concomitantes du larynx, de la trachée et des bronchites n'étaient pas de nature tuberculeuse. Les observations que rapporte M. Cayol sur la phthisie trachéale sont aussi des exemples d'ulcérations de la trachée-artère sans affection tuberculeuse. La fièvre que produit l'irritation perpétuelle des bronches ulcérées ou d'un larynx désorganisé, la diarrhée et les sueurs qui viennent s'y joindre, ont sans doute beaucoup d'analogie avec celles que présente la phthisie ; mais la nature des crachats, leur quantité sont déjà suffisantes pour établir une différence qui ressort d'ailleurs d'une manière évidente de l'auscultation de la poitrine, qui, chez les phthisiques, constate l'existence des cavernes et d'autres lésions au sommet des poumons, tandis que les bronches n'offrent que des râles. Ainsi donc, sous le rapport de l'altération organique, comme sous celui du diagnostic, les maladies qui nous occupent diffèrent de la phthisie pulmonaire. Laennec avant nous, avait cru devoir décrire ces affections à l'article des maladies du larynx et de la trachée. On peut donc dire que c'est par une sorte d'abus que l'on conserve encore les dénominations vicieuses de phthisie laryngée et de phthisie trachéale ; et l'Académie a eu le tort grave, à notre avis, de les consacrer dans le concours qu'elle a proposé à ce sujet, concours dans lequel MM. Trousseau et Belloc ont obtenu un prix.

Les travaux mêmes de ces auteurs, dans lesquels se font remarquer d'importantes et de nouvelles recherches sur les maladies des cartilages du larynx, attestent de plus en plus la différence qu'il y a entre les lésions chroniques de cet organe et la phthisie pulmonaire, quand toutefois elles ne se compliquent pas, ce qui est assez fréquent. Alors il y a deux maladies qui marchent ensemble, mais ne sont pas identiques.

Le plus souvent la matière tuberculeuse accumulée dans les ganglions bronchiques n'offre aucune forme déterminée, quelquefois ce sont des granulations jaunes, arrondies, de la grosseur d'une tête d'épingle qui occupent le tissu des ganglions. Ordinairement le développement de la tuberculisation paraît rayonner du centre à la circonférence. Les tubercules jaunes crus sont aussi parfois mêlés à des granulations grises, transparentes. La situation respective des ganglions malades varie singulièrement, aussi bien que leur nombre et leur volume. Ils se trouvent souvent agglomérés, et forment des masses volumineuses à la partie postérieure de la bifurcation des bronches ; ils compriment les conduits aérifères, et donnent lieu à divers accidents sur la nature desquels il est facile de se méprendre. Il s'agit ici principalement des ganglions externes ; pour les ganglions plus profonds, ils n'acquièrent jamais un volume aussi considérable, et ne dépassent guère celui d'une noisette ou d'une amande ; on les trouve quelquefois à une grande profondeur et jusqu'au niveau de la troisième ou quatrième bifurcation bronchique ; ils sont le plus souvent accolés aux conduits aérifères, et rangés suivant leur longueur ; ils forment dans certains cas des cylindres de matière tuberculeuse qui enlacent et compriment les ramifications bronchiques. Ces dépôts de matière tuberculeuse sont en général enkystés, et les poches qui les renferment adhèrent plus ou moins aux parties environnantes par du tissu cellulaire auquel ils tiennent dans certains cas au moyen de vaisseaux.

Comme les tubercules du poumon, ceux des bronches se ramollissent, peuvent arriver à la consistance de crachats, et être expectorés après avoir pénétré dans les bronches par une perforation de ces conduits ; cette perforation est sans doute le résultat d'une inflammation ulcéreuse qu'amènent le froissement et l'usure des parties les unes contre les autres. Les tubercules enkystés sont le plus souvent placés à l'extérieur; il y en a cependant aussi d'intérieurs ou de profonds qui pénètrent dans le poumon, refoulent son tissu, le perforent même, et peuvent être facilement confondus avec les tubercules pulmonaires. Le parenchyme du poumon autour des ganglions bronchiques, est tantôt crépitant, rougeâtre, d'autres fois dans un état voisin d'hépatisation. Ces kystes qui, comme nous l'avons déjà dit, perforent les bronches peuvent être en communication avec les cavernes tuberculeuses, et lorsque ces cavernes sont superficielles, leurs parois peuvent se rompre et donner lieu à un pneumothorax, comme l'avait annoncé M. Berton et comme MM. Rilliet et Barthez l'ont confirmé par un exemple. La perforation d'un kyste sous-pleural, et la communication directe de ce kyste avec la cavité de la plèvre, est à peu près impossible à raison de la solidité de ses parois. Les kystes bronchiques peuvent être conformés et disposés de manière à perforer les gros vaisseaux, et en particulier l'artère pulmonaire, accident qui produit une hémorrhagie mortelle. M. Berton cite deux cas de cette perforation. On l'a aussi rencontrée sur l'œsophage dont la paroi adossée à la colonne vertébrale offre une résistance qui favorise l'usure. MM. Leblond et Berton en ont observé deux exemples.

Par suite de la compression qu'elles exercent, les tumeurs plus ou moins considérables formées par les ganglions bronchiques, deviennent la cause d'hémoptysies, d'infiltrations séreuses des poumons, et de la bouffissure de la face. M. Tonnelé cite un cas d'oblitération de la veine cave supérieure dû à la constriction d'une masse de ganglions tuberculeux qui l'embrassait et l'avait fortement comprimée (1). Des toux nerveuses, des asthmes et autres névroses de la respiration, ont la même origine chez les enfants, comme l'affirme positivement Pierre Frank. MM. Rilliet et Barthez ont constaté par l'observation clinique que la compression du nerf pneumo-gastrique par de pareilles tumeurs, était une cause évidente de dyspnée ou d'accès d'asthme périodique. Des râles, des ronchus bruyants et sonores très-opiniâtres, sont aussi le résultat de la compression de la partie inférieure de la trachée-artère. M. Leblond cite dans sa thèse une observation où une compression de la bronche gauche par une masse de tubercules bronchiques, avait produit une altération notable dans le murmure respiratoire. MM. Barth et Roger parlent

(1) Gazette Méd. Novembre 1842.

d'un fait analogue. Divers accidents bien plus graves tels qu'une hémoptysie foudroyante, la perforation de l'œsophage, un épanchement d'air dans la cavité de la plèvre, sont, comme nous l'avons vu plus haut, un effet de la perforation des parties voisines par le frottement et l'usure des glanglions tuberculeux enkystés.

D'un autre côté, il existe souvent chez les enfants atteints de phthisie bronchique des tubercules pulmonaires ; par conséquent, ces sujets offrent la plupart des symptômes de la phthisie proprement dite. Dans des cas complexes de cette nature, on observe diverses modifications dans les signes physiques perçus par l'auscultation, signes qui proviennent nécessairement du concours de deux espèces de lésions.

On comprend que les symptômes de la phthisie bronchique chez les enfants, d'ailleurs très-obscurs, comme l'ont reconnu tous ceux qui ont étudié cette affection, doivent varier beaucoup selon le volume, la disposition et le lieu occupé par les ganglions affectés, les accidents inflammatoires qui les déterminent, et les lésions graves qui en sont la suite inévitable.

Il est évident que s'il n'existe qu'un petit nombre de ganglions bronchiques tuberculeux, les accidents doivent être peu marqués, les symptômes généraux peu prononcés, et partant le diagnostic obscur et difficile. Les cas les plus graves même ne sont pas exempts de cette obscurité. Telle était à peu près déjà l'opinion de Laennec, bien qu'il eût peu étudié cette affection et qu'il ne la connût que par les essais de Leblond. « Il n'est pas douteux, dit-il, que l'excavation des ganglions bronchiques en communication avec les bronches doive produire de la pectoriloquie ; mais à raison du lieu où se passe ce phénomène, il serait difficile de ne pas le confondre avec la bronchophonie qui est très-forte à la racine des poumons. Si cependant, ajoute-t-il, elle était jointe à un râle caverneux bien circonscrit, le diagnostic serait à peu près certain. »

Finalement, nous le répétons, dans les cas de phthisie bronchique simple, sans lésions pulmonaires, sans compression des conduits aériens, l'affection est douteuse et d'un diagnostic difficile ; à la vérité, dans les cas les plus complexes, les signes ne manquent pas, les tubercules des autres organes, les accidents consécutifs, produisent des symptômes variés qu'on ne peut rapporter à une seule et même cause. De telle sorte qu'il est difficile de bien caractériser et de diagnostiquer avec certitude la phthisie bronchique pendant la vie. Jusqu'à présent, l'histoire de cette maladie n'a guère été faite que d'après des ouvertures cadavériques. MM. Rilliet et Barthez qui ont fait beaucoup de recherches à ce sujet, déclarent au surplus, *qu'il est rare de rencontrer des cas de phthisie bronchique simples, que le plus souvent, la tuberculisation des ganglions est unie à la phthisie pulmonaire; que les signes de ces diverses maladies venant à se grouper, se confondre, jettent de l'incertitude sur le diagnostic* (1).

CHAPITRE XVII.

DIAGNOSTIC.

Le diagnostic de la phthisie pulmonaire considéré en général se trouve déjà en très-grande partie établi par l'exposé que nous avons fait des symptômes de cette maladie, de leur appréciation, des altérations qui lui sont propres et des diverses formes qui peuvent affecter la matière tuberculeuse. Il ne nous reste que peu de chose à dire sur le diagnostic différentiel proprement dit. Dans des ouvrages recommandables d'ailleurs, mais qui ont singulièrement vieilli depuis les travaux de Bayle et de Laennec sur cette matière, on pouvait, on devait même attacher beaucoup d'importance aux faits plus ou moins concluants qui simulaient la phthisie pulmonaire. On comprend, dès lors, comment des hommes d'une certaine valeur ont pu traiter un pareil sujet avec quelqu'étendue; mais aujourd'hui que nous possédons des moyens de diagnostic beaucoup plus certains, un praticien serait à peine excusable de commettre des erreurs de diagnostic semblables à celles qui avaient tant occupé nos devanciers, d'attribuer, par exemple, aux poumons des affections qui ont leur siége dans le foie ou les intestins, etc.

Sans doute on se trompe quelquefois encore en établissant le diagnostic de la phthisie; il peut arriver que des malades que l'on n'avait pas suffisamment examinés ou qui avaient une maladie con-

(1) Deuxième Mémoire, Archives gén. de Médecine.

comitante succombent à une affection tuberculeuse méconnue et présentent des tubercules après la mort; mais c'est là une exception. Pour ne citer tout d'abord que la maladie qu'on a le plus souvent confondue avec celle qui nous occupe, dira-t-on que la pleurésie chronique accompagnée de suppuration de la plèvre, de matité du thorax, de difficulté de respirer, de sueurs nocturnes, de diarrhée, d'amaigrissement, etc, peut simuler la phthisie pulmonaire? Non assurément, car il suffira d'appliquer une oreille exercée sur la poitrine pour apprécier le souffle fourni par les grosses bronches et qui caractérise l'épanchement pleurétique. Si le souffle vient à manquer d'un côté entièrement rempli de liquide, alors l'absence totale du murmure respiratoire remplace la respiration rapeuse, l'expiration prolongée ou la pectoriloquie. L'asthme pour le médecin armé du stéthoscope n'est le plus souvent qu'un emphysème du tissu pulmonaire qui fournit un son exagéré et presque aucun murmure respiratoire, et qui d'ailleurs s'accompagne d'accès caractéristiques étrangers à la phthisie. Le catarrhe pulmonaire ou bronchite, qu'on a tant accusé de simuler la pulmonie en diffère essentiellement par la nature de ses râles sibilants, la bronchophonie qu'avec un peu d'habitude on ne confond pas avec la pectoriloquie, lors même que le malade est amaigri, épuisé par des sueurs ; et le dévoiement passager qu'on observe dans la bronchite chronique n'a pas le caractère opiniâtre de celui qui dépend de l'altération des intestins, propre aux tuberculeux.

Les cas les plus embarrassants pour le praticien sont certaines pneumonies chroniques du lobe supérieur ou moyen des poumons, qui simulent assez bien l'affection tuberculeuse. J'ai observé chez une fille de quinze ans un exemple de vomique sans tubercules avec induration chronique du tissu pulmonaire qui avait donné lieu à une petite caverne ouverte dans la cavité de la plèvre. L'existence de la pectoriloquie et du tintement métallique me firent prendre cette maladie pour une phthisie ; une autre fois chez un homme de lettres dont le poumon gauche était squirreux , je pris la bronchophonie pour de la pectoriloquie, et je crus que le malade était phthisique. Je ferai observer à cette occasion, qu'une maigreur excessive, la compacité d'un poumon induré, un peu d'hypertrophie au cœur peuvent donner lieu à une bronchophonie très-prononcée qu'il est possible de prendre pour de la pectoriloquie quand, comme cela peut arriver quelquefois, on n'apporte pas toute son attention à l'examen d'un malade. Il peut arriver aussi quelquefois également que la phthisie soit méconnue parce qu'elle est masquée par une autre maladie incidente qui semble en suspendre la marche et en voiler le caractère: ainsi, on voit parfois arriver dans les hôpitaux des tuberculeux avec les syptômes d'une autre maladie grave qui ne permet pas un examen complet ; le médecin n'étant frappé que de la maladie actuelle reste dans une ignorance complète sur la lésion pulmonaire, qui ne lui est révélée que par l'ouverture du corps.

L'œdème du poumon n'a que bien peu de rapport avec la phthisie pulmonaire et ne peut donner lieu à aucune méprise ; mais il n'en est peut-être pas tout-à-fait ainsi de la gangrène partielle du poumon, qui est souvent caractérisée par une respiration caverneuse, du bourdonnement, une véritable pectoriloquie et même du tintement métallique, lorsque l'escarre a été rejeté par l'expectotion; mais la nature si caractéristique de cette expectoration, son odeur, suffisent pour indiquer la spécificité du mal, à moins que la maladie se prolonge indéfiniment, que le malade, épuisé par des sueurs, de la diarrhée soit dans l'impuissance de donner des renseignements sur sa maladie.

Les vomiques compliquées d'indurations chroniques du poumon, sont des maladies fort rares et peuvent être distinguées de l'affection tuberculeuse du même organe qui ne siége point au sommet des poumons et en outre par leurs symptômes. Les vomiques comme les pneumonies chroniques succèdent d'ailleurs à une phlegmasie aiguë de l'organe pulmonaire, et ont par cette raison un cortége de symptômes différents de ceux de la phthisie ; un seul rapprochement est possible entre une vomique partielle bornée, et la phthisie qu'on appelle aiguë chez un malade qui n'aurait pas été ausculté convenablement. Il en est ainsi des divers épanchements séreux du thorax, maladies qui par la lenteur de leur marche, la toux, la difficulté de respirer, les sueurs dont elles sont accompagnées, ont pu souvent en imposer aux médecins en simulant la maladie qui nous occupe avant la découverte de l'auscultation. Mais que de différences dans le commémoratif, l'origine, la nature des symptômes, le siége des lésions, les résultats de la percussion, de l'auscultation, de la mensuration surtout qui révèle une augmentation dans le diamètre et la circonférence du côté malade, le contraire de ce qui a lieu dans la phthisie où les régions sous-claviculaires s'affaissent au lieu de s'élever, etc.

Il nous paraît superflu de mettre en parallèle, comme l'ont fait beaucoup d'auteurs, les signes de la phthisie, de la bronchite et de la pneumonie chronique, de la dilatation des bronches, de la gangrène des poumons qui ont des phénomènes propres, faciles à saisir pour un observateur instruit. Nous recommanderons seulement en cas de doute de bien examiner au moyen de l'auscultation et de la percussion réunies, les malades menacés de phthisie dans les deux premières périodes de la maladie, de la comparer avec les affections qui s'en rapprochent le plus, ils pourront se convaincre alors que l'erreur est facile à éviter. Il est d'autres cas moins embarrassants encore pour le médecin, quoiqu'ils aient occasionné quelquefois des méprises déplorables, nous voulons parler d'affections abdominales prises pour des phthisies. De ce qu'un homme, par exemple, aurait une gastrite qui causerait de la toux, de l'amaigrissement, du marasme, etc; il ne faudrait pas en conclure qu'il est phthisique, comme cela s'est vu quelquefois; en pareil cas, il suffit d'ausculter le malade pour découvrir la vérité. Nous traiterons d'ailleurs de ce point de pathologie spéciale dans un chapitre particulier de cet ouvrage.

Il serait à désirer, sans doute, que dans les cas douteux, on pût s'éclairer sur des modifications signalées dans les crachats et en particulier de celles que nous ont fait connaître dans ces derniers temps MM. Gueterbock et Kuhn, dont nous avons parlé dans l'historique; mais les indications que nous fournissent les réactifs chimiques et le microscope mis en usage par ces savants sont loin de mériter une entière confiance et de pouvoir servir de critérium dans les cas obscurs et douteux.

Le diagnostic, qui se fonde sur les caractères anatomiques de la maladie, se compose d'éléments moins nombreux, est plus simple et moins susceptible d'erreur. Celui qui a bien observé les tubercules pulmonaires ne peut guère les méconnaître à l'ouverture des corps, surtout à l'époque où ils peuvent causer la mort. A quelle sorte d'altération pourrait-on comparer l'aspect d'un poumon, qui présente des granulations grises, jaunâtres, miliaires, tantôt transparentes, tantôt d'un blanc mat, d'autres fois prenant la forme d'un groupe de corpuscules blancs comparables à des grêlons et comme implantés dans le tissu du poumon ou bien représentant des fragments amorphes de lard qu'on aurait déchiqueté, etc? De plus, y a-t-il des lésions qu'on puisse comparer aux cavernes consécutives des tuberculeux, qui détruisent les poumons tout en leur donnant à l'extérieur un aspect inégal, bosselé, froncé, etc? D'autres fois, enfin, ce sont des productions lithiques, crétacées, enchâssées dans certains points du tissu pulmonaire induré, ou bien enkystées dans une masse mélanique formant un point intermédiaire aux lèvres d'une ancienne cicatrice qui a succédé à une ancienne excavation. La seule difficulté qu'il y ait à résoudre sur ce point du diagnostic de la phthisie pulmonaire réside dans la distinction nette à faire sur le cadavre entre la pneumonie chronique et la phthisie tuberculeuse ; nous croyons même que ces deux altérations ont été très-souvent confondues sans grand détriment, au reste, pour le malade. Si on admet, en effet, qu'il puisse se former des infiltrations tuberculeuses sans être accompagnées de tubercules isolés, on ne peut plus avoir recours pour les distinguer de la pneumonie chronique, qu'aux caractères physiques de ces deux lésions ; or, nous croyons que ces caractères différentiels sont encore à indiquer.

Une autre altération organique avec laquelle on pourrait, ce nous semble, confondre l'affection tuberculeuse, sous le point de vue anatomique, est la dégénérescence cancéreuse ; mais il y a néanmoins des caractères distinctifs depuis longtemps indiqués par Bayle. Dans la production tuberculeuse la partie altérée est opaque et ordinairement d'un blanc mat, légèrement citrine et uniforme. La couleur peut varier depuis le blanc mat jusqu'au brun, mais toujours l'opacité est absolue et la structure interne homogène. Dans la *dégénérescence cancéreuse*, l'organe altéré paraît au premier coup d'œil d'un blanc tout-à-fait mat et uniforme ; mais en le regardant de très-près à l'œil nu et mieux avec une loupe, on voit que la partie dégénérée offre un tissu composé de deux substances, l'une qui est fibreuse et opaque, l'autre qui est transparente. La substance fibreuse est composée de lames irrégulières, inégales, de diverses largeur et épaisseur, disposées en différents sens ; ces lames forment un grand nombre de cellules irrégulières dans lesquelles est placée une substance bleuâtre, luisante, etc.

L'analyse chimique des tubercules a prouvé qu'ils contenaient environ 98 pour 100 de matière animale, 2 centièmes à peu près d'hydrochlorate de soude, de phosphate de chaux, de carbonate de chaux et des traces d'oxyde de fer.

CHAPITRE XVIII.

AFFECTIONS CONCOMITANTES

De la Phthisie pulmonaire.

LARYNX, TRACHÉE ET BRONCHES.

—

M. Louis qui a fait des recherches anatomiques si étendues et si complètes sur la phthisie a trouvé des ulcérations au larynx chez le quart des sujets atteints de cette maladie. Elles étaient le plus souvent compliquées avec celles de la trachée-artère; plus profondes que larges, elles ont souvent un aspect lardacé, inégal, grisâtre; on les rencontre communément au point de jonction des deux cordes vocales qu'elles envahissent ensuite et attaquent même plus ou moins toutes les parties constituantes du larynx.

L'auteur que nous venons de citer a constaté l'existence des ulcérations de l'épiglotte sur la sixième partie de ses malades, et cinq fois sur dix-huit cas, sans complication avec celles du larynx et de la trachée-artère. Ces ulcérations presque toujours placées sur la face laryngée de l'épiglotte étaient moins profondes que celles du larynx et n'atteignaient pas le fibro-cartilage; la membrane muqueuse même n'offrait en général que peu d'épaississement. Dans certains cas exceptionnels, il est vrai, on a trouvé cette espèce de soupape profondément affectée et même entièrement détruite.

Plus on trouve d'ulcérations dans la trachée-artère, plus son aspect est rouge, violacé; elles occupent ordinairement la partie inférieure du conduit respiratoire, sont arrondies comme si on les avait faites avec un emporte-pièce; par conséquent la membrane muqueuse est détruite, et leur fond repose sur le tissu cellulaire sous-muqueux. M. Louis avertit avec raison qu'il faut rechercher avec soin ces ulcérations qui sont généralement très-petites. Les plus considérables se développent indifféremment sur tous les points de a trachée; les arceaux cartilagineux se trouvent souvent dénudés.

L'auteur dit avoir trouvé cinq fois la destruction complète de la membrane muqueuse de la trachée dans presque toute la hauteur de sa portion charnue. La rareté des ulcérations des bronches affaiblit beaucoup l'importance que M. Louis accorde au contact des crachats dans la production des ulcérations des conduits aériens, puisque les plus petites subdivisions de ces conduits sont précisément celles qui se trouvent le plus longtemps en contact avec la matière des crachats.

Chose bien remarquable ! Tandis que la plus grande partie des ulcérations intestinales des phthisiques sont tuberculeuses, celles que nous venons d'examiner sont purement inflammatoires nonobstant leur voisinage et pour ainsi dire leur contact avec les tubercules pulmonaires. Ce qui, soit dit en passant, est une preuve nouvelle du peu d'influence des bronchites sur le développement des tubercules.

Pour prouver que la coïncidence de ces ulcérations avec la phthisie n'est pas fortuite, M. Louis a fait à leur égard comme à celui des autres affections concomitantes l'observation que chez les individus morts d'autres maladies, les rapports de l'ulcération du larynx, de l'épiglotte et de la trachée sont comme 3 est à 180 ; ce qui démontre d'une manière évidente qu'il existe quelque chose de commun entre les ulcérations des annexes du poumon et les tubercules du même organe.

CŒUR ET PÉRICARDE.

Le dépérissement qu'éprouvent les phthisiques est partagé par le cœur qui diminue de volume au point de ne présenter souvent que le tiers ou la moitié de celui qui lui est propre dans l'état normal. Quelquefois néanmoins on trouve ses cavités notablement augmentées ; il est évident alors que la difficulté éprouvée par le sang lors de son passage à travers le poumon a fait refluer une partie de ce liquide dans les cavités cardiaques, et a fini par les dilater. M. Louis toutefois n'admet pas cette cause parce que, dit-il, les obstacles à la circulation pulmonaire se forment avec lenteur et qu'ils sont proportionnés à la masse du fluide. Nous croyons bien que, pendant la vie, on attribue souvent à un anévrisme des palpitations qu'on doit uniquement rapporter à la gêne que cause au cœur l'état tuberculeux du poumon et à l'espèce de répercussion des battements que produit la masse compacte de ce viscère ; mais cela n'infirme en rien la possibilité de la dilatation des cavités du cœur par suite des obstacles qu'éprouve le sang en traversant un poumon tuberculeux et par le reflux qui doit en résulter. Que si on a trouvé cette dilatation plus souvent dans le ventricule gauche que dans le droit, bien que l'artère pulmonaire s'abouche dans ce ventricule et que les embarras de la circulation pulmonaire devraient s'y faire sentir davantage que dans celui du côté opposé, ces premiers résultats d'observation ne peuvent être définitifs et il faut attendre de nouveaux faits.

Chez la dixième partie des phthisiques observés par M. Louis, il y avait dans le péricarde un épanchement de 150 à 300 grammes de sérosité.

Aphtes.

Parmi les lésions secondaires qui tourmentent les phthisiques, il en est une qui rend plus précaire encore leur chétive existence en mettant un obstacle presque invincible à l'alimentation, si nécessaire pour combattre leur extrême faiblesse ; c'est l'affection aphteuse qui se développe sur la langue, le palais, l'arrière-bouche et même l'œsophage. Cette complication est assez commune et a cependant peu fixé l'attention des pathologistes qui n'ont fait que l'indiquer. M. Louis, cet infatigable investigateur auquel aucune altération si légère qu'elle fût ne semblait devoir échapper, n'en parle que d'une manière très-succincte sous le titre d'exhalations albumineuses de la langue; il prétend qu'elles se montrent quatre, huit, dix et quelquefois soixante jours avant la mort. C'est, comme on voit, se donner beaucoup de marge pour n'être pas contredit. Nous l'avons presque toujours observée vers la fin de la maladie. Ce sont en général de petits aphtes agglomérés et disséminés sur divers points de la langue et des autres parties de la bouche; ils ont assez souvent la forme de fausses membranes. Lorsqu'on les examine à la loupe comme nous l'avons fait plusieurs fois, on reconnaît des agglomérations de petits corps blanchâtres, saillants, détachés de la membrane muqueuse, et qui nous ont paru avoir une ressemblance frappante avec les tubercules pulmonaires au premier degré. Cette apparence nous porte à croire que cette éruption aphteuse est plutôt le résultat d'une sécrétion que d'une inflammation, ce qui justifierait l'opinion de M. Louis, qui avance que cette exsudation se renouvelle plusieurs fois avant la mort. Bayle avait déjà dit au surplus, que les aphtes qui occupent assez souvent la bouche, le pharynx des phthisiques ne ressemblent ni aux aphtes qu'on observe dans diverses maladies aiguës fébriles, ni à ceux qui surviennent spontanément en pleine santé. « Dans les » phthisiques, ajoute-t-il, on ne voit presque jamais ces aphtes » commencer par une petite vésicule pleine de sérosité qui se perce » et qui est suivie d'un petit ulcère blanchâtre, à bords relevés et à » fond conique. »

Quant à la fréquence relative de cette éruption que nous serions tenté d'appeler *tuberculeuse*, M. Louis l'a observée sur la huitième partie des sujets. Trois fois dans le cas de ramollissement avec amincissement de la membrane muqueuse de l'estomac ; quatre fois dans la phlegmasie de la partie antérieure de l'estomac, trois fois quand cette membrane était saine et deux fois dans le reste des cas. L'auteur dit encore dans un autre endroit, qu'il a trouvé ces plaques couenneuses assez fréquemment dans l'œsophage, mais qu'elles n'intéressaient en rien la membrane muqueuse et n'apportaient aucun changement dans son épaisseur, sa consistance ou sa couleur. Nous avons observé aussi qu'elles n'intéressent pas la membrane muqueuse et que de plus elles ne laissent aucune trace dans l'œsophage.

Nous avons fait une étude particulière des aphtes encore imparfaitements décrits qui se développent dans la phthisie, et voici le résultat de nos observations à cet égard : L'éruption est d'un blanc mat, exactement de la même couleur que les tubercules naissants ; elle a un aspect tomenteux, bourgeonné, et comme emphysémateux ; elle adhère tellement à la langue, qu'on ne peut l'en séparer avec une spatule ; elle paraît consister en une multitude de petites granulations miliaires éparses sur toutes les parties de la langue et en plusieurs agglomérations sur les bords. Ce sont particulièrement ces agglomérations qui ont à la loupe un aspect tuberculeux. Que si l'on objecte relativement à cette comparaison que la durée du développement de ces plaques n'est pas suffisante pour les assimiler aux tubercules, nous répondrons qu'on ne les aperçoit pas dès leur origine, et qu'en faisant usage de la loupe, il est bien présumable qu'on les découvrirait plus tôt. Nous ferons remarquer qu'en second lieu, ces plaques ne paraissant que vers la fin de la vie, elles n'ont pas le temps d'acquérir tout leur développement. Si cette éruption d'ailleurs était, comme on l'a prétendu, composée de fausses membranes, on observerait certainement des symptômes inflammatoires qui n'existent pas; il y aurait de plus, de la douleur, tandis que les malades n'accusent guère que de la gêne.

Foie.

Le foie, organe peu connu encore sous le rapport des fonctions qu'il remplit, n'en présente pas moins cette particularité, qu'il sympathise d'une manière notable avec les principaux organes de l'économie, le cerveau, le cœur, les poumons, etc., et que ses maladies se développent simultanément avec celles qui affectent ces derniers organes. Voici ce que disait, il y a déjà plus d'un siècle, Desault de Bordeaux (1) : « J'ai toujours trouvé, dit-il, qu'il y avait des embarras très-considérables dans le foie des phthisiques, qu'on trouvait une obstruction bien marquée dans ce viscère par sa dureté et quelquefois sa couleur; j'ai été surpris que les auteurs n'en aient point fait mention : c'est pourtant un symptôme qui mérite une grande attention, puisqu'il est très-important pour l'éclaircissement de la cause de la phthisie et de la convenance du remède que je dois proposer (mercure). » Les recherches de M. Louis établissent que l'état graisseux du foie est une maladie propre aux phthisiques, puisqu'après avoir constaté que le tiers des malades soumis à son observation avaient le foie gras, sur 49 cas que cet auteur avait observés, deux seulement se trouvaient coïncider avec des maladies autres que la phthisie. D'autres observateurs néanmoins affirment que cette lésion concomitante des tubercules est plus fréquente encore et l'estiment à la moitié des poitrinaires (2). Sur 15 ouvertures cadavériques faites par M. Prost (3), 7 seulement présentaient cette altération.

On a beaucoup cherché à expliquer cette coïncidence singulière de l'état gras du foie avec les tubercules. Voici l'explication qu'on pourrait en donner : L'hématose étant en souffrance dans la phthisie, l'oxygénation du sang, ou, si l'on veut, l'absorption de la partie respirable de l'air ne se fait qu'incomplétement. Le sang, par conséquent, rentre dans le torrent de la circulation sans être suffisamment oxygéné et se trouve surabondamment chargé d'hydrogène

(1) Dissertation sur la phthisie.
(2) Mérat, art. Foie du Dictionnaire des Sciences Méd.
(3) La Médecine éclairée par l'ouverture des corps.

et de carbone, il transmet au foie par la voie des vaisseaux des éléments graisseux dans lesquels ces corps prédominent. Nous savons qu'on peut dire que le sang partout identique, ne produit pas le même effet dans les autres organes ; mais l'expérience a répondu d'avance à cette objection, en prouvant que certains animaux, comme les oies, par exemple, que l'on gorge d'aliments pour obtenir des foies gras, maigrissent de presque toutes les parties, malgré cette nourriture succulente ; tandis que le foie devient entièrement graisseux, s'hypertrophie et acquiert un volume considérable.

La femme paraît disposée d'une manière particulière à ce genre d'altération, puisque sur 49 phthisiques dont le foie était graisseux, 19 seulement ont été observés chez l'homme et 39 chez la femme.

Voies digestives.

Les organes qui constituent les premières voies proprement dites offrent rarement des lésions chez les phthisiques. Le pharynx et l'œsophage n'ont pas fourni à M. Louis, par exemple, la matière d'un rapport proportionnel, tant elles lui ont paru de peu d'importance et dépourvues de connexions avec l'affection tuberculeuse. Deux malades sur quatre-vingts ont présenté quelques légères ulcérations dans le pharynx et l'œsophage ; assez souvent la face interne de ce dernier a été trouvée tapissée d'une sorte de détritus plus ou moins semblable aux plaques qui s'observent dans les complications aphteuses de la bouche.

C'est une particularité assez notable chez les phthisiques que le déplacement, l'allongement et l'agrandissement de l'estomac, alors que les muscles, le tissu cellulaire, etc., sont atrophiés et diminués de volume par l'amaigrissement. Nous avons été souvent frappé de cette anomalie rare dans les autres maladies ; M. Louis l'attribue aux secousses de la toux qu'éprouvent les tuberculeux.

Les lésions de la membrane muqueuse du ventricule ont été notées avec soin par l'auteur que nous venons de citer et que nous prenons volontiers pour guide, quand il s'agit d'établir les rapports proportionnels des altérations concomitantes de la phthisie. Le ramollissement avec amincissement de la membrane muqueuse existait dans le cinquième environ des sujets ; son siége le plus ordinaire était la partie supérieure et surtout le grand cul-de-sac de l'estomac.

Assez souvent elle occupait la moitié de la surface de ce viscère, quelquefois davantage, ou bien elle était bornée à une étendue de 8 à 10 pouces carrés (1).

La couleur de la membrane ainsi ramollie et amincie est le plus ordinairement blanchâtre, demi-transparente ou grisâtre ; son peu de consistance la rapproche dans beaucoup de cas d'un mucus épaissi et d'une gelée peu consistante. L'amincissement de cette membrane est tel dans certaines circonstances qu'on la cherche vainement et qu'elle semble avoir été entièrement détruite, et elle l'est effectivement quelquefois. Nous nous dispenserons de parler ici des variations presque infinies que présentent ces lésions de la membrane muqueuse stomacale, soit dans leur forme, soit dans leur étendue, soit dans leurs rapports avec les parties environnantes, soit enfin dans les altérations des organes voisins qu'elles paraissent avoir déterminées. L'aspect rougeâtre, mamelonné et l'épaississement partiel de la membrane muqueuse à côté de l'amincissement prouvent qu'un état inflammatoire a souvent précédé et été même la cause de la lésion qui nous occupe ; ce qui indique qu'une gastrite a souvent marché de front avec la phthisie, ce dont les praticiens peuvent facilement se rendre compte en se rappelant les accidents éprouvés par les malades. M. Andral, toutefois, regarde ce ramollissement comme une affection toute spéciale dont l'origine inflammatoire lui paraît plus que douteuse. Cet état inflammatoire de la membrane muqueuse de l'estomac, avec les caractères indiqués ci-dessus, a été rencontré très-souvent par M. Louis dans la partie correspondante à la face antérieure de l'estomac ; ce qui l'a conduit à attribuer cette fréquence (qui est :: 8 : 96) au contact de ce viscère avec le foie ; et comme l'expérience lui a prouvé que l'organe biliaire est plus souvent augmenté de volume chez les femmes phthisiques que chez les hommes, il trouve là l'explication de la plus grande fréquence relative du ramollissement avec inflammation de l'estomac chez les tuberculeux du sexe féminin. Cette explication d'ailleurs très-physiologique, quoique la cause en soit inconnue, rend raison en second lieu de la plus grande disposition à l'inflammation de l'estomac chez des individus qui sembleraient devoir en être exempts par des habitudes de sobriété. Nous ne croyons pas qu'on doive tenir beaucoup de compte du ramollis-

(1) Ouvrage cité, page 63.

sement du grand cul-de-sac de l'estomac, parce qu'il nous paraît dû à un état cadavérique, ainsi que l'ont dit naïvement ceux que qui s'étaient donné la peine de le décrire minutieusement.

Les petites ulcérations que nous avons rencontrées dans l'estomac des phthisiques nous ont paru rarement isolées, indépendantes de toute autre altération et bien dessinées. M. Louis assure n'avoir trouvé que deux fois des ulcères simples sur la membrane muqueuse dans 96 autopsies.

Duodenum. — Cet intestin, malgré ses fonctions importantes et ses rapports immédiats avec l'estomac et le foie, ne présente presque jamais de lésions concomitantes chez les phthisiques ; trois fois sur soixante sujets, M. Louis a cependant observé des ulcérations au nombre de trois à dix d'une ligne à une ligne et demie de diamètre. Cet état pathologique diffère d'ailleurs ici très-peu de ce qu'il est dans les autres maladies.

Intestin grêle et gros intestin. — On rencontre à la surface interne de cet intestin des granulations qui ont tantôt l'aspect, la grandeur et la contexture de véritables tubercules ; d'autres fois, ce ne sont que des corps fibro-cartilagineux existant par plaques séparées dans une grande étendue de la surface muqueuse ; leur nombre augmente ordinairement beaucoup en approchant du cœcum, quoiqu'on en trouve quelquefois une assez grande quantité à la partie supérieure. Leur grandeur varie prodigieusement depuis le volume d'une tête d'épingle jusqu'à celui d'une lentille.

La membrane muqueuse qui leur sert de siége est d'autant moins altérée que ces granulations ont moins de volume ; nous l'avons trouvée plus ou moins rouge, ramollie dans le lieu d'insertion, ce qui transforme la granulation en ulcération, quand celle-ci est entièrement ramollie. M. Louis appelle les granulations de la seconde espèce semi-cartilagineuses, quoiqu'elles n'aient sans doute qu'une ressemblance fictive avec les cartilages, et qu'il soit impossible d'en déterminer la nature. Il faudrait presque autant dire que les tubercules crus sont des corps semi-cartilagineux, car ces petits corps solides sont des tubercules qui n'ont avec ceux du poumon d'autre différence que celle qui provient de la diversité des organes qu'ils occupent. Nous avons souvent examiné à la loupe des granulations et des tubercules intestinaux, et nous n'avons trouvé aucune différence entre ceux-ci et les tubercules pulmonaires. Le siége des tubercules intestinaux, selon Laennec, est dans le tissu cellulaire intermédiaire aux membranes muqueuse et musculeuse et quelquefois immédiatement au-dessous du péritoine. Ils se développent particulièrement dans l'intestin grêle et surtout vers sa terminaison. Ces ulcères détruisent peu à peu la totalité de l'épaisseur de l'intestin en procédant de l'intérieur à l'extérieur ; on en rencontre très-souvent dont le fond n'est plus formé que par le péritoine. Il est assez rare cependant que la perforation ait lieu. Quand elle arrive, l'effusion des matières fécales dans le péritoine détermine ordinairement une péritonite aiguë, accompagnée de tympanite. Mais quand la perforation est petite, elle s'oblitère souvent par l'agglutination de l'intestin perforé à un point voisin de la masse intestinale ou des autres organes revêtus par le péritoine à l'aide de l'exsudation albumineuse qui se forme dès les premiers moments de l'inflammation (1).

Les ulcérations si communes dans les intestins des phthisiques sont-elles toujours le résultat du ramollissement des tubercules ou dépendent-elles d'autres causes ? C'est un point difficile à décider. Quoi qu'il en soit, cette lésion est si fréquente, que Bayle dit l'avoir rencontrée sur les 0,67 des sujets, et M. Louis sur les 5/10. On les trouve presque toujours dans le tiers inférieur de l'intestin grêle, et rarement dans le tiers moyen. Leur nombre et leur profondeur sont d'autant plus considérables qu'on approche davantage du cœcum; différentes des ulcérations typhoïdes, elles sont disposées circulairement, parallèlement aux valvules conniventes, et communément placées à l'opposite du mésentère, quand elles n'occupent pas la circonférence de l'intestin, ce qui arrive quand elles sont considérables. La forme et l'étendue des ulcérations varient à l'infini : tantôt arrondies, d'autres fois elliptiques, quelquefois linéaires; nous en avons vu de quelques lignes et de plusieurs pouces ; il serait plus difficile encore de désigner d'une manière précise la couleur et l'aspect qu'elles présentent : c'est dans certains cas une surface inégale, mamelonnée, mêlée de rouge, de jaune, recouverte de saillies raboteuses et tomenteuses, etc. Dans le développement de ces ulcérations, la membrane muqueuse disparaît quelquefois et est remplacée par des agglomérations tuberculeuses qui se développent sur la membrane musculeuse mise à nu ; d'autres fois cette membrane elle-même disparaît et on voit distinctement le

(1) Ouvrage cité.

péritoine dans l'intervalle des petites masses tuberculeuses. On peut dire qu'en général les ulcérations tuberculeuses de l'intestin ressemblent exactement aux tubercules du poumon, sauf la différence de structure des organes qui en sont le siége.

Les granulations et les ulcérations tuberculeuses paraissent propres aux phthisiques; M. Louis affirme n'avoir trouvé les premières que chez ces sortes de malades; si on ne peut pas dire la même chose des ulcérations, peu s'en faut, puisque le même auteur ne les a rencontrées que 6 fois sur 80 autopsies de diverses maladies chroniques; encore trois des malades qui en faisaient partie, avaient-ils des tubercules dans le poumon.

Ainsi, on le voit, l'affection tuberculeuse de l'intestin grêle est presque aussi commune que celle des poumons. Il faut remarquer en second lieu qu'elle se développe dans les mêmes points que la dothinenterie. Quels sont les rapports entre ces deux genres d'ulcérations, les auteurs se taisent sur ce point.

Dans les gros intestins les ulcérations sont presque aussi communes que dans l'intestin grêle (60 sur 95). Les granulations tuberculeuses sont moins fréquentes, on les a trouvées dans le huitième des cas seulement. M. Louis n'y a jamais rencontré de granulations semi-cartilagineuses; la membrane muqueuse souvent épaissie est ramollie plus souvent encore. Le ramollissement peut être attribué à l'inflammation quand il y a épaississement; mais quand il n'y a ni altération de couleur, ni d'épaisseur, il y a absence d'inflammation. Les ulcérations sont ordinairement peu considérables; elles ont de 3 à 6 lignes de diamètre et même moins. Les grandes ulcérations n'ont été trouvées que dans la quatrième partie des cas. Voici le nombre proportionnel des ulcérations dans les diverses parties du gros intestin : cœcum, 34 pour 100, colon droit 37 pour 100, colon transverse 25 pour 100, colon gauche 8 pour 100, rectum 32 pour 100.

Dans le gros intestin comme dans le grêle, les ulcérations ne sont que rarement dans l'origine le résultat de l'inflammation, mais le plus souvent de la fonte des tubercules, ce qui le prouve, c'est que la membrane muqueuse est saine à leur niveau tant qu'ils ne sont pas ramollis. Loin d'être une cause d'ulcération, l'inflammation est souvent le résultat de la fonte des tubercules. Enfin, ce qui démontre la spécialité de ces lésions, c'est que, comme l'a bien remarqué M. Louis, elles sont très-rares dans les maladies chroniques autres que la phthisie; et cependant les traces de phlegmasies ordinaires y sont très-communes. Voilà les caractères anatomiques principaux de ces ulcérations qui du reste diffèrent peu de celles de l'intestin grêle : les plus petites sont presque toujours arrondies et taillées à pic. Leur fond est grisâtre comme celui des ulcères vénériens avec lesquels ils ont parfois une ressemblance singulière; la membrane muqueuse forme le plus souvent le fond de ces ulcérations, et il est rare qu'on y trouve la membrane musculeuse ou le péritoine. Les grandes ulcérations sont généralement d'une forme plus irrégulière; tous ceux qui ont fait beaucoup d'autopsies peuvent se rappeler ces vastes ulcères grisâtres, rougeâtres, sanieux, mamelonnés, qu'on trouve souvent dans le cœcum et à l'origine du colon.

Les ulcérations sont rares dans le rectum, où il ne faut pas les confondre avec les ulcérations carcinomateuses dont cet organe est fréquemment le siége; leur fond est également grisâtre ou jaunâtre, prenant souvent la teinte des matières fécales diffluentes qui se trouvent répandues à leur surface. Quand la membrane muqueuse est détruite, on voit la membrane musculeuse à nu.

Il faut encore mentionner ici les fistules à l'anus qu'on a généralement regardées comme très-fréquentes chez les phthisiques. Il nous paraît surprenant qu'il ne soit pas dit un mot de cette lésion dans l'ouvrage de M. Louis, si complet sous le rapport des lésions anatomiques. Nous avons lu avec plus de surprise encore dans une Note de la dernière édition de Laennec, par M. Andral, que sur huit cents phthisiques, cet auteur n'avait trouvé qu'un seul individu qui fût atteint de fistule à l'anus. Ce résultat nous a paru des plus extraordinaires; pour nous, nous avons observé à l'hôpital Necker plusieurs phthisiques atteints de cette complication fâcheuse.

Ganglions mésentériques, rate, reins.

M. Louis a trouvé ces ganglions tuberculeux chez environ le quart des sujets qu'il avait ouverts. Cette altération coïncide constamment avec les ulcérations tuberculeuses intestinales, et sont souvent concomitantes avec une inflammation antécédente qui est d'ailleurs un des éléments des ulcères dont il s'agit. Le plus communément cette lésion des ganglions mésentériques est une transformation complète qui ne laisse aucune trace du tissu primitif.

M. Louis n'a que très-rarement trouvé les tubercules mésentériques ramollis, ce qui, selon lui, tient au peu d'ancienneté de ce genre d'altération qui se développe lentement et graduellement et n'est jamais complet au moment de la mort. La tuberculisation des ganglions mésentériques est d'ailleurs une affection obscure qu'il est difficile de constater pendant la vie. Cette altération étant d'ailleurs une suite constante de l'ulcération de l'intestin, on ignore pourquoi elle est infiniment moins fréquente. Les ganglions du mésocœcum, du mésocolon, sont encore bien moins sujets à la dégénération tuberculeuse que les ganglions mésentériques. Un douzième seulement des individus observés par M. Louis a présenté ce genre d'altération.

La tuberculisation des ganglions axillaires, cervicaux et bronchiques semble tenir le milieu entre celles qui précèdent, c'est-à-dire qu'un dixième environ des phthisiques les a présentées. Ces lésions tuberculeuses des ganglions lymphatiques sont propres aux phthisiques, comme les ulcérations intestinales, puisqu'au rapport de M. Louis, sur 100 individus affectés de diverses maladies chroniques, on ne les a trouvées qu'une seule fois.

Rate. — Chose singulière! la rate, qui semble ne jouer aucun rôle dans l'économie animale et n'avoir aucun rapport d'action avec le poumon, a été trouvée tuberculeuse chez la 14e partie des individus morts de phthisie, tandis qu'un 50e environ a offert le foie atteint de la même lésion. Les tubercules spléniques, dit M. Louis, sont d'un volume variable entre celui d'un grain de chenevis et d'une aveline. Ils sont plus ou moins exactement arrondis, jaunâtres ou d'un blanc mat, en tout semblables aux tubercules dans le poumon.

Reins. — Dans la 30e partie des cas, les reins ont offert une certaine quantité de matière tuberculeuse ; il paraît certain cependant que cette altération est propre à la phthisie, puisque sur 200 cas de maladies quelconques, M. Louis ne l'a pas rencontrée une seule fois.

Cœur, cerveau, moelle épinière.

Ces organes n'ont paru jusqu'à ce jour offrir aucune lésion qui soit propre à la phthisie. Il faudrait en excepter peut-être la moelle épinière qui est sujette à l'affection tuberculeuse, et dont nous avons observé un exemple remarquable chez une femme phthisique.

Membranes séreuses.

Les lésions des membranes séreuses n'offrent que de rares coïncidences avec la phthisie pulmonaire, et n'ont, à ce qu'il paraît, aucun rapport de sympathie pathologique, tandis qu'il en existe de nombreux entre les membranes muqueuses et l'appareil pulmonaire. Lorsque dans le cours de la phthisie, la membrane muqueuse gastro-pulmonaire, ainsi que le tissu cellulaire sous-jacent, peuvent devenir tuberculeux dans la plus grande partie de son étendue, la séreuse qui lui est contiguë n'offre jamais de semblables lésions soit à la surface du foie, des intestins, soit dans les cavités articulaires, cardiaques ou abdominales. La même observation peut être faite à l'égard de certains organes d'une texture particulière, comme le cerveau, le testicule, la moelle épinière, la matrice, les ovaires, qui bien que fréquemment sujets à l'affection tuberculeuse, ne deviennent que rarement malades dans le cours de la phthisie, lors même que ces organes se trouvent lésés dans l'exercice de leurs fonctions par les désordres inhérents à la maladie qui nous occupe.

CHAPITRE XIX.

DU DEGRÉ DE CURABILITÉ DE LA PHTHISIE PULMONAIRE.

C'est une vérité assez triste à rappeler, que nous restons rarement dans les limites du vrai et que nous dépassons presque toujours en tout les bornes que la nature a posées. Le médecin paie autant et plus que le physicien, le naturaliste, le chimiste, etc., cette espèce de tribut à la faiblesse humaine dans le jugement qu'il porte sur la nature et la terminaison des maladies ; et la phthisie pulmonaire est du nombre de celles sur lesquelles son esprit a le plus souvent failli. Les anatomistes ou anatomo-pathologistes, témoins des désordres causés par cette cruelle maladie, l'ont presque tous proclamée incurable. Les praticiens, au contraire, peu familiers avec les caractères anatomiques de cette affection, ne se souvenant que des cas représentant ou simulant la phthisie, et particulièrement de ceux qu'ils avaient ou croyaient avoir guéris, se sont crus fondés à dire au contraire qu'un grand nombre de moyens leur avaient réussi dans la cure de cette maladie, et ont été fortifiés dans leur méprise par des erreurs de diagnostic. On trouve dans beaucoup d'auteurs de ces opinions contradictoires.

Les médecins qui, comme Portal et autres auteurs contemporains et même Broussais, pensaient que la phthisie pulmonaire était souvent produite par une ulcération ou une inflammation des poumons, ont dû croire de bonne foi et avec quelque apparence de raison que cette maladie était d'autant plus curable qu'on l'attaquait à une époque plus rapprochée de son origine, comme lorsqu'elle est au premier degré, par exemple. Mais cette opinion est devenue bien contestable, du moment qu'il fut établi d'une manière rigoureuse, par Bayle et les autres anatomo-pathologistes modernes, qu'il n'y avait de phthisies que celles produites par les tubercules. Effectivement, l'affection tuberculeuse ayant été assimilée par les pathologistes aux affections cancéreuses, elle dut être regardée comme incurable ; de là la croyance admise par tous les médecins au niveau des progrès de l'anatomie pathologique, que la nature ne fait que des efforts contraires à la guérison et que l'art n'en fait que d'inutiles. Bayle surtout, conduit par une conséquence logique des faits observés à l'inflexible théorie anatomique qu'il avait adoptée, considérait la phthisie tuberculeuse comme incurable, en admettant toutefois qu'elle pouvait avoir une très-longue durée. Cette idée était tellement arrêtée dans l'esprit de Bayle, qu'il l'a consignée encore dans un Mémoire publié trois ans plus tard comme complément de son ouvrage. Contemporain et grand admirateur de Bayle, Laennec semble avoir d'abord adopté cette opinion ; mais éclairé par de nouveaux faits, il reconnut que la guérison de la phthisie tuberculeuse était possible après la période de suppuration, et seulement par suite de la limitation du nombre des tubercules agglomérés et de la transformation que la nature faisait subir aux parties qui les avaient contenus. Il n'en maintient pas moins toutefois l'impossibilité de guérir la maladie au premier degré. « L'idée de la possibilité de » guérir la phthisie au premier degré, dit-il, est une illusion. Les » tubercules crus tendent essentiellement à grossir et à se ramollir. » Il est peut-être au pouvoir de l'art de ralentir leur développement, » d'en suspendre la marche rapide, mais non pas de lui faire faire

» un pas rétrograde. Toutefois, ajoute-t-il, s'il est impossible de » guérir la maladie au premier degré, un assez grand nombre de » faits m'ont prouvé que dans quelques cas un malade peut guérir » après avoir eu dans le poumon des tubercules qui se sont ramollis et ont formé une cavité ulcéreuse (1). »

Ainsi, selon cet auteur, il faut que la phthisie parcoure ses périodes dans un temps plus ou moins long, et celui qui en est atteint ne peut en éviter les terribles effets que par le bénéfice d'un travail de nature médicatrice qui vient pour ainsi dire s'interposer entre le malade et la maladie. Mais s'il est vrai que ni l'origine, ni la nature, ni le développement des tubercules ne sont parfaitement connus, ainsi qu'il résulte des nouvelles théories proposées depuis Laennec, comment pouvait-il leur assigner une évolution si fatalement complète, et imposer des limites si rigoureuses à l'art et à la nature? Rien ne prouve donc qu'il soit impossible d'enrayer l'évolution des tubercules comme on arrête les progrès de l'inflammation, comme on fond les tumeurs glandulaires, etc. Il résulte par conséquent tout au moins de ce qui précède, que la phthisie pulmonaire guérit par les seuls efforts de la nature, mais c'est encore une question de savoir si l'art peut imiter ses procédés salutaires.

Les preuves anatomiques de cette guérison sont loin d'être rares; Laennec lui-même en a fait connaître un grand nombre que nous avons discutées ; nous-même avons depuis longtemps publié des faits de cette nature dans le premier volume de la clinique de l'hôpital Necker. MM. Prus, Rochoux, Cruvelhier, Rogée, etc., ont donné de la publicité à des faits analogues. A ces autorités, nous joindrons celle si imposante du doyen des médecins de l'Allemagne (Hufeland) : « Lorsqu'on entreprend, dit-il, le traitement d'une » phthisie pulmonaire, il ne faut pas, comme la plupart des méde» cins, se laisser dominer par l'idée que la guérison présente peu » de chances ; car un pareil doute brise le courage, paralyse les » ressources de l'esprit, et éteint jusqu'au désir de rien entrepren» dre. On doit au contraire se pénétrer de celle que toute phthisie, » même la purulente, est curable ; des faits authentiques l'ont dé» montré sans réplique ; à l'ouverture de corps (ce dont j'ai été » moi-même témoin), on a trouvé des portions considérables de » l'organe pulmonaire détruites par la suppuration et remplacées

(1) T. 2, page 98 et suiv.

» par une cicatrice parfaite chez des personnes qui s'étaient très-» bien servies de leurs poumons (1). »

D'un autre côté, si l'on ne doit pas foi entière aux cas nombreux de guérison de phthisie cités par les auteurs, au moins ne peut-on se défendre d'en admettre un certain nombre appuyés d'une description exacte des symptômes qui caractérisent la maladie.

L'on a dit : Comment voulez-vous qu'on puisse reconstituer un organe désorganisé ; rendre perméable à l'air un poumon farci de tubercules crus, etc ? Mais, pourrions-nous répondre : à l'origine des tubercules, le poumon peut-il être considéré comme désorganisé ? Ces tubercules, sans doute, ne naissent pas comme des champignons et n'arrivent pas rapidement à la grosseur qu'on assigne d'ordinaire aux tubercules crus : ils ont une origine pour ainsi dire embryonaire ; ils sont, dans le principe, accompagnés et précédés d'un travail quelconque qu'il est possible d'enrayer. Hé bien, intervertissez ce travail, arrêtez son développement, et cela nous paraît possible dans beaucoup de cas, car il nous répugne de croire que le malade est dès l'origine fatalement dévoué à la mort. Que si enfin, on accorde quelque confiance aux explications qu'on donne aujourd'hui de la tuberculisation, pourquoi n'admettrait-on pas la possibilité d'entraver le travail d'excrétion ou d'exhalation qui accomplit cet état pathologique ? Les tubercules ne sont pas après tout des êtres organisés doués de vie ; ils grossissent et se ramollissent sous l'influence de certaines modifications pathologiques ; faites-les cesser ; ou intervertissez ce mode d'action, et vous arrêterez le développement de la maladie, et si vous pouvez l'arrêter à toujours, vous aurez guéri. M. Fournet, auteur d'un ouvrage plein de recherches et d'inductions sur la première période de la phthisie (2), soutient avec raison, il nous semble, qu'on ne peut pas demander à l'art tout ce qu'il peut faire contre la phthisie, tant que le diagnostic de la première période ne sera pas établi. Il semble, en effet, qu'une fois la science arrivée à ce point (elle y chemine à grands pas), personne ne peut révoquer en doute la possibilité de prévenir les influences générales qui provoquent et entretiennent le travail de la tuberculisation pulmonaire. Pourquoi l'art ne pourrait-il, dans cette circonstance comme dans plusieurs autres, modifier l'organisme de

(1) Enchiridium medicum, ou Manuel de Médecine pratique, traduit par N. Jourda, page 322.

(2) Ouvrage cité.

manière à le faire rentrer dans les conditions telles que de nouveaux tubercules ne puissent se développer, et que les anciens se dissipent ou deviennent stationnaires? Cette considération de pratique, comme le fait encore remarquer M. Fournet, repose d'ailleurs sur la connaissance de quelques nouveaux signes de maladie que ne connaissaient point Bayle et Laennec, principaux auteurs de la triste et fatale doctrine de l'incurabilité de la phthisie pulmonaire au premier degré. Ce qui fortifie singulièrement, au reste, les considérations auxquelles nous venons de nous livrer, c'est qu'il est aujourd'hui bien reconnu, et il sera établi dans cet ouvrage, que les conditions de curation indispensables pour le tuberculeux dont nous parlons, se trouvent dans certains climats doués d'une chaleur douce et d'une température égale, en sorte qu'on peut déjà établir ici, par anticipation, que le remède est là, et qu'il ne s'agit plus que d'aller le trouver, chose à la vérité difficile pour beaucoup de malades. Enfin, après la mort de tuberculeux qui avaient déjà guéri, et qui ont succombé à d'autres maladies, on trouve çà et là, le plus souvent au sommet des poumons, ou bien des tubercules à l'état de crudité disséminés dans le tissu pulmonaire, ou bien des tubercules desséchés, plâtreux, isolés ou groupés; quelques-uns ne présentent que des restes de tubercules demeurés stationnaires. Les uns sont en quelque sorte atrophiés, d'autres ne présentent plus que des débris de matière crayeuse dont le tissu animal a été absorbé. Quelquefois, comme l'avait déjà pressenti Bayle, la matière tuberculeuse a été comme infiltrée, disséminée dans le poumon, lui a communiqué une couleur fauve et a rendu son tissu plus dense; d'autres fois enfin ce sont des portions de tissu pulmonaire endurcies, des noyaux plâtreux, circonscrits, enchâssés dans une transformation fibreuse, etc.

Nous bornons à ces considérations ce que nous avions à dire sur la curabilité de la phthisie, et nous renvoyons le lecteur à l'article des cicatrices qui contient des preuves irrécusables de la guérison de la phthisie pulmonaire.

CHAPITRE XX.

PROPHYLAXIE ET TRAITEMENT GÉNÉRAL DE LA PHTHISIE PULMONAIRE.

L'un des premiers moyens de s'opposer aux ravages de la phthisie pulmonaire et de diminuer le nombre infini des victimes de cette cruelle maladie, serait sans doute d'empêcher les alliances entre les familles entachées de tuberculisation héréditaire, et à plus forte raison, d'interdire celles qui se contractent entre les sujets issus de parents phthisiques. L'expérience a prouvé, en effet, que les enfants qui naissent de telles unions, meurent dans le jeune âge, et que ces familles vont rarement jusqu'à la quatrième génération. Les enfants succombent pour la plupart un peu plus âgés, quand l'un des deux époux seulement est tuberculeux ; ils périssent enfin assez souvent, mais peuvent échapper à la maladie lorsque leurs parents ne sont que d'origine phthisique, ou bien chez lesquels une prédisposition morbide à la pulmonie est le résultat de fautes de régime, d'une mauvaise santé et surtout de maladies qui portent atteinte à la nutrition. Mais que peut le médecin dans de telles circonstances contre les arrangements de famille, les calculs de l'ambition, l'avidité, la convoitise qui placent avant tout les convenances sociales et les faveurs de la fortune ? Ce serait certainement à la législation, aux mœurs, à la religion même d'un pays, qu'il faudrait demander des moyens coercitifs si difficiles à concilier avec la liberté individuelle et l'inviolabilité des arrangements de la vie privée. C'est ici qu'il faudrait faire intervenir la contrainte morale de l'économiste Malthus. L'avenir d'un pays reposant sur l'existence des sujets vigoureux, bien constitués, et non sur des rachitiques et des tuberculeux, il semble qu'il ne serait pas indigne des législateurs d'une nation éclairée, de s'occuper de cette question d'économie politique, surtout lorsqu'il est démontré que le quart ou le cinquième de la population qui assiége les hôpitaux est moissonné par la maladie dont il s'agit.

Immédiatement après les alliances de familles considérées comme moyen préservatif, viennent les influences hygiéniques, telles que l'éducation physique, les vêtements, les habitations, les climats, les nourritures, les professions, qu'il est d'ailleurs généralement impossible de changer sans le concours d'une aisance qui n'est le partage que d'un petit nombre. Conseiller à une population telle que celle de Paris, de Lyon, de Lille, de Marseille, par exemple, de se loger, de se nourrir d'une manière plus convenable, de changer de profession, d'aller chercher la santé sous un autre climat, serait assurément peine inutile; mais ces conseils peuvent être donnés avec avantage à certaines classes de la société qui sont à même d'en profiter. A ceux-là, on peut dire : Gardez-vous des influences nuisibles, des lieux insalubres, du froid, de l'humidité, des variations brusques de l'atmosphère; fuyez les pays où le ciel est inclément, funeste aux poitrines faibles; recherchez au contraire ceux où la température est douce, égale, et quand vous ne pouvez jouir de ces avantages précieux, entourez-vous dans votre propre demeure des précautions qui peuvent, jusqu'à un certain point, y suppléer. Prenez soin de vous vêtir d'une manière très-hygiénique, et en rapport avec la susceptibilité de vos organes; soyez sobres des plaisirs qui ne doivent être le partage que des constitutions vigoureuses; menez une vie réglée et même monotone; fuyez cependant l'inaction et la vie absolument sédentaire; exercez vos organes, même dans une certaine mesure ceux de la respiration.

On ne saurait trop prendre de précautions pour élever les enfants nés de parents tuberculeux, et c'est vraiment ici que l'éducation physique doit commencer avec la naissance. Que l'enfant né dans des circonstances si défavorables ne soit point nourri du lait de sa mère; c'est malheureusement le cas exceptionnel où la tendresse maternelle perd ses droits; que la jeune mère les cède sans hésiter à une nourrice saine et vigoureuse. Que le nouveau-né respire l'air pur de la campagne, et qu'il soit placé dans les autres conditions hygiéniques les plus confortables. Les enfants issus de parents tuberculeux doivent même passer leurs premières années à la campagne, soumis à des exercices physiques journaliers, etc. Que si plus tard le développement du funeste germe qu'ils portent dans leur sein menace leur santé, il ne faut pas hésiter alors à les faire changer de climat et leur faire habiter pendant plus ou moins longtemps une des localités privilégiées dont nous parlerons ailleurs. Un homme fort éclairé, habitant Paris, avait épousé une femme d'une faible constitution et d'une santé détériorée: deux enfants étaient nés de cette union; l'un fut envoyé dans le midi de la France; il y demeura jusqu'à l'âge de douze ans, s'y livra à tous les exercices de son âge, n'y fut soumis à aucun travail intellectuel; sa vie fut celle des enfants de la ferme qu'il habitait; il revint à Paris pour y faire ses études, et jouit aujourd'hui à l'âge de quarante ans d'une bonne santé, quoiqu'il soit d'une faible constitution. Sa sœur, au contraire, élevée à Paris sous l'aile de sa mère, est morte à dix-huit ans de phthisie pulmonaire. La mère succomba quelque temps après à plusieurs maladies chroniques dont elle était atteinte depuis longtemps. Deux jeunes gens, âgés de vingt et quelques années, issus de mères phthisiques, ayant déjà des signes précurseurs de cette cruelle maladie, furent envoyés à Malaga (Espagne), où règnent une température douce et égale et d'autres conditions favorables aux tuberculeux. Tous deux ont séjourné plusieurs années sous l'heureux climat de l'Andalousie; ils n'y ont éprouvé aucun des accidents qui affligent si souvent les individus prédisposés ou déjà atteints de phthisie; l'un d'eux, celui qui était le plus malade, s'est marié à Malaga, y exerce une profession active et jouit d'une bonne santé.

A ces exemples, on pourrait joindre ceux d'un grand nombre de personnes qui semblent s'être préservées de la phthisie en allant habiter chaque hiver un climat chaud. Plusieurs sujets paraissent même avoir été guéris par cette émigration annuelle. J'ai connu une jeune dame née d'une mère faible et d'un père avancé en âge, qui habitait à Paris où la retenait son amour pour les arts, que son mari cultivait d'ailleurs avec distinction. Cette dame avait vu périr un frère d'une phthisie pulmonaire; un autre frère et une sœur semblaient menacés du même mal; elle-même enfin en présentait déjà quelques graves symptômes. On était parvenu à les dissiper en la faisant séjourner assez longtemps à Nice. Malheureusement, cette dame ayant cédé au désir de revoir ses parents qui habitaient Paris, y revint pendant un été très-variable, qui eut sur elle la plus fâcheuse influence. Il y avait à peine quinze jours qu'elle était arrivée de Nice, qu'elle crachait du sang et était tourmentée par une toux opiniâtre. Elle calma d'abord ces accidents en restant couchée nuit et jour, et en maintenant une douce température dans son appartement. Elle se trouva assez bien pour retourner à Nice au commencement de l'automne; malheureusement, le voyage fut fait par un temps froid, et cette fois le climat fut impuissant pour arrêter les progrès du mal. Elle vivrait encore peut-être, si elle n'eût pas fait le fatal voyage de Paris.

Mais revenons à l'éducation physique des jeunes enfants d'une origine tuberculeuse. Il faut bien se garder lorsqu'ils sont encore à la mamelle de leur faire prendre de trop bonne heure des aliments solides, et jamais surtout une nourriture grossière et d'une digestion difficile, comme les bouillies, qui contiennent des fécules non fermentées. En général, à mesure que l'enfant grandit, il faut le nourrir d'aliments substantiels, autant que possible tirés du règne animal et qui s'assimilent très-facilement; les vêtir confortablement, les couvrir de flanelle, les laisser le plus longtemps possible à la campagne y respirer un air salubre, se livrer aux jeux et aux exercices que comporte leur âge, etc.

Toutes les maisons d'éducation ne peuvent convenir aux enfants prédisposés aux tubercules; il serait préférable que les parents les fissent élever sous leurs yeux, afin de pouvoir soigner davantage leur régime alimentaire, et surveiller l'emploi des autres agents hygiéniques. D'un autre côté, toutes les études ne peuvent convenir aux jeunes tuberculeux. Il serait dangereux dans l'intérêt de leur santé, qu'on les destinât à des professions qui exigent des études longues et opiniâtres, une vie sédentaire. Pour eux, il importe que le travail de l'intelligence soit coupé par des exercices gymnastiques dirigés de manière à développer surtout les organes thoraciques; ces enfants, naturellement très-excitables, ont plus besoin que les autres d'être surveillés et préservés de certains vices qui porteraient une atteinte funeste à leur santé. Quand ils avancent en âge, il faut les éloigner autant qu'on peut de la société des femmes qui excitent trop facilement chez eux la passion de l'amour. Tous les soins que réclament ces deux derniers points exigent une grande attention et une grande surveillance de la part des parents. Les grandes maisons d'éducation, il faut bien le dire, ne sont pas seulement insuffisantes pour cet objet, mais souvent dangereuses par les mauvais exemples qui s'y rencontrent, et dont il est très-difficile de préserver les enfants.

A l'enfance succèdent l'adolescence et la jeunesse orageuse; ici finit trop tôt l'éducation, il n'y a plus que des conseils à donner pour préserver du danger. Il faut faire connaître au jeune homme son origine, la fâcheuse prédisposition dont il peut être affligé et lui montrer en perspective la triste fin qui l'attend s'il méconnaît les conseils d'une hygiène salutaire. Puis arrive enfin la période critique de 35 à 40 ans, période si souvent marquée par des hémoptysies, parce qu'alors le système sanguin a pris un grand développement, et que l'homme est d'ailleurs dans toute la vigueur de l'âge et au plus fort de sa carrière de travail. Par conséquent, c'est en quelque sorte un temps décisif d'épreuves pour le sujet prédisposé à la phthisie ; après 40 ans, en effet, il est plus sûr de son existence et plus à l'abri des accidents héréditaires qui l'ont menacé jusque-là. Il importe donc qu'il ait recours à des précautions particulières tirées de l'hygiène et même de la thérapeutique, comme des saignées, l'application de quelques exutoires, un régime doux, des voyages aux eaux thermales, le repos et les distractions que comporte ce séjour, etc. Que si des accidents alarmants se sont déjà manifestés, il faut abandonner les occupations sédentaires, fuir la fatigue des affaires et aller résider pour quelque temps dans un climat plus hospitalier et plus bienfaisant que celui qu'on habite ; ou, si l'on se trouve dans l'impossibilité de se déplacer, il convient alors de s'astreindre à un genre de vie particulier, et de s'entourer de précautions qui suppléent jusqu'à un certain point aux changements de climat. Il faut s'isoler en quelque sorte, et établir entre soi et les influences extérieures nuisibles, une véritable barrière ; fermer son âme aux émotions, chasser loin de soi les soucis de l'ambition, le tourment des affaires, s'abstenir des travaux du cabinet qui vous minent et vous tuent au milieu des rêves de la célébrité, des illusions et des fumées d'une gloire achetée au prix de la vie.

La grande impulsion donnée par l'auteur de l'auscultation à l'histoire des maladies de poitrine en général, et de la phthisie pulmonaire en particulier, loin d'avoir rendu la curation de ces maladies plus facile, semble au contraire en avoir sensiblement multiplié les difficultés. La description précise et presque surabondante de toutes ces altérations pathologiques de tissu auxquelles on peut si rarement remédier, la facilité de les reconnaître au moyen de l'auscultation, en élevant la pathologie proprement dite au rang des sciences exactes, a porté en même temps dans toute cette partie de la médecine une clarté qui a dissipé bien des illusions, et, disons-le, détruit bien des prétentions et des espérances. En effet, en écartant les prétendus cas de pulmonie, qui n'étaient en réalité que des bronchites, des pleurésies chroniques, des vomiques, des emphysèmes, etc, qui guérissent assez souvent, on se trouve aux prises avec une maladie nettement caractérisée, et qu'il faut terrasser en la saisissant pour ainsi dire corps à corps, et non plus en se faisant illusion et en prenant l'ombre pour la réalité. Des anatomo-pathologistes justement célèbres, à l'aspect des désordres pathologiques propres à la phthisie, donnant dans un excès contraire aux prétentions exagérées de nos devanciers, ont désespéré de guérir cette maladie, et l'ont proclamée incurable en lui reconnaissant une fatale tendance à détruire le tissu pulmonaire par une inévitable suppuration. Cependant l'existence des cicatrices du poumon que nous avons établies plus haut, suffit pour prouver que la phthisie tuberculeuse guérit plus souvent qu'on ne serait tenté de le croire à la vue des altérations qui la constituent. Mais par quels moyens la nature arrive-t-elle à ces résultats, et comment l'art pourrait-il opérer artificiellement les cicatrisations dont l'anatomie pathologique nous fournit des exemples spontanés ? Nous l'ignorons. Il nous semble toutefois, que si un grand nombre de malades ont guéri sans le concours d'aucun agent thérapeutique et spécial, le premier remède qu'il convient d'opposer à la phthisie est le temps qu'il faut savoir rendre propice aux malades, et entraver ainsi les progrès d'une tuberculisation naissante ; par ce moyen on arrive à produire artificiellement un état stationnaire, un temps d'arrêt favorable au travail de la résorption des tubercules ou de la cicatrisation, quand déjà des désordres considérables existent dans le poumon. Laennec pensait même que la guérison n'était possible qu'après le ramollissement des tubercules ; mais nous avons déjà fait voir que cette opinion désespérante était une hypothèse très-contestable.

Si en l'absence de tout agent spécifique, capable de prévenir la tuberculisation des poumons, nous recherchons les moyens de la neutraliser, et de produire l'état stationnaire dont nous venons de parler, nous ne tardons pas à nous convaincre que ces moyens consistent surtout à éviter soigneusement l'action nuisible des agents hygiéniques reconnus propres à engendrer, à hâter le développement des germes de la phthisie : tels sont le froid, l'humidité, les variations brusques de l'atmosphère, les défectuosités de logements, de vêtements convenables, les suppressions des transpirations cutanées et bronchiques, etc. La première et la plus sûre des précautions à prendre, pour n'être pas atteint de phthisie, quand on a reçu de ses auteurs une fatale disposition à cette maladie, consiste à fuir les températures inhospitalières, les changements de temps brusques et homicides de certaines latitudes, pour aller habiter un climat dont la chaleur douce et égale n'offense pas la poitrine, et facilite au contraire une active perspiration si importante au maintien de l'équilibre des fonctions organiques. C'est là une premier point de pratique actuellement acquise à la science médicale, et fondé sur les observations les plus authentiques : ce qui ne veut pas dire, entendons-nous bien, qu'il suffit d'aller dans un pays plus chaud pour guérir la phthisie à tous les degrés. La migration sous une autre latitude n'est généralement efficace, que dans la période de crudité avant la fonte tuberculeuse, et le développement de la fièvre de suppuration.

Nous donnons donc comme une règle à suivre : de prescrire aux malades de fuir les latitudes sptentrionales, en particulier le climat si variable de Paris ; de se diriger sur plusieurs localités du midi de la France, ou bien d'émigrer en d'autres climats, ou, si cela se peut, dans quelqu'une des îles des mers du sud, telle que Madère, ou encore, ce qui est plus facile, de choisir entre les latitudes de Nice, de Pau, d'Hyères, différents points des côtes méridionales de Bretagne, de Gascogne, etc. Ou mieux enfin, de passer les monts et d'aller se fixer pour quelque temps à Pise, à Rome. Et revenir pendant l'été pour y retourner ensuite (1).

Que si cette émigration salutaire n'est pas possible, il faut alors à force de soins et de précautions se créer un genre de vie et des habitudes ridicules peut-être aux yeux des gens bien portants, mais qui en réalité prolongent la vie et peuvent puissamment concourir à la guérison ; se créer par exemple une atmosphère particulière dont la température toujours assez élevée est peu susceptible de varier. Plusieurs hommes distingués et d'une grande autorité dans cette matière, ont dû à de pareilles précautions de prolonger une vie utile et précieuse. Nous citerons le célèbre Laennec qui, déjà atteint de phthisie et menant une vie laborieuse, a néanmoins vécu jusqu'à 50 ans. Il restait souvent couché pendant l'hiver jusqu'après midi, se maintenait constamment dans la même atmosphère, etc. Les

(1) Il ne faut pas s'effrayer des dépenses que comportent ces voyages ou ce séjour en Italie, en Espagne. La vie y est infiniment moins dispendieuse que dans le nord de l'Europe. A Rome, par exemple, et dans diverses autres villes d'Italie, un étranger peut y dépenser beaucoup moins que dans plusieurs grandes villes de France.

précautions de ce genre et beaucoup d'autres, prises par un autre médecin français très-connu (Landré-Beauvais), réputé phthisique pendant près de 40 ans, sont devenues proverbiales, et il a vécu jusqu'à 70 ans. Nous l'avons vu, la tête constamment couverte, parlant bas, évitant d'une manière presque puérile les courants d'air, usant en un mot de mille précautions pour éviter l'influence des variations atmosphériques, si dangereuses pour les tuberculeux. Nous connaissons un vieillard de 82 ans, encore doué de force et d'activité, mais depuis longtemps catarrheux, tuberculeux peut-être, qui redoutant les suites de cette affection, passe, depuis plusieurs années, quelques mois de l'hiver sans sortir de son appartement. Nous ajouterons toutefois qu'il importe que le malade ainsi séquestré dans une atmosphère presqu'invariable, habite une chambre assez vaste, et ait à respirer une assez grande masse d'air; qu'il reste le moins possible dans l'inaction, qu'il se livre à quelques exercices qui favorisent et entretiennent dans une certaine activité la transpiration insensible, qu'il vaque à quelque occupation, comme celle de tourner, (1) ou bien, lorsque le temps lui permet de quitter sa prison, de s'occuper à la culture d'un jardin abrité des vents du nord, d'aller en voiture fermée, de faire quelques courses sur l'eau par un temps calme, etc.

Les gestations ou exercices passifs, la navigation comprise, sont certainement très-utiles aux malades qui ne peuvent voyager commodément ou à leur guise. Landré-Beauvais, que nous citons comme un modèle, vers la fin de sa vie, parcourait les eaux minérales, plutôt pour voyager que pour faire usage de ces eaux.

En admettant, comme l'ont fait surtout les médecins anglais, Clarck et Carswel à leur tête, que la phthisie est une véritable cachexie, il se présente une question d'une grande importance et qui fait d'ailleurs partie de la prophylaxie de cette maladie. Jusqu'à quel point serait-il possible, par une sorte de rénovation organique de modifier profondément la constitution au point de changer le travail morbide quand il est commencé, ou mieux encore de le prévenir chez de jeunes sujets cacochymes nés de parents tuberculeux? Il n'y a point de doute que les anciens ont déjà eu cette idée, par rapport aux maladies chroniques en général, et qu'elle est formellement énoncée dans l'ouvrage de Cœlius Auréia-

(1) C'était une occupation privilégiée de Laennec.

nus sous la dénomination de *règle Cyclique*, *méthode des Cycles*, c'est-à-dire, méthode qui consistait dans une série de moyens hygiéniques et thérapeutiques, employés graduellement dans la vue de modifier profondément la constitution d'individus atteints de maladies diverses. Telle semble avoir été encore l'opinion de ceux qui ont recommandé d'une manière exclusive l'usage des aliments toniques restaurants, d'une série d'exercices, de voyages, de bains d'eau, d'air comprimé ou surchargé d'acide carbonique, d'oxygène, de certaines vapeurs, etc. Des succès en ce genre ont été consignés dans un Mémoire de M. Pravaz, de Lyon. Ces succès qui ont reçu l'approbation de la Société de Médecine de cette ville, méritent de fixer l'attention des praticiens (1). Il serait prématuré sans doute d'émettre une opinion décisive sur ce point de thérapeutique ; toutefois, on ne doit point rejeter toute idée de rénovation organique, quand on sait que le corps de l'homme ne reste jamais le même ; que ses éléments se renouvellent sans cesse et se reconstituent avec les aliments qu'on ingère, l'air qu'on respire, et sous les influences des exercices qu'on prend journellement. Enfin, quand on considère que les tuberculeux sont faibles, cachectiques, ont une origine précaire et entachée d'un vice radical. Malheureusement, il arrive trop souvent que les instruments destinés à opérer cette rénovation (les organes digestifs surtout), sont eux-mêmes frappés d'une asthénie, même d'un état tuberculeux, qui entrave leur action et les empêche par conséquent de fonctionner. De là, l'impérieuse nécessité de s'y prendre de très-bonne heure pour essayer de renouveler les éléments d'une constitution débile, et la fortifier contre les atteintes d'un mal cruel, qui s'infiltre pour ainsi dire en nous avec les aliments que nous prenons, l'air que nous respirons, et se dépose dans nos organes par le mécanisme même de la nutrition des parties. De là encore l'utilité du conseil que donne M. Pravaz, de suppléer par une élaboration pulmonaire artificielle à l'élaboration intestinale insuffisante.

Quand l'état de détérioration des organes digestifs est identifié avec les causes de la tuberculisation des poumons, il est impossible qu'on parvienne à le combattre par les moyens thérapeutiques qui agissent sur ces mêmes organes. Jusqu'à quel point serait-il possible, dans des cas semblables, de suppléer à l'action assimilatrice des

(1) Mémoire sur l'emploi thérapeutique du bain d'air comprimé. 1840. Archives générales de Médecine. Avril et mai 1843.

intestins par une activité plus grande imprimée à l'hématose, ain que le propose M. Pravaz, dans le Mémoire que nous venons de citer, surtout au moyen de l'air respirable comprimé dans un appareil *ad hoc?*

Lorsqu'il existe une diathèse, une sorte de cachexie qui conduit à l'affection tuberculeuse, un régime et une médication tonique trouveront, avant tout, leur application dans la pratique d'un médecin éclairé. Ces indications sont d'ailleurs plus ou moins formulées dans Morton, dans Portal, dans Raulin, etc. mais seulement pour certains cas particuliers. Quelques charlatans de notre temps ont voulu faire de cette médication une méthode spécifique, qu'ils ont largement exploitée à leur profit. Mais puisqu'il s'agit de charlatans, il est juste de remonter à la source, et de dire que c'est dans le livre de Lantois, sur la phthisie (1), que se trouve formulée pour la première fois, la méthode dite tonique, considérée comme base absolue du traitement, à laquelle il joignait toutefois une boisson mystérieuse contenant des doses homœopathiques d'émétique (1 grain dans 8 à 12 pintes d'eau). Le régime de vie des côtelettes, bifftecks, du vin généreux, des exercices actifs plus ou moins fortifiants, peut sans doute être prescrit à certaines personnes prédisposées aux tubercules pulmonaires, mais il faut toutefois que les sujets auxquels on fait de pareilles prescriptions aient les voies digestives en bon état et douées d'une certaine énergie, qu'elles puissent prendre un exercice soutenu proportionné à l'alimentation dont elles font usage; car autrement, on s'exposerait à produire des pléthores nuisibles, une irritation dangereuse et peut-être des ulcérations du tube digestif, souvent lésé dans la phthisie. Cela doit même arriver souvent à la suite d'une pratique empirique; car les médecins savent que les phthisiques ont généralement peu d'appétit, qu'ils ont un estomac irritable et capricieux, qu'ils sont sujets quelquefois à la gastralgie, à la gastrite même, ou bien encore à une toux stomacale qui rend la digestion des aliments substantiels extrêmement difficile. D'un autre côté, il ne faut pas oublier que lors même que les voies digestives sont aptes à l'espèce de rénovation dont nous avons parlé plus haut, il est nécessaire que d'autres causes nuisibles n'agissent pas à contresens : car si, tandis que vous parvenez à modifier l'organisation par un régime approprié, le malade est exposé à

(1) Théorie nouvelle de la phthisie pulmonaire, page 161, (1848).

l'action du froid et des variations atmosphériques qui irritent sans cesse sa poitrine, s'il est mal logé, mal vêtu, mal dirigé sous plusieurs autres rapports, que voulez-vous qu'il advienne ?

Nous ne trouverons jamais d'expressions assez fortes pour censurer la conduite de médecins indignes de ce nom, qui ne craignent point de conseiller des aliments substantiels, du vin, des exercices pénibles à de pauvres tuberculeux qui peuvent à peine digérer du lait et du bouillon, et qui sont épuisés par une diarrhée colliquative. Parmi les malades qui se sont malheureusement trouvés dans ce cas, nous pourrions citer un ingénieur qui avait exécuté de telles prescriptions avec un courage héroïque et chez lequel l'état du tube digestif avait été tellement empiré par ce traitement meurtrier, qu'il nous paraissait succomber à une tuberculisation hâtive des intestins plutôt qu'au ramollissement des tubercules du poumon. Si au lieu de gorger ce malade d'excitants et d'aliments qu'il ne pouvait digérer on l'eût fait changer de climat, il aurait pu guérir ou du moins prolonger son existence.

De ce que nous venons de dire, il ne faut pas conclure cependant que nous repoussions du traitement de la phthisie les moyens spéciaux énergiques, bien au contraire nous conseillons d'attaquer la maladie avec vigueur dès son origine ; mais comme nous n'en connaissons pas parfaitement la nature, nous disons que le traitement doit être surtout expérimental. Il est impossible, par exemple, de prendre pour guide l'opinion d'hommes d'ailleurs très-célèbres qui se fondant sur ce que la phthisie était souvent une inflammation rétrocédée sur les poumons, croient pouvoir abattre cette inflammation avec des saignées générales, etc. Sans doute quand une toux incessante tourmente les malades, qu'une fièvre vive commence à se développer, qu'un écoulement sanguin habituel a disparu, que la figure se colore outre mesure, que la respiration est gênée par suite de l'embarras de la circulation, de lésions du cœur, etc., les émissions sanguines sont indiquées. Elles le sont à plus forte raison quand à cet état pléthorique du poumon, vient se joindre une phlegmasie concomitante de cet organe ou de ses annexes. On doit y recourir encore chez les femmes enceintes menacées de phthisie, et chez lesquelles, comme le fait observer Portal, un large développement des vaisseaux utérins et de l'utérus lui-même ne fait pas diversion aux congestions pulmonaires. Nous ne disons pas que cette médication attaque la nature de la maladie ; toujours est-il cependant qu'elle soulage beaucoup en désemplissant les vaisseaux et en facilitant la circulation capillaire des poumons. Mais il faut s'arrêter à cet effet, et se garder de croire qu'on enlève une phthisie comme une pneumonie, ainsi que semble l'insinuer Portal, par exemple, dans un grand nombre d'observations sous le titre de Traitements heureux, ces cas n'étant pas relatifs à la phthisie pulmonaire proprement dite. C'est par cette raison, peut-être, que la diète, les boissons dites antiphlogistiques sont loin d'avoir le même degré d'utilité que les émissions sanguines. Les extraits, les sucs de plantes amères, altérantes, antiscorbutiques, plus ou moins toniques, laxatifs et diurétiques qui ont reçu le nom de *dépuratifs*, ont été longtemps considérés comme des moyens secondaires propres à achever ou à consolider la guérison de la phthisie. Portal ne manquait presque jamais d'administrer ces sucs végétaux dans les convalescences plus ou moins difficiles et comme moyens de restauration définitive qui paraissaient lui réussir souvent. Nous croyons qu'il y a lieu de répéter encore à cette occasion, que le défaut de précision dans le diagnostic ôte à ces faits la plus grande partie de leur importance. Toutefois, il y aurait peut-être quelques nouvelles expériences à tenter à ce sujet, pour établir avec plus de précision l'indication des médicaments réputés dépuratifs. (Alcalins, ferrugineux, sucs végétaux, toniques, antiscorbutiques, etc.) Mais nous dirons en même temps que ces expériences sont très-difficiles à faire dans les hôpitaux, où les préparations qu'on appelle vulgairement dépuratives sont mal exécutées, où les malades n'ont pas d'ailleurs toute l'intelligence, toute la persévérance nécessaire pour constater un succès de thérapeutique de ce genre. Il faut bien savoir même combien il est difficile en général de faire usage, dans les hôpitaux, des prescriptions les plus simples pour des causes purement administratives. Demander à un pharmacien d'hôpital, qui manque presque toujours d'employés, de faire faire chaque jour des sucs d'herbes, des bouillons préparés avec soin, même des décoctions chargées de principes concentrés, c'est à peu près vouloir obtenir l'impossible.

Ce ne serait donc seulement que dans la pratique particulière qu'on pourrait employer avec fruit de tels moyens, comme semble l'avoir fait si souvent Portal.

Quant aux faits nombreux qu'on trouve dans les auteurs, ils sont en général si peu concluants qu'ils échappent pour la plupart à une analyse sévère. On trouve pourtant dans Morgagni, l'histoire d'un certain comte de Feltre (*Epistol.* 22, n° 61), chez lequel on ne peut méconnaître des symptômes de phthisie pulmonaire, et qui fut guéri par un traitement très-long où l'on voit figurer un grand nombre de prescriptions et d'agents dépuratifs, tels que les gelées animales, les différents laits, les plantes sudorifiques, antiscorbutiques, vulnéraires, l'antihectique de Potier (*Poterius*), le baume du Pérou, le lierre terrestre, les bois sudorifiques, le bouillon de vipère, de poulet, etc. On dirait en vérité que Morgagni a voulu donner, dans cette interminable observation, un échantillon de la médecine cyclique, ou de rénovation dont nous avons parlé plus haut. L'auteur, en effet, semble s'étudier dans les consultations qu'il rédigeait pour le malade, à établir une longue série de médications capables de reconstituer le pauvre comte, qui ainsi que ses nobles frères, était d'une chétive constitution.

Encore un mot sur ce que certains auteurs ont dit de la propriété des agents dépuratifs pour détruire certains virus rétrocédés et considérés comme cause de la phthisie, tels que ceux de la variole, de la rougeole, de la scarlatine, de la miliaire, etc. Ces idées ne peuvent supporter aujourd'hui un examen sérieux ; mais elles sont encore si profondément enracinées, tellement infiltrées dans la pratique de la médecine, qu'il se trouve beaucoup de praticiens, particulièrement ceux de Montpellier, qui reprochent souvent à la génération actuelle de les dédaigner ; mais quand des auteurs, quelle que soit leur autorité, avancent d'une manière affirmative que la phthisie est produite par la rétrocession des maladies éruptives, on se demande comment ils ont pu tirer des conclusions si absolues d'observations qui ne sont établies sur aucun diagnostic précis, et que par conséquent on ne peut nullement admettre au point de vue thérapeutique. Un enfant chétif a la rougeole, la variole, la scarlatine, etc. Il tousse comme cela arrive toujours ; cette toux ne disparaît pas entièrement après la cessation de l'exanthème ; le malade devient phthisique, on en conclut que c'est l'affection éruptive qui s'est portée sur le poumon et l'a détruit. Mais comme nous l'avons déjà dit ailleurs, il faudrait savoir en quoi consiste l'exanthème, expliquer comment il se porte sur le poumon, et établir enfin *à priori* que le sujet n'était pas tuberculeux avant de tomber malade. Nous avons soigné beaucoup d'enfants qui avaient eu des maladies éruptives ; nous en avons vu un grand nombre dans certaines maisons et à tous les étages, auxquels même on ne donnait presqu'aucune espèce de soins ; eh bien, nous n'avons jamais observé de cas où il fût possible d'accuser pertinemment l'éruption de produire la phthisie. En vérité, nos campagnes seraient encombrées de phthisiques si on pouvait raisonnablement accuser la rétrocession des exanthèmes, de produire la phthisie tuberculeuse, car on n'y prend aucun soin de prémunir les malades contre toutes les rétrocessions possibles. Cependant on observe cette cruelle maladie plus souvent dans les villes, où les enfants sont infiniment mieux soignés qu'à la campagne.

CHAPITRE XXI.

DES LOCALITÉS ET DES CLIMATS LES PLUS FAVORABLES AUX PHTHISIQUES.

Du moment qu'il a été reconnu que les climats froids et humides, que les variations brusques de température étaient des causes avérées de phthisie pulmonaire, et aggravaient rapidement les prédispositions à cette funeste maladie, on a dû chercher à contrebalancer, même à détruire l'effet de ces causes par l'influence des climats doués de conditions opposées. De là cette pratique fort ancienne chez les peuples du Nord et même des pays tempérés, de faire voyager les poitrinaires dans les pays chauds. A Rome où l'on devait jouir d'une température fort élevée, on envoyait en Afrique, dans l'Asie-Mineure, et dans certaines îles de la Méditerranée les malades que le nord de la France, l'Angleterre, et l'Allemagne envoient en Italie, en Provence, sur les côtes de Portugal, d'Espagne, à Madère, etc. Les auteurs ont émis des opinions très-diverses, quelquefois même contradictoires sur cette action du climat de telle ou telle localité par rapport à la phthisie pulmonaire ; d'un autre côté, l'habitude, le goût plus ou moins prononcé des voyages plutôt que des notions exactes sur les localités déterminaient souvent les malades à chercher dans une autre contrée la température égale dont leur pays était privé. Des connaissances plus positives nous permettent aujourd'hui de discuter les avantages et les inconvénients inhérents aux diverses localités réputées favorables aux phthisiques et de mettre les praticiens à même de se prononcer avec connaissance de cause sur le choix des lieux les plus propres au rétablissement des malades. Des écrivains sceptiques prévenus ou dominés par un esprit exclusif de contradiction, ont quelquefois attribué, il est vrai, aux distractions, aux agréments du voyage, à l'exercice, aux influences de la mer, etc., ce qui est en réalité le fruit d'un climat doux et égal ; mais les faits sont trop nombreux aujourd'hui, pour que le doute soit permis à cet égard. Il est prouvé par des faits incontestables que le séjour suffisamment prolongé dans certaines latitudes méridionales, peut guérir la tuberculisation commençante des poumons chez les individus venant d'un climat septentrional. Par conséquent, un médecin n'a rien de mieux à faire quand les moyens qu'il a déjà employés sont insuffisants, que de diriger promptement son malade sur l'un des points que nous allons examiner. On comprend très-bien d'ailleurs qu'il ne suffit pas à un phthisique pour guérir de se transporter seulement dans un climat plus chaud et plus confortable que celui qu'il habite ; qu'il faut que d'autres conditions hygiéniques agissent concurremment avec le climat. Il importe d'abord que l'état de maladie soit peu avancé et mette le patient à même de faire commodément le voyage, et de profiter de l'influence salutaire de sa nouvelle habitation ; qu'il ne doit être exposé à aucune privation, à aucun retranchement des habitudes d'aisance dont il jouissait dans son domicile. Les médecins anglais qui prescrivent plus que nous les migrations à leurs malades, ont observé souvent que l'heureuse action du climat était neutralisée par l'absence de toutes les commodités de la vie si multipliées en Angleterre ; que l'Anglais bien nourri, bien chauffé, bien logé, avait souvent à souffrir du maigre régime, du mauvais chauffage, des tristes habitations des pays méridionaux. De plus, il faut un séjour très-prolongé dans un pays pour que le climat produise des changements durables chez les malades et une consolidation définitive de la santé. Ce n'est pas assez de plusieurs mois, il faut souvent plusieurs années. Nous rappellerons ici que les deux jeunes phthisiques dont nous avons parlé ailleurs et qui ont été guéris à Malaga, y ont séjourné près de quatre années, et que cette habitation nous paraît encore utile à leur conservation. Des faits récents et un antagonisme entre la phthisie et les fièvres intermittentes endémiques, sembleraient devoir offrir une ressource précieuse aux tuberculeux, qui ne pouvant voyager, auraient la faculté d'habiter momentanément un canton voué aux fièvres intermittentes et par cela même favorable aux phthisiques.

Italie. — Cette mémorable contrée, qui avec un climat salutaire, offre aux malades toutes les jouissances de l'esprit, tout l'attrait que peuvent inspirer les chefs-d'œuvre des arts et le souvenir d'un grand peuple, possède plusieurs cantons renommés pour le traitement et la guérison des phthisiques. Ces cantons, il est vrai, sont loin de présenter les mêmes conditions hygiéniques de température et les mêmes avantages pour les malades; cela dépend de leur plus ou moins grand éloignement de la mer et des Apennins. A cet égard : Nice, Gênes, Naples, Pise et Rome, présentent des différences qui ont besoin d'être étudiées par le médecin qui envoie des malades dans ces localités. Le climat de Nice se rapproche beaucoup de celui de la Provence, sa température moyenne est de 15 degrés, elle est un peu plus froide qu'à Rome et à Madère ; cette température est à tout prendre plus régulière qu'en aucun lieu du midi de l'Europe, Rome exceptée (1). L'hiver y est tempéré, le ciel pur ; rarement le thermomètre descend jusqu'à 0°, et quand cela a lieu, c'est pendant la nuit : l'égalité du climat dépend en partie de la position de la ville à proximité des montagnes et de la mer. D'un côté les Alpes forment une barrière contre les vents du nord ; et de l'autre, la chaleur de l'été se trouve modérée par la fraîcheur de la mer, qui y règne pendant toute la journée avec une régularité presque égale à celle du climat des Tropiques. Nice n'est pourtant pas entièrement exempte de vents froids durant l'hiver et le printemps ; ces vents viennent de l'ouest, soufflent avec violence en chassant devant eux des nuages qui obscurcissent le ciel, et obligent le malade à garder la chambre. Nice a donc l'avantage sur la Provence d'être abritée du vent du nord-ouest; mais le vent d'est s'y fait souvent sentir dans les mois d'avril et de mai, et est très-nuisible aux tuberculeux qui viennent y chercher la santé ; les habitants du pays sont même très-sujets à cette époque à contracter des bronchites et des pneumonies; un 7e des décès de l'hôpital de Nice est attribué à la phthisie pulmonaire (2). Généralement les tuberculeux sujets aux catarrhes, aux

(1) D'Assis, Clarck et Risso.

(2) A cette occasion, nous ferons remarquer que les décès de phthisie dans un pays chaud ne prouvent point que ce pays n'est pas utile aux tuberculeux d'une autre contrée plus septentrionale; nous ajouterons que les malades venus de

irritations de la membrane muqueuse du tube digestif, se trouvent mal du séjour de Nice. Le climat de *Rome* est doux et agréable; mais la chaleur y est relâchante, étouffante, supérieure à celle de la Provence, mais inférieure à celle de Madère. Les variations atmosphériques sont plus sensibles qu'à Nice et à *Pise*, mais moins marquées qu'à Naples et dans toute la Provence. Le climat de *Rome* peut être considéré comme le second climat de l'Italie par rapport à son influence heureuse sur les poitrines malades; ces avantages sont principalement dus à la rareté des vents, et à l'égalité de la température pendant l'hiver. Rome est un séjour éminemment utile aux personnes menacées de phthisie, mais ne convient plus dans les deux derniers degrés de cette maladie. M. D'Assis prétend même qu'alors la marche de la phthisie est plus rapide dans cette ville qu'en Angleterre. Le climat de Pise est préférable à toutes les localités de l'Italie; c'est, pour me servir de l'expression d'un médecin qui y a résidé, une espèce de serre-chaude, où l'on est admirablement pour vivre à l'abri de toutes les influences nuisibles des variations atmosphériques. Nulle part on n'est mieux pour *végéter*, me disait un malade, mais le pays est triste et monotone.

Midi de la France. — Cette contrée, dans laquelle se rendent beaucoup de tuberculeux, peut être divisée en deux zônes : la zône du sud-ouest et la zône du sud-est; ces deux zônes diffèrent assez par les particularités de leur climat, pour déterminer le médecin à en faire une étude particulière, afin de les désigner aux malades qu'il croit convenable d'y envoyer. Leur proximité de telle ou telle localité, est d'ailleurs une condition que le praticien est obligé de prendre en considération, quand les autres s'y trouvent réunies. Sous le nom de zône du sud-ouest, nous désignons l'étendue de pays qui s'étend d'un point du littoral de la Bretagne jusqu'à *Bayonne*, dans laquelle se trouvent compris, plus ou moins complétement, les territoires de *Lorient*, *Nantes*, *La Rochelle*, *Montauban*, *Pau* et *Toulouse*. Le climat de cette partie de la France est un peu moins chaud que celui du sud-est. Les modifications atmosphériques, ainsi que celles des températures, y sont très-fréquentes. La température moyenne de ces contrées est de 12° 97, 1 degré et demi moins élevé que celle du midi de la France,

---

loin prennent plus de précautions que les habitants du pays pour éviter ce que ce pays présente de nuisible, etc.

et de 2 1/4 au-dessous de celle d'Italie ; et si les jours y sont en général moins beaux, les vents y sont moins froids, ce qui est fort important pour les poitrinaires. A *Saint-Malo*, à *Nantes*, à *Brest*, dit M. Bonnemaison (1), la température moyenne est de 13° 5 ; tandis que dans l'intérieur de la France, où le sol est moins élevé que le niveau de la mer, la moyenne est inférieure de trois degrés. Dans le département du Finistère, la durée de l'hiver n'est tout au plus que de 15 ou 20 jours, pendant lesquels le thermomètre descend quelquefois jusqu'à 8° au-dessous de 0. Ces localités, quoique un peu humides, conviennent particulièrement aux tuberculeux auxquels la plus grande chaleur du sud-est pourrait nuire, tels que ceux qui sont sujets aux catarrhes pulmonaires et aux irritations gastriques. Tout le littoral depuis *Quimper* jusqu'à *Bayonne* participe plus ou moins des avantages qui se trouvent dans le Finistère, à l'exception de quelques localités marécageuses d'où se retirent pendant une partie de l'année les eaux de la mer. On doit conseiller aux malades de s'éloigner de ces foyers fébriles, ou du moins de les en préserver en leur faisant habiter des versants ou des collines qui les mettent à l'abri des miasmes portés par les vents. La ville de *Pau* (département des Basses-Pyrénées) mérite une attention particulière à raison de son climat doux et assez uniforme, et qui y attire beaucoup d'étrangers. La température moyenne de Pau est inférieure à celle de Rome et de la Provence ; le thermomètre y descend quelquefois jusqu'à 10° degrés, mais au printemps cette différence est presque nulle ; la chaleur est même plus élevée que dans l'île si célèbre de *Madère*. Les variations diurnes de température sont assez considérables dans certains mois, mais communément elles ne sont guère plus fortes qu'à Rome et à Nice. Le vent qui souffle du nord-ouest au nord-est augmente le froid et la sécheresse du temps ; tandis que celui qui souffle du nord n'altère en rien la sérénité du ciel. Au total, malgré du vent, des variations de température assez fréquentes, de la pluie, le climat de Pau, étudié d'une manière particulière par le docteur Playfer, a des avantages particuliers pour certaines maladies chroniques, mais est peu favorable aux phthisiques qui redoutent surtout les vicissitudes atmosphériques, quoiqu'il soit vrai de dire que la phthisie est fort rare

(1) Géographie botanique du Finistère. Journal de Bot. T. 3.

dans ce pays, tandis que les rhumatismes y sont communs et endémiques.

La zône du sud-est est depuis un temps immémorial la terre promise des phthisiques ; il est difficile d'expliquer comment cet usage s'est établi, car cette partie de la France est presque continuellement sous la pernicieuse influence du vent du nord-est appelé *Mistral*, dont les tuberculeux ont partout beaucoup à souffrir. La température moyenne et annuelle de la Provence (car c'est d'elle dont il s'agit), est en général de 14° 44 : elle est un peu plus élevée que celle du sud-ouest dont nous venons de parler, mais aussi un peu inférieure à celle d'Italie ; différence 0° 55. Pendant l'hiver elle est de 6° 11. Le printemps est plus chaud qu'en Italie, mais très-variable ; la différence moyenne entre les mois les plus froids et les plus chauds est de 19°, 44, 2° 5 environ de plus qu'en Italie, et 3° de plus que sur la côte du Finistère.

Le climat de la Provence est d'une sécheresse remarquable ; à *Marseille*, à *Toulon*, il tombe annuellement 19 pouces d'eau dans 67 jours pluvieux ; et la quantité d'eau évaporée est de 40 pouces, tandis qu'à Paris, elle n'est que de 32 pouces, et à Londres de 24. La température naturellement chaude et irritante du climat de la Provence est marquée par des vicissitudes journalières ; le vent froid et pénétrant du nord (Mistral) souffle en hiver et au printemps de manière à incommoder beaucoup ceux qui souffrent de la poitrine ; le climat tant vanté des environs de *Montpellier*, qui d'ailleurs n'appartient pas à l'ancienne Provence, ne convient nullement aux tuberculeux. Il faut même avoir la poitrine fortement constituée pour braver les vents qui règnent dans ces parages. Il y a habituellement beaucoup de phthisiques dans les hôpitaux de cette ville si célèbre pourtant par sa salubrité. D'après une topographie publiée en 1810 par Muret, il y eut en 1763, à l'Hôtel-Dieu, 2,750 admissions et 154 décès, sur lesquels on ne compta pas moins de 55 poitrinaires ; ce qui fait plus de 1/3 des individus décédés ; même proportion qu'en Angleterre.

A *Marseille* comme à *Montpellier*, les vents froids du nord, et particulièrement le Mistral y font sentir leur influence ; les campagnes des environs de cette ville, couvertes de constructions, de routes et de poussière, ne conviennent point aux tuberculeux ; une partie de la population succombe d'ailleurs à la phthisie, comme l'ont bien remarqué Raymond et Sigaud.

Aix est au contraire très-renommée pour sa salubrité; c'est la résidence d'hiver des phthisiques qui vont chercher la santé en Provence : la température moyenne de cette ville est de 13° 33; 2° degrés de moins qu'à Marseille, mais l'extrême chaleur y est de 5 ou 6° plus considérable : les vicissitudes atmosphériques paraissent y être rares. Nous ignorons au surplus sur quels motifs réels est fondée cette réputation, car les habitants d'Aix, comme ceux de Marseille, sont très-sujets à la phthisie pulmonaire. L'atmosphère de cette ville, dit l'auteur d'une histoire naturelle de la Provence, est souvent agitée par le souffle des vents qui s'y font sentir plus qu'ailleurs. A ces vents sont attribués des rhumes fréquents, des fièvres catarrhales, des maladies de poitrine, des rhumatismes, etc.

Hyères située dans une campagne découverte, à 400 mètres de la mer, presque à l'abri du vend du nord, est de toutes les localités de la Provence, la plus favorable aux tuberculeux. Il y a dans les environs de la ville, au pied des montagnes, des endroits inaccessibles au Mistral, où les malades respirent délicieusement et reposent agréablement leur vue sur des montagnes toujours vertes et un sol fertile couvert d'orangers, d'oliviers, de vignes et de plantes aromatiques. A la vérité ces lieux d'une si remarquable sérénité sont un peu éloignés de la ville, et l'on ne peut y arriver que par des routes difficiles; ce qui fait que quand le vent du nord souffle, les malades sont forcés de garder la chambre. *Hyères* est cependant la localité la plus convenable sous tous les rapports au rétablissement des tuberculeux; il y a moins d'inconvénients à redouter que dans les autres cantons de la Provence. On consultera avec fruit la Topographie que M. le docteur Barth a publiée sur la ville d'Hyères (1); son opinion sur l'influence de cette localité sur la phthisie pulmonaire se trouve formulée dans le passage suivant extrait de son Mémoire : « L'inspiration pendant l'hiver, d'un air
» tempéré suffisamment humide, l'impression d'une chaleur douce,
» un exercice modéré presque tous les jours contribueront cer-
» tainement d'une manière directe ou indirecte à favoriser les efforts
» de la nature pour la guérison des tubercules, soit en arrêtant le
» développement de nouvelles granulations, soit en favorisant la
» conversion en matière crétacée de celles qui existent, et en facili-
» tant le retrait des excavations déjà formées, soit enfin en préve-

(1) Archives de Médecine, Octobre 1841.

» nant des complications fâcheuses qui hâtent une terminaison » funeste. »

Algérie. — Il y a plus de dix ans, le ministre consulta l'Académie de Médecine sur la question de savoir si le climat d'Alger est favorable aux phthisiques. Le rapporteur d'une commission n'ayant point d'éléments pour résoudre cette question, proposa à l'Académie de faire un appel aux médecins, pour mettre la compagnie à même de répondre à l'autorité ; cet appel ne paraît pas avoir été entendu, et aucun médecin n'a traité cette question d'une manière complète. Toutefois, dans une note que Casimir Broussais présenta à la compagnie en 1843, il est établi, d'après des documents recueillis par nos médecins militaires en Algérie, sur plus de quarante mille malades, que la phthisie pulmonaire est très-rare parmi les troupes, et infiniment au-dessous de ce qu'elle est en France (pour le nombre). On doit en conclure naturellement que le climat de l'Algérie est favorable aux tuberculeux.

Madère. — Le climat de cette île est d'une douceur et d'une égalité remarquables; les médecins anglais l'envisagent aujourd'hui comme la résidence la plus favorable aux phthisiques; *Clarck* en particulier la considère comme bien supérieure sous ce rapport à *Nice, Hyères* et *Pise*. Nous devons à M. *D'Assis* (1) une notice physico-médicale sur cette île: il y fait remarquer entr'autres choses importantes, que la ville de *Funchal*, chef-lieu de cette colonie, qui forme ainsi que ses environs la résidence d'hiver des étrangers malades, est dans la situation la plus heureuse, étant seulement découverte au sud, et abritée au nord par une vaste chaîne de montagnes, qui s'élève derrière en forme d'amphithéâtre. La température moyenne de Madère est de 17° 77 ; 3° environ plus chaude que celle d'Italie et de Provence. La chaleur tempérée d'hiver est de 6° 66 supérieure à celle d'Italie, et la température d'été au contraire, inférieure de 2 ou 3 degrés. Il y a une telle égalité dans la manière dont la chaleur est répartie pendant toute l'année, que la différence moyenne de température dans la succession des mois est seulement de 2° 41, tandis qu'à *Rome* elle est de 4° 39, à Nice de 4° 74, à Pise de 5° 75, à *Naples* de 5° 78. La variation atmosphérique moyenne annuelle est de 7° 77 ; et comme la chaleur est distribuée pendant toute l'année avec une égalité

(1) De l'influence du climat de Madère, en 1832.

parfaite, on peut évaluer le changement moyen de température dans les mois successifs à 1° 34, changement qui est pour *Rome* de 2° 44, pour *Nice* de 2° 63, pour *Pise* de 3° 19, et pour *Naples* de 2° 82. La pression atmosphérique diffère à peine de celle de *Rome* et de *Naples*. Il tombe annuellement à Madère la même quantité d'eau qu'à *Rome* et à *Florence*; mais dans cette île, le nombre des jours pluvieux est de 73, tandis qu'il est à *Naples* de 97 et à *Rome* de 117. Il ne pleut jamais qu'en automne; le reste de l'année, le ciel est pur et serein; l'on y est tout-à-fait à l'abri des vents froids et pénétrants qui irritent la poitrine. Pendant l'été, dit M. *D'Assis*, c'est-à-dire depuis juin jusqu'en septembre, la prédominance des vents du nord-est tempère la chaleur; le siroco s'y montre à peine deux ou trois fois dans la saison; mais il n'y dure jamais plus de trois ou quatre jours, ce qui fait quelquefois monter le thermomètre à 32°; à cette exception près, la température d'été est remarquablement égale, et le thermomètre monte rarement à 26°. La chaleur n'y est jamais étouffante; l'on ne rencontre ni poussière, ni fumée capable d'obscurcir l'atmosphère. La phthisie figure à peine parmi les maladies du pays. Cette circonstance et la plupart de celles que nous venons de mentionner, autorisent à considérer l'île de Madère comme le lieu le plus propre au rétablissement des tuberculeux.

Telle était déjà l'opinion de *Fothergill*, qui disait il y a plus de 60 ans: De toutes les places que nous connaissons, l'île de *Madère* est peut-être celle où règne la température la plus égale; mais la longueur du voyage et d'autres circonstances, sont des inconvénients considérables qui doivent détourner d'entreprendre ce voyage. *(On Consomption*, 1776.) Mais aujourd'hui qu'il est bien reconnu que les voyages en mer sont salutaires aux tuberculeux, cet éloignement n'est plus un obstacle. L'opinion désavantageuse sur Madère, émise par Reid, d'après le docteur Gordon, est d'ailleurs suffisamment réfutée par les recherches et les observations de M. *D'Assis*.

CHAPITRE XXII.

EXERCICES PARTIELS DES ORGANES RESPIRATOIRES, EXERCICES GÉNÉRAUX, ACTIFS ET PASSIFS, ÉQUITATION, VOYAGES PAR TERRE ET PAR MER, ETC.

Les fâcheux effets du défaut de développement ou autre vice de conformation de la poitrine, accusés avec raison de concourir à produire la phthisie pulmonaire, suffiraient au premier abord pour faire sentir toute l'importance des exercices propres à donner à cette cavité des proportions telles, que les organes thoraciques puissent y fonctionner largement; mais d'autres considérations peuvent démontrer l'utilité des mouvements imprimés aux divers viscères de la poitrine, pour prévenir le développement des tubercules. Ainsi, il est facile de reconnaître que la partie inférieure du poumon qui est le plus souvent exempte de cette maladie, jouit des avantages d'un exercice presque continuel, qui lui est imprimé par les mouvements du diaphragme, tandis que les lobes supérieurs, siége ordinaire des tubercules, pour ainsi dire enchâssés dans le sommet de la cage osseuse du thorax, ne peuvent jouir que d'un mouvement extrêmement borné. Nous croyons pouvoir ajouter, que si le poumon gauche est moins souvent tuberculeux que le droit, peut-être le doit-il aux mouvements sans cesse communiqués par les battements du cœur, qui occupe également le côté gauche de la poitrine. Cela posé, et si l'on admet avec les autorités médicales du temps que la formation des tubercules est le produit d'une action pathologique très-complexe (soit sécrétion, soit exhalation); n'est-il pas permis de croire que les secousses incessantes imprimées à la partie inférieure du poumon peuvent le préserver de la tuberculisation, tandis que la condition opposée doit au contraire l'y prédisposer? Ajoutons que cette série de mouvements perturbateurs est bien de nature à entraver toute espèce de travail pathologique des viscères contenus dans le thorax. Ces considérations préliminaires nous semblent justifier les conseils donnés par quelques médecins d'exercer d'une manière toute spéciale les organes de l'appareil respiratoire : ces exercices doivent surtout être recommandés dans la jeunesse, alors que les parties flexibles et susceptibles d'accroissement, peuvent acquérir un développement nouveau, et communiquer un surcroît d'énergie à l'hématose. *Autenrieth* de Tubinge paraît être le premier qui ait conseillé d'exécuter des inspirations profondes et fréquemment répétées pour dilater les parois trop étroites de la poitrine. Cet auteur prescrit aux jeunes personnes dont le thorax est trop resserré, de porter les bras et les épaules en arrière, et d'aspirer en même temps autant d'air qu'elles le peuvent. On leur fait répéter cette manœuvre un certain nombre de fois par séance, et jusqu'à complète lassitude. L'escrime est un exercice plus facile et moins monotone, qui produit le même résultat, et que l'on peut conseiller avec avantage même aux jeunes personnes, quoique ce genre d'exercice paraisse au premier abord étranger à leurs habitudes. Je connais plusieurs sujets de l'un et de l'autre sexe qui, doués d'une poitrine délicate et resserrée, ont retiré beaucoup d'avantage de cet exercice. *Clarck* va beaucoup plus loin que nous en recommandant les manœuvres préparatoires à l'exercice du sabre, dont il donne une description minutieuse, et qu'il suppose même pouvoir être employées dans les pensions et dans les familles. (Page 286.)

D'autres exercices plus simples et qui tendent au même but sont journellement employés dans la plupart de nos pensions, depuis que la gymnastique s'est popularisée parmi nous. Les exercices de la voix et de la parole, quelquefois accusés d'avoir contribué au développement des tubercules, peuvent, au contraire, lorsqu'ils sont dirigés avec prudence et mesure, fortifier les organes respiratoires. Il faut presque toujours en excepter toutefois le jeu des instruments à vent (flûte, clarinette).

D'un moyen prophylactique purement accessoire (les divers exercices), des médecins ont voulu faire une méthode thérapeutique générale. Ainsi le docteur *Ramadge* de Londres (1), supposant que l'affaissement et l'oblitération des vésicules pulmonaires étaient un effet de la tuberculisation des poumons, et se fondant pour établir cette théorie sur ce que les asthmatiques ne deviennent jamais phthisiques (selon lui) a imaginé un appareil fumigatoire, composé

(1) Consomption curable. And the mamer in Wich nature as Well as remedial art operates, etc. Londres. 1834.

d'un récipient contenant de l'eau en ébullition, et d'un conduit d'environ 2 mètres de long, à l'aide duquel on fait faire des inspirations aux malades. En pompant ainsi par aspiration la vapeur de quelques plantes aromatiques par un tube aussi long, le patient est obligé à une série d'efforts des muscles respiratoires, ce qui constitue un exercice passablement pénible mais utile quand les malades peuvent s'y livrer. Malheureusement les phthisiques manquent de forces pour prendre un pareil exercice ; du moins c'est l'obstacle insurmontable qui nous a arrêté, quand nous avons voulu répéter les expériences du médecin de Londres. Un médecin français, M. *Steinbrenner*, établissant aussi que la phthisie pulmonaire dépend quelquefois d'un défaut d'exercice des poumons, par suite d'une respiration incomplète qui ne dilate pas suffisamment les cellules pulmonaires, a émis la singulière opinion que la matière de la transpiration non entraînée par l'air expiré, s'y accumule, s'y épaissit, s'y durcit, et devient un noyau de tubercules. En conséquence, ce médecin propose comme *Ramadge* de dilater par des inspirations et des expirations répétées et profondes les vésicules pulmonaires affaissées, inertes, et d'en expulser ainsi la matière stagnante de la transpiration pulmonaire. Pour obtenir ce résultat, il se sert d'un appareil qui a beaucoup d'analogie avec celui du médecin anglais. Steinbrenner ne s'est pas contenté de proposer cette nouvelle prophylaxie, fondée sur une hypothèse inadmissible, il a procédé à un certain nombre d'expériences dont il est résulté un accroissement bien constaté des divers diamètres de la poitrine, d'un peu plus d'un centimètre par mois, terme moyen. Si on ne peut pas dire que cette gymnastique d'une nouvelle espèce prévienne le développement des tubercules, du moins est-il certain qu'elle augmente l'ampleur de la poitrine ; et cela, à ce qu'il paraît, sans accident, et même sans beaucoup d'efforts de la part des malades. On peut consulter au reste le Mémoire de M. Steinbrenner, imprimé dans le journal *l'Expérience* (1840) et un rapport fait à l'Académie de Médecine à ce sujet (1).

A ne considérer les résultats annoncés par *MM. Ramadge* et *Steinbrenner*, s'ils sont exacts, que sous le point de vue de l'hygiène, on ne peut s'empêcher d'en reconnaître la nouveauté et même l'utilité. Le médecin anglais qui le premier a imaginé ce nouveau

(1) Bulletins de l'Académie de Médecine. T. 5, page 12.

genre de gymnastique, aura rendu un véritable service, si l'emploi de son procédé modifié par Steinbrenner, ne présente pas de difficultés pour les malades, comme dans l'appareil primitif. Sans doute qu'on n'expulsera pas la matière tuberculeuse des poumons comme on l'a prétendu, mais on pourra parvenir à augmenter l'ampleur des parois du thorax, et détruire une des prédispositions à la phthisie (rétrécissement de la poitrine).

Les exercices généraux, dont le médecin grec *Hérodicus* avait voulu jadis faire une panacée, ont trouvé aussi de notre temps des partisans presque aussi enthousiastes et aussi fanatiques. On ne peut toutefois taxer d'une pareille exagération des hommes tels que *Stahl, Sydenham, Mead, Frédéric Hoffman* qui, appuyés sur le témoignage d'illustres médecins de l'antiquité, ont fait le plus grand éloge des exercices du corps considérés comme moyens prophylactiques et curatifs de la phthisie pulmonaire. Citons encore le nom honorable de *Rush* qui affirme que les sauvages d'Amérique qui mènent une vie errante et nomade, se livrent constamment aux exercices de la chasse, de la guerre, etc., ne connaissent point la phthisie pulmonaire. Ce fut aussi par une vie nomade que le personnage célèbre dans les fastes de l'hygiène, dont nous parle *Etmuller*, se préserva de cette cruelle maladie (Augerius Passa) : ayant vu périr son père, sa mère et trois sœurs de pulmonie, il évita leur sort en voyageant continuellement pendant plusieurs années. Disons enfin que malgré l'influence nuisible du froid dans les climats septentrionaux, la vie laborieuse paraît préserver de la phthisie si commune dans les climats tempérés. Ce que nous avons dit du peu de fréquence de la phthisie en Suède et en Russie, confirme d'ailleurs cette opinion. Il y a sans doute peu de moyens prophylactiques plus efficaces chez les sujets issus de parents poitrinaires et menacés de phthisie par suite de l'imperfection de leur organisation, que l'emploi de la gymnastique ; cette partie importante de l'éducation physique développe et fortifie les organes osseux et musculaires, les viscères, en même temps qu'elle agrandit les cavités thoraciques et donne plus de régularité à sa conformation, plus de force et d'activité au foyer de l'hématose, de la chaleur animale, enfin de la nutrition qui leur est connexe.

« Quand l'enfant, dit Clarck, a acquis des forces suffisantes pour pouvoir prendre un exercice actif, on doit autant que possible le tenir en plein air; plus il y est habitué, mieux il supporte les vicissitudes

des climats. Si l'on abandonne les enfants aux besoins qu'ils éprouvent de se livrer aux amusements de leur âge, ils prennent en général d'eux-mêmes le degré d'exercice le plus convenable à l'accroissement et au développement de leur corps. Quand ils sont trop faibles pour prendre à pied un exercice suffisant, l'équitation sur un poney ou sur un âne est ce qui peut le mieux en tenir lieu. Cet exercice a été de tout temps avantageux aux enfants délicats, il égaye leur esprit, fortifie les muscles de tout le corps, d'une manière agréable et peu fatigante. Les jeunes filles doivent être encouragées à se livrer aux mêmes exercices que les garçons; rien ne peut mieux s'opposer aux courbures de l'épine et aux autres difformités si affligeantes pour leur sexe, qu'une liberté entière de se livrer aux amusements et aux exercices gymnastiques. Un grand nombre de jeunes filles sont plus ou moins contrefaites par suite de la contrainte qu'on leur impose, et des vêtements gênants qu'on leur fait porter (1). » Si aux effets de l'exercice, on joint un air salubre, une nourriture convenable et suffisante, des vêtements confortables, on aura certainement communiqué à l'organisation un caractère de force et de vigueur qu'on ne trouve jamais chez les sujets qui vivent dans la mollesse, dans l'inaction, au sein des villes, privés de la salutaire influence du mouvement et des divers exercices. Un autre résultat de l'exercice qui fait présumer sa grande utilité, est l'activité qu'il imprime à la transpiration et à la sueur abondante qu'il peut au besoin provoquer. En effet, si, comme nous l'avons dit ailleurs, et comme le fait pressentir la théorie généralement admise aujourd'hui, la formation des tubercules est due à une sorte de sécrétion ou d'exhalation morbide dans les cellules des parenchymes, ou comme nous l'admettons dans certains cas, à une irritation congestive *sui generis*, quel meilleur moyen d'enrayer le travail morbide de la tuberculisation que d'exciter une forte diaphorèse et de porter en même temps une violente perturbation dans les sécrétions et les excrétions par la série de mouvements et d'efforts inséparables d'une gymnastique journalière. Il va sans dire d'ailleurs, qu'on doit garder dans l'emploi de ces moyens hygiéniques une certaine mesure réglée sur la force individuelle, sans laquelle on arriverait à un résultat fâcheux tout contraire; c'est cette dernière considération qui explique comment les exercices ont trouvé des détracteurs. Aux autorités

(1) Ouvrage cité, page 275.

de *Witringam*, d'*Éliot*, qui ont fait des observations judicieuses sur l'abus qu'on pourrait faire chez les phthisiques consumés par une fièvre ardente, ou menacés d'une congestion pulmonaire, nous joindrons des remarques fort judicieuses de Baumès que nous citons volontiers toutes les fois qu'il s'agit de l'hygiène des tuberculeux.

« Il est de la plus grande importance, dit cet auteur, de ne pas recommander l'exercice trop à la légère et de bien considérer la disposition du corps avant d'y avoir recours. En l'ordonnant, il est bon encore de faire attention aux heures où on doit le prendre. Le succès dépend souvent de cela. » J'ai vu souvent, dit *Dickson*, des malades qui montant à cheval le matin, paraissaient en retirer tous les avantages possibles ; tandis qu'en revenant de leur promenade, l'après-midi, ils semblaient beaucoup plus mal qu'avant cet exercice. Ce fâcheux résultat venait sans doute de ce qu'ils n'avaient pas pris les précautions qu'il faut observer. Il n'est pas douteux que le redoublement de fièvre qui a lieu dans l'après-midi, ne rende nuisible l'exercice du cheval, qui dans la matinée aurait eu un grand avantage. Il en est de même des voyages de santé ; l'on peut attribuer à l'excès de fatigue, et à l'inattention sur le choix des heures de voyage les événements fâcheux qui sont si souvent la suite des courses qu'on aurait dû faire dans la matinée et à très-petites journées (1). C'est ainsi qu'il faut souvent expliquer la mort des poitrinaires qui succombent rapidement aux sources minérales qu'ils étaient venus chercher de très-loin.

Des auteurs qui sont tourmentés par un singulier besoin de tout expliquer, de tout analyser, se sont demandé si l'exercice agissait par lui-même en donnant des secousses au corps, ou s'il fallait y faire entrer pour quelque chose le changement d'air qui accompagne d'ordinaire les différents déplacements, la chaleur qui s'y développe en même temps ; si enfin, il était indifférent d'imprimer aux organes des mouvements sans sortir de la chambre, ou bien de prendre de l'exercice en plein air. C'est à peu près comme si l'on demandait si la régularité et l'activité de la circulation peuvent influer sur la vitesse et la fréquence du pouls sans agir simultanément sur les sécrétions, les exhalations, la nutrition, etc. C'est oublier cette vieille maxime d'Hippocrate : « Tout conspire, tout s'enchaîne dans l'économie animale. »

(1) Médic. Observat. and inquir. T. IV, page 206, art. 16.

Celse, parmi les anciens, recommande de faire naviguer les phthisiques (1). Parmi les modernes : *Boerrhaave*, *Mead*, *Whitt*, *Fothergill*, ont été aussi très-partisans de voyages maritimes, et en ont vanté les bons effets. De tous les exercices, dit Cullen, celui de la navigation est le plus efficace, parce que les mouvements qu'il comporte sont doux et uniformes.

L'ouvrage de *Gilchrist* sur l'utilité des voyages en mer, contient beaucoup de faits concernant l'heureuse influence de ces voyages sur la marche de la phthisie pulmonaire. Nous ne rapporterons ici aucun de ces faits, car ils sont loin d'être complets et d'offrir les garanties qu'on est en droit d'exiger aujourd'hui des observations admises dans la science. Toutefois, la raison, la logique aussi bien que l'expérience se réunissent pour démontrer que la navigation en mer doit avoir une influence réelle sur les tuberculeux qui quittent le continent pour faire un voyage maritime d'assez long cours. C'est une nouvelle vie, de nouvelles habitudes, une nouvelle masse d'air ambiant sans cesse offerte aux organes respiratoires ; c'est d'ailleurs quant aux mouvements une existence passive, une gestation permanente en plein air, exempte des mouvements nécessaires au transport par terre, qui ne comporte aucune fatigue corporelle, aucun travail au-dessus des forces du malade ; d'un autre côté cependant, la navigation en mer est une source d'émotions sans cesse renouvelées, de commotions organiques toutes spéciales dont quelques-unes peuvent agir profondément sur le malade. Peut-être serait-ce une bonne précaution, dit Gilchrist, pour ceux qui tirent leur origine de parents pulmoniques à qui la phthisie a été funeste, de vivre quelque temps en mer, pour prévenir en eux le même accident lorsqu'ils sont parvenus à cet âge fatal où l'on est le plus sujet à cette catastrophe. Du moins, paraît-il certain que cette cruelle affection frappe très-rarement les marins, et l'expérience semble-t-elle prouver que les gens qu'on a coutume d'enrôler pour le service de mer, ordinairement courts et trapus, sont ceux dont la santé résiste le moins à cet élément ; tandis que des hommes élancés, fluets, au teint blanc, à la peau fine, aux cheveux blonds s'y portent on ne peut mieux et y acquièrent une santé vigoureuse. (*Gilchrist, sur l'utilité des voyages en mer.*) La plupart des chirurgiens de marine que j'ai eu occasion de consulter, dit Laennec, m'ont affirmé qu'ils n'avaient

(1) Quod si vero phthisis est, si vires patiuntur longa navigatione uti, etc.

presque jamais vu un homme devenu phthisique à bord dans le cours d'une longue navigation, et qu'ils avaient vu souvent des marins dont la poitrine paraissait fortement compromise au moment du départ, revenir dans un état de santé parfaite ou d'amélioration remarquable.

Les longues navigations, dit M. Dujat (ouvrage cité), qui en quelques semaines font passer par des latitudes si différentes, sont très-salutaires aux malades. L'air à la mer est plus pur, plus agité; on y reste exposé tout le jour; le mouvement du navire produit une légère excitation dans toute l'économie. Le mal de mer des premiers jours du voyage donne lieu à une perturbation qui devient très-favorable à la digestion; il est d'observation qu'excepté un petit nombre de personnes, qui ne peuvent s'accoutumer aux mouvements du navire, les autres se trouvent très-bien du séjour à la mer. Les rhumes sont très-rares dans les hautes mers, comme l'a observé *Gilchrist*. Non-seulement les voyages maritimes sont avantageux dans les affections tuberculeuses, mais encore ils peuvent en suspendre les progrès. Mon ami le docteur *Pichorel* a fait un voyage au Bengale avec un officier, qui malgré son état phthisique assez avancé, fut embarqué sur l'assurance donnée par un chirurgien de marine, que le voyage loin d'aggraver son état arrêterait la marche de la maladie. En effet, à son arrivée à Calcutta, après quatre mois de mer, cet homme se trouva beaucoup mieux; et ce qui est digne de remarque, pendant son séjour aux Indes, la maladie reprit sa marche progressive, et pendant le trajet de retour, son état resta stationnaire. L'auteur parle aussi d'un matelot phthisique qu'on avait jugé incapable de faire la traversée du Brésil en France; ce matelot était évidemment phthisique, il portait une caverne au sommet du poumon gauche; il se trouva mieux après son embarquement, reprit des forces pendant la traversée et débarqua mieux portant qu'au moment du départ. Thomas *Reid* attribuait au mal de mer une grande partie des avantages que les tuberculeux retirent des voyages maritimes (1), dont il était d'ailleurs très-partisan. Pour donner plus de poids a sa théorie, il réfute même l'opinion de ceux qui attribuaient une partie du bien-être éprouvé par les malades sur des vaisseaux à l'influence des substances résineuses et balsamiques qui s'échappent des bâtiments peints et goudronnés; il fait en

(1) Ouvrage cité, page 247.

outre l'observation que l'exercice qu'on prend sur un navire n'est pas, à beaucoup près, aussi fort que celui d'une voiture, et qu'il devient de nul effet dès qu'on s'y est accoutumé, etc. Si on considère qu'il y a dans le mal de mer un action vomitive des plus vives, des secousses incessamment répétées, et qu'on y observe la plupart des effets produits par l'émétique, tant recommandé et si souvent employé par nous-même, dans la phthisie pulmonaire, on sera conduit à penser que l'opinion de Reid qu'il développe avec soin dans son ouvrage, mérite d'être examinée, et que c'est à tort qu'elle est passée inaperçue. Nous croyons devoir en conséquence consigner ici quelques passages tirés de l'ouvrage de cet écrivain tout-à-fait éminent parmi ceux de son pays, où l'on a écrit tant de choses utiles sur la phthisie pulmonaire.

« C'est au mal de mer que je rapporte le soulagement qu'on a procuré aux phthisiques en les faisant voyager par mer. Car quoique ce vomissement constitue une maladie très-violente et très-fatigante en elle-même, on voit néammoins que l'appétit des malades ne diminue pas, que la légèreté et la vivacité des esprits se conservent, que les voyageurs prennent de l'embonpoint, et que leur santé demeure complétement exempte d'altération. J'ai accompagné dans des voyages de long cours plusieurs personnes, qui étaient constamment sujettes au vomissement, dès que la mer paraissait agitée par les vents, lors même que le vaisseau se trouvait fixé par l'ancre. Elles supportaient pendant des années entières, les atteintes d'un tel mal sans que leur santé en fût manifestement altérée. Ces faits nous prouvent d'une manière positive que l'on peut se livrer à des répétitions de vomissements fréquentes et soutenues sans porter le moindre dommage aux fonctions générales du corps ; et le vomissement opéré par le mal de mer, est plus violent que celui d'aucun émétique.

» Whitt rapporte dans une de ses observations qu'un de ses malades éprouvait toujours des défaillances ou des syncopes par l'action des émétiques et des purgatifs les plus doux : mais pendant le cours d'un voyage de quatre ou six semaines, il vomit beaucoup chaque jour sans être tourmenté ni par les syncopes ordinaires, ni par le dérangement de son estomac ; au retour du voyage, il jouissait d'une bonne santé.

» Gilchrist cite plusieurs exemples de malades qui furent saisis du mal de mer, et qui rendirent une grande quantité de matières bilieuses par le vomissement. Les bons effets du voyage cessèrent d'avoir lieu pour quelques-uns, dès qu'ils furent familiarisés avec les mouvements du vaisseau et qu'ils se trouvèrent exemptés de vomir. Il parle d'un malade en consomption qui tenta trois fois le voyage par mer en parcourant chaque fois une distance de dix lieues. Il ne manqua jamais d'éprouver le mal de mer, vomit beaucoup de bile et fut guéri. Ce médecin rapporte les avantages que son malade tira de ses différents voyages à l'exercice, et à l'air pur imprégné de molécules salines et bitumineuses qu'il respira. Je ne pense pas que personne veuille croire que l'intervalle de cinq ou six heures, donné à chacun des voyages, suffise pour achever la guérison d'un malade ; n'est-il pas plus raisonnable de penser que le mal de mer en fut la seule cause?

» Un gentilhomme m'a rapporté qu'il fut, il y a quelques années, incommodé d'une toux violente qui l'empêcha pendant plusieurs nuits de dormir horizontalement, elle était accompagnée de fièvre et d'inflammation de poitrine ; après un mois de souffrances qu'il ne put soulager par aucun moyen, il se décida à suivre l'avis de son médecin, qui lui conseillait de quitter tout de suite le royaume et d'aller chercher sa guérison sous un climat plus chaud. Il s'embarqua à Douvres pour Calais ; le temps fut fort orageux ; et pendant la traversée qui dura envion trois heures, il éprouva des vomissements violents et presque continuels. Il débarqua très-fatigué, se mit au lit et dormit profondément jusqu'au lendemain ; à son réveil il fut fort étonné de voir que sa toux était entièrement dissipée ainsi que tous les autres accidents, à l'exception du malaise qu'avaient occasionné les vomissements. Il poursuivit son voyage à Orléans plutôt par plaisir que pour un motif de santé, et depuis cette époque il n'a cessé de jouir d'un bien-être parfait. »

De ce que la masse d'air en pleine mer, la pureté et la variabilité de ses colonnes étaient d'un heureux effet sur les phthisiques, on en a conclu que les bords de la mer devaient jouir des mêmes avantages. Ces localités ont été célébrées par un homme d'un grand nom. Laennec dans son ouvrage sur l'auscultation T. II, page 164, après quelques éloges ordinaires donnés aux voyages sur mer conseillés par les anciens, rapporte qu'ayant habité pendant deux ans sur les bords de la mer à quelques lieues de *Brest*, il a recueilli de la bouche de plusieurs chirurgiens de marine les renseignements les plus précis sur l'efficacité de l'habitation du littoral de l'Océan, considéré comme prophylactique de la phthisie pulmonaire. D'après des renseignements qu'il s'était procurés, à peine la phthisie entrait-elle pour un 40e dans la proportion des morts sur les côtes de la Bretagne, pour un 20e sur la côte nord de la même province, et sur celle de Normandie, au moins dans les campagnes et les petites villes. Toutefois ce grand médecin, plein d'amour pour la vérité, prévient que ces renseignements étaient purement officieux, et qu'ils manquaient de la rigueur et de l'exactitude nécessaires en matière de statistique; cette précaution oratoire était des plus sages, car des recherches ultérieures de M. Meriadec Laennec, auteur de la 3e édition du *Traité de l'auscultation*, ont démontré que ces données étaient fausses, et qu'il n'y avait pas moins de phthisiques dans les hôpitaux de *Toulon*, de *Rochefort* et de *Brest* même que dans les autres hôpitaux de France où la phthisie est si commune. Cette critique est d'autant plus fondée, que le lieu d'observation cité par Laennec n'est qu'à sept lieues de Brest. M. *Andral*, second éditeur de l'ouvrage sur l'auscultation, partage l'opinion du premier, et pense que dans ses recherches Laennec a pu être induit en erreur par les médecins du pays. L'erreur peut aussi dépendre de ce que l'auteur aurait confondu l'influence des bords de la mer avec celui des voyages en mer, ce qui est bien différent. C'est au moins ce qu'on peut conclure des renseignements qu'il avait recueillis, renseignements qui lui avaient été fournis par d'anciens chirurgiens et d'anciens capitaines au long-cours, grands narrateurs qui ne résistent pas toujours au plaisir de raconter des choses extraordinaires, et qui ne se piquent pas toujours d'exactitude.

CHAPITRE XXIII.

TRAITEMENT CURATIF.

Aticle Ier. — Saignée.

On a beaucoup usé et abusé de la saignée dans le traitement de la phthisie pulmonaire. Thomas *Reid* a pu dire avec fondement à cette occasion, que la lancette avait tué plus de monde que la lance. Cet abus provenait de l'idée inexacte qu'on se faisait de cette maladie et de l'obstination qu'on mettait à combattre, par les émissions sanguines, l'hémoptysie identifiée avec la maladie elle-même dont elle n'est qu'un symptôme. On sait, en effet, que c'était presque toujours à l'encontre de ce grave indice de tuberculisation que les praticiens les plus célèbres, tels que Morton, van Swieten, Fernel, Pringle, Sydenham dirigeaient des saignées réitérées du bras. Il était très-rationnel, sans doute, de chercher à dégorger le poumon, à calmer la toux et la douleur pectorale par ce moyen, mais on sait que le résultat le plus désirable en pareil cas est passager et insuffisant même dans les phthisies qu'on appelle aiguës ; qu'en réitérant la phlébotomie on ne parvient guère qu'à affaiblir beaucoup le malade sans juguler la maladie. En principe général, la saignée ne nous paraît utile que dans la première période de la phthisie pulmonaire ; plus tard elle est ordinairement contre-indiquée et est souvent un instrument de mort, comme le disait énergiquement Lieutaud. Saigner les malades quand ils crachent du pus, ont des sueurs, c'est leur arracher la vie avec le sang, disait Reid ; la couenne sanguine ne peut dans des cas semblables fournir aucune indication solide, car on sait, d'après les expériences de MM. *Andral* et *Gavarret*, qu'il y a toujours de la fibrine dans le sang des phthisiques, alors qu'on ne peut découvrir aucune trace de phlegmasie. Il faut avouer cependant que les auteurs sont loin d'être d'accord avec nous sur le principe que nous posons ici ; les uns, comme *Morton*, *Pringle*, *Duret*, *Cheyne* partageant l'opinion de Reid et de Lieutaud, limitaient la saignée à la première période, tandis que *Dower*, *Baumes*, *Gilchrist*, *Monro* prétendaient que l'évacuation sanguine était le moyen le plus efficace de cicatriser l'*ulcère* des poumons : or, l'ulcération ne peut se placer qu'à la seconde et à la troisième période. Mais il me semble que l'expérience de notre temps, aussi bien que le raisonnement, donnent tort à ces derniers, en nous enseignant que la phlegmasie et l'irritation causée par la matière tuberculeuse sont des éléments du premier degré de la phthisie. C'est assurément à cette période de la maladie qu'il faut rapporter les éloges que Portal donne à la saignée, dans son ouvrage sur la phthisie pulmonaire, lorsqu'il traite de la variété qu'il appelle pléthorique (1). Cette partie de l'ouvrage mérite toute l'attention du praticien, bien que la théorie presque généralement adoptée au-

(1) Tome I, page 175 et suiv.

jourd'hui soit loin d'expliquer les succès annoncés par cet auteur. L'exposition des faits qu'il rapporte laisse, il est vrai, beaucoup à désirer, mais d'un autre côté, comme Portal avait une grande expérience, on ne peut raisonnablement croire qu'il se soit toujours trompé, et quelquefois au moins les symptômes qu'il combattait par les délayants, les bouillons de poulet, de grenouille, les émissions sanguines, etc., étaient certainement des indices de phthisie commençante. Nous ne croyons pas qu'on puisse contester l'utilité de cette médication chez de jeunes tuberculeux tels que ceux dont parle l'auteur, qui ont de la coloration aux pommettes, un pouls plein, dur, qui crachent du sang et sont tourmentés par une toux sèche, opiniâtre; plus d'un médecin a eu regret de n'y avoir pas eu recours, en voyant de semblables sujets marcher rapidement à une phthisie confirmée. Dans une autre partie de son ouvrage, Portal, en traitant de la phthisie qu'il appelle catarrhale, rapporte encore plusieurs cas de guérison de cette variété par la saignée et les antiphlogistiques. Ces cas, quoiqu'ils laissent à désirer sous le rapport du diagnostic, doivent être sérieusement médités comme documents empiriques : ces documents trop dédaignés aujourd'hui, ont leur importance en matière de thérapeutique, surtout lorsqu'ils nous sont transmis par un observateur plein de sagacité qui avait pratiqué la médecine pendant un demi-siècle.

Relativement à l'espèce de saignée qu'il convient de faire, on doit généralement préférer celle du bras, à moins qu'il y ait à combattre quelque suppression menstruelle qui réclame plus particulièrement la saignée du pied, quelques particularités comme une suppression hémorrhoïdale, une suspension de règles peuvent déterminer à préférer des applications de sangsues soit à l'anus, soit aux parties sexuelles. Les dérivations que les saignées locales opèrent dans ce cas ont l'avantage de déterminer des centres de fluxion qui peuvent ultérieurement prévenir la formation de nouvelles congestions pulmonaires. Les ventouses scarifiées appliquées dans des points déterminés produiront des effets analogues, c'est-à-dire qu'elles pourront agir à la fois comme agents dérivatifs et fluxionnaires.

Autant les saignées nous paraissent utiles pour combattre les hémoptysies à leur origine, et alors qu'elles dépendent d'un état fluxionnaire ou irritatif, autant elles sont inutiles et même dangereuses lorsqu'on les oppose dans le 2e et 3e degré à des hémoptysies qui dépendent de l'érosion ou de la rupture des vaisseaux. Alors, en effet, au lieu d'épuiser le malade par des saignées, qui ne peuvent remédier à la lésion des vaisseaux, il vaut mieux recourir aux dérivatifs les plus puissants, à quelques astringents énergiques, tels que l'extrait de ratanhia, le tan, l'acide sulfurique affaibli, etc. L'application des sinapismes, des vésicatoires aux cuisses, aux mollets, aux pieds, nous a paru le moyen le plus efficace en pareil cas.

L'opinion des médecins anglais qui ont beaucoup écrit sur la phthisie pulmonaire est à peu près formulée dans le passage suivant de l'ouvrage de Clarck déjà plusieurs fois cité (1) : L'usage des saignées générales et locales dans la consomption exige beaucoup d'attention et de circonspection ; on commet généralement la faute de tirer une trop grande quantité de sang à la fois, parce que l'on considère cette maladie comme purement inflammatoire, et que l'on oublie que les symptômes de l'inflammation sont plutôt le résultat de la présence des tubercules, que la constitution des malades est peu propre à remplacer le sang qu'on leur tire souvent avec trop de légèreté..... Selon le docteur Carswel, il n'est peut-être aucune règle relative au traitement local des affections tuberculeuses, d'une importance égale à celle qui est fondée sur le fait pathologique de la fréquence, sinon de l'existence constante de l'inflammation par suite de l'action purement mécanique de la matière dont la présence caractérise ces affections, et qui consiste à protéger le malade et l'organe affecté contre l'influence de tous les agents internes et externes qui tendent à faire naître l'irritation, les congestions et les inflammations aiguës, etc. Nonobstant les difficultés et l'embarras qu'on éprouve à préciser la quantité du sang à tirer, Clarck n'en conclut pas moins qu'en tenant compte de toutes les circonstances qui se présentent, on peut faire utilement usage de la saignée dans tous les degrés de la consomption quand les symptômes l'exigent. Cette conclusion serait plus claire et plus logique si l'auteur avait pris la peine d'indiquer ces symptômes.

Article II. — Émétiques.

Les anciens qui n'avaient à leur disposition que des émétiques violents et d'une administration difficile, en rejetaient en général l'emploi dans les maladies de poitrine, craignant sans doute les se-

(1) Page 325.

cousses et les convulsions violentes suscitées par ces moyens. Hippocrate recommande de ne pas faire vomir les phthisiques. (Aphorisme, sect. IV, aph. 8e.)

Galien avait sans doute la même crainte, quand il recommandait à ceux qui ont la poitrine étroite de prendre avec précaution l'ellébore blanc, l'un des vomitifs de cette époque. « *Qui angustum habent pectus, eoque etiam compressum, ineptissimi ad purgationes existunt, quæ per vomitoria medicamenta fiunt, ac potissimum per veratrum album, siquidem thoracis aliquod vas ipsis rumpitur* (1). » Le précepte d'Hippocrate était erroné; les appréhensions de Galien qui craignait que les secousses du vomissement pussent nuire aux organes de la poitrine, n'étaient guère mieux fondées. Nous croyons même, qu'au moment où le ventricule se contracte sous l'influence de l'émétique qui prédispose à la syncope, ralentit le pouls, il y a sinon un arrêt, du moins un ralentissement dans la circulation, qui fait qu'une très-petite quantité de sang traverse le poumon.

Bien que Alexandre de Tralles, Celse, Arétée aient beaucoup vanté les émétiques dans une foule de maladies, on ne voit point qu'ils les eussent prescrits dans les maladies de poitrine. Morton est peut-être le premier qui ait formellement donné le conseil d'employer les vomitifs dans la phthisie après la saignée. Toutes les fois, dit-il, que vous croirez que la maladie tire son origine d'un embarras stomacal, ou que le malade aura une disposition à vomir, vous pourrez prescrire une petite dose d'oximel scillitique ou de vin *béni*. Par ce moyen, non-seulement vous débarrassez l'estomac des saburres qui l'oppressent, mais encore, par le mécanisme des vomissements, vous excitez l'expectoration des humeurs dont sont engorgés les poumons. J'ai vu, continue Morton, plusieurs empiriques se vanter d'avoir guéri par les vomitifs toute espèce de phthisie commençante; moi-même encouragé par l'expérience et le raisonnement, je suis parvenu à arrêter en peu de temps, par le même moyen, la marche de cette maladie à son origine (2). Huxam a beaucoup préconisé l'émétique dans presque toutes les maladies, et Cheyne, autre médecin anglais, dit qu'il ne connaît pas le nom d'une maladie où l'émétique ne soit fort avantageux. L'hyperbole dont se sert ici

(1) Gal. Quos et quando, purg. Epist.
(2) Phthisiologia. Lib. II. Cap. 8. 1689.

cet auteur ne doit pas empêcher de reconnaître la portée de cette opinion, surtout par rapport à la phthisie pulmonaire. Effectivement, quelle que soit la nature de cette maladie à son origine, l'effet dérivatif et perturbateur des vomitifs, les secousses répétées qu'ils impriment à l'organisme nous paraissent, soit dit par anticipation, très-propres à enrayer le travail morbide très-compliqué de la tuberculisation.

Thomas *Reid* est l'auteur anglais qui a le plus préconisé les vomitifs dans le traitement de la phthisie pulmonaire ; il préférait l'ipécacuanha, ou plutôt il excluait tout autre émétique.

Un médecin français de la Faculté de Montpellier, Lanthois, publia en 1800 un Traité dans lequel l'émétique était la base du traitement de la phthisie. Cet auteur est dominé dans tout le cours de son ouvrage par deux idées : l'une, que la phthisie est produite par l'altération des humeurs ; l'autre, que le tartre stibié à petites doses peut neutraliser cette altération humorale ou même la prévenir. Parti de ce point, il donne une extension singulière à l'usage de l'émétique comme moyen prophylactique, et il va jusqu'à le proposer comme préservatif des diverses maladies de poitrine. Il mettait ses malades au régime stibié, qui consistait en une espèce d'eau minérale contenant par kilogramme un 8e de grain de tartre stibié.

On savait, au surplus, depuis bien longtemps, que *Rivière* d'abord, ensuite *Serane* père et fils de Montpellier, faisaient un grand usage de l'émétique dans les affections aigües et chroniques de la poitrine, et qu'ils n'en redoutaient nullement les effets, ainsi que l'atteste *Bordeu* dans son *Traité* du *Tissu Muqueux*.

Pour répondre aux objections des médecins qui redoutent les effets des émétiques en général et du tartre stibié en particulier chez les tuberculeux, on s'est servi de divers arguments plus ou moins spécieux : l'un des principaux est tiré de ce que les vomissements qui accompagnent le mal de mer, loin de nuire aux phthisiques embarqués, semblent au contraire leur être très-utiles. C'est ce qui paraît résulter au moins des observations consignées par Gilchrist dans son ouvrage sur l'utilité des voyages en mer et celles de bien d'autres observateurs. Si les secousses produites par les vomissements peuvent imprimer une excitation salutaire aux poumons, rendre l'expectoration plus facile, le médicament vomitif absorbé et porté dans le torrent de la circulation doit exercer en outre une action toute spéciale sur le principe de la maladie. On peut d'ailleurs donner une explication beaucoup plus simple, plus pratique de l'action de ce remède en se bornant à dire qu'elle est basée sur la sympathie que l'estomac entretient avec les autres organes de l'économie animale. Dès lors, en effet, qu'une composition opiacée introduite dans le ventricule calme la toux, serait-il étonnant que l'action de l'émétique sur ce même organe exerçât une action analogue sur les poumons?

Beaucoup d'auteurs parmi lesquels il faut distinguer *Morton*, *Reid*, *Méger*, *Robinson*, *Vichmann*, *Maret*, *Baumes* et en dernier lieu *Dumas* et *Bayle*, se sont montrés très-partisans des vomitifs à petites doses dans le premier degré de la phthisie pulmonaire. Quelques praticiens ont cru devoir, il est vrai, insister sur le danger qui pourrait résulter de l'usage de ces moyens. Nous croyons pouvoir rassurer les médecins sur ce point, et les engager à ne pas s'effrayer de quelques faits mal observés et mal interprétés. Notre opinion favorable à emploi de l'émétique repose sur des faits nombreux que nous avons recueillis pendant plusieurs années sur les effets de ce médicament. Nous avons été, il est vrai, souvent obligé de le suspendre parce qu'il déterminait des évacuations trop nombreuses, ou parce que les malades n'avaient pas le courage de supporter ses effets nauséeux. Mais les accidents passagers, résultant de l'administration de l'émétique, n'ont jamais eu aucune suite fâcheuse. Nous n'avons pas observé non plus que l'estomac en particulier en fût notablement lésé. Comment croire, en effet, que de si petites doses de tartre stibié pourraient enflammer l'estomac des phthisiques, quand des doses énormes n'ont aucune action nuisible sur celui des pneumoniques. Baumes avait dit bien avant nous : « Sans doute l'émétique a » de grandes contre-indications dans la phthisie, mais il semble aussi » qu'on peut l'employer beaucoup plus empiriquement qu'on ne » croit. Si l'on craignait les effets de ce médicament pour des pou» mons délabrés par un état de phlogose, ce qui ne mérite pas peu » d'attention, on pourrait se rappeler que plus d'une fois l'émétique a » sauvé des malades atteints de pneumonitie très-fâcheuse (pneumo» nie). » Si l'on voulait une autre explication physiologique de la manière d'agir de l'émétique, il nous semble qu'on la trouverait dans la théorie de Carswel sur la tuberculisation : en effet, selon cet auteur, la tuberculisation serait, comme nous l'avons déjà dit, le résultat d'une fonction sécrétoire très-complexe ; la matière tuberculeuse serait, en premier lieu, déposée sur la surface libre des membranes muqueuses et en particulier sur celles qui tapissent les extrémités bronchiques, puis dans le tissu pulmonaire. Or, rien de plus propre selon nous, à empêcher ce dépôt de la matière tuberculeuse que l'action réitérée des émétiques susceptibles d'augmenter la sécrétion bronchique et d'en activer l'expectoration, de prévenir enfin la localisation de la maladie sur les organes pulmonaires. Cette action locale ne peut qu'être puissamment secondée par les autres effets de l'émétique, tels que la diaphorèse, la stimulation sur l'appareil biliaire, l'activité générale imprimée à la totalité des organes excréteurs.

On a beaucoup varié sur l'espèce de vomitif qu'il convenait d'employer; la vieille réputation de l'ipécacuanha dans les maladies de poitrine a déterminé quelques praticiens à le préférer à tous autres. Thomas *Reid* l'avait adopté et le donnait à doses modérées et suffisantes pour produire des nausées (1). Morton employait la scille, d'autres ont préféré le sulfate de cuivre. Le tartre stibié est aujourd'hui le plus généralement usité, c'est presque le seul auquel nous avons eu recours; il est plus certain dans ses effets, plus facile à administrer; son action est plus énergique, principalement sur les sécrétions muqueuses et biliaires. De plus, il excite plus sûrement l'acte du vomissement, il agit moins souvent sur l'intestin que l'ipécacuanha; et nous ajouterons que ce dernier point est capital, car les évacuations intestinales ont un inconvénient grave qui s'explique par la fréquence du développement des tubercules dans l'appareil digestif. Depuis l'époque où Lanthois prescrivait l'émétique (vers 1818), des expériences assez récentes sur l'action de ce médicament dans la même maladie ont été faites par *Giovanni de Vittis*, médecin en chef de l'armée napolitaine. A l'hôpital militaire de Capoue où l'on envoie le plus grand nombre des phthisiques de l'armée, l'émétique est prescrit dans tous les cas : s'il fallait en croire le médecin italien, du 1er mai 1828 au 18 janvier 1832, il serait sorti parfaitement guéris, de l'hôpital de Capoue, 40 cas de catarrhes chroniques, 47 de phthisie au 1er degré, 102 au second, et 27 au 3e, formant le total de 216 gérisons dont 160 phthisiques. Le mode de traitement consiste à donner matin et soir une cuillerée à soupe d'une solution contenant 15 centigrames d'antimoine tartarisé dans 150 grammes d'infusion de fleurs de sureau avec addition de 30 grammes de sirop simple. Une seconde cuillerée de cette

(1) Ouvrage cité. Note 18.

mixture est donnée un quart-d'heure après, quand la première n'a point produit de vomissement. Les malades sont soumis en même temps à une diète légère et farineuse composée principalement de riz, de chocolat et de biscuit (1). Si le tartre stibié excite une vive purgation, on le suspend pour quelques jours et on le remplace par la digitale et l'ipécacuanha auxquels on attribue de puissants effets pour la guérison de la diarrhée quand on les administre à la dose de 5 centigrammes chaque, répétée d'heure en heure, et même plus souvent jusqu'à ce que la diarrhée ait cessé.

On ne peut admettre la réalité de toutes les guérisons annoncées par le médecin italien et spécialement celles qui ont pour objet une période avancée de la phthisie. Néanmoins il est difficile de révoquer en doute l'utilité des moyens employés dans l'hôpital de Capoue, en présence d'un si grand nombre de faits ; du moins nous sommes porté à en juger ainsi d'après notre expérience propre. Il n'est presque pas douteux qu'il y ait eu de nombreuses erreurs de diagnostic commises dans la pratique de *Giovanni de Vittis*, et qu'il ait confondu souvent des catarrhes et autres maladies bénignes du poumon avec la phthisie pulmonaire. Disons cependant, que n'ayant à traiter que des sujets jeunes et d'élite, retenus dans un hôpital militaire, et soumis à une discipline rigoureuse, pendant tout le traitement, le médecin italien a pu obtenir des résultats plus avantageux que ceux que fournissent les hôpitaux civils où l'on ne peut retenir les malades aussi longtemps qu'il serait nécessaire pour compléter les expériences, ni les soumettre à une discipline rigoureuse sous le rapport de l'administration d'un médicament, qu'ils refusent souvent, ou qu'ils font semblant de prendre, pour ne pas être évincés de l'hôpital.

Depuis longtemps que nous employons l'émétique dans la phthisie, nous suivons le mode d'administration de Giovanni de Vittis; nous donnons de 5 à 15 centig. de tartre stibié dans une potion de 150 grammes d'eau ou d'infusion de sureau avec addition de 30 grammes de sirop : le malade en prend communément une cuillerée à bouche matin et soir deux heures avant et après le repas; il ajoute une seconde cuillerée quand le médicament ne produit ni nausées, ni vomissements. Quand on saura que nous avons eu souvent une dizaine de malades en traitement sur un total de 60 à 80, on

(1) Annali universi di medicina. Déc. 1832.

pourra se convaincre du nombre prodigieux de sujets que nous avons traités depuis quinze ans. Le lecteur doit croire que si nous avons persisté avec tant d'opiniâtreté dans ce traitement, c'est que nous y avons rencontré des avantages et aucun inconvénient majeur. Indépendamment des cas de guérison peu considérables, il est vrai, eu égard au nombre des expériences, une foule de malades qu'on interroge tous les jours et qui ne restent pas suffisamment à l'hôpital pour qu'on ait des résultats positifs, vous répondent : Je me trouve soulagé, je n'ai plus de douleurs et de *barre* dans la poitrine, je crache moins, j'ai plus d'appétit, plus de forces, mes sueurs ont disparu, je suis en état de travailler, etc. Puis, ils demandent leur sortie, laissant un fait évidemment incomplet. Des malades, par le seul aspect de leur figure, la restauration d'une partie de leur embonpoint, indiquent de suite une notable amélioration. D'autres se félicitent chaque jour du soulagement que leur produisent les évacuations supérieures, le débarras de leur estomac; il en est même, en très-petit nombre toutefois, qui sont soulagés par les évacuations intestinales. Néanmoins, il ne faut pas se le dissimuler, il est bien difficile de tirer des conclusions exactes et rigoureuses d'un pareil traitement; beaucoup de malades, les femmes surtout, s'y soumettent avec répugnance, et vous induisent en erreur, si vous n'avez pas la précaution de faire administrer le médicament par quelques personnes exactes et consciencieuses. Aussi avions-nous toujours le soin de recommander à la sœur de la salle, les malades qui prenaient le tartre stibié ; et malgré cette précaution, nous étions obligé de renvoyer des malades qui se refusaient à prendre le remède.

Nous n'avons jamais donné le tartre stibié que dans la phthisie pulmonaire bien caractérisée ; mais nous l'avons administré dans une multitude de cas trop avancés pour espérer la guérison des malades. Un grand nombre d'entre eux restaient dans un état stationnaire ; nous en avons ainsi traité pendant des années entières en les maintenant dans un état tolérable. Plusieurs sortaient de l'hôpital et y rentraient quelques mois après pour faire usage du même moyen, demandant eux-mêmes la potion stibiée. Un d'entre eux qui venait parfois réclamer des conseils se présenta chez moi le 17 mai 1850 : il y avait trois ans que je l'avais traité de la phthisie par le tartre stibié ; il portait encore une petite caverne singulièrement rétrécie au sommet du poumon droit. Cet état ne l'empêchait pas de travailler depuis l'époque où il était sorti de mon service. J'ai revu cet homme il y a très-peu de temps; il est toujours dans le même état et exerce la profession de jardinier-fleuriste. Nous le répétons ici, nous n'avons jamais observé à la suite de cette pratique d'autres accidents que des nausées, du dévoiement facile à faire cesser par la suspension du remède ou par l'administration de quelques doses d'ipécacuanha associé à la digitale pourprée, etc. Les auteurs d'ailleurs ont multiplié les preuves de l'innocuité de ce remède. Je n'ai jamais vu, dit Reid, l'usage de l'émétique continué pendant plusieurs mois, avec les précautions convenables, avoir une suite fâcheuse ; à peine ai-je trouvé au contraire un exemple où la santé n'en fût pas sensiblement améliorée. (Ouv. cité page 180.) Je trouve dans Clark (1) que Richter rapporte le cas d'une femme de 40 ans, qui prit 600 fois l'émétique en 10 ans; Robinson a soigné une personne affectée de consomption sujette à des attaques réitérées d'hémoptysie qui vécut 8 ans en prenant trois doses d'ipécacuanha par semaine. Pendant toute cette période, il est hors de doute, ajoute Clark, que les médecins qui emploient l'émétique d'une manière aussi étendue, ont une grande confiance dans les avantages qu'il procure, et nous pouvons conclure qu'une grande partie des malades en sont de leur côté bien convaincus. Autrement on concevrait à peine qu'ils voulussent persister à se soumettre à un traitement si pénible. Dans les climats chauds, où les organes gastriques sont plus irritables, les émétiques ne paraissent pas moins utiles aux phthisiques : j'ai employé, dit M. Rufz, les vomitifs à toutes les époques de la phthisie. Sur 20 cas, j'ai été obligé de les suspendre trois fois seulement à raison de la fatigue qu'ils causaient au malade; dans 17 autres cas, ils ont produit de bons effets; presque toujours la toux était calmée, la respiration plus libre, l'appétit meilleur ; jamais je n'ai vu la diarrhée succéder à l'emploi des vomitifs, et il cite l'exemple d'un empirique qui avait administré plus de cent fois des vomitifs à un phthisique sans aucun accident. (Étude de la phthisie à la Martinique, *Mém. de l'Académie royale de Médecine*, tom. X.)

Que si on nous demande maintenant pourquoi on a tant négligé, abandonné même l'usage de ce remède, nous répondrons que cela dépend probablement de la difficulté d'obtenir des résultats positifs,

(1) Ouvrage cité, page 330.

du dégoût et des sensations désagréables et pénibles que l'émétique produit aux malades (1).

Nous n'avons publié aucun tableau statistique ni donné aucune table proportionnelle à l'exemple de Giovanni de Vittis. Nous dirons que cela nous a été impossible dans un hôpital civil où l'on ne peut retenir les malades un temps déterminé, où l'on ne peut choisir les cas soumis au traitement; par conséquent, tout en obtenant des succès, le plus souvent des demi-succès qui doivent encourager les médecins à varier l'usage de ce remède, ceux qu'on obtient sur les sujets admis dans les hôpitaux ne sont pas suffisants pour servir de base à des propositions de médecine pratique. A défaut de proposition sur l'administration et les effets de l'émétique dans la phthisie, nous publions ci-après plusieurs observations dans lesquelles les avantages de ce moyen sont constatés.

Article III. — Vesicatoires, cautères, sétons, etc.

L'emploi des dérivatifs et des exutoires dans la phthisie pulmonaire est fort ancien, puisqu'il remonte jusqu'à *Themison*, qui, suivant Cœlius Aurelianus (2), faisait établir à l'extérieur des ulcères aux fins d'attirer au dehors les humeurs par dérivation. Selon les historiens, *Euriphon*, *Celse*, *Archigène* couvraient les malades de cautères dans les périodes extrêmes de la maladie : cette pratique, sans doute fondée sur l'ignorance de la nature du mal, ne mérite aujourd'hui aucune réfutation. C'était le fruit d'un pur empirisme.

Les vésicatoires conviennent surtout à une époque peu avancée de la maladie, et lorsqu'il s'agit d'attaquer un état d'irritation ou de phlegmasie déjà combattu par les antiphlogistiques, et qui serait venu se joindre accidentellement à une tuberculisation commençante; ils sont plus spécialement indiqués quand cette complication a succédé à quelque maladie aiguë de la peau, à des affections rhumatismales promptement disparues, à la cessation brusque de quelque excrétion habituelle, etc.

Les cautères plus ou moins profonds qui produisent des suppu-

(1) Depuis quelque temps nous avons substitué le sirop d'ipécacuanha à l'émétique, ce dernier médicament n'étant pas souvent accepté par les malades à cause de ses effets nauséeux.

(2) De morb. chron. Lib. 11. Cap. 14.

rations dans les couches sous-cutanées et même intermusculaires du tissu cellulaire sont plus appropriées au deuxième degré de la phthisie et déterminent une révulsion énergique lorsqu'on les place non loin du siége des tubercules pulmonaires (sous les clavicules, dans les fosses sous-épineuses par exemple). Il est possible même que l'inflammation qu'ils produisent se propage par l'intermédiaire du tissu cellulaire et par une sorte de contiguité à la masse tuberculeuse ou au foyer d'une caverne qui tend à s'oblitérer, et que cette inflammation artificielle puisse hâter le travail salutaire de la nature. C'est en partie par suite de cette supposition, pour nous très-probable, que nous avons coutume de multiplier les cautères, de les creuser profondément afin de faire réagir la stimulation vive et journalière qui en est le résultat, sur les points du poumon affecté à son sommet. Deux fois même, comme on le verra plus tard, nous sommes parvenu dans la caverne et nous y avons provoqué une cicatrisation salutaire.

Ce que nous venons de dire des cautères, s'applique plus ou moins aux sétons et aux moxas; mais ces derniers moyens causent plus de douleur et d'effroi aux malades, sans leur apporter plus de soulagement. Reid disait avec beaucoup de sens, en parlant des moxas, que le plus grand nombre des personnes atteintes de consomption (phthisie) étant d'un sexe faible, il était à craindre qu'un tel secours leur parût plus formidable que la maladie elle-même. La vogue momentanée dont ont joui, en France, les différents moxas dans le traitement de la maladie qui nous occupe, était due aux observations publiées par Pouteau, célèbre chirurgien de Lyon; mais il est facile de voir en lisant attentivement les Mémoires posthumes de ce chirurgien (1), que la plupart des faits qu'il rapporte ont pour objet des pleurésies chroniques et des vomiques du poumon, maladies peu connues du temps de Pouteau, qui simulaient la phthisie pulmonaire, mais étaient loin d'en avoir la gravité.

Des auteurs célèbres ont porté, il est vrai, un jugement sévère sur l'emploi des exutoires dans le traitement de la phthisie pulmonaire; mais il en est, comme Reid par exemple (2), qui se sont plutôt attachés à combattre les théories sur lesquelles se fondait l'action de la médication, qu'à démontrer ses inconvénients réels et son

(1) Voir les œuvres posthumes de Pouteau, tome III.
(2) Traité de la Phthisie, page 154 et suiv.

inefficacité. Baumes, au contraire, n'hésite pas à dire que les plus grands secours qu'on puisse opposer aux premiers progrès de la pulmonie sont les cautères suffisamment multipliés immédiatement après la saignée et les bains appropriés à la diathèse et à la congestion inflammatoire, inséparable de cette affection ; mais il ajoute, que si on attendait le moment où les forces sont épuisées, ces mêmes moyens si salutaires dans d'autres temps hâteraient l'appauvrissement du sang, la colliquation et le marasme.

Relativement aux régions du corps les mieux appropriées à l'application des exutoires, des praticiens éminents tels que *Pringle*, *Hildanus*, *Fonseca*, préconisent l'établissement des sétons sur les côtés de la poitrine. Larchiatre *Brindel* a très-bien fait ressortir les avantages de ce lieu d'élection dans une dissertation curieuse intitulée : *De phthiseos hecticæ que discrimine et setaceorum utrobique usu. Bordeu*, *Portal* et plusieurs praticiens éminents de son temps, préféraient la partie interne du bras, parce que cette région, selon eux, sympathisait plus particulièrement avec la poitrine au moyen des expansions ou prolongements du tissu cellulaire qui unissent l'aisselle au thorax ; d'autres ont donné conseil de faire révulsion entre les deux épaules (1). Nous appliquons les cautères au-dessous des clavicules, toutes les fois que le siége de la phthisie est au sommet du poumon, ce qui est le cas le plus fréquent, et dans d'autres parties quand les tubercules et les cavernes affectent exceptionnellement d'autres points de cet organe. Pour les vésicatoires nous suivons volontiers les errements de Bordeu : nous préférons les exutoires plats sans pois à cautère ; on se borne à les entretenir par des cautérisations avec de la poudre de Vienne ou le nitrate d'argent. En général, nous donnons le conseil de les multiplier et de les renouveler souvent. Notre pratique est l'application du vieil adage de Stoll : *Non suppuratio, sed stimulus prodest*. Il y a, comme on sait, beaucoup d'autres révulsifs d'une activité secondaire qu'on emploie souvent d'une manière transitoire dans le traitement de la phthisie pulmonaire, tels que les sinapismes, la pommade ammoniacale de *Gondret*, des liniments fortement épispastiques, la pommade stibiée, l'huile de croton tiglium, les emplâtres de poix de Bourgogne avec addition de poudres irritantes. On a recours à ces médications pour combattre des accidents intercurrents qui se manifestent dans le cours de

(1) Rosière de la Chassaigne, Manuel du Pulmonique, page 297.

la maladie, comme les douleurs pleurétiques, pleurodiniques, névralgiques, les congestions passagères, etc.

ARTICLE IV.—TONIQUES AMERS, ANTISCORBUTIQUES, LICHEN, QUINQUINA, GENTIANE, CRESSON, ETC., ETC.

Parmi les auteurs qui ont écrit sur la phthisie pulmonaire, *Morton, Pringle, Baumes, Dehaen, Quarin, van Swieten, Portal* ont fait un éloge pompeux du quinquina ; d'autres ont vanté outre mesure le *lichen* d'Islande, la *gentiane*, le *cresson de fontaine*, et bien d'autres plantes réputées antiscorbutiques ; *Clark* leur préfère le *L. Taraxacum* dont *Zimmermann* était aussi très-partisan. Mais quand on vient à examiner sérieusement la valeur de ces assertions, on voit qu'elles n'ont rien de très-précis et de très-rigoureux, ou qu'elles se rapportent à des affections de poitrine mal caractérisées et différentes de la phthisie. Les amers et surtout le quinquina, sont néanmoins d'une incontestable utilité dans des cas déterminés soit comme prophylactiques, soit comme médicaments curatifs de l'affection tuberculeuse; on peut à l'origine du mal les associer utilement au fer, aux préparations iodurées, aux eaux minérales, aux divers exercices, dans la vue de modifier profondément l'organisme et de combattre la diathèse tuberculeuse. D'un autre côté, on administre aussi ces médicaments dans des cas particuliers, à une époque avancée de la phthisie, quand les sujets sont affaiblis par une expectoration abondante, des sueurs nocturnes, des paroxismes de fièvre hectique, etc. ; mais c'est sous la condition que ces moyens n'augmenteront pas la toux, la fièvre, le dévoiement, n'accroîtront pas l'agitation et l'insomnie par une surexcitation pénible et dangereuse. Tous les praticiens savent qu'on est souvent obligé, en pareil cas, de renoncer aux préparations toniques les moins excitantes, telles que les gelées de lichen, le sirop de quinquina, de gentiane, de Tolu, les eaux de Barèges, d'Enghien, de Passy, de Spa, coupées avec du lait ou des infusions aromatiques.

Le sulfate de quinine à petites doses combat quelquefois avec un succès momentané les paroxismes fébriles inhérents à phthisie ; mais on prescrit plus généralement le quinquina en décoction aqueuse édulcorée. *Dehaen* qui associait ce médicament aux mucilagineux, faisait faire une décoction de trois onces de poudre de quinquina dans deux livres d'eau, qu'il faisait filtrer deux fois et conservait pour l'usage. *Quarin* infusait pendant 16 heures une once de quinquina dans de l'eau très-chaude, qu'il faisait ensuite bouillir pendant une heure ; on y ajoutait vers la fin de l'ébullition un peu de salep, puis une once de sirop de consoude sur une livre de colature ; le malade prenait un demi-verre de cette composition de quatre heures en quatre heures. Dans d'autres cas, *Quarin* administrait le quinquina sous forme de pilules, associé à quelques substances balsamiques. Portal, en parlant de l'usage et de l'abus du quinquina, dans la phthisie pulmonaire, en reconnaît l'utilité dans une variété de cette maladie qu'il dit succéder aux fièvres continues et intermittentes. On ne peut admettre aujourd'hui une semblable étiologie, mais si l'on réfléchit que des sujets atteints de tubercules, stationnaires sont exposés pendant chaque accès fébrile intermittent ou rémittent, à des congestions sanguines du poumon, on comprendra le danger inséparable de pareilles congestions, et la nécessité d'en prevenir le retour en faisant cesser la fièvre, par une préparation de quinquina administrée à propos. Les substances féculentes, qui contiennent un principe tonique, amer, réuni à la fécule sont celles qui conviennent le mieux aux phthisiques déjà affaiblis ; on en diminue l'amertume avec des sirops gommeux et mucilagineux, on peut les couper avec du lait, de l'eau de seltz ou une eau minérale sulfureuse peu active.

ARTICLE V. — HUILE DE FOIE DE MORUE, IODE, IODURE DE FER, CHLORURE DE SODIUM, FERRUGINEUX (SULFATE, CARBONATE, OXYDE.)

Scudamore en Angleterre, *Behrend* (de Berlin), sont cités parmi les médecins qui ont employé des premiers l'huile de foie de morue dans la phthisie pulmonaire ; *Scudamore* y ajoutait des inhalations d'iode et de ciguë, et *Behrend* un régime alimentaire tonique, du vin de bonne qualité, de la décoction de cacao au lieu de thé et de café (1).

M. Pereyra de Bordeaux, communiqua à l'Académie des siences le 5 juin 1843, sur le même sujet, un Mémoire qui contenait des résultats fort extraordinaires bien propres à exciter la défiance, et que d'ailleurs l'expérience n'a malheureusement pas confirmés. Placé à la tête d'un grand hôpital, ce médecin avait poursuivi avec une

(1) Huf lands. Journal. 1843.

singulière persévérance, ses investigations sur le traitement de la phthisie par l'huile de foie de morue. Sur près de 900 malades admis dans son service pendant 5 ans, il y avait 362 phthisiques dont 243 étaient sortis, 110 étaient morts et 17 restaient encore à l'hôpital. La moitié au moins des malades sortants étaient dans un *état satisfaisant*, ce qui ne veut pas dire pourtant qu'ils étaient guéris; ce résultat est loin comme on voit de justifier les éloges donnés par l'auteur à l'huile de foie de morue. M. William de Londres, qui a employé l'huile de foie de morue, chez 234 sujets, assure avoir constaté de très-bons effets sur 206 d'entre eux. Ces effets ne sont pas indiqués d'une manière bien rigoureuse, aucun praticien ne peut admettre avec l'auteur qu'on puisse faire rétrograder, par exemple, la phthisie du deuxième degré au premier.

MM. Trousseau et Pidoux dans leur ouvrage de matière médicale et de thérapeutique, disent avoir fait sans succès notable de nombreuses expériences sur ce médicament; depuis plus d'un an que nous en faisons usage à l'hôpital Necker, nous n'avons pas non plus obtenu de résultats bien concluants. Il est certain néanmoins que nous avons pu maintes fois constater comme M. le professeur Trousseau, que plusieurs malades ont éprouvé du soulagement de l'administration de l'huile de foie de morue à la dose de 40 à 100 grammes par jour. Mais le bénéfice qu'ils en retiraient diffère peu de celui que leur procuraient plusieurs des médicaments dont nous avons déjà parlé. Cette huile a au surplus l'inconvénient d'être souvent d'un goût désagréable et nauséeux ; elle provoque quelquefois la diarrhée, et par conséquent ne peut être administrée quand les malades ont le dévoiement.

Nous croyons toutefois, que les agents médicamenteux qu'on regarde aujourd'hui comme reconstituants et qui peuvent produire de très-bons effets dans le rachitis, les affections glanduleuses et strumeuses, conviennent spécialement aux jeunes tuberculeux de naissance qui présentent des symptômes scrofuleux , des déviations et autres lésions du système osseux (1). L'action thérapeutique de l'huile de foie de morue ne doit pas seulement être attribuée à l'iode qu'on y a signalée depuis longtemps, mais encore au chlore, au brôme, au phosphore que l'analyse chimique y a découverts.

(1) Notre confrère et ami Baudelocque a consigné dans son ouvrage sur la maladie scrofuleuse, des expériences remarquables sur ce sujet.

Iode.—M. *Morton*, de Philadelphie, d'après *Clark* (1), est un des médecins qui ont publié les documents les plus affirmatifs sur les bons effets de l'iode contre la phthisie pulmonaire (2), malheureusement ces documents ne renferment que des assertions peu convaincantes ; ce sont, comme le dit fort bien Clark, des témoignages qui ne reposent sur aucun fait inattaquable. Les expériences tentées en Angleterre n'ont point été favorables à l'emploi de ce moyen ; le docteur *Bardsley* assure avoir administré l'iode dans quinze cas bien constatés de phthisie commençante : dans cinq cas, il parut d'abord arrêter les progrès du mal, mais cette amélioration ne fut que temporaire, car les tubercules passèrent lentement, mais progressivement par différents degrés, et après la mort les poumons furent trouvés dans un état de désorganisation (3).

Un autre médecin anglais, *Baron*, a préconisé depuis longtemps l'emploi de l'iode en friction dans la cure de la phthisie pulmonaire (4), c'est le seul praticien qui, à notre connaissance, ait cité à l'appui de son opinion deux observations qu'il tenait d'ailleurs d'un chirurgien de Stauton nommé *Cooper*. Ces observations laissent beaucoup à désirer sous le rapport du diagnostic et nous paraissent peu concluantes.

L'emploi externe de la pommade iodurée, vantée par *Baron*, est fort usité en France ; mais c'est un simple adjuvant qu'on fait concourir avec d'autres moyens ; nous n'avons recueilli sur cette manière d'employer l'iode dans la phthisie aucun fait bien positif où la part de ce médicament fût bien distincte.

Le lieu d'élection pour les frictions iodurées sont les aisselles, les parties latérales du col et de la poitrine, les régions sous-claviculaires.

Iodure de fer. — M. *Dupaquier*, de Lyon, attribuant les insuccès de l'iode dans la phthisie pulmonaire à ce que l'on avait employé ce corps à l'état de pureté, ou de préparations dans lesquelles il restait libre, combina ce médicament avec le fer par la voie humide, de manière à donner lieu à un proto-iodure de fer. Chez la plupart des malades soumis à l'influence de ce nouvel agent thérapeutique, M. Dupaquier observa une diminution rapide des symp-

(1) Ouvrage cité.
(2) Recherches sur la consomption pulmonaire. Philadelphie (1834.)
(3) Hospital faits and observat.
(4) Illustrations. Of the inquiry respecting tab. discases (1822.)

tômes les plus graves, tels que les sueurs, la diarrhée, l'accélération du pouls, la toux, l'expectoration. Quelques malades, après un mois et demi de traitement, semblaient marcher à une guérison rapide. Un succès complet parut être obtenu chez une jeune fille, qui, après des crachements de sang répétés, présentait une matité complète du côté gauche, avec une expectoration purulente et une fièvre hectique. Selon M. Dupaquier, le proto-iodure de fer agirait d'une manière évidente, lorsque la maladie est arrivée au troisième degré, par sa propriété astringente; il aurait la faculté de modérer l'expectoration, et même de favoriser la cicatrisation des cavernes. Cette opinion, si elle était bien fondée, viendrait à l'appui de celle de Laennec, qui prétend que les tubercules suppurent inévitablement, et que les phthisiques ne peuvent guérir qu'au troisième degré de leur maladie (1).

Voici, au surplus, la préparation de M. Dupaquier :

4. Iode. . . . . 5 centigrammes,
Limaille de fer. . . . 8 grammes,
Eau distillée . . . . . 30 grammes.

Introduisez le mélange dans une fiole à médecine, que vous plongez pendant quelques minutes dans de l'eau chaude à 50 ou 60 degrés. Agitez fréquemment ; quand le mélange aura perdu sa couleur brune, filtrez. On peut donner cette composition à la dose de 15 ou 20 gouttes, dans un verre d'eau, trois ou quatre fois par jour.

L'auteur a conseillé plus tard d'envelopper la solution dans du sirop de gomme, afin d'empêcher l'altération du médicament, qui se décompose rapidement en contact avec l'air atmosphérique.

(1) M. Dupaquier a donné dans son Mémoire inséré dans la *Gazette Médicale* (1841), un exemple très-beau à suivre quand il s'agit de l'expérimentation d'un médicament nouveau ; il a noté avec soin les effets physiologiques de l'iodure de fer sur les malades. Ces effets sont primitifs ou consécutifs ; les effets primitifs, l'auteur les avait observés sur lui-même ; les effets consécutifs, il les avait recueillis chez les malades. Il résulte en somme, que les malades voyaient d'abord augmenter leur difficulté de respirer, mais que ce symptôme commençait à diminuer après quinze jours de traitement. Même observation par rapport à l'hémoptysie ; dès le quatrième et le cinquième jour, la toux et l'expectoration éprouvaient une notable diminution, et s'épuisaient au bout de quelques semaines; ou bien les crachats passaient de l'état purulent à l'état muqueux ; les douleurs pectorales disparaissaient assez rapidement. Les douleurs pleurétiques étaient plus tenaces ; l'état des voies digestives était aussi assez promptement amélioré ; les sueurs diminuaient et l'amaigrissement cessait quand le médicament était bien toléré.

2. Solution de proto-iodure de fer, indiquée plus haut. . . . . . 4 grammes,
Sirop de gomme incolore et très-consistant. . . . . 200 grammes,
Sirop de fleurs d'oranger. . . . 50 grammes.

Chaque cuillerée de ce sirop représente à peu près 4 gouttes de solution; il doit être conservé dans un flacon bouché à Lémery.

Nous avons fait de nombreux essais sur l'emploi de ce médicament dans divers cas de phthisie pulmonaire; nous donnions de 15 à 30 grammes d'un sirop préparé à la pharmacie centrale des hôpitaux, dans une potion de 125 grammes à prendre en trois ou quatre fois. Après quelques jours de traitement, les malades éprouvaient du soulagement; continué pendant quelque temps, il ne manquait presque jamais de diminuer l'expectoration et de la rendre plus facile. Chez les phthisiques avancés, ce sirop irritait le tube digestif, rendait les digestions difficiles; chez les phthisiques moins avancés, au contraire, il pouvait être administré avec plus d'avantage, avec de légères interruptions; le soulagement était alors plus manifeste, l'amélioration des signes physiques constatait un arrêt de l'affection : dans des cas moins favorables, les désordres locaux étaient ralentis dans leur développement et les phénomènes généraux enrayés. Les malades voyaient renaître leurs forces, cesser le dévoiement et les sueurs, etc. Malheureusement, ils sortaient souvent trop tôt de l'hôpital, cédant aux caprices qui leur sont familiers et qui rendent si souvent les expériences incomplètes. Nous ne pouvons donc tirer aucune conséquence rigoureuse des faits que nous avons observés : toutefois, ils sont suffisants pour engager les praticiens à prescrire ce moyen aux jeunes phthisiques de naissance, d'une constitution scrofuleuse, et dont le canal intestinal se trouve dans de bonnes conditions. Des praticiens ont aussi fait usage de l'iodure de potassium.

M. Piorry a publié, dans son *Traité de médecine pratique*, des observations dans lesquelles des individus, portant au sommet des poumons des indurations, des cavités de nature tuberculeuse, expectorant des crachats nummulaires, enfin offrant tous les signes stéthoscopiques et plessimétriques des lésions phymiques du poumon, ont été guéris ou du moins, considérablement soulagés, à la suite de l'emploi de l'iodure de potassium, à la dose de 1, 2, 3 grammes par jour, dans 30 grammes d'eau; le médicament était donné en trois fois, le matin, à midi, le soir, sans autre traitement adjuvant, qu'une alimentation réparatrice et les meilleures conditions hygiéniques possibles. L'iodure de fer se donne aussi sous la forme pilulaire. Les pilules les plus employées sont celles de Blancard, pharmacien de Paris.

Ferrugineux. — Nous comprenons sous cette dénomination les différents sels de fer, administrés seuls ou associés à d'autres substances médicamenteuses, comme les pilules de *Blaud*, le teinture de *Griffith*, les pilules de *Valette*, les diverses eaux ferrugineuses naturelles ou artificielles, etc. Ces compositions nous paraissent propres à remplir les mêmes indications que l'iodure dont nous venons de parler, seulement elles sont moins actives, plus facilement tolérées. On peut également les considérer comme douées de propriétés reconstituantes. C'est pour cette raison qu'elles sont plutôt indiquées comme prophylactiques, chez les jeunes sujets débiles chlorotiques, issus de parents scrofuleux phthisiques. Comme médicaments curatifs, les ferrugineux conviennent plus particulièrement dans la première période de la phthisie, alors que les organes digestifs ne sont pas atteints et peuvent s'assimiler d'une certaine façon les médicaments toniques qu'on fait ingérer aux malades, dans la vue de modifier l'état du sang et des solides, débilités et appauvris. Quelques expériences de M. *Coster*, que nous avons indiquées en parlant des causes de la phthisie, semblent déposer en faveur de l'action prophylactique et curative des ferrugineux. Cet auteur avait constaté, avec M. *Flourens* et autres, que des animaux (lapins, cabiais) devenaient tuberculeux en vivant dans un air humide privé de lumière, couverts de linges mouillés; mais il observait en même temps que ceux de ces animaux qu'il avait nourris de pain ferrugineux ne devinrent pas tuberculeux. (Voir *la Lancette* du 5 octobre 1841.)

Chlorure de sodium. — Ayant remarqué que les singes des bateleurs succombaient moins fréquemment à la phthisie pulmonaire que les singes du Jardin-des-Plantes, et ayant appris que les acrobates font manger à leurs animaux une grande quantité de sel de cuisine, M. A. Latour pensa que l'immunité était due au chlorure de sodium, et il crut dès lors devoir essayer cette substance sur l'homme. Des expériences, dont l'auteur ne fait connaître ni le nombre, ni la valeur, le conduisirent bientôt à proclamer l'efficacité du sel dans le traitement préservatif et curatif de la phthisie. (*Com-*

pendium de médecine pratique, par MM. Monneret et Fleury, tome 6, page 573.)

M. Louis a administré, pendant cinq mois, le sel marin à tous les phthisiques qui se trouvaient dans son service, à l'Hôtel-Dieu, et ne paraît avoir retiré aucun avantage notable de ce moyen. (Ouvrage cité, page 617.)

Nous n'avons jamais employé le chlorure de sodium dans le traitement de la phthisie.

Article VI. — Digitale pourprée.

La digitale pourprée, l'un des médicaments les plus énergiques de la matière médicale, agissant à la fois par ses propriétés complexes, sur plusieurs fonctions de l'économie animale, a été fort vantée contre la phthisie pulmonaire, maladie qui est elle-même très-complexe, et dans laquelle plusieurs appareils organiques sont manifestement intéressés. Des médecins anglais tels que *Ferriar*, *Drake*, *Beddoès*, *Fowler*, *Darwin* préconisèrent les premiers ce médicament contre les tubercules pulmonaires. Si l'on put douter des assertions de Beddoès quand il affirmait avoir guéri trois malades sur cinq (1), on dut se montrer bien plus incrédule encore en présence des résultats annoncés par un autre médecin anglais (Magennis). Il fut facile de se convaincre dans cette circonstance, comme dans beaucoup d'autres, que des erreurs de diagnostic peuvent seules expliquer de telles prétentions. Magennis raconte donc qu'en 1799, il fut chargé de traiter dans un hôpital de malheureux prisonniers français: parmi ces prisonniers, huit étaient atteints de phthisie pulmonaire! Chez six, la maladie était au dernier degré, et chez deux autres au second degré seulement. Dans cet état désespéré (expression de l'auteur), il eut recours à l'emploi de la digitale donnée sous forme de teinture pendant trois semaines, à doses graduellement augmentées. Sur les huit malades qui avaient été d'abord soulagés par le traitement, il en périt cinq, deux furent entièrement rétablis et le huitième très-soulagé. Quelque temps après, Magennis ayant été attaché à l'hôpital de Plimouth qui contenait un grand nombre de phthisiques, il saisit cette occasion pour faire de nouvelles expé-

(1) Essai sur la consomption.

riences sur l'emploi de la digitale. Parmi un grand nombre de malades, atteints de phthisie pulmonaire, j'en choisis soixante-douze, dit l'auteur, auxquels je fis prendre ce médicament. Il commençait par administrer 20 ou 30 gouttes de teinture par jour dans une potion ordinaire et augmentait ensuite de 10 gouttes par vingt-quatre heures, jusqu'à ce que les malades fussent parvenus à 200 ou même 300 gouttes, à moins qu'il ne survînt des accidents comme l'anorexie, l'extrême ralentissement du pouls, un trouble de la vision : dans ce cas, on suspendait ce remède pour y revenir ensuite. La teinture employée par Magennis, était composée dans les proportions de quatre onces de digitale pour six onces et-demie d'esprit de vin. Voici le résultat obtenu sur les soixante-douze malades tel que nous l'a donné M. Bayle dans son recueil de Mémoires thérapeutiques.

	Guéris.	Améliorés.	Morts.
Malades au premier degré. . .	15	9	0.
Malades au troisième degré. . .	25	10	10.
	40	22	10-72.

En reconnaissant avec M. Bayle qu'on ne peut admettre la parfaite exactitude de pareils résultats, on doit dire cependant qu'il y a dans le Mémoire de Magennis des observations rapportées avec détail, contenant de véritables symptômes de phthisie pulmonaire qui ne permettent pas de croire que ce médecin se soit toujours trompé. En un mot, nous croyons qu'on obtient de la digitale le même résultat que de bien d'autres médicaments énergiques : quelques malades ont guéri par ce moyen ou pendant qu'on l'administrait, parmi beaucoup d'autres qui n'en n'ont été que faiblement soulagés. Ces succès quoique rares auraient peut-être dû engager les praticiens à renouveler les essais de Magennis, ce qui n'a pas été fait. Toutefois parmi les médecins qui ont employé la digitale, il faut encore citer Mouton (*d'Agde*) qui fit connaître dans le *Journal général de Médecine* (1) quelques expériences sur les propriétés antiphthisiques de ce médicament; et si ces nouveaux essais ne sont pas à l'abri de tout reproche, sous le rapport du diagnostic, il y a toutefois dans le compte-rendu de l'auteur un fait qui nous a singulièrement frappé : ce fait est relatif à un capitaine de vaisseau, né d'une

(1) Tome 29.

mère phthisique, qui crachait souvent du sang. Ce capitaine se portait parfaitement bien dans les climats chauds, mais était presque toujours malade en France et présentait d'ailleurs plusieurs symptômes de tubercules pulmonaires; ce malade guérit par l'usage de la teinture de digitale dont il prit depuis 20 jusqu'à 100 gouttes par jour dans du lait d'amandes en augmentant prudemment la dose. Les médecins allemands ont fait aussi un emploi assez fréquent de la digitale dans le traitement de la phthisie appelée pituiteuse; ils associent ce médicament à la quinine, à la laitue vireuse, à la *poudre de Dower*. Nous l'avons souvent prescrit avec succès, comme moyen accessoire propre à modérer le cours du sang à travers le poumon, à diminuer la gêne de la respiration et les congestions pulmonaires, si communes chez les phtisiques. Nous devons faire observer toutefois, que ce médicament, qui convient à merveille quand le sang est poussé avec violence par un cœur hypertrophié, est tout-à-fait contraire, quand la stase du sang et l'embarras de la circulation pulmonaire dépendent d'une distension ou d'un défaut de force de l'organe circulatoire; ce qui arrive dans les dilatations passives du ventricule du cœur déterminées par des obstacles au cours du sang sortant des cavités cardiaques.

Article VII. — Arsenic.

L'arsenic que *Dioscoride* conseillait déjà dans les maladies purulentes de la poitrine, a été employé contre l'asthme et autres affections du poumon. D'après *Girdlestone*, *Beddoès* l'aurait prescrit avec succès chez un phthisique dont deux frères avaient succombé à la consomption mésentérique. MM. Trousseau et Pidoux ont également expérimenté ce moyen il y a quelques années à l'hôpital Necker (1); ils affirment avoir obtenu, sinon des guérisons, mais une suspension remarquable de certains accidents; ils ont vu la diarrhée se modérer, la fièvre hectique diminuer, la toux devenir moins fréquente, l'expectoration prendre un meilleur caractère. Quoique les malades aient succombé, soit à une affection tuberculeuse trop générale, soit à de nouvelles éruptions de tubercules, les auteurs ne désespèrent pas d'être plus heureux chez des malades dont les affec-

(1) Traité de thérapeutique et de matière médicale, tome Ier, page 306.

tions seraient plus bornées. Nous n'avons point employé l'arsenic. Le mode d'administration indiqué dans l'ouvrage que nous venons de citer, est analogue à celui recommandé dans l'asthme. On fait préparer une solution arsénicale de 4 grammes d'arséniate de soude dans 30 grammes d'eau distillée ; on imbibe un papier de cette solution, on le fait sécher, et on lui donne la forme de cigarette, de manière à ce que chacune peut contenir de 5 à 10 centigrammes d'arséniate de soude : les malades après avoir allumé la cigarette arsénicale en aspirent la fumée et en font passer dans les bronches au moyen d'une lente aspiration. On leur prescrit d'inhaler ainsi quatre ou cinq gorgées de fumée deux ou trois fois par jour, avec le conseil d'augmenter les aspirations en s'y habituant. On croit que pendant cette manœuvre, l'arséniate de soude se réduit, et que la soude se combine avec l'oxyde de carbone résultant de la combustion du papier, et que l'arsenic volatilisé est entraîné avec la fumée et mis en contact avec les bronches.

L'acide arsénieux aurait aussi été employé avec succès contre la phthisie et contre le catarrhe pulmonaire chronique, s'il faut en croire M. *Cenni*, auteur de deux observations publiées en 1849 dans un journal italien (1) ; mais les faits racontés par M. *Cenni* et celui qu'avait publié l'année précédente M. *Garin* de Lyon, ne se rapportent qu'à des affections catarrhales des bronches. Le médecin italien donnait 5 centigrammes d'acide arsénieux divisés en 40 pilules à prendre toutes les deux heures ; la durée moyenne de son traitement était de 40 à 50 jours. M. *Garin* se bornait d'abord à donner chaque soir 4 milligrammes d'acide arsénieux associés à 2 centigrammes d'opium ; quelques jours après la dose était doublée, le malade prit en totalité 15 centigrammes d'acide arsénieux dans l'espace d'un mois, et guérit parfaitement.

ARTICLE VIII. — PHELLANDRIUM AQUATICUM.

Les auteurs allemands sont les premiers qui aient placé les semences de *phellandrium aquaticum* au nombre des remèdes opposés à la phthisie pulmonaire et particulièrement à celle qu'on appellait phthisie muqueuse ou catarrhale. Un médecin danois (Thompson), a même

(1) Il recogliore medico.

écrit sur ce sujet un Mémoire cité dans le *Dictionnaire universel* de matière médicale *de Mérat et Delens.* Il attribuait à ce médicament une action spéciale sur l'expectoration, et prétendait même avoir retrouvé l'odeur très-aromatique du phellandrium dans les crachats d'un malade. Bertini et Hufeland ont également donné des éloges à la phellandrie en indiquant l'espèce de phthisie à laquelle elle était spécialement applicable.

D'un autre côté, un médecin hollandais Thuessing, a regardé la semence de la phellandrie, comme exerçant une action spéciale sur le poumon et produisant de bons effets sur les affections catarrhales de la poitrine ; elle est en général fort usitée en Hollande et en Belgique, et très-employée par les vétérinaires de ces pays. On ne possède d'ailleurs aucuns documents authentiques sur l'action de cette plante qu'on a vantée, du reste, dans beaucoup d'affections diverses autres que la phthisie, comme les fièvres intermittentes, les hydropisies, le scorbut, etc.

Nous avons observé comme Thompson, que le phellandrium que nous avons employé assez souvent contre la phthisie pulmonaire, agissait sur l'expectoration qu'il diminue d'une manière notable. L'extrait que nous avons administré nous a paru agir d'une manière énergique, surtout lorsqu'il est associé au quinquina et à la ciguë. Il est rare qu'on ne réussisse pas par ce moyen, lorsque d'ailleurs l'état fébrile est peu prononcé, à diminuer la bronchorée, à calmer la toux, et à modifier d'une manière générale la muqueuse gastro-pulmonaire. M. Sandras, médecin à l'hôpital Beaujon, a fait, il y a environ deux ans, des expériences favorables à l'emploi du phellandrium aquaticum dans la phthisie pulmonaire. Les résultats qu'il a obtenus sont conformes à ce que nous avons observé. M. Sandras a en outre constaté que chez tous ses malades, les symptômes généraux étaient modifiés d'une manière notable. Les observations qu'il avait recueillies, ayant été combattues dans un ouvrage récemment publié, il a fait de nouvelles expériences non moins concluantes que les premières. Ce résultat appuyé sur 12 faits nouveaux (4 de bronchite chronique et 8 de phthisie), ne peut qu'engager les praticiens à employer la phellandrie aquatique.

ARTICLE IX. — FUMIGATIONS, INSPIRATIONS DE CORPS GAZEUX, VAPEURS SIMPLES OU COMPOSÉES, CHLORE, OXYGÈNE, ACIDE CARBONIQUE, ETC.

À l'aspect du poumon dont la surface absorbante et exhalante est si étendue, dont le tissu est sillonné par une multitude de vaisseaux sanguins et lymphatiques, le grand anatomiste Mascagny s'était écrié : *Si jamais on parvient à découvrir un remède efficace contre la phthisie pulmonaire, ce sera parmi les substances qui peuvent être appliquées directement aux poumons par la voie de l'inspiration.* Cette exclamation qui n'était au fond qu'une hypothèse, semble néanmoins avoir été prise au sérieux, car plusieurs des gaz, qui jouent un grand rôle dans les phénomènes de la nature, tels que l'oxygène, le chlore et l'acide carbonique, ont été successivement employés dans le traitement de la phthisie. Beaucoup d'autres substances à l'état de fumigations simples ou composées, dont il sera question dans ce paragraphe, étaient d'ailleurs depuis longtemps usitées dans la thérapeutique de la maladie qui nous occupe.

Bennet est un des premiers qui ait mis les fumigations au nombre des principaux moyens opposés à la phthisie pulmonaire, comme on peut le voir dans l'ouvrage qu'il a publié en 1654 (1). Il distinguait les fumigations en humides et en sèches (halitus et suffitus). Il repoussait l'emploi de toute espèce de machine fumigatoire; voulait, et en cela il avait raison, que les vapeurs sèches ou humides qu'il combinait souvent ensemble, fussent répandues dans la chambre des malades afin que ceux-ci pussent les respirer largement et continuellement. Il composa pour les fumigations diverses recettes qu'on trouve dans son ouvrage ; elles étaient tantôt émollientes, tantôt toniques, astringentes, d'autres fois balsamiques, excitantes, etc. ; il y en avait où figurait le sulfure d'arsenic sous la dénomination d'orpiment, ce qui prouve, soit dit en passant, que l'emploi de ce poison contre la phthisie n'est pas nouveau. Nous verrons bientôt en effet qu'il était très-usité et même vulgaire en Angleterre du temps de Willis. Les vapeurs inspirées n'ont pas eu de partisan plus décidé et plus convaincu que Thomas Bartholin; dans son enthousiasme pour les fumigations vulnéraires pectorales, ou autres, il s'écrie : Il n'est plus besoin d'aller en Égypte, comme le voulait Galien, ou dans d'autres climats

(1) Vestibulum ad theatrum tabidorum.

chauds, pour guérir la phthisie pulmonaire, nous trouvons tous les avantages de l'émigration dans notre cabinet. *Willis* faisait aussi un grand usage de fumigations balsamiques dans lesquelles entraient le benjoin, l'oliban, le gayac, le baume de Tolu, etc. L'une de ses fumigations favorites avait reçu le nom d'*arsénicale ;* elle contenait une assez forte proportion d'orpiment, associé au styrax, à l'oliban, à l'opium, etc. Cet auteur ajoute que les empiriques prescrivaient quelquefois aux phthisiques de fumer avec une pipe de l'orpiment, en guise de tabac; qu'il était très-usité parmi les gens du peuple, de couper des morceaux de tapisseries de cabaret, qui avaient été peintes avec de l'orpiment, et d'en charger des fourneaux de pipes pour l'usage des phthisiques. Billard, chirurgien de la marine à Brest, dans une dissertation sur les fumigations employées contre la phthisie pulmonaire, qui se trouve analysée dans le troisième volume des Mémoires de l'Académie de chirurgie (1), raconte l'histoire intéressante d'ailleurs, d'un canonnier de la marine qui, réduit au dernier degré d'étisie, fut par le conseil d'un officier relégué dans une mansarde, où il respira pendant plusieurs semaines des vapeurs de cire et de brai avec beaucoup de succès. Il se mit ensuite en mer, d'où il revint parfaitement guéri. Fabre, auteur de l'analyse de cette observation, fait très-bien remarquer que ce malade était pneumonique et non tuberculeux, et que s'il eût été phthisique, il est douteux qu'il eût guéri. Effectivement, l'histoire de ce soldat ayant fait grand bruit à Brest, plusieurs tuberculeux se présentèrent à M. Billard, pour être traités de leur maladie, mais aucun ne guérit. De toutes les fumigations dont il a été anciennement parlé, celles qui contenaient de l'orpiment paraissent avoir eu le plus de vogue : plusieurs auteurs néanmoins les ont combattues et même proscrites comme dangereuses à raison de leurs propriétés toxiques.

L'opinion que la phthisie n'était souvent qu'une suppuration ordinaire provenant d'un ulcère ou d'une autre lésion de la membrane muqueuse pulmonaire, fit probablement naître l'idée que le désinfectant par excellence (le chlore) (2) qu'on employait avec succès dans le traitement des ulcères extérieurs d'une difficile guérison, pouvait convenir dans la phthisie pulmonaire. M. *Gannal*, chimiste

(1) Réimprimés dans l'Encyclopédie Médicale.

(2) Un médecin, le docteur Favart, avait en 1804 conseillé contre la phthisie l'usage de cet agent, connu alors sous le nom d'*acide muriatique oxygéné*.

manufacturier, plein de sagacité, observe à Saint-Denis, dans une fabrique de toiles peintes (où il se dégageait beaucoup de chlore pendant certaines opérations), que des ouvriers atteints ou menacés de phthisie éprouvaient un mieux sensible ou se rétablissaient en apparence promptement, lorsqu'ils étaient placés au milieu des émanations de chlore; il communiqua cette observation à Laennec. Ce célèbre clinicien fit d'abord à l'hôpital de la Charité des expériences peu concluantes, qui consistaient à faire respirer aux malades l'évaporation d'une solution de chlorure de chaux répandue dans les salles. M. Gannal ne tarda pas à faire lui-même d'autres expériences sur la demande de quelques médecins qui, pour la millième fois, se flattaient de l'espérance de trouver enfin un remède efficace contre la phthisie pulmonaire. M. Gannal, animé d'un grand zèle et d'une grande franchise, mais n'ayant pas de connaissances médicales suffisantes, ne fut pas toujours à même d'apporter dans le choix des faits et la manière de les raconter, toute la précision désirable, comme il est facile de s'en convaincre en lisant les deux Mémoires qu'il a communiqués à l'Académie des Sciences (1), et le compte-rendu qui se trouve dans la *Revue médicale* (2).

Il est évident que cet auteur a souvent confondu le catarrhe pulmonaire avec la phthisie : c'est l'opinion de tous ceux qui ont écrit sur cette matière. Toutefois, en commettant des erreurs de diagnostic, M. Gannal avait bien vu que les émanations de chlore exerçaient une influence salutaire sur quelques maladies chroniques des poumons. Il est facile d'ailleurs de se convaincre de cette vérité, en lisant avec attention un Mémoire du docteur *Cottereau*, publié deux ans plus tard sur le même sujet (3), travail presque entièrement composé de faits qui ne nous semblent pas avoir été appréciés à leur juste valeur, et dont même des auteurs récents ont eu le tort de ne tenir aucun compte. Plusieurs des observations du docteur Cottereau sont pourtant très-remarquables et ne laissent aucun doute, ce nous semble, sur l'utilité de l'inhalation du chlore dans la phthisie pulmonaire. Nous indiquerons surtout les observations 9e et 12e.

(1) Séances du 7 janvier et du 26 juillet 1828.
(2) Février et août 1828.
(3) Archives gén. de Méd. Novembre 1830.

Nous avons fait nous-même des expériences assez nombreuses sur l'emploi du chlore dans la phthisie pulmonaire ; et bien qu'aucun des malades traités au quatrième dispensaire (dont nous faisions alors le service) n'ait été complétement guéri, nous nous croyons cependant fondé à dire que ce moyen peut être utile dans certains cas déterminés. Plusieurs de nos malades, trop avancés pour être guéris, furent notablement soulagés, quelquefois délivrés d'une toux incommode, d'une pénible difficulté de respirer, d'une surabondance de crachats qui les épuisaient, etc.

Quand on exerce la médecine, on ne doit pas dédaigner les moyens qui soulagent les malades. Il est facile de comprendre d'ailleurs et d'expliquer l'insuccès du chlore, quand un poumon est presque envahi par des tubercules ramollis, probablement alors aucun moyen ne peut réussir. Mais lorsqu'il n'y a qu'une portion limitée de ce viscère atteinte, qu'on veut obtenir la cicatrisation d'une caverne peu étendue, qui pourrait affirmer que l'influence du chlore est incapable de hâter cette cicatrisation? D'un autre côté, comme on convient généralement que le chlore est un médicament très-approprié à la cure du catarrhe pulmonaire chronique chez des individus débilités, épuisés, ne serait-il donc pas avantageux de pouvoir disposer d'un moyen capable de remédier aux affections catarrhales accidentelles qui compliquent quelquefois la phthisie, de pouvoir mettre fin à des toux qui tourmentent si cruellement les pauvres malades, de modérer ou même de tarir l'excrétion muqueuse qui concourt tant à les épuiser ; de combattre efficacement, en un mot, l'inflammation chronique de la membrane muqueuse qui peut à la longue amener l'asphyxie et déterminer la mort? Nous pouvons citer à l'appui de ce que nous venons de dire en faveur du chlore, un Mémoire de M. Toulmouche de Rennes, qui, n'ayant pas été satisfait de l'emploi du chlore dans la phthisie trop avancée, se borna à l'employer dans le catarrhe chronique du poumon et en obtint de bons résultats (1).

M. Toulmouche, au surplus, fait preuve dans cet écrit d'une réserve bien rare et qui donne une nouvelle preuve de l'incertitude de l'art, en considérant comme catarrhe pulmonaire un cas de guérison que nous sommes tenté, nous, de regarder comme un exemple de phthisie commençante. Voici, au reste, cette observation textuelle-

(1) Archives gén. de Méd. Tome IV. Avril 1834.

ment extraite du Mémoire de M. Toulmouche (page 596, obs. 9).

Perrine J***, âgée de vingt-huit ans, fut mariée à un homme dont elle n'eut point d'enfants. Elle avait perdu successivement sa mère, ses frères et une sœur de phthisie pulmonaire ; elle-même avait eu plusieurs hémoptysies et toussait depuis cinq à six mois. Soumise à mon examen le 27 décembre 1829, je remarquai peu d'amaigrissement ; le visage était coloré, la poitrine large et bien conformée ; la langue rouge et piquetée à la pointe, l'épigastre sensible à la pression. Il existait de la constipation et des nausées. La malade se plaignait, en outre, d'une sensation de gonflement après avoir mangé, d'éructations, de perte d'appétit, etc. ; la toux était fréquente, l'expectoration muqueuse, la menstruation régulière, il y avait des sueurs la nuit. La poitrine résonnait partout très-bien, le bruit respiratoire écouté à travers le stéthoscope était un peu moins distinct vers le sommet du poumon droit, où la voix avait une résonnance particulière.

Toutes les apparences de force et de santé éloignaient l'idée de phthisie pulmonaire, malgré les antécédents précités et les crachements de sang éprouvés autrefois par la malade, qui dépendaient probablement d'une déviation menstruelle. En conséquence, je diagnostiquai, malgré l'absence du râle muqueux, *bronchite chronique et légère phlegmasie de l'estomac.* Je prescrivis de l'eau de gomme, des cataplasmes émollients sur l'épigastre, des pédiluves sinapisés et l'aspiration d'eau chlorée à 10 gouttes, 4 fois par jour. La malade les continua à 25 et 30 gouttes jusqu'au 30 novembre (23 jours) qu'elle fut obligée de les suspendre. Elle les reprit à la fin du mois à 10 ou 15 gouttes qu'elle ne dépassa plus.

Le 23 décembre, c'est-à-dire après 46 jours de traitement, l'embonpoint était entièrement revenu, Perrine J*** était guérie et avait repris les occupations de son ménage.

D'après les considérations émises plus haut et les faits que nous avons cités, nous sommes convaincu que l'introduction du chlore dans le traitement de la phthisie et des catarrhes pulmonaires chroniques, est une acquisition importante pour la thérapeutique. En laissant ce médicament dans l'oubli, ne donnons pas un nouvel exemple de l'inconstance des praticiens dans le choix des remèdes. On administre le chlore par inhalation à la dose de 5, 10 ou 15 gouttes dans l'eau échauffée de 50 à 60 degrés. On peut augmenter successivement la dose, selon l'effet produit, le temps que doit durer l'inspiration, etc. Quelquefois on se contente de déposer du chlorure de chaux dans la chambre du malade.

On a attribué aux émanations sulfureuses la même action qu'à celles du chlore ; on a également prétendu que les ouvriers employés aux fabriques d'acide sulfurique n'étaient jamais atteints de phthisie (1), et que ceux qui avaient une poitrine susceptible et des accidents du côté de cette cavité guérissaient parfaitement dans cette atmosphère sulfureuse. C'est également aux émanations de même nature qu'on a attribué les effets salutaires que les ouvriers des houillères retirent du séjour de ces mines, comme nous l'avons dit ailleurs. Mais ces assertions manquent de preuves, et l'on n'a pas fait sur le soufre les mêmes expériences que sur le chlore.

Oxygène. Presque aussitôt après la découverte de l'oxygène, on conçut l'idée de l'employer dans le traitement des maladies : ce fut d'abord *Ingenhousz* qui en fit la proposition; bientôt après *Selle* (de Berlin) s'en servit pour purifier l'air des salles des hôpitaux de cette ville. On ne tarda pas à le proposer contre la phthisie pulmonaire ; mais l'espoir qu'on avait conçu à cet égard fut presque aussitôt détruit par les observations consignées dans un Mémoire de Fourcroy, qui se trouve dans le tome 4 des *Annales de Chimie*, page 81. Sur 20 phthisiques traités par ce moyen, aucun n'éprouva de véritable soulagement. Chez tous, les symptômes parurent d'abord s'amender ; la respiration devint plus aisée et plus libre, la toux se calma et l'expectoration diminua sensiblement ; mais ces améliorations ne furent que de courte durée. Il existait d'ailleurs, malgré le bien-être apparent dont s'applaudissaient les malades, des symptômes qui prouvaient au médecin que cette amélioration était éphémère. En effet, selon Fourcroy, la peau était sèche et chaude, la face colorée d'un rouge plus vif, la bouche demeurait sèche, le pouls restait fébrile et l'affaiblissement allait toujours croissant. Enfin, au bout de 15 jours, trois semaines après les effets obtenus, les malades éprouvaient un sentiment de chaleur ardente et des douleurs cuisantes dans la poitrine. Des crachements de sang, une soif vive et la fièvre hectique, prenaient un caractère aigu et précipitaient la marche de la maladie vers une terminaison fatale.

Malgré les observations de Fourcroy, le docteur *Ferro*, dans un

(1) Baumes, Ouv. cité, page 267.

ouvrage publié à Vienne, n'en fit pas moins les éloges du gaz oxygène dans les affections de poitrine. En passant sous silence les discussions qui eurent lieu à cette époque relativement à l'emploi de ce gaz, il nous suffit de répéter ici avec Nysten que les assertions de *Ferro* étaient entièrement erronées. (*Dict. des Sciences méd.*, art. *Gaz.*)

Nous ajouterons que d'autres auteurs célèbres, parmi lesquels nous distinguons *Chaptal*, *Bergius* et *Beddoès* ont porté le même jugement sur l'emploi de l'oxygène dans la phthisie, après avoir fait des expériences tout-à-fait négatives. Au surplus, ce moyen est depuis longtemps abandonné et seulement du domaine de l'histoire.

Acide carbonique. Cet acide a été également proposé et expérimenté dans le traitement de la phthisie. Les résultats moins nombreux que ceux fournis par l'emploi de l'oxygène sont absolument de même nature, et n'ont fait naître qu'un espoir momentané, bientôt après déçu. Plusieurs médecins anglais, *Lewis*, *Wintering*, *Percival*, *Home*, avaient déjà fait respirer l'acide carbonique aux phthisiques, sans succès, lorsque la Société royale de Médecine, à l'occasion d'expériences que lui avait communiquées Maret, à ce sujet, crut devoir, en 1777 et 78, faire procéder à des expériences sur les effets généraux de cet acide et sur son emploi dans la phthisie pulmonaire. Ces expériences faites par Lalouette fils n'eurent aucun succès (1). Les essais tentés à cette époque sur l'emploi de l'acide carbonique paraissent avoir fait naître l'idée de le faire entrer dans la composition de certaines eaux minérales gazeuses artificielles dont on a fait depuis un très-grand usage dans diverses maladies.

Tout récemment, M. Goin, médecin et propriétaire des eaux minérales de Saint-Alban (Loire), a présenté à l'Académie nationale de Médecine un Mémoire sur l'efficacité des inspirations du gaz acide carbonique (que dégagent ces eaux) chez les phthisiques; les judicieuses remarques du rapporteur de ce Mémoire (2) ont fait voir que si M. Goin avait foi dans ce moyen thérapeutique, son travail manquait des preuves nécessaires pour faire admettre son opinion.

(1) Mémoires de la Société royale de Médecine. T. II. Années 1777 et 78, page 131 de l'histoire.

(2) M. Grisolle. Bulletin de l'Académie. Octobre 1850.

ARTICLE X. — AIR COMPRIMÉ, RARÉFIÉ, MAINTENU A UNE TEMPÉRATURE INVARIABLE, ETC.

Ceux qui connaissent toute l'influence que la pureté et la composition normale de l'air exercent sur l'hématose et la nutrition et qui, par contre, savent quel rôle le méphitisme peut jouer dans la production de la phthisie pulmonaire, apprécieront tous les avantages de vivre dans un milieu convenablement oxygéné ; ils comprendront que l'air généralement considéré comme moyen prophylactique peut facilement devenir un agent médicinal. Ainsi les bains d'air pur, dont l'origine remonte, dit-on, à Franklin, et dont le célèbre hygiéniste Hallé parlait souvent dans ses cours, ne peuvent qu'être utiles aux tuberculeux qui n'habitent pas un milieu convenable ; il leur sera avantageux de s'exposer nus à l'air libre, à une douce température, et d'y développer largement leur poitrine : par cette manœuvre, non-seulement on aspire de l'air de toute la force des poumons, en leur imprimant un exercice salutaire, mais encore on en absorbe une certaine quantité par la surface cutanée.

Si l'on raréfie ou si l'on condense l'air par des procédés physiques convenables, on doit obtenir des effets différents sur l'économie animale ; ainsi, M. Junod en faisant confectionner une énorme ventouse que tous les médecins connaissent, en raréfiant l'air sur une grande surface y appelle beaucoup de sang, et fait de cette manière une révulsion puissante, que les praticiens pourraient employer avec avantage contre l'hémoptysie qui menace la vie des phthisiques. M. Pravas de Lyon a proposé d'augmenter l'action tonique et vivifiante de l'air en le comprimant ; il condense ce fluide dans une énorme machine, qui peut contenir un ou plusieurs individus, et il les soumet à l'action d'une atmosphère très-condensée. Il a pour but d'augmenter la plasticité du sang en faisant respirer un air, qui sous un plus petit volume possède des propriétés plus stimulantes, plus reconstituantes que l'air ordinaire ; il se propose de plus, de suppléer par un accroissement *d'alimentation pulmonaire* à l'insuffisance de l'élaboration intestinale chez les phthisiques. L'auteur croit en outre, que le bain d'air condensé est très-propre à faire cesser les hémorrhagies, qui aggravent toujours l'état du tuberculeux ; il cite quelques expériences faites avec succès sur de jeunes phthisiques au premier degré, et qui semblent avoir modifié leur constitution (1). Un physicien (M. Tabarié) a présenté à l'Académie des Sciences le 18 mars 1839, un appareil propre à condenser l'air et à soumettre le corps à la pression d'une atmosphère artificielle. L'appareil de M. Tabarié consiste dans une espèce de cabinet en fer de fonte avec des croisées, des meubles, dans lequel des pompes foulantes accumulent l'air, le condensent, le renouvellent sans cesse. Cet appareil a sans doute sur la respiration, la circulation et les autres fonctions nutritives, une influence difficile à apprécier. Toujours est-il vrai que Francœur, savant géomètre, qui avait depuis longtemps une aphonie presque complète par suite d'une affection du larynx, à recouvré la voix, après s'être soumis pendant douze séances à l'action de l'air condensé de cette machine dans laquelle il a pu écrire le journal de ce qu'il éprouvait.

L'air comprimé proposé par MM. Pravaz et Tabarié, agit comme stimulant et comme dilatant le parenchyme pulmonaire ; il semblerait donner quelque importance à l'hypothèse d'un médecin anglais déjà cité (Ramadge), qui ayant l'opinion que dans la phthisie, un grand nombre de cellules du poumon étaient oblitérées, en prend occasion de recommander les inhalations multipliées à l'aide d'un long tube adapté au foyer d'une machine fumigatoire, afin de dilater et de rendre perméables à l'air des portions de poumon inactives ou oblitérées. Nous avons déjà fait observer ailleurs que ce procédé était d'une exécution difficile pour un grand nombre de malades qui n'avaient pas les forces suffisantes pour un pareil exercice des muscles pectoraux.

Article XI. — Étables a vaches.

L'idée fort ancienne que les émanations corporelles d'un sujet jeune et vigoureux peuvent reconforter les malades, les hommes usés et affaiblis par l'âge et les infirmités, n'est pas tellement discréditée, que nous avons connu un vieillard de plus de 80 ans, fort intelligent d'ailleurs, qui faisait coucher à ses côtés deux jeunes sujets d'une santé florissante avec la conviction qu'ils pouvaient lui communiquer une partie de leur vigueur et neutraliser ainsi les funestes et inévitables effets de la vieillesse. L'erreur où sont tombés ce vieillard et tous ceux qui l'ont imité pour recouvrer ce qui est perdu

(1) Mémoire cité.

sans retour, n'est pas toutefois un argument sans réplique contre l'action utile des émanations des animaux même après leur mort. Personne n'ignore l'influence confortable qu'en ressentent ceux qui habitent les tanneries, les abattoirs, les boucheries et même les boyauderies ; de plus, ces émanations ont paru très-salutaires contre certaines épidémies.

On ne sait s'il faut rapporter les effets attribués aux étables, à l'influence des effluves réconfortants ou bien à l'opinion admise par les auteurs, que les émanations des animaux herbivores en particulier bien nourris (pour obtenir de bon lait) pouvaient être utiles à l'homme malade, ou bien enfin si cette pratique, comme tant d'autres, est le fruit du hasard. Quoi qu'il en soit, Thomas Reid dans sa brochure intitulée : *Essai sur les effets salutaires du séjour dans les étables à vaches* dans la phthisie (1767) , donne l'origine suivante à l'emploi de ce moyen : un grand seigneur ayant fait reléguer dans une étable à vaches, deux domestiques attaqués d'une maladie très-grave et qui infectaient toute la maison par l'odeur de leurs déjections colliquatives ; on les vit guérir assez promptement, et on ne manqua pas d'attribuer cette guérison à l'influence de l'étable. Quelque temps après, le fils d'un peintre célèbre, *Vanloo*, qui paraissait atteint de pulmonie vint habiter, par le conseil des médecins, une étable à vaches et guérit. Ces faits, quoique très-incomplets, ont suffi pour faire préconiser cette pratique ; et comme on ne s'était pas montré difficile sur l'induction première, on ne l'a pas été davantage sur celle qu'on a tirée des faits nouveaux beaucoup plus nombreux qui se sont produits dans la pratique. C'est ainsi que s'écrit l'histoire inexacte et trompeuse de la plupart des moyens curatifs, qui ont une vogue éphémère.

Selon Reid, il n'y aurait pas seulement ici dans les rapports du malade avec les animaux, influence salutaire de la part des effluves pulmonaires et cutanés, mais il faudrait ajouter encore, *celles du pis de l'animal gorgé de lait, des parties les plus volatiles de ses excréments.* Il faut convenir que ces explications sont un peu hypothétiques ainsi que plusieurs autres qui se trouvent dans cette dissertation ; on y trouve en outre, des recherches curieuses, mais un peu scabreuses concernant l'influence que peut avoir la cohabitation des jeunes filles sur la santé des vieillards : un de ces vieillards, au dire de l'auteur, vécut 105 ans restauré par la douce haleine des vierges (anhelitu puellarum).

Clerc (1) et *Fouquet* ont eu beau jeu en faisant le procès des faits invoqués en faveur de l'efficacité du séjour des étables à vaches dans la phthisie pulmonaire ; il faut reconnaître, toutefois, qu'ils se sont fondés sur d'assez mauvaises raisons pour rejeter absolument ce moyen et même le déclarer nuisible : les devoirs qu'impose la critique ne doivent point empêcher des écrivains de tenir compte, avec des réserves, des faits même incomplets rapportés par des auteurs connus, lorsqu'il s'agit surtout d'une maladie si grave et si rebelle à nos moyens curatifs. On ne peut oublier qu'après *Reid, Beddoès, Triller* (2) et bien d'autres ont fait l'éloge de cette pratique. Un médecin de Besançon cité par *Baumes* avait constaté que le séjour des belles écuries à vaches des montages du Jura, était un excellent moyen contre les dispositions à la pulmonie et même les phthisies avancées ; le professeur célèbre que nous venons de citer, affirme encore que Barthez avait vu réussir ce moyen chez deux personnes qui avaient des symptômes de phthisie pulmonaire. *Bergius* (3) après avoir cité des faits négatifs concernant l'habitation des étables par des phthisiques, reconnaît cependant qu'un malade lui avait paru fort soulagé par cette habitation. Selon Pouteau, l'influence des étables à vaches, qu'il examine sérieusement, consisterait dans l'émanation des vapeurs ammoniacales qui s'exhalent du fumier de ces animaux ; ces émanations qui ont une assez forte odeur musquée, nous paraissent effectivement propres à exciter la membrane muqueuse des bronches, à la manière des vapeurs chloriques ou balsamiques qu'on emploie souvent dans les maladies chroniques du poumon.

L'humidité de l'air qui règne dans les étables à vaches nous paraît jouer un rôle dans tout ce qu'on a dit de leur action favorable aux phthisiques; *Gilchrist* la comparait à celle de la mer. Nous ajoutons que le peu d'oxygénation de l'atmosphère de ces étables, la prédominance de l'acide carbonique peuvent convenir aux phthisiques, qui redoutent beaucoup l'air pur et sec des lieux élevés. Les recherches statistiques de M. *Lombard* prouvent d'ailleurs, sans réplique, que l'humidité ne leur est pas nuisible. La chaleur douce et uniforme qui doit régner dans les étables peut sans doute aussi

---

(1) Histoire naturelle de l'Homme Malade. Tome II, page 381.
(2) De novâ nitidâ Phthiseos Curandi methodo per vetera oleida pecorum stabula.
(3) Nouv. Mémoires de l'Académie des Sciences de Suède. Tome III.

être comptée pour quelque chose. Nous avons conseillé une seule fois l'habitation d'une étable à une jeune poitrinaire très-avancée, qui habitait une localité froide, élevée, très-peu convenable à son état. Elle se trouva très-bien dans ce séjour pendant l'hiver, mais au printemps suivant, la phthisie fit de nouveaux progrès et la malade succomba. Les saisons froides et variables sont indiquées par les auteurs comme les plus favorables à l'emploi de ce moyen. L'écurie destinée à cette sorte d'infirmerie doit être vaste et spacieuse ; on n'y placera que la moitié des vaches qu'elle peut contenir ; on fera en sorte d'y maintenir une chaleur uniforme de 15 à 20 degrés, constatée par un thermomètre. Les vaches seront jeunes et bien portantes, nourries des fourrages les plus sains qu'on pourra se procurer. Baumes voudrait qu'on pût mêler au foin ordinaire des plantes aromatiques. Les écuries seront tenues très-propres ; les excréments des animaux exactement enlevés ; le lit du malade suffisamment éloigné du sol, pour qu'il n'ait pas à en souffrir l'humidité.

Article XII. — Équitation.

Ce que nous avons dit des exercices, considérés comme moyen prophylactique, s'appliquant à l'équitation, nous aurions omis d'en parler ici, si nous n'avions cru nécessaire de faire connaître l'opinion, surprenante à bien des égards, de *Sydenham* ; le passage de ce médecin célèbre servira naturellement de texte à cet article.

Quelques-uns de mes parents, dit-il, en voyageant beaucoup à cheval, par mon avis, se sont guéris de cette maladie (la consomption), après avoir épuisé sans succès les remèdes les plus efficaces. Mais ce n'est pas seulement dans les maux légers, accompagnés de toux fréquente, de maigreur, que l'exercice du cheval a réussi, mais encore dans la phthisie presque désespérée, caractérisée par des sueurs nocturnes, le cours de ventre, etc. En un mot, continue *Sydenham*, quelque meurtrière que soit parmi nous la consomption, et quelque raison qu'on ait de la regarder comme telle, puisqu'en effet elle enlève les deux tiers de ceux qui sont atteints de maladies chroniques, j'ose affirmer néanmoins que le mercure n'est pas plus efficace pour guérir la vérole, ni le quinquina pour les fièvres intermittentes, que l'exercice du cheval pour celle de la consomption (1). Des as-

(1) Dissert. dédiée à Guill. Cole.

sertions si affirmatives font présumer avec raison que ce que *Sydenham* appellait la consomption était souvent une toute autre maladie que la phthisie pulmonaire. L'esprit éminemment observateur de ce grand médecin ne pouvait le prémunir contre des erreurs de diagnostic, si communes de son temps. Hoffmann, tout en approuvant l'exercice du cheval, l'interdit aux jeunes tuberculeux pléthoriques, qui ont encore des hémoptysies, à cause des secousses dont cet exercice est accompagné. Pierre *Desault* était aussi un grand partisan de l'équitation, qu'il conseillait souvent dans la phthisie confirmée, bien que, dit-il, ses confrères fussent loin de l'approuver. Il cite plusieurs cas de succès qui méritent quelque attention, attendu que cet auteur avait des notions diagnostiques plus positives que Sydenham sur la phthisie, puisque le premier il l'avait considérée comme une affection tuberculeuse. Sa manière d'expliquer les effets de l'équitation est sans doute fort étrange, car il suppose que les tubercules sont détruits par des secousses multipliées imprimées au poumon, suspendu au sommet du thorax, comme un battant de cloche; mais à côté de cette ridicule comparaison, il y a des remarques pleines de sens qui révèlent un praticien observateur. Mes confrères, ajoute *Desault*, regardent la faiblesse des malades comme une contre-indication à l'exercice du cheval, mais je ne m'y arrête pas; je commence d'abord par essayer l'exercice en voiture, puis je passe à celui du cheval. L'auteur cite encore l'autorité de Baglivi, qui affirme, à l'exemple de Sydenham, qu'il n'y a point de remède plus efficace dans la phthisie et dans toutes les autres maladies chroniques que l'équitation longtemps continuée; qu'on ne m'objecte pas, dit-il, que le malade est trop faible et qu'il ne peut quitter son lit; dans ce cas, il faut commencer par la gestation en voiture et finir par l'équitation (1).

L'utilité de l'équitation semble devoir être principalement fondée sur l'exercice passif et sans fatigue qu'elle communique au malade, et sur les changements successifs d'air qu'il subit pendant sa course. Sous ce rapport, l'exercice du cheval a la plus grande analogie avec celui des voyages en mer, dont les bons effets ne peuvent être révoqués en doute dans la phthisie pulmonaire. Ce qui établit, à notre avis, la supériorité de ces exercices sur beaucoup d'autres, c'est que le malade les prend sans être obligé à aucun effort, dont sa faiblesse

(1) Praxis Med. Lib. 2.

le rend presque incapable, et sans être exposé à aucune des perturbations qui en pourraient être la suite.

Sous le point de vue de la mécanique animale, il est facile de concevoir que pendant l'équitation la respiration est plus profonde et plus accélérée, que le développement des muscles pectoraux acquiert un notable accroissement, que le thorax doit s'agrandir en proportion, et qu'il y a une expansion plus grande et plus fréquemment répétée de l'organe pulmonaire. Une telle impulsion donnée à la respiration et l'exercice passif qui résulte du pas plus ou moins accéléré de l'animal, ne peuvent qu'être profitables aux malades ; mais nous sommes loin de croire qu'il ait l'importance que lui attribuaient *Sydenham*, *Bagli* et *P. Desault*. Nous confessons, au surplus, l'avoir trop rarement prescrit aux phthisiques, pour avoir pu constater ses effets.

ARTICLE XIII. — LAIT.

Le lait, par rapport à la phthisie pulmonaire, a été considéré à la fois comme aliment et comme médicament, comme agent préservatif et comme agent curatif. A raison de ses qualités éminemment nutritives, il a dû souvent être prescrit aux phthisiques, qui ont un grand besoin de réparer un estomac débile, irrité, et souvent disposé au vomissement. Aussi quels éloges les praticiens n'ont-ils pas donnés aux différents laits ! En lisant leurs livres, on dirait qu'une multitude de poitrinaires ont dû leur salut au régime lacté. Baumes, partisan décidé de l'usage de ce liquide animal, dont il discute d'ailleurs assez bien l'opportunité, déploie à ce sujet, dans son livre, un grand luxe d'érudition, rapporte même beaucoup de faits qui sont loin d'être irréprochables et n'ont point d'ailleurs la portée qu'il leur donne.

Le lait de vache, le plus généralement conseillé, a été loin de suffire aux prescriptions des médecins. On a célébré tour-à-tour le lait d'ânesse, de chèvre, de brebis, celui même de la femme, quoiqu'il y ait au fond très-peu de différence entre les laits des animaux herbivores, et que les motifs de choix soient plutôt dictés par la manière d'être de l'estomac des malades que par la composition de ces liquides. On a pensé aussi qu'il était possible de faire varier les qualités du lait, ainsi que les effets qu'il produit sur l'économie animale, par l'espèce de nourriture donnée aux animaux qui le fournissent.

On a cru de même qu'on pouvait administrer aux malades certaines substances médicamenteuses, en leur faisant subir une sorte de préparation dans les organes des animaux qui produisent le lait. On peut dire à l'appui de cette manière de voir, que le lait conserve en certains cas la couleur, l'odeur, le goût des aliments qui le forment, que l'usage du safran le teint en jaune et la garance en rouge; qu'il prend un peu, comme l'atteste Clerc (1), la couleur du vin, de la bière, de la casse. De plus, le lait des brebis qui broutent le thym sent le thym, l'ail lui communique sa saveur, l'absinthe le rend amer, la gratiole rend le lait de vache purgatif, etc. Des autorités bien plus graves que celles que nous venons de citer peuvent être invoquées à l'appui de la possibilité de modifier les différents laits avec certaines substances douées d'une grande activité. Le judicieux Morgagni lui-même admet sans hésiter cette manière d'augmenter l'activité des propriétés du lait des herbivores. C'est dans cette vue qu'on a nourri des vaches-laitières avec des plantes aromatiques, des bourgeons de sapin, etc. Sans espérer d'arriver aux résultats chimériques si pompeusement exprimés dans la lettre de Clerc à Pringle, sans répéter avec lui que le lait rendu balsamique, pectoral, incisif, vulnéraire par la nourriture, est finalement propre à guérir certaines maladies chroniques, on ne peut se dispenser de tenir compte des faits qu'il rapporte et de ceux que Baumes y a ajoutés en commentant les assertions de Clerc. Quant à l'idée déjà bien ancienne qui consiste à préférer dans le traitement de la phthisie le lait de femme à tout autre, parce qu'il semble plus rapproché de notre nature, nous la croyons fausse; et nous ajouterons que le lait de femme, à raison de son régime alimentaire, de ses affections mobiles, a des inconvénients qu'il est facile de préjuger. Toutefois, des hommes éminents parmi les anciens et les modernes, Arétée, Wepfer, Morgagni, ont prescrit avec succès de remettre les phthisiques à la mamelle, de leur donner de jeunes nourrices pleines de santé et capables de fournir un lait abondant. Les fastes de l'art contiennent l'histoire d'un jeune Anglais parvenu, disait-on, au second degré de la maladie, qui, venu à Montpellier pour y trouver des secours contre son mal, recouvra la santé au sein de deux nourrices dont une, dit-on, gagna la maladie dont le nourrisson était guéri, ce qui paraît invraisemblable.

---

(1) Hist. naturelle de l'Homme Malade. T. II, page 34.

Le fait que rapporte Morgagni dans sa 22e Lettre (n° 27) mérite plus d'attention. Évidemment le malade dont parle l'auteur avait plusieurs symptômes de phthisie attribués à un ulcère de la trachée-artère. Morgagni se chargea de ce malade, au refus des autres médecins qui l'avaient abandonné. Il le confina dans sa chambre, lui fit défense de parler, et lui fit têter deux fois par jour une nourrice abondamment pourvue de lait. Le malade guérit, et Morgagni l'a vu bien portant 16 ans après ce traitement heureux. Malgré l'opinion de ce médecin célèbre sur les avantages de la conformité du lait de femme avec notre nature, nous pensons qu'il convient de lui préférer le lait d'ânesse toutes les fois que celui de vache ne sera pas supporté. En effet, indépendamment du régime animal dont il a été parlé, l'état moral des nourrices peut communiquer au lait des qualités défavorables qu'on ne trouve pas dans celui des animaux. Et puis, ne faut-il pas redouter les inconvénients qui peuvent résulter des rapports délicats établis entre le nourrisson et la nourrice, laquelle, ainsi que l'expérience l'a prouvé, n'est que trop portée à accorder d'autres faveurs que celles de son lait? Plusieurs, en effet, ont altéré, par l'influence d'une passion vive et souvent provoquée, la boisson salutaire donnée au nourrisson, et sont devenues enceintes pendant cette fragile nourriture. Nous n'avons jamais vu employer ce moyen, ni même songé à en faire usage.

Il ne faut pas croire au surplus que les praticiens aient été d'un avis unanime sur l'emploi du lait, lors même qu'il a été restreint à certains cas de phthisie; Stoll, Raulin, Portal, Bonafox de Mallet, l'ont formellement repoussé en l'accusant d'être une cause d'irritation surtout au-delà de la première période de la phthisie. Ces praticiens reprochaient au lait deux inconvénients majeurs: le premier était de nourrir trop faiblement les malades, l'autre de provoquer ou d'entretenir le dévoiement si fatal aux phthisiques.

Mais en admettant pour un moment que le lait soit un puissant modificateur de l'économie, qu'il soit pour le malade un agent assuré de rénovation organique, quand il est parfaitement assimilé, il faut bien prendre garde que ce moyen ne trouble les voies digestives si susceptibles chez un grand nombre de phthisiques; car, pour nous servir de l'expression figurée d'un auteur, l'estomac est dans ce cas le laboratoire du corps humain : quand toutes les préparations s'y font bien, que le chyle qu'il prépare a toutes les qualités requises, il doit s'en suivre une restauration satisfaisante. Si au contraire l'estomac est irrité, si les intestins recèlent déjà ces germes tuberculeux si funestes aux poitrinaires, l'émulsion chymeuse et chyleuse s'y fait mal, aliment ou régime lacté, tout est en pure perte.

Sans accorder au lait une action spécifique dans la phthisie (ce qui est bien loin de notre pensée), on peut raisonnablement supposer que quand il y a chez les malades une tendance à une heureuse terminaison, tendance qui peut être fortifiée par d'autres moyens plus énergiques, le lait, toléré et bien digéré par les organes, pris en quantité convenable pour restaurer le malade, doit hâter son rétablissement, et remplir des indications en rapport avec ses qualités médicamenteuses et nutritives.

Les auteurs s'accordent généralement à prescrire le lait dans la première période de la maladie qui nous occupe ; mais à notre avis, rien ne s'oppose à ce que ce moyen soit employé dans les autres périodes toutes les fois que les malades le digèrent avec facilité, qu'il calme l'irritation à laquelle ils sont en proie, qu'il apaise les douleurs de la poitrine, relève un peu les forces, etc. Le lait réussit parfaitement, dit Baumes, lorsque l'appétit est encore bon, que les forces ne sont pas trop abattues, que la fièvre est modérée et complétement rémittente, que les sueurs nocturnes sont considérables; que les crachats n'ont pas trop mauvais aspect. D'ailleurs, ajoute-t-il encore, le lait réussit infailliblement, lorsqu'il donne des forces, qu'il calme les irritations, qu'il n'augmente pas sensiblement l'expectoration, que la digestion s'en fait bien, qu'il suspend les progrès du dépérissement en restaurant en quelque sorte les organes. Il est au contraire nuisible quand l'appétit tombe de plus en plus, quand le corps s'énerve d'avantage, quand les crachats augmentent, quand la liberté du ventre dégénère en diarrhée, enfin quand les malades le prennent en dégoût. En général, toute espèce de lait sera prise avec avantage à la campagne, les animaux étant nourris aux champs, vivant le plus possible en plein air, et des fourrages les plus estimés, etc. Le malade doit prendre le lait matin et soir et autant que possible au sortir du pis de l'animal, conservant la chaleur des organes sécrétoires qui l'ont fourni.

Article XIV. — Petit-lait et autres boissons tempérantes et laxatives; bouillons médicinaux, sucs d'herbes.

Si le lait a eu ses prôneurs, le petit-lait a eu aussi ses partisans. Richard Mead avait adopté pour ses phthisiques le sérum ou petit-lait de vaches nourries d'herbes aromatiques (1). Baumes raconte qu'un certain docteur Gellei avait fondé près de Vienne en Autriche un établissement champêtre pour le traitement des phthisiques. La base de sa méthode curative que le médecin de Montpellier disait être *adoucissante, anti-phlogistique, résolutive*, consistait à faire usage pour boisson du petit-lait de chèvre et de brebis, qu'on préparait d'une manière particulière. Après ce luxe d'épithètes prodiguées au petit-lait, il faut louer l'auteur d'avoir ajouté qu'il fallait compter pour quelque chose dans les succès qu'on disait avoir obtenus, l'influence de la campagne, de l'équitation, des exercices en voiture, des agréments de toute nature qu'on s'était plu à réunir dans ce délicieux séjour. Les médecins anglais préfèrent généralement le petit-lait de beurre qui contient probablemement quelques parcelles alimentaires et dont Gilchrist a fait un si grand éloge comme équivalent du petit-lait. Les praticiens peuvent encore prescrire des limonades légères, l'orgeat, des boissons orgées, émulsionnées, du lait coupé avec l'eau de seltz ou saturé d'acide carbonique. Enfin, on a vanté contre la phthisie et comme succédanée du petit-lait, la liqueur des Tartares appelée *koumiss* et qu'ils font avec le lait de leurs juments, boisson d'ailleurs douée d'un goût agréable et légèrement acide.

On a beaucoup vanté autrefois les bouillons médicinaux et les sucs exprimés des végétaux dans le traitement de la phthisie pulmonaire. Portal surtout a singulièrement loué ces préparations, qu'il employait comme complément du traitement et auxquelles il attribuait de nombreux succès. On trouve dans une consultation de Fagon, premier médecin de Louis XIV, composée pour le célèbre critique *Bayle*, atteint de phthisie pulmonaire, la composition de quelques bouillons auxquels l'auteur attachait beaucoup d'importance, et qui, selon l'expression du temps, portaient dans le sang quelque chose de balsamique, agissaient comme vulnéraires en pas-

(1) Opera omnia. T. II, page 222.

sant par le poumon. Il y faisait entrer du poulet, du riz, de la racine de consoude, des pistaches, l'émulsion de la graine et le suc de pavot blanc, du sucre candi, etc. (1). Quoiqu'il y ait d'une part exagération dans les éloges donnés à ces compositions, et que de l'autre on puisse accuser les auteurs d'avoir souvent erré dans le diagnostic, il n'est pas possible de supposer qu'ils se soient constamment trompés, et que plusieurs des succès qu'ils énumèrent avec tant de complaisance ne soient pas fondés sur des faits vrais qu'il serait utile et convenable de vérifier. On donne ordinairement le nom de bouillons médicinaux, gélatineux, etc., à des décoctions aqueuses dans lesquelles on fait entrer pour base la chair de jeunes animaux (presque tous à viande blanche). Pour composer ces bouillons, qu'on appelle encore pectoraux, on emploie le plus souvent, ensemble ou séparément, le poulet maigre, le poumon ou mou de veau, les pieds et jarrets du même animal, les limaçons, les chairs de tortue, de grenouille, des écrevisses, etc. Les espèces végétales qu'on peut associer aux substances animales sont très-variées; de ce nombre sont : les navets, le tussilage, le nymphea, le chou rouge, les chicoracées, la bourrache, la laitue, la pariétaire, la poirée, les fleurs de bouillon blanc, de guimauve, les figues, les dattes, les jujubes, plusieurs espèces de pommes bien mûres; on peut y ajouter des substances farineuses comme de l'orge, du gruau, du riz, de l'avoine, de la gomme, etc. (2)

Avec un plus ou moins grand nombre de ces substances mucilagineuses dont le choix dépend plutôt de l'arbitraire du médecin que des vertus réelles dont elles sont douées, on compose des bouillons médicamenteux qu'on prescrit aux malades à des doses très-diverses. On doit en général préférer les plantes fraîches aux sèches; on les fait hacher grossièrement et infuser pendant environ deux heures dans une quantité donnée de bouillon animal déjà préparé. De cette manière on extrait suffisamment les substances médicamenteuses qu'elles contiennent (3).

---

(1) Cette consultation a été imprimée par les soins de notre savant confrère, M. Reveillé-Parise dans la Revue Médicale de septembre 1835.

(2) Le sirop de mou de veau de Lamouroux, si connu à Paris, ne paraît être autre chose que la décoction concentrée de fruits pectoraux, auxquels on ajoute de petites doses d'opium. Les substances animales n'y pourraient être ajoutées sans inconvénient.

(3) Comme l'efficacité de ces bouillons dépend le plus souvent de la manière dont ils sont confectionnés, il faut préparer au bain-marie, surtout ceux qui contiennent des principes volatils, d'après le procédé décrit dans la pharmacie. A cet

Les sucs de plantes fraîches ont une action plus ou moins analogue à celle des bouillons médicinaux ; toutefois, ils ont un goût plus désagréable et ne se composent guère qu'avec les plantes amères de la famille des chicoracées, des crucifères, des antiscorbutiques, et ont plutôt des propriétés toniques, dépuratives, diurétiques, que des propriétés adoucissantes et mucilagineuses. Portal employait souvent les sucs dépurés des plantes chicoracées dans la convalescence des phthisies pulmonaires ou des maladies réputées telles dans son ouvrage.

Il convient de remarquer, au surplus, que ces sucs sont susceptibles de varier, comme l'ont observé depuis longtemps Baumes et Paulet, par leurs propriétés, selon le terrain qui les a produits, la période de leur croissance, leur degré de maturité, etc. (1). C'est de cette manière qu'on peut expliquer leur action laxative et diurétique, action qu'on peut d'ailleurs leur ajouter par l'addition de quelques sels neutres, de même qu'on peut les rendre propres à augmenter le flux des urines en y ajoutant du nitrate, de l'acétate de potasse, de l'oxymel scillitique, etc.

On sait qu'on extrait ces sucs des plantes fraîches lavées et mondées après les avoir pilées et exprimées dans un appareil pharmaceutique convenable ; la dose la plus ordinaire de ces sucs est d'environ 150 grammes matin et soir.

Quant aux effets thérapeutiques des sucs de plantes, admis peut-être autrefois avec trop de libéralité, on ne peut, ce nous semble, leur refuser une action réelle sur les liquides de l'économie animale, action que l'on appellera, si l'on veut, dépurative, rénovatrice, délayante, tempérante, etc. Or, si l'on admettait que les liquides ont une grande part dans l'affection tuberculeuse des poumons, il serait difficile de contester que des sucs de plantes amères, antiscorbutiques,

---

effet, on coupe les substances animales par morceaux, après les avoir dépouillées de leur teste (écrevisses et limaçons); on les introduit ainsi préparées dans des boules d'étain à soupape vissée. On ajoute les plantes qu'on se propose d'associer au bouillon. Après leur avoir fait subir la préparation préliminaire qui leur convient, on verse par dessus la quantité d'eau égale à celle de bouillon que l'on se propose d'obtenir; et on le fait ainsi au bain-marie, en maintenant l'ébullition de l'eau du bain pendant trois heures. On passe le bouillon, quand il commence à refroidir, on le laisse déposer, et on décante pour l'usage.

(1) On a observé depuis longtemps que la pariétaire, la bourrache, la buglose contiennent lorsqu'elles sont jeunes des sulfates à base terreuse; du chlorure de sodium et du sulfate de potasse lorsqu'elles sont dans leur parfaite maturité. (Baumés.)

par exemple, contenant des principes médicamenteux toniques (promptement absorbés et portés dans le torrent de la circulation), ne produisent pas un effet notable alors qu'il s'agit de fortifier et de modifier puissamment un individu épuisé, dont le sang est plus ou moins appauvri, comme on le dit vulgairement.

Article XV. — Grenouilles, limaçons, limaces, cloportes, écrevisses.

La plupart de ces animaux ont été employés pour composer des bouillons gélatineux fort semblables aux bouillons de veau, de poulet, etc.; on prescrit souvent de ces bouillons aux phthisiques. Les limaces ont joui du privilége d'être administrées vivantes; nous hésiterions à parler de cette pratique, si un praticien de Montpellier (Chrétien) ne les avait singulièrement préconisées, et n'avait pas craint de leur attribuer la guérison d'un grand nombre de phthisiques. Dans un rapport fait à l'Académie de Médecine par M. Honoré, sur un Mémoire de M. le docteur Sue (de Marseille) qui faisait entrer ces animaux dans un traitement nouveau contre la phthisie (1), le rapporteur fait remarquer que ce moyen est bien loin d'être nouveau, comme on semblait le croire. Du temps de Dioscoride les limaces étaient un remède très-recherché, on les faisait avaler vivantes, comme le prescrit le praticien de Montpellier et assaisonnées avec du vinaigre. *Corpus cochleæ vivæ cum aceto devoratum.*

Sennert, qui en avait trouvé l'usage établi dans le traitement de la phthisie pulmonaire, consacre un chapitre spécial à l'examen de cette question : *An in phthisi cochleæ sunt utiles?* et il la résout par la négative. Cela n'a pas empêché les phthisiographes qui sont venus après lui de les prescrire soit en nature, soit en bouillons, ou de les faire figurer dans des compositions officinales qui se trouvent dans divers formulaires.

Article XVI. — Moyens propres a combattre les sueurs et le dévoiement symtomatiques des phthisiques.

L'idée qu'on s'est faite pendant longtemps du dévoiement des phthisiques, savoir : qu'il consistait en une colliquation, une fonte de mucosités purulentes, etc., a pu faire concevoir l'espérance de le

(1) Bulletins de l'Académie. 1837, page 66.

traiter avec succès par la kyrielle de médicaments indiqués par les auteurs, un régime dépuratif, adoucissant, tonique, etc. Mais du moment qu'on eut acquis la certitude que le dévoiement des poitrinaires était souvent produit ou entretenu par l'ulcération des tubercules intestinaux, toute illusion devait disparaître à cet égard. Pourtant le dévoiement est un symptôme funeste au phthisique et qu'il est bien urgent de faire cesser; non-seulement cette complication s'oppose à l'accomplissement de la digestion, et par conséquent nuit à la nutrition et à l'hématose, mais encore il empêche l'administration efficace de plusieurs moyens susceptibles de soulager le malade et d'arrêter les progrès d'un mal qui le dévore. En sorte que lorsque le pauvre tuberculeux perd chaque jour de ses forces, on ne peut ni le soutenir par une alimentation restaurante, ni le fortifier par des compositions toniques.

Les diarrhées passagères qui surviennent dans le premier degré de la phthisie et qui tiennent à une irritation accidentelle, à un état bilieux ou muqueux du tube digestif, sont peu importantes; on les combat par des boissons gommeuses, féculentes, des émétocathartiques légers, des bains, des lavements émollients, laxatifs; mais que peut-on opposer à un dévoiement entretenu par des ulcérations intestinales, si ce n'est une médication palliative, qui, n'attaquant pas la cause du mal, en atténue plus ou moins les effets. C'est dans cette vue qu'on administre le plus souvent l'opium soit en potion, soit en lavement dans une décoction émolliente, mucilagineuse. 6, 8, 10 gouttes de laudanum, selon la susceptibilité du malade, suspendent momentanément le dévoiement des phthisiques. Quand ce moyen est insuffisant ou qu'il fatigue le malade par son effet narcotique, on le remplace par le diascordium, la thériaque, ou par quelque préparation astringente, tels que le quassia simaruba, l'alun, le sulfate de cuivre, de zinc, l'extrait de ratanhia, la conserve de roses, etc. J'ai quelquefois associé le nitrate d'argent à la dose de 1 ou 2 centigrammes à 4 grammes de ratanhia dans 150 grammes de véhicule pour un lavement. Voici deux autres formules dont j'ai aussi fait usage avec un succès momentané, qui est le seul qu'on puisse obtenir en pareil cas : *Prenez :* acétate de plomb 10 centigrammes, carbonate de soude 5 centigrammes, laudanum 4 gouttes pour un quart de lavement. — *Autre. Prenez :* conserve de roses 1 gramme 50, extrait d'opium 10 centigrammes, pour dix pilules : une toutes les deux ou trois heures. — *Autre. Pre-*

nez : ipécacuanha en poudre 2 parties, digitale pourprée en poudre 1 partie, sirop de roses de Provins 9 parties, pour faire des pilules de 3 grains, dont on peut augmenter le nombre quand une ou deux ne suffisent pas. Nous avons eu aussi recours à une potion albumineuse qui consiste à battre des blancs d'œufs avec de l'eau sucrée et quantité suffisante d'eau de fleur d'oranger pour aromatiser. Des auteurs ont conseillé du petit-lait dans lequel on fait infuser des roses rouges pendant la clarification. Baumes préférait à toutes les compositions propres à faire cesser le dévoiement, des lavements avec du quinquina bouilli dans du lait avec addition d'une petite dose d'opium. Il se servait aussi du mucilage des semences de coings, extrait par macération et incorporé dans l'eau de roses, avec addition de sirop diacode, etc.

Pour mettre fin au dévoiement des phthisiques, il faudrait les tenir à la diète ou tout au moins ne leur permettre que de légères fécules, mais il est presque impossible de se conformer à ce précepte de l'art. La plupart de ces malheureux sont tourmentés par la faim et le besoin impérieux de soutenir par quelque nourriture leurs forces défaillantes. Si vous leur supprimez la petite portion de chyle qui échappe au trouble digestif, vous abrégez leur vie au lieu de la prolonger. Dans la période extrême du mal, le phthisique qui peut encore manger est le seul qui puisse prolonger encore quelque temps son existence ; celui qui n'a plus d'appétit et qui répugne à l'alimentation a déjà un pied dans la tombe. Ce que nous disons ici de la phthisie est applicable à toutes les maladies chroniques sans fièvre caractéristique. Du moment qu'un individu atteint d'une maladie organique incurable, sans lésion notable des organes digestifs, n'a plus d'appétit et répugne à toute alimentation, on peut annoncer sa fin prochaine. C'est par cette espèce d'impossibilité d'alimentation que se trahit le défaut de vivre. Dans les maladies apyrétiques de long cours, il faut une alimentation proportionnée aux forces digestives des sujets. L'oubli de ce précepte a été fatal à beaucoup de malades.

Le plus efficace de tous les moyens employés contre les sueurs qui achèvent d'épuiser les phthisiques est l'acétate de plomb. Ce médicament à la dose de 3, 5, 8 et 10 centigrammes en pilules réussit assez bien ; il suspend momentanément les sueurs, mais trop souvent la toux devient plus intense à mesure que l'excrétion sudorale diminue aussi bien que le dévoiement, ce qui place le médecin dans une pénible alternative. On a aussi employé l'agaric blanc ; je me suis servi quelquefois des frictions de lard fumé pour modérer les sueurs. Ce moyen n'est pas sans efficacité. Cette pratique nous vient de l'Allemagne.

ARTICLE XVII. — INDICATIONS APPROPRIÉES AUX CAS PARTICULIERS ET APPRÉCIATION DES MOYENS LES PLUS CONVENABLES POUR REMPLIR CES INDICATIONS.

Après un examen critique des principaux moyens employés dans le traitement de la phthisie pulmonaire, il nous reste à traiter de l'opportunité de leur application, en d'autres termes à déterminer les circonstances qui décident dans chaque cas particulier quels sont parmi les remèdes proposés ceux qu'il convient de préférer. Plusieurs auteurs ont beaucoup insisté sur le choix des médications, mais pour les établir, ils ont en général pris des points de départ défectueux que les progrès de la pathologie ont frappés de nullité : nous voulons parler surtout de diverses espèces de phthisies admises et aujourd'hui rejetées des tableaux nosologiques. De plus, des auteurs tels que Portal, Baumes, Hufeland, etc., ont pris souvent pour base fondamentale des indications thérapeutiques, l'état inflammatoire qui n'est qu'un accident, des dispositions ou diathèses scrofuleuses, scorbutiques, siphilitiques qui ne figurent plus aujourd'hui dans l'étiologie de la phthisie, ou bien encore certaines variétés dont l'existence ne peut être bien constatée qu'après la mort. L'affection tuberculeuse des poumons étant une, l'indication thérapeutique primitive qu'elle réclame n'est susceptible de varier que par l'influence des lésions simultanées, des complications qui surviennent dans le cours de la maladie. En dehors de cela, on peut admettre encore quelques circonstances secondaires susceptibles d'apporter quelques modifications dans le traitement, comme la constitution individuelle, la marche, l'intensité de la maladie, la prédominence de tel ou tel symptôme.

Tout en combattant de prime-abord la diathèse ou cachexie tuberculeuse, comme on voudra l'appeler, on ne suivra pas rigoureusement la même marche, le même ordre de succession dans les médications, chez un sujet faible atteint de phthisie héréditaire, que chez un sujet robuste, qui aura contracté accidentellement la même affection ; le praticien ne peut traiter exactement de la même manière un jeune phthisique, et un vieillard devenu tuberculeux à la suite de causes qui ont lentement agi sur une constitution déjà détériorée. Chez le premier, on peut espérer de produire une sorte de recorporation, de reconstitution, impossible chez le second ; de là la différence des médications à remplir ; chez l'un les exercices hygiéniques, l'influence des climats, l'action des médicaments reconstituants ont plus de puissance que chez l'autre ; au dernier s'adaptent mieux l'emploi des toniques, des dérivatifs, un régime alimentaire excitant, etc. Relativement au cours de la maladie, une phthisie qui a un cours rapide, exige des moyens plus actifs, plus variés que celle qui est stationnaire ou ne s'avance que lentement vers sa terminaison. Dans les tuberculisations qui paraissent suraiguës, par exemple, l'hémoptysie et la fièvre sont quelquefois si violentes qu'elles réclament des médications incessamment énergiques pour prévenir les effets funestes de l'hémorrhagie et de l'asphyxie. Les congestions sanguines qui accompagnent l'origine des tubercules pulmonaires, les rétrocessions hémorrhagiques, dartreuses ou exanthématiques qui semblent avoir concouru à les produire, réclament les uns l'emploi de différentes espèces de saignées, les autres celui des dérivatifs, comme agents secondaires propres à faciliter l'action des moyens opposés à la diathèse. Lorsque la phthisie a une marche lente et pour ainsi dire apyrétique, qu'elle est accompagnée d'une phlegmasie catarrhale des bronches (phthisie catarrhale ou muqueuse des auteurs), c'est le cas d'employer les substances résineuses, balsamiques, le goudron, les bourgeons de sapin, les baumes de Tolu, du Pérou, le phellandrium aquaticum et les fameuses pilules de Morton ou toute autre composition analogue, tant prônées par les praticiens d'une certaine époque.

Bien que nous ne puissions plus admettre aujourd'hui qu'il y ait identité entre la scrofule et l'affection tuberculeuse des poumons, il est pourtant certain que ces deux affections se trouvent souvent réunies chez un même sujet : dans ce cas, on aura recours de préférence aux agents capables de modifier profondément l'organisme, tels que le régime animal des viandes noires, les exercices, les voyages, les toniques amers, les alcalins, les sels de chaux, de baryte, les préparations iodurées associées aux ferrugineux, aux antiscorbutiques, etc. Quelques purgatifs amers pourront en même temps être placés de loin en loin pour stimuler les voies digestives, augmenter l'activité de la nutrition et hâter ainsi la reconstitution corporelle.

Les eaux minérales de Bonnes, de Cauterets, de Bagnères, du Mont-d'Or, d'Aix en Savoie viennent aussi en aide à la thérapeutique, proprement dite, spécialement lorsqu'une affection strumeuse, glandulaire et cutanée complique les tubercules du poumon. Une complication de siphilis constitutionnelle réclame une indication spéciale que remplissent fort bien les préparations mercurielles iodurées, sudorifiques, selon les cas.

Dans d'autres cas complexes obscurs qui font soupçonner l'existence des concrétions granuleuses, cartilagineuses, calculeuses, crétacées, cancéreuses, on peut, à l'imitation de Bayle, administrer à doses croissantes certains végétaux vénéneux auxquels il attribuait dans une certaine mesure la propriété de modifier ces dégénérations organiques. De ce nombre sont : la ciguë, l'aconit, le datura stramonium, la jusquiame, la digitale, le phellandrium aquaticum. Ces narcotiques peuvent être considérés comme propres à enrayer le travail anormal, l'espèce de surexcitation qui opère les transformations dont il s'agit, dans une période de la phthisie où les tissus sont encore sensibles à l'action des médicaments qu'on appelle altérants.

En dehors de la diathèse tuberculeuse et des indications secondaires dont nous venons de parler, surviennent des complications auxquelles il faut remédier. Parmi ces complications, les unes, les fièvres éruptives, les hémoptysies apparaissent presque toujours dans la première période et sont faciles à reconnaître; d'autres, telles que les phlegmasies thoraciques surviennent le plus ordinairement dans la deuxième et la troisième période et réclament, à cause de la difficulté du diagnostic, une attention particulière. Lorsqu'une inflammation sourde plus ou moins profonde se déclare chez le tuberculeux, il se plaint tantôt d'une douleur, tantôt d'une oppression nouvelle, de chaleur, de malaise ; son pouls s'élève, devient dur, la face se colore davantage, etc. ; alors de légères saignées, des applications de sangsues, des boissons délayantes, adoucissantes doivent remplacer le traitement spécial de la phthisie. Une douleur locale annonçant une lésion de la plèvre, qui s'accompagne aussi quelquefois de symptômes généraux, vient aussi aggraver l'état du phthisique et rendre plus pénible sa respiration déjà si laborieuse ; c'est le plus communément le cas d'appliquer sur ce point douloureux des ventouses, des sinapismes, des vésicatoires volants, etc. La suppression plus ou moins brusque d'une affection cutanée périodique, des excrétions habituelles, de toutes sortes d'hémorrhagies constitutionnelles réclament aussi des médications particulières qui consistent pour la plupart dans des applications de sangsues et d'épispastiques aux lieux d'élection, qui sympathisent notoirement avec les organes respiratoires.

Les symptômes auxquels on est dans l'obligation de remédier quand ils aggravent la situation des malades, sont la fièvre, la toux, l'hémoptysie, les vomissements, la diarrhée, les sueurs nocturnes, l'insomnie, etc.

Si la *fièvre* symptomatique de la phthisie a une marche rémittente ou intermittente, on peut la modérer par l'emploi du quinquina ; si cette fièvre avait un frisson initial bien caractérisé, il y aurait à craindre des accès de fièvre pernicieuse, et il faudrait dans ce cas administrer promptement le sulfate de quinine. Hors ces cas exceptionnels, on doit se borner à combattre l'état fébrile par des boissons tempérantes, adoucissantes, émulsionnées, des lavements émollients, un régime léger, etc.

La *toux* ne sera combattue qu'avec réserve, parce que son mécanisme est souvent nécessaire à l'expectoration de la matière tuberculeuse ; c'est seulement quand elle acquiert une grande fréquence, qu'elle prend un caractère spasmodique ou convulsif, qu'elle provoque des suffocations, des vomissements, qu'il devient nécessaire de la modérer. Les extraits de belladone, de jusquiame ; les pilules de cynoglosse, le musc, l'assafœtida conviennent parfaitement dans ces cas, ainsi que les bouillons de veau, de grenouilles émulsionnés, etc. Mais il ne faut pas se faire illusion sur l'efficacité curative de ces moyens qui ont pour principal objet de combattre l'exagération d'un symptôme, lequel a souvent pour cause l'irritation continuelle des bronches par l'air que le malade respire.

A l'*insomnie*, on oppose naturellement les opiacées (le sirop diacode, la teinture opiacée, les pilules de cynoglosse). Mais il ne faut pas perdre de vue que si l'insomnie est produite par la persistance d'une cause particulière ou la ténacité d'un symptôme, comme la toux par exemple, ce sont les causes et non les effets qu'il faut s'attacher à combattre.

Les *crachements* de sang passés à l'état d'hémorrhagie et menaçant la vie du malade exigent l'emploi des astringents les plus énergiques, tels que l'extrait de ratanhia, les acides minéraux, l'eau de Bocchieri. Les saignées sont rarement indiquées dans ce cas; il faut leur préférer les révulsifs.

Les applications émollientes, les liniments opiacés, éthérés, camphrés, etc., sont les meilleurs moyens de calmer les douleurs de poitrine dont se plaignent les phthisiques ; Bayle recommande une sorte de sinapisme composé d'avoine bouillie dans le vinaigre.

Les vomissements qui s'effectuent à chaque quinte de toux cessent quand on peut calmer la toux ; mais ceux qui tiennent à la présence dans l'estomac de mucosités fades et nauseuses, de bile jaune, réclament l'emploi des absorbants, des légers purgatifs toniques acidulés, etc.

Quant à l'œdème, à l'hydropisie des membres, si les diurétiques ne peuvent être administrés, on doit se réfugier dans l'application des résolutifs; les mouchetures sont un moyen dangereux qui expose souvent à la dégénération gangréneuse, surtout quand la phthisie est compliquée d'une lésion du cœur ou des gros vaisseaux.

Article XVIII. — Sur l'emploi de la paracentèse thoracique dans la phthisie pulmonaire.

Les avantages que l'on a quelquefois obtenus de la ponction de la poitrine dans certains cas de vomiques qui ressemblaient plus ou moins à la phthisie pulmonaire, et qui ne sont nulle part plus remarquables que dans les observations rapportées par Pouteau (1), ont sans doute donné l'idée d'avoir recours à cette opération dans la maladie qui nous occupe. Un fait singulier rapporté par le chirurgien Blegny (2) a pu aussi faire concevoir des espérances d'une tentative si hasardeuse. Ce chirurgien rapporte que le fils de M. de la Genevraye, gentilhomme d'une grande considération, reçut en 1670 un coup d'épée dans la poitrine, entre la quatrième et la cinquième côte, et à côté du téton; que la plaie fut pansée méthodiquement et cicatrisée, et qu'au moyen des évacuations purulentes qui se firent par cette plaie, le jeune de la Genevraye, qui était un pulmonique désespéré, recouvra entièrement la santé. Ce

(1) Œuvres posthumes. T. I.
(2) Nouvelles découvertes dans toutes les parties de la médecine. Paris. 1679.

cas rapporté par Blegny ne pouvait raisonnablement servir de base solide à ceux qui ont proposé la paracentèse dans le phthisie pulmonaire, car la simple assertion de ce chirurgien ne suffit pas pour admettre que son malade fût phthisique; tout au plus peut-on croire qu'il était atteint de vomique ou de pleurésie chronique, comme les malades dont parle Pouteau. Mais d'autres médecins d'une autorité bien autrement recommandable ont eu cette idée, sans s'appuyer sur le fait raconté plus haut. Ainsi Gilchrist dans son livre sur l'utilité des voyages en mer propose le même moyen. Baglivi, qu'on ne peut assurément accuser de témérité, s'étonne que les médecins n'aient pas eu encore l'idée de déterminer le siége des foyers de la suppuration du poumon chez les phthisiques, et de donner issue au pus par une incision. « Phthisis ab ulcere pulmonum, »dit-il, vulgò pro incurabili derelinquitur, et quia, ut aiunt, tale ulcus »internum est et occultum, nec, ut alia externa ulcera mundificari et »à pure abstergi potest; sed quare non, id agant medici ut investigent »ulceris situm eoque detecto, sectionem inter costas instituant ut »medicamenta introduci possent, rationem sanè non agnosco. Elapso »septennio, cum essem Patavii, vir quidam accepit vulnus in dextrâ »thoracis parte ad pulmonem usque penetrans; quod vulneris genus »quamvis lethale sit, chirurgus tamen solertissimus sectionem inter »costas fecit per longitudinem ferè sex digitorum, ut situm vulnerati »pulmonis detegeret; eo igitur detecto per vulneraria syringationi»bus et turundulis introducta, elapsis duodus mensibus perfecte »cicatrisavit. Eamdem prope modum sedulitatem tentare deberent »practitantes in curando pulmonum phthisicorum ulcere, ne, tanto »artis dedecore, catalogus morborum incurabilium quotidiè im»mensum augeseat (1). »

En y réfléchissant, on ne devine pas pourquoi la paracentèse chez les phthisiques serait plus périlleuse que chez les malades atteints de vomique ou d'empyème; car la pénétration de l'air dans l'intérieur du poumon qu'occupe la fonte tuberculeuse, n'implique pas un danger plus grand que celui de la suppuration de la cavité pleurale. Peut-être même les accidents de compression sont-ils moins redoutables; car les parois des cavernes chez les tuberculeux sont pour l'ordinaire solidement organisées, et ne paraissent pas devoir céder au poids de l'atmosphère, tandis qu'il n'en est pas ainsi

(1) Baglivi. Praxeos medicinæ, Lib. 11, page 317.

du poumon comprimé à l'extérieur par un épanchement purulent. Resterait donc à déterminer l'utilité de cette opération, et la manière de pénétrer sûrement dans le foyer tuberculeux. Chose bien singulière! ces deux grandes difficultés ne semblent pas avoir occupé ceux qui ont proposé un moyen si insolite, tant il est vrai que la préoccupation de l'esprit humain est bien grande même dans les sujets les plus graves. Quoi qu'il en soit, il s'est trouvé de notre temps un praticien qui a osé mettre à exécution le conseil vaguement donné par Gilchrist et Baglivi, de pénétrer jusqu'au foyer purulent du poumon des phthisiques. On lit dans le journal complémentaire des sciences médicales pour 1830, et dans un travail intitulé: *Essais tendant à obtenir la guérison de certains cas de phthisie pulmonaire, par des moyens chirurgicaux*, que le docteur *Krimer*, auteur de ce travail, désespérant des jours d'une femme phthisique, âgée de 26 ans, à laquelle il donnait des soins, pratiqua l'opération de la paracentèse avec l'assentiment de plusieurs confrères, en pénétrant dans la poitrine par une incision faite entre la cinquième et la sixième côte, à environ trois pouces du sternum. Il fit d'abord une incision préliminaire de deux pouces, mit la plèvre costale à découvert, y fit une ouverture pour introduire une sonde, afin d'explorer l'état du poumon; cette exploration causa des douleurs qui forcèrent de la suspendre et d'appliquer un bandage sur la plaie; on l'enleva au bout de deux heures, et il se trouva inondé de matière purulente; réappliqué et de nouveau trouvé imbibé de la même matière une heure après, l'auteur en conclut qu'une ou plusieurs cavernes s'étaient vidées dans la poitrine par l'influence de l'action irritante de l'air et de la contraction des fibres musculaires des organes de la respiration. Comme d'ailleurs, la malade était considérablement soulagée, M. Krimer se crut dispensé de tout autre procédé opératoire; seulement il agrandit la plaie faite à la plèvre et la porta à quatre lignes, puis fit coucher la malade sur le côté opéré, afin de procurer au pus un plus libre cours. Après des accidents inflammatoires alarmants, qu'on combattit par des saignées répétées, l'état de la malade devint de plus en plus satisfaisant, l'écoulement de la matière purulente se prolongea jusqu'au huitième jour de l'opération; et à la fin de la sixième semaine, on avait tout lieu d'espérer une prompte guérison, lorsqu'à la suite d'un excès de régime la malade succomba à une pneumonie. A l'ouverture du corps, le poumon droit fut trouvé hépatisé, et la plèvre costale et pulmonaire était recouverte d'une fausse membrane; une certaine quantité de sérosité etait épanchée dans le côté ; des tubercules existaient au sommet du poumon. Le poumon du côté opéré était également enflammé et adhérent à la plèvre; il contenait plusieurs petites vomiques ou cavernes dont l'une avait été ouverte et se trouvait presque comblée et tapissée de bourgeons charnus; d'autres petites vomiques communiquaient avec des ramifications bronchiques. Cette caverne aurait pu contenir un petit œuf de poule, et communiquait avec l'incision par une ouverture de cinq lignes carrées environ.

Nous devons louer *Krimer* d'avoir osé faire une tentative hardie qui a tout au moins prolongé la vie de son malade, et ne paraît avoir eu aucun inconvénient réel. Nous ne nous dissimulons pas toutefois tout ce que l'opération pourrait avoir de dangereux si elle était mise en pratique par un médecin peu instruit et incapable de porter un diagnostic rigoureux sur les maladies qu'il observe.

En effet, sans parler ici de la difficulté fort grande de déterminer le siége du foyer purulent, il y a une circonstance bien grave et qui rendrait probablement inutile une pareille opération : c'est l'état avancé de la maladie, alors que cette opération devient possible. En effet, quand la fonte tuberculeuse est réunie en foyers, quel moyen peut être utile aux malades? De plus, ces foyers sont rarement uniques; il s'en forme plusieurs à la fois, puisqu'il y a très-souvent dans le poumon plusieurs noyaux tuberculeux, comme l'atteste d'ailleurs le fait publié par Krimer. Et puis, il faut bien le dire, ce ne sont pas les collections purulentes qui suffoquent les phthisiques, puisqu'ils ont presque toujours la facilité de les évacuer par l'expectoration. C'est leur formation incessante, l'envahissement toujours croissant de la substance du poumon, etc. Les cas où cette opération serait utile, se borneraient donc aux individus qui ne présenteraient qu'un foyer tuberculeux, ou chez lesquels la fonte tuberculeuse d'une éruption serait constituée de manière à devancer toujours les autres.

Outre les faits que nous avons indiqués plus haut, il en est d'autres épars dans les auteurs. Nous citerons ceux rapportés dans le Mémoire posthume de Pouteau, sur la phthisie pulmonaire (1). Il y a en effet dans ce Mémoire des observations remarquables

(1) Ouvrage cité, page 313.

d'empyème, que cet auteur intitule mal à propos : *Phthisies.* Il pratiquait au surplus la médecine à une époque où le diagnostic des maladies était difficile à établir. Il est évident aujourd'hui que Pouteau n'a eu souvent à traiter que des épanchements purulents, et que s'il y avait des tubercules dans les poumons de ses malades, ils étaient peu nombreux et probablement à l'état de crudité.

Toutefois, malgré les objections que l'on peut faire à la paracentèse de la poitrine, ou à tout autre procédé équivalent, cette opération, n'eût-elle pour objet que de faciliter le rétrécissement et l'oblitération d'une caverne tuberculeuse, que d'arrêter ou du moins de modérer cette sécrétion de pus par la membrane accidentelle des parois caverneuses, on pourrait à bon droit la tenter pour prolonger les jours du malade. C'est le but que nous nous sommes proposé, et que nous croyons avoir atteint dans les deux faits suivants, que nous allons raconter avec tous leurs détails. Que si le résultat ne paraît pas assez satisfaisant pour quelques esprits exigeants et sévères, qui ne voient en perspective que l'entière guérison des maladies, au moins ne refuseront-ils pas de nous accorder que cette nouvelle tentative, hardie si l'on veut, mais non pas téméraire, tend à reculer les limites de notre art, comme le demandait Baglivi dans quelques considérations qui précèdent le passage que nous avons cité. Nous ne poserons pas ici la règle suivie dans cette opération, cela étant du ressort de la chirurgie ; il sera évident d'ailleurs pour tout particien qu'une telle ponction n'est raisonnablement praticable que lorsque la caverne est superficielle ; qu'il y a très-grande probabilité qu'il existe des adhérences entre les parois de cette caverne et celles de la poitrine, etc.

Première observation.

Phthisie pulmonaire. — Tartre stibié à petites doses. — Cautères multipliés sous la clavicule droite. — Ouverture extérieure de la caverne. — Extraction de pus et de matière tuberculeuse. — Affaissement et oblitération partielle de l'excavation. — Amélioration considérable et guérison probable pendant quinze mois. — Mort des suites d'une péricardite au moment où la santé semblait le plus consolidée.

Huard, journalier, âgé de 29 ans, demeurant rue de Seine, n° 78, dit s'être toujours bien porté jusqu'au mois de mai 1835, époque à laquelle il fut pris, sans cause connue, de toux et d'une légère dyspnée : au mois de septembre de la même année, il commença à cracher du sang, ce qui ne l'empêcha pas de faire pendant 4 mois le service pénible de garçon d'hôtel garni. Au mois de janvier 1836, la toux, la dyspnée, l'inappétence le forcèrent d'entrer à l'hôpital Necker ; pendant ce temps, on lui fit quelques saignées, on lui appliqua des sangsues sur la poitrine ; il alla ensuite passer deux mois à l'hospice de *Picpus* comme convalescent. Lorsqu'il sortit de cette maison, il se trouvait beaucoup mieux quoiqu'il eût cependant toujours de la toux, de la dyspnée, et quelquefois des crachats teints de sang. Sa position se trouva néanmoins assez améliorée, pour qu'il pût travailler cinq mois consécutifs dans les ateliers de la manufacture des tabacs, au *triage des feuilles*. Au bout de ce temps-là les symptômes mentionnés plus haut s'aggravèrent ; Huard entra à l'Hôtel-Dieu où il resta pendant 28 jours sans éprouver aucun soulagement. Il revint alors à l'hôpital Necker, dont il sortit après un séjour de trois mois sans presque aucune amélioration dans sa santé. Il resta quatre ou cinq jours chez lui, et entra ensuite à l'hôpital Cochin. Il y éprouva du mieux, et il l'attribua à l'emploi de la digitale pourprée. Il sortit de cet établissement six semaines après, voulut reprendre son travail ; mais il fut bientôt obligé de rentrer dans le même hôpital où il séjourna de nouveau jusqu'au 10 mars 1839.

Dans ce dernier séjour, l'état du malade empire manifestement, il n'a ni appétit ni sommeil ; toux, oppression, sueurs, chaleur à la peau vers le soir, diarrhée légère, tels furent les symptômes fâcheux qui vinrent s'ajouter à ceux que nous avons mentionnés plus haut.

Le 16 mars 1840, Huard entre de nouveau à l'hôpital Necker, où nous l'observons pour la première fois, il nous donne les détails suivants sur ses *antécédents* : Ses parents se portent parfaitement bien ; le père et la mère de ceux-ci sont morts, l'un à 78 et l'autre à 86 ans. Jusqu'à l'âge de 14 ans, le malade a habité un logement sain et bien exposé ; sa nourriture était confortable et suffisante ; mais il convient avoir abusé de la masturbation, même avant la puberté, et s'être plus tard livré à des excès avec les femmes.

État actuel. Taille d'environ 5 pieds ; membres grêles ; constitution faible et lymphatique ; cheveux blonds-chatains ; pâleur du visage ; amaigrissement ; inappétence ; pouls petit, faible, sans fréquence, sans chaleur à la peau ; respiration fréquente ; voix rauque avec douleur au larynx et dans divers autres points de la poitrine; râle mutilé, gargouillement humide, bourdonnement de la voix sous les deux clavicules, mais plus étendu et plus considérable du côté droit que du côté gauche; crachats épais, muqueux; le malade n'éprouve ni sueurs, ni diarrhée, il a de l'appétit, digère assez bien, a un moral excellent, un vif désir de guérir.

Nous reconnaissons que Huard est atteint de phthisie pulmonaire et nous le mettons à l'usage de la potion stibiée à prendre par cuillerée soir et matin trois heures avant et après le repas. Les premiers jours il y eut quelques vomissements le matin seulement, et plus tard quelques simples régurgitations.

Le 13 avril on suspend cette potion à cause du dévoiement qui en était résulté, mais on la prescrivit de nouveau et elle fut très-bien tolérée jusqu'au 29 où la diarrhée reparaît et force de nouveau à suspendre le remède.

1er et 3 mai on substitue à l'émétique des pastilles d'ipécacuanha. Après plusieurs vomissements le malade se trouve beaucoup soulagé; on continue pendant quelques jours 2 décig. d'ipécacuanha en deux doses. On le laisse ensuite reposer pendant quelque temps; le malade se trouve bien, il a bon appétit, pas de sueurs, pas de diarrhée, pas de fièvre le soir, il dort assez bien; néanmoins on ne tarde pas à reconnaître qu'il existe de la pectoriloquie et une caverne superficielle. Un large cautère avait été placé au moment de l'entrée du malade sous la clavicule droite; on en appliqua successivement deux autres au fond de la plaie résultant du premier.

Pendant le mois de juin on remit le malade à l'usage de la potion stibiée; mais il s'en dégoûta promptement et il fallut y renoncer. Il se plaint pour la première fois de douleurs et de picotement au larynx; la toux est toujours fréquente et sèche; différents points douloureux se font sentir par intervalles dans la poitrine, et néanmoins Huard se soutient et mange la 1/2 et même les 3/4 de portion.

Pendant le mois de juillet le malade éprouve beaucoup d'oppression en montant l'escalier de la salle. Du côté droit la respiration est caverneuse, on perçoit du gargouillement, de la pectoriloquie et une sorte de vibration métallique à la fin de la toux. Du côté gauche la respiration est légèrement caverneuse mais sans pectoriloquie.

Tous les jours l'élève chargé du pansement creuse la plaie formée par le cautère, tantôt en y ajoutant de la potasse caustique, tantôt en cautérisant avec un crayon de nitrate d'argent.

Le 11 août 1840, la plaie avait déjà acquis une assez grande profondeur que nous jugeâmes par approximation être celle de la caverne que nous avions diagnostiquée. Une ponction fut faite à l'aide d'un bistouri qui pénétra jusqu'à la profondeur de huit lignes. Deux ou trois pois d'iris sont entassés dans l'ouverture dilatée. Le lendemain on retire de la caverne, car on y était parvenu, une matière blanchâtre semblable à du mastic délayé, avec un peu de liquide et des débris organiques. On continue pendant quelques jours à retirer du fond de la plaie cette même matière analogue à du mastic desséché qu'on aurait ensuite délayé dans l'eau ; on introduisit pendant plusieurs jours dans divers sens, et à une certaine profondeur, une aiguille à acupuncture sans déterminer aucune douleur.

La plaie profonde et pénétrante faite par les premiers cautères et le bistouri, ne tarda pas à se combler, à se cicatriser, et fut remplacée par une vaste excavation au fond de laquelle on ne percevait aucun des phénomènes signalés plus haut (gargouillement, pectoriloquie, etc.), ce qui nous fit penser que la caverne où nous avions pénétré s'était comblée, que les parois avaient contracté des adhérences après que toutes les matières contenues dans cette excavation en eurent été expulsées.

Du reste, les forces du malade se soutenaient assez bien, il avait de l'appétit, faisait chaque jour de l'exercice, se plaignait seulement d'une douleur au larynx dont nous avons parlé plus haut, douleur qui nous fit craindre quelquefois que ce malade n'eût une ulcération au larynx ; ce n'était pourtant, comme on le verra, qu'une supposition gratuite.

Huard demeura dans cet état stationnaire que l'on pouvait considérer comme une guérison momentanée du moins, jusqu'au mois de mai de l'année suivante, où il fut pris, dans l'hôpital qu'il n'avait pas quitté, d'une péricardite aiguë qui l'enleva en peu de jours.

A l'ouverture du corps nous trouvâmes à la partie moyenne du lobe supérieur une caverne affaissée sur elle-même presque entièrement comblée par un travail récent de cicatrisation qui consistait en des bourgeons semi-cartilagineux. Le reste de cette caverne était inférieurement séparé du reste du poumon par une cloison ancienne fortement organisée et de nature cartilagineuse. Les deux lobes inférieurs du poumon ne contenaient que quelques rares tubercules très-isolés. Le poumon du côté opposé ne contenait aussi qu'un très-petit nombre de tubercules épars dont quelques-uns étaient passés à l'état crétacé ; il pouvait suffire aux besoins de la respiration.

Le péricarde était doublé par une fausse membrane récente, sa cavité contenait une certaine quantité de sérosité récemment épanchée.

Deuxième Observation.

Phthisie pulmonaire. — Caverne au sommet du poumon gauche. — Ouverture de la caverne par des cautères successifs. — Affaissement des parois. — Amélioration de l'état général. — Sortie du malade dans un état satisfaisant.

Un cuisinier, âgé de 28 ans, entra à l'hôpital Necker le 26 juin 1849. Cet homme, d'une constitution faible et lymphatique, avait joui d'une assez bonne santé jusqu'à l'âge de 22 ans ; ses parents sont morts de maladies accidentelles, et il a des frères et sœurs qui se portent très bien.

Il y a six ans, il fut pris, pendant l'hiver et à la suite d'un refroidissement, d'une toux avec enrouement, extinction de voix, qui persista jusqu'à la fin de la saison avec beaucoup d'intensité. Depuis cette époque, cette toux, à laquelle d'ailleurs le malade n'a opposé aucun moyen efficace, n'a pas cessé entièrement, et augmenta toujours pendant les temps froids et humides, sans être accompagnée toutefois d'expectoration sanguine.

Au mois d'octobre dernier, elle s'accrut considérablement ; le malade maigrit, perdit le sommeil, eut ensuite des sueurs nocturnes ; les crachats, de visqueux qu'ils étaient au dire du malade, devinrent purulents ; la difficulté de respirer augmenta, et il fut obligé d'abandonner son travail à la fin de l'hiver, et de garder le lit à partir du mois de mars jusqu'au 16 juin, il n'employa aucun traitement. Admis ce jour-là à l'hôpital, il présenta l'état suivant : Amaigrissement considérable, figure pâle, pommettes saillantes, yeux caves, respiration et toux fréquentes, enrouement, crachats purulents très-abondants, peau chaude, pouls petit, fréquent, insomnie, sueurs nocturnes, dépression à gauche et au-dessous de la clavicule, avec matité presque complète et immobilité des côtes; la respiration y est très-faible, et on y perçoit de la pectoriloquie. Du côté opposé, on entend des craquements, et l'expiration est manifestement prolongée.

Pour traitement, infusion pectorale, huile de foie de morue 45 grammes; 2 cautères sous la clavicule gauche avec la pâte de Vienne; 1 portion d'aliments.

(5 juillet). Le malade ayant été examiné de nouveau, la caverne du sommet du poumon gauche parut superficielle et adhérente par sa paroi antérieure avec celle du thorax; on crut dès lors à la possibilité d'y pénétrer à l'aide de cautères successifs, afin d'en faciliter l'affaissement et la cautérisation; quatre autres cautères furent successivement appliqués dans cette intention.

(13 juillet). La cautérisation avait produit une plaie d'un centimètre et demi de profondeur; on introduisit par cette plaie un stylet qui pénétra à la profondeur de quatre centimètres sans causer aucune douleur; en faisant basculer ce stylet, on s'assura qu'il avait pénétré dans un cul-de-sac qu'on jugea être la caverne.

On réitéra cette exploration le 16 sans aucun accident; puis on introduisit plusieurs aiguilles à acupuncture dans diverses directions, sans autre inconvénient qu'une douleur passagère. Même prescription.

(15 août). Après la suppuration des cautères, l'introduction du stylet et des aiguilles répétée plusieurs fois, la situation du malade s'était sensiblement améliorée; il avait recouvré un peu d'embonpoint; la respiration était plus facile, moins fréquente, la chaleur moins considérable; il n'avait presque plus de sueurs nocturnes; les crachats avaient diminué; l'intervalle intercostal, occupé par les cautères, s'était affaissé; la pectoriloquie était diminuée. D'un autre côté, la caverne semble s'être contractée, et le stylet ne peut plus y pénétrer.

(25 août). Le malade sort de l'hôpital après deux mois de séjour, se disant assez bien pour reprendre ses occupations. Vingt jours après, il est venu nous donner de ses nouvelles, et il était dans un état toujours croissant d'amélioration.

CHAPITRE XXIV.

FAITS PARTICULIERS RELATIFS A L'EMPLOI DE L'ÉMÉTIQUE ET AUTRES MOYENS DANS LA PHTHISIE.

I.

Chenevière (Charles), âgé de 18 ans, né de parents sains, et dont le père a succombé à un accident étranger à toute maladie tuberculeuse, souffrait depuis longtemps de la poitrine, mais son mal s'était singulièrement aggravé depuis deux mois. Il racontait avoir eu, il y a environ deux ans, un rhume qu'il avait contracté à la suite d'une marche forcée pendant la nuit. Ce rhume s'aggrava par suite de l'incurie du jeune malade, qui plus tard cracha du sang à plusieurs reprises. Effrayé des progrès que faisait sa maladie, il consulta au mois de mars 1837 M. Rousseau, médecin aux Batignoles. Ce médecin lui ayant appliqué sans succès deux cautères, il me l'adressa le 15 juillet 1837. Le résultat de mon examen fut que le malade était atteint de phthisie au 2e degré, et qu'il portait une caverne au sommet du poumon droit. Il avait d'ailleurs de la fièvre, déjà quelques sueurs, et était singulièrement amaigri. Je lui prescrivis la potion stibiée à 5 centig., telle qu'elle a été formulée plus haut : le malade prit cette potion pendant 18 jours sans avoir de selles ni de vomissements ; il n'éprouvait d'ailleurs aucun effet sensible de ce médicament, dont il prenait matin et soir une cuillerée à bouche. A la fin de la troisième semaine, il éprouva quelques malaises qui l'engagèrent à renoncer à la potion à laquelle pourtant il revint dans la suite. Je le revis le 6 janvier ; il y avait chez lui une amélioration notable, la toux et les sueurs avaient cessé : Chenevière avait repris de la force et de l'embonpoint. Il dormait bien et se trouvait à merveille. La pectoriloquie était considérablement diminuée et la caverne très-réduite. Ce malade s'est maintenu parfaitement bien pendant 18 mois en travaillant modérément et en prenant quelques précautions hygiéniques. Mais ayant ensuite été obligé de se livrer à un travail au-dessus de ses forces, surtout pendant la nuit (il était compositeur d'imprimerie), il tomba de nouveau malade au mois de septembre 1839; et, d'après les renseignements que m'a transmis M. le docteur Rousseau, il offrait des signes de tuberculisation du côté de la poitrine opposé à celui chez lequel nous avions constaté une caverne singulièrement rétrécie au bout de six mois de traitement.

Il nous paraît évident que chez ce malade l'emploi de l'émétique avait arrêté la première éruption tuberculeuse qui s'était effectuée au sommet du poumon droit, qu'il avait mis fin au ramollissement des tubercules. Chenevière eût guéri peut-être, s'il n'eût fait des imprudences qui ont provoqué une seconde éruption dans le poumon opposé. Nous désirons qu'on remarque bien ici que ce n'est pas le poumon malade qui a été de nouveau affecté. Nous ajouterons que ce malade ayant continué à travailler pour soutenir sa mère infirme, il a été impossible de tenter un troisième traitement. Nous ignorons ce qu'il est devenu.

II.

Un homme nommé Claude Acarie, demeurant boulevard Montparnasse, n° 49, entra à l'hôpital le 20 août. Après avoir examiné avec soin ce malade qui m'avait été adressé avec une recommandation de l'un de mes clients, je reconnus qu'il était phthisique et qu'il portait une caverne au sommet du poumon droit. Je lui fis appliquer un cautère au-dessous de la clavicule du même côté, et je le mis de suite à l'usage de la potion stibiée. Sans entrer dans des détails qui, au surplus, nous manquent sur ce malade, il nous suffira de dire qu'après un mois de traitement il sortit le 21 septembre se disant guéri, et ayant en effet éprouvé une amélioration extrême dans son état. Cet homme vint me trouver quelque temps après pour me demander où il pourrait se procurer cette eau stibiée qui lui avait fait tant de bien, ou, pour mieux dire, qui lui avait sauvé la vie.—Je ne me sens plus de mal, disait-il; je suis capable de travailler, j'ai la poitrine dégagée, etc. Je l'auscultai et je trouvai le bruit respiratoire singulièrement amélioré, la caverne me parut très-rétrécie, et donnait lieu seulement à du bourdonnement.

III.

Madame J***, âgée de 27 ans, d'une belle constitution, mariée depuis cinq ans et déjà mère quatre fois, se tenant habituellement dans un vaste magasin très-aéré et très-ventilé. Cette dame avait éprouvé des chagrins profonds par suite d'une inclination contrariée, et était habituellement obsédée par des idées tristes, etc. Le comptoir qu'elle occupait, exposé à de nombreux courants d'air, était extrêmement froid; elle y contracta plusieurs rhumes auxquels on fit peu d'attention, et que par suite d'une singulière insensibilité, les personnes qui l'entouraient, regardaient comme de peu d'importance. Ce qui est plus étonnant, c'est que le médecin qui soignait madame J*** partageait cette erreur et répétait toujours que cette dame n'avait rien à craindre des rhumes contractés dans cette funeste habitation. Néanmoins, comme on s'aperçut à la suite d'un accouchement qui eut lieu en juillet 1839 que la malade toussait beaucoup, maigrissait et que le médecin faisait peu attention à cet état, on fit appeler deux autres médecins qui donnèrent quelques conseils éclairés sans doute, mais dont il n'est resté aucune trace. Enfin, M. le docteur P*** qui avait été substitué au premier médecin ordinaire, justement alarmé sur l'état de la malade, demanda une consultation qui eut lieu le 5 février 1841. Elle se composa de quatre médecins dont nous faisions partie. Nous examinâmes la malade, et après bien des recherches, nous découvrîmes de la matité et un peu de gargouillement au sommet du poumon droit. D'ailleurs, dans le reste du poumon et dans celui du côté opposé, l'inspiration s'exécutait très-bien. La voix était encore forte et la phraséologie facile. Le pouls était fréquent et dépassait 100 pulsations; les pommettes étaient colorées le soir, il y avait quelquefois des sueurs partielles, la menstruation était d'ailleurs suspendue depuis plusieurs mois. La malade encore d'une assez belle apparence, avait beaucoup maigri et considérablement perdu de ses forces. On tomba d'accord qu'il y avait des tubercules ramollis au sommet du poumon droit. On prescrivit : 1° deux cautères sous la clavicule droite faits avec le caustique de Vienne; 2° l'usage de frictions sous la clavicule et l'aisselle du même côté avec la pommade iodurée au 20e; 3° l'emploi journalier de deux cuillerées par jour d'une potion stibiée composée de 150 grammes d'eau de sureau et de 10 centigrammes de tartre stibié; 4° un voyage en Italie ou en Provence, si les moyens indiqués ci-dessus n'avaient pas un prompt succès, et aussitôt que la saison le permettrait; 5° enfin le changement de domicile, attendu que l'habitation actuelle était meurtrière pour la malade, et un séjour dans un appartement exposé au midi en attendant le voyage s'il avait lieu.

Ce dernier article ne fut point exécuté. La malade fut mise pendant quelque temps à l'usage des frictions iodurées et du tartre stibié, dont elle parut d'abord très-soulagée; on le cessa néanmoins, nous ignorons pour quel motif. Le médecin dont on secondait peu les efforts et qui n'avait pu parvenir à faire changer la malade d'habitation, ayant été effrayé par le dévoiement qui augmenta tout-à-coup, hâta le départ de madame J*** pour le midi de la France où elle succomba quelque temps après.

Cette observation offre un de ces exemples de phthisie causée par l'action du froid. Broussais en cite des cas semblables assez nombreux dans son *Traité des phlegmasies chroniques.* Cette jeune femme qui était d'une très-belle constitution et dont les parents robustes sont encore vivants, aurait probablement guéri sous l'influence du traitement qu'on lui avait prescrit, si elle n'eût été depuis longtemps minée par des chagrins cuisants qui nous paraissent plus que la maladie elle-même l'avoir conduite au tombeau. Il est d'observation, en effet, que les chagrins profonds hâtent singulièrement l'issue funeste de la phthisie pulmonaire. Cette phthisie en effet tout-à-fait accidentelle, n'occupant qu'une très-petite étendue d'un poumon, offrait toutes les conditions qu'on peut désirer pour l'une de ces guérisons aujourd'hui bien constatées; l'émétique en particulier avait produit tout d'abord une amélioration notable, mais qui fut paralysée par l'habitation nuisible de la malade et plus encore par son état moral.

IV.

G***, armurier, âgé de 49 ans, demeurant rue du Faubourg-Saint-Denis, n° 126, entra à l'hôpital dans le mois de juillet 1841, et fut placé au n° 27 de la salle Saint-Ferdinand. Cet homme qui avait craché du sang pendant longtemps, qui avait des suffocations et même parfois des sueurs, présentait, lors de son entrée, des symptômes de phthisie confirmée et une caverne au sommet du poumon droit. La respiration était d'ailleurs faible et un peu rapeuse à gauche, il toussait beaucoup et dormait très-peu; mais il n'avait habituellement ni diarrhée ni sueur nocturne. On lui appliqua un cautère sous la clavicule du côté malade, et on lui prescrivit en outre l'usage journalier de la potion stibiée. L'amélioration qui survint tout d'abord chez ce malade, fixa notre attention, et nous engagea à le faire surveiller par la sœur de la salle, qui nous affirma qu'il avait pris en sa présence la potion stibiée pendant plusieurs mois. On fut obligé de suspendre plusieurs fois ce dernier médicament, à cause de la diarrhée qui venait souvent contre-indiquer son administration. Pourtant, ces accidents disparurent, et l'amélioration fut telle, que le malade sortit au bout de six mois, c'est-à-dire le 18 janvier, à peu près guéri. L'ayant ausculté avant son départ, on trouva un bourdonnement extrêmement restreint, là où existait autrefois une pectoriloquie très-prononcée. La respiration n'était que faiblement rapeuse du côté gauche, le malade ne disait ressentir aucune espèce d'embarras dans la poitrine : il assurait d'ailleurs avoir recouvré toutes ses forces, son sommeil habituel, son appétit, en un mot, tout ce qui lui était nécessaire pour se livrer aux travaux de sa profession.

Plus de six ans après, G*** entra de nouveau à l'hôpital (le 15 novembre 1847) ; l'ayant examiné avec soin, nous ne trouvâmes que des signes obscurs de bronchite et d'emphysème, et une notable diminution dans le murmure respiratoire au sommet du poumon droit.

V.

Bacot, jardinier fleuriste, âgé de 43 ans, d'une forte constitution, dit avoir eu il y a déjà longtemps un rhume négligé avec crachement de sang qui dura pendant quinze mois et fut traité par une méthode purement expectante. Il y a environ 18 mois que ce homme eut encore ce qu'il appelle un rhume négligé avec de la toux, une douleur de côté, de la fièvre, des crachats sanglants, de l'amaigrissement, des sueurs nocturnes, etc.

Il entra à l'hôpital le 20 septembre 1839 : toux, expectoration fétide, jaunâtre, purulente, sueurs nocturnes, difficulté de respirer, hémoptysie abondante, faiblesse extrême, etc. Nous le regardâmes comme phthisique après avoir constaté l'existence d'une caverne sous la clavicule gauche. Nous le mîmes à l'usage d'une décoction de polygala et de la potion stibiée. Ce traitement fut continué pendant environ deux mois et attentivement surveillé comme tous les sujets qui nous présentaient quelque intérêt. Bacot sortit le 12 novembre dans un état satisfaisant.

Nous le revîmes à la fin de janvier suivant ; et, l'ayant ausculté, nous constatâmes encore l'existence de la caverne qui nous parut extrêmement rétrécie. Le malade toussait peu, se plaignait à la vérité de douleurs dans les parois de la poitrine, qui nous parurent de nature rhumatismale. Il n'avait d'ailleurs point de fièvre, et se livrait sans fatigue aux travaux de sa profession.

Le 20 septembre 1840 suivant, c'est-à-dire 8 mois après, nous avons de nouveau revu ce malade qui nous a assuré avoir été très-bien portant depuis la dernière entrevue. L'ayant ausculté, nous trouvâmes encore un peu de bourdonnement dans le point où avait existé la caverne, phénomène qui semblait dénoter qu'il existait là une sorte de conduit fistuleux, provenant des fausses membranes qui avaient oblitéré le vide produit par la fonte tuberculeuse. Le malade assurait d'ailleurs ne s'être jamais mieux porté.

Cet homme est rentré à l'hôpital au mois de mai 1842, mais pour une indisposition légère, sa poitrine étant d'ailleurs dans l'état le plus satisfaisant.

Nous avons eu plusieurs autres cas de cette nature dont nous ne possédons pas la relation complète. De ce nombre est un séminariste de Montdidier qu'on nous avait envoyé de cette ville et qui était arrivé au 3e degré de la phthisie. Ce jeune homme a guéri néanmoins, et nous attribuons en grande partie sa guérison à l'emploi du tartre stibié. Sorti de notre service, ce séminariste a résidé plusieurs mois dans l'hospice des convalescents de Picpus. Nous avons su en outre qu'il était retourné dans les environs de Clermont (Puy-de-Dôme) et qu'il y jouissait d'une très-bonne santé.

Nous pouvons citer encore une jeune femme nommée Lapierre, habitant le quartier du Gros-Caillou ; elle était entrée à l'hôpital le 3 mai 1834, elle en sortit après 3 mois de séjour ; la phthisie était suffisamment constatée par une caverne située au sommet du poumon gauche ; elle guérit néanmoins par l'emploi réuni de l'émétique et d'un cautère. Nous l'avons revue plusieurs fois depuis ; nous l'avons montrée à plusieurs confrères comme un exemple rare de guérison qui ne s'était pas démentie plus d'une année après le traitement.

VI.

Une blanchisseuse de la rue de Sèvres, âgée de 38 ans, avait été traitée avec succès, trois ans auparavant, dans notre service, d'une phthisie au premier degré (du côté droit) au moyen de l'émétique à petites doses et des cautères profonds. Cette malade s'étant présentée à l'hôpital pour une autre maladie, nous rappela plusieurs circonstances de son traitement qui ne put laisser aucun doute sur la certitude d'un succès pour lequel trois années étaient une épreuve suffisante.

VII.

Une couturière, âgée de 30 ans, mère de plusieurs enfants, qui présentait des signes non équivoques d'une affection tuberculeuse du poumon droit, avec gargouillement, sueurs nocturnes, expectoration purulente, toux, etc., fut tellement soulagée au bout d'un mois de traitement, qu'elle fut l'objet d'une surprise générale. Les sueurs ayant cessé, ainsi que la toux et l'expectoration purulente, la malade avait repris des forces et de l'embonpoint, et elle sortit dans un état satisfaisant, malgré les instances qu'on fit pour la retenir.

VIII.

Une autre couturière, âgée de 60 ans, présentait une pectoriloquie dans la fosse supérieure du côté droit et d'autres symptômes rationnels de la phthisie. La potion stibiée donnée à cette femme pendant quinze jours ne manqua jamais de produire à chaque dose deux ou trois vomissements; les effets de cette médication furent si avantageux, que les symptômes les plus graves de la maladie disparurent avec une rapidité surprenante : la toux, les crachats, les sueurs, la faiblesse cédèrent rapidement. L'appétit revint, on cessa de percevoir le gargouillement qui avait existé au sommet du poumon, et cette malade sortit après un mois de séjour à l'hôpital, en apparence bien guérie (1).

IX.

Le fait suivant me fut communiquée en 1839 par M. *Horeau*, médecin à Couvin, province de Namur (Belgique) :

« Ayant été instruit par les journaux des bons effets que vous » avez obtenus de l'émétique dans les maladies de poitrine, je l'ai

(1) Gazette des Hôpitaux. Conférences cliniques. Juillet 1837.

» employé plusieurs fois avec succès non-seulement dans les catar-
» rhes pulmonaires, mais encore dans les différents degrés de la
» phthisie. Voici un des faits les plus remarquables que j'aie obser-
» vés. Un individu portait une caverne au côté droit de la poitrine,
» et offrait d'ailleurs d'autres signes certains de phthisie, tels que
» des crachats purulents gagnant le fond du vase, de la fièvre, de
» la maigreur, des sueurs, de la diarrhée, etc. Chose singulière, le
» malade était dans une sécurité parfaite sur son état. J'administrai
» à ce malade, regardé comme désespéré, en désespoir de cause,
» l'émétique d'après votre méthode. Je commençai par la dose de
» 1 grain partagé en 4 prises, données avec du sucre blanc dans les
» 24 heures. Je continuai progressivement les jours suivants, et
» j'arrivai à faire prendre au malade 12 grains ainsi combinés.
» Chose étonnante, mon malade guérit et jouit maintenant de la
» plus belle santé. »

X.

Une couturière, âgée de 20 ans, d'une constitution lymphatique, portant des signes de scrofule, née d'un père mort, à 46 ans, de phthisie pulmonaire, et d'une mère qui avait succombé à une hydropisie à l'âge de 33 ans, éprouva, il y a six mois, différents symptômes de phthisie commençante, tels que de la difficulté de respirer, de la toux, des douleurs de poitrine, une hémoptysie assez considérable, etc. Admise le 2 juillet 1840 à l'hôpital Necker, cette malade était dans l'état suivant : toux fréquente, douleurs vives dans la poitrine, crachats muqueux, opaques, aménorrhée, chaleurs à la paume des mains, sueurs nocturnes. La clavicule droite rend un son mat, au-dessous on perçoit du gargouillement, le côté gauche est dans l'état normal.

On met la malade à l'usage de la potion stibiée ; on prescrit en même temps une décoction de lichen, trois soupes, 1/4 de portion.

Les premiers jours du traitement ont été favorables : la toux est devenue moins fréquente, les douleurs de poitrine ont diminué. L'appétit, le sommeil se sont améliorés. La potion n'a produit que quelques vomissements, rarement des selles.

Au bout de 8 jours, un peu de répugnance à prendre la potion et quelques selles la font suspendre pendant quelques jours.

Le 12, on reprend la potion stibiée qui produit d'abord quelques vomissements ; la malade continue à en être soulagée et les symptômes de la maladie diminuent manifestement.

Néanmoins, le 16, de la douleur épigastrique fait de nouveau suspendre la potion ; on se borne à une tisane de lichen édulcorée, à une potion gommeuse.

La potion stibiée fut encore reprise 15 jours après et continuée pendant une dizaine de jours, toujours avec le même succès et une diminution graduelle dans les principaux symptômes de la maladie.

La malade, très-satisfaite de son état, voulut absolument sortir au bout de six semaines de traitement ; elle paraissait alors dans une bonne voie de guérison. Le son du côté droit s'était amélioré, le gargouillement était remplacé par un murmure respiratoire rude, la toux était presque nulle, les sueurs avaient disparu, et la malade avait repris de l'embonpoint, de la force et avait beaucoup d'appétit.

XI.

Phthisie guérie par une dérivation, produit d'une autre maladie, etc.

Une jeune femme qui avait été traitée pendant plusieurs mois dans les salles de M. Louis toussait presque continuellement; au sommet de l'un des poumons, respiration très-faible et à peine appréciable; diminution de la résonnance sous-claviculaire, sans signes certains de phthisie, etc. Cette malade sortit de l'hôpital dans le même état; quelques mois après, à l'époque du carnaval, elle entre de nouveau dans le service, affectée d'une pneumonie aiguë, qu'elle avait contractée au sortir d'un bal public, saisie par le froid. Quand elle fut admise à l'Hôtel-Dieu, elle offrait, d'un côté, tous les phénomènes d'une pneumonie au deuxième degré ; de l'autre, tous ceux d'une excavation tuberculeuse fort étendue. La pneumonie fut très-grave, la malade eut des escarres au sacrum, etc. Néanmoins, elle se rétablit de cette affection aiguë, et, au moment de sa sortie, les signes de la maladie tuberculeuse avaient en partie disparu. Depuis lors, elle entra encore une fois dans le même service pour faire ses couches, et l'examen le plus attentif ne put faire découvrir aucune trace de l'excavation dont l'existence avait été constatée de la façon la plus évidente l'année précédente. (*Gazette des Hôpitaux*, du 14 novembre 1846, p. 533.)

XII.

Phthisie traitée par l'émétique.

Le nommé Quicroit (Eugène), âgé de 22 ans, charretier, demeurant barrière Fontainebleau, 24, natif du département de l'Aube, est entré à l'hôpital le 5 octobre 1845.

Le lendemain de son entrée on put constater tous les sypmptômes d'une phthisie pulmonaire : fièvre assez forte, injection de la face et particulièrement des pommettes, douleurs dans tout le côté gauche de la poitrine et particulièrement dans la partie supérieure et antérieure. Au même niveau il y avait une matité manifeste, et à l'auscultation il était facile de percevoir de l'expiration prolongée, du craquement et même un peu de râle crépitant, de la résonnance de la voix, etc.

D'ailleurs, les antécédents aidaient beaucoup au diagnostic ; depuis plusieurs mois déjà Quicroit toussait presque constamment, était essoufflé ; il avait eu plusieurs fois des hémoptysies dont une assez considérable.

Le 16, on lui pratiqua une saignée de 3 palettes, on lui donna une tisane d'eau de gomme et une potion gommeuse. 2 bouillons.

Le 18, la maladie présentait déjà beaucoup d'acuité ; on lui fit appliquer un vésicatoire et on lui donna une portion.

Les jours suivants, on lui continua la même tisane et sa potion, et on lui donna une deuxième portion. La maladie avait complétement perdu son état aigu. On modifia le traitement : on appliqua d'abord le 27, deux cautères sous la clavicule malade et on donna à prendre au malade 0,05 de tartre stibié dans une potion, que l'on continua les jours suivants (3 cuillerées à bouche par jour).

Le 30, le tartre stibié n'ayant point déterminé de vomissements, on en porta la dose à 0,8, puis le 31 à 0,10 ; le 8 novembre à 0,15, et ce traitement fut continué jusqu'à la sortie du malade qui eut lieu le 11 décembre. Pendant tout ce temps, le malade n'eut aucun vomissement, et l'on put constater tous les jours la disparition successive de presque tous les symptômes de la maladie.

Je l'examinai avec soin le jour de sa sortie, et c'est avec beaucoup de peine que je pus reconnaître du côté malade (côté gauche) un peu moins de sonorité de la poitrine au-dessous de la clavicule, et une légère résonnance de la voix. Plus d'essoufflement, plus de toux, plus d'expectoration caractéristique, rien enfin qui pût nous empêcher de croire à la guérison de la maladie.

XIII.

Phthisie tuberculeuse. 5 cautères. Sirop d'ipécacuanha. Guérison.

Schmit, âgé de 23 ans, menuisier, teint blond, yeux bleus, d'une petite stature, mais régulièrement conformé, né à Luxembourg en Hollande, de parents décédés de mort inconnue, mais ayant deux frères et deux sœurs qui jouissent d'une parfaite santé; ce jeune homme prétend s'être bien porté jusqu'à l'été de 1846, où travaillant aux réparations d'un château sans aucune fenêtre, il se trouva pendant quelque temps exposé à de forts courants d'air; à dater de ce moment, il fut pris d'une toux sèche, sans expectoration d'abord, mais ensuite accompagnée de crachats muqueux, écumeux, semblables à de la gomme délayée dans de l'eau; il continua de tousser pendant l'hiver sans cesser de travailler; les premiers jours d'avril, des stries de sang apparurent dans les crachats, et l'engagèrent à entrer à l'hôpital le 26 avril; il avait maigri, sa respiration courte, pénible, ne lui permettait ni de courir ni de marcher vite; il avait perdu ses forces et son appétit sans que toutefois sa figure fût beaucoup altérée. A la simple inspection de la poitrine, on remarque que la partie antérieure, supérieure et bombée du thorax se soulève beaucoup moins à droite qu'à gauche pendant l'inspiration, et qu'elle est sensiblement déprimée. La percussion fait entendre dans cette même partie un bruit de pot fêlé, indépendamment d'une assez forte matité qui n'existe pas du côté opposé; il y a également de la matité en arrière, à droite et dans les fosses sus et sous-épineuses; inférieurement le son est meilleur des deux côtés. La respiration est faible, rapeuse, mêlée de râles sonores dans les points ci-dessus qui offrent de la matité; on y perçoit aussi de l'expiration prolongée, de la résonnance vocale et de la bronchophonie.

La toux est peu intense et ne trouble pas beaucoup le sommeil; elle revient surtout le matin au réveil, et lorsque les crachats se trouvent accumulés dans les grosses bronches; ces crachats sont opaques, homogènes, d'un jaune verdâtre, irrégulièrement dentelés sur leurs bords et mélangés à leur circonférence d'une certaine quantité de mucosité salivaire ou gommeuse.

Le malade est habituellement constipé et ne va à la selle que tous les trois ou quatre jours; il est sans fièvre, mais tourmenté par des sueurs nocturnes; sa figure n'est pas très-altérée, ses ongles faiblement recourbés.

Depuis environ deux mois Schmit se plaint de palpitations de cœur et d'une pesanteur incommode dans la région de cet organe; les palpitations redoublent quand il veut marcher, monter ou se livrer à des mouvements moins fatigants; la percussion indique que le cœur est un peu plus volumineux que dans l'état normal.

Les symptômes que nous venons de mentionner caractérisent une affection tuberculeuse du poumon droit encore au premier degré, sans fièvre ni dévoiement.

On a combattu cette maladie par 5 cautères, successivement appliqués au-dessous de la clavicule du côté droit. Les cautères étaient appliqués à l'aide de la poudre de Vienne et de la dimension de deux centimètres environ; ils étaient ensuite abandonnés à eux-mêmes après la chute de l'escarre et souvent touchés avec le nitrate d'argent jusqu'à leur cicatrisation; ils étaient alors remplacés par d'autres, etc. Le malade faisait en même temps un usage journalier d'une potion gommeuse avec addition de 10 à 15 grammes de sirop d'ipécacuanha.

Aujourd'hui 25 août, trois mois après son entrée, le malade n'a plus ni toux, ni douleurs pectorales, ni sueurs nocturnes; la matité du thorax est sensiblement diminuée, la respiration est moins rude, le murmure plus expansif, les forces restaurées, la figure assez bonne; l'expectoration est diminuée et a un aspect catarrhal, le malade se plaint toujours toutefois d'une oppresion légère qu'il rapporte à la région du cœur, et de palpitations.

Voilà un de ces cas de guérison sinon entière et définitive, du moins partielle et temporaire. Il me paraît certain que la première éruption tuberculeuse s'est ramollie, que la perte de substance qui en est le résultat a été comblée par des cicatrices, ou la formation de tubercules crétacés, que le malade ne se plaint plus que d'une oppression causée par la gêne momentanée des mouvements du cœur, et celle de la circulation (phénomènes très-communs chez les tuberculeux) ; qu'il peut enfin jouir longtemps d'une bonne santé s'il ne s'expose pas à l'action de causes qui pourraient déterminer une nouvelle éruption de tubercules ou provoquer la fonte de ceux qui peuvent exister dans les poumons à l'état de crudité.

Nous ne croyons pas nous tromper en disant que nous avons observé beaucoup de malades atteints de tubercules récents occupant le sommet des poumons être délivrés d'une première éruption par l'application de plusieurs cautères agissant comme dérivatifs et détournant une fluxion qui n'aurait pas manqué de produire une fonte considérable.

XIV.

Phthisie pulmonaire guérie. Énorme caverne cicatrisée.

Une femme de 57 ans, d'une santé habituellement bonne, commença à tousser dans l'hiver de 1839 à 1840 : cette toux se reproduisit dans les deux hivers suivants. Au mois d'octobre 1841, les accidents prirent une plus grande intensité ; l'expectoration, qui jusque-là n'avait été composée que de mucus écumeux, commença à devenir purulente, en même temps plus abondante. Cependant, à mesure que l'été approchait, la malade allait de mieux en mieux.

Au mois de juin 1842, lorsque M. Wath la vit pour la première fois, les crachats, bien que peu abondants, étaient formés de pus épais, tenace, strié, et dans lequel on reconnaissait, au microscope, des débris de tissu pulmonaire. La moitié gauche de la poitrine, notamment la région sous-claviculaire, était fortement déprimée, et se soulevait faiblement dans l'inspiration. Les régions claviculaires et scapulaires du côté gauche, ainsi que l'espace inter-scapulaire gauche, donnaient de la matité à la percussion. Le murmure respiratoire ne s'entendait pas au sommet du poumon gauche ; on y percevait de la respiration bronchique, de la crépitation, de la bronchophonie, du râle caverneux et de la pectoriloquie. Sous l'influence de la mixture de *Griffith*, unie aux sédatifs et d'un régime fortifiant, la malade éprouva une amélioration inespérée ; l'expectoration s'arrêta, la toux devint rare ; la malade reprit ses occupations ordinaires ; et à l'exception d'un peu de brièveté dans la respiration et d'une faiblesse générale, elle se considérait comme bien portante : pendant quatre ans l'auteur ne la perdit pas de vue.

Au mois de février 1846, il fut appelé auprès d'elle pour un catarrhe pulmonaire : la respiration était précipitée, la toux fatigante, surtout la nuit ; l'expectoration composée de mucus écumeux et de crachats nummulaires, puriformes. La malade avait beaucoup maigri depuis trois semaines. On trouvait encore des signes de la caverne qui occupait le sommet du poumon gauche. Dans le reste de la poitrine, on n'entendait que des râles sibilants et muqueux. Cette femme paraissait presque convalescente, lorsque des chagrins domestiques vinrent l'affecter profondément ; elle perdit l'appétit, et tomba dans un affaissement auquel elle succomba presque tout d'un coup, le 20 juin 1846, par suite d'un œdème pulmonaire.

A l'autopsie, on trouva une cavité cicatrisée à la partie supérieure et postérieure du lobe supérieur du poumon gauche, cavité qui aurait pu contenir une petite orange ; le reste de ce lobe était dans un état voisin de l'induration, non crépitant et infiltré de matière noire. Plusieurs tuyaux bronchiques s'ouvraient dans cette cavité, qui était tapissée par une membrane mince, transparente, parfaitement organisée, et offrant çà et là des arborisations et de petites ecchymoses : cette cavité ne renfermait aucune matière solide ou liquide. Le lobe inférieur du poumon correspondant était parfaitement crépitant, mais infiltré de sérosité sanguinolente ; seulement, çà et là, on distinguait quelques petites granulations grises. Au sommet du lobe supérieur du poumon droit, se trouvait une masse tuberculeuse, grisâtre, qui n'était pas plus grosse qu'une aveline, et qui avait déjà la consistance du mortier ; le tissu pulmonaire, qui était en contact avec ce tubercule, était infiltré de matière noire, induré dans l'étendue d'un demi-pouce, crépitant et comme emphysémateux partout ailleurs, lobes moyens et inférieurs fortement œdémateux.

(Extrait de la *Gazette Médicale* de Londres. *Lancette* du 13 mars 1847).

XV.

Phthisie tuberculeuse compliquée d'hydro-pneumo-thorax guérie par cinq vésicatoires et un séton sur la poitrine.

Lamoureux, issu de parents sains et d'une forte constitution, s'était bien porté jusqu'à l'âge de 21 ans, malgré de fréquents excès. Devenu militaire, il servit deux ans dans un régiment sans aller une seule fois à l'hôpital ; puis il entra dans la garde municipale à pied. Après six mois de séjour dans ce nouveau corps, il s'aperçut que le service auquel il était astreint était au-dessus de ses forces. Il commença à souffrir de la poitrine, à tousser, à maigrir ; l'expectoration devint abondante, et il ne tarda pas à avoir des sueurs nocturnes. Au bout de quatre mois de souffrance, pendant lesquels il n'avait pas cessé de faire son service, il entra à l'hôpital militaire du Val-de-Grâce, et quelque temps après on le réforma pour cause de maladie. Après soixante-trois jours de séjour et un traitement assez actif qui n'est point autrement indiqué dans l'observation, Lamoureux était déjà réduit à un état de marasme ; il se rendit avec peine chez son père, qui habitait dans les environs de Poitiers, à 40 myriamètres environ de Paris.

Le médecin, qui l'examina à son arrivée, le trouva d'une maigreur extrême, fatigué par une toux continuelle, une abondante expectoration ; il avait le pouls fébrile, des redoublements de fièvre le soir, des sueurs nocturnes, etc. ; le côté gauche de la poitrine offrait une matité absolue à la partie inférieure et à la partie supérieure, une résonnance plus forte que dans l'état normal ; on n'entendait aucun bruit respiratoire, mais des râles caverneux et une résonnance de la voix à la partie supérieure. A chaque mouvement du malade, on entendait un gargouillement très-marqué produit par l'agitation d'un liquide dans la poitrine ; ce bruit était entendu des personnes présentes étrangères à la médecine, surtout quand on imprimait un mouvement aux épaules du malade. La voix revenait à l'oreille au-dessous de la clavicule droite, mais la respiration était assez satisfaisante dans tout le reste du poumon. La première pensée du médecin fut que ce malheureux était voué à une mort certaine. Sollicité néanmoins d'employer quelques moyens énergiques, il appliqua successivement sur le côté gauche quatre vésicatoires d'une large dimension, et parvint, dans l'espace de quatre mois, à résorber l'épanchement d'air et d'eau qui s'était effectué dans la poitrine. La sonorité diminua en même temps de ce côté, et l'on put alors y percevoir de la pectoriloquie et du gargouillement dans la caverne. Un large séton fut ensuite appliqué au-dessus du sein gauche ; le malade le garda huit mois ; il passa l'hiver à l'Hôtel-Dieu de Poitiers, dont le séjour lui fut conseillé à raison de l'humidité du pays qu'il habitait. Lamoureux en sortit au printemps de 1844 en assez bon état et capable de se livrer à tous les travaux de la campagne. Cet homme a augmenté de 30 livres depuis son retour; il peut marcher longtemps sans éprouver d'étouffement; il dort bien, ne sue plus la nuit; il n'a plus ni toux ni expectoration; le poumon gauche est toujours mat dans ses deux tiers inférieurs; en haut, on entend le bruit du passage de l'air dans les cavernes qui semblent presque vides (1).

XVI.

Phthisie pulmonaire traitée par des cautères et l'huile de foie de morue.

Huguenin, âgé de 43 ans, né de parents sains, entra à l'hôpital Necker le 24 janvier 1851. Depuis 20 ans le malade a eu deux pneumonies qui ont, dit-il, affaibli sa constitution et affecté sa poitrine. Il sue outre mesure au moindre exercice; tousse habituellement, surtout le matin, et expectore beaucoup de matières muqueuses. Depuis un an, il respire avec difficulté; se plaint de points de côté, avec une disposition à vomir, etc.; il a maigri, éprouvé parfois des sueurs nocturnes; il porte en outre à la main gauche une petite ulcération; chaque fois que cette ulcération se dessèche, la respiration devient plus difficile.

Ce malade a été traité à l'hôpital Saint-Louis par l'eau de goudron et l'huile de foie de morue pendant huit mois.

État actuel.

L'expectoration est abondante et de nature tuberculeuse. On constate des deux côtés, et au-dessous des clavicules, du gargouillement et une caverne au côté gauche; à la partie supérieure du poumon, la matité est très-prononcée de ce côté, le pouls est à 80; il y a une exacerbation le soir. On applique deux cautères au-dessous de la clavicule gauche, on administre chaque jour 60 grammes d'huile de foie de morue.

Pendant deux mois que les cautères ont suppuré, l'état du malade a peu varié. A partir de cette époque, il s'est manifesté une amélioration croissante : la caverne nous a semblé se vider, la matité a beaucoup diminué et les sueurs ont disparu; la figure est devenue meilleure et le malade a repris de l'embonpoint. Aujourd'hui,

(1) Bulletin de la Société de Médecine de Poitiers, n° 10.

15 juillet, le mieux survenu nous paraît de plus en plus consolidé; il n'y a plus de matité et la respiration est dans un état satisfaisant, le malade a recouvré une grande partie de ses forces. Les cautères sont cicatrisés ; le malade crache à peine chaque matin quelques mucosités. Il n'a pas cessé de prendre de l'huile de foie de morue depuis 6 mois ; il se dispose à sortir délivré, nous le croyons, d'une première éruption tuberculeuse.

XVII.

Phthisie pulmonaire traitée par l'huile de foie de morue.

Boulet, âgé de 23 ans, entra à l'hôpital Necker le 15 mai 1851 ; il a commencé à cracher du sang à l'âge de 15 ans, et les hémoptysies se sont fréquemment renouvelées depuis cette époque. Il est pâle, faible, sujet à des palpitations ; il a depuis longtemps remarqué que ses ongles étaient recourbés.

État actuel.

Expectoration abondante tuberculeuse, gargouillement considérable au-dessous de la clavicule droite, avec matité et caverne, respiration râpeuse à gauche, expiration prolongée et pectoriloquie, insomnie, inappétence, fièvre, sueurs nocturnes, amaigrissement, etc. (Huile de foie de morue, 0, 60, potion gommeuse avec 15 grammes de sirop d'ipécacuanha).

Le malade qui a déjà pris beaucoup d'huile et dit s'en être bien trouvé, désire qu'on augmente la dose de cette huile. On la porte à 90 grammes. Au bout de peu de jours on remarque une amélioration notable dans l'état du malade. La tolérance de l'huile de foie de morue augmentant en raison de l'amélioration, le malade en prend au bout de 15 jours 120 grammes par jour ; ausculté alors, il semble que la caverne située à droite se soit vidée, le gargouillement a disparu, et la matité est moins manifeste. Le malade reprend des forces après avoir recouvré l'appétit.

L'huile de foie de morue est portée successivement à 150 et même à 200 grammes, toujours à la sollicitation du malade, qui se maintient dans un état d'amélioration qui frappe les assistants. L'expectoration est presque totalement tarie, et la caverne paraît sèche et entièrement vidée ; plus de fièvre. Le malade dit monter avec facilité l'escalier de la salle ; il est survenu un peu de diarrhée à la dose de 250 grammes d'huile, mais cette diarrhée n'a pas tardé à se dissiper par la cessation du médicament; aujourd'hui, 20 juillet, le malade en prend encore 100 grammes, et continue d'être dans un état des plus satisfaisants. Il est sorti le 15 août.

Faits relatifs aux influences des localités marécageuses sur la phthisie pulmonaire.

Aux faits que nous avons déjà rapportés nous joignons un précis des observations suivantes : si ces observations ne déposent pas précisément en faveur de l'antagonisme qu'on a supposé exister entre la phthisie et la fièvre intermittente, elles semblent prouver du moins que les localités marécageuses sont favorables à la guérison de la phthisie pulmonaire. Nous les tirons d'un Mémoire de M. de Crozant, intitulé : *Sur quatre cas de guérison de phthisie pulmonaire, et sur l'antagonisme entre la fièvre intermittente et quelques autres maladies* (1).

Nous avons cru devoir consigner ici ces exemples de guérison de la phthisie chez l'homme vivant, parce qu'on en rencontre rarement d'aussi complètes et d'aussi bien constatées. Ces documents sont d'ailleurs un argument péremptoire à opposer à la doctrine funeste et désolante de l'incurabilité de la phthisie pulmonaire; ils trouvent donc naturellement leur place dans un ouvrage, où tout en combattant cette doctrine, on a multiplié les preuves anatomiques de la résolution des tubercules et de la cicatrisation des cavernes.

Meunier, âgé de 27 ans, homme fort et bien constitué, né de parents sains, habitait la commune de Sully-la-Tour, canton marécageux du département de la Nièvre, habituellement ravagé par les fièvres intermittentes. Cet homme était sujet à une toux sèche qui lui causait un peu d'oppression. M. le docteur Lizon, médecin à Donzy, mandé pour voir le malade le 15 juillet 1829, le trouva dans l'état suivant : toux fréquente sans expectoration notable, respiration difficile sans douleur latérale, matité manifeste à la partie extérieure et postérieure du poumon gauche, murmure respiratoire faible sur ce point, pouls fébrile, fort et développé. *Saignée du bras, repos, boissons adoucissantes.* M. Lizon ne revit cet homme que six semaines après sa première visite; il avait alors de la maigreur, de la diarrhée, des sueurs nocturnes, de la fièvre continue,

(1) Journal de Médecine. Mai 1844.

des crachats purulents mêlés de stries sanguines ; l'auscultation démontra qu'il y avait du souffle et une pectoriloquie au point de la poitrine déjà désigné. Le médecin regarda la maladie comme une phthisie confirmée ; il prescrivit les pilules de Morton et une tisane de lichen avec le sirop de Tolu.

Du 29 août au 3 octobre, M. Lizon vit cinq fois le malade; à chacune de ces visites, son état semblait s'améliorer, quoique les signes physiques fussent à peu près les mêmes. Il resta ensuite 8 mois sans le voir. L'ayant rencontré par hasard, il fut surpris de l'amélioration qui s'était opérée chez le malade, qui se prétendait guéri ; il l'ausculta et reconnut facilement l'existence de la caverne et du bruit de souffle qu'il avait antérieurement constatés ; et pourtant il n'y avait plus de toux. M. Lizon n'a pas perdu cet homme de vue, et 13 ans après (en 1843), il l'ausculta de nouveau et ne trouva rien d'anormal ; il se portait parfaitement et jouissait de la plénitude de ses forces.

Le 13 avril 1839, M. Lizon fut demandé à la Buffière, même commune de Sully-Latour, pour voir la fille Cassier, âgée de 19 ans, alitée depuis quelque temps. Depuis une année entière elle était maigre, chétive, non réglée ; au moment de la visite du médecin elle avait de la diarrhée, des sueurs nocturnes, toussait beaucoup et expectorait des crachats purulents fétides, et avait une fièvre continue. L'auscultation fit reconnaître une pectoriloquie évidente et une grande excavation, siégeant à la partie antérieure et supérieure du poumon gauche. M. Lizon annonça aux parents que leur fille était phthisique, et prescrivit des pilules balsamiques de Morton et des boissons adoucissantes. Il croyait sa malade décédée, lorsqu'en 1840, il la rencontra fortuitement dans une prairie; elle se dit bien portante ; ses règles étaient revenues, ainsi que ses forces et son appétit ; elle se livrait à ses occupations ordinaires ; elle ne toussait ni ne crachait plus depuis quelque temps. A la date de 1844, M. Lizon n'avait pas eu occasion de revoir cette fille, qui l'aurait certainement consulté si elle fût retombée malade.

Pendant les vacances de 1839, dit M. de Crozant, je vis à la campagne une femme de la commune de Sully-Latour, qui prétendait avoir une fièvre intermittente quotidienne, mais qui, en réalité, me parut être phthisique; elle prenait le redoublement d'un état fébrile continu pour une fièvre d'accès ; elle avait d'ailleurs autrefois craché beaucoup de sang, à la suite des quintes d'une toux sèche ; elle ressentait presque toujours de l'oppression, et était fatiguée par des sueurs nocturnes. La malade passa difficilement l'hiver et le printemps suivant dans cet état. L'amaigrissement et la faiblesse firent de grands progrès, etc. M. de Crozant, revenu à l'époque des vacances, examina la malade et constata au sommet du poumon gauche l'existence d'une énorme caverne tuberculeuse, d'un souffle et d'un gargouillement manifestes ; la diarrhée était devenue plus fréquente, ajoute M. de Crozant ; la fièvre reparaissait tous les jours, et avec un frisson beaucoup plus marqué que dans les fièvres hectiques. Pendant deux mois que je restai à la campagne, je la voyais presque tous les jours ; je ne lui fis faire aucun traitement sérieux, persuadé de son inutilité. La maladie ne fit qu'empirer pendant l'hiver ; au mois de mai 1841, elle était parvenue au dernier degré de marasme et de consomption ; elle ne pouvait presque plus se lever et avait souvent des syncopes. Il survint alors une espèce d'éruption érythémateuse sur presque toutes les parties du corps, avec une diminution manifeste dans l'état fébrile. A partir de cette époque, il y eut un peu d'amélioration dans son état, et elle passa l'hiver assez bien, dans une habitation humide, entourée de marécages. Au printemps de 1842, elle reprit des forces ; et l'été, M. de Crozant la trouva tout-à-fait bien. Il l'ausculta de nouveau et trouva à gauche un bruit de souffle qu'il avait déjà constaté. La respiration s'exécutait fort bien dans tout le reste de la poitrine, même sous la clavicule droite ; il n'y avait plus de fièvre, plus de crachats, plus de sueurs ; quelquefois encore de la diarrhée, parce que sans doute la malade cédait trop à son appétit. En 1843, M. de Crozant vit sa malade et la trouva parfaitement guérie, se livrant aux pénibles travaux des champs ; il constata encore du souffle à la partie supérieure du poumon gauche ; mais la respiration était normale dans tout le reste de la poitrine.

En mai 1841, M. de Crozant fut invité à voir dans la même commune de Sully-Latour, un jeune homme de 18 ans, maigre et chétif comme tous les sujets de ce canton marécageux ; son père était bien portant, mais sa mère était d'une constitution faible et toussait souvent. Ce jeune homme habitait un moulin sur le cours d'une petite rivière appelée la Nonain. Malade depuis longtemps, on atribuait son état maladif aux fièvres qui règnent dans le pays ; mais il avait toussé et craché du sang un grand nombre de fois. Les redoublements de fièvre, les sueurs nocturnes, la diarrhée qui se montraient souvent l'avaient réduit à un état de faiblesse et de maigreur considérable, il ne quittait plus le lit. Au premier abord M. de Crozant ne douta point que ce malade ne fût atteint d'une phthisie déjà avancée. L'ayant ausculté, il trouva à droite sous la clavicule, un souffle très-fort avec des gargouillements, le son était très-mat, et le reste du poumon assez sain ; le poumon gauche offrait aussi un peu de souffle, de matité en arrière et quelques craquements. L'expectoration était purulente solide, nageant au milieu d'une grande quantité d'écume bronchique. Après avoir visité ce malade cinq ou six fois pendant deux mois, lui avoir fait quelques prescriptions insignifiantes, M. de Crozant revint à Paris convaincu qu'il n'avait plus que quelques semaines à vivre. Quel ne fut pas son étonnement en apprenant l'année suivante que son malade était sur pied, ne toussait et ne crachait plus, mangeait très-bien et se livrait à divers travaux dans l'intérieur du moulin qu'il n'avait pas quitté ; la fièvre et les sueurs, la diarrhée avaient disparu peu à peu, au cœur même de l'hiver, sans autre médication qu'une tisane de pervenche que des commères lui avaient conseillée.

L'année suivante (1843), M. de Crozant, qui avait conservé des doutes sur la solidité du rétablissement de notre jeune meunier, s'informa avec empressement de sa santé ; il fut émerveillé de trouver en lui un garçon vigoureux, qui avait alors 21 ans ; il n'offrait plus aucune trace de l'état chétif et misérable constaté trois ans auparavant. L'auscultation ne fit découvrir rien d'anormal, seulement la partie antérieure et supérieure droite de la poitrine était un peu moins bombée que celle du côté opposé, et le bruit respiratoire y était un peu moins intense que dans le reste du thorax. Ce jeune homme faisait le service pénible de garçon meunier, portait des sacs de farine, faisait des voyages et s'exposait sans cesse aux vicissitudes atmosphériques

M. de Crozant termine ainsi la narration intéressante et sans doute bien exacte de ces quatre faits : *A quoi faut-il attribuer ces guérisons ? je n'en sais rien. J'ai eu soin seulement d'indiquer qu'aucun traitement actif n'avait été employé, qu'aucun soin hygiénique n'avait été commandé, et que les cures s'étaient opérées dans un pays humide, considéré comme malsain, sur les bords d'une rivière, au milieu de terrains bas et marécageux...*

HYDRO-PNEUMO-THORAX, PNEUMO-THORAX.

CHAPITRE PREMIER.

HISTORIQUE, DÉNOMINATION, VARIÉTÉS.

La dénomination d'hydro-pneumo-thorax doit être substituée à celle de pneumo-thorax, toutes les fois qu'une certaine quantité de sérosité se trouve mêlée à l'épanchement aériforme de la cavité des plèvres, ce qui est le cas le plus fréquent. Les lésions organiques complexes de cette maladie entraînent presque toujours d'ailleurs l'épanchement séreux. Or, le pneumo-thorax sans lésions organiques appréciables est une affection bien rare; et c'est seulement dans quelques cas exceptionnels que les gaz contenus dans la poitrine paraissent avoir une origine obscure ou provenir d'une sorte d'exhalation, plutôt admise que démontrée, d'une décomposition de fluides, difficile à expliquer sans le concours de l'air extérieur. Nous n'avons jamais rencontré de cas semblables et Laennec n'en cite qu'un seul dans son ouvrage si riche en observations. M. Andral et depuis, M. Valleix dans son Manuel du médecin praticien, disent également que le pneumo-thorax simple est une affection des plus rares. M. Hérard, médecin au bureau central, en a communiqué un exemple remarquable à la Société médicale des hôpitaux, le 12 février 1851.

Avant Haller, on croyait généralement qu'une colonne d'air existait entre les poumons et les parois thoraciques, en sorte qu'un certain degré de pneumo-thorax semblait naturel à l'homme; mais comme il a été démontré, nonobstant quelques opposants, que l'organe pulmonaire remplit la cavité pectorale, en admettant même, comme le voulait un savant anatomiste que nous venons de perdre (Ribes), qu'il existe à la surface de la plèvre une petite quantité de fluide vaporisé, ce fluide ne serait nullement appréciable à nos moyens d'exploration. Ainsi, toutes les fois qu'on constate par la percussion, une sonorité insolite du thorax, en l'absence du murmure respiratoire avec une notable difficulté de respirer, il y a pneumo-thorax ou emphysème. Le premier mal se distingue du second (nous le disons par anticipation) par des signes commémoratifs et surtout par la pratique de la succussion qui ne manque presque jamais de faire entendre le flot du liquide épanché, transmis par l'air contenu dans le thorax. Bien que cette affection soit presque toujours consécutive, elle présente cependant des symptômes si caractéristiques, des particularités si remarquables, que l'affection primitive semble avoir disparu, ou si l'on veut, s'être transformée en une maladie nouvelle ; en sorte qu'il nous a paru utile d'en donner une description, comme nous avons cru devoir le faire pour les divers épanchements thoraciques. Les chirurgiens ont publié plusieurs observations fort incomplètes de pneumo-thorax. Pouteau, par exemple, a constaté la sortie de l'air de la poitrine chez un individu auquel on venait de faire l'opération de l'empyème. Littre avait également vu une grande quantité de fluide gazeux s'échapper de la poitrine d'un homme dont on faisait l'ouverture. Riolan cite aussi des cas dans lesquels la paracentèse au lieu de fournir un jet de liquide, donna issue à une colonne d'air. Parmi les médecins, Portal, et avant lui Bartholin, Baillou et Houllier ont fait mention de cas analogues. Il serait facile d'en augmenter le nombre, mais à quoi bon exhumer des récits tronqués, qui manquent de plusieurs conditions indispensables aux faits scientifiques, les seuls capables de bien constater l'existence d'une maladie? C'est le but que Itard semble s'être proposé le premier, en prenant le pneumo-thorax pour sujet de sa dissertation inaugurale (1) ; en ajoutant de nouveaux faits à ceux que lui avait communiqués Bayle, il composa une dissertation régulière dont il fut possible de tirer quelques inductions, mais ce travail péchait par la base que l'anatomie pathologique seule pouvait fournir. Itard, en effet, pensait bien que le pneumo-thorax était une affection consécutive à la phthisie, mais qu'il était le résultat de la suppuration latente des poumons et de la décomposition du pus. Or, Laennec, auquel était réservé l'honneur de tracer une histoire complète du pneumo-thorax, a bien démontré que le fluide gazeux épanché venait du de-

(1) Dissertation sur le pneumo-thorax ou les congestions gazeuses qui se forment dans la poitrine. Paris, 1803.

hors et pénétrait dans le thorax par une communication accidentelle établie entre les cavernes et le sac de la plèvre ; de plus, il a constaté l'existence de nouveaux signes certains. La théorie du pneumo-thorax, telle que l'a établie Laennec sur des données physiques, est un chef-d'œuvre d'induction qui révèle toute la sagacité de ce grand pathologiste. Des faits nouveaux propres à éclairer encore la matière ont été publiés par MM. Louis (1), Andral, Rayer et Gaide (2), Stokes, Groves ; moi-même j'en ai inséré plusieurs dans ma clinique de l'hôpital Necker. Un jeune médecin, M. Saussier (3), a choisi cette maladie pour sujet de sa dissertation inaugurale dans laquelle il a mentionné presque tous les faits connus, et composé un essai de statistique sur cette affection.

Enfin, M. Valleix, dans son *Guide du médecin praticien*, présente d'une manière assez complète et avec beaucoup de précision l'état de la science sur le pneumo-thorax (4).

CHAPITRE II.

NATURE, SIÉGE, ÉTIOLOGIE, CARACTÈRES ANATOMIQUES DU PNEUMO-THORAX.

L'épanchement d'air dans la cavité de la plèvre est le plus souvent la suite d'une perforation des poumons devenus le siége des cavernes tuberculeuses superficielles en communication avec les bronches ; les phthisiques y sont par conséquent prédisposés, mais beaucoup moins qu'on ne pourrait le supposer. Le pneumo-thorax peut aussi reconnaître pour cause des plaies pénétrantes de la poitrine, une déchirure faite aux poumons par une fracture de côte, une rupture des cellules pulmonaires et de vastes infiltrations de gaz sous la plèvre. On l'a vu se développer à la suite d'une forte contusion de la poitrine, comme il arriva au malheureux marin

(1) Arch. Gén. de Méd. 1824.
(2) Idem. Tome 17.
(3) Recherches sur le pneumo-thorax. Thèse (1841).
(4) Tome II de cet ouvrage, pages 470 et suivantes.

écrasé par une malle-poste, dont Smith présenta les poumons à la Société de Médecine de Dublin, et à un autre malade de l'hôpital de la Pitié, victime d'un accident analogue, mais qui n'y succomba pas. Une fistule pleuro-bronchique peut encore être la suite d'une vomique, d'une gangrène du poumon, de l'ouverture d'un foyer apoplectique ; on croit aussi que le pneumo-thorax peut être le résultat d'une exhalation morbide de gaz, d'une décomposition des liquides épanchés, ainsi que de la rupture d'un abcès du foie qui aurait pénétré dans la poitrine après avoir perforé le diaphragme. D'après les recherches statistiques de M. Saussier, sur 147 cas de pneumo-thorax, 81 étaient consécutifs à la phthisie pulmonaire ; 50 fois cette maladie a été observée à gauche et 25 fois à droite (1). Une fois le pneumo-thorax était double et dans les quatre autres cas le siége n'a pu être déterminé par la nature des symptômes et la description de la maladie. Soixante-douze malades présentaient une perforation du poumon ; 28 fois cette perforation existait au sommet du poumon, 7 fois à la partie moyenne et 12 fois à la partie inférieure. La grandeur et la disposition des ouvertures n'ont rien de constant, elles s'ouvrent presque toujours dans une caverne. Les parois de la fistule sont pour l'ordinaire membraneuses, d'étendue et de formes fort diverses. Dans 61 cas, 47 ne présentaient qu'une seule perforation, 13 en offraient de deux à six. Chez un seul malade, dont parle M. Saussier, le poumon était criblé de perforations qu'une forte insufflation fit découvrir.

Sur le nombre total des observations indiquées plus haut, dix fois seulement les lésions de la plèvre seule ont produit le pneumo-thorax sans la participation du poumon ; et, ce qu'il y a de remarquable, c'est que les perforations étaient en majorité du côté droit. Le pneumo-thorax exclusivement produit par la pleurésie chronique est presque toujours accompagné d'épanchement, cela s'explique par la facilité avec laquelle une lésion peu considérable de cette membrane est immédiatement suivie d'hydro-thorax. D'ailleurs, l'exhalation gazeuse de la plèvre enflammée doit être infiniment rare, et, contrairement à l'opinion des auteurs, nous pensons qu'il faut très-peu de liquide altéré ou décomposé pour fournir la quan-

(1) Cette proposition est en raison inverse de celle des tubercules qui se trouvent plus souvent à droite qu'à gauche. On explique cette différence en disant que la tuberculisation marche plus vite à gauche qu'à droite.

tité de gaz nécessaire au développement d'un pneumo-thorax. On doit ajouter, en outre, que les faits cités comme exemples de pneumo-thorax par exhalation gazeuse ne sont pas à l'abri de tout reproche; on n'y a pas suffisamment examiné si l'air épanché n'avait pas son origine dans les cellules pulmonaires situées au-dessous de la plèvre qui les recouvre. Quelques observations, en effet, établissent que cette rupture a produit tantôt le pneumo-thorax ordinaire, tantôt un vaste emphysème sous-pleural qui a beaucoup d'analogie avec la maladie qui nous occupe (1).

D'un autre côté, il faut avoir examiné avec soin les organes malades pour affirmer qu'il n'y a point de communication avec l'air extérieur à l'aide de quelque perforation inaperçue qui peut échapper à raison de son exiguité ou avoir été oblitérée peu de temps avant la mort. Nous avons observé un cas analogue dans lequel une dissection longue et attentive put seule nous faire connaître une fistule complétement oblitérée. L'air auquel on donne issue par une ponction répand quelquefois une odeur d'hydrogène sulfuré, phosphoré, ou d'autres gaz fétides susceptibles de s'enflammer ou d'éteindre une bougie, etc. Le volume du gaz contenu dans le côté est relatif à l'espace occupé par le liquide épanché et les viscères thoraciques, au degré de distension du thorax, etc. Dans un cas, J. Davy eut la curiosité de le recueillir et de le mesurer; il s'élevait à 225 pouces cubes; l'ayant analysé, il trouva qu'il contenait, sur 100 parties, 92 d'azote et 8 d'acide carbonique (2). Le même auteur fit, en outre, des expériences très-intéressantes pour prouver que ce gaz n'était autre chose que de l'air atmosphérique altéré et que l'oxygène était absorbé dans le travail morbide. A cet effet, on introduisit dans le thorax d'un chien un mélange de 75 parties d'air atmosphérique, de 25 parties de gaz acide carbonique; vingt-quatre heures après, le chien fut tué et examiné, l'air retiré de la cavité thoracique contenait: gaz acide carbonique, 18,3; azote, 78,3; oxygène, 3,4; tandis que l'air, au moment de son introduction, contenait: acide carbonique, 20; azote, 63,2; oxygène, 16,8. Il résulte évidemment de cette expérience que, pendant le séjour de l'air dans la plèvre, l'oxygène avait été absorbé en plus grande quantité que le gaz acide carbonique, et ce dernier en plus grande quan-

(1) *Cruveilhier.* Anatom.-patholog. Tome I, page 160. *Devilliers.* Thèse, page 10. *Laennec.* Traité de l'auscul. Tome II, page 673.
(2) Philosoph. transact. for the year. 1823.

tité que l'azote, qui se trouvait, au contraire, en excès. Le liquide épanché, qu'on peut presque considérer comme une des conditions du pneumo-thorax, puisque sur 147 cas il n'a manqué que 16 fois, est d'une grande importance eu égard à sa quantité, à sa densité, à son odeur, etc. Quand il remplit le thorax, il produit une matité complète, rend impossible la manifestation de plusieurs symptômes, comme l'égophonie, le tintement métallique, la fluctuation du liquide, phénomènes qui, au contraire, acquièrent une grande intensité lorsque l'épanchement est peu considérable. Ces quantités peuvent, au reste, être appréciées approximativement par le degré d'élévation du niveau du liquide épanché, qu'il est facile de déterminer par la percussion. L'odeur de la sérosité transparente est le plus souvent nulle ; elle est fétide, au contraire, dans les épanchements puriformes plus ou moins troubles. Le côté de la poitrine qui renferme de l'air épanché est presque toujours plus saillant, plus bombé, plus distendu que celui du côté opposé. Les espaces intercostaux se sont agrandis, les muscles tiraillés, amincis ; si on percute les divers points de la poitrine, on trouve le cœur dévié à droite si le siége de la maladie est à gauche, et *vice versa*. Le poumon comprimé est refoulé sur la colonne vertébrale ; son volume est réduit d'une manière proportionnelle à la quantité des fluides épanchés, à moins qu'il ne soit induré, maintenu par des adhérences et des brides, et qu'il ne renferme des tubercules qui résistent à la pression. Son tissu est molasse, congestionné, splénifié, ou contient des cavernes dont quelques-unes s'ouvrent dans la cavité pleurale et communiquent avec les bronches par des trajets fistuleux. La disposition de ces trajets et leur direction n'ont rien de constant non plus que l'intérieur de leurs parois et leurs orifices qui, ainsi que nous l'avons déjà dit, échappent quelquefois aux investigations les plus attentives. Le meilleur moyen de découvrir les perforations qui se dérobent à la vue, consiste à insuffler fortement le poumon avant de l'avoir enlevé du thorax; le sifflement de l'air vous met promptement sur la voie, et il n'est pas nécessaire de plonger l'organe dans un liquide, ainsi qu'on le recommande. Lorsque l'insufflation n'a fait découvrir aucune perforation extérieure, il faut alors chercher l'orifice intérieur, suivre le trajet sinueux de la fistule pour s'assurer si elle n'aurait pas été oblitérée par une inflammation adhésive dans les derniers moments de la vie, alors que le malade n'avait plus assez de force pour y faire pénétrer l'air à chaque inspiration.

Les lésions de la plèvre sont les mêmes que dans les pleurésies chroniques et les divers hydro-thorax avec ou sans perforation, etc. (Voyez *Pleurésie chronique.*)

CHAPITRE III.

SYMPTOMES ET MARCHE DU PNEUMO-THORAX.

Sur 96 cas rassemblés par M. Saussier, dans 68 la maladie s'est montrée subitement à la suite d'une perforation; 28 fois elle a, au contraire, marché d'une manière lente et insensible. Dans 83 cas, 9 fois on a remarqué de la douleur et de la dyspnée. 17 fois le pneumo-thorax a été annoncé par une abondante expectoration de pus; 4 fois par la sensation d'un craquement, d'un courant d'air dans la poitrine. Dans 53 cas de M. Saussier les symptômes d'invasion n'ont point été mentionnés. Les faits recueillis par Laennec et plusieurs autres laissent aussi beaucoup à désirer sous ce rapport. M. Louis semble s'être attaché à combler cette lacune; il a noté, par exemple, chez tous les malades, un seul excepté, qu'une douleur s'était manifestée tout-à-coup dans le côté. Nous avons eu occasion de faire la même remarque; nous attribuons cette douleur avec M. Valleix à la rupture d'un foyer tuberculeux ou gangréneux. Au surplus, dans l'invasion plus ou moins caractérisée de cette affection, les phénomènes produits par l'irruption de l'air dans la cavité pleurale sont relatifs à la grandeur, à la disposition de la fistule pleuro-bronchique, ainsi qu'à l'ouverture plus ou moins grande de son orifice extérieur. Le craquement constaté par MM. Louis et Stokes nous paraît devoir être produit dans une violente quinte de toux, par suite de laquelle l'air, s'introduisant avec violence dans le thorax, y produit vraisemblablement la sensation d'un courant d'air noté par quelques auteurs.

Si l'on mesure la poitrine du sujet atteint de pneumo-thorax, on trouve une voussure postérieure; le côté où siége l'épanchement est plus développé que l'autre, son diamètre et sa circonférence ont également plus d'étendue. Les arcs des côtes sont redressés, les espaces intercostaux agrandis, le mouvement des côtes nul pendant l'inspiration. La percussion pratiquée sur le côté malade rend un son généralement exagéré ; la sonorité, toutefois, est subordonnée à la quantité de liquide contenu dans la poitrine, à l'existence de fausses membranes plus ou moins épaisses qui neutralisent l'effet acoustique de l'air épanché, de sorte qu'il est possible que cette sonorité soit dans certains cas presque nulle, inférieure même à celle de l'autre côté. Chez un malade affecté de pneumo-thorax, dont nous avons raconté l'histoire, l'épanchement séreux avait pris un tel développement, qu'il y avait matité presque complète du côté malade, et qu'il fallut faire la thoracentèse.

Les divers degrés de voussure et de sonorité peuvent manquer chez des individus affectés de pneumo-thorax, dont le côté aurait été antérieurement rétréci par une pleurésie chronique, ou chez d'autres malades qui auraient une fistule pleuro-bronchite assez grande pour laisser entrer et sortir librement l'air.

A l'auscultation le murmure respiratoire est très-faible ou nul du côté affecté, l'on perçoit à la place un souffle considérable ou du tintement métallique, c'est-à-dire une sorte de vibration sonore qui simule la percussion d'un petit corps sur un timbre de métal. Quelquefois, au lieu d'un tintement distinct, on entend seulement une large vibration sonore que nous avons proposé d'appeler métallique et que les auteurs nomment souffle amphorique. En général, l'intensité de ce bruit si remarquable découvert par Laennec, doit être en raison de la grandeur de l'orifice, du nombre des fistules, de la nature des parois des cavernes, etc. (1). Si l'on communique une forte impulsion ou secousse au thorax du malade affecté d'hydro-pneumo-thorax, en lui faisant subir un brusque mouvement de torsion, on entend, au moyen de cette succussion, la fluctuation du liquide, qui, dans certains cas, imite l'agitation ou le mouvement de va et vient d'un liquide dans une grande cruche de terre ou d'un vase de métal contenant une petite quantité d'eau.

La gêne de la respiration est un des symptômes les plus constants du pneumo-thorax et même un de ceux qui marquent le début de cette maladie. En voyant des phthisiques depuis longtemps stationnaires, pris tout-à-coup d'une grande dyspnée, nous avons annoncé

---

(1) Voyez la Clinique de l'hôpital Necker, page 119, où nous avons traité ce point curieux de physiologie-pathologique.

plusieurs fois l'existence d'un pneumo-thorax, qu'un examen subséquent ne tardait pas de confirmer; les malades se tiennent le plus souvent sur leur séant, et quand ils peuvent rester couchés, c'est sur le côté affecté. Les patients éprouvent une grande anxiété et disent qu'ils se sentent la poitrine serrée comme dans un étau.

La production constante des signes spéciaux que nous venons d'indiquer et de discuter rend facile le diagnostic de l'hydro-pneumo-thorax qui se développe presque toujours dans le cours de la phthisie pulmonaire. On ne pourrait confondre avec cette maladie que les grandes cavernes qui accroissent beaucoup la sonorité du thorax et dans lesquelles on entend parfois une large vibration sonore et même du tintement métallique. Quant au pneumo-thorax simple, il a de l'analogie avec l'emphysème; mais le début et la marche sont loin d'être les mêmes et les symptômes diffèrent essentiellement. L'angine de poitrine présente aussi quelques symptômes du pneumo-thorax, mais elle en diffère beaucoup sous d'autres rapports faciles à saisir. Dans les faits observés par M. Louis, dit M. Valleix, la maladie a varié de 16 heures à 36 jours. La moitié des sujets n'a pas vécu plus de trois jours après l'accident et un seul a atteint le maximum de la durée. Selon M. Stokes, le malade vit d'autant plus longtemps que la perforation est plus large, parce qu'alors elle livre un passage plus facile à l'air épanché qui tend à s'échapper de la cavité pleurale où son accumulation produit une compression mortelle.

CHAPITRE IV.

PRONOSTIC. — TRAITEMENT.

Le pneumo-thorax consécutif à la phthisie est presque toujours mortel; les deux cas de guérison que nous avons rapportés (V. phthisie, empyème) sont de rares exceptions qui n'infirment en rien la règle générale; un phthisique atteint d'un pareil accident doit succomber peu de temps après. Sur 91 malades dont la durée se trouve établie dans la thèse de M. Saussier, 3 sont morts en quelques heures, 38 en moins de 10 jours, 19 de 1 à 5 mois, 2 de 8 à 11 mois, un seul a vécu 2 ans. Les malades atteints de pneumo-thorax, suite de pleurésie, se trouvent dans de meilleures conditions, puisque, d'après la statistique du même auteur, sur 29, 15 auraient guéri; cette proportion nous paraît bien considérable.

Ce que nous venons de dire sur l'extrême gravité du pneumothorax est une fâcheuse introduction au traitement de cette maladie; il est presque toujours palliatif. Qu'on saigne un malade, qu'on lui applique des sangsues, des vésicatoires, des sinapismes, pour combattre une oppression qui menace de le suffoquer, déplacer une douleur affreuse, c'est faire la médecine du symptôme du moment sans remplir aucune indication curative. Les narcotiques ont un peu plus de prise sur le pneumo-thorax, ils calment la douleur, diminuent le besoin de respirer en paralysant ce besoin, et par cela même diminuent la quantité d'air introduit dans la cavité de la plèvre et par suite la compression funeste qui en résulte. La paracentèse du thorax est un moyen direct, efficace, d'évacuer à la fois l'air et l'eau, principaux agents de compression et d'asphyxie.

Sur les 147 cas de M. Saussier, cette opération a été pratiquée 17 fois; huit des opérés étaient phthisiques, un seul a guéri; encore l'auteur n'est point certain qu'il fût tuberculeux. Sur les 9 autres cas de pneumo-thorax, suite de pleurésie, un seul avait succombé. Mais il faut observer que les faits rassemblés par l'auteur ne sont pas irréprochables, qu'ils manquent parfois de détails suffisants pour établir un bon diagnostic. Dès lors, les succès enregistrés par M. Saussier n'indiquent pas rigoureusement l'efficacité absolue de la thoracentèse sur des sujets réellement atteints de pneumo-thorax ou d'hydro-pneumo-thorax. Le fait que nous avons rapporté est assurément très-remarquable, puisque le sujet a guéri après deux ponctions, quoiqu'il fût tuberculeux et atteint d'hydro-pneumothorax. Mais c'est là évidemment une exception. Il est manifeste, en effet, que l'évacuation de l'air et du liquide épanché ne peut en tarir la source; généralement l'opération de l'empyème, en éloignant le danger, recule la catastrophe, mais ne sape pas le mal dans ses fondements; elle n'est curative que quand la cause morbifique a cessé d'agir, ou bien lorsqu'elle coïncide avec un changement heureux, résultat de la marche de la maladie ou des efforts de la nature.

GANGRÈNE DU POUMON.

CHAPITRE PREMIER.

HISTORIQUE. — VARIÉTÉS, ÉTIOLOGIE, ETC.

La gangrène du poumon a été d'abord considérée par plusieurs auteurs uniquement comme une terminaison de la pneumonie. C'est aussi de cette manière que l'a envisagée Laennec, qui semble, au surplus, être le premier qui l'ait bien étudiée. Il admet, néanmoins, que dans beaucoup de cas cet état pathologique peut se rapprocher du charbon et de la pustule maligne. Peut-être est-elle alors le résultat d'une affection générale produite par une cause délétère, une détérioration de la constitution qui réagit sur l'appareil le plus faible. Dans ce cas encore, la gangrène du poumon ne pourrait-elle pas être le résultat de l'altération du sang, ou bien encore succéder à une inflammation violente, déterminée par une cause locale, comme il arrive dans les cas d'apoplexie pulmonaire? Depuis la publication de l'ouvrage de Laennec, l'écrit le plus remarquable qui ait paru sur la gangrène du poumon est une dissertation de M. Laurence (1), où cette maladie est traitée d'une manière complète. Dans le même recueil, M. Fournet a publié un fait avec des considérations assez étendues sur la gangrène du poumon (2). M. Guislain a aussi étudié cette maladie chez les aliénés (3). M. Cruveilhier a publié, de son côté, une observation très-importante sur ce sujet; il l'a accompagnée de réflexions fort ingénieuses (4). M. Grisolle a aussi consacré un article à la gangrène du poumon dans son *Traité de la pneumonie*. M. Andral, dans sa *Clinique médicale*, a dis-

(1) L'Expérience, 21 et 28 mai 1840.
(2) L'Expérience. Tome I, page 330.
(3) Gazette Méd. Tome IV. 1836.
(4) Anatomie patholog. Liv. 3.

cuté plusieurs des observations qui y sont insérées et a cherché en même temps à résoudre quelques questions importantes qui ont rapport à ce sujet (1). Enfin, on doit à M. Briquet deux faits qui ont rapport à un mode particulier de gangrène pulmonaire qui avait son siége dans la membrane muqueuse des bronches (2). M. Genest, dans la *Gazette médicale* de 1836, t. IV, a considéré la gangrène du poumon principalement dans ses rapports avec les épanchements sanguins qui s'effectuent dans ce viscère et qu'il accuse avec raison de déterminer la gangrène. M. Tonnélé a, de son côté, observé la gangrène du poumon sur des sujets affectés de fièvre éruptive et chez des femmes mortes d'affections puerpérales (3). Dans quelques traités généraux, tels que ceux de Stokes (4), de Rilliet et Barthez (5), il a été traité aussi d'une manière plus ou moins étendue de la gangrène du poumon.

Le docteur Fischel, de Prague, a publié, en 1847, un travail considérable fondé sur quatre-vingts observations, dans lequel il donne des résultats statistiques dont nous parlerons dans le cours de cet article, et une description des altérations organiques propres à la gangrène du poumon (6).

De ce qu'on peut à peine ranger la gangrène au nombre des terminaisons de l'inflammation franchement caractérisée du poumon, faut-il en conclure, avec Laennec, que cette maladie est rare? Nous ne le pensons pas, et le nombre de cas que nous avons observés nous confirme dans cette opinion (7). Nous croyons que la gangrène peut succéder quelquefois à une pneumonie de mauvais caractère, mais en même temps qu'elle constitue le plus souvent une affection primitive qui n'a aucun rapport avec une phlegmasie plus ou moins intense. Dans ce dernier cas, on doit l'attribuer à un état de cachexie plus ou moins lente, à une altération des liquides peut-être? Il n'est pas rare, en effet, de trouver des individus qui présentent les symptômes vagues d'une maladie de poitrine qu'on ne peut caractériser par l'auscultation, et qui ont, d'ailleurs, une constitu-

(1) Tome IV. Observ. 8.
(2) Archiv. gén. de Méd. Tome II. 1841.
(3) Arch. gén. de Méd. 1830.
(4) A treatise on. Diag. and. treat.
(5) Traité des Maladies des Enfants. Tome II, page 107.
(6) Arch. gén. de Méd. Mai 1848. Tome XVII.
(7) Le docteur Fischel, cité plus haut, a pu en recueillir 80 cas dans deux hospices, dont la population se montait à 3,800 individus admis dans un temps donné.

tion détériorée, un teint paille, une haleine plus ou moins fétide, de la faiblesse dans le murmure respiratoire, et qui finissent par succomber à une gangrène du poumon. Nous en citerons plus bas quelques exemples. Les vomiques partielles déjà anciennes, les épanchements sanguins du poumon sont également susceptibles de contribuer, par l'irritation locale qu'ils produisent, au développement de la gangrène; c'est ce que Laennec appelle le plus souvent la gangrène circonscrite du poumon. M. Cruveilhier rapporte un bel exemple de cette espèce de gangrène, avec hémorrhagie, dans la troisième livraison de son *Anatomie pathologique*. Les exemples de phthisie gangréneuse rapportés par Bayle dans ses *Recherches sur la phthisie*, sont aussi des gangrènes circonscrites. La distinction de Laennec en gangrène circonscrite et non circonscrite, est-elle fondée et utile (1)? Cette distinction n'est-elle pas un abus de cet esprit particulier aux anatomo-pathologistes, qui les portait tout d'abord à donner une trop grande importance aux caractères anatomiques? En effet, circonscrite ou non, plus ou moins étendue, n'est-ce pas toujours la gangrène des poumons? cela rappelle, d'ailleurs, d'autres distinctions aussi peu fondées admises par ce grand médecin. Il est plus simple sans doute de dire que la gangrène est plus ou moins étendue, bornée, enkystée, etc. Il nous paraît donc inutile d'admettre deux espèces de gangrènes du poumon. Car espèce signifie variété distincte des autres par quelques nuances fondamentales, par quelques caractères qui exigent une modification dans le traitement, par exemple. Or, si nous examinons la différence qui existe entre les signes principaux des deux variétés admises par Laennec, il n'y a véritablement de différence que dans l'intensité; l'étendue des lésions, la gravité des symptômes, l'état général, la matière si caractéristique des crachats, sont les mêmes. Sans doute il y a, pour le praticien, utilité réelle à savoir si la gangrène est circonscrite ou non, mais cette utilité n'est autre que celle qui consiste, par exemple, à diagnostiquer deux sortes de pneumonies, dont l'une atteint tout un poumon, et dont l'autre n'affecte qu'un seul lobe, le traitement étant le même d'ailleurs.

La gangrène du poumon, comme nous l'avons déjà dit, peut être une terminaison d'une phlegmasie, ou tenir à un état pathologique qu'il est possible de rapprocher de ceux qui donnent naissance à la

(1) Voyez les obs. 25, 26, 27, 28, 29 et 30 de son ouvrage.

pustule maligne, au charbon, etc. La gangrène peut s'emparer de tout le poumon et le convertir entièrement en une sorte de putrilage fétide, c'est la gangrène totale, diffuse et non circonscrite, de Laennec; le plus souvent elle n'attaque qu'une partie de ce viscère, c'est la gangrène circonscrite du même auteur. Il y a une troisième variété qui consiste dans une escarre gangréneuse qu'on rencontre dans l'intérieur d'une caverne. Lorsqu'une excavation semblable se développe dans une affection tuberculeuse, dit Laennec, ses parois, dans l'épaisseur d'une ou deux lignes, sont converties en une escarre gangréneuse, molle, humide, d'une couleur sale, tirant sur le gris, le brun, le vert ou le noir; cette escarre, après s'être ramollie, est expectorée peu à peu; mais, de même que dans les ulcères qui succèdent à la gangrène essentielle du poumon, les parois de l'excavation continuent, longtemps encore après la destruction totale de l'escarre, à sécréter un pus sanieux et d'une fétidité gangréneuse bien marquée.

La gangrène du poumon est une maladie moins grave qu'on ne pourrait le supposer; nous avons observé plusieurs cas de guérison. Nous citerons ici le phthisique qui guérit d'un pneumo-thorax causé par la gangrène du poumon, à la suite de deux opérations d'empyème, dont l'histoire est rapportée à l'article épanchement de cet ouvrage; celle du jardinier, que nous avons placée au nombre des phthisies guéries, page 270. Des faits semblables ont été publiés dans la *Gazette médicale* (1833), extraits de la clinique de M. Chomel, dans le *Journal hebdomadaire* (t. VIII), dans la *Gazette des Hôpitaux* de 1843 (novembre), dans *l'Expérience* (t. V). Ces derniers, observés par MM. Louis, Cruveilhier et Fournet, présentent, quoi qu'on ait dit, beaucoup de garanties; tous offraient, d'ailleurs, le symptôme pathognomonique de la gangrène du poumon (l'odeur gangréneuse des crachats et de l'haleine). Le défaut ou l'incertitude des signes physiques ne nous paraissent pas avoir ici toute l'importance qu'on leur a voulu attribuer. Nous ne pensons pas, au surplus, qu'il puisse y avoir de gangrène du poumon un peu considérable sans que le putrilage qui en résulte soit rejeté au dehors par l'expectoration. Or, cette expectoration est extrêmement facile à reconnaître par son odeur; nous ajouterons qu'elle est toujours accompagnée d'une haleine fétide. Ces deux signes se sont présentés dans tous les cas soumis à notre observation.

On peut admettre trois cas dans lesquels la gangrène du poumon est curable : celui d'une gangrène partielle par excès d'inflammation, celui d'une escarre gangréneuse survenue dans une caverne ou dans une vomique, enfin celui d'une gangrène qui succède à une congestion sanguine.

Dans le cas contraire, où le poumon est frappé de gangrène par suite d'une affection délétère, d'une cause analogue à celle de la pustule maligne, le pronostic doit être des plus fâcheux.

Cette maladie se développe le plus souvent chez des sujets faibles, cachectiques, dont la constitution a été détériorée par des chagrins, la misère, les privations de tous genres. MM. Rilliet et Barthez ont noté la coïncidence de la gangrène avec les tubercules ; sur dix-sept individus atteints de gangrène du poumon, dix présentaient des tubercules ; deux fois la tuberculisation était considérable, deux autres fois elle était moyenne ; dans cinq autres observations, les tubercules étaient peu nombreux, et dans l'une ils étaient à l'état crétacé. Chez un malade, la masse tuberculeuse était gangrénée. M. Boudet dit avoir observé que, sur dix individus affectés de gangrène pulmonaire, la moitié était tuberculeuse. Nous croyons aussi que cette coïncidence est très-fréquente. La gangrène du poumon succède aussi à la pneumonie, on l'a vue produite par un corps étranger dans les bronches, du sang épanché dans un point du poumon, par la compression des vaisseaux pulmonaires, par une tumeur, par l'oblitération de ces vaisseaux. Cette maladie s'observe aussi à la suite d'affections très-graves, comme des varioles et d'autres maladies éruptives, les fièvres puerpérales, l'aliénation mentale, etc. (1). Quant aux âges, M. Laurence a observé un cas de gangrène du poumon de 1 an à 10 ans ; 5 de 10 à 20 ; 17 de 20 à 30 ; autant de 30 à 60 ; de 60 à 70, 1 cas ; de 70 à 80, 3 cas. Pour ce qui est du sexe, le même auteur a établi que les hommes affectés de gangrène du poumon sont aux femmes comme 52 : 16 ou :: 13 : 4. Sur 60 cas, M. Laurence a trouvé 37 fois le poumon droit affecté, 23 fois le gauche, et 4 fois les deux simultanément. Sur 80 malades atteints de gangrène pulmonaire, dit M. Fischel, il y avait 35 femmes et 45 hommes ; un des sujets était âgé de 2 ans ; un de 11 ; un

(1) Guislain, sur la gangrène du poumon chez les aliénés. (Gazette Méd. Tome IV). M. Fischel a constaté que la gangrène du poumon était beaucoup plus fréquente chez les aliénés que chez les autres malades ; ainsi tandis que chez les premiers elle survient sept fois sur cent, chez les derniers elle n'a été observée qu'une seule fois sur le même nombre de malades. (Mémoire cité).

de 15; deux de 16; un de 17; un de 18; quatorze de 20; treize de 30; seize de 40; quatorze de 50; onze de 60; quatre de 70. Parmi les aliénés (25), il y avait 12 mélancoliques, 5 épileptiques, 4 idiots et 4 maniaques. Un autre auteur a prétendu pouvoir établir que la gangrène pulmonaire s'observe plus souvent à la périphérie que vers le centre de l'organe respiratoire. M. Fischel a donné, sur le siége et la forme de la gangrène pulmonaire, les documents statistiques suivants. Sur 80 cas, 76 fois la maladie a été circonscrite, diffuse dans 4 cas; on l'a observée 39 fois à droite, 27 fois à gauche et 14 fois dans les deux poumons. Le lobe supérieur ne fut envahi que 19 fois, le lobe moyen 8 fois, tandis que le lobe inférieur le fut 33 fois. Dans d'autres cas, les noyaux gangrénés étaient multipliés et répandus dans les trois lobes à la fois.

Sans pouvoir assigner un tempérament, une constitution qui prédisposent à la gangrène du poumon, on peut affirmer qu'elle s'observe souvent chez des sujets faibles et dans un état d'affaiblissement et de dépérissement notables. Les faits cités par M. Guislain viennent à l'appui de cette opinion, puisqu'il affirme que les aliénés qui refusaient pendant longtemps toute espèce d'aliment finissaient par succomber à la gangrène des poumons, ce qu'il attribue à l'appauvrissement du sang. Parce que la pneumonie est suivie de gangrène, faut-il en conclure que la première maladie prédispose à la seconde? Nous ne le pensons pas et nous ne voyons là qu'une terminaison accidentelle de l'inflammation; toutefois, nous ne prétendons pas résoudre cette question d'étiologie, qui concerne la gangrène aiguë plutôt que la gangrène chronique du poumon.

Nous ne dirons rien des causes occasionnelles de la gangrène des poumons, qui sont à peu près inconnues, malgré les efforts louables qu'ont faits MM. Laurence, Carswel, etc., pour les mettre en évidence.

CHAPITRE II.

FAITS RELATIFS A LA GANGRÈNE DU POUMON.

Première observation.

Emphysème pulmonaire. — Congestion et pneumonie chronique. — Gangrène. — Ampoule en grappe à la base du poumon.

Élisabeth Weber, âgée de 54 ans, journalière et mariée depuis l'âge de 32 ans, n'a jamais eu d'enfants ; elle est bien réglée, mais peu abondamment. L'âge critique, survenu il y a 3 ans, n'avait entraîné aucun accident fâcheux ; la malade disait souffrir d'un asthme qui la fatiguait beaucoup depuis 12 à 15 ans : elle toussait, mais sans jamais cracher de sang ; depuis quelque temps elle se plaignait de palpitations de cœur et avait beaucoup de peine à monter son escalier. Elle n'a jamais eu qu'une légère pneumonie (il y a 14 ans) qui dura 4 ou 5 jours, et fut combattue par des applications de sangsues.

Cette femme entra à l'hôpital Necker le 27 février 1840 ; elle était d'une constitution faible ; on constata une affection hypertrophique du cœur et de l'emphysème pulmonaire.

Le 4 mars, la malade fut prise d'une violente hymoptysie, qui fut combattue par l'administration de l'extrait de ratanhia, l'application de sinapismes et des boissons astringentes ; l'auscultation n'indiquait que de l'engorgement pulmonaire; les crachements de sang, après avoir duré 12 ou 15 jours, cessèrent pendant une semaine, reparurent le 23 mars pour durer jusqu'au 27, mais ils furent moins abondants et combattus de la même manière que les premiers. Enfin, les crachats devinrent tout-à-coup d'une couleur brune et d'une fétidité remarquable. La malade ne se plaignait d'aucunes douleurs, mais le pouls faiblit, les forces se prostrèrent, et la malade mourut le 6 avril, après une longue agonie, sans qu'il fût possible de l'ausculter depuis qu'il s'était manifesté des symptômes de gangrène.

Autopsie faite le 8 avril 34 heures après la mort.

La poitrine est bombée et rétrécie ; le sternum offre une courbure remarquable à sa convexité antérieure; le poumon gauche adhère fortement aux côtes : il est très-difficile de l'en détacher. Il présente au sommet et en dehors une vaste caverne anfractueuse, remplie d'un pus noirâtre, d'une fétidité insupportable. Cette caverne se trouve circonscrite par un tissu compacte ardoisé, assez semblable à l'hépatisation d'une pneumonie chronique. Le reste du poumon est légèrement emphysémateux, et l'on n'y trouve nulle trace de tubercules. A sa base, et reposant sur le diaphragme, existent deux grappes distinctes, composées chacune de 5 ou 6 ampoules, de volume variable, et dont les plus grosses égalent le volume d'un œuf de poule. Les parois de ces ampoules sont diaphanes et remplies d'un fluide gazeux; ces ampoules communiquent évidemment avec les vésicules pulmonaires, puisqu'en insufflant de l'air dans la bronche correspondante, l'on parvient à les distendre.

Le poumon droit est emphysémateux, considérablement dilaté : en le prenant entre les doigts, on sent des espèces de noyaux qui, comprimés fortement, laissent échapper une écume noirâtre, mais nullement fétide; la plèvre qui tapisse l'interstice du lobe supérieur et du lobe moyen est soulevée et forme une vaste ampoule remplie de sérosité spumeuse.

Quatre ou cinq tumeurs fibreuses, dont une de la grosseur du poing, existent sur le bord supérieur et la face postérieure de l'utérus sur lequel elles sont implantées par un pédicule; le tissu de la matrice est épaissi et comme lardacé.

La caverne existant dans le poumon gauche n'était point le résultat d'une fonte tuberculeuse, puisque aucun tubercule n'existait dans les deux poumons. On ne peut pas supposer qu'il y ait eu une vomique aiguë. L'excavation paraît conséquemment avoir été produite par une congestion sanguine ou apoplexie pulmonaire, dont le foyer aurait été ensuite envahi par la gangrène. On peut supposer encore une pneumonie chronique dont il existait des traces, et qui se serait terminée par la gangrène d'un foyer de suppuration. Selon toute apparence, les ampoules en grappe dont il a été parlé étaient dus au soulèvement de la plèvre pulmonaire par l'air infiltré dans le tissu intervésiculaire du poumon.

Deuxième observation.

Pneumonie chronique, vomiques sans tubercules. — Gangrène du poumon.

Un homme, âgé de 36 ans, peintre en bâtiments, entra à l'hôpital Necker à la fin de décembre 1843, pour y être traité d'une pneumonie chronique, dont l'origine était mal déterminée. Le 1er janvier 1844, on fut frappé de l'odeur gangréneuse caractéristique que répandait l'haleine de ce malade, dont les crachats étaient d'ailleurs abondants, purulents et fétides ; le pouls était fréquent et petit ; le visage profondément altéré.

Le 2, même état de la respiration, même fétidité.

Le 3, le pouls se relève, l'expectoration est toujours fréquente, a le même aspect, la même fétidité.

Le 4, l'amélioration continue, les crachats sont moins abondants, mais le pouls faiblit de plus en plus.

Le 5, le malade dit se sentir très-bien, sa respiration semble plus facile, mais il n'en succombe pas moins dans la nuit, malgré un traitement approprié.

Autopsie. A l'ouverture de la poitrine, on remarque d'abord une infiltration générale qui occupe le médiastin antérieur, les feuillets pariétaux des plèvres et la partie antérieure du péricarde. La cavité droite de la poitrine est distendue par l'épanchement d'un liquide séreux, sanguinolent. La plèvre gauche présente d'anciennes adhérences avec le poumon. Cet organe forme une masse homogène grise foncée ; ses lobes sont tellement unis, qu'il est impossible de les séparer. Il répand une odeur gangréneuse, sans pourtant présenter trace de gangrène ; sa couleur était uniforme et ardoisée ; sa consistance n'était pas naturelle, et présentait à la racine du poumon une sorte d'hépatisation grise. Au milieu de cette masse hépatisée, on découvre trois vomiques ou abcès purulents, situés dans le voisinage des principales divisions bronchiques ; ces vomiques, de grandeur variable, n'étaient pas enkystées ; en sorte qu'il est probable que la pneumonie, probablement très-ancienne, a été accompagnée d'accidents gangréneux, et que, par suite de la mortification des parties malades, le tissu ramolli s'est fait jour dans les bronches, et c'est ainsi qu'on peut s'expliquer l'existence des crachats purulents et fétides dont il a été question plus haut.

Troisième observation.

Tubercules pulmonaires au sommet du poumon droit. — Épanchement pleurétique. — Gangrène de deux lobes du poumon gauche.

—

Le 13 décembre 1842, fut admis à la salle Saint-Ferdinand de l'hôpital Necker, un tonnelier, âgé de 46 ans, maigre et paraissant épuisé par de longues souffrances. Cet homme assurait néanmoins que sa santé était habituellement bonne, à quelques rhumes près, auxquels l'expose fréquemment l'humidité des lieux où il travaille. Ces rhumes qui se renouvelaient presque tous les hivers, guérissaient spontanément sans que le malade fût obligé d'interrompre ses occupations. Toutefois, il y a environ deux ans, un catarrhe pulmonaire persista 4 mois, pendant lesquels le malade fut obligé de garder le lit. Le rhume actuel, que le malade compare au précédent, et pour lequel il est venu à l'hôpital, dure depuis environ 3 semaines, sans aucun autre symptôme que de la toux et une expectoration insignifiante. Examiné lors de son entrée à l'hôpital, la respiration était difficile et l'haleine tellement fétide, qu'on était obligé de se tenir éloigné du lit en parlant au malade. Les crachats étaient noirs, également fétides, et l'odeur, comme celle de l'haleine, s'en faisait sentir à une grande distance. Le malade n'avait pas de fièvre, mais il était sans sommeil et tourmenté par quelques sueurs nocturnes. L'auscultation révèle l'existence du râle muqueux, mêlé de craquements difficiles à caractériser. Les symptômes que nous venons de relater, faisaient naturellement penser que ce malade était atteint d'une gangrène du poumon, quoique les renseignements fournis par ce malade fussent insuffisants pour faire connaître la marche de cette maladie, qui n'avait pu se développer que très-lentement. En conséquence, un pronostic très-grave fut porté, et le malade considéré comme voué à une mort prochaine. Pour traitement, on se borna à prescrire une décoction de lichen et de polygala de Virginie, une potion tonique avec addition de quinquina, etc. Le malade passa par de nombreuses alternatives de mieux et de pis que semblaient déterminer les variations atmosphériques; l'odeur infecte qu'il répandait était telle, qu'il fallait continuellement désinfecter le crachoir avec du chlorure de chaux, moyen d'ailleurs insuffisant et qui ne préservait pas les autres malades de la fétidité de l'haleine de celui-ci. Le 8 janvier, à 4 heures du soir, l'état de ce malade semblait assez satisfaisant ; il paraissait calme, et avait même donné quelques renseignements sur sa maladie ; mais le temps étant devenu subitement très-froid sur le soir, l'oppression augmenta et la mort survint à onze heures.

Autopsie. Le poumon droit ne présenta aucune altération en rapport avec les signes propres à la gangrène ; seulement il y avait quelques tubercules crus, épars dans divers points de ce viscère et particulièrement au sommet. Le poumon gauche était assez adhérent aux parois thoraciques ; il était très-ramolli à sa face postérieure, et à peine cette partie fut-elle déchirée, qu'il se répandit une odeur gangréneuse qui infecta l'amphithéâtre. Lorsque le poumon fut détaché, on put s'assurer que son lobe inférieur et une portion du lobe moyen étaient devenus la proie de la gangrène. Il y avait en outre un peu d'épanchement pleurétique qui s'était effectué peu de temps avant la mort.

Quatrième observation.

Pneumonie ancienne au troisième degré. — Gangrène développée dans une caverne.

Un graveur, âgé d'environ 30 ans, considéré comme atteint de pneumonie, fut apporté sur un brancard à l'hôpital ; il avait été saigné le matin même de son entrée par un médecin de la ville. La maladie, disait-on, datait de cinq jours. L'examen le plus attentif ne fit pourtant découvrir aucun signe de pneumonie. Les crachats n'avaient rien de caractéristique ; la percussion et l'auscultation ne fournissaient non plus aucuns phénomènes indicatifs d'une inflammation du poumon ; il y avait seulement une douleur latérale ; le pouls était fréquent et petit, etc. L'état du malade néanmoins paraissait grave, mais avait plus de rapports avec une affection typhoïde qu'avec toute autre maladie. On eut recours à l'emploi des toniques. Le malade parut aller mieux et on put croire à sa guérison prochaine, lorsque tout-à-coup, huit jours après son entrée, les crachats rouillés apparurent, et avec eux les signes physiques d'une pneumonie très-étendue. Malgré le traitement qui fut de suite employé, les crachats devinrent rapidement gangréneux, et le malade succomba 15 jours après son entrée à l'hôpital.

A l'autopsie, on trouva une caverne gangréneuse au sommet du poumon gauche, et le reste de ce poumon était le siége d'une pneumonie au 3e degré. Il est permis de se demander ici comment une telle pneumonie a pu se développer, sans que l'auscultation journalière ait pu indiquer son origine et ses progrès. L'étonnement augmente encore quand on sait que ce malade avait été annoncé comme atteint de pneumonie, et qu'un examen scrupuleux n'avait pas, dans les huit premiers jours de séjour à l'hôpital, confirmé ce diagnostic. Il est présumable qu'il avait réellement existé un commencement de pneumonie à l'invasion de la maladie, que cette inflammation commençante avait été sinon détruite, du moins fortement diminuée par la saignée ; mais que l'état septique de la gangrène commençante avait porté une telle atteinte aux forces du malade, que les symptômes physiques de l'affection pulmonaire ne pouvaient être convenablement appréciés. Il faut ajouter enfin que ce malade était épuisé et dans les plus mauvaises conditions.

Cinquième observation.

Plusieurs cavernes gangréneuses. — Hydro-pneumo-thorax.

Un agent de police, âgé de 35 ans, était malade depuis six semaines, lorsqu'il entra à l'hôpital de la Charité, le 16 juin 1811; il avait la respiration gênée, une toux fréquente avec expectoration de crachats jaunes, opaques, et répandant une odeur infecte, analogue à celle de la gangrène, l'haleine avait cette odeur plus encore que les crachats, la poitrine résonnait bien partout. Depuis le début de la maladie il était dans un état de faiblesse qui augmentait chaque jour : le teint était fort blême et l'amaigrissement peu marqué.

Depuis le jour de son entrée, jusqu'à sa mort, il y eut peu de changement dans les symptômes ci-dessus. La maigreur fit peu de progrès et les derniers jours les mains s'infiltrèrent. L'odeur gangréneuse de l'haleine devint de plus en plus prononcée. Le malade resta couché sur le côté droit, les 15 derniers jours de sa vie, conservant l'intégrité de ses facultés intellectuelles. Le 20 juillet au matin, il se trouvait un peu mieux : cependant à l'approche de la nuit, il prévit sa fin et mourut effectivement vers huit heures du soir.

Ouverture du cadavre 10 heures après la mort. La peau était jaunâtre et dans un état voisin de l'infiltration. Le thorax large et bien conformé résonnait parfaitement à droite et presque comme un tambour à gauche : ce qui fit penser à Bayle qu'il y avait un pneumothorax de ce côté. Cette opinion fut bientôt confirmée par l'issue d'une grande quantité de gaz extrêmement fétide, à travers une petite ouverture pratiquée au milieu d'un espace intercostal. Le côté de la poitrine renfermait en outre 2 ou 3 pintes de sérosité noirâtre, bourbeuse et d'une grande fétidité. Le poumon noirâtre et refoulé à la partie supérieure de la poitrine, vers le médiastin, semblait au premier coup d'œil presque entièrement détruit. Il avait à peine le cinquième de son volume, et présentait à son sommet une cavité anfractueuse capable de loger un œuf de cane. La substance pulmonaire qui formait en dehors les parois de cette cavité était pleine du même liquide que nous avons noté dans la poitrine. Sa surface interne n'offrait aucune trace de cet enduit purulent membraniforme qu'on trouve ordinairement dans les cavités ulcéreuses du poumon. On y voyait à nu le tissu pulmonaire devenu noirâtre ; il était mou et facile à déchirer. Cette cavité était anfractueuse et les anfractuosités formaient autant de cavités secondaires. Chacune de ces cavités contenait des masses putrilagineuses entièrement isolées, jaunâtres, se déchirant facilement et se résolvant en une sorte de putrilage. On voyait encore dans ces masses putrilagineuses, des filaments noirâtres qui indiquaient qu'elles n'étaient que des escarres détachées du poumon. Tout le lobe supérieur du poumon était intimement adhérent à la plèvre costale ; le tissu pulmonaire était induré, noirâtre et sans élasticité, n'offrant aucune trace d'inflammation ni de tubercule. La plèvre qu'il recouvrait, dépouillée de l'enduit pultacé, noirâtre, paraissait à peine un peu plus épaisse et plus opaque que dans l'état ordinaire ; sans rougeur et sans injection. La plèvre costale dans ses points d'adhérence avec le poumon était très-épaissie, comme fibreuse, noirâtre et tout-à-fait identifiée avec le tissu pulmonaire. Le côté droit de la poitrine renfermait environ une pinte de sérosité roussâtre et limpide, et le poumon était parfaitement sain ; la membrane muqueuse de la trachée-artère était d'un rouge livide très-intense, surtout à l'endroit de la division des bronches ; mais en avançant dans les ramuscules bronchiques, jusque même dans la caverne, cette membrane reprenait sa couleur naturelle. Le cœur et les gros vaisseaux, ainsi que les viscères abdominaux n'offraient rien de remarquable (1).

Sixième observation.

Foyer gangreneux dans le poumon droit. — Hépatisation rouge.

Un homme, âgé de 62 ans, dont la figure exprimait l'anxiété et la douleur, qui était dans un état de maigreur et de cachexie extrêmes, entra à l'hôpital Necker le 11 septembre 1848 et fut couché au n° 14 de la salle Saint-Ferdinand.

La peau était jaunâtre, terreuse et sèche, la chaleur un peu au-dessous de l'état normal, les forces anéanties et l'intelligence très-obtuse, la poitrine offrait la trace de plusieurs vésicatoires qui avaient été successivement appliqués à la suite de plusieurs saignées, pour combattre une maladie dont le malade ne semble pas se rappeler la nature, mais qu'on peut supposer avoir été une affection aiguë de la poitrine. Le bruit respiratoire est très-faible en arrière et à droite, et dans le tiers inférieur; le son y est mat, et on n'y perçoit aucun râle; il n'y a point de toux, et néanmoins des crachats visqueux légèrement bruns semblent indiquer un état pneumonique ou de congestion ancienne, que les signes indiqués plus haut ne dénotent pas. La respiration est un peu accélérée, le pouls faible et assez régulier; la radiale du côté droit est ossifiée incomplétement dans l'étendue de 6 centimètres vers le poignet; l'abdomen ne présente rien de particulier; le malade est constipé depuis plusieurs jours. On prescrit pour boisson une forte décoction de polygala de Virginie, une potion pectorale avec addition de sirop de quinquina, du vin de Bagnols.

Le 13, l'état de faiblesse du malade s'est accru, sa respiration est plus fréquente, son haleine fétide, ses crachats sont noirâtres et répandent une odeur de gangrène manifeste, ce qui ne laisse aucun doute sur la gangrène du poumon.

---

(1) Observation communiquée par M. Cayol. (Traité de l'auscult. Tome I, page 563).

Le 14, la maladie a tellement empiré, que la mort est imminente, il succombe à 10 heures du matin.

A l'ouverture du cadavre, le lendemain 15, on trouve le poumon gauche sain, mais celui du côté droit était volumineux, surtout en bas, et avait refoulé le foie ; il était adhérent par quelques points pleurétiques ; il y avait même un peu d'épanchement dans la cavité thoracique. Ainsi, dans toute son étendue, le poumon offrait en haut un peu d'infiltration séreuse, mais dans sa partie moyenne il recélait un vaste foyer gangréneux qui se trahissait par son odeur fétide : ce foyer avait 12 centimètres en hauteur et 9 en largeur ; il était rempli d'un putrilage noirâtre de consistance de bouillie, qu'on séparait très-bien du reste du poumon qui en bas surtout était transformé en une induration rougeâtre. La consistance et l'odeur de cette bouillie étaient entièrement semblables à celles des crachats qu'on avait observés la veille de la mort. Cette caverne n'offrait aucune trace de vaisseaux ; mais quelques brides avaient résisté à la destruction du tissu pulmonaire dans la partie indurée du poumon, il suintait des bronches qu'on comprimait fortement, une sanie analogue à celle des crachats.

CHAPITRE III.

CARACTÈRES ANATOMIQUES DES ALTÉRATIONS DE TISSU PROPRES A LA GANGRÈNE DU POUMON.

Le tissu pulmonaire gangréné considéré d'une manière abstraite, est dans un état de ramollissement extrême, d'une teinte ardoisée ; dans ce parenchyme désorganisé on ne distingue plus les éléments primitifs du viscère ; il n'existe ni bronches, ni vésicules pulmonaires, ni vaisseaux. Ce n'est plus qu'un putrilage sans consistance qu'on détache avec facilité du tissu sain, et qui laisse une excavation ou perte de substance, enduite d'un détritus sphacélé, très-rarement recouverte de fausses membranes, plus souvent d'un sang noirâtre fétide.

Quand la gangrène s'étend à tout un poumon ou à la plus grande partie de son tissu, ce tissu est facile à déchirer; sa couleur d'un blanc sale, tantôt verdâtre, tantôt jaunâtre est d'autres fois entièrement noirâtre. Ces nuances sont quelquefois mêlées et inégalement réparties sur le poumon malade. Çà et là quelques points ramollis fournissent de la sanie noirâtre ou d'un gris verdâtre répandant une odeur gangréneuse. Les parties gangrénées se confondent insensiblement avec le parenchyme sain, ou en sont séparées par une zône inflammatoire ou par une lame hépatisée. Quand la gangrène est limitée ou circonscrite, on rencontre des masses irrégulières, variables en étendue, de couleur noirâtre ou verdâtre, dures, etc. Laennec les compare à l'escarre des cautères produits par l'application de la potasse caustique; ces masses sont séparées du reste des poumons par un cercle inflammatoire. Quelquefois l'escarre est détachée et flottante dans l'excavation produite par les parties mortifiées. Le plus ordinairement, dit Laennec, l'escarre se ramollit en entier sous forme de bourbillon distinct, et se convertit en une espèce de bouillie putride d'une horrible fétidité; cette matière ne tarde pas à se faire jour dans quelques-unes des bronches voisines et à être évacuée peu à peu, laissant à sa place une excavation ulcéreuse; le tissu pulmonaire aux environs de l'excavation est dans un état d'inflammation ou d'engorgement hypostatique. Après plusieurs jours de maladie, les points les plus compactes ne présentent souvent pas de texture grenue. Lorsque la séparation de l'escarre est achevée, les parois de l'excavation deviennent le siége d'une inflammation secondaire qui paraît conserver encore longtemps quelque chose du caractère de la gangrène : elles se couvrent d'une fausse membrane grisâtre, opaque, qui sécrète un pus de même couleur; si l'escarre a peu d'épaisseur, la fausse membrane peut remplir l'espace laissé après le ramollissement, et se transformer ensuite en une cicatrice pleine. Quelquefois la fausse membrane se développe avant que l'escarre se détache et sert à séparer le mort du vif.

Assez souvent cette fausse membrane n'existe point. Alors le pus sanieux, noirâtre, plus ou moins fétide, est sécrété immédiatement par les parois de la caverne. Ces parois sont ordinairement denses, plus fermes que dans la pneumonie aiguë. Dans d'autres cas ces parois sont mollasses, comme fongueuses, faciles à détruire en grattant avec un scalpel. Des vaisseaux sanguins assez volumineux, dénudés et isolés, mais tout-à-fait intacts, traversent quelquefois les excavations; d'autres fois, au contraire, ces vaisseaux sont détruits, et leur bouche béante donne lieu à une hémorrhagie qui remplit la caverne de caillots de sang (1).

(1) Traité de l'auscult. Tome I, page 552.

Quand la gangrène est la suite d'une pneumonie lobulaire, elle est formée par de petits noyaux arrondis de la grosseur d'une muscade ou d'une châtaigne. Dans un cas signalé par M. Fischel, il existait dans une caverne tuberculeuse une collection de tubercules en voie de ramollissement, et dans quatre autres cas d'infiltration tuberculeuse aiguë, on remarquait des tubercules passant à l'état gangréneux. Le sang est séreux, pâle, peu coagulable; retiré des veines, il donne un petit caillot mou, diffluent, entouré de sérum et dépourvu de couenne, etc.

M. Cruveilhier a trouvé dans une cavité gangréneuse un fragment de poumon mollasse, ayant l'organisation normale. M. Briquet a décrit de petites cavités gangréneuses, formées par l'extrémité des bronches, contenant une sanie noirâtre provenant d'une escarre (1). La marche et le développement de ces lésions partielles sont plus lents que ceux des précédentes ; et, suivant la remarque de Laennec, se rapprochent beaucoup du cours de la phthisie pulmonaire. Nous avons eu l'occasion de vérifier la justesse de ce rapprochement.

CHAPITRE IV.

SYMPTOMES DE LA GANGRÈNE DU POUMON, MODIFICATIONS DE CES SYMPTÔMES SELON LES VARIÉTÉS.

Quand la gangrène est une terminaison de la pneumomie, aux symptômes de cette phlegmasie pulmonaire on voit succéder une adynamie profonde; la difficulté de respirer et la toux augmentent au point de causer de l'insomnie; le pouls devient petit et fréquent; la langue se couvre de fuliginosités; une diarrhée ne tarde pas à survenir avec des sueurs visqueuses et fétides. A ces graves symptômes vient quelquefois se joindre du délire qui persiste jusqu'à la mort, comme on le voit dans l'observation remarquable d'un boucher rapportée par Laennec (2).

Dans la gangrène du poumon produite par des congestions sanguines et des foyers sanguins, les symptômes propres à la maladie sont précédés de crachements de sang, et auparavant de tous les phénomènes qui annoncent les hémorrhagies pulmonaires, très-bien

(1) Arch. génér. de Méd. Tome II. 1841.
(2) Ouv. cité, page 559.

relatés par M. Laurence dans son Mémoire. Dans cette variété de gangrène des poumons, la marche de la maladie est beaucoup plus lente que dans la précédente, par la raison sans doute qu'elle procède d'une cause locale.

Lorsque la gangrène du poumon survient dans le cours d'une fièvre grave, d'une péritonite puerpérale, etc. ; dans le premier cas, elle entrave la marche de la maladie primitive, en lui succédant en quelque sorte ; dans le second, elle est précédée par des symptômes de résorption purulente. Quant aux symptômes que fournit l'auscultation, ils sont très-variables : la sonorité est tantôt diminuée, tantot augmentée (lorsqu'il y a développement de gaz) ; dans certains cas complexes, il y a matité complète ou partielle, bronchophonie, respiration tubaire, puis gargouillement. Il nous semble que le râle crépitant par exemple, ne se manifeste qu'après la mortification d'une partie du poumon et lorsque sans doute, un cercle inflammatoire sépare le tissu mortifié du tissu vivant. Nous croyons aussi que ce râle devient caverneux par les progrès de la maladie, à mesure que la caverne se forme, et quand elle est vidée, on perçoit même de la pectoriloquie. Enfin, si les excavations se trouvent en communication avec la cavité de la plèvre, par quelques rameaux bronchiques, s'il survient un pneumo-thorax, on observe du tintement métallique et de la respiration amphorique que nous avons appelée vibration métallique.

Les crachats après avoir été au début, muqueux, laiteux, inodores, prennent une odeur caractéristique de gangrène qu'il est facile de reconnaître. Ils deviennent ensuite brunâtres, verdâtres et quelquefois d'un jaune gris-cendré, teints de sang, etc. Cette odeur est parfois insupportable, analogue à certaines déjections alvines qui tiennent sans doute, comme les crachats, à une affection gangréneuse du canal intestinal. S'il fallait en croire Laennec, cette odeur ne dépendrait pas toujours d'une gangrène déjà formée dans le poumon, mais d'une disposition générale à cette maladie, qui n'aurait alors d'action que sur la sécrétion muqueuse des bronches. Ces crachats changent de couleur, d'odeur, se rapprochent des crachats purulents, quand la maladie tend à la guérison ou devient chronique. L'haleine du malade répand la même odeur que les crachats, et il y a presque toujours de la toux, accompagnée tantôt d'oppression, tantôt d'une douleur dans le côté affecté.

La marche de la gangrène, quand elle ne succède pas à la pneumonie, est souvent très-obscure. Des douleurs vagues, des symptômes généraux d'adynamie, peu en rapport avec les symptômes locaux, l'odeur fade et fétide des crachats se trouvent être le premier et souvent le seul indice de la gangrène du poumon. Quand la maladie traîne en longueur, la fièvre qui ne manque pas de l'accompagner, a des redoublements marqués, produit un amaigrissement rapide, en sorte que si l'odeur des crachats n'était pas gangréneuse, on pourrait confondre cette maladie avec la phthisie pulmonaire. La maladie au contraire est-elle rapide, on doit croire que la gangrène affecte une grande partie des poumons. Les forces, dans ce cas, sont promptement anéanties, l'oppression est extrême, le pouls fréquent, petit, déprimé ; les crachats diffluents, verdâtres sont d'abord assez abondants, mais ne tardent pas à cesser par suite de l'insuffisance des forces expectorantes. La face est très-altérée, la langue fuligineuse, etc.

Outre les symptômes que nous venons de désigner, des auteurs ont signalé d'autres phénomènes moins fréquents, tels qu'une toux opiniâtre et incessante, une haleine fade, un délire aigu, principalement vers la fin, de la stupeur, des soubresauts dans les tendons, du marasme, une diarrhée fétide, colliquative.

La gangrène des poumons, quand elle est aiguë, marche assez rapidement. Dans un cas rapporté par M. Bergeon (1), la maladie ne dure que treize jours. La forme chronique que nous avons plus particulièrement en vue ici, dure plusieurs mois. On a recueilli avec soin des exemples de gangrène du poumon, qui n'ont pas duré moins de cinq à six mois. Néanmoins, si on excepte les gangrènes qui succèdent à la pneumonie, il est difficile de déterminer l'époque précise d'invasion, et par conséquent d'évaluer la durée totale de la maladie.

L'existence de la gangrène du poumon nous paraît, quoi qu'on en ait dit, très-facile à constater, par la seule manifestation de l'odeur des crachats et celle de l'haleine. Que la gangrène réside dans le parenchyme pulmonaire, ou qu'elle n'affecte que la membrane muqueuse des bronches, ainsi que nous l'avons observé plusieurs fois et que M. Briquet l'a constaté, c'est toujours la gangrène de l'appareil respiratoire; et cela n'obscurcit en rien le diagnostic. Avec quelle autre maladie pourrait-on confondre la gangrène, si

(1) Bulletin de la Société Anatom., n° 38.

cette gangrène ne vient pas s'ajouter à la maladie primitive? n'est-ce pas se créer une chimère, par exemple, que de supposer qu'un médecin prendra pour une gangrène simple celle qui s'est développée dans la caverne d'un phthisique? Est-ce donc à dire aussi que, parce que du sang, des crachats purulents, ayant séjourné longtemps dans une cavité, répandront à cause de cela une odeur fétide, on pourra en induire que cette odeur dépend d'une gangrène? Cela peut sembler ainsi sans doute à ceux qui écrivent dans leur cabinet des livres sans avoir vu de malades; mais cette analogie d'odeur n'en imposera pas au praticien et au médecin expérimenté.

Nous devons donc le redire ici, quoique très-grave et très-dangereuse, la gangrène du poumon est loin d'être toujours mortelle; nous avons observé plusieurs cas de guérison, et nous avons encore dans notre service un homme affecté de cette maladie qui est en bonne voie de guérison; à plus forte raison, les cas de gangrène de la muqueuse bronchique se terminent presque toujours heureusement.

Traitement. — Le traitement de la gangrène du poumon a paru offrir si peu de chances de succès, que des médecins, tels que Laënnec, par exemple, ont cru pouvoir se dispenser d'en parler. Toutefois, nous regardons cette omission comme regrettable : le traitement qui a des chances de succès dans les gangrènes partielles du poumon, et surtout dans celle de la membrane muqueuse des bronches, se compose presque entièrement de préparations toniques, de substances excitantes, fortifiantes, qu'on appelait autrefois antiseptiques. On y joindra, en second lieu, des substances désinfectantes capables de neutraliser les gaz qui s'exhalent de la décomposition des parties mortifiées, car on ne peut prétendre à empêcher cette décomposition elle-même. La guérison ne peut avoir lieu que par l'obstacle apporté aux progrès de la gangrène, et cette guérison n'a lieu que lorsque la gangrène est bornée, limitée, que les escarres ou parties mortifiées ont été rejetées par l'expectoration avant d'être absorbées et d'avoir produit une infection générale. On administrera donc dans la plupart des cas le quinquina, le polygala, la serpentaire de Virginie, associés aux acides minéraux, des neutralisants, des désinfectants, tels que le chlorure de chaux et de soude à l'intérieur et à l'extérieur. On pourra aussi recourir aux préparations camphrées, au musc, à l'ammoniaque, aux vins naturels ou médicinaux.

CANCER DU POUMON.

CHAPITRE PREMIER.

HISTORIQUE.

Bayle est le premier en France qui ait décrit le cancer du poumon sous la dénomination de phthisie cancéreuse (1). Un fait, toutefois, qui lui est antérieur, et dont il fait la critique, a été inséré par Ledran dans les Mémoires de l'Académie de Chirurgie (tome 3). Mais en l'examinant attentivement, on voit qu'il n'a pour objet qu'une pneumonie chronique consécutive à un cancer du sein. Dans la soixantième lettre de Morgagni, on trouve l'observation d'un jeune homme de quinze ans, que lui avait communiquée Laurent Mariani; cette observation contient la description de certaines tumeurs que renfermait la poitrine, et qu'on peut regarder comme des dégénérations squirreusse des poumons, de la plèvre, du tissu cellulaire et du médiastin. Plusieurs des ouvertures de corps rapportées par Portal dans son *Anatomie Médicale*, nous offrent des altérations qui, malgré l'insuffisance de leur description, ont beaucoup d'analogie avec le cancer du poumon. Divers auteurs contemporains : MM. Velpeau (2), Andral (3), Begin (4), Rapp de Tubingue, Ravin (5) ont publié des cas particuliers de cette maladie. Laennec en a traité sous le titre d'encéphaloïde du poumon, et selon son habitude, il a beaucoup insisté sur les caractères anatomiques de l'affection ; il n'admet d'ailleurs que la forme encéphaloïde. M. Bouillaud inséra en 1826 dans le *Journal Complémentaire des Sciences médicales*, quelques observations surtout destinées à prouver que le cancer du poumon était le résultat de la phlegmasie de cet organe (6). En Allemagne, M. Heyfelder, de Sigmaringen (7), en

---

(1) Recherches sur la phthisie pulmonaire. Obs. 35, 36 et 37.
(2) Exposé d'un cas de maladie cancéreuse.
(3) Clinique médicale.
(4) Dict. de Méd. et Chirurg. pratiques.
(5) Mém. de l'Académie royale de Médecine.
(6) Observations sur le cancer du poumon. Tome XXV.
(7) Arch. gén. de Méd. Tome II, IIIe série. 1837.

Angleterre, Marshulges (1), ont également publié des cas de cette maladie; le docteur Stokes, d'un autre côte, a fait connaître des recherches dans lesquelles il insiste particulièrement sur les formes que peut affecter le cancer des poumons (2). Enfin Klefens dans une intéressante dissertation inaugurale, rapporte dix-neuf cas de cancer du poumon : six de ces cas appartenaient au poumon droit, sept au poumon gauche et les six autres aux deux poumons (3). Pour être complet, nous devons encore ajouter que les docteurs Valshe et Thaylor (4) ont donné une description du cancer du poumon, tandisque Feuiside, Kilgous, Kreuse, Burrow, Joseph Bell se sont bornés à la relation de quelques nouveaux faits réunis et analysés dans les *Archives Générales de Médecine* (décembre 1846).

CHAPITRE II.

FAITS RELATIFS A L'HISTOIRE DU CANCER DU POUMON.

Laennec n'a fait qu'une description partielle du cancer du poumon: son travail remarquable, quant aux altérations de tissu, est tout-à-fait insuffisant sous le rapport du diagnostic. Cet auteur ne rapporte même point d'observations particulières à l'appui de sa description, sans doute fondée sur des faits antérieurs. Nous commencerons par faire connaître avec quelque étendue quelques-uns des faits postérieurs à Laennec et qui pourront donner une idée plus exacte des symptômes que présente le cancer du poumon; nous devons ajouter, qu'à l'exception de la description que trace cet auteurs des diverses phases de la matière cérébriforme, on ne trouve aucun travail d'ensemble dans les divers documents que nous avons indiqués, autant du moins qu'il nous a été donné de les connaître par les analyses et les traductions qui en ont été faites.

Moins bien servi d'ailleurs par l'expérience sur ce sujet que sur plusieurs autres traités dans cet ouvrage, à défaut de faits complets

---

(1) Guy's hospital report. 1841 et 1842.

(2) Recherches on the pathology and diagnosis of cancer of The Lungs. Dublin, journal of med. sciences. 1842.

(3) Diss. inaug. de cancero-pulm. Groningue. 1841.

(4) Hannov. annalen. 1841. The phisical diagnosis of discases of Lungs.

qui nous fussent propres, nous en avons choisi un certain nombre dans divers recueils. Les notions que nous y avons puisées, nous permettront, nous l'espérons du moins, de tracer une description du cancer du poumon plus complète que celles qui ont été faites jusqu'à ce jour. Nous ajouterons que dans l'extrait des observations qui ont fixé notre choix, nous ne nous bornerons pas à l'exposé stérile des lésions organiques : nous ferons ressortir avec force les divers symptômes récemment notés, et qui permettront au praticien d'établir le diagnostic de cette maladie pour laquelle la thérapeutique est d'ailleurs impuissante.

Première observation. — Monsieur B. est d'une haute stature, maigre, irritable, ayant un teint plombé, d'une grande maigreur et d'un tempérament nerveux ; il a passé presque toute sa vie dans un état continuel d'exaspération ; il digère difficilement, il est sujet à des retours de gastralgie qui lui rend la digestion du matin presque impossible, et qui le condamne à ne faire qu'un repas copieux le soir. À cinquante-trois ans, il eut une gastrite chronique exaspérée par un traitement tonique, et guérie par 18 mois d'un traitement opposé et d'un régime approprié. Il y avait déjà plusieurs années qu'il se plaignait à diverses reprises de vives douleurs derrière les omoplates, qu'il faisait cesser par une compression quelconque. L'année dernière seulement il eut une petite toux sèche sans expectoration, qu'on calma par l'administration de quelques gouttes de laudanum; l'appétit était faible, le malade avait de la répugnance pour l'exercice : ces symptômes vagues accompagnés de vivacité, de dureté du pouls, déterminèrent à faire une application de sangsues qui n'eurent aucun succès. En novembre dernier, le malade éprouva des oppressions et des serrements de poitrine tellement forts, qu'on crut devoir le saigner malgré sa chétive constitution ; on réitéra même la saignée parce que le sang était couenneux ; les saignées produisirent du calme, toutefois le malade continuait à avoir de l'inappétence, du dégoût pour les boissons, etc., la poitrine percutée parut sonore partout, mais le murmure respiratoire faible dans les inspirations ordinaires, était assez prononcé au contraire quand le malade faisait de grands efforts. La pression sur la poitrine était assez douloureuse, surtout dans les points correspondants aux apophyses épineuses des vertèbres ; la douleur causée par cette pression durait plusieurs jours et fut assez forte pour qu'on crût devoir la combattre par des vésicatoires volants. Le 5 novembre 1843, M. Legrand fut appelé pour donner son avis sur la maladie de M. B. ; alors sa maigreur était extrême, et il portait sur sa figure les signes d'une décrépitude anticipée, son œil noir était brillant, sa figure d'une pâleur extrême, la peau généralement décolorée ; la déglutition était d'ailleurs presque impossible, la percussion du côté droit donnait un son mat, et causait beaucoup de douleur ; il y avait à peine de l'expansion pulmonaire de ce côté, on crut à l'existence d'une pneumonie chronique, compliquée de pleurodynie ; on appliqua de nouveaux vésicatoires sur les points douloureux, etc. Le malade ne pouvait rien ingérer à cause de l'état de phlegmasie chronique de l'estomac, qui rejetait toute substance alimentaire ; il ne tarda pas à succomber dans un affreux marasme, et avec des souffrances atroces, qui paraissaient à la fois avoir leur siége dans l'estomac et dans la poitrine.

A l'ouverture du cadavre, on ne trouva aucune altération dans le cerveau et la moelle épinière ; la surface interne de l'estomac était le siége d'un peu de ramollissement ; le pylore rétréci sans autre altération ; il n'y en avait aucune dans les autres viscères abdominaux.

Le cœur était ramolli et son tissu se laissait déchirer par un léger effort de traction ; la plèvre était partiellement adhérente aux côtes, surtout aux parties supérieures de la poitrine ; le poumon était affaissé sur lui-même, flétri, ratatiné, crépitant faiblement entre les doigts. Il s'écoula des incisions qu'on y pratiqua, une sanie d'un blanc sale ; au sommet et au milieu du tissu pulmonaire du côté gauche, on rencontra un corps dur du volume d'un œuf de pigeon. A droite existait une semblable tumeur plus volumineuse encore. Ces tumeurs étaient arrondies, bosselées, dures au toucher et résistantes à la pression ; elles adhéraient au tissu pulmonaire, se confondaient avec lui et semblaient s'être formées à ses dépens ; elles n'avaient aucune membrane enkystée, paraissaient de nature lardacée, à l'extérieur elles étaient divisées en plusieurs lobes, et présentaient des anfractuosités d'où s'écoulait une sanie grisâtre. Le tissu pulmonaire respecté par les tumeurs, était atrophié et ses cellules très-peu développées (1). Les auteurs de cette observation avouent franchement qu'ils n'ont pas tenu assez compte dans le jugement qu'ils ont porté sur cette maladie, de l'amaigrissement extrême du malade, de l'ex-

(1) Lettre adressée à l'Académie royale de Médecine, par MM. Legrand et Lionnais. 1844.

cavation de ses yeux, de son teint plombé, des douleurs caractéristiques qu'il éprouvait dans le dos et derrière les omoplates, symptômes que n'expliquait ni l'auscultation ni la gastrite admise *à priori.* Si en effet ils eussent pesé ces symptômes, peut-être eussent-ils soupçonné l'existence d'une lésion des poumons différente de celle que désigne l'auscultation d'une manière certaine, et par voie d'exclusion eussent-ils pu admettre l'existence d'une maladie cancéreuse de l'un des organes contenus dans le thorax.

L'observation suivante rapportée par Bayle, a la plus grande analogie avec la précédente (1). Un charbonnier, âgé 50 ans, éprouvait dépuis longtemps de la gêne dans la respiration, de la toux et une vive douleur dans la poitrine; la peau avait une teinte terne et jaunâtre, terreuse, etc. Plus tard le malade eut une hémoptysie, et à la suite une expectoration purulente, de vives douleurs de poitrine qu'il comparait à celles qui résultent de la compression des testicules, etc. A son entrée à l'hôpital de la Charité, le 7 juillet 1803, il avait de la prostration, il lui était impossible de se coucher sur les deux côtés, il se plaignait d'une douleur profonde dans toute la poitrine, mais surtout à droite; la toux était fréquente, l'expectoration purulente, la face d'un jaune *pain d'épice*, le pouls fébrile, développé, fréquent, etc. Du 8 au 28 le malade eut des symptômes adynamiques qui disparurent et furent suivis d'une rémission notable des symptômes au, point qu'on le crut en convalescence; mais la toux et l'expectoration avaient reparu et ne tardèrent pas à augmenter. Vers la fin d'août, les crachats étaient manifestement purulents; au milieu de septembre, les forces étaient presque anéanties, l'amaigrissement extrême, voisin du marasme. Le malade expira le 25 septembre; quelques jours auparavant, il s'était développé au-dessus de l'extrémité humérale de la clavicule une tumeur molle et fluctuante, sans douleur ni changement de couleur à la peau.

Ouverture du cadavre. — Dans le côté gauche de la poitrine, on trouve une fausse membrane albumineuse contenant un grand nombre de cellules et d'alvéoles, elle tapissait la paroi costale et pulmonaire de la plèvre; le poumon gauche, au premier abord, paraissait sain, mais après l'avoir incisé, on y découvrit des tumeurs de forme irrégulière a peu près du volume d'un gland, contiguës au tissu du poumon et assez semblables à du lard frais. Ces tumeurs n'avaient

(1) Recherches sur la phthisie. Page 295.

aucune ressemblance avec des masses tuberculeuses ; le poumon droit était plus malade encore ; on y voyait un très-grand nombre de tumeurs arrondies, de différentes grosseurs, depuis le volume d'une noisette jusqu'à celle d'une châtaigne ; elles étaient blanches, luisantes, lardacées, contiguës au tissu du poumon ; un très-grand nombre de gouttelettes purulentes, crémeuses, suintaient de quelques-unes quand on venait à les comprimer. Quelques autres tumeurs paraissaient déjà presque détruites et transformées en autant de petites ulcérations d'une surface irrégulière, inégale ; le tissu pulmonaire qui avoisinait ces tumeurs était induré, aucune autre lésion ne fut observée dans le cerveau et l'abdomen. (Obs. 35.)

M. Bouillaud a publié sur le cancer du poumon un travail cité plus haut, nous en tirons l'observation suivante : B... âgée de cinquante ans, malade depuis plusieurs mois, et alitée depuis trois semaines, fut reçue à l'hôpital Cochin, le 8 octobre 1822. Elle se plaignait de douleurs de poitrine, expectorait des crachats sanglants ; on lui pratiqua une saignée. Les jours suivants, la toux était fatigante, suivie de nausées et accompagnée de crachats muqueux, il y avait de l'oppression, une vive douleur dans la poitrine, de la fièvre le soir, avec un pouls petit, anorexie complète ; la respiration était normale du côté droit, mais ne s'entendait nullement du côté gauche, qui était le siége d'un rétrécissement manifeste faisant pencher la malade du même côté. Le mouvement fébrile augmente et redouble chaque soir. Le 19, la malade expectore une grande quantité de matières en partie muqueuses, en partie diffluentes et comme purulentes ; les 20, 21, 22, continuation des redoublements fébriles le soir ; toujours même absence de respiration au côté gauche ; cet état persiste dans les deux mois suivants ; il s'y joint la diarrhée, le dépérissement augmente de plus en plus, et la malade parvenue au dernier degré du marasme, exhalant une odeur fétide, insupportable, succomba le 9 janvier 1823.

Ouverture cadavérique. — Le poumon gauche adhère à la plèvre costale par une membrane fibreuse et lardacée très-résistante, et dont le poumon n'est séparé qu'en le déchirant ; il est transformé en masse pesante, compacte, dure au toucher, et comme squirreuse : à l'intérieur cette masse a un aspect lardacé, cancéreux, d'un blanc légèrement grisâtre, sans trace de vaisseaux sanguins ni vestige d'organisation propre aux poumons. Cette masse est parsemée de points noirâtres dont les uns ont tout l'aspect de la substance cérébrale ramollie ; de cette masse partent des prolongements de même nature qui se répandent dans la partie saine du poumon au sommet et à la base, car la dégénérescence cancéreuse occupe la moitié du poumon. La bronche gauche est oblitérée à son entrée dans le poumon. Ses premières ramifications et les ganglions correspondants sont transformés en une matière cancéreuse, et sont pour ainsi dire perdus dans la masse indiquée : les côtes qui sont fortement appliquées et imprimées sur le poumon, se cassent facilement. Le poumon droit est sain, il y a un peu d'épanchement dans le péricarde, on trouve des ulcérations dans l'intestin grêle et le gros intestin.

Le médecin de l'hôpital, qui n'était pas M. Bouillaud, ne reconnut pas l'affection cancéreuse, il diagnostiqua une pleurésie chronique avec rétrécissement du côté ; cependant il y avait là des symptômes que n'expliquait pas la pleurésie, tels que l'absence du murmure respiratoire, la mauvaise odeur exhalée par le malade, la nature de l'expectoration, etc.

Troisième observation. — L... âgé de soixante ans, fut admis à l'hôpital Saint-Louis le 5 mars 1819, son teint était jaunâtre ; il était tourmenté depuis longtemps par un rhume, et portait sur la région de la mamelle droite une dartre crustacée d'un aspect cancéreux ; la toux catarrhale et les crachats augmentèrent ; la fièvre hectique s'accrut également, le visage offrait une teinte paillée et cuivreuse, etc.

Les 22, 23, 24 mars, l'état du malade empire encore ; l'expectoration devient abondante et fétide, L.... ne peut respirer qu'en se tenant sur son séant, le visage était tout-à-fait décomposé. La mort eut lieu le 25.

Autopsie. — Le côté droit de la poitrine contenait beaucoup de liquide séro-purulent ; le poumon avait contracté des adhérences nombreuses avec la plèvre costale, et il était le siége d'une désorganisation cancéreuse, grisâtre et lardacée, avec plusieurs foyers ramollis et suppurés ; la membrane muqueuse épaissie et ulcérée en quelques points. Les ganglions bronchiques étaient engorgés, durs, et contenaient de la matière caséeuse.

Quatrième observation. — Le fait que nous allons raconter sommairement et que nous empruntons à un médecin allemand (1) a de l'analogie avec l'observation deuxième. Un paysan, âgé de

(1) Du cancer des poumons, par Heyfelder de Sigmaringen.

vingt-quatre ans, fort et robuste, fut atteint en 1834 d'une pleurésie, qui céda à un traitement antiphlogistique. Trois mois après, il fut de nouveau atteint d'une autre maladie de poitrine, caractérisée par de l'oppression, des douleurs vives dans le côté gauche, à chaque inspiration profonde ou lorsque le malade toussait. Ces symptômes résistèrent aux moyens les plus énergiques, et ne furent que momentanément palliés. Quelques imprudences aggravèrent l'état du malade; les douleurs du côté gauche devinrent plus vives et lancinantes, le malade les comparait à des étincelles électriques qui auraient traversé le thorax. Ces douleurs se faisaient également sentir profondément dans l'épaule, les fausses côtes, le sternum et jusque dans la colonne vertébrale, etc. Appelé en consultation, M. Heyfelder trouva le malade en proie à une violente dyspnée, accompagnée d'une toux fréquente et sèche; le côté gauche de la poitrine était complétement immobile, même dans les grands mouvements de cette cage osseuse. Le sternum était refoulé vers le côté droit, et il existait une différence très-grande entre les deux côtés. Le gauche était plus dilaté supérieurement et rendait un son mat à la percussion; il n'y avait aucun murmure respiratoire, on n'y entendait pas les battements du cœur, etc. Le pouls était faible, accéléré; le sommeil interrompu par la toux, l'appétit nul, la face d'une teinte livide exprimait la douleur et l'angoisse. On prescrivit l'usage de l'eau de Seltz avec le lait de chèvre et des révulsifs à l'extérieur. Un mois après la consultation, M. Heyfelder ayant revu le malade, trouva à la partie antérieure du thorax une tumeur dure et mamelonnée, de la grosseur de deux points. Le sujet était d'ailleurs considérablement affaibli; sa voix était presque éteinte, il ne pouvait rester couché sur le côté droit; le gauche était immobile, la figure plus plombée, plus livide, le pouls intermittent, inégal, la suffocation imminente. La maladie resta stationnaire pendant quelque temps, puis, deux mois avant la mort, les glandes axillaires du côté gauche devinrent squirreuses, et formèrent une tumeur mamelonnée au-dessus de la clavicule, etc. Le malade succombe enfin aux progrès d'un hydro-thorax, qui était venu s'ajouter aux maladies antécédentes. *A l'ouverture du corps*, on trouva la substance cérébrale ramollie, et de l'épanchement dans les ventricules et le tissu cellulaire sous-arichnoïdien. Le côté droit était plein de sérosité, le poumon gorgé de sang, mais exempt de tubercules. Le cœur adhérait au péricarde et aux poumons, il était refoulé à droite, flasque, ramolli, et comme gélatineux; le poumon gauche, adhérent aux côtes, ne formait qu'une seule masse, qui remplissait le côté gauche et en partie celui du côté opposé; il était entièrement transformé en une substance compacte, lardacée, d'un blanc sale, où l'on ne remarquait aucune trace de vaisseaux, de nerfs ni de bronches. Au centre, cette masse était ramollie et encéphaloïde ; les veines et les artères pulmonaires y étaient oblitérées et transformées en ligaments.

L'incision de la voussure du côté gauche mit à nu une masse compacte, lardacée, ramollie vers le centre et convertie en matière encéphaloïde, en communication avec l'intérieur du poumon, par l'intervalle des côtes refoulées en haut et en bas. Il n'y avait plus de traces de muscles pectoraux et intercostaux; de plus les côtes étaient complétement atrophiées.

Cinquième observation. — M. X..... âgé de 64 ans, d'une bonne constitution, a éprouvé à diverses époques de sa vie des douleurs rhumatismales, pour lesquelles il a fait plusieurs voyages aux eaux de Néris et de Plombières. Au mois d'avril 1843, il éprouva quelques symptômes d'angine et des quintes de toux sèche. Le médecin appelé trouva au malade une bronchite légère, à laquelle il opposa les moyens ordinaires. Cependant la toux ne tarda pas à s'accompagner de dypsnée, d'aphonie, de fièvre, etc. Une saignée, deux applications de sangsues furent faites sans succès. Venu à Paris pour consulter, le médecin auquel le malade s'adressa lui trouva la face bouffie, les pommettes colorées, les yeux brillants; les ailes du nez se soulevaient péniblement à chaque inspiration. La respiration était pénible, sifflante et suspirieuse, la voix voilée, le pouls fréquent, serré, etc. L'inspection de la poitrine n'offrait rien d'anormal, la respiration était naturelle du côté gauche; à la partie supérieure et latérale droite du sternum, on entendait un bruit de souffle circonscrit, ou bien une vibration métallique. Au sommet et au milieu du poumon droit, il y avait une diminution notable du murmure respiratoire, lequel manquait entièrement dans le tiers inférieur de ce poumon, et cependant le son était le même dans toute l'étendue de ce viscère. Le cas parut embarrassant au médecin ordinaire, qui provoqua une consultation de cinq médecins. Dans l'intervalle qui précéda cette consultation, on remarqua que les veines de la face et du col s'étaient considérablement distendues, ainsi que les jugulaires; il en était de même de celles de la base de la poitrine, c'est-à-dire des thoraciques, des mammaires, des intercostales et même des épigastriques. Cette dernière circonstance fit penser qu'il existait dans la poitrine une tumeur qui comprimait la veine-cave supérieure et la bronche droite; l'un des consultants (M. Bouillaud) pensa même qu'elle devait être cancéreuse. La maladie fit des progrès rapides; la face, le col, les membres supérieurs ne tardèrent pas à s'infiltrer, la toux devint de plus en plus intense, et fut suivie de crachats sanglants; la dyspnée s'accrut, le malade se plaignait d'élancements qui se faisaient sentir dans le côté droit et l'épaule correspondante; une tumeur irrégulière et dure se développa au-devant de la carotide primitive du côté droit, dont elle transmettait les battements: le même côté rendait un son mat à la percussion (inférieurement). Les membres inférieurs s'infiltrèrent à leur tour et rendirent la marche impossible. Un mois environ avant la mort, le bruit respiratoire se fit tout-à-coup entendre dans la partie du poumon qui rendait un son mat et où l'on avait cessé de le percevoir, quoique, d'ailleurs, la matité n'eût fait que s'accroître; les progrès du mal et le développement des symptômes mentionnés ci-dessus furent assez lents pour laisser le temps d'employer divers moyens palliatifs qui n'eurent aucun succès. Le malade succomba le 10 janvier, après 9 mois de maladie.

A l'ouverture du corps, on trouva environ 2 kilogrammes de sérosité jaunâtre épanchée dans le côté droit de la poitrine; une masse cancéreuse occupait la partie postérieure et latérale du sternum. Cette masse, qui se composait d'une substance dure et lardacée, s'étendait de l'oreillette droite, près l'embouchure de la veine-cave supérieure, au sommet de la poitrine, en passant devant la crosse de l'aorte, à laquelle elle adhérait fortement. Cette tumeur embrassait la bronche droite et l'avait réduite au volume d'une plume à écrire; elle avait même oblitéré le rameau inférieur de cette bronche; elle embrassait aussi la veine-cave supérieure, dont les parois étaient devenues entièrement cancéreuses dans l'espace de deux pouces, et contenaient une matière encéphaloïde diffluente. Le poumon gauche était engorgé en bas et en arrière, sans doute par l'effet de la position du cadavre, mais sain d'ailleurs. Le poumon droit, au contraire, offrait différentes lésions, telles que des tumeurs et des tubercules nombreux à l'intérieur et à l'extérieur. Ils étaient d'un volume très-variables, les uns durs et les autres à demi-ramollis; le lobe inférieur de ce poumon était entièrement transformé en une masse cancéreuse, dont le centre était occupé par une caverne d'un pouce et demi environ de diamètre et remplie de matière encéphaloïde diffluente. Cette masse avait contracté des adhérences avec le diaphragme, dont la face supérieure était désorganisée. Le cœur était un peu mou, mais sans aucune dilatation ; la crosse de l'aorte se trouvait comprimée à l'origine de sa deuxième courbure par la tumeur dont nous avons parlé et dilatée inférieurement. Le foie était hypertrophié, mais exempt d'altération cancéreuse ; les deux reins, au contraire, étaient désorganisés et contenaient une certaine quantité de matière cérébriforme.

Sixième observation. — Un homme de 28 ans avait eu, il y a six mois, de violents accès de toux, qui revenaient de temps en temps et s'accompagnaient de crachats sanglants. Plus tard, enrouement, difficulté de respirer, douleurs lancinantes dans la poitrine, etc. A son entrée à l'hôpital, le 24 janvier 1844, on lui trouva le côté gauche plus arrondi que le droit et tout-à-fait immobile ; il rendait de plus un son mat et la respiration ne s'y entendait pas, tandis que le côté droit était dans l'état normal ; les bruits du cœur étaient obscurs et précipités ; on percevait un bruit de souffle sous la clavicule droite ; le pouls était petit aux deux bras, mais principalement à gauche ; il y avait une glande engorgée au-dessus de la clavicule gauche. Huit jours après, on entendit dans la région cardiaque un bruit de frottement ou de craquement péricarditique. Aux approches de la mort, qui eut lieu le 7 avril, la respiration devint extrêmement gênée et sifflante, la déglutition très-difficile.

A l'ouverture du cadavre, le poumon droit était parfaitement sain ; dans le lieu qu'occupe d'ordinaire le péricarde, on trouva une masse solide, composée de plusieurs globules de corps solides, irréguliers, de la grosseur d'une noix environ. Dans le côté gauche, il y avait deux pintes de sérosité jaunâtre épanchée. Le sommet du poumon gauche était adhérent en plusieurs points et infiltré de matière cérébriforme ; on découvrit dans son épaisseur plusieurs masses de matière blanchâtre et solide. Le péricarde adhérait au cœur dans toute son étendue ; cet organe était entouré à sa base d'une couche de matière encéphaloïde, qui avait atrophié les oreillettes, lesquelles contenaient plusieurs tumeurs ; il y en avait même dans le ventricule gauche... La trachée était aussi comprise dans la masse encéphaloïde, principalement à sa bifurcation et était fort rétrécie, etc. (*A. Kilkour, Loud, and Edinburgh, monthly journal.* 8 octobre 1844.)

Septième observation. — Un homme de 30 ans éprouvait, depuis trois ans, des douleurs lancinantes sous le sternum ; il s'y joignit bientôt de la dyspnée, de la toux, de la dysphagie, etc. Lorsque l'auteur vit le malade, le 25 septembre 1845, il était dans l'état suivant : douleurs à l'estomac, au sternum, dyspnée, vomissements, fréquents accès de toux, voix faible, crachats abondants, verdâtres, puriformes, fétides; dysphagie prononcée, insomnie, decubitus sur le côté gauche impossible, diminution d'une partie du côté gauche et saillie d'environ 3 pouces dans la région cardiaque ; matité complète de la partie antérieure, râles muqueux et caverneux abondants à la partie supérieure du poumon et sibilants inférieurement, avec un peu de bruit de frottement, pectoriloquie incomplète ; à droite la sonorité était normale, avec une respiration pénible et des râles muqueux abondants. Le malade mourut le 16 mars, après avoir eu pendant quelques semaines de l'œdème et de la diarrhée.

Ouverture cadavérique. — Le lobe supérieur du poumon gauche était creusé d'une large cavité, les parois de cette cavité étaient squirreuses et d'environ un centimètre dépaisseur, d'un aspect inégal, et comme si elles eussent été taillées par un instrument tranchant. Le reste du lobe était infiltré de nombreux corps durs, sphériques, d'un volume variable, depuis un grain de coriandre jusqu'à une noisette ; plusieurs avaient l'aspect cartilagineux, d'autres étaient ramollis, excavés, renfermaient une matière verdâtre, mélanique. Il y avait aussi, cà et là, plusieurs masses tuberculeuses, de la consistance du fromage mou et enkystées ; il ne restait que très-peu de traces du tissu pulmonaire dans les lobes supérieur et inférieur. Le lobe supérieur du poumon droit était rempli de tumeurs dures et sphériques, dont l'une était de la grosseur d'une orange et contenait un liquide verdâtre. Les lobes moyen et inférieur en contenaient également plusieurs analogues ; cinq ou six tumeurs duro-squirreuses entouraient la partie inférieure de la trachée. (*Josep. Bell. Monthly Journal of med.* Juillet 1846.)

CHAPITRE III.

CARACTÈRES ANATOMIQUES. — DÉVELOPPEMENT ET MARCHE DU CANCER DU POUMON.

Bayle et Laennec n'ont pas trouvé dans le poumon d'autre altération cancéreuse que la matière encéphaloïde, ou celle qui ressemble à la masse cérébrale, recouverte de ses circonvolutions. Hudges, Stokes, M. Andral ont fait remarquer que le produit cancéreux n'existait jamais dans le poumon seul, et qu'il se développait auparavant dans d'autres organes ; en sorte que l'encéphaloïde procède, dans la manière dont il envahit le poumon, à l'inverse du tubercule qui atteint en premier lieu le poumon dans l'immense majorité des cas. Les mêmes auteurs font observer encore que l'encéphaloïde du poumon se développant souvent après une tumeur cancéreuse externe, enlevée par l'instrument tranchant, il semble alors que le dépôt de la matière cancéreuse, résultat d'une sécrétion morbide générale, continue à s'effectuer et se porte sur un autre organe qui, peut-être, n'aurait pas été atteint si le premier n'eût pas été enlevé (1).

On ne croit plus aujourd'hui que la forme encéphaloïde soit la seule que puisse revêtir un poumon cancéreux. On peut admettre, d'après les faits connus, deux variétés principales de cancers pulmonaires : l'une, qui consiste dans des masses cancéreuses anormales de formes différentes, enkystées ou non, et qui semblent déposées dans la substance pulmonaire ; l'autre, qui offre une véritable transformation du parenchyme pulmonaire en matière cérébriforme.

Les lésions cancéreuses du poumon consistent, tantôt dans des tumeurs de formes irrégulières, bosselées avec des circonvolutions, d'un volume variable, depuis la plus petite noisette jusqu'au volume d'un marron, d'une pomme, etc. Ces tumeurs sont d'un blanc luisant, assez semblables à du lard frais, dit Bayle, continues avec le tissu pulmonaire, sans excepter même le point où elles se trouvent en contact avec ce tissu. On y voit quelques vaisseaux compa-

(1) Laennec. Tome II, page 445. Clinique médicale. Tome II, page 376.

rables à ceux qui suintent de la section du cerveau. De ces tumeurs, les unes sont fermes et les autres ont moins de consistance; en les comprimant, on en fait sortir, par un grand nombre de points, un pus épais et comme mamelonné. Quelques-unes de ces tumeurs sont ulcérées et plus ou moins détruites; elles contiennent quelquefois de la sérosité jaunâtre et des grumeaux de sang. La consistance et l'aspect de ces tumeurs ont beaucoup d'analogie avec l'extérieur du cerveau, et paraissent d'autres fois être une dégénérescence de la matière cérébriforme. Ces tumeurs sont le plus souvent libres, mais parfois enkystées; quelques-unes ne sont encéphaloïdes qu'à l'intérieur, et présentent alors une sorte de réseau d'où sort la matière cancéreuse; celles-ci sont quelquefois confondues avec la matière tuberculeuse. Les masses ou tumeurs cancéreuses du poumon sont parfois en certains endroits, fibreuses, radiées, et laissent échapper néanmoins des gouttelettes de pus; d'autres fois elles sont pointillées de points noirs mélaniques qui tranchent singulièrement avec la couleur blanche. Le tissu pulmonaire intermédiaire à ces tumeurs est souvent sain et perméable à l'air. On le trouve néanmoins œdémateux, infiltré, parsemé de fistules, recouvert de fausses membranes avec différentes altérations de la plèvre, des épanchements, des altérations propres à la bronchite, aux tubercules pulmonaires, etc., avec lesquels les tumeurs cancéreuses du poumon ont été quelquefois confondues; souvent aussi on a pris pour cancéreuses, les dégénérescences fibreuses, squirreuses, qui à notre avis, diffèrent du cancer. L'un des meilleurs moyens d'éviter cette erreur est de ne pas oublier que les cancers du poumon sont le plus souvent des encéphaloïdes.

Laennec admet trois formes principales, sous lesquelles la matière encéphaloïde peut se produire dans la substance des poumons. 1re *forme.* — Masse cérébriforme enkystée: elle varie en volume depuis une aveline jusqu'à une pomme moyenne. L'intérieur du kyste est d'un blanc grisâtre, laiteux, demi-transparent, d'une ligne environ d'épaisseur, de texture souvent cartilagineuse; la matière contenue dans le kyste est divisée en plusieurs lobes, facile à extraire du sac qui les contient; on les sépare par conpartiments entre lesquels se trouve un tissu cellulaire fin, comparable à la pie-mère, traversé par de petits vaisseaux, qui se rendent à la matière cérébriforme. Au dire de Laennec, ce serait dans la première période ou période de crudité, que ces tumeurs revêtent l'aspect encéphaloïde. Elles sont alors denses, solides, dures, analogues à la couenne du lard ; bientôt elles deviennent plus homogènes, se convertissent en substance médullaire, c'est la 2e période. Dans la 3e, la matière cérébriforme acquiert la consistance de la bouillie. Cette matière pultacée est-elle absorbée, laisse-t-elle après elle un kyste vide? on l'ignore ; on n'a pas eu occasion de constater la pectoriloquie dans ces sortes de cancers caverneux comme dans la phthisie.

2e *forme.* — Masse cérébriforme non enkystée : de volume variable, depuis un grain de chenevis jusqu'à une tête de foetus, de forme sphéroïde tout-à-fait irrégulière, lobée avec scissure. La composition intime de cette variété de la matière cancéreuse est la même que celle ci-dessus, soit pour la matière cérébriforme, soit pour la membrane d'intersection. Les masses sont dans la période de crudité, bleuâtres, comme demi-transparentes, lardacées ; dans le passage à l'état de ramollissement, toujours selon Laennec, le tissu devient plus opaque, plus mou, les interstices s'effacent, quelques portions cependant restent lardacées. En un mot, tout se passe ici comme dans les masses enkystées.

3e *forme.* — Infiltration de la matière cérébriforme : elle paraît n'avoir jamais lieu dans les poumons ; et Laennec dit ne l'y avoir point observée (1).

CHAPITRE IV.

DIAGNOSTIC ET SYMPTOMES DU CANCER DU POUMON.

La phthisie cancéreuse, décrite par Bayle dans son Traité de la phthisie pulmonaire, n'est autre chose que le cancer du poumon ;

---

(1) Stokes donne l'énumération suivante des formes cancéreuses qu'il a rencontrées dans le poumon : 1° noyaux arrondis de matière encéphaloïde isolés, distincts du tissu pulmonaire resté sain ; 2° noyaux isolés de formes irrégulières ; 3° simple dégénérescence de tout le poumon ou d'une portion de cet organe en matière cancéreuse ; 4° simple dégénérescence de tout le poumon ou d'une portion de cet organe en matière encéphaloïde ; 5° masses d'encéphaloïdes siégeant dans le médiastin postérieur et comprimant le poumon sans être envahies par la matière cancéreuse ; 6° tumeurs enkystées de matière cancéreuse entourant la trachée et l'œsophage ; 7° dégénérescence cancéreuse de tout le poumon avec altération superficielle.

il suffit pour s'en convaincre, de lire avec attention cette partie de son ouvrage : on ne trouve point d'ailleurs de tubercules dans les autopsies que cet auteur faisait avec tant de soins et d'exactitude. Le cancer peut exister dans la cavité thoracique sans atteindre le poumon ; il a, dans ce cas, son point de départ, soit dans la plèvre, soit dans le tissu cellulaire des médiastins, soit enfin dans le cœur et le péricarde. Dans ce cas, il règne une telle confusion dans les altérations organiques, qui ont contracté des adhérences avec l'organe pulmonaire, qu'il est difficile de faire la part de ce qui appartient à chacun des organes thoraciques dans les masses cancéreuses, qui occupent une plus ou moins grande partie de la poitrine. M. Andral, dans ses notes sur Laennec (1), M. Bouillaud, dans le *Dictionnaire de Médecine et de Chirurgie pratiques* (2), ont rapporté des cas complexes de cette espèce de cancer. M. Martin-Solon a pareillement recueilli un fait semblable. L'auscultation et la percussion si utiles dans le diagnostic des maladies de poitrine, sont ici souvent en défaut. Des masses tuberculeuses existent dans les poumons, mais sont séparées par des portions de tissu pulmonaire sain, disposition qui apporte très-peu de changements dans l'état normal du son et du murmure respiratoire. L'expectoration ne fournit non plus aucune donnée pour le diagnostic, à moins toutefois que ce ne soit vers la fin de la maladie, et quand il existe des cavernes tuberculeuses dans les poumons ; mais le plus souvent, il faut le dire, les tubercules isolés qui compliquent le cancer du poumon, ne sont pas ramollis, et ne fournissent aucune matière à l'expectoration. Il n'y a donc ici dans le plus grand nombre des cas que des signes vagues de bronchite, mais ces signes sont si communs, qu'ils n'ont guère de valeur que quand d'autres signes les accompagnent, comme des tumeurs carcinomateuses externes.

Toutefois, les travaux des pathologistes modernes tendent à donner quelque valeur à des phénomènes, fort peu significatifs par eux-mêmes. Ainsi l'expectoration de consistance de gelée de groseille un peu noire, a été regardée par Stokes comme un signe de cancer du poumon ; mais dans combien d'autres maladies ne peut-on pas rencontrer une semblable expectoration ! La dysphagie, le sifflement striduleux de la trachée, la faiblesse du pouls de l'un des

(1) Tome II, page 346.
(2) Article Cancer.

bras, la différence des bruits respiratoires, par suite de la compression des tuyaux bronchiques, le déplacement du diaphragme et du cœur, peuvent être, à la vérité, le résultat de la présence d'une tumeur cancéreuse développée dans le thorax, mais pourraient être aussi le résultat d'autres lésions organiques, développées dans la même cavité. Ainsi donc, d'après ces considérations, et d'autres qu'il serait facile d'y joindre, on doit regarder le diagnostic du cancer du poumon comme très-obscur.

Le cancer du poumon est une maladie rare, souvent concomitante ou consécutive à d'autres affections carcinomateuses des différents organes de l'économie animale : il fait souvent partie de la diathèse cancéreuse. D'après les recherches de Bayle et autres sur le degré de fréquence du cancer dans les différents tissus, cette maladie serait à la phthisie tuberculeuse comme 3 est à 900. M. Bégin dit l'avoir rencontrée 4 fois sur 200 autopsies, MM. Andral et Velpeau une fois sur un nombre indéterminé. Selon Kliffens, le cancer paraît avoir occupé plus souvent le poumon droit seul. Le cancer du poumon se montre-t-il plus souvent chez les hommes que chez les femmes ? L'auteur, dans ses relevés sur 20 cas, la trouve 13 fois chez des hommes et 7 fois chez des femmes. L'âge des individus affectés a varié depuis 20 jusqu'à 60 ans, mais il paraît avoir été plus commun de 20 à 30 ans (Ouv. cité).

Quelques faits rapportés par les médecins anglais, cités plus haut, ceux que nous avons observés, nous mettent à même de donner une description plus complète du cancer du poumon, maladie d'ailleurs incurable et contre laquelle, nous le disons par anticipation, on ne peut mettre en usage que les palliatifs invoqués contre les maladies cancéreuses.

Les symptômes du cancer du poumon se réduisent pendant longtemps à une dyspnée dont l'intensité est proportionnée au volume des tumeurs et à une toux plus ou moins forte, tantôt sèche, tantôt accompagnée d'une expectoration de nature variable ; ces tumeurs arrivent souvent à un volume considérable et déterminent la mort par suffocation, avant d'avoir produit une altération notable dans la constitution des autres fonctions de l'économie ; mais ces altérations surviennent au moment du ramollissement des tumeurs (Laennec). Toutefois plusieurs sujets qui portent un cancer du poumon arrivé à un certain degré de développement, souffrent depuis plus ou moins longtemps de la poitrine, ressentent des douleurs lancinantes, pénétrantes et comme électriques à l'intérieur de la poitrine, sous les omoplates et jusque dans le canal vertébral ; ils respirent difficilement, sont fatigués par la toux et tombent lentement dans une sorte de marasme : leur teint est jaunâtre, plombé, paillé, les yeux sont caves et l'expression de la figure douloureuse ou angoissante. La peau est sèche, terreuse, à peine perspirable, les malades portent quelquefois d'autres indices de cancer intérieur, comme des tumeurs extérieures carcinomateuses, des squirres dans l'une des cavités splanchniques ; dans quelques cas de cancers ulcérés avancés, l'expectoration est fétide, crémeuse, selon les uns, rosée, selon les autres. Les veines du col, de la poitrine de l'aisselle, du ventre sont dilatées et variqueuses. La percussion donne un son mat, dans certains points du thorax, on perçoit parfois de la respiration bronchique ; plus tard on observe de l'infiltration extérieure, une ascite, un déplacement du cœur, l'apparition de quelques tumeurs jusqu'alors inaperçues. Les principaux signes indiqués par le docteur *Walshe*, sont : l'œdème du côté affecté, du bras ou du côté de la face correspondant, la *congestion* des veines thoraciques et cervicales, la dysphagie, des tumeurs extérieures, des crachats sanglants et ressemblant à de la *gelée de groseille*, la dilatation du côté affecté, l'extrême dyspnée et la matité du son.

Deux autres médecins anglais, Stokes et Hudges, ont émis sur la valeur des signes du cancer du poumon, des données qu'il importe de faire connaître en terminant ce chapitre, au risque de nous exposer à quelques redites. Les symptômes les plus importants, suivant Stockes, seraient une douleur continue dans la poitrine, un état variqueux des veines du col et du thorax, un œdème des membres, la formation rapide des tumeurs extérieures et carcinomateuses, une expectoration de gelée de groseille, etc. Nous sommes autorisé à conclure, dit Hudges, qu'il n'y a point de signes pathognomoniques du cancer pulmonaire, mais que cependant, s'il existe des signes de *solidification* étendue des poumons, sans signes commémoratifs de pneumonie, sans phénomène de ramollissement ; si le malade a eu une hémoptysie, si l'ensemble des symptômes généraux et la marche de l'affection diffèrent de ceux de la dégénérescence tuberculeuse ; si les crachats parfois sanguinolents ressemblent à de la gelée de groseille, si les veines du col, du bras, de la poitrine ou de l'abdomen du côté malade sont distendues, ou s'il y a un œdème local, résultat d'un obstacle à la circulation veineuse ; toutes ces particularités feront soupçonner l'existence du cancer du poumon : et ce soupçon sera encore plus fondé, si l'altération existe à droite. Ajoutons encore quelques autres phénomènes qui ont été signalés par les auteurs de quelques observations, tels que des douleurs saccadées qui semblent traverser par secousse la totalité de la poitrine, les compressions douloureuses sur cette partie et surtout sur le rachis ; le marasme, la détérioration générale de la constitution, l'anoréxie portée à l'extrême, etc.

Nous dirons au surplus, que dans les cas douteux, et en l'absence de signes positifs, c'est surtout par la méthode d'induction et par l'exclusion d'autres maladies de poitrine, d'ordinaire si faciles à caractériser, qu'on peut arriver plus sûrement au diagnostic du cancer du poumon. Quand, en effet, une poitrine paraît gravement compromise, qu'un côté est plus mat, ne fait point entendre de murmure respiratoire, ou du moins ne le fait entendre que faiblement ; qu'un côté du thorax est rétréci, qu'il est douloureux à la pression ou à la percussion, qu'il offre quelques veines variqueuses, preuve de la compression intérieure, et qu'il est survenu une maigreur extrême, un état rachitique, qu'on n'observe ni signes certains de tuberculisation, de pleurésie, de pneumonie chroniques, qu'il n'y a aucune raison d'admettre l'existence d'un épanchement séreux ou purulent, un œdème du poumon ; dans tous ces cas, disons-nous, que peut-on soupçonner de prime-abord par voie d'exclusion, si ce n'est une affection cancéreuse ou squirreuse du poumon ?

Quels autres moyens peut-on opposer au cancer du poumon, que des palliatifs, des narcotiques usités dans d'autres cancers. Le poumon étant moins sensible dans l'état pathologique que beaucoup d'autres organes, il en résulte que les souffrances sont ici infiniment moindres que dans les cancers du cerveau, de la matrice, de la vessie, etc., et qu'en supposant même qu'on l'ait bien reconnu et caractérisé, il y a moins d'indications à remplir dans les cancers du poumon que dans plusieurs autres.

PNEUMONIE CHRONIQUE.

CHAPITRE PREMIER.

HISTORIQUE.

Les médecins grecs ne font aucune mention de la pneumonie chronique ; on n'en trouve non plus aucune trace dans Cœlius Aurelianus et dans Arétée dont plusieurs livres sont cependant consacrés aux maladies chroniques. Si l'on objecte que les anciens n'ouvraient pas de cadavres pour se diriger dans le diagnostic des maladies, on pourrait répondre que le défaut de recherches anatomiques ne les a pas empêchés de décrire autant qu'il était en eux, la marche de la phthisie pulmonaire, par exemple, même la formation et la cicatrisation des cavernes. Tout fait donc présumer que cette maladie était aussi rare autrefois qu'elle l'est aujourd'hui, et que les recherches anatomiques seules pouvaient en constater l'existence, d'une manière certaine. Toutefois on est arrivé bien tard à ce résultat. Morgagni, par exemple, dont l'ouvrage renferme tant de lésions jusqu'alors inconnues, n'offre aucune description qu'on puisse rapporter à la pneunomie chronique ; le passage cité par M. Raymond, auteur d'une thèse sur cette maladie, n'en donne aucune idée exacte (1).

Quelques auteurs, *Stoll*, *Avenbrugger*, *Corvisart* et beaucoup d'autres ont parlé vaguement de la pneumonie chronique dans divers ouvrages de médecine pratique, où cette maladie est souvent confondue avec le squirre, la phthisie pulmonaire, la pleurésie chronique avec épanchement. Broussais lui-même, qui considérait la pneumonie chronique comme fréquente et qui avait fait des autopsies cadavérique ne rapporte pourtant, dans son Traité des phlegma-

(1) Lettre 19, n° 7.

sies chroniques, que des observations incomplètes, écourtées et stériles pour l'histoire de la maladie qui nous occupe. M. Lebert a prétendu, il est vrai, que les observations rapportées par Broussais, sous le titre de catarrhes pulmonaires étaient des pneumonies chroniques. Le Mémoire de M. Lebert, publié dans le Journal des connaissances médio-chirurgicales (mai 1840), nous a paru un travail théorique qui n'est appuyé d'aucune observation pratique. Bayle pensait également que la pneumonie chronique était commune, qu'il en avait observé plusieurs cas, qu'on la confondait souvent avec la phthisie pulmonaire ; néanmoins, cet auteur dont l'ouvrage sur la phthisie abonde en faits concluants ne rapporte qu'une seule observation (Obs. 46) de phlegmasie chronique du parenchyme pulmonaire dont Laennec n'a pas craint, à tort, il est vrai, de contester la nature et le véritable caractère.

Parmi les médecins qui ont pris cette maladie pour sujet de leur dissertation inaugurale (MM. Letenneur, Bazière, Chaix), l'un nous paraît avoir assez bien précisé la lésion anatomique, mais ne rapporte aucun fait ; les deux autres nous semblent, au contraire, avoir confondu l'altération propre à la pneumonie avec l'infiltration ou les masses tuberculeuses, les désordres inhérents aux pleurésies chroniques, etc.

La découverte de l'auscultation, qui répandit une si vive lumière sur le diagnostic des maladies de poitrine, ne fit faire aucun pas à l'histoire de la pneumonie chronique. Laennec ne parle même pas de cette affection dans la première édition de son ouvrage ; mais dans la deuxième, publiée en 1826, on trouve cette phrase, au moins très-singulière : *Connaît-on des pneumonies chroniques ?* Puis, ensuite, comme pour atténuer le sens trop affirmatif de cette interrogation, l'auteur ajoute un peu plus loin, qu'il n'y a qu'un très-petit nombre de maladies qui puissent être considérées comme telles ; ce nombre devait, en effet, être très-petit à ses yeux, puisqu'il affirme qu'on ne trouve aucun exemple de cette maladie, ni dans les anciens, ni dans les modernes. Selon lui, si l'on examine la question *à priori*, il semble peu probable qu'un organe aussi vasculaire, aussi mobile, aussi essentiellement vivant que le poumon, puisse conserver longtemps l'inflammation à ce degré de lenteur et d'inactivité, qui existe souvent dans les affections semblables d'organes moins nécessaires à la vie. Cet argument ne paraîtra pas sérieux pour ceux qui savent que les tubercules se développent, le plus souvent, avec une excessive lenteur dans le parenchyme pulmonaire; qu'il se forme dans ce parenchyme des congestions chroniques, des foyers sanguins dans l'espace de plusieurs années, etc.

M. le professeur Chomel, l'un des observateurs les plus exacts, l'un des médecins les plus expérimentés de notre temps, déclare n'avoir rencontré dans l'espace de seize ans, que deux lésions du poumon qui lui aient paru constituer la pneumonie chronique (1). M. Bouillaud est à peu près de la même opinion, et croit en outre, qu'il est bien difficile d'isoler les inflammations chroniques du poumon des affections tuberculeuses du même organe (2).

Un autre professeur, M. Andral, d'abord de l'opinion de ses collègues, paraît en avoir changé dans les éditions subséquentes de sa clinique médicale, et dans les notes qu'il a ajoutées à la 4e édition de l'ouvrage de Laennec sur l'auscultation. Il pense que la pneumonie chronique est une affection moins rare qu'on ne le croit; il dit avoir constaté plusieurs fois sur le cadavre une induration grisâtre du tissu du poumon, variable par son étendue et son siége; à raison de la dureté toute particulière que présentait ce tissu, il n'était pas possible de confondre cette altération avec celle que produit la pneumonie aiguë. Loin d'être devenu plus friable, le tissu enflammé résistait, au contraire, d'une manière remarquable à la pression et à la déchirure; l'on avait observé les symptômes de la bronchite chronique, un dépérissement graduel; on avait de plus constaté un son mat, de la respiration bronchique, etc. L'auteur ajoute qu'il faut rapporter à la pneumonie chronique, les cas assez fréquents d'induration noire décrite sous le nom de mélanose pulmonaire, etc. (3).

Un jeune médecin, M. Raymond, adoptant l'opinion de M. Andral, a réuni dans sa dissertation inaugurale divers documents et observations propres à faire mieux connaître la pneumonie chronique (Thèses de 1842, n° 249). Nous partageons tout-à-fait la manière de voir de M. Andral, ou plutôt nous persistons dans celle que nous avons émise depuis bien longtemps au sujet de la pneumonie chronique, dans l'article Pneumonie du *Dictionnaire des Sciences médicales*. Depuis ce temps-là, nous avons eu l'occasion

(1) Dict. de Méd.
(2) Dict. de Méd. et Chirurg. pratiques.
(3) Traité de l'auscult. Tome I, page 586. (Note).

d'observer plusieurs faits qui serviront de base à la description et à l'exposition des caractères anatomiques de la maladie qui nous occupe.

Les recherches anatomiques ne paraissent pas toutefois avoir démontré d'une manière certaine, l'existence de la pneumonie chronique chez les enfants, quoique des auteurs aient prétendu que cette forme d'inflammation était commune chez de jeunes sujets. Sauf la carnification, disent MM. Rilliet et Barthez (1), nous n'avons jamais rencontré chez les enfants, dont les poumons étaient exempts de tubercules, une altération de tissu qu'on pût regarder comme de la pneumonie chronique ; or, la carnification appartient à l'état aigu.

Ce qui nous semble avoir porté Laennec à douter de l'existence de la pneumonie chronique, c'est l'analogie, quelquefois même la conformité apparente des symptômes de cette affection avec ceux des phthisies lentes et stationnaires, des pleurésies chroniques avec épanchement ; à plus forte raison, c'est la difficulté qu'on éprouve dans les cas complexes à séparer les lésions propres à la phlegmasie des poumons de celles qui caractérisent la fonte et l'infiltration tuberculeuses, d'un certain degré d'hépatisation ou de carnification colorée en noir. Sans nier, au surplus, les avantages réels que présentent les lésions anatomiques pour caractériser les maladies, nous croyons cependant qu'on leur a trop souvent sacrifié les symptômes dont on peut tirer un meilleur parti pour diagnostiquer la pneumonie chronique, dans les cas même les plus complexes. Quand on a à sa disposition des moyens tels que l'auscultation et la percussion, il est peu satisfaisant pour l'art d'attendre une ouverture de corps pour caractériser la maladie qu'on a observée pendant la vie.

CHAPITRE II.

CARACTÈRES ANATOMIQUES.

Il est d'autant plus difficile de tracer une description précise des lésions propres à la pneumonie chronique, que cette maladie est plus rare à l'état de simplicité ; dans la plupart des cas, ainsi que nous

(1) Traité clinique des maladies des enfants. Tom. I, page 75.

l'avons déjà dit, les altérations organiques se confondent avec d'autres appartenant à la pneumonie aiguë ou à la tuberculisation des poumons. Sur cinq ouvertures dont nous avons conservé le souvenir, une seule nous offrit l'induration chronique du parenchyme pulmonaire, parfaitement isolée et exempte de complication.

Les portions affectées du poumon atteint de phlegmasie chronique sont indurées, pesantes, imperméables à l'air, d'un noir mêlé de gris, de violet parsemé de rouge, coupées parfois d'intersections blanchâtres fibreuses. Un morceau de poumon ainsi affecté, jeté dans l'eau, se précipite au fond du vase. Le tissu induré résiste fortement et crie sous le tranchant de l'instrument qui le divise; il ne cède que difficilement au doigt qui s'efforce de le déchirer. La surface incisée est sèche, ferme, presque unie et sans granulation; il s'en écoule peu ou point de liquide, la trame organique du parenchyme est reconnaissable et n'est jamais entièrement détruite. Des pathologistes tels que *Stokes* disent avoir rencontré des poumons enflammés, totalement recouverts d'une forte enveloppe fibreuse, située immédiatement au-dessous de la plèvre.

Il est impossible de confondre cette induration chronique avec la tuberculisation pulmonaire qui est d'une couleur mate, blanchâtre, qui a un aspect mamelonné, bourgeonné, semblable à du lard déchiqueté, ou bien à des granulations couenneuses du sang. Quant à l'infiltration tuberculeuse décrite par Bayle et Laennec, nous n'en comprenons pas le mécanisme. Le tubercule ramolli, s'absorbe, s'expectore, ne s'organise pas; l'infiltration tuberculeuse n'est à nos yeux que du tissu induré. L'hépatisation rouge, infiltrée de mucosité, le ramollissement gris, d'où le pus suinte de toutes parts, ont un aspect tout différent du tissu pulmonaire induré, sec et résistant.

SYMPTOMES, MARCHE ET TERMINAISON.

Soit que la phlegmasie chronique du poumon se développe chez un sujet imparfaitement guéri d'une pneumonie aiguë, soit qu'elle s'établisse lentement chez une constitution faible, exposée à l'action de causes peu sensibles, ou par suite d'infractions longues et réitérées aux lois de l'hygiène, on observe une petite toux sèche avec ou sans expectoration et une douleur profonde, obtuse dans la poitrine; cette toux revient ou s'exaspère principalement après le repas, le soir ou pendant la nuit, provoque quelquefois des crachats un peu sanglants, rouillés, mais le plus souvent muqueux, analogues à ceux de la bronchite. Le pouls est en même temps fébrile; la chaleur augmente ainsi que les douleurs vagues de la poitrine; les forces diminuent insensiblement. Le malade respire avec difficulté, surtout quand il précipite sa marche, monte un escalier, ou reste longtemps dans une position horizontale : alors le teint s'anime et les pommettes se colorent comme dans l'exacerbation fébrile. Si l'on percute la poitrine ou si l'on y applique le sthétoscope ; dans le premier cas, on obtient un son mat dans le point correspondant au poumon malade, à moins qu'il n'y ait d'affectés que quelques lobules pulmonaires séparés par des portions saines de parenchyme; dans le second cas, on perçoit un souffle avec ou sans mélange de râle crépitant, un peu de bronchophonie dans la partie indurée et presque toujours une forte répercussion des bruits et des battements du cœur. Selon M. Fournet, il faudrait ajouter dans quelques cas aux symptômes ci-dessus, une diminution du bruit *respiratoire*, d'autant plus considérable que l'induration est plus étendue, plus uniforme; un bruit *expiratoire*, d'autant plus prolongé que l'induration est plus étendue et moins uniforme. Les bruits respiratoires sont en outre très-durs, très-secs (Ouv. cité).

La fièvre est généralement peu intense ; comme la toux, elle revient le soir et s'accompagne parfois de sueurs plus ou moins abondantes. La guérison arrive à une époque difficile à déterminer et est annoncée par la disparition lente et successive des symptômes. Dans le cas contraire, les malades continuent à dépérir lentement et finissent par succomber dans un temps plus ou moins long.

Lorsque la maladie a une très-longue durée, qu'elle offre des rémissions, les pneumoniques, dans leurs moments les plus favorables, ont toujours l'haleine courte ; à chaque variation brusque de température ils sont tourmentés par les recrudescences d'une petite toux incommode, etc. Quand la maladie va toujours en s'aggravant, le teint du malade devient jaunâtre (couleur de paille), la face se bouffit, les pieds s'enflent, les forces s'anéantissent. Enfin après plusieurs mois survient l'infiltration, précurseur d'une mort prochaine. Si le malade a prolongé ses jours par un régime sévère, uniforme, il expire tout-à-coup et sans agonie; si au contraire, il a commis des fautes de régime, il est souvent emporté par une recrudescence qui présente des symptômes d'une maladie aiguë.

L'extrait de la seule observation rapportée par Bayle résume assez bien les symptômes principaux que nous venons d'indiquer, et prouve que notre description est fondée sur la nature. Un journalier de 62 ans, d'une bonne constitution, mais sujet à une dyspnée habituelle, fut pris, à la fin du mois de juillet 1808, d'une toux fréquente avec gêne dans toute la poitrine ; il rendait par l'expectoration une matière muqueuse, tenace, jaunâtre : sa difficulté habituelle de respirer augmenta, il avait le soir une petite fièvre qui se prolongeait pendant la nuit. Au bout de trois mois de souffrances il entra à l'hôpital de la Charité, le 8 novembre. Il avait encore beaucoup d'embonpoint, mais la mollesse des chairs, une sorte de flaccidité du tissu cellulaire sous-cutané, attestaient l'état de dépérissement qui commençait à se manifester. Il éprouvait une douleur profonde mais fort obscure dans le côté droit de la poitrine, ne pouvait respirer qu'étant debout ou assis sur son lit. La poitrine ne résonnait point du côté droit. La toux était fort pénible ; les crachats étaient teints de sang épais et blanchâtre, le pouls était fréquent, la peau chaude ; le soir, exacerbation et quelquefois sueurs abondantes, etc. Le malade mourut trois jours après son entrée (Le 11 novembre).

A l'ouverture du corps, on trouva le poumon gauche crépitant dans toute son étendue et parfaitement sain, à des adhérences près.

Le poumon droit était volumineux, rougeâtre dans presque toute son étendue, carnifié, ferme, et presque aussi dense que le tissu du foie ; les morceaux que l'on jetait dans l'eau tombaient rapidement au fond (*Recherches sur la Phthisie pulmonaire. Observ.* 46).

CHAPITRE III.

DIAGNOSTIC.

La phthisie pulmonaire est la maladie qu'on a le plus souvent confondue avec la pneumonie chronique, en ne considérant que certains symptômes d'une période avancée. On peut éviter facilement l'erreur quand on se rappelle que les tubercules affectent d'abord la partie supérieure du poumon, et qu'ils n'envahissent que dans la suite plusieurs portions indéterminées de cet organe, et qu'ils y donnent naissance à des phénomènes spéciaux; que la pneumonie au contraire occupe le plus souvent les lobes moyen et inférieur et qu'elle se maintient dans un point fixe avec les caractères que nous venons de lui assigner. Les sujets atteints de phthisie offrent d'ailleurs des signes avant-coureurs assez certains; ils ont généralement une faible complexion, portent des traces d'engorgements glanduleux; ils ont eu des accès d'hémoptysie, une jeunesse valétudinaire, etc. La pneumonie chronique, au contraire, attaque des sujets robustes, imprudemment soumis à l'action de causes accidentelles ou antérieurement frappés de phlegmasie aiguë des poumons. Le son thoracique est moins mat dans la phthisie que dans la pneumonie; dans celle-ci, la répercussion des battements du cœur est plus forte, la respiration est plus soufflante, plus mêlée de râles, etc., tandis que dans la première maladie elle est, au contraire, obscure, râpeuse, rude, puérile, avec craquements et expiration prolongée. On ne trouve point non plus chez les pneumoniques, l'affaissement notable et l'immobilité du thorax au-dessous des clavicules, qui se rencontrent si souvent chez les phthisiques. Quand la phthisie est parvenue au 2e ou au 3e degré, des phénomènes caractéristiques comme le gargouillement, la pectoriloquie, la chaleur et la fièvre intenses, les sueurs abondantes, la diarrhée, rendent toute méprise impossible.

La pleurésie avec épanchement caractérisée par une douleur latérale primitive, du souffle sans râle, de l'egophonie, une matité profonde et étendue à partir de la partie inférieure du thorax, l'absence d'expectoration, se distingue facilement de la pneumonie chronique. L'engouement ou la splénisation des poumons, la cirrhose avec dilatation des bronches sont les affections qu'on pourrait plus facilement confondre avec la pneumonie chronique, ainsi que le remarque fort bien M. Raymond (1), encore convient-il de faire observer qu'il y a toujours dans ces affections absence des premiers signes de pneumonie aiguë; dans l'engouement pulmonaire, les râles sous-crépitants prédominent; dans la cirrhose au contraire, le souffle est pur et d'autant plus considérable que les bronches sont plus dilatées, il y a absence de fièvre, une bronchophonie plus diffuse, des râles muqueux à grosses bulles, quelquefois même du gargouillement et

(1) Thèse citée plus haut.

une sorte de pectoriloquie quand les bronches sont extrêmement dilatées.

L'engorgement des ganglions cervicaux, l'œdème, la dilatation des veines et autres signes de la diathèse cancéreuse, la nature de l'expectoration, la violence des douleurs, l'état cachectique du malade, suffisent, sans contredit, pour distinguer la pneumonie chronique du cancer du poumon : maladies qui ont d'ailleurs plusieurs symptômes communs, comme l'immobilité des côtes, le souffle bronchique, etc.

L'œdème du poumon n'offre que du râle crépitant ou muqueux, point de souffle et de matité prononcée qui puissent le rapprocher de la pneumonie chronique.

La pneumonie chronique qui succède à la pneumonie aiguë est moins dangereuse que celle qui s'établit lentement et insensiblement pour le malade; dans le premier cas, on est averti du danger par l'invasion de la première affection et déterminé à employer les moyens convenables; dans le second cas, au contraire, le malade ne demande trop souvent du secours que lorsque la maladie a fait déjà de grands progrès et est devenue inaccessible aux secours de l'art.

CHAPITRE IV.

COMPLICATIONS.

La pneumonie chronique peut se développer en même temps que la phthisie pulmonaire, de façon à affecter un poumon seulement, tandis que les tubercules désorganisent l'autre. Cette double affection est parfaitement caractérisée dans le fait suivant :

Un mécanicien, âgé de 43 ans, vint mourir à l'hôpital Necker en octobre 1836, d'une phthisie héréditaire bien constatée, et qui avait détruit presque entièrement le poumon droit. Le poumon gauche présente à la partie supérieure une altération qui ne ressemble point à celle du côté opposé; elle est d'un gris jaunâtre et bien différente de l'infiltration grise, demi-transparente, tuberculeuse; c'est une véritable induration qui ne cède pas au doigt qui s'efforce de s'y introduire. Ce tissu anormal n'est point infiltré de liquide et ne contient pas une seule bulle d'air ; une portion jetée dans l'eau gagne le fond du vase ; on ne découvre d'ailleurs dans la totalité de ce poumon la trace d'aucun tubercule. Il existe cependant à deux pouces du sommet une petite caverne de la grandeur d'une aveline, mais dont les parois sont endurcies et tout-à-fait semblables à l'altération que nous venons de décrire. Cette petite cavité avait sans doute été le siége d'une vomique.

Une autre observation recueillie aussi à l'hôpital Necker, nous offre l'exemple curieux d'une pneumonie chronique, associée à un certain degré de pneumonie aiguë, et compliquée de plusieurs vomiques. Cette observation nous a paru digne d'être rapportée avec quelques détails :

Un ancien professeur, âgé de 40 ans, entra à l'hôpital le 2 mars 1844, et fut couché au n° 21 de la salle Saint-Ferdinand. Cet homme qui était malade depuis longtemps, mais qui ne put donner des renseignements circonstanciés sur son état, avait depuis quatre jours une grande difficulté de respirer, et expectorait des crachats spumeux et sanguinolents ; son pouls était développé, plein, mais sans fréquence. Il avait été saigné en ville.

L'auscultation ne constata que du râle à grosses bulles, de la bronchophonie ; la percussion ne put être pratiquée, à cause de la vive douleur que le malade éprouvait dans les parois thoraciques. On fit une application de sangsues à l'anus, qui soulagea un peu le patient, diminua la toux et l'expuition sanguine.

Le 3, on prescrivit un vésicatoire volant sur le côté droit, pour enlever un point douloureux (boissons mucilagineuses).

L'amélioration de la veille continua le 4, mais le 5, le malade fut en proie à de nouvelles suffocations, devint cyanosé, le pouls s'affaiblit ; ces accidents se calmèrent le lendemain, pour revenir avec plus de violence le 7. On pratiqua une nouvelle saignée, mais inutilement, le malade succomba le 8, sans qu'il fût possible d'établir un diagnostic rigoureux faute d'un examen suffisant.

A l'ouverture du corps faite le 9, on trouva le poumon gauche dans l'état normal, surnageant le liquide dans lequel on l'avait plongé.

Le poumon droit, au contraire, était très-volumineux, pesant ; une pneumonie occupe les lobes supérieur, moyen et une partie seulement du lobe inférieur. Cette pneumonie était assurément très-ancienne. On y constata les altérations suivantes : le lobe supérieur était d'une coloration rouge lie de vin ; dans ses deux tiers supérieurs il représentait la pneumonie ordinaire au 2e degré ; le tissu était induré ; il s'en écoulait par la pression un liquide sanguinolent, sans toutefois l'écume qui dénote d'ordinaire la perméabilité des conduits bronchiques ; il résistait au doigt qui cherchait à s'y introduire. A la partie inférieure de ce lobe, l'altération n'est plus la même ; elle est d'un gris verdâtre, friable, molle ; on n'y remarque plus ni bronches ni vaisseaux ; on observe à sa surface extérieure de petites collections purulentes du volume d'un grain de chenevis. Ces petits abcès multiples indiquent manifestement une pneumonie très-ancienne, ayant passé par des phases différentes de ceux de la pneumonie du sommet.

Le lobe moyen présente un mélange d'hépatisation rouge et d'hépatisation grise ; mais celle-ci est pour ainsi dire infiltrée dans l'altération plus récente. Les plaques d'hépatisation rouge sont violacées, et forment des espèces de foyers, d'où s'était sans doute échappé le sang expectoré pendant la maladie.

Le lobe inférieur offrait presque les mêmes altérations que le moyen ; les traces de pneumonie ancienne y sont plus tranchées, le poumon entier se précipite au fond de l'eau. A la racine du viscère en dehors, l'on découvrit, en faisant une incision profonde au niveau des lobes moyen et inférieur, plusieurs vomiques ; la plus considérable avait le volume d'une noisette. Ces vomiques siégeaient dans l'hépatisation grise ; elles étaient enkystées et enveloppées d'une fausse membrane, analogue à la membrane pyogénique des abcès. Il n'y avait aucune trace de tubercules dans le poumon atteint de lésions si diverses.

CHAPITRE V.

TRAITEMENT.

Les auteurs qui ont pour ainsi dire révoqué en doute l'existence de la pneumonie chronique, ou du moins l'ont considérée comme une maladie extrêmement rare (Laennec, Grisolle), n'ont indiqué aucun traitement ; ceux, au contraire qui, sans démonstration suffisante, croyaient à la fréquence de cette maladie, lui ont opposé, avec peu de discernement, un grand nombre de moyens généralement usités contre la phthisie pulmonaire, la pleurésie chronique, l'emphysème et autres lésions chroniques de la poitrine. Nous ferons en sorte de prendre un terme moyen entre ces deux extrêmes.

A l'exception des cas qui se compliquent d'un état aigu ou qui offrent de véritables recrudescences (auxquels pour cette raison, les saignées et les anti-phlogistiques sont applicables), on combat généralement ces phlegmasies chroniques du poumon par des dérivatifs énergiques tant internes qu'externes, des médications altérantes, toniques, reconstituantes, pour nous servir de vieux termes rajeunis, par des excitants spéciaux qui activent les diverses sécrétions, par des spécifiques que réclame une étiologie exceptionnelle. Toutefois, la position du praticien ne laisse pas d'être ici embarrassante, dans les cas de complications ou de recrudescences, il se trouve manifestement entre deux écueils ; s'il insiste sur l'usage des mucilagineux, des antiphlogistiques, il peut jeter son malade dans l'atonie ; si au contraire il le surexcite, il s'expose à exaspérer la toux, à augmenter la fièvre, etc. Il n'y a d'autre parti à prendre dans cette circonstance que de suivre une thérapeutique mixte, composée de moyens dérivatifs externes, de toniques, moyens auxquels on a donné le nom d'expectorants, de médicaments qui ont une action spéciale sur la membrane muqueuse bronchique (substances balsamiques).

De toutes les médications énergiques que l'on peut opposer à la phlegmasie chronique du poumon, exempte de tubercules, aucun ne nous a paru plus efficace pour dégorger promptement l'organe congestionné et induré que l'inflammation substitutive et la suppuration profonde de la peau et du tissu cellulaire sous-jacent qui avoisine le poumon. On peut produire cette inflammation artificielle par des cautères profonds sur différents points du thorax et des sétons appliqués sur les mêmes parties, toujours à une grande profondeur, car c'est la principale condition du succès. Les moxas, préférés par quelques praticiens, produisent les mêmes effets et agissent avec plus d'énergie et de promptitude. Ils ont été très-vantés par *Vaidi*, l'un des principaux auteurs du *Dictionnaire des Sciences médicales* ; il croyait la pneumonie chronique fréquente, il a publié plusieurs faits intéressants sur l'efficacité des moxas dans cette maladie. (On peut consulter à cet égard le *Journal complémentaire des Sciences médicales.* Tom. VI, pag. 9; tom. VII, pag. 159; tom. XI, pag. 175.)

Toutefois, ce moyen est moins usité que ceux dont nous venons de parler, à cause de l'effroi qu'il cause aux malades et de la difficulté qu'on éprouve à le renouveler. Il est important, en effet, de réappliquer souvent les cautères. Y a-t-il dans l'action de ces moyens autre chose qu'une dérivation substitutive, ou peut-on supposer avec Bordeu une sorte de *tractus* inflammatoire à travers lequel chemine la matière de l'engorgement pulmonaire? L'auteur d'une thèse sur la pneumonie chronique (M. Bazière), n'a pas craint de ressusciter l'explication un peu scabreuse de Bordeu, en déclarant avoir vu la plèvre et le tissu cellulaire voisin de la plaie, infiltrés de pus, établissant une filière à travers laquelle la matière de l'hépatisation semblait se rendre à l'exutoire. L'auteur se serait-il fait illusion, trompé par le concours fortuit de différentes lésions?

L'action plus superficielle des vésicatoires convient spécialement quand la pneumonie chronique paraît due à la suppression de quelque affection cutanée, dartreuse, psorique, etc. Nous avons rapporté, dans l'article Pneumonie du *Dictionnaire des Sciences médicales*, l'observation d'un homme de 40 ans chez lequel une phlegmasie du poumon devenue chronique avait succédé à la disparition d'une dartre très-ancienne du scrotum et de l'ombilic; cet homme qui était tombé dans un état déplorable par suite de l'usage imprudent des émétiques et des purgatifs, fut guéri par l'application réitérée de plusieurs vésicatoires volants sur le ventre et la poitrine. Enfin d'autres moyens, comme des ventouses, des frictions irritantes, soit avec la pommade stibiée, soit avec l'huile de croton, des bains sulfureux alcalins, de légers diaphorétiques peuvent aussi concourir à la guérison de la pneumonie chronique.

Les préparations antimoniales et en particulier le kermès, conviennent surtout quand la pneumonie se complique de bronchite et lorsqu'il faut combattre l'atonie des bronches qui se débarrassent difficilement de l'excrétion muqueuse; le kermès donné à une dose élevée (10, 15, 20 centigr. dans une potion), facilite l'expectoration et tarit quelquefois la bronchorrée qui fatigue le malade. Cette dose peut quelquefois être portée plus loin; nous avons soigné un malade, qui ayant commencé par une faible dose, prit à la fin du traitement jusqu'à 2 grammes de kermès en un seul jour; il fut débarrassé d'un catarrhe pulmonaire chronique qui le tourmentait depuis longues années et l'affaiblissait par une énorme excrétion muqueuse.

Les eaux thermales sulfureuses prises à leur source et en temps convenable aident quelquefois à la guérison; quoiqu'on ait donné à cet égard aux eaux de Bonnes, de Cauterets, etc., des éloges exagérés, leur administration en bain ou même en boisson, peut être fort utile, réunie aux avantages de l'exercice, du voyage et d'une douce température.

Les toniques proprement dits sont aussi très-souvent indiqués pour soutenir les forces et favoriser la résolution de l'induration pulmonaire. De même, en effet, que les médicaments balsamiques (baumes de Tolu, de copahu, térébenthine) ont mis fin à des inflammations catarrhales anciennes de divers organes, que les eaux alcalines de Vichy ont concouru à dissiper des hépatites chroniques; de même aussi, le lichen d'Islande, le polygala de Virginie, les infusions aromatiques, les extraits de sucs végétaux fortifiants, amers, ont produit, comme moyens accessoires, d'heureux effets dans la maladie qui nous occupe. Une autre indication qu'on ne doit pas négliger, c'est celle que fournit l'état des voies gastriques plus ou moins languissantes et qu'il convient de stimuler de temps à autre par quelque purgatif amer, qui a la propriété de rendre le tube digestif plus sensible à l'action des autres médicaments.

Les antispasmodiques et les calmants doivent aussi intervenir dans quelques circonstances pour calmer les toux, les dyspnées, les spasmes qui tourmentent les malades, surtout aux heures où ils auraient le plus grand besoin de sommeil et de repos. En produisant du calme ils favorisent indirectement le rétablissement des forces, et les efforts que la nature fait pour la guérison, efforts impuissants quand ils sont à chaque instant troublés par de vives souffrances, des quintes de toux, etc.

Nous nous sommes parfois bien trouvé de l'emploi de certaines fumigations comme celles qu'on fait avec le chlore, la solution de chlorure de chaux, les décoctions de plantes aromatiques et narcotiques, les vapeurs balsamiques résineuses. Les fumigations sont particulièrement efficaces lorsque la maladie est compliquée d'une excrétion abondante, fétide, de la gangrène locale du poumon ou de la membrane muqueuse bronchique, affection consécutive plus commune qu'on ne le croit généralement.

Si l'on découvre en interrogeant le malade, qu'une cause spéciale ait concouru à produire la maladie, comme la disparition subite d'une excrétion habituelle, d'un exutoire, d'une affection dartreuse, psorique, une rétrocession goutteuse rhumatismale, une infection syphilitique, cette connaissance doit faire modifier la thérapeutique et prescrire le choix d'une médication.

Le docteur Dufau traitait depuis assez longtemps sans succès un homme atteint d'une pneumonie chronique qu'il regardait, à tort, comme une phthisie pulmonaire. Fatigué de voir échouer les moyens les plus énergiques et en apparence les mieux indiqués, il redouble de questions et finit par découvrir que le patient avait contracté l'année précédente une maladie vénérienne et qu'il portait sur la peau des taches cuivreuses indiquant que cette maladie n'était pas guérie. Ce médecin eut alors recours à l'emploi du sublimé corrosif et des sudorifiques qui guérirent complétement la maladie dans l'espace de 40 jours (1).

Le régime alimentaire des pneumoniques doit se composer d'aliments légers, d'une digestion facile, entraînant par cela même peu de réaction fébrile, tels que ceux qui se composent de viandes tendres, de fruits, de légumes récents, d'œufs, etc. La boisson sera presque toujours de l'eau rougie, et le malade évitera avec soin les aromates, les épices, les liqueurs, le café et le thé, etc.

On ne devra pas mettre moins de soin à prémunir le malade contre l'influence des variations atmosphériques capables de produire des recrudescences dangereuses, d'exaspérer la toux, etc. C'est pour cette raison que les pneumoniques se trouveront mieux dans les climats chauds et sous un ciel tempéré. Ceux qui ne sont pas à portée de vivre sous ces latitudes, doivent se vêtir de manière à se préserver des effets du froid et de l'humidité, et à pouvoir subir impunément les oppositions de température en passant du chaud au froid, du sec à l'humide. L'équitation par un beau temps, une douce navigation, des voyages qui fournissent d'agréables moyens de diversion, sous une température douce et un ciel serein, ne peuvent que contribuer à la guérison et sont surtout très-propres à dissiper les terreurs des malades atteints de ces pneumonies longues plus ou moins latentes, qui les épouvantent par la crainte qu'ils ont d'être irrévocablement dévoués au sort des phthisiques.

---

(1) Journ. compl. des Sciences Méd. tom XXVI, page 376.

EMPHYSÈME DU POUMON.

CHAPITRE PREMIER.

HISTORIQUE.

L'emphysème, n'étant à la plus simple apparence qu'une dilatation des cellules ou du tissu cellulaire du poumon, une sorte d'exagération de l'état normal de ce viscère, et le plus souvent une complication des diverses maladies de poitrine, devait naturellement attirer très-peu l'attention des médecins. Cela nous explique comment un pathologiste célèbre qui en réduisant le nombre des espèces de maladies, avait opéré en pathologie une réforme salutaire (Pinel), crut ne pas devoir admettre l'emphysème dans son cadre nosologique, ne le considérant que comme un accident secondaire. Mais depuis, l'horizon médical s'étant singulièrement agrandi par les progrès de l'anatomie pathologique, les nosographes ont été obligés d'ouvrir leur cadre à des espèces nouvelles, qu'une analyse trop rigoureuse avait d'abord reléguées dans la catégorie des symptômes. De ce nombre était l'emphysème des poumons presque oublié jusqu'à Laennec qui en a tracé une histoire très-remarquable. L'exact et judicieux Morgagni, après avoir cité une observation de Vasalva, où l'état emphysémateux du poumon est bien décrit, parle vaguement en divers endroits de son ouvrage, de poumons gonflés par l'air, remarques qu'il fait le plus souvent d'ailleurs à l'occasion des maladies du cœur, dans lesquelles effectivement cet accident est très-commun. Nous ajouterons que l'emphysème se trouvant confondu avec l'asthme, deux affections qui causent rarement la mort des malades, les médecins ont peu d'occasions d'étudier l'état pathologique des poumons ainsi affectés. Déjà cependant Van-Swieten (1) et avant lui Ruysh (2) s'étaient

(1) Comment. in Boerh. Aphor. 1220.
(2) Observ. Méd. Chirurg. cent. Observ. 19.

formé une idée très-exacte de l'emphysème du poumon et en avaient tracé une description. Il est remarquable même que Ruysh regarde cette affection comme une cause fréquente d'asthme.

On doit à Storck deux observations d'emphysème du poumon aussi remarquables par l'exactitude de la description anatomique, que par les remarques judicieuses dont elles sont accompagnées (1).

MM. Monneret et Fleury, auteurs du savant compendium de médecine pratique, font remarquer avec raison, qu'il est surprenant que les médecins n'aient fait aucune attention aux remarques importantes et aux opinions que Floyer a émises dans son Traité de l'asthme, sur l'emphysème des poumons (2). Cet auteur indique bien, en effet, les causes principales qui peuvent *forcer* les vésicules pulmonaires et leurs *fibres musculaires*, et causer, par ce moyen, la même rupture ou dilatation qui arrive chez un cheval poussif; l'infiltration de l'air et la compression qu'il exerce sur le parenchyme pulmonaire lui semble, en outre, une cause positive de l'asthme.

D'après les recherches que M. Gavarret a publiées dans sa thèse, les vétérinaires loin d'être restés en arrière des médecins, avaient déjà dès 1771 rattaché la pousse à l'emphysème des poumons (3), et dans plusieurs écrits postérieurs cette maladie est envisagée sous le même point de vue.

On trouve dans l'article Emphysème du Dictionnaire des Sciences médicales, une observation très-curieuse et très-complète d'emphysème du poumon que M. Magendie avait communiquée à l'auteur, et dans laquelle, suivant la remarque judicieuse de M. Gavarret, deux symptômes importants de la maladie sont mentionnés pour la première fois, savoir : la voussure et l'augmentation de sonorité du thorax. Mais il faut convenir que tous les documents dont nous venons de parler, sont bien incomplets et d'un bien faible intérêt en comparaison de l'histoire de l'emphysème des poumons tracée par Laennec dans son Traité de l'auscultation (4). Depuis Laennec cependant, ont paru : 1° un Mémoire de M. Magendie sur la structure des poumons, où se trouvent des considérations sur le caractère anatomique de l'emphysème (5). 2° Les recherches de M. Piédagnel

(1) Annus Med.
(2) Traité de l'asthme (1761), page 280.
(3) Méd. vétérinaire. Tome II.
(4) Tome I.
(5) Journ. de physiolog. expérimentale. 1825.

sur l'emphysème du poumon (1). 3° Celles de M. Louis qui ont pour base 90 observations (2). 4° Quelques thèses, comme celles de MM. Pillore, Imely, Lambert (1834). 5° Un Mémoire de Prus, ancien médecin de la Salpétrière, communiqué à l'Académie royale de Médecine et analysé dans les Bulletins de cette société savante.

On doit enfin à M. Lombard de Genève des recherches anatomiques très-exactes sur l'emphysème des poumons (3). L'auteur pour rendre l'intelligence de ses descriptions plus facile, a fait graver d'après nature, plusieurs planches, qui donnent une idée très-exacte des dispositions normales qui caractérisent cette maladie des organes de la respiration.

CHAPITRE II.

DÉFINITION, SIÉGE ET CARACTÈRES ANATOMIQUES DE L'EMPHYSÈME.

On a d'abord donné le nom d'emphysème pulmonaire, tantôt à une accumulation d'air dans ce qu'on appelle les vésicules du poumon dilatées, tantôt à des extravasions d'air formant des foyers considérables, quand elles communiquent ensemble par suite de la rupture de leurs parois; c'est l'emphysème vésiculaire de Laennec. Peut-être serait-il plus convenable de restreindre, comme le veut M. Andral, cette dénomination à l'espèce d'emphysème appelée interlobulaire, attendu qu'on ne connaît pas bien la forme et la structure des vésicules pulmonaires, et qu'il ne peut y avoir d'ailleurs, épanchement ou infiltration, que quand l'air est sorti des voies ordinaires qui le contiennent. Telle est au reste, l'opinion depuis longtemps émise par M. Piédagnel (4), qui affirme que l'épanchement d'air se fait dans le tissu cellulaire interlobulaire et non dans

(1) Thèse 1829.

(2) Recherches sur l'emphysème pulm. Mém. de la Société méd. d'obs. Tome I. — Dict. de Méd., 2e édition.

(3) Recherches anatomiques sur l'emphysème pulmonaire. 1837.

(4) Recherches sur l'emphysème. 1829.

les cellules du poumon. Les auteurs du *Compendium* voudraient qu'en conséquence de cette manière de voir, qu'ils adoptent, on appelât selon les cas l'emphysème vésiculaire de Laennec hypertrophie ou dilatation des vésicules pulmonaires. Cette manière de voir est aussi partagée par M. Gavarret (1), qui fait remarquer avec raison, qu'il est difficile de se faire une idée exacte des vésicules pulmonaires; que parmi des anatomistes distingués, les uns ont douté de l'existence de ces vésicules, les autres l'ont formellement niée. Dès lors, évidemment, il doit y avoir quelque chose de hasardé dans la manière de considérer la dilatation de ces vésicules, leur rapport, leur forme, etc. C'était au surplus, il faut le dire, une hypothèse très-pardonnable de la part de Laennec qui, contemplant avec satisfaction sa théorie, dut involontairement se complaire dans l'exposition des caractères anatomiques d'une maladie qu'il avait le premier bien fait connaître :

Le siége de l'emphysème pulmonaire d'après les relevés de M. Louis (2) (sur 43 cas) s'est trouvé à gauche 23 fois, à droite 20 fois; dans le lobe supérieur gauche 9 fois; dans le poumon droit 12 fois, dans le poumon gauche inférieurement 25 fois, à droite inférieurement 2 fois; c'est sur le bord tranchant des poumons que l'emphysème se rencontre le plus souvent, et qu'on trouve les foyers d'air les plus considérables. Les poumons sont gonflés, peu résistants et donnent, selon Laennec, la sensation d'un oreiller de duvet que l'on presse. La crépitation que l'on perçoit ressemble au bruit qui s'échappe lentement d'un soufflet. Tantôt l'air est contenu dans les vésicules distendues, selon Laennec, tantôt dans le tissu cellulaire intervésiculaire et interlobulaire; d'autres fois enfin dans le tissu cellulaire sous-pleural. Dans ces différents cas, le poumon offre des aspects très-divers. L'infiltration dans le tissu cellulaire, au contraire, constitue des foyers gazeux plus considérables à l'extérieur. De vastes ampoules aplaties, quelquefois des bulles intersectionnées qui ressemblent assez bien à des vessies natatoires de poisson, à des circonvolutions intestinales; ces grandes ampoules sont ordinairement situées sur le bord du poumon, et dans quelques cas remplissent une partie de la cavité thoracique. MM. Andral et Louis ont étudié la disposition intérieure de ces appendices, dont les unes sont uni-

(1) De l'emphysème du poumon. 1849.
(2) Dict. de Méd. Tome XI, page 2412

loculaires et les autres multiloculaires. Comment l'air pénètre-t-il dans ces parties du poumon qui ne lui sont pas destinées, comment y est-il retenu ? par quel mécanisme, par quelle cause les vésicules du tissu cellulaire infiltré, se trouvent-elles ainsi distendues outre mesure ? Les uns veulent que les parties malades soient dilatées, en vertu de certaines dispositions ou forces qui président au développement des organes creux. Les autres au contraire veulent que l'air soit emprisonné, retenu par l'obstacle que lui oppose le produit de la sécrétion bronchique dont les malades ne peuvent se débarrasser par l'expectoration : il en est enfin qui ont prétendu que l'emphysème se produisait exclusivement dans certains mouvements violents du thorax à la faveur desquels une grande masse d'air s'introduit violemment dans le poumon et y cause des déchirements comme il arrive dans les fortes contusions du thorax, dans les violentes secousses de toux, les efforts faits pendant un accouchement laborieux, etc. Une fois la déchirure opérée, l'air ne cesse de s'y accumuler, et de dilater les parties divisées, etc. De quelque manière que l'air s'introduise dans les parties du poumon qui ne sont pas destinées à le contenir, de quelque manière qu'il s'y accumule et qu'il y séjourne, on conçoit les déformations organiques, et les dispositions anormales intérieures qui peuvent en résulter, et les désordres que cet état pathologique peut entraîner.

Laennec a tracé une description si exacte des modifications et des changements que l'emphysème apporte dans la forme et la structure intérieure des poumons, qu'il paraît impossible d'y rien ajouter lors même qu'on n'est pas d'accord avec lui sur le rôle qu'il fait jouer aux vésicules pulmonaires. Quoique cet auteur parle des infiltrations extérieures d'air qui se déplacent par la pression, il ne paraît pas avoir rencontré de ces vastes ampoules dues à la distension graduelle et étranglée de la plèvre, et qui forment des grappes ou des circonvolutions que nous avons rencontrées et comparées à celles de l'intestin. M. Bouillaud a décrit plusieurs de ces ampoules qui avaient le volume de l'estomac ou de la vessie de l'homme (1). Rien sans doute de plus ingénieux et en même temps de plus facile à comprendre que la marche de l'air qui s'accumulerait et distendrait ce que l'on appelle les vésicules pulmonaires, les lames ou vacuoles du tissu cellulaire interlobulaire ou intervésiculaire des pou-

(1) Dict. de Méd. et de Chirurg. pratiques. Tome VII.

mons, et y produirait les modifications si minutieusement décrites par Laennec ; toutefois, il faut convenir que l'état anatomique que cet auteur attribue à l'emphysème vésiculaire est très-contestable : *Faites sécher*, dit-il, *un poumon dilaté par l'air, faites une section sur ce poumon, et vous verrez les vésicules, les vacuoles qui contiennent l'air épanché.*

Mais d'abord, se fait-on une idée exacte des vésicules pulmonaires? qui les a bien vues et bien décrites? Comment, se demande avec raison M. Gavarret, a-t-on pu démontrer la dilatation pure et simple des vésicules ; a-t-on jamais disséqué un rayon bronchique dans toute son étendue, et l'a-t-on vu se terminer par une ampoule fermée de toutes parts ? Laennec, sur un poumon emphysémateux, a vu au-dessous de la séreuse viscérale des alvéoles plus ou moins régulières, semblables à celles qui constituent le poumon des batraciens ; il a coupé avec un rasoir le poumon emphysémateux desséché, et à la surface il a vu et parfaitement décrit des cellules, des vacuoles d'une capacité variée, et il a dit : ces cellules, ces vacuoles sont des vésicules pulmonaires dilatées ; mais tout tissu cellulaire infiltré d'air présente le même aspect, quand on l'étudie avant et après l'avoir divisé par tranches minces. En s'en rapportant à cette simple apparence, Laennec aurait pu tout aussi logiquement conclure à l'infiltration du tissu cellulaire intervésiculaire, qu'à la dilatation des vésicules. Et puis, il est bien difficile de penser que les vésicules pulmonaires, reconnues par Laennec lui-même si petites (1/4 du volume d'un grain de millet), puissent acquérir l'ampleur qu'il leur assigne, surtout quand il a été parfaitement démontré par MM. Leroy d'Étiolle, Magendie, Piédagnel, que les vésicules pulmonaires des animaux se rompent avec une grande facilité. D'après cela, on serait tenté de croire que les altérations anatomiques si bien décrites par Laennec, et qu'il rapporte à la dilatation des vésicules, sont véritablement dues à des infiltrations gazeuses du tissu cellulaire ; enfin si l'on considère qu'en insufflant un poumon emphysémateux l'air ne paraît pas arriver au siége de l'altération organique, ne doit-on pas en conclure que les foyers d'infiltration ne sont pas en communication avec l'air extérieur, communication qui devrait évidemment exister si l'emphysème consistait dans la dilatation des vésicules pulmonaires. (1)

(1) Voir Stokes, Arch., 2e série. Tome X, page 352.

Aspect extérieur. — Le poumon emphysémateux est augmenté de volume, la poitrine ne peut le contenir, il refoule son congénère du côté opposé ainsi que le médiastin, le cœur. Quand les deux poumons sont emphysémateux ils se croisent et se repoussent mutuellement; leurs bords au lieu d'être minces, sont arrondis, recouverts de saillies formées par l'air infiltré. Il est facile de comprendre comment les poumons emphysémateux sont spécifiquement plus légers que les poumons sains; ils sont aussi plus secs, moins pénétrés de fluides, leur surface extérieure est inégale, bosselée, recouverte de saillies variables dont on change facilement le volume et la forme par la pression. Au-dessous de la plèvre se trouve un plan celluleux dont les dispositions ont été très-bien décrites par Laennec, et qui ont plus ou moins de rapport avec les ruches à miel, quand le poumon malade a été desséché.

État intérieur. — Des crevasses, des cavernes pleines d'air, contenant quelquefois un peu de sang, des portions de parenchyme infiltrées et ressemblant assez bien à une espèce d'éponge, telles sont les principales particularités que présente un poumon emphysémateux, dont Laennec a fait une très-bonne description sur des poumons desséchés et divisés par diverses sections. On peut consulter à cet égard son ouvrage, qui est un modèle d'exactitude et un chef-d'œuvre dans l'art graphique, soit qu'il décrive l'emphysème vésiculaire, soit qu'il veuille faire connaître l'emphysème interlobulaire ou sous-pleural. Bourgery, qui a émis sur la structure des poumons des idées différentes de celles généralement adoptées, a aussi proposé une nouvelle théorie de l'emphysème; il a examiné au microscope des poumons emphysémateux, et il a figuré, d'après cet examen, de grands espaces, des cavernes anfractueuses, irrégulières, dans lesquelles il a trouvé des filaments, débris supposés de cloisons vésiculaires rompues et semblables à des pellicules d'ognons, lisses ou garnies de duvet, etc. (1). Nous ferons remarquer, à cette occasion, que le microscope, par ses grossissements, crée sans doute des objets nouveaux, mais ces objets sont-ils réels, véritables et dans la nature des choses, et cette manière de procéder est-elle un progrès réel pour la science et pour la généralité des praticiens qui la cultivent et la pratiquent avec leurs yeux? On trouve quelquefois aussi les poumons emphysémateux infiltrés de sang, de sérosité, etc.,

(1) Anat. de l'homme. Tome IV.

quelquefois des tubercules qui, d'ailleurs, d'après les remarques de M. Louis, ne se trouvent dans aucun rapport spécial avec la maladie dont il s'agit. Il en est de même des adhérences des plèvres avec les poumons, quoique l'auteur que nous venons de citer ait constaté leur existence trente fois sur trente-six emphysémateux, dont il avait fait l'ouverture. Les bronches présentent rarement des dilatations; cette absence de lésions avait frappé Laennec, qui semblait pressentir un résultat contraire. En effet, faisant jouer un grand rôle à la dilatation des vésicules dans l'emphysème, il lui semblait de toute nécessité que les petites bronches qui aboutissent aux vésicules devaient participer à l'état de dilatation de ces derniers. Il n'en est point ainsi de l'état pathologique du cœur, qui a des connexions constantes avec celui des poumons; aussi cette simultanéité d'affection n'avait point échappé à Laennec, qui fait judicieusement la remarque que les efforts habituels et souvent très-grands que le malade est obligé de faire pour respirer, déterminent à la longue l'hypertrophie et la dilatation du cœur. Sur trente-six emphysémateux observés par M. Louis, seize ont présenté après la mort des lésions du cœur plus ou moins avancées.

CHAPITRE III.

ÉTIOLOGIE.

S'il y a beaucoup de cas dans lesquels il est difficile de se rendre compte de la manière dont se produit l'emphysème, il en est d'autres où le développement de cette maladie s'explique, soit par la théorie de l'effort des parois musculaires du thorax, soit par une réaction de l'air élastique sur les organes creux qui le renferment. C'est ce qui arrive dans le cas rapporté par M. Depaul (1), qui compare ingénieusement, comme l'avait déjà fait Majow, l'appareil respiratoire à une vessie renfermée dans un soufflet, dont les parois suivent

(1) De l'emphysème qui succède brusquement à la rupture de l'un des points des voies aériennes.

exactement les mouvements de l'instrument. Celles-ci supportent sans peine la pression de l'air et suffisent à son expulsion dans l'expiration, tant qu'il n'y a point d'oblitération ; mais si malheureusement une oblitération a lieu sur un point, soit par une occlusion spasmodique de la glotte, soit par un corps étranger, la *vessie*, pressée de tous côtés, se rompt et l'air s'infiltre dans les parties voisines; il peut y causer une compression mortelle, si cette pression a lieu à l'intérieur du poumon.

Mais cette déviation de l'air est à peu près inoffensive, si, par exemple, l'infiltration aérienne a lieu dans le col, la figure, le tronc, etc., comme dans les cas que cite encore M. Dépaul, d'un homme dont les sinus frontaux étaient fortement amincis, dépourvus de substances osseuses, et qui devenaient emphysémateux dès qu'il se mouchait. Il est présumable que les cas d'emphysème dont nous venons de parler sont le résultat d'une fissure de la trachée, comme il arriva dans le cas rapporté par le *Decadas (de Medic. y cirurgi prati*, p. 4 et 7), et dans ceux observés par M. Ménière (1). Sur trois femmes en couches, dit l'auteur, qui présentaient des tumeurs emphysémateuses du col, deux avaient de 35 à 37 ans, l'autre en avait 29 ; toutes trois accouchaient pour la première fois ; le travail fut long et difficile, autant par l'étroitesse des organes génitaux, que par le volume des enfants. Aucune ne s'est aperçue de l'accident, et aucune n'a ressenti des douleurs dans la poitrine et la trachée. La tumeur, rapidement accrue, a causé à peine de la gêne, ne s'est pas étendue à la face. Le troisième ou quatrième jour, il ne restait aucune trace de l'accident.

La femme d'un horloger de Londres, est-il dit dans l'ouvrage intitulé *Medical communications* (1784), vit, pendant un accouchement qui exigea de longs efforts, se développer un emphysème dans le tissu cellulaire sous-cutané du visage, du col, de la partie supérieure du tronc. On ne s'aperçut de l'accident que le lendemain de l'accouchement ; mais la nature de la tumeur n'était pas douteuse ; une crépitation manifeste existait dans toute son étendue ; cependant cette femme n'éprouvait aucune douleur, et l'emphysème avait complétement disparu au bout de dix à douze jours.

Faut-il admettre que l'atrophie et même la destruction des cellules pulmonaires qui surviennent dans la vieillesse sont une cause

(1) Mém. sur quelques cas d'emphysème. Arch. de Méd. Mars 1829.

constitutionnelle d'une espèce d'emphysème qu'on appelle sénile, d'après M. Gavarret? Nous nous bornerons à remarquer que cette maladie se rencontre dans tous les âges, même dans l'enfance, chez laquelle il ne nous semble pas, d'ailleurs, suffisamment constaté que les vésicules pulmonaires soient relativement plus petites que dans l'âge adulte.

Les recherches de Jackson sur l'hérédité de l'emphysème sont plus positives. Sur vingt-huit sujets, dix-huit avaient eu leur père ou leur mère atteints de la même maladie ; des frères, des sœurs l'ont été également. Sur cinquante individus exempts d'emphysème, trois seulement avaient eu des parents atteints de cette affection. Les cas d'hérédité remontent ordinairement à la première jeunesse, quoiqu'il soit possible que cette hérédité ne se dévoile que tardivement sous l'influence de quelque cause. Laennec regardait la bronchite comme une cause fréquente de l'emphysème, et expliquait dans ce cas sa formation d'une manière toute mécanique, nous voulons dire la dilatation des vésicules par suite de l'obstacle que les mucosités mettent à la sortie de l'air expiré, mécanisme tout-à-fait conforme à celui que proposa plus tard M. Piorry. Faut-il admettre que la raréfaction de l'air introduit dans les cellules pulmonaires, puisse contribuer au développement de l'emphysème, surtout pendant le cours d'une phlegmasie? Les objections de M. Louis pour réfuter cette cause, quoique fondées, en partie du moins, sur des raisons anatomiques et physiologiques, ont trouvé peu de partisans, et cela est facile à comprendre quand on voit ce médecin mettre à la place d'une explication physique une force hypothétique qui est censée présider à la formation des organes creux.

A la rétention de l'air dilaté par la chaleur animale, déterminée par la stagnation de la sécrétion bronchique, propre au catarrhe, il faut ajouter l'air extérieur violemment introduit par les quintes de toux dont s'accompagne la bronchite, et dans lesquelles l'inspiration domine l'expiration par la longueur et la quantité d'air qu'elle introduit dans le poumon. Nous avons observé, dit M. Gavarret, au mois d'août 1842, dans le service de M. Andral, une femme de 45 ans qui entra à l'hôpital pour se faire soigner d'une bronchite capillaire fort intense. Cette malade jusque-là n'avait éprouvé aucun dérangement notable de la respiration. Nous l'avions examinée six mois avant dans le même service, et nous nous étions assuré de l'intégrité de l'organe pulmonaire. Pendant le cours de la bronchite, elle eut des quintes de toux très-fréquentes, très-prolongées et très-violentes; lorsque le catarrhe eut disparu, elle nous présenta tous les signes d'un emphysème pulmonaire double, avec déformation des parois thoraciques.

On a prétendu aussi que l'introduction de l'air dans les veines était une cause d'emphysème pulmonaire, et que même dans ce cas, la compression de l'air sur le poumon était une cause de mort. M. Gavarret fait très-bien remarquer à cette occasion, que la discussion soulevée à ce sujet, devant l'Académie de Médecine et les recherches de M. Amussat ne permettent pas d'adopter cette manière de voir; quand on introduit, dit-il, une grande quantité d'air dans les veines, le gaz refoulé violemment par le cœur dans les capillaires pulmonaires peut en déterminer la rupture et envahir le tissu cellulaire de l'organe, mais dans ce cas les désordres pulmonaires nous ont toujours paru hors de toutes proportions avec la gravité des accidents. Ces désordres se bornent généralement à de l'emphysème sous-pleural, ainsi que M. Gavarret lui-même a eu l'occasion de le constater. On ne trouve pas d'autres lésions chez un malade de M. Roux, dont le *Journal Hebdomadaire* fait mention (1). Or, peut-on accuser de semblables désordres de produire la mort?

Est-il vrai que dans certaines professions, comme celles de marbrier, de carrier, de plâtrier, de chaufourrier, de tailleur de pierre, de tisserand, de corroyeur, de chanteur, de crieur public, etc., les poumons deviennent emphysémateux par suite de l'influence des poussières ou des efforts que fait sans cesse la poitrine ou des compressions habituelles qu'elle éprouve?

Il est mieux constaté que les chevaux qui font de grands efforts dans leur travail journalier, sont fort sujets à l'emphysème. Les plus exposés à cette maladie sont ceux qui conduisent les estafettes ou qui font le service de la place de Paris. Il est facile d'expliquer comment dans ces exercices forcés, violents, continus, auxquels sont soumis ces animaux, l'air fortement comprimé par le resserrement des parois thoraciques réagit fortement sur le parenchyme pulmonaire et finit par produire des crevasses, des déchirures suivies immédiatement de l'infiltration gazeuse dans le tissu cellulaire interlobulaire.

(1) Tome II, page 165.

CHAPITRE IV.

PHÉNOMÈNES PHYSIQUES ET PHYSIOLOGIQUES QUI CARACTÉRISENT L'EMPHYSÈME.

Lorsqu'on examine un malade atteint d'emphysème, on trouve le thorax sonore et d'autant plus sonore qu'on percute les parties les plus immédiatement en rapport avec les points emphysémateux du poumon. Un seul côté est-il malade, le son du côté opposé est moins clair ; quand les deux côtés sont affectés, le son est clair partout. Si l'on presse en outre les espaces intercostaux, on éprouve dans quelques cas la sensation d'une colonne élastique selon les uns, selon les autres, d'une simple crépitation causée sans doute par la compression de l'air épanché dans le parenchyme pulmonaire. Le son propre à l'emphysème pulmonaire est tympanitique, c'est-à-dire, toujours plus intense que dans les cas de sonorité normale et même augmentée par d'autres causes, comme les amaigrissements accidentels produits par la consomption pulmonaire ou autre, etc.

L'auscultation donne un résultat tout-à-fait inverse de la percussion, c'est-à-dire, qu'on constate un affaiblissement partiel ou général et parfois une absence totale du murmure respiratoire. Ce phénomène est moins intense dans l'expiration que dans l'inspiratoin. La première est souvent rude et prolongée tandis que la seconde est presque nulle. Cette particularité a induit souvent en erreur plus d'un praticien et lui a fait confondre l'emphysème avec la phthisie pulmonaire commençante qui s'annonce effectivement par une expiration prolongée et rapeuse. On perçoit quelquefois, soit pendant de fortes inspirations, soit durant des quintes de toux, des râles sibilants, des craquements que Laennec explique par le déplacement des mucosités. Chacun s'est rendu compte à sa manière de la diminution ou de l'absence du murmure respiratoire. Le même auteur prétendait que dans ce cas les cellules aériennes les plus dilatées, comprimaient les cellules adjacentes, et empêchaient l'air d'y pénétrer et d'en sortir facilement et devaient par conséquent rendre la respiration plus imparfaite. Pour nous qui ne nous faisons pas une idée bien nette des modifications qu'éprouvent les vésicules pulmonaires, nous trouvons beaucoup plus simple d'attribuer l'absence plus ou moins complète du murmure respiratoire à l'oblitération des petites bronches par les mucosités accidentellement excrétées : dans ces sortes de cas l'air entre plus facilement pendant l'inspiration qu'il ne peut sortir durant l'expiration, et cette différence rend en même temps raison du bruit rude plus ou moins fort qui se produit pendant le dernier temps de l'acte respiratoire. L'état des cadavres sur lesquels les bronches sont généralement remplies de mucosités, vient à l'appui de cette explication toute physique.

Le râle sibilant est considérablement augmenté par la complication d'une bronchite qui est fréquente surtout en hiver; des auteurs croient même que ce râle dans l'emphysème n'est qu'un symptôme de bronchite.

Les bruits de frottement ascendant et descendant de Laennec sont des phénomènes dûs à la pleurésie et aux fausses membranes qui en sont la suite, ainsi que l'a depuis longtemps bien établi M. Reynaud dans des recherches faites à ce sujet. Le râle crépitant à grosses bulles du même auteur quoique constaté par *Laennec* et par *Stokes* n'a pas été observé par plusieurs pathologistes et nous sommes de ce nombre.

Comme le siége de la maladie est souvent au sommet des poumons distendus par l'air et appliqués contre les côtes, il en résulte que le thorax se meut plus par la partie inférieure que par la partie supérieure, c'est-à-dire, que la dilatation des parois thoraciques se fait presque exclusivement aux dépens de cette partie, tandis que le sommet de la poitrine se soulève à peine et d'une seule pièce. Cette remarque suffit et dispense d'une description compliquée de la part que peut prendre chacun des agents de la respiration dans les mouvements nombreux et anormaux du thorax chez les emphysémateux.

Laennec remarqua le premier que la dilatation et le développement progressif des poumons emphysémateux, augmentaient l'arc des côtes et imprimaient aux parois de la poitrine une forme bombée, à laquelle on a donné depuis le nom de voussure. Il y a dans ce changement de la disposition extérieure de la poitrine courbure et écartement de côtes, ampliation du thorax dans le sens du diamètre antéro-postérieur. Cette forme bombée est remarquable surtout au-dessous des clavicules, régions qui sont, au contraire, fortement déprimées dans les maladies chroniques accompagnées d'amaigrissement.

Les praticiens depuis Laennec, ont attaché beaucoup d'importance à cette disposition anormale de la poitrine ; ils ont cherché d'une manière minutieuse à déterminer les points du thorax susceptibles de se bomber ainsi sous l'effort de la substance molle du poumon, distendue par l'air ; de là, plusieurs variétés de voussure thoracique, récemment appelées hétéromorphies, qui tirent leur nom des points de la cage osseuse qu'elles affectent ou des parties internes qu'elles circonscrivent. Ainsi, un auteur qui n'a pas fait moins d'un volume sur l'inspection et la mensuration de la poitrine (1) admet quatre saillies anormales, produites par l'emphysème. 1° Saillie générale antérieure ; 2° saillie sternomamelonnaire ; 3° saillie cleidomamelonnaire ; 4° saillie sus-claviculaire ; d'autres ont ajouté à ces variétés la saillie postérieure de l'angle des côtes. On comprend que si on voulait faire une topographie complète de la surface extérieure de la poitrine, on pourrait augmenter encore, sans nécessité, le nombre de ces saillies. Ce qu'il importe seulement de constater, comme un résultat constant dans l'emphysème pulmonaire, c'est qu'il y a voussure dans les points de la poitrine où cette cavité cède le plus facilement ; et c'est presque toujours en avant et au-dessous des clavicules.

Il y a rarement emphysème des poumons sans qu'il existe une certaine gêne dans la respiration, surtout chez les jeunes sujets, ou chez ceux qui n'ont pas encore atteint leur 50e année, d'après M. Louis, ce qui tendrait à établir que la dyspnée s'affaiblit avec le temps, et peut ne pas exister chez les vieillards atteints d'emphysème pour la première fois. On cite à peine, néanmoins, quelques cas où ce symptôme n'a point été observé ; mais cette dyspnée est quelquefois si peu prononcée et si peu variable, que les malades s'en aperçoivent à peine dans les moments de calme, et l'attribuent à toute autre chose, comme des exercices plus ou moins forcés, des affections morales, le développement des gaz, etc. La gêne de la respiration, est d'ailleurs un symptôme commun à l'asthme et à l'emphysème pulmonaire, et un de ceux qui font le plus souvent confondre ces deux maladies. M. Andral dit avoir vu des emphysémateux qui n'éprouvaient de dyspnée que lorsque des accès d'asthme venaient compliquer leur état primitif. M. Gavarret est l'auteur

(1) Woilez. Rech. pratiq. sur l'inspiration et la mensuration de la poitrine, 1838.

qui nous semble s'être mieux rendu compte de la gêne de la respiration dans l'emphysème en l'attribuant à la compression exercée par l'air infiltré sur les cellules pulmonaires, dont il rétrécit singulièrement le calibre. Cette compression gêne la circulation de l'air respirable, comprime les lobules voisins, et diminue par cela même la surface sur laquelle le sang et l'air en contact opèrent l'hématose. La toux n'est point un symptôme notable de l'emphysème du poumon, bien que la plupart des emphysémateux toussent habituellement, comme l'avait bien observé *Laennec*. Cette toux est le plus souvent due à une bronchite qui peut précéder ou accompagner l'emphysème pulmonaire, s'exaspérer pendant son cours, etc. Je ne parle point ici de la tuberculisation des poumons, maladie si fréquente, mais qui paraît le plus souvent exclure l'emphysème, d'après la remarque des médecins anglais principalement. La toux et l'expectoration n'ont aucun caractère particulier dans l'emphysème pulmonaire; on sait seulement que la première est moins sèche, plus humide vers la fin des exacerbations ou sur le déclin des accès d'asthme qui complique l'emphysème; dans les mêmes circonstances les crachats sont plus abondants, plus écumeux, plus immédiatement suivis de soulagement.

Les douleurs pectorales dont se plaignent les emphysémateux ne paraissent point dépendre de la compression de l'air infiltré, mais de quelques complications de pleurésie, car les lésions du parenchyme pulmonaire occasionnent ordinairement peu de souffrances en comparaison de celles qui sont propres aux phlegmasies des membranes séreuses. Les désordres inhérents à l'organe central de la circulation chez les emphysémateux sont des symptômes consécutifs qui ont souvent leur source dans la gêne habituelle de la respiration, pendant un long espace de temps. Les mouvements irréguliers du cœur sont souvent, au reste, fort difficiles à constater en raison des lames de poumons emphysémateux, des infiltrations gazeuses qui s'interposent entre ce viscère et les parois du thorax.

L'état de la face, des ongles, la gêne de la respiration ne proviennent pas toujours de l'état du cœur ; chez les emphysémateux parvenus à un degré avancé de leur maladie, dit M. Gavarret, on trouve la face habituellement violacée, les lèvres gonflées et livides, la peau marbrée, les ongles bleus, la dyspnée extrême et tous les symptômes de l'asphyxie. Dans beaucoup de cas sans doute de pareils phénomènes s'expliquent facilement par le trouble de la circulation, suite de la dilâtation du cœur. Cependant, il n'en est pas toujours ainsi; souvent, comme M. *Prus* l'a bien constaté, dans ces cas, on ne trouve aucune altération au cœur, ou des lésions hors de toute proportion avec les symptômes généraux. Le sang à l'ouverture du corps présente tous les caractères que l'on rencontre dans l'asphyxie par l'acide carbonique. Tout le désordre dans cette occurrence est dû à un défaut d'hématose.

CHAPITRE V.

TYPE, MARCHE, DURÉE, DIAGNOSTIC DIFFÉRENTIEL, PRONOSTIC ET TERMINAISON.

A l'exception de quelques cas d'emphysème survenus assez brusquement par suite de grands efforts des parois thoraciques, de violentes et excessives inspirations, cette maladie s'établit lentement et a une marche chronique graduée. L'air, d'abord stagnant dans le tissu interlobulaire du poumon, s'y accumule par de nouvelles quantités successivement surajoutées forme des foyers à l'intérieur du parenchyme pulmonaire ou sous la plèvre. Quand on se rend compte de l'impulsion non interrompue de l'air inspiré, de la puissance expulsive des organes respiratoires, on conçoit alors combien il faut de temps pour que le poumon s'infiltre presque en entier, ou qu'il se développe, sous la plèvre pulmonaire, de vastes foyers capables de produire à la longue l'asphyxie.

L'emphysème a pour l'ordinaire une progression continue quand il n'est pas compliqué d'affections étrangères. Les malades sont alors en proie à une dyspnée habituelle; mais si une bronchite ou quelque dyspnée nerveuse viennent se joindre à la maladie primitive, c'est alors qu'on observe chez les emphysémateux de véritables accès de suffocation intermittente, qui les font considérer comme asthmatiques, lors même qu'ils ne sont point affectés d'asthme. Il y a des auteurs qui, confondant les deux maladies, ont attribué à l'asthme la même marche qu'à l'emphysème. Cela nous paraît une erreur de diagnostic, ces deux affections étant dans un bon nombre de cas parfaitement distinctes : il y a, par exemple, des enfants asthmatiques qui sont habituellement essoufflés dans leurs jeux, mais il est douteux pour nous qu'il y ait des enfants emphysémateux. Les exposés statistiques de M. Louis prouvent que l'emphysème est une maladie très-fréquente, et il suffit à un médecin d'hôpital de consulter ses souvenirs pour être convaincu de l'exactitude de ces résultats numériques. L'emphysème est l'une des maladies qui restent le plus longtemps stationnaires et qui permettent au malade de jouir d'une longue vie, quand il ne survient pas de complications, telles que l'asthme nerveux, une maladie du cœur, une bronchite, un épanchement pleurétique. Dans les cas complexes, la maladie change de face, prend tout-à-coup une marche plus rapide et se termine presque toujours d'une manière funeste.

Les maladies du cœur peuvent produire une élévation, une voussure de la région cardiaque et sous-claviculaire du côté gauche; mais le côté droit n'offre rien de semblable; dans l'emphysème d'ailleurs, il y a une sonorité tout-à-fait remarquable, et puis les battements de cœur, les impulsions, l'étendue des contractions cardiaques, et par-dessus tout les bruits anormaux propres aux anévrismes, sont plus que suffisants pour empêcher de confondre l'emphysème avec les diverses affections anévrismatiques de l'organe central de la circulation. Quant à la phthisie naissante, qu'on a souvent peut-être confondue avec l'emphysème, la sonorité des régions claviculaires est tout-à-fait différente; ces régions, chez les tuberculeux, sont plutôt affaissées que bombées. L'expiration rude et prolongée des commencements de la maladie n'appartient point à l'emphysème, non plus que le bourdonnement, la bronchophonie et la pectoriloquie. L'examen des poumons emphysémateux ne fournit guère à l'oreille que des râles sibilants, des craquements, et le plus souvent il y a absence presque totale de tout murmure respiratoire. Des affections plus obscures, telles que les anévrismes des diverses portions de l'aorte pectorale, qui causent des douleurs vagues, des difficultés de respirer, des saillies du sternum, peuvent être prises pour un emphysème; d'un autre côté cependant des bruits de souffle, de râpe, de lime, un certain degré de matité qui n'appartiennent point à l'emphysème font découvrir l'anévrisme de la grande artère.

Des auteurs ont fait remarquer qu'un rétrécissement du côté, suite d'un épanchement pleurétique résorbé, pourrait par opposition au côté sain plus bombé, donner lieu à une erreur de diagnostic, en faisant prendre pour l'état normal l'état de maladie; mais dans ce cas il suffirait de faire usage de la mensuration, si l'œil au premier abord ne faisait pas justice de cette disposition accidentelle inverse de l'état normal, et si l'oreille ensuite ne découvrait pas la différence due aux désordres produits par la pleurésie, les fausses membranes qui en sont la suite, etc., dans le mécanisme et l'étendue du murmure respiratoire.

Vient enfin la bronchite, celle de toutes les maladies du thorax qui a le plus de rapport avec l'emphysème, soit par les râles dont elle s'accompagne, soit par la dyspnée qu'elle produit, dyspnée qui devient quelquefois périodique, se traduit en accès d'asthme ; mais par cette forme même, elle diffère de l'emphysème aussi bien que par l'absence de sonorité et de voussure des régions sous-claviculaires. Si la bronchite a entraîné la dilatation de quelque bronche, alors le murmure respiratoire reçoit de cette dilatation une modification qui n'appartient point à l'emphysème (respiration amphorique), l'oblitération plus ou moins complète d'une division bronchique, pourrait également entraîner une absence de bruit respiratoire qui rapproche cette lésion, d'ailleurs si rare, de l'emphysème du poumon.

Laennec, premier historien de l'emphysème, regardait cette maladie comme à peu près inoffensive, et la croyait en même temps facilement et souvent curable, surtout lorsqu'elle affectait le tissu cellulaire interlobulaire. Il est à peu près démontré aujourd'hui que ces deux opinions n'étaient pas plus fondées l'une que l'autre. Les faits de guérison rapportés par les auteurs ne sont rien moins que concluants ; il est douteux même que ce soient des cas d'emphysème au jugement de M. Gavarret et du premier commentateur de Laennec. On a admis, il est vrai, assez généralement la possibilité de cette guérison ; nous sommes loin de nier cette possibilité, mais aucun fait authentique ne la démontre. L'observation de M. Guéneau, publiée par M. Depaul, est loin d'être irréprochable, puisque l'auteur dit que le malade sortit de l'hôpital presque guéri (1) ; d'un autre côté, des auteurs en opposition avec Laennec regardent l'emphysème comme une maladie grave lorsqu'elle a un grand développement (MM. Magneudie, Breschet, Peidagnel, Devergie, Olivier d'Angers). M. Magneudie en particulier, établit le premier, d'après le fait communiqué à M. Breschet (2), que la

(1) Voy. l'Obs. de la brochure citée plus haut.
(2) Dictionnaire des Sciences Médicales. Art. Emphysème.

cause présumable de la mort était l'infiltration de l'air dans le tissu lamineux des poumons ; dans un Mémoire lu à l'Académie royale de Médecine (1), M. Prus a fait voir que dans certains cas, non-seulement l'emphysème était une maladie promptement mortelle, mais encore il a établi au moyen de faits recueillis à Bicêtre et à la Salpêtrière, l'importance qu'il y avait en médecine légale, à éclaircir ce point de pathologie, afin de ne pas attribuer à un crime ce qui serait le résultat d'une maladie accidentelle. Cet auteur signale en outre, comme un résultat utile à connaître pour les médecins légistes, que le sang des individus qui succombent à l'emphysème pulmonaire, est fluide, noirâtre, huileux, semblable à celui des asphyxiés. Selon M. Prus, l'emphysème des poumons peut conduire à une mort lente, qu'il est possible de prévoir longtemps à l'avance, ou produire une mort prompte et même subite. Nous n'avons jamais observé aucun malade qui ait succombé à l'emphysème pulmonaire, et nous pensons que cette maladie ne met pas la vie des sujets en danger ; mais sa marche progressive, son influence sur l'état du cœur, ses complications avec d'autres maladies peuvent à la longue devenir funestes. De là, la nécessité pour un médecin de porter un pronostic circonspect, et de laisser pressentir un danger à venir. Selon M. Gavarret, les malades chez lesquels l'emphysème a pris un grand développement, succombent à un état d'asphyxie lente ; ces cas, il est vrai, sont assez rares, et généralement, avant d'arriver à un état d'asphyxie complète, les emphysémateux sont emportés par une maladie du cœur, ou toute autre affection intercurrente, une bronchite par exemple (2).

CHAPITRE VI.

TRAITEMENT.

Dans les cas complexes d'emphysème, de bronchite et d'asthme réunis, on peut employer avec succès plusieurs moyens dont nous

(1) Bulletins. Tome VII. Juillet 1842.
(2) Dissert. citée page 47.

avons déjà parlé en traitant de ces diverses maladies; mais ici il ne doit guère être question que des indications que comportent les cas simples d'emphysème. Or, ces indications sont si difficiles, que Laennec lui-même s'est presque abstenu d'en parler, en disant qu'il doit y avoir très-peu de médicaments appropriés à une maladie le plus souvent locale et symptômatique; nous nous dispensons par cela même d'une énumération stérile de moyens thérapeutiques. Ici, en effet, à moins d'adresser nos indications à la force vitale, à l'âme dirigeante de Stahl, au principe vital de Barthez, il est évident qu'on dirigerait en vain tout l'arsenal thérapeutique contre une entité presque toujours complexe. L'opinion qui consiste à regarder l'emphysème comme l'effet de l'engorgement ou de l'oblitération partielle des bronches, indique au premier abord l'emploi de plusieurs moyens curatifs: on peut espérer, dans ce cas, qu'en expulsant les mucosités bronchiques, à l'aide de vomitifs végétaux ou antimoniaux, d'expectorants, de balsamiques, de révulsifs extérieurs, on atteindra la cause du mal. Si on admet, au contraire, que l'emphysème dépende d'une faiblesse radicale des vésicules pulmonaires, d'une cause mécanique qui opère leur distension, telle qu'un grand désordre de la circulation, le poids de l'atmosphère et des plaies pénétrantes de la poitrine, etc., comment trouver une indication précise, par quels moyens parviendra-t-on à neutraliser ces causes? On comprend bien, d'une autre part, que les compositions toniques excitantes, que les calmants, les antispasmodiques ne peuvent avoir qu'une faible action directe ou indirecte contre la lésion locale qui constitue l'emphysème. Il vaut certainement mieux alors s'adresser aux fumigations simples ou composées, portées directement sur les bronches; celles qu'on peut faire avec le chlore, les plantes aromatiques (auxquelles on peut associer la jusquiame, le strammonium, la belladone, dans les cas de toux spasmodiques) sont les meilleurs expectorants, après avoir toutefois combattu les congestions pulmonaires par des émissions sanguines, et l'état gastrique par des évacuants.

On peut joindre à ces moyens l'usage de l'opium, dans la vue surtout de diminuer ce besoin fréquent de respirer qui, chez les emphysémateux, résulte du défaut d'hématose.

Les lésions du cœur et des gros vaisseaux sont-elles une cause avérée de l'emphysème, il importe de les combattre par des moyens appropriés. Nous admettons, bien entendu, que le diagnostic a été bien établi, afin de ne pas s'adresser au symptôme, quand il faut combattre la cause. Personne n'ignore d'ailleurs que dans une multitude de cas, il faut le dire, on a affaire soit à des maladies du cœur, prises pour un asthme ou un emphysème, ou bien à des complications anciennes et obscures de ces maladies, contre lesquelles tous les moyens viennent échouer. — Dans les complications qui succèdent aux efforts faits pendant l'accouchement, ou tout autre grand effort musculaire, qui suppose d'ailleurs la rupture de quelque vésicule pulmonaire, la thérapeutique est des plus simples; elle consiste dans un repos absolu, dans l'éloignement de toutes les circonstances qui pourraient entretenir la communication de l'air avec l'intérieur du poumon, après avoir combattu les symptômes inflammatoires s'il en existe. — Les vésicatoires, les vomitifs, les médicaments qui ont reçu le nom d'expectorants, que nous avons déjà indiqués, doivent être employés principalement dans la vue d'augmenter l'expectoration des mucosités bronchiques, qui donnent lieu à des symptômes asphyxiques très-alarmants. Quand l'asthme complique l'emphysème, on doit accorder la préférence aux antispasmodiques: le castoréum, l'assafœtida, la valériane, le musc offrent dans ce cas un secours précieux. — Il y a aussi sans doute un traitement préservatif applicable aux sujets menacés d'emphysème comme de beaucoup d'autres maladies : Tels sont ceux qui sont nés de parents asthmatiques, catarrheux, et il consiste principalement à éviter les lieux humides, ceux qui sont trop élevés et exposés au vent du Nord; à ne pas subir des variations de température, à se vêtir avec précaution, à se couvrir de laine. On doit se garder aussi d'abuser des organes vocaux et respiratoires, comme il arrive dans certaines professions, de respirer habituellement des vapeurs irritantes, de faire de grands efforts musculaires, qui réagissent sur la poitrine et donnent un grand développement à la respiration.

VOMIQUES ET KYSTES HYDATIQUES DES POUMONS.

Vomiques. — On donne le nom de vomiques à des abcès ou collections de pus formés dans l'intérieur de la poitrine, et qui ont été rejetées au dehors par l'expectoration. Ces vomiques peuvent être réputées maladies chroniques, toutes les fois qu'elles sont produites par des fontes tuberculeuses ou par des suppurations lentes et partielles de la plèvre ou du parenchyme pulmonaire.

On a cru pendant longtemps que toutes les collections de pus contenues dans le poumon provenaient de l'inflammation et de la suppuration du tissu de ce viscère. L'expérience et les recherches cadavériques réunies ont démontré que les abcès du parenchyme pulmonaire étaient extrêmement rares, que le pus s'infiltrait le plus souvent et ne se réunissait pas en foyer; que par conséquent les altérations propres aux diverses pneumonies présentaient rarement des modes de suppuration auxquels on pût appliquer la dénomination de vomique. Parmi les médecins qui ont traité ce point de pathologie, les uns, comme Laennec, ont presque uniquement fait consister la vomique dans la fonte purulente des tubercules pulmonaires, les autres l'ont exclusivement rapportée aux abcès formés dans les cavités pleurales. Nous croyons qu'il y a eu exagération des deux côtés; à la rigueur, Laennec n'était pas plus fondé à dire que la vomique était cent fois moins commune que la fonte tuberculeuse, que d'autres à la considérer uniquement comme une suppuration de la plèvre. La vérité se trouve entre ces deux extrêmes, comme nous semble l'avoir bien établi notre ami M. le docteur Patissier dans son article Vomique du *Dictionnaire des Sciences médicales*, où il décrit trois variétés de cette collection purulente: l'une qui a son siége dans le parenchyme pulmonaire, l'autre qui est formée par la suppuration de la plèvre, et la troisième qui n'est que le résultat de la fonte des tubercules. Nous y joindrons une quatrième variété formée par le pus venant du foie, et qui a pénétré dans la poitrine à travers une perforation du diaphragme. Des cas de cette vomique transposée ont été rapportés par *Stalpart*, *Vander-Wiel*, *Raimond*, *Hébréard* (1).

Les anciens ont vaguement parlé des vomiques qu'ils considéraient indifféremment comme des suites de la péripneumonie, de la pleurésie et de la phthisie pulmonaire; ce qui ne les avait pas empêchés de composer sur ce sujet des sentences aphoristiques qui se trouvent dans la collection hippocratique. Ils avaient pris un soin particulier de noter les symptômes de cette affection, principalement ceux qui indiquaient l'expulsion prochaine du pus par la

(1) Mém. de la Société Méd. d'Émulation, 7e année.

voie de l'expectoration. *Bordeu*, qui avait passé beaucoup de temps à faire une application des oracles de Cos au lit du malade, raconte fort au long, dans son *Analyse médicinale* du sang, comment, sur l'indication d'un passage des prénotions de Cos, il avait prédit la terminaison d'une vomique chez le chimiste Rouelle le jeune. Sa prédiction s'accomplit en effet, à la grande surprise des confrères qui voyaient le malade avec lui. Rouelle l'aîné, qui croyait qu'il aurait été possible d'empêcher le dépôt que le médecin semblait laisser mûrir par son inaction, disait souvent d'une manière plaisante : M. Bordeu est un pauvre médecin *qui a tué mon frère que voilà*. Rouelle avait été atteint d'une maladie assez obscure d'abord, qu'on avait qualifiée de fièvre catarrhale avec amas dans le poumon droit. Les sangsues et autres moyens appropriés ne parvinrent pas à ébranler, dit Bordeu, *le noyau niché dans sa poitrine*; il fallut s'attacher à suivre la marche forcée et chronique de cette affection, qu'il ne fut pas possible de détourner de la suppuration ; je la laissai mûrir si heureusement, qu'elle se termina à la fin du vingt-neuvième jour par le crachement d'une matière de vomique de franche et bonne maturité. Le malade était guéri, continue Bordeu ; j'étais sûr de mon fait ; je marchais Hippocrate à la main.

Hydatides. — Les kystes hydatiques se développent souvent dans les viscères à parenchyme solide, mais ils paraissent très-rares dans le tissu spongieux du poumon. Depuis plus de trente ans que je fais des recherches cadavériques, je n'ai rencontré que deux fois cette production organique. Morgagni cite à la vérité quelques auteurs qui en avaient observé des cas, mais il n'en rapporte aucun exemple chez l'homme (1) ; il parle fort longuement, au contraire, des hydatides du rein, du foie, de la matrice. M. le professeur Andral assure en avoir observé cinq cas sur environ six mille ouvertures de corps. Parmi les faits remarquables de ce genre, nous citerons un exemple de M. *Freteau* de Nantes qui put recueillir plus de 500 hydatides de petite dimension, sur la plaie d'une thoracentèse qu'il avait pratiquée à un malade atteint d'emphysème (2). M. *Priou*, autre médecin de Nantes, présenta en 1843, à l'Académie royale de Médecine, l'observation d'un malade qui guérit après avoir expectoré, à diverses reprises, plus de 1200 hydatides conte-

(1) Lett. XVI, n°ˢ 33 et 34. Lett. XXXVIII, n° 42.
(2) Mém. de la Société de Médecine. Tome XLIII.

nues dans une vaste caverne pulmonaire (1). Au lieu d'être multiples comme dans les cas précédents, les kystes hydatiques peuvent être solitaires : M. Bouvier en montra un semblable à l'Académie en 1843. Ce kyste était logé dans une cavité sphéroïdale, tapissé par une membrane cellulo-fibreuse mince et très-adhérente au poumon ; il contenait de la sérosité trouble et puriforme ; sa paroi membraneuse était albumineuse et semblable à du blanc d'œuf concret ; elle se divisait facilement en deux feuillets.

M. Herard, aide de clinique à la Charité, vient de publier dans *l'Union médicale* du 24 janvier 1851, un nouvel exemple d'hydatide solitaire du poumon, observé chez une femme de 80 ans, qui présentait les symptômes d'une maladie organique du cœur et d'une affection obscure du poumon gauche. La vésicule analogue, pour sa structure, à du blanc d'œuf, était libre dans son kyste, d'une épaisseur de 5 à 6 millimètres ; ses parois étaient composées de plusieurs lamelles superposées, elle contenait une liqueur transparente incolore dans laquelle nageaient des vers *échinococques* reconnaissables au microscope. Quant au kyste, il était séreux et adhérent au tissu pulmonaire ; son développement avait repoussé et comprimé le poumon, etc.

Dans les divers cas que nous venons d'indiquer et dans d'autres où l'on n'a pas suffisamment décrit les kystes hydatiques du poumon, il y a une distinction à faire entre les hydatides proprement dites et les vésicules ou sacs enkystés que renferment les vomiques. A moins toutes fois qu'on n'adopte l'opinion d'observateurs recommandables qui ont avancé que les kystes hydatiques du poumon étaient presque toujours des acéphalocystes.

Il est difficile de constater *a priori* l'existence des kystes hydatiques dans le poumon ; c'est seulement dans les cas analogues à celui que rapporte M. *Priou* et lorsque l'expectoration contient une certaine quantité d'hydatides, que le diagnostic est certain. La matité, l'absence du murmure respiratoire, la toux, la difficulté de respirer et bien d'autres symptômes appartiennent à plusieurs maladies thoraciques, et sont tout-à-fait insuffisants pour renseigner le praticien. En septembre 1843, M. Bouvier présenta à l'Académie de Médecine un nouveau kyste du poumon, qu'il considérait comme hydatique,

(1) Ces hydatides étaient expectorées avec des crachats par 20, 30, 40 ; une fois on en compta 150. M. *Priou* assure qu'elles n'avaient aucun caractère propre à l'animalité.

mais qui dans l'opinion du savant professeur Duméril, présent à la séance, n'était qu'une simple poche enkystée. Pour résoudre les difficultés que peut présenter ce point d'anatomie pathologique, on ne peut mieux faire que de consulter les recherches de Laennec sur les acéphalocystes et celles de M. Cruveilhier sur le même sujet (1).

Les hydatides ou vers vésiculaires du poumon, vivent, ont un mouvement spontané, qui s'éteint presque toujours avec l'existence de l'animal qui les renferme : ils présentent quelques organes ébauchés dont les caractères sont encore peu connus.

Le kyste simple, au contraire, n'est qu'une poche sans vie et sans indice d'organisation quelconque. Les kystes hydatiques du poumon se sont quelquefois fait jour au dehors par la voie de l'expectoration, comme dans l'observation rapportée par M. *Priou* et dans celle du docteur *Hippeau*, que nous avons consignées dans notre clinique de l'hôpital Necker ; c'est le cas le plus favorable aux malades. D'autres fois ces hydatides font irruption dans la cavité de la plèvre et déterminent promptement la mort en suscitant une phlegmasie suraiguë. Enfin dans un cas rapporté par M. *Cruveilhier*, des acéphalocystes s'échappèrent par une tumeur qui s'ouvrit dans le voisinage de l'ombilic, et dont le foyer était en communication avec une vaste caverne du poumon par le moyen d'une fistule qui traversait le diaphragme.

MÉLANOSES ET AUTRES COLORATIONS EN NOIR DES POUMONS.

Divers auteurs comme : *Bartholin, Bonnet, Morgagni, Haller*, ont parlé de la coloration en noir de certains viscères dans l'état pathologique ; Haller avait même considéré cette matière noire des poumons comme une lésion dépendant de la phthisie pulmonaire (2). *Bayle* alla ensuite beaucoup plus loin, en admettant une espèce de phthisie sous le titre de phthisie avec mélanose ; *Dupuytren* et *Laennec* étudièrent presque en même temps cette altération de couleur qu'ils considéraient comme une production organique. C'était une exagération de cette époque où l'on s'était passionné pour l'anatomie pathologique : cela a été, il nous semble, bien établi par

(1) Dict. des Sc. Méd. — Dict. de Méd. Ch. prat. Art. Acéphalocyste et Hydatide.

(2) Op. path. Obs. XVII.

des recherches postérieures : les auteurs de ces recherches ont apporté plus de sang-froid et de réflexion dans l'étude de ces colorations en noir du parenchyme pulmonaire.

Non content de créer une nouvelle dégénération organique en plaçant la mélanose parmi les tissus accidentels, Laennec, par suite de cette tendance dont nous parlions tout-à-l'heure, admit plusieurs variétés ou espèces de mélanoses : 1° La mélanose en masse non enkystée ; 2° la mélanose enkystée ; 3° la mélanose infiltrée ; 4° la mélanose solide ou liquide, déposée à la surface des organes. Il eût été bien désirable que le célèbre anatomo-pathologiste eût indiqué les faits qui ont dû servir de base à ces divisions ; cette lacune autorise à regarder cette espèce de classification comme arbitraire, aujourd'hui surtout qu'on se refuse en général à regarder la mélanose comme une dégénération organique de l'ordre des tubercules, de la cirrhose, du cancer, des encéphaloïdes, etc. Nous croyons que pour justifier le changement d'opinion des pathologistes à cet égard, et montrer l'erreur de Bayle et de Laennec, il nous suffira de consigner la description que ce dernier donne de la mélanose : chacun pouvant en faire l'application à la matière noire qu'on trouve souvent dans les poumons. Dans l'état de crudité, dit Laennec, les mélanoses offrent une consistance égale à celle des glandes lymphatiques, une couleur noire foncée, un tissu homogène un peu humide, opaque, d'un aspect semblable à celui des glandes bronchiques chez l'adulte. Lorsque ce tissu commence à tendre au ramollissement qui est ordinaire aux substances morbifiques de cette classe, il laisse suinter par expression un liquide roussâtre tenu, mêlé de petits grains noirâtres, quelquefois assez fermes, d'autres fois friables, présentant encore quelque chose de flasque au toucher. A une époque plus avancée du ramollissement, les grumeaux et bientôt tout le reste de la masse dont ils font partie, deviennent tout-à-fait friables et ne tardent pas à se convertir en une forte bouillie noire (1).

Dans le vague de cette description peut-on trouver les caractères fondamentaux d'une dégénération organique comme celle de la tuberculisation, par exemple ? Y a-t-il autre chose que des modifications survenues dans la consistance d'une altération indéterminée ? Que dire des efforts vains et stériles que fait l'auteur pour distinguer la coloration en noir des mélanoses ?

(1) Traité de l'Auscultation. Tome II, page 313, 4e édition.

Les auteurs qui se sont occupés de la mélanose depuis Laennec, après avoir considéré attentivement la description un peu artificielle qu'il en avait tracée, ont été portés à penser qu'il avait englobé dans sa partie graphique plusieurs sortes d'altérations défigurées par la coloration en noir qui leur avait été imprimée, ou qui avait été profondément infiltrée dans leur substance. Nous avons, de notre côté, examiné à plusieurs reprises les lésions mélaniques du poumon, et nous ne sommes jamais parvenu à les bien distinguer des autres dégénérations organiques, des tubercules ramollis, par exemple ; il nous a semblé beaucoup plus naturel de regarder ces dégénérations comme simplement colorées par la matière noire ou charbonneuse. Tout en admettant que le ramollissement des mélanoses produit des excavations, Laennec avoue pourtant n'en avoir jamais rencontré ; les cavernes qu'il supposait avoir succédé à la fonte des mélanoses, n'étaient probablement que des cavernes tuberculeuses colorées par de la matière charbonneuse. On a bien remarqué, en effet, que les malades qui présentaient de telles excavations n'expectoraient pas de crachats mélaniques, et n'offraient aucun liquide noirâtre dans les bronches après leur mort. Nous n'admettons pas, non plus, que la mélanose soit une espèce de cancer du poumon, comme le voulait encore *Laennec*. Le cancer offrant à l'œil nu, et surtout au microscope, des caractères qu'on ne retrouve pas dans les tissus mélaniques à moins que la coloration noire n'infiltre un carcinome et ne lui donne un caractère particulier. Enfin, nous devons ajouter, en terminant, qu'après avoir lu attentivement tout ce que le célèbre auteur de l'auscultation a écrit sur les mélanoses, nous n'avons trouvé ni la clarté, ni la précision qui brillent d'ordinair[illegible]y les écrits de ce célèbre anatomo-pathologiste, preuve incontestable [illegible]e dans qu'il s'était engagé dans une mauvaise voie.

Ainsi donc la prétendue dégénération organique appelée mélanose et en particulier celle des poumons dont deux célèbres médecins français s'étaient disputé la découverte, n'est probablement pas un tissu accidentel particulier ni un cancer, mais une manière d'être de diverses productions anormales infiltrées et colorées en noir par une excrétion morbide de sang, de pigment, de charbon ; le ramollissement que cette production mélanosée semble subir, n'est que le changement de consistance ou la transformation des tissus colorés et de la matière tuberculeuse en particulier. La matière colorante est du sang, ou une matière charbonneuse introduite dans le poumon par l'air respirable, ou bien encore un dépôt de charbon dans les voies respiratoires, comme l'a surabondamment prouvé M. Guillot, dans ses recherches sur les amas de charbon dans les organes respiratoires de l'homme (1).

On a émis les opinions les plus contradictoires sur la formation de cette matière noire. *Bichat* voulait qu'elle fût sécrétée par des ganglions bronchiques. *Breschet* prétendait qu'elle était formée par du sang exhalé, en s'appuyant d'ailleurs d'une analyse chimique faite par *Barruel*, *Lassaigne* et *Foy* (2).

M. *Andral* rapporte la matière noire à une sécrétion morbide spéciale. MM. *Hussinger*, *Trousseau* et *Leblanc* l'attribuent à une déviation du pigment qui colore les cheveux et la barbe. M. *Grisolle* la considère comme un caractère de la pneumonie chronique. *Laennec*, *Graham*, *Marshall*, *Gregori* l'attribuent aux particules charbonneuses suspendues dans l'air que respirent les ouvriers de diverses professions. Enfin aucune de ces opinions n'ayant paru suffisamment démontrée à M. *Nathalis Guillot*, il établit dans son Mémoire cité plus haut, que la matière noire des poumons est le produit du charbon déposé dans le poumon pendant la durée de la vie et principalement dans la vieillesse. Cet auteur a reconnu, d'ailleurs, par une série d'opérations chimiques, que la mélanose avait tous les caractères du charbon. Cette production de carbone serait tout-à-fait intérieure et n'aurait nul besoin du concours d'aucune molécule charbonneuse venant de l'extérieur. Il ne conteste pas, du reste, que la matière noire des poumons puisse avoir souvent son origine dans l'aspiration de ces molécules charbonneuses, comme l'ont bien établi les médecins anglais, chez un grand nombre de sujets voués à certaines professions, tels que les fondeurs, les charbonniers, les mineurs, ainsi que nous l'avons observé nous-même dans un cas remarquable publié par M. *Rilliet* dans les Archives de 1838 (tom. III). M. *Guillot* est bien convaincu que le charbon s'accroissant peut produire des accidents morbides, principalement dans un âge avancé; que cette matière, à cet âge, peut être une cause de mort en rendant une partie plus ou moins considérable du poumon impropre à la respiration; que dans beaucoup d'affections aiguës ou chroniques, la présence des molécules charbonneuses aug-

(1) Archiv. gén. de Méd. Janvier 1845.

(2) Considérations sur une altération organique appelée dégénérescence noire, mélanose. 1821.

mente la gravité de ces maladies et peut expliquer la terminaison fâcheuse de quelques-unes.

Nous devons ajouter que ces assertions ont été appuyées d'un grand nombre de recherches, d'observations et d'expériences contenues dans le Mémoire de M. *Guillot*, dont nous ne pouvons que recommander la lecture.

En admettant la thèse soutenue par cet auteur sur les dépôts de charbon ; en accordant, comme il le veut, que ces dépôts ne font qu'augmenter à mesure que nous avançons en âge, on comprend qu'il pourrait en résulter une véritable obstruction des bronches et du parenchyme pulmonaire, et qu'il devrait infailliblement survenir une grande difficulté de respirer et peut-être même une asphyxie lente.

Les symptômes qui, selon M. *Guillot*, annoncent l'existence des dépôts successifs de charbon, appartiennent tous à diverses maladies de poitrine et spécialement à la tuberculisation pulmonaire avancée. *Bayle* avait déjà donné une description semblable, mais aussi peu logique des différents signes de maladies qui coïncidaient plutôt avec la mélanose, qu'ils ne l'indiquaient d'une manière certaine. Nous ne reproduirons pas ces descriptions qui sont d'ailleurs identiques. Dès lors, en effet, que nous ne considérons cette coloration en noir des poumons que comme un accident qui peut se rencontrer dans diverses affections thoraciques, nous renvoyons aux chapitres où nous avons traité de ces affections et particulièrement à celui de la phthisie pulmonaire.

CONCRÉTIONS CALCAIRES, CALCULEUSES, TOPHACÉES DES POUMONS.

Aristote paraît être le premier qui ait observé que les poumons des animaux *sacrifiés* contenaient souvent des espèces de calculs. Des médecins éminents de l'antiquité, *Galien*, *Arétée*, etc., constatèrent, de leur côté, que des malades expectoraient quelquefois des graviers à la suite des quintes de toux ; puis *Alexandre* de Tralles, *Paul* d'Égine, affirmèrent avoir trouvé des concrétions calculeuses dans les crachats de certains malades. Au dire de *Morgagni*, qui a entassé dans sa XVIIIe Lettre (d'après *Schenkius* surtout) une foule de documents souvent incomplets et peu authentiques, ce serait un certain *Cursius* qui, dans ses dissections, aurait le premier rencontré des calculs pulmonaires de la grosseur d'un haricot; puis enfin des auteurs plus connus, tels que *Fernel*, *Fabrice* de Hilden, *Boerrhave* portent le nombre de ces concrétions calculeuses à plusieurs centaines. Selon *Beniveni*, des malades en auraient expectoré de la grosseur d'une aveline, d'une noix, d'un œuf de pigeon, etc. Ces récits peuvent inspirer quelque défiance, car on comprend difficilement comment des corps étrangers de ces dimensions auraient pu être rejetés, sans lacérer les bronches, la trachée et la glotte.

En France, ce sont les médecins qui ont écrit sur la phthisie pulmonaire, *Portal*, *Baumes*, *Bayle*, qui ont rassemblé sans beaucoup d'ordre et de discernement des exemples de concrétions calculeuses du poumon, en les rattachant directement à la maladie dont ils faisaient l'histoire.

On sait que *Bayle* fit plus tard de l'ensemble de ces concrétions une espèce de phthisie qu'il appelait calculeuse.

Il trace avec son exactitude ordinaire les caractères anatomiques de ces productions organiques, ce qui n'avait pas été fait avant lui d'une manière complète. Les poumons, dit ce célèbre anatomo-pathologiste, renferment des concrétions semblables tantôt à de petites pierres, tantôt à de la craie agglomérée, tantôt à de petites ossifications; ils sont même quelquefois entièrement farcis de ces concrétions qui se trouvent placées dans les glandes bronchiques ou dans de petits kystes, et quelquefois entre les bronches ou entre les divisions bronchiques. La plupart des sujets affectés de cette maladie rendent par l'expectoration de petits débris calculeux, blanchâtres, grisâtres; beaucoup d'entre eux ont eu pendant longtemps une petite toux sèche, et quelques-uns ont été affectés de la goutte ou de la colique néphrétique (1).

Quant à la dimension des calculs pulmonaires, nous avons remarqué que *Bayle*, qui avait observé un si grand nombre de malades et ouvert beaucoup de cadavres, n'indique, dans son ouvrage aucune concrétion calculeuse d'un volume démesuré expectorée par les malades, ce qui accroît notre défiance au sujet des faits cités plus haut. Le plus considérable des calculs pulmonaires que nous avons

(1) *Bayle*. Recherches sur la phthisie pulmonaire.

rencontré avait un centimètre de diamètre; il était grisâtre, plein d'aspérités et dentelé dans presque tout son pourtour. Les concrétions calculeuses du poumon contiennent du carbonate et du phosphate de chaux, du phosphate ammoniaco-magnésien et un peu de matière animale.

Les phthisiques crachent quelquefois très-facilement des concrétions qu'on regarde comme des transformations de tubercules guéris et passés à l'état crétacé. D'après les recherches de *Morgagni*, cette expectoration aurait été dans certains cas accompagnée de graves désordres. Néanmoins, il n'est pas très-rare, d'un autre côté, d'observer des individus assez bien portants expectorer de semblables concrétions sans éprouver aucun accident. Bien plus, d'après le témoignage de *Pechlin*, de *Morgagni*, de *Beniveni*, des sujets auraient été délivrés de leur maladie après l'expectoration de calculs pulmonaires, dont l'expulsion aurait été une heureuse solution.

Ces calculs, d'après les recherches de *Michel Burns*, de *Bayle*, sont assez souvent enkystés. *Lobstein* et autres anatomo-pathologistes ont remarqué qu'ils se développaient surtout dans les portions du poumon adhérentes et correspondant aux angles rentrants de la poitrine chez les individus dont la colonne vertébrale est déviée.

CIRRHOSE DU POUMON.

Ce qu'on appelle aujourd'hui cirrhose, a beaucoup d'analogie avec le squirre des anciens pathologistes, altération susceptible d'affecter un grand nombre d'organes. Les auteurs n'ayant toutefois décrit aucune lésion semblable des poumons, il en résulte que la cirrhose récemment observée dans le parenchyme de ce viscère, est une maladie à peu près nouvelle, mais excessivement rare. Elle consiste dans une transformation partielle ou totale de l'organe respiratoire en masses blanchâtres, bleuâtres, grisâtres, fibreuses ou fibro-cartilagineuses avec dilatation des bronches. Cette transformation organique a la plus grande analogie avec la cirrhose du foie; dans l'une comme dans l'autre, en effet, le tissu fibro-celluleux se condense, s'épaissit, se contracte, resserre le parenchyme et finit par l'atrophier; de sorte que l'organe malade devient impropre à remplir ses fonctions. Les glandules du foie comprimées, étranglées, désorganisées ne fonctionnent plus, les cellules du poumon oblitérées, indurées, ne livrent plus accès à l'air, etc.

On trouve dans les pathologistes français, dans l'ouvrage de Laennec même, des faits qui se rapportent plus ou moins à la dégénération du tissu pulmonaire qui nous occupe; nous en avons observé deux cas dont l'un très-remarquable fait partie des collections du Musée Dupuytren. Mais c'est à M. le docteur Corrigan que revient l'honneur de l'avoir décrite d'une manière nette et présise et de lui avoir fait prendre rang dans les cadres nosologiques. Le Mémoire qui renferme ces précieuses données sur la cirrhose, fait partie du journal de Dublin pour 1838; il a été traduit en français par un des collaborateurs des Archives générales de Médecine (1); c'est le seul document un peu considérable que nous connaissions et qui puisse nous fournir des matériaux pour cet article.

M. *Corrigan* pense que non-seulement le tissu cellulaire interlobulaire contribue à la formation de la cirrhose du poumon, mais qu'il faut aussi faire concourir à sa formation la membrane fibreuse décrite par Stokes et le tissu élastique qui double le tissu cellulaire de la trachée-artère et des bronches, dont les fibres longitudinales tendent continuellement à raccourcir ces canaux et à attirer les parties de l'organe de la circonférence au centre.

A mesure que la rétraction morbide s'opère, et que la contraction des fibres cellulo-fibreuses oblitère les vésicules et réduit la trame pulmonaire en rétrécissant les ramifications bronchiques et les vaisseaux sanguins, les gros tuyaux bronchiques se dilatent par suite des efforts que fait l'air pour pénétrer dans le poumon, jusqu'à ce qu'enfin le parenchyme atrophié ne présente plus qu'un tissu dense et fibro-cartilagineux traversé par des conduits sinueux; si on incise un poumon arrivé à cet état squirreux, on lui trouve l'aspect d'une ruche à miel.

Le docteur Corrigan donne une explication très-longue et très-complexe de la dilatation des bronches qui est un effet de la cirrhose; dans cette dilatation il fait jouer un rôle considérable au retrait progressif du parenchyme pulmonaire, et à l'expansion des parois thoraciques pendant l'expiration.

(1) 3e série. Tome II, page 191.

La diminution de volume du poumon qu'entraîne son atrophie change nécessairement les rapports qui existent d'ordinaire entre lui et les autres organes thoraciques. Les côtes s'affaissent, le cœur se dévie à droite quand la maladie existe de ce côté, le foie peut remonter par la même cause; quand la cirrhose existe à gauche au contraire, le cœur éprouve une sorte de mouvement de rotation sur lui-même.

Quant à l'aspect que présente le poumon, il varie selon le degré plus ou moins avancé du retrait du parenchyme; il semble d'abord carnifié; puis des fibres denses, blanches, s'irradient en tous sens et se dessinent sur les sections de l'organe malade; les bronches dilatées finissent en cul-de-sac. Le développement de la cirrhose du poumon est très-long et ne peut être déterminé, attendu que ses commencements sont toujours ignorés et très-obscurs : Corrigan cite un cas qui n'avait pas duré moins de trente ans. Nous ajouterons ici les analyses des quatre observations, pour donner une idée plus exacte de la cirrhose du poumon.

Une femme d'environ 60 ans, d'une maigreur extrême, qui accusait de nombreuses souffrances dans la poitrine vint mourir dans l'hôpital Necker, en avril 1842. L'auscultation avait fait connaître avant la mort une respiration faible et des craquements. Dans l'absence d'un diagnostic suffisant, nous pensâmes que cette femme avait un cancer du poumon, attendu qu'elle portait à la partie supérieure de la cuisse droite une tumeur d'aspect cancéreux et qu'elle avait les veines thoraciques fort dilatées.

A l'ouverture du cadavre, nous trouvâmes des tumeurs squirreuses disséminées dans le parenchyme du poumon dont le volume était singulièrement réduit; plusieurs semblaient incorporées dans son tissu. L'intérieur de ces tumeurs avait une consistance lardacée, fibreuse, sans ramollissement; le reste du parenchyme pulmonaire était congestionné; il n'y avait aucune trace de pneumonie et de tubercules. Le foie contenait aussi une tumeur fibreuse, le tissu osseux de plusieurs côtes avait aussi subi la transformation squirreuse; la tumeur de la cuisse que nous avions crue cancéreuse était aussi fibro-cartilagineuse, elle avait envahi plusieurs muscles sans affecter l'os fémur.

Un homme admis à l'hôpital dans l'hiver de 1821 et 1822, toussait depuis vingt ans; les crachats étaient mucoso-purulents. L'oppression était grande, le côté gauche de la poitrine plus petit d'un tiers. À l'angle inférieur de l'omoplate gauche bronchophonie évidente. Mort subite avec des symptômes apoplectiques, quelques heures après l'entrée à l'hôpital.

Nécropsie. — Le poumon gauche ne dépasse pas le volume de deux points. Adhérence à peu près complète de la plèvre costale. Tout le tissu pulmonaire est transformé en une substance comme cartilagineuse. Dilatation de presque tous les tuyaux bronchiques; leur diamètre, depuis la première division jusqu'à leur terminaison en cul-de-sac, ne varie guère que de deux à trois lignes. Oblitération des ramuscules bronchiques, poumon droit sain et volumineux. Le fait suivant offre beaucoup d'intérêt en ce que la cirrhose simulait la phthisie.

Une femme de 30 ans, dit le docteur Corrigan, présentait les symptômes suivants : impossibilité de se coucher sur le côté gauche, respiration très-difficile, toux fatigante, expectoration purulente, pouls fréquent, œdème des extrémités inférieures, diarrhée, côté droit de la poitrine très-mat, en haut gargouillement, respiration et toux caverneuses, pectoriloquie, déplacement du cœur remarquable; battement à droite; à gauche, sonorité de la poitrine généralement bonne, mais moindre au-dessous de la clavicule, etc. La faiblesse de la malade était telle qu'il fut impossible d'obtenir des renseignements sur la marche de la maladie. J'appris seulement que, depuis plusieurs années, elle se plaignait de douleurs de poitrine et ne pouvait se coucher sur le côté gauche. Elle mourut peu de jours après notre examen.

Nécropsie. — Le poumon droit était réduit au volume de deux points; il occupait la partie supérieure de ce côté du thorax; il était très-adhérent à la plèvre costale. Le reste de la cavité thoracique était rempli par le cœur, qui était situé à droite du sternum, et par le foie qui remontait très-haut sous les fausses côtes; ce poumon était évidemment altéré. Il consistait en un amas confus de tuyaux bronchiques élargis, réunis en un tissu dense et ferme, sans aucune trace de cavernes tuberculeuses anciennes ou récentes. Les bronches se terminaient brusquement en cavités arrondies et étaient remplies de matière mucoso-purulente. Le poumon gauche avait augmenté de volume de plus de moitié; au centre étaient quatre ou cinq petits abcès, etc.

Une femme d'environ 40 ans ressentait depuis plusieurs mois de la toux et des troubles des voies respiratoires, de l'oppression, de la fièvre, dont on ne pouvait expliquer la nature d'une manière satisfaisante; elle entra à l'hôpital, et y mourut deux jours après; on avait seulement constaté avant sa mort de la matité au sommet des poumons, sans signe de caverne. On trouva à l'autopsie le poumon gauche très-rapetissé; il était très-irrégulier à sa surface et le doigt découvrait de petits corps très-nombreux, qui simulaient des tubercules au toucher, mais qui étaient formés par des agglomérations de cellules pulmonaires comprimées et déjetées en dehors. Au centre du poumon gauche était une espèce d'ilot de tissu sain; en fendant la trachée et les premières divisions bronchiques, on vit que la bronche droite, à sa naissance, était extrêmement dilatée et surpassait le diamètre de la trachée; la bronche avait aussi éprouvé une légère dilatation : quelques ramifications bronchiques semblaient se terminer en cul-de-sac, dans un tissu pulmonaire induré. (*Stokes. Dublin Journal of médical science. Mai* 1842.)

Cette maladie n'a guère que des signes anatomiques bien certains, qui sont, comme il a déjà été dit, la texture squirreuse ou fibro-cartilagineuse du poumon, l'oblitération des cellules pulmonaires, la dilatation des bronches et leur terminaison en cul-de-sac, la dépression du côté malade, le développement exagéré du côté sain. Cette maladie, que des phénomènes douteux et appartenant à plusieurs autres affections, font difficilement connaître pendant la vie, peut être facilement confondue d'ailleurs avec plusieurs autres, et notamment avec la phthisie pulmonaire. Corrigan s'accuse de cette méprise que nous avons commise nous-même. Il est évident que le déplacement du cœur, la saillie apparente d'un côté, la dépression de l'autre, appartienent soit à l'épanchement pleurétique, soit à la phthisie. La présence du murmure respiratoire du côté sain, qui n'est, en réalité, point dilaté, l'état normal des espaces intercostaux prouveront à la vérité qu'il n'y a pas là d'épanchement; mais la dépression et la matité de l'autre côté seront toujours d'une interprétation difficile; ce ne sera donc que dans le commémoratif et l'appréciation de certains symptômes généraux, que le praticien trouvera quelques lumières quand il aura à distinguer la cirrhose du poumon de la phthisie pulmonaire ou d'un empyème. Les erreurs de diagnostic seront d'ailleurs d'autant plus rares que la cirrhose du poumon est moins commune.

Le docteur Corrigan a ébauché dans son Mémoire une théorie de la cirrhose du poumon, qui nous paraît difficilement admissible : selon lui, cette altération ne serait dans le principe qu'une phlogose lente, produisant un dépôt de lymphe plastique dans le tissu malade, etc., etc. Les inflammations du parenchyme pulmonaire ont d'ailleurs des résultats connus qui ne ressemblent point à la cirrhose.

ŒDÈME OU HYDROPISIE GÉNÉRALE OU ENKYSTÉE DES POUMONS.

L'œdème ou hydropisie du poumon est une infiltration séreuse dans le parenchyme pulmonaire. Elle peut être très-étendue, plus ou moins générale, ou bien partielle et bornée à un petit espace : de là deux sortes d'hydro-pneumonie (pour me servir d'une autre dénomination consacrée). L'une s'étendant à presque tout le tissu cellulaire interlobulaire et à presque toutes les cellules du poumon, l'autre circonscrite dans un petit foyer, dans un kyste, ou bien encore dans l'intervalle qui sépare deux lobes pulmonaires adhérents par leurs bords. Quand une grande partie de l'organe respiratoire se trouve ainsi infiltrée ou comprimée par un épanchement, il ne tarde pas à devenir impropre à la respiration et à l'hématose.

Personne, sans doute, avant Laennec n'avait tracé l'histoire de l'hydropisie du poumon, connue sous le nom d'œdème. Les auteurs qui ont postérieurement à lui écrit sur cette affection se sont bornés à le copier. Il est certain, néanmoins, qu'il existait dans la science des documents inconnus à Laennec, et dont on n'a pas tenu un compte suffisant. Ainsi *Maloet* avait déjà fait connaître, il y a plus d'un siècle, un double exemple d'hydropisie enkystée du poumon, compliquée d'hydrothorax ; il avait bien connu et même assez bien décrit cette variété de la maladie qui nous occupe (1). Barrère et Albertini en ont publié plusieurs exemples (2), avec des remarques ; Percival, van Swieten, Bartoletti ont traité d'une manière assez étendue de cette maladie, sous le titre d'*Hydropisie du poumon* (3). On doit à Joseph Franck et à Dehaen des recherches savantes sur cette maladie, qu'ils ont fait bien distinguer de l'hydropisie de poitrine, quoi

(1) Mém. de l'Acad. des Sciences, 1732, page 350.
(2) Obs. anatomiques. Comment. de Bonon. Institut. Tome I.
(3) Essays and comment. In Boerrh. Aphoris. Tome VII (1220). — De hydrop. pulmon.

qu'en ait dit Laennec. Maloet et Pison ont de plus décrit avec soin l'hydropisie enkystée du poumon. Le dernier parle d'un jeune homme atteint, depuis plusieurs années, d'une difficulté de respirer, qui mourut subitement. A l'ouverture du corps, on trouva un épanchement considérable dans un côté de la poitrine, et dans le poumon du côté opposé, un kyste rempli d'un liquide albumineux.

Laennec, en limitant presque entièrement d'ailleurs ses recherches à l'anatomie pathologique, n'a pas embrassé la totalité du sujet; il n'a pas suffisamment distingué les cas simples des cas complexes, et tout en décrivant les derniers, il a négligé de les considérer sous le point de vue pratique. Un cas complet d'œdème du poumon étant presque toujours l'expression d'une ou plusieurs maladies du thorax entraîne un danger réel, d'accessoire qu'il était devient lésion principale, et réclame un traitement prompt et énergique. Un homme qui a une hypertrophie ou une dilatation du cœur peut arriver à un âge avancé, tandis qu'il succombe rapidement quand sa maladie se complique d'œdème du poumon ; la thérapeutique, qui est peu efficace contre la lésion première, doit s'adresser à l'affection secondaire. Dans les observations rapportées par Laennec, on voit que c'est presque toujours l'infiltration pulmonaire qui est cause déterminante de la mort. Sous ce point de vue, cette infiltration est infiniment plus dangereuse que les épanchements de sérosité qui s'effectuent dans les autres organes : de là la nécessité de l'attaquer avec vigueur, bien que la thérapeutique dans ce cas n'ait, le plus souvent, en vue qu'un symptôme, elle peut soulager et prolonger les jours du malade. L'espèce d'abstention que semblent conseiller au praticien les auteurs et Laennec lui-même, ne nous semble donc pas conforme aux préceptes d'un art conservateur comme la médecine. Nous comparons l'expulsion des sérosités du tissu pulmonaire, quand elle est possible, à la résorption de l'épanchement pleurétique, abdominal, par les diurétiques, les purgatifs drastiques, et l'une ne nous paraît pas plus impossible que l'autre.

Laennec voulait que l'œdème dont nous parlons, eût son siége dans les cellules pulmonaires ; M. Andral le place dans le tissu cellulaire qui sépare ces cellules ; il croit même que cette infiltration séreuse peut avoir une marche aiguë, se développer en peu de jours, et produire une prompte suffocation, comme il arrive dans l'œdème de la glotte. Cette forme aiguë de l'œdème pulmonaire ne nous paraît pas plus admissible que celle qu'on suppose à l'œdème de l glotte ; l'un et l'autre, en effet, ne nous semblent être que des accidents graves et souvent ultimes de maladies chroniques, comme nous croyons l'avoir établi en traitant de l'angine périglottique ou œdémateuse.

M. Andral, par suite de son opinion sur la marche et la durée de l'œdème du poumon admet trois formes de cette maladie : la forme aiguë, la forme subaiguë, et la forme chronique. Pour nous, d'après ce qui précède, il est facile de pressentir que nous considérons l'œdème pulmonaire comme une affection presque toujours symptomatique. C'est notre première et presque constante variété. Nous admettons néanmoins avec Laennec une variété idiopathique très-rare qu'on observe quelquefois à la suite de la rougeole chez les enfants.

L'infiltration séreuse des poumons peut dépendre : 1° d'une inflammation chronique des bronches ; 2° d'une phthisie tuberculeuse ; 3° de l'oblitération de quelques veines de l'appareil respiratoire ; 4° d'un anévrisme du cœur ou des gros vaisseaux ; 5° enfin d'une cause asthénique qui produit l'hydropisie en général d'une manière lente et insensible. L'inflammation chronique et l'épaississement de la membrane muqueuse qui en résulte, troublent et empêchent l'immense perspiration pulmonaire qui s'effectue sur la vaste étendue de la muqueuse bronchique et fait refluer les fluides à l'intérieur du poumon. Les tubercules produisent des effets analogues, et de plus compriment, annulent l'action d'une partie des exhalants et des absorbants pulmonaires, et forcent les liquides à s'épancher dans les cellules du poumon ou dans le tissu cellulaire interlobulaire. L'oblitération des vaisseaux, l'anévrisme du cœur et des gros troncs vasculaires dérangent toute l'économie des fluides circulants de l'appareil respiratoire, et concourent avec l'asthénie générale à les faire sortir de leurs canaux et à s'épancher partout où ils trouvent accès.

On comprend facilement comment l'infiltration pulmonaire survenue par l'une ou l'autre de ces causes devient promptement menaçante pour la vie du sujet qui en est atteint, tandis que l'emphysème, par exemple, qui est aussi regardé comme une maladie des cellules pulmonaires ne comporte le plus souvent aucun danger. Dans cette dernière affection, en effet, les vésicules n'étant que dilatées, comprimées, et non oblitérées, peuvent encore servir à la respiration en redoublant d'efforts à chaque inspiration ; mais lorsque le parenchyme pulmonaire est infiltré ou que les vésicules sont remplies de sérosité, tous les efforts du malade pour y introduire l'air sont presque en pure perte, et l'asphyxie ne tarde pas à survenir quand une assez grande étendue du poumon est affectée.

L'œdème du poumon se complique avec l'hydrothorax ; on trouve des exemples de cette complication dans Hercule *Saxonia*, dans *Cardan ;* j'ai vu, dit *Bonnet*, et j'ai ouvert un hydropique dont la poitrine contenait plusieurs livres de sérosité ; les poumons en contenaient aussi. Nous avons fait une fois la même remarque. Joseph Frank dit que la maladie qui nous occupe peut aussi se compliquer avec une hydropisie des bronches ; il s'appuie, pour admettre cette complication singulière, sur une observation recueillie par son père. En ouvrant un rameau bronchique du sujet de cette observation, il s'échappa six onces de liquide. Le fait aurait été plus complet si l'auteur avait indiqué la nature du liquide qui sans doute n'était pas séreux, attendu que les membranes muqueuses ne sécrètent pas de liquide de cette nature. Frank cite encore *Baynton* qui dit avoir observé, à Bristol, une femme, laquelle à la suite d'une suffocation, rejeta par la toux cinq pintes de sérosité spumeuse (1). On pourrait se demander si dans ces deux cas, le liquide ne provenait pas d'un kyste en communication avec les bronches ? On peut encore supposer que les petites bronches en rapport avec les vésicules pulmonaires et le tissu cellulaire interlobulaire transmettent le liquide épanché à de plus grosses bronches où il peut à la longue se former un foyer plus ou moins considérable. C'est peut-être ainsi que se développe quelquefois une hydropisie enkystée du poumon.

Les signes de l'œdème du poumon sont incertains et le plus souvent obscurcis par les symptômes de quelque affection primitive du thorax ; en général le sujet est plus ou moins leuco-phlegmatique, la figure est livide, il y a de l'œdème aux pieds et aux malléoles ; le pouls est petit, concentré ; il y a une sorte de pesanteur vague dans la poitrine, une gêne de la respiration, qui augmente pendant la marche et le coucher en supination. La toux est légère, l'expectoration aqueuse très-rare quand la maladie est simple, très-abondante, quand il y a de la phlegmorrhagie, ce qui arrive fréquemment ; elle est, dans certains cas, glaireuse, opaque, colorée d'un peu de sang,

(1) Path. int. Tome IV, page 313. Trad. de l'Encyclopédie médicale.

quand il y a une complication de pneumonie. Le son de la poitrine est en général mat, hors les cas où les vésicules pulmonaires contiennent de l'air mêlé à de la sérosité. Quoique le malade fasse de grands efforts pour respirer, on entend très-peu le murmure respiratoire, mais une sorte de sous-crépitation remarquable, moins sonore que dans la pneumonie. M. Fournet qui a étudié avec soin l'œdème pulmonaire (1) assure que la diminution du murmure respiratoire porte plutôt sur l'inspiration que sur l'expiration, que les râles qu'on perçoit sont bulleux, humides, vésiculaires à bulles fines, se succédant lentement et régulièrement ; qu'ils se produisent dans les parties postérieures et déclives des poumons, pendant l'inspiration seulement. Laennec avoue au surplus qu'il est quelquefois difficile de distinguer l'œdème de la pneumonie à l'aide des signes dont nous venons de parler et qu'il est nécessaire d'y joindre la comparaison des symptômes généraux. Il y a quelquefois de la bronchophonie qui est une nouvelle source d'erreur ; mais il ajoute avec raison, d'un autre côté, que la longue persistance du râle crépitant, et l'absence des signes généraux de l'inflammation permettent presque toujours de distinguer l'œdème du poumon de la pneumonie au premier degré, même dans les cas où ces deux affections sont réunies. Mais si d'autres affections chroniques, telles que l'emphysème, la bronchite, viennent compliquer l'œdème, un diagnostic précis devient souvent impossible, malgré les moyens d'éclaircissement qu'indique longuement Laennec dans son ouvrage ; il ne reste que la voie de l'autopsie. Cette maladie, au surplus, étant perpétuellement mêlée à d'autres affections thoraciques dont elle est parfois la période ultime, il est assez rare qu'on puisse en recueillir des exemples bien caractérisés.

La même obscurité entoure la marche de l'œdème du poumon, par la raison que sa durée vient s'ajouter à celle de la maladie dont il est le symptôme. La variété appellée *aiguë* par les auteurs n'a guère qu'un ou deux septenaires de durée, tandis que la forme chronique peut durer plusieurs mois. La terminaison le plus souvent funeste de cette maladie est une sorte d'asphyxie plus ou moins prompte. Lorsque les symptômes diminuent, que l'expectoration devient plus facile, les crachats moins abondants, que la respiration s'exécute aisément, que les indices de leuco-phlegmasie s'effacent et

(1) Recherches cliniques sur l'auscultation. Tome I, page 280.

que le malade revient à la santé, on peut alors présumer que l'œdème du poumon s'est terminé par la guérison, sans en avoir la certitude, car les causes qui le produisent, après une inaction momentanée, peuvent récidiver.

Le poumon œdémateux est plus pesant que le poumon sain; il ne s'affaisse point à l'ouverture de la poitrine; il est pesant, de couleur grise ou d'un jaune fauve; si on l'incise, il s'écoule beaucoup de sérosité claire ou mucoso-séreuse à peine écumeuse. Le parenchyme pulmonaire conserve néanmoins sa texture cellulaire primitive et n'est point entièrement désorganisé, ni dépourvu d'un certain dégré de crépitation, quand on le presse entre les doigts. La présence de quelques points pneumoniques de noyaux tuberculeux apporte des modifications aux caractères anatomiques: ainsi dans le dernier cas, la sérosité est plus rougeâtre, plus écumeuse et le doigt entre plus facilement dans le tissu malade. Autour de ces points pneumoniques, on remarque de la congestion sanguine et une sorte d'altération particulière, qui n'est que le passage de la phlegmasie à l'œdème; enfin de petites cavernes isolées, sèches ou enduites de pus. Quand l'œdème n'est pas complet, il occupe divers points du poumon, et le plus souvent les parties les plus déclives, où il se trouve quelquefois compliqué d'emphysème, qu'on reconnaît à la première vue à des ampoules plus ou moins volumineuses; il se trouve souvent mêlé à de la congestion sanguine hypostatique, qui occupe la face postérieure des poumons, et peut même, comme cette congestion, être un effet cadavérique. On trouve entre les masses tuberculeuses du tissu pulmonaire infiltré, qui n'est autre chose que de l'œdème, quoi qu'en ait dit Laennec.

Le poumon ainsi infiltré est souvent adhérent aux parois du thorax, recouvert de fausses membranes elles-mêmes infiltrées et transparentes; il baigne souvent dans une assez grande quantité de sérosité. Les lobes adhérents circonscrivent quelquefois des espaces qui contiennent aussi de l'épanchement; enfin dans l'intérieur du parenchyme, on rencontre parfois des kystes à demi-vides ou des portions de bronches dilatées et contenant une certaine quantité de liquide, ainsi que l'attestent Franck et autres.

Laennec n'ayant indiqué aucun traitement pour l'œdème pulmonaire, dont pourtant il avait tracé l'histoire, semble par cela même avoir émis l'opinion que les affections symptomatiques de l'ordre des hydropisies ne comportent aucune thérapeutique. Nous remarquerons, à cette occasion, que l'action des médicaments ne peut pas toujours se déduire de la nature des altérations organiques; elle est souvent plutôt le résultat d'une expérience empirique que du raisonnement. Or, on sait très-bien, pour nous renfermer dans notre sujet, que des hydropisies ont cédé d'une manière inattendue à des drastiques, à des diurétiques énergiques, à d'autres moyens empiriques, sans qu'on eût pu rendre un compte précis de la médication, et alors que des théoriciens habiles avaient déclaré le mal incurable. Nous ne croyons donc pas qu'on doive se fonder d'une manière absolue sur la nature des lésions, pour ne point administrer des médicaments, et s'autoriser d'une incurabilité douteuse pour s'abstenir de toute médication.

Le caractère symptomatique de l'œdème du poumon conduit à admettre une grande analogie entre le traitement qui lui convient et celui des maladies primitives dont il relève; à cette première donnée, nous ajouterons que les complications inflammatoires ou autres apportent de leur côté une modification également importante à la thérapeutique de cette maladie; mais une fois qu'on a satisfait à ces indications ou que le moment de les remplir est passé, il ne reste plus qu'à combattre l'infiltration séreuse par les moyens les plus puissants qu'on oppose d'ordinaire aux hydropisies, comme les éméto-cathartiques, les purgatifs, les diurétiques, les dérivatifs externes, etc. Les préparations antimoniales conviennent également pour combattre les bronchorrhées, les bronchites chroniques. Les sudorifiques, tant internes qu'externes, en excitant une abondante diaphorèse, contribuent à entraîner au dehors les fluides épanchés. Une saignée préliminaire est quelquefois nécessaire, alors même qu'il n'y a pas de complication inflammatoire ou hyperhémique, pour faciliter la libre circulation des fluides; la déplétion sanguine qu'on produit est d'ailleurs un moyen de faciliter l'absorption des sérosités épanchées. L'action anesthésique de la digitale pourprée convient spécialement lorsqu'une hypertrophie du cœur pousse avec trop de violence le sang dans les poumons et tend à les congestionner. L'oxyde blanc d'antimoine ou le kermès trouvent leur application lorsque les bronches sont obstruées par une trop grande quantité de mucosités, ou bien quand le parenchyme ou les cellules pulmonaires sont frappés d'atonie. Les toniques, tels que le polygala de Virginie, le lichen d'Islande, les préparations scillitiques, soufrées, les eaux minérales thermales sulfureuses conplètent avec avantage le traitement chez les personnes affaiblies, dont les organes, dépourvus de réaction ne répondent pas suffisamment à l'action stimulante et altérante des médicaments.

Nous devons ajouter en terminant que les médicaments empiriques dont nous venons de parler et dont l'objet est de faciliter la résorption des liquides infiltrés, n'ont d'action durable et efficace qu'autant qu'il n'existe point de lésion organique évidente et persévérante, qui tendrait sans cesse à reproduire l'infiltration que l'art s'efforce de combattre.

PLEURÉSIES CHRONIQUES, ÉPANCHEMENTS SÉREUX, PLEURÉTIQUES OU HYDROTHORAX PRIMITIF ET CONSÉCUTIF.

CHAPITRE PREMIER.

HISTORIQUE.

La pleurésie aiguë a été bien connue des anciens ; le livre *de Morbis* attribué à Hippocrate contient une description assez étendue de plusieurs variétés de cette maladie ; Galien la distinguait déjà de la pneumonie ; Paule d'Égine, Alexandre de Tralles de leur côté, insistèrent beaucoup sur le diagnostic de la pleurésie, qu'ils distinguaient bien de l'inflammation du foie. Au renouvellement des sciences, *Baillou*, *Fernel*, *Duret*, beaucoup plus tard, *Haller* répandirent de nouvelles lumières sur l'histoire de la pleurésie, soit en commentant les anciens, soit en rassemblant des faits propres à avancer l'histoire complète de cette affection. Ce fut même à l'occasion du traitement d'une inflammation de la plèvre (qu'on nous permette cette petite digression) qui régnait épidémiquement à Paris en 1515, que s'engagea la longue et singulière polémique concernant la préférence de la saignée révulsive sur la saignée dérivative dont Moreau et Pierre Brissot furent les principaux champions. On trouve de curieux documents sur cette discussion mémorable dans l'ouvrage de ce médecin intitulé : *Liber de incisione venæ in pleuritidis morbo.* Il fallut les plus grands efforts pour donner raison à Hippocrate et à Galien qui avaient prescrit la saignée du côté affecté, contre les Arabes qui, dans leur ignorance, supposaient que les vaisseaux avaient une direction croisée et qui en conséquence de cette prétendue disposition anatomique, prescrivaient exclusivement la saignée du côté opposé au siége de la maladie. La victoire remportée par Brissot et achetée par tant d'efforts parut tellement importante au vainqueur, qu'il crut devoir la porter lui-même en Portugal où une opposition formidable l'attendait. Mais la lutte fut plus opiniâtre encore, puisque le nouveau triomphe ne fut complet que sept ans après la mort de Brissot, avec l'assistance de l'université de Salamanque et l'appui de l'empereur Charles-Quint.

Tandis qu'on se livrait à de stériles discussions théoriques sur la pleurésie, les premiers anatomo-pathologistes s'appliquaient à faire mieux connaître le siége de cette maladie, les lésions de tissu qui lui sont propres et en forment par conséquent le caractère fondamental. Morgagni acheva leur ouvrage et combla ainsi la lacune que de grands observateurs, tels que Sydenham, livrés exclusivement à l'étude de la marche et des symptômes, avaient laissée dans l'histoire de la pleurésie.

Baglivi, observateur si pénétrant de la puissance et des efforts de la nature dans les maladies, lui arracha un de ses secrets, en découvrant par un tact peu commun et une grande finesse d'observation, qu'il existait des pleurésies obscures, latentes, susceptibles d'exercer les plus grands ravages à l'insu du médecin peu clairvoyant ou peu attentif. C'étaient pour la plupart des pleurésies chroniques. Stoll continua cette impulsion, mais s'attacha spécialement à l'étude des pleurésies compliquées, qu'il appelait bilieuses et qui réclamaient le traitement évacuant. Boerrhave ne se contenta pas de donner dans ses aphorismes une description exacte et précise de la pleurésie, le premier il en plaça exclusivement le siége dans la plèvre. En vain, Haller et Tissot cherchèrent-ils à combattre cette opinion, qui fait époque dans l'histoire de la maladie qui nous occupe; après avoir été chaudement défendue par Dehaen, elle fut définitivement admise et consacrée dans la nosographie philosophique de Pinel.

L'histoire des pleurésies chroniques avec épanchement, dont Pouteau nous a transmis plusieurs bonnes observations sous le titre de phthisies et de vomiques (1), est surtout redevable aux recherches éclairées de Bayle, qui fit connaître et présenta sous leur véritable jour, plusieurs empyèmes qu'on confondait avec des consomptions pulmonaires. Broussais, dans son Traité des phlegmasies chroniques, et surtout Laennec, dans son ouvrage sur l'auscultation, ont répandu de nouvelles lumières sur ce sujet important, tant sous le rapport de l'anatomie pathologique que sous celui du diagnostic. Il serait injuste d'oublier quelques auteurs vivants, qui ont mieux étudié les lésions anatomiques et rendu plus précis encore le diagnostic des épanchements pleurétiques, tels que MM. Andral, Gendrin,

(1) Œuvres posthumes.

Martin Hirtz, Piorry, Heyfelder, Oulmont et Damoiseau dont nous citerons les travaux dans le cours de cet article.

CHAPITRE II.

CARACTÈRES ANATOMIQUES DE LA PLEURÉSIE CHRONIQUE ET DES ÉPANCHEMENTS THORACIQUES.

L'inflammation de la plèvre est suivie d'une rougeur plus ou moins prononcée qui persiste le plus souvent, s'affaiblit quelquefois à la mort; la surface enflammée présente un aspect chagriné, plus ou moins sèche, granuleuse, etc. L'irritation inflammatoire produit très-promptement à la face interne de cette membrane une exhalation de deux matières différentes : l'une, demi-concrète, l'autre aqueuse. La première est le rudiment des fausses membranes, la seconde constitue le premier degré des épanchements séreux ou séro-purulents qui se forment et s'accumulent dans la cavité pectorale. Laennec prétend que l'épanchement naît presque aussitôt que le mal; pour preuve de ce qu'il avance et pour réfuter l'erreur de ceux qui prétendent que cet épanchement ne s'effectue qu'au bout de quelques jours, il assure avoir rencontré plusieurs fois tous les signes d'un épanchement, une heure après l'apparition du point pleurétique et l'invasion de la maladie.

Quelles formes successives prend cette sérosité complétement exhalée à la surface des poumons quand la pleurésie a une marche assez longue pour qu'on puisse observer ses métamorphoses? Sans doute, elle se transforme en une expansion membraneuse, puis en un tissu lamineux ayant la plus grande analogie avec la séreuse elle-même; il paraît que l'absorption suit de très-près l'exhalation de la sérosité et qu'elle disparaît promptement des intervalles qui séparent les rudiments de la concrétion couenneuse. Laennec affirme que c'est à l'époque de cette rapide métamorphose que commence la formation des vaisseaux sanguins sous la forme de traînée de sang, qui ne tardent pas à s'arrondir et à se ramifier à la manière des artères. Si, à cette époque, on examine, comme l'a fait cet auteur, ces vaisseaux naissants, on les trouve composés d'une couche extérieure molle, de sang concrété qui forme un cylindre blanchâtre fibrineux, dont le centre est perforé ; au bout d'un certain temps, ces lamelles prennent de la consistance et l'aspect du tissu séreux, ou d'une membrane à la surface de laquelle on voit ramper des vaisseaux. La membrane accidentelle jouit des propriétés de l'ancienne, elle exhale, elle absorbe, peut même s'enflammer, contracter des adhérences et se couvrir d'une autre fausse membrane. C'est sans doute de la réunion de plusieurs de ces fausses membranes successives et superposées que se forment les dégénérations cartilagineuses de la plèvre. Il paraît certain, néanmoins, que les inflammations sont rares dans les fausses membranes qui constituent des adhérences entre le poumon et la plèvre costale ; Laennec assure même avoir vu l'exsudation puriforme s'arrêter au point où commence l'adhérence. Quant au liquide épanché, lorsque la pleurésie est simple, il comprime plus ou moins le poumon ; son tissu s'aplatit, devient flasque, ne crépite plus, se trouve refoulé dans un point du thorax et comme accolé à la colonne vertébrale, surtout quand il existe des adhérences. Les vaisseaux pulmonaires et les conduits aérifères sont affaissés. La sérosité est presque toujours trouble, tenant en suspension des flocons albumineux ou des lambeaux membraniformes peu consistants et différant des fausses membranes en ce qu'ils sont friables, et se détachent facilement de la plèvre. Ces épanchements répandent souvent une odeur fétide ; ils varient par leur quantité, le niveau auquel ils s'élèvent, la densité du liquide, etc.

Lorsqu'on a pratiqué l'opération de la thoracentèse pour un épanchement et que l'air a pénétré et séjourné dans la cavité thoracique, voici ce qu'on observe, d'après les recherches et les expériences de M. Gendrin, sur les animaux vivants (1). La surface séreuse se couvre d'une couche grisâtre, puriforme, épaisse, amorphe, qui s'infiltre de sérosité. Le fluide séro-purulent qui s'écoule par la plaie prend une odeur fétide. La membrane séreuse, très-rouge, adhère à la matière grisâtre et présente un aspect villeux, l'exsudation augmente d'épaisseur dans tous les points où cette membrane est en rapport avec les viscères pectoraux, dans ses replis. « A une période » plus avancée, dit l'auteur, le fluide qui sort par la plaie est plus » séreux et comme jaunâtre ; sa quantité diminue. La couche couen- » neuse qui recouvre la plèvre se trouve avoir changé de na- » ture ; superficiellement elle est toujours mucoso-puriforme et gri-

(1) Histoire anatomique des inflammations. Tome I, pag. 200 et suiv.

» sâtre, mais plus profondément elle est celluleuse gélatiniforme, etc.
» Dans les lieux où elle est le plus épaisse, elle n'a pas moins de six
» à huit lignes autour des poumons; on distingue des stries san-
» guines qui pénètrent dans son épaisseur; elle est même, par
» places, très-infiltrée de sang noirâtre qui semble incorporé avec
» elle comme avec la plèvre elle-même. Cette membrane est épais-
» sie, boursoufflée; plus tard elle semble se confondre avec la couche
» couenneuse profonde qui a décidément une organisation celluleuse
» encore imparfaite. Dans ce tissu cellulaire mollasse, de formation
» nouvelle, est incorporée une matière jaunâtre gélatiniforme. A cette
» époque de l'inflammation, la cavité thoracique se trouve entière-
» ment oblitérée; il ne s'écoule plus par la plaie qu'un fluide séreux
» jaunâtre qui n'est plus fétide. Des vaisseaux se prolongent dans
» cette masse de matière coagulable qui remplit la cavité thoracique
» et se confond avec la plèvre qui semble avoir disparu..... Cepen-
» dant l'organe de l'hématose, jusque-là refoulé sur lui-même, aug-
» mente de volume; il commence à recevoir de l'air à son sommet,
» tandis que les côtés s'affaissent, se rapprochent, et que la cavité
» thoracique diminue de capacité. » A mesure que l'épanchement devient plus considérable, le côté affecté se dilate, augmente de volume; ses espaces intercostaux s'écartent, se mettent de niveau avec les arcs osseux et même quelquefois les dépassent; le poumon, comprimé de plus en plus par le liquide, se réduit considérablement et occupe si peu de place, lorsqu'il est resserré, comme enchâtonné par une fausse membrane solide et résistante, qu'on le croirait disparu et entièrement détruit, comme l'ont souvent dit et écrit des auteurs peu familiers avec les recherches anatomiques. Le diamètre de ce viscère n'a plus, dans certains cas, que douze à quinze centimètres d'épaisseur dans sa partie moyenne (1); son tissu est devenu flasque, souple et dense comme un morceau de peau; il est plus pâle que dans l'état naturel, grisâtre et presque entièrement exsangue; ses vaisseaux sont aplatis et paraissent tout-à-fait vides. La sérosité épanchée peut être citrine, verdâtre, jaunâtre, sanguinolente, puriforme, purulente, comme dans l'empyème proprement dit. Si l'on examine les épanchements purulents, comme l'ont fait MM. Gavarret et Oulmont, on découvre tantôt les globules qui caractérisent le vé-

(1) M. Oulmont cite un cas où le poumon était réduit à 4 centimètres dans son plus grand diamètre. (Manuscrit cité).

ritable pus, tantôt des granulations d'une espèce particulière. Les fausses membranes peuvent être formées de différentes couches plus ou moins épaisses de nature fibro-cartilagineuse, osseuses, parsemées de tubercules, partiellement gangrénées, etc. Mais, à vrai dire, ces altérations ont souvent leur origine dans des causes éloignées et différentes de la phlegmasie, qui est intervenue comme complication. Ces membranes sont souvent unies ou adhérentes à la face interne des côtes par des filaments, des concrétions gauffrées, celluleuses, formant des cloisons, des sacs sans ouverture, etc. Bien que les hémorrhagies surviennent ordinairement dans les pleurésies aiguës, nous avons cependant observé plusieurs cas où ces exhalations sanguines paraissaient avoir une origine ancienne. On trouve la plèvre érodée, perforée par suite de gangrène, de vomique tuberculeuse superficielle ou par la simple fonte d'un tubercule de cette membrane. Sans doute les perforations les plus communes sont produites par les tubercules pulmonaires; néanmoins, les perforations non tuberculeuses ne sont pas aussi rares qu'on le pense. Bayle, Delpech, M. Andral, Oulmont en citent des exemples; j'en ai observé plusieurs; elles sont même susceptibles de guérison. Indépendamment de la forte pression que l'épanchement exerce sur les poumons, il déplace le médiastin, le cœur, le péricarde, les repousse du côté opposé à mesure que le côté malade s'agrandit, il abaisse le foie et le diaphragme, comprime l'estomac, la rate, etc.

CHAPITRE III.

ÉTIOLOGIE.

Ce sont le plus ordinairement des causes de pneumonie et de pleurésie aiguës qui continuent plus ou moins leur action une fois que la maladie est passée à l'état chronique, ou récidivent par suite d'imprudences; mais ces causes peuvent agir lentement et amener graduellement une inflammation de la plèvre et un épanchement sans produire un état aigu. D'autres causes moins directes, comme des lésions organiques viscérales ou vasculaires donnent aussi lieu à des épanchements symptomatiques. Nous ne ferons que les indiquer ici, car il n'entre point dans le plan de cet ouvrage de faire l'histoire de ces divers épanchements.

Quant au mécanisme des épanchements thoraciques, il est très-facile à comprendre. On sait que l'intérieur de la cavité pectorale, tapissé par une membrane séreuse, est sans cesse lubrifié par une sérosité qui s'exhale des radicules artérielles pour faciliter sans doute l'action des viscères, et que l'excédant de cette sérosité est repompé par les vaisseaux absorbants et les radicules veineuses. La disproportion entre les produits de l'exhalation et de l'absorption, le trouble apporté dans l'exercice de ces deux fonctions causent un premier désordre qui le plus souvent, sans doute, n'est nullement appréciable. Mais si l'absorption vient à faire défaut d'une manière notable, ou si l'exhalation devenue morbide s'accroît d'une manière démesurée, la sérosité augmente, s'accumule, comprime le cœur, les poumons, le diaphragme, etc. De là, les accidents propres à l'hydrothorax. Si l'exhalation à la surface des plèvres est surabondamment démontrée dans l'état pathologique par le fait même des épanchements séreux, l'absorption y a été également bien constatée par des expériences déjà anciennes, dont l'honneur revient à Musgraave. Ce physiologiste anglais ayant, en effet, injecté de l'eau dans l'une des cavités thoraciques d'un animal vivant, se convainquit, quelque temps après, que cette eau avait été entièrement absorbée. Portal qui rappelle cette expérience dans son Traité des hydropisies, en avait fait de semblables, et toujours le résultat fut le même (1).

On conçoit d'ailleurs combien sont nombreuses les causes qui peuvent accroître les exhalations pectorales et altérer ou anéantir l'absorption. De ce nombre sont toutes les irritations, les inflammations du poumon, du cœur, du péricarde, des plèvres, les tumeurs, les lésions organiques qui troublent profondément les deux circulations artérielle et veineuse et la petite circulation pulmonaire en particulier. Mais de toutes ces causes, la plus puissante, sans doute, consiste dans le défaut d'action, l'oblitération plus ou moins complète de veines; soit que ce désordre dépende des lésions des parois de ces vaisseaux, soit qu'on doive l'attribuer à des compressions entièrement mécaniques.

(1) Portal. De la nature et du traitement des hydropisies. Histoire de l'anatomie. — Cours de Physiologie expérimentale.

CHAPITRE IV.

INVASION, MARCHE ET TERMINAISON DE LA PLEURÉSIE CHRONIQUE ET DES ÉPANCHEMENTS PLEURÉTIQUES.

—

Si la pleurésie chronique succède à une pleurésie aiguë, les symptômes de la maladie n'ont fait que diminuer, la fièvre persiste avec des redoublements caractérisés par une vive chaleur, de la soif, une rougeur circonscrite des pommettes; la sonorité normale du thorax ne se rétablit pas, mais l'inflammation de la plèvre qui naît insensiblement est, dans le principe, obscure ou du moins ne s'annonce que par des syptômes difficilement appréciables: un peu de toux, de la difficulté de respirer, des douleurs vagues du thorax indiquent à peine quelque changement dans les fonctions de l'appareil respiratoire. Beaucoup de malades ont déjà un épanchement thoracique considérable sans le savoir, car l'épanchement est une terminaison très-fréquente de la pleurésie: lorsqu'ils commencent à se plaindre, si on fait un examen de la poitrine, on est étonné de trouver un côté plus dilaté que l'autre, des espaces intercostaux élargis, quelquefois saillants, mais immobiles pendant le mécanisme de la respiration. En percutant le côté affecté, on perçoit un son mat dans une plus ou moins grande étendue; le bruit respiratoire ne se fait entendre que jusqu'au niveau de l'épanchement, on perçoit en haut du souffle bronchique et plus bas, lorsqu'on fait parler le malade, le bredouillement appelé égophonie, lequel est d'autant plus intense que l'épanchement ne dépasse pas certaines limites, et tout-à-fait nul quand le côté est entièrement rempli de sérosité.

De l'augmentation du côté malade ou de l'action du liquide épanché résulte quelquefois soit une déviation de la colonne vertébrale, soit un déplacement de l'omoplate ou même du cœur, ainsi qu'on en peut juger par les battements de ce viscère. Le malade se couche le plus ordinairement sur le côté affecté pour laisser un libre développement à celui du côté opposé pendant l'acte de la respiration; quelquefois cependant il adopte le décubitus dorsal, et très-rarement il se couche sur le côté sain pour éviter la pression du liquide sur le médiastin et la compression du côté opposé. Vers la fin de la maladie, les parois thoraciques et le bras du côté malade deviennent œdémateux ainsi que diverses parties de la figure. Les urines vont toujours en diminuant, et sont en quelque sorte suppléées par des sueurs qui accompagnent le mouvement de fièvre hectique, une diarrhée colliquative, précurseur d'une fin prochaine. La toux n'est guère suivie que d'une expectoration insignifiante, et quand elle est purulente ou puriforme, c'est qu'alors il existe une suppuration de la plèvre qui constitue l'empyème dont nous traitons séparément.

Dans cet état, il est facile de comprendre combien la respiration doit être fréquente, pénible, difficile, surtout si le côté opposé n'est pas très-sain; et lorsque les deux côtés sont attaqués à la fois, la suffocation et l'asphyxie ne tardent pas à s'en suivre. Le pouls est rarement fréquent, et il n'existe pas de fièvre comme dans l'état aigu; il arrive même que dans ce passage de l'état aigu à l'état chronique, quand il a lieu, la fièvre tombe et ne se reproduit que faiblement à l'occasion d'excès dans le régime, ou par suite d'autres accidents.

Les fonctions digestives ne sont pas ordinairement notablement troublées, quoique la digestion stomacale se fasse avec difficulté, surtout quand le malade cède trop facilement à son appétit.

Lors même que la maladie se termine favorablement, le murmure respiratoire se rétablit bien lentement, car le poumon, longtemps comprimé, ne reprend que bien tardivement son état normal, surtout à la partie inférieure d'où le liquide épanché ne disparaît qu'en dernier lieu. Ce retour est bien plus lent encore et quelquefois même impossible quand une fausse membrane a resserré le parenchyme pulmonaire et l'a réduit à un moindre volume (1).

Laennec porte la proportion des guéris à la moitié des malades; ceux qui succombent, ajoute-t-il, tombent dans un grand degré

---

(1) M. Oulmont, qui a fait des expériences pour déterminer le degré de résistance que le poumon, longtemps comprimé et resserré par des fausses membranes, oppose à l'insufflation de l'air, a cru pouvoir établir quelques propositions qui se trouvent consignées à la page 22 de ses recherches sur la pleurésie chronique. Il résulte de ces expériences : 1° que la fausse membrane, même récente, empêche le développement du poumon, mais seulement dans les limites de l'espace qu'elle occupe;

2° Que lorsque le poumon est refoulé au sommet, le peu de résultat de l'insufflation doit faire craindre la difficulté de son développement, et par suite, du rétablissement de ses fonctions;

3° Que lorsque le poumon est refoulé en dedans, la persistance de la perméabilité d'une grande partie du tissu pulmonaire doit faire augurer heureusement de l'issue du traitement, même quand on a pratiqué l'opération de l'empyème;

4° Enfin, qu'il serait important, et c'est le point capital, de pouvoir préciser, par l'auscultation, la position du poumon par rapport à l'épanchement. »

d'amaigrissement ; l'anasarque, des congestions sanguines ou séreuses du cerveau, ou de légères inflammations des organes thoraciques hâtent le moment fatal.

Quand la terminaison doit être funeste, la plupart des fonctions partagent bientôt le désordre de la respiration, surtout celles qui ont avec cette dernière des connexions immédiates ; le pouls devient irrégulier, la face maigre et fatiguée, les yeux languissants, les paupières inférieures infiltrées, les lèvres pâles ; les malades sont constipés, les urines de plus en plus rares, la peau est sèche, décolorée, toutes les excrétions s'altèrent profondément. On remarque par intervalle des faiblesses qui semblent annoncer la mort, et à cet état de syncope succède quelquefois de l'engourdissement, et, selon Dehaen, de la paralysie musculaire de l'un ou l'autre côté ; le scrotum devient œdémateux, les extrémités s'infiltrent ; bientôt le malade reste constamment sur le même côté ou assis sur un siége, la tête penchée en avant en proie à une sorte d'engourdissement interrompu par des réveils en sursaut et des accès de suffocation. La position horizontale devient tout-à-fait impossible, le tronc se redresse convulsivement, la tête se jette en arrière, la respiration s'accélère de plus en plus en se raccourcissant, le pouls devient intermittent, les veines du col plus saillantes, la face tout-à-fait livide, l'infiltration des membres permanente ; d'autres cavités splanchniques s'emplissent et la mort ne tarde pas à survenir.

Chez les pleurétiques, le côté malade qui était dilaté pendant la maladie se rétrécit quelquefois notablement après la guérison ; c'est *Laennec*, qui le premier a décrit avec soin cette modification du thorax. Dans ce cas, il est survenu absolument l'inverse de ce qui existait pendant la maladie ; le côté mesuré se trouve avoir moins d'étendue, l'omoplate descendu, les espaces intercostaux diminués, les muscles atrophiés, et le malade penche manifestement du côté affecté. On comprend bien que dans cette circonstance la cavité thoracique étant diminuée par une sorte de retrait des parties internes, ces parties se sont rapprochées et ont nécessairement contracté des adhérences épaisses, solides, fibro-cartilagineuses qui doivent donner lieu au défaut de sonorité et à une grande diminution de murmure respiratoire. Ces changements s'étant produits très-lentement, il n'en résulte le plus souvent aucune dyspnée, bien que cependant la respiration soit plus courte. Le rétrécissement de la poitrine s'explique, soit par l'affaissement des arcs osseux sur un poumon diminué de volume et longtemps comprimé, soit par l'affaissement des cavités intérieures qui se vident par l'expectoration. Ce retrait s'opère lentement et avec beaucoup de temps, en sorte qu'il est d'autant moins considérable, que la maladie a été plus courte, etc. La théorie toute physique de ce changement de forme est des plus simples ; la cage osseuse, accidentellement dilatée, se resserre à mesure que l'épanchement diminue : cet effet se déduit rigoureusement des lois physiques, car il ne peut y avoir de vide dans les cavités ; par conséquent, la poitrine se resserre forcément de tout ce que le poumon ne peut se dilater, comprimé qu'il est par un corps étranger.

Les rétrécissements de la poitrine, même le plus grand nombre de ceux rapportés par Laennec, ont été observés chez des phthisiques ; il est évident que dans ce cas, l'atrophie, l'affaissement des poumons caverneux ont contribué plus que toute autre cause au retrait de quelques parties du thorax (la partie antérieure et supérieure). Rien de plus commun, en effet, que de rencontrer des tuberculeux chez lesquels la région sous-claviculaire offre une notable dépression évidemment produite par la rétrocession des côtes. Ici, comme dans beaucoup d'autres cas cités par *Laennec*, la pleurésie ne joue aucun rôle, car, soit dit en passant, les phthisiques sont moins sujets qu'on ne le croit à contracter cette maladie.

Bayle, Laennec, M. Andral ont désigné sous les noms de pleurésies latentes, circonscrites, partielles, des pleurésies chroniques qui n'affectent qu'une partie de la plèvre et qui, par suite des adhérences contractées au moyen des fausses membranes, se trouvent limitées tantôt aux scissures des lobes pulmonaires, tantôt à la face inférieure ou diaphragmatique du poumon. Ces pleurésies ainsi circonscrites, forment des sacs sans ouverture contenant une plus ou moins grande quantité de liquide séreux ou plutôt séro-purulent. Ces sortes de pleurésies suppurées en ont souvent imposé pour des abcès du poumon. Rien en effet ne doit mieux ressembler à une vomique que la suppuration d'un kyste formé par une fausse membrane adhérente de tous côtés, et développé dans l'intervalle de deux lobes du poumon et comprimant le tissu de ce viscère.

On rencontre un certain nombre de ces pleurésies enkystées circonscrites, partielles dans les cadavres, mais il est très-difficile de les diagnostiquer pendant la vie ; pour ce qui nous concerne, nous avouons ne les avoir reconnues qu'après la mort. Quant aux pleurésies latentes, on peut affirmer, avec Laennec, que pour tout médecin qui sait faire usage de la percussion et de l'auscultation ces sortes de pleurésies sont des cas d'exception peu importants pour la pratique. De ce nombre seraient des pleurésies peu étendues, qui surviennent dans les derniers moments de la vie, quand il est impossible d'examiner les malades. Veut-on entendre par pleurésies latentes, des pleurésies dont le début est obscur et la marche à peine dessinée, celles dont Stoll avait fait une étude spéciale, celles enfin qui n'étant jamais accompagnées d'épanchement à leur origine, ne présentent aucune trace d'égophonie ? Pour reconnaître ou plutôt deviner de semblables affections le praticien doit redoubler d'attention. Ceux qui commencent à être affectés de pleurésies latentes (dans le sens que nous lui donnons ici), disent les auteurs, ont un petite toux rare et sèche, font de vains efforts pour expectorer ou ne rendent que quelques crachats muqueux ; leur langue est blanchâtre ; ils ont de l'oppression en marchant, un côté plus ou moins obscur à la percussion où l'on perçoit peu de murmure respiratoire, et sur lequel ils se couchent de préférence, toussant et respirant difficilement quand ils sont sur le côté opposé. Une légère douleur, un sentiment de chaleur et de pression éprouvées en respirant, en toussant fortement, dans diverses positions du corps, sont indiqués par Stoll comme des signes de pleurésie latente.

Nous ne mentionnerons que pour mémoire, les pleurésies dorsales, médiastines, paraphrénétiques décrites par certains auteurs, et qui indiquent d'ailleurs le plus souvent des lésions étrangères à la pleurésie.

CHAPITRE V.

ÉPANCHEMENTS DIVERS QUI PEUVENT S'EFFECTUER DANS LA POITRINE. — EXPOSITION ET APPRÉCIATION DES SIGNES DE CES ÉPANCHEMENTS. — DISCUSSION RELATIVE A LEUR DIAGNOSTIC.

Les épanchements séreux chroniques, c'est-à-dire ceux qui se forment hors de la période aiguë des pleurésies, ou ceux qui, nés dans cette période, ne disparaissent pas avec la maladie primitive et subsistent plus ou moins longtemps après, forment des affections distinctes dont nous traitons dans cet ouvrage. Par conséquent nous les séparons par la pensée des épanchements aigus qui naissent presque aussitôt que l'inflammation de la plèvre, sans nous dissimuler, toutefois, les points de contact qui existent entre ces deux sortes de maladies. Pour compléter notre travail, nous ferons mention aussi des épanchements provenant d'une autre cause que l'inflammation des plèvres.

Combien de malades se présentent au médecin en disant : j'ai eu autrefois une pleurésie, une fluxion de poitrine, une douleur de côté et je me croyais bien guéri, lorsque j'ai ressenti une douleur gravative dans la poitrine, une difficulté de respirer, une toux sèche sans expectoration, etc. Si vous examinez ces malades, vous ne tardez pas à vous convaincre qu'ils ont un épanchement thoracique (1). La plèvre a-t-elle été atteinte d'une phlegmasie qui ne s'est pas immédiatement terminée par résolution ; à cette phlegmasie succède un épanchement séreux ou séro-purulent dans l'une ou l'autre des cavités thoraciques (rarement dans les deux à la fois) avec ou sans fausse membrane. Une plaie pénétrante de la poitrine a-t-elle ouvert quelques vaisseaux ; il en résulte un épanchement sanguin qui peut persister longtemps après que la plaie a été cicatrisée, s'absorber plus ou moins lentement, causer des accidents de compression, etc. Les poumons, la plèvre, le cœur sont fréquemment atteints de lésions qui, sans être graves et fixer beaucoup l'attention du médecin, finissent par apporter un grand trouble dans les exhalations, les sécrétions et occasionner des dépôts de sérosités dans les plèvres. Des ruptures de l'œsophage, de l'aorte, sont une cause immédiate d'épanchements promptement mortels, dans le thorax ; des communications entre les conduits aériens et les cavités de la plèvre facilitent l'introduction de l'air dans ces dernières, où de la sérosité se trouve déjà épanchée ; des fluides gazeux peuvent même se développer spontanément dans la poitrine, sans le concours de l'air extérieur. Du pus, de la sérosité, mêlés à des gaz, aussi spontanément exhalés, s'épanchent quelquefois dans le péricarde et y forment une

(1) Le docteur L. X.X, sujet à des bronchites et ayant eu autrefois une pleurésie à droite, éprouvait de la gêne dans la poitrine et une extinction de voix, il consulta un de ses amis, qui après l'avoir ausculté, lui assura qu'il n'avait aucune lésion de la plèvre. Quelque temps après, le malade qui continuait de se livrer à ses occupations, ressentit de l'oppression, une légère douleur latérale à gauche. Le même ami, mandé, trouve le côté entièrement rempli de liquide, qui disparaît par l'application des sangsues et des vésicatoires volants.

des maladies les plus rares et les plus difficiles à reconnaître, nous voulons parler de l'hydropéricarde et de l'hydropneumo-péricarde.

Les deux intervalles qui résultent de l'adossement des plèvres en avant et en arrière, pour se replier sur les côtes et qu'on appelle médiastins, peuvent aussi devenir le siége de divers épanchements sanguins et purulents seulement, car la sérosité ne s'épanche pas à la surface externe des membranes séreuses. Des plaies de l'aorte, des veines cave et azigos, etc., sont aussi la source de graves épanchements. Rivière cite l'exemple d'un épanchement aqueux du médiastin, faisant partie d'une hydropisie générale de la poitrine et du péricarde. On a trouvé dans le médiastin antérieur des épanchements purulents qui provenaient de la suppuration du foie, laquelle avait traversé le diaphragme par la force ascensionnelle qui lui avait été communiquée.

Ces épanchements ont peu de signes certains, on ne les reconnaît souvent qu'après la mort. Dans le médiastin postérieur il peut se former des épanchements de lymphe provenant de la rupture du canal thoracique; on a vu quelquefois du chyle s'écouler de la plaie faite par une paracentèse; et à l'ouverture du corps on a trouvé le canal thoracique ouvert. *Brossius* cite également l'exemple d'un canal thoracique ouvert à la hauteur de la 4me vertèbre dorsale. On trouve dans *Morton*, l'observation d'un enfant qui à la suite d'une fièvre lente, tomba dans le marasme; cet état était accompagné d'une faim insatiable; à la mort de cet enfant, on rencontra beaucoup de chyle épanché dans la poitrine. Si on eût fait des recherches suffisantes, on eût sans doute trouvé une rupture du canal thoracique; du moins, il n'est guère possible d'expliquer par un autre accident que la déviation continuelle du fluide réparateur par excellence, la faim continuelle qui tourmentait le petit malade. Enfin la rupture de l'œsophage, même celle de l'estomac peuvent produire un épanchement dans le médiastin postérieur.

L'épanchement qui succède à la pleurésie chronique ne tend pas à se résorber comme celui qui commence en quelque sorte avec la pleurésie aiguë; bien au contraire, il augmente chaque jour. Le côté affecté se dilate et devient manifestement plus volumineux que l'autre; les espaces intercostaux s'écartent et s'élèvent au niveau des côtes et quelquefois même au-dessus. Le poumon refoulé par le médiastin sur la colonne vertébrale et maintenu dans cette position se trouve réduit souvent à un très-petit volume, etc. (Voir plus haut l'exposition des lésions propres aux épanchements et les signes qui les caractérisent.)

Les épanchements thoraciques sont si communs, si obscurs en même temps dans leur origine, ou si l'on veut si peu remarqués, qu'il importe de discuter avec soin la valeur des signes de chacun d'eux, de mettre le praticien à même de les combattre de bonne heure, alors qu'ils sont encore généralement curables.

Décubitus. — A une époque avancée de la maladie, généralement les sujets, ainsi que l'avaient depuis longtemps fait remarquer Morgagni, Reimann et Ch. Lepois, restent couchés sur le côté qui est le siége de l'épanchement, afin de ne pas gêner les mouvements du côté sain par le poids du corps et d'éviter la compression du poumon sain par le liquide épanché, ce qui ne manquerait pas d'augmenter la dyspnée. En vain a-t-on prétendu que le médiastin pouvait résister à cette pression ; le liquide en s'accumulant dévie la cloison, chasse devant lui, détruit les barrières qui lui sont opposées et déplace les viscères qui se trouvent immédiatement au-delà, comme il est facile de s'en convaincre par l'inspection des cadavres. Les exceptions mentionnées par Morgagni à ce sujet, ne peuvent prévaloir contre l'immense majorité des cas observés. Un malade peut, sans doute, se tenir constamment sur le côté sain par toute autre cause, il peut souffrir, par exemple, du décubitus du côté gauche quand le cœur est anévrismatique, préférer le droit sans qu'il y ait d'épanchement de ce côté, mais alors, l'auscultation et la percussion viennent en aide au praticien, qui se garde bien d'établir un diagnostic sur un seul signe. Quand l'épanchement est double, le coucher du malade a lieu dans la supination, attitude dans laquelle les poumons peuvent surnager le fluide porté en arrière par la position même du corps, ce qui rend l'entrée de l'air plus facile dans l'organe respiratoire, excepté, toutefois, les cas où des adhérences solides le retiennent en arrière.

La percussion et l'auscultation fournissent des documents généralement certains dans les épanchements thoraciques. La matité du son qu'on obtient en frappant sur le thorax, l'extrême faiblesse ou le défaut de murmure respiratoire, le bruit de souffle, l'égophonie perçue par l'oreille, surtout dans la partie supérieure du thorax, l'absence de toute espèce de râle, sont des symptômes précieux qui annoncent l'existence d'un hydrothorax chacun en ce qui les concerne et de la manière que nous avons indiquée plus haut. Néanmoins, diverses lésions des organes pectoraux peuvent produire une matité qu'on rattacherait à tort à un épanchement, tels sont les adhérences entre la plèvre costale et le poumon, les tubercules pulmonaires, la pneumonie chronique, un grand développement du foie qui remonte dans le côté droit du thorax, une hypertrophie du cœur avec dilatation, la présence d'une tumeur anévrismatique de l'aorte, un abcès du médiastin, un cancer du poumon et autres altérations qui produisent d'ailleurs de la bronchophonie facile à confondre avec l'égophonie. C'est par le moyen de l'étude approfondie de ces diverses lésions qui ont leurs signes propres, qu'on pourra éviter l'erreur, non moins que par la considération des phénomènes généraux bien plus prononcés dans les affections qui peuvent simuler l'épanchement thoracique que dans cette dernière affection. Il y a aussi du retentissement de la voix, quelle que soit la quantité du liquide épanché; ce retentissement diffère selon que l'on ausculte au niveau de la matité ou au-dessous. Dans le premier cas, on obtient de l'égophonie, dans le second, la voix arrive de la partie inférieure, mais est peu distincte, bien que le timbre soit net et clair.

Lorsque malgré les efforts du praticien, il reste du doute sur les résultats de la percussion et de l'auscultation, on peut recourir à un moyen peu usité, mais néanmoins très-propre à dissiper l'obscurité, nous voulons parler de la pression abdominale, autrefois proposée par Bichat. Si, en effet, on presse l'abdomen du côté malade, au-dessous des fausses côtes, le fluide contenu dans la poitrine se trouve refoulé en haut et agit sur une plus grande surface, presse en tous sens les poumons et cause à l'instant même une grande suffocation. En même temps le niveau de la matité thoracique doit s'élever du côté malade. Hors le temps de l'exploration dont nous parlons, l'hypocondre doit être plus tendu que dans l'état naturel et le diaphragme plus abaissé.

Le réveil en sursaut, dans le premier moment du sommeil pénible des malades, est un symptôme d'hydrothorax qui a été admis et noté par plusieurs auteurs, mais révoqué en doute par d'autres. Morgagni, dans sa seizième lettre, en fait l'objet d'une discussion sérieuse, où il produit, selon son habitude, des assertions et des faits pour et contre, en sorte que le lecteur ébranlé par les objections de Reimann, qui avait vu des malades atteints d'hydrothorax dormir paisiblement nuit et jour, reste dans le doute. Ce que l'on peut dire de plus probable à l'occasion de ce signe, c'est qu'il appartient à plusieurs autres affections, notamment à celles du cœur, souvent, il est vrai, compliquées d'épanchement thoracique. Nous croyons d'ailleurs que le réveil en sursaut est le résultat d'une espèce de cauchemar, de rêves pénibles qui se produisent dans beaucoup de maladies, où l'action cérébrale est compromise, soit directement, soit indirectement par la réaction de l'estomac ou des poumons affectés sur l'encéphale. Ce phénomène est d'ailleurs facile à comprendre chez des malades qui sommeillent péniblement et sont exposés à des redoublements de suffocation bien propres à les réveiller brusquement, n'ayant, d'ailleurs, qu'un sommeil léger. Willis avait donc quelque motif plausible pour attribuer le réveil en sursaut à la difficulté qu'éprouve le sang à traverser les poumons, comprimés par le liquide épanché dans le thorax. L'obstacle à la circulation, dans l'hypothèse de Willis, doit, en effet, faire refluer le sang vers le cerveau déjà congestionné, ce qui augmente singulièrement l'anxiété et interrompt le sommeil toujours si peu profond des malades.

Fluctuation du liquide épanché. Quand il y a hydro-pneumo-thorax, c'est-à-dire qu'une certaine quantité de gaz, quelle que soit son origine, se trouve mêlée à la sérosité, dans le mouvement brusque imprimé au thorax, à cet effet, par le procédé de la succession, on entend un bruit de fluctuation manifeste; mais pour que ce signe se produise, il faut que le côté malade ne soit pas totalement rempli d'eau. On doit bien prendre garde, d'ailleurs, de ne pas confondre le bruit du liquide contenu dans l'estomac avec celui qui est épanché dans la poitrine; pour éviter l'erreur il faut examiner le malade à jeun. Le même bruit de fluctuation se produit aussi dans les grandes cavernes des phthisiques, comme l'a bien fait observer Laennec. *Senac* affirmait avoir senti une espèce de fluctuation dans les espaces intercostaux, élargis par l'effet du liquide qui éloignait les côtes les unes des autres. *Corvisart* assurait avoir perçu cette fluctuation d'une manière très-distincte. L'auteur d'une thèse publiée en 1810 (1) expliquait de la manière suivante cette espèce de fluctuation. Les muscles étant pressés en dehors et amincis, les espaces intercostaux agrandis, la fluctuation devient sensible, surtout si on a la précaution de faire pencher le malade en avant sur les côtés; le fluide tend toujours à gagner les parties inférieures, s'y

(1) M. Desmaraoux, Dissertation sur l'hydrothorax.

trouve en plus grande quantité et y forme même une tumeur, d'après la remarque d'Avenbrugger.

Dans l'hydrothorax, la difficulté de respirer est beaucoup plus intense que dans les autres maladies de poitrine et de presque tous les instants, parce que la cause est permanente et s'accroît presque toujours; aussi est-elle augmentée d'une manière notable quand le malade prend une position horizontale, lorsque l'estomac, dilaté par les aliments refoule le diaphragme, ou bien encore quand le foie plus volumineux refoule aussi cette cloison. Il est rare, dit M. *Itard*, que dans une maladie l'oppression soit portée à un degré aussi effrayant d'intensité que dans l'hydrothorax ; il est tel, en effet, que les malades finissent par passer les jours et les nuits dans un fauteuil, le corps penché en avant. Arrivée à ce point, la dyspnée suffirait presque seule pour caractériser l'hydrothorax ; mais alors les patients n'ont plus que quelques jours à vivre (1).

L'œdème du thorax est un symptôme rare mais des plus certains de l'épanchement thoracique ; il se confond souvent avec l'anasarque, des infiltrations générales qui surviennent à la fin des maladies. Le scrotum devient souvent œdémateux ; les jambes, les bras s'infiltrent, surtout quand les malades se sont tenus debout ; mais cet œdème disparaît souvent pendant la nuit. Les infiltrations générales paraissent à une époque plus avancée de la maladie et sont de mauvais augure ; mais elles appartiennent à un trop grand nombre de maladies pour être un symptôme très-significatif dans l'hydrothorax.

L'histoire des maladies de poitrine a été tellement perfectionnée par les travaux de Laennec, qu'il semblait presque impossible de faire un pas de plus dans la route si heureusement parcourue par cet illustre pathologiste ; ses recherches sur les épanchements pleurétiques en particulier paraissaient ne rien laisser à désirer. Pourtant dans ce champ si bien moissonné, M. Piorry a encore trouvé à glaner ; armé de son plessimètre, il affirme être arrivé à indiquer avec une précision extraordinaire les plus petites proportions de sérosité accumulées dans les points du thorax les moins accessibles à l'investigation du médecin. Un des élèves de M. Piorry, M. Damoiseau (2) a tenté de perfectionner encore, s'il était possible, les

(1) Dictionnaire des Sc. Méd. Art. Hydrothorax.

(2) Recherches cliniques sur plusieurs points du diagnostic des épanchements pleurétiques. Archiv. gén. de Méd. Octobre et décembre 1843.

moyens heureusement employés par son maître pour découvrir la quantité la plus minime de liquide épanché dans les cavités des plèvres et établir son niveau. Il a prétendu pouvoir suivre, millimètre par millimètre, l'accroissement et le décroissement des épanchements jusqu'à ce qu'enfin la dernière goutte ait disparu. M. Damoiseau donne comme un résultat nouveau, découvert par lui, que le niveau des épanchements présente une ligne courbe, en sorte que la sonorité a paru aux parties déclives de la gouttière vertébrale dès les premiers jours du traitement, tandis que la matité absolue existait encore à la base de l'aisselle, au niveau et au-dessous de l'angle inférieur de l'omoplate, qu'enfin c'est à la partie la plus déclive de la rigole costo-diaphragmatique que la matité disparaissait en dernier lieu. Règle générale, qui, selon cet auteur, ne souffre que peu d'exceptions : toutes les fois que la matité absolue s'élève à la hauteur d'un plan horizontal passant sept centimètres environ, au-dessus du mamelon, elle est limitée par une ligne à peu près de niveau ; mais au-dessous de ce plan, au contraire, elle est toujours circonscrite par des courbes irrégulières et paraboliques de moins en moins ouvertes et qui forment en dernier lieu une demi-ellipse aux parties latérales et déclives de l'hypocondre (1). M. Da-

(1) M. Damoiseau a fait les expériences suivantes pour donner la raison anatomique de ce résultat singulier en apparence. Lorsque sur un cadavre, dont les poumons sont sains et dont la plèvre est libre d'adhérences, on ajuste à la trachée une seringue munie d'un piston à double effet, et qu'après avoir injecté assez d'air pour faire bomber les espaces intercostaux, on enlève toutes les parties molles des parois, on voit la surface des poumons partout en contact avec les côtes. Si on vient ensuite à aspirer l'air, l'écartement du feuillet pariétal et du feuillet viscéral a lieu d'abord à la partie déclive de la rigole costo-diaphragmatique, puis, de proche en proche, en avant et en arrière, jusqu'aux lignes médianes antérieure et postérieure. Le bord inférieur du poumon représente alors une ligne à peu près horizontale ; au-dessous de la plèvre diaphragmatique est en contact immédiat avec les côtes. Si l'on continue à aspirer l'air, on voit bientôt un espace de forme parabolique se former au-dessous de l'angle inférieur de l'omoplate ; son sommet s'élève, ses bords s'écartent, et il subit des changements très-analogues, quoiqu'en sens inverse, à ceux que l'auteur dit avoir observés dans les épanchements pleurétiques décroissants ; c'est-à-dire, que le décollement se fait d'abord aux parties latérales et déclives de l'hypocondre et à la base de l'aisselle, puis aux parties antérieures et supérieures, et enfin le long de la gouttière vertébrale, aux parties voisines du pédicule pulmonaire, où il a lieu presque en même temps dans une grande hauteur. Supposons maintenant que la sérosité vienne à s'interposer dans les feuillets de la plèvre avec ou sans kyste pseudo-membraneux, quelle raison y a-t-il pour que la plèvre pulmonaire ne se comporte pas avec un liquide comme avec l'air atmosphérique ? On ne voit que la pesanteur qui puisse changer ces résultats ; mais cette force, impuissante à les modifier dans le plan horizontal, agira de concert avec l'élasticité concentrique du poumon dans le plan vertical, puisque la partie la plus déclive de la plèvre est aussi plus excentrique. Ainsi d'après l'auteur, on peut con-

moiseau a joint à son Mémoire des planches lithographiées qui indiquent par des courbes pointillées les niveaux des épanchements, leurs décroissements successifs et font ressortir, par conséquent, les points de la poitrine où l'on peut plus facilement découvrir le liquide épanché et suivre son retrait ; l'auteur trace, en outre, un tableau statistique ayant pour fondement, il est vrai, un très-petit nombre de faits dans lesquels sont notés l'étendue et les limites proportionnelles des épanchements thoraciques, le jour d'invasion des principaux symptômes, l'indication des moyens employés, la durée du séjour des malades dans l'hôpital, etc. Il faut ajouter enfin, pour avoir une idée complète de ce travail original, que l'auteur n'est pas demeuré enfermé dans les limites de la *plessimétrie*, qu'il insiste beaucoup sur l'observation attentive de quelques symptômes généraux peu remarqués et dont l'omission ou la non observation laisse arriver à un certain dégré des pleurésies latentes, inconnues aux partisans exagérés de la percussion et de l'ausculation.

Un autre auteur récent a concouru à perfectionner le diagnostic des épanchements thoraciques, en s'appliquant à faire connaître les causes d'erreur qui peuvent en imposer, malgré la précision des recherches faites de notre temps (1).

Il est facile pour un praticien de déterminer le niveau d'un épanchement un peu considérable et d'en suivre les développements et les décroissements, d'après les recherches dont il s'agit; mais les conditions de matité et de sonorité sont susceptibles de varier par beaucoup de causes, et surtout par le fait de l'intervention du poumon. Selon que ce viscère, en effet, est plus ou moins compact, plus ou moins altéré dans sa substance, selon qu'il surnage ou qu'il plonge dans le liquide épanché, il peut singulièrement modifier les résultats obtenus par la percussion. L'épanchement est-il très-faible, il ne peut comprimer et refouler le poumon ni s'interposer entre cet organe et les parois thoraciques. L'ausculation, dans ce cas, ne fournit que des résultats douteux ou nuls, tout au plus peut-on percevoir un peu de respiration faible à la partie inférieure et un bre-

clure que dans les épanchements pleurétiques, l'écartement des deux feuillets de la plèvre sera semblable à celui qu'on observe sur le cadavre après l'introduction de l'air; et la plus grande épaisseur des épanchements occupant la totalité de la plèvre en travers, correspondra à la partie la plus déclive de la rigole costo-diaphragmatique à l'hypocondre et à l'aisselle.

(1) Martin Hirtz. Recherches cliniques sur quelques points de la pleurésie. Archiv. génér. de Méd. 1837.

douillement confus, encore faut-il une grande habitude d'observer, une oreille très-exercée pour avoir un résultat équivoque dont on ne peut rien conclure. C'est dans des cas pareils, sans doute, qu'on a admis l'existence des pleurésies sèches, quoiqu'il n'en n'ait peut-être jamais existé ; et chose étrange, d'après l'opinion de Laennec même, qui a décrit ces pleurésies, aussitôt que la plèvre est enflammée, il s'exhale de sa surface une certaine quantité de sérosité. Le poumon vient-il à plonger dans une masse assez considérable de liquide, dont le volume s'élève à proportion du volume de l'organe, il doit exister alors une matité considérable de haut en bas, de la bronchophonie, de la respiration bronchique, qui ne sont qu'une modification d'une même cause, avec l'intervention du liquide, et qui remplacent le bredouillement et la faiblesse du murmure respiratoire.

Le liquide devenant plus considérable et exerçant à la longue une pression sur le poumon, avec le concours d'autres causes (de nouvelles phlegmasies, des adhérences de la plèvre, etc.), alors la matité se trouve moins élevée parce que le niveau est abaissé, par le retrait du poumon, et à mesure que ce dernier est comprimé, relégué sur la colonne vertébrale, le niveau du liquide peut s'abaisser ainsi que la matité. Eh bien ! quoique l'épanchement augmente, la matité diminue, la respiration devient normale supérieurement ; il n'y a plus d'égophonie, de respiration tubaire qu'à la partie supérieure de la colonne de liquide qui produit la matité. Ces changements sont capables d'induire en erreur le praticien qui voyant la matité diminuer, la bronchophonie plus limitée, pourrait croire à une diminution tout-à-fait simulée de la maladie. Y a-t-il des moyens d'éviter cette cause d'erreur ? Quelques-uns sont indiqués dans le Mémoire de M. Hirtz, cité plus haut, nous y ajouterons ceux que nous a fait découvrir l'observation. Quand la respiration bronchique et l'égophonie disparaissent rapidement, cela peut indiquer que le poumon abandonne le liquide par un mouvement d'ascension, quoique celui-ci ait pu augmenter ; quand au contraire, il a réellement diminué sans retrait du poumon, on continue à percevoir ces phénomènes (la respiration bronchique et l'égophonie), malgré la diminution de l'épanchement ; mais le murmure respiratoire se rétablit à la partie supérieure. On conçoit bien, comme le remarque M. Hirtz, que quand le poumon est enflammé à sa partie inférieure, ainsi qu'il peut arriver dans la pleuro-pneumonie, la compacité accidentelle qu'il présente, son séjour forcé dans le liquide épanché, augmente la matité et lui donne plus d'étendue ; or, lorsque l'inflammation commence à se résoudre, le poumon, devenant à la fois plus compressible et plus léger, remonte ; il arrive alors que l'épanchement augmente notablement ; néanmoins, les signes physiques diminuent, le niveau s'abaisse par le même effet indiqué plus haut. De là, la grande importance qu'il y a à surveiller le malade, lorsque la pleuro-pneumonie s'amende, et à bien constater, au contraire, que l'épanchement s'accroît. On comprend en effet, que le praticien, dans des cas semblables, ne doit pas rester inactif, attendu que s'il n'a plus d'inflammation à combattre, il doit redouter les suites de l'épanchement. Parmi plusieurs faits que nous pourrions citer de la fausse et dangereuse sécurité qui peut naître du décroissement de la matité, résultant d'un changement de rapport entre le poumon et l'épanchement, nous choisissons le suivant rapporté par M. Hirtz.

Une ouvrière en perles, âgée de 18 ans, entra à la clinique de la faculté de Strasbourg, le 8 mai 1834. Cette jeune fille, qui n'était pas encore réglée, s'étant exposée quelques jours auparavant à un refroidissement, fut prise d'un violent frisson suivi de chaleur et qui précéda une douleur de côté, une toux sèche avec expectoration sanguine ; une saignée et une application de sangsues n'avaient que momentanément soulagé la malade lorsqu'elle entra à l'hôpital. Elle était alors dans l'état suivant : Toux sèche avec expectoration rouillée, oppression plus forte la nuit que le jour, respiration fréquente ; matité étendue aux trois quarts du côté droit qui est notablement dilaté, souffle bronchique intense dans toute l'étendue de la matité, ce souffle disparaît à la partie antérieure de la poitrine, lorsque la malade est couchée sur le dos, et est remplacé par du râle crépitant ; la voix est saccadée, chevrotante, à la partie supérieure surtout ; le côté opposé est sain. Le pouls à 90. On ne pouvait méconnaître une pleuro-pneumonie ; la malade fut de nouveau saignée et mise à l'usage de petites doses de calomel. Le quatrième jour, salivation abondante, notable amendement. La matité est diminuée de moitié, supérieurement la respiration et la sonorité sont normales. Ce changement fit croire à une amélioration et cesser tout remède actif ; cependant le pouls était toujours fréquent, la peau brûlante, il y avait de la toux et de l'oppression pendant la nuit. La matité était encore descendue de quelques lignes ; mais dans les endroits où elle existait, il n'y avait point de souffle bronchique, absence complète de tout bruit. On resta persuadé que l'épanchement avait disparu. Mais la dyspnée allant toujours croissant on examina de nouveau la malade et on reconnut avec étonnement que la matité s'étendait aux trois quarts du côté malade ; point de souffle, point d'égophonie, silence complet dans toute l'étendue de la matité, pour nous servir de l'expression de l'auteur, dilatation de 8 lignes dans le côté malade. On eut vainement recours à divers moyens actifs (mercuriaux, diurétiques, révulsifs). La maigreur fait des progrès, les pieds s'infiltrent, les accès de dyspnée redoublent, etc. et la malade meurt dans un redoublement inattendu de suffocation et lorsqu'on se préparait à faire la paracentèse. A l'autopsie cadavérique faite le lendemain, la mensuration fit connaître 7 lignes de dilatation pour le côté droit. La cavité de la plèvre contenait une énorme quantité de sérosité trouble, verdâtre et plusieurs onces de pus. C'est à peine si on put découvrir le poumon qui était aplati et refoulé sur la colonne vertébrale, quelques brides pseudo-membraneuses unissaient à la plèvre costale son sommet qui contenait quelques tubercules ramollis. Le côté gauche de la poitrine était sain (1). Évidemment le poumon d'abord atteint de pleuro-pneumonie était revenu à l'état normal, puis, avait remonté au-dessus du liquide épanché, dont le niveau s'était abaissé quoiqu'il eût augmenté de quantité ; cette ascension avait diminué la matité et fait reparaître en haut le bruit respiratoire, double cause d'erreur qui avait inspiré une fausse sécurité. Par opposition et pour faire ressortir encore l'utilité de bien connaître les effets des rapports du poumon avec le liquide épanché, nous joignons le sommaire d'une autre observation du même auteur, qui a été suivie d'un heureux résultat.

Nicolas Brann douanier, âgé de 36 ans, d'une constitution robuste, s'étant exposé à un courant d'air tandis qu'il était en sueur, ressentit du malaise, et la nuit suivante fut éveillé par un frisson violent avec douleur latérale très-aiguë à gauche, qui fut bientôt suivi de chaleur brûlante avec soif, etc. On lui donna une boisson bien chaude. A son entrée à l'hôpital, le 12 juillet 1834, l'épanchement était évident, matité remontant au deux tiers du côté gauche, changeant de niveau suivant les positions que prend le malade ; souffle bronchi-

(1) Mémoire cité, page 180.

que, égophonie ; toux petite, sèche ; pouls petit, fréquent ; embarras gastrique (saignée). Le jour suivant, saignée, calomel ; même état jusqu'au troisième jour de l'entrée. A cette époque, diminution de la matité ; retour de la respiration dans la même proportion, mais disparition du souffle bronchique dans l'endroit mat ; égophonie limitée au niveau du liquide, persistance de la fièvre et de la dyspnée.

Les jours suivants la descente du liquide ne fit plus de progrès, ce qui, joint à l'absence de tous bruits dans le point mat, indiquait l'ascension du poumon qui simulait une diminution de l'épanchement. On insista alors sur l'emploi du calomel qui produisit une forte salivation. Un vésicatoire appliqué sur le côté aida la résolution, qui fut complète le 19e jour Alors, seulement, toute la matité avait disparu et avait fait place à la respiration vésiculaire, cependant encore obscure.

Si, confiant dans les apparences, le médecin avait pris la diminution de la matité et de la respiration tubaire pour un signe de la cessation de l'épanchement, et avait suspendu le traitement, il est présumable que la maladie aurait continué à marcher et aurait pu se terminer d'une manière fatale, comme on l'a vu dans l'observation précédente.

L'existence des fausses membranes qui succèdent aux inflammations de la plèvre complique encore le diagnostic, lors même qu'elles sont accompagnées d'épanchement ; néanmoins, avec beaucoup d'attention, on peut parvenir à découvrir quelques phénomènes qui dénotent ces fausses membranes ; et cela est d'autant plus important, que la conduite du praticien doit être bien différente dans ces cas que dans le plus léger épanchement. Bayle est le premier qui ait bien fait connaître les adhérences et les effets qu'elles produisent sur les poumons. Ce n'est pas le lieu de décrire ces sortes de transformations organiques, d'ailleurs si connues de ceux qui ouvrent des cadavres ; nous dirons seulement que le poumon, dans certains cas, se trouve tellement comprimé par des productions accidentelles, épaisses et solides, que son tissu réduit au plus petit volume est relégué au sommet du thorax ou sur les côtés de la colonne vértébrale, et à peine perméable à l'air. Les pseudo-membranes développées et concentrées sur un point de la plèvre ou du poumon et les autres transformations plus ou moins solides qui peuvent en résulter, causent de la matité sur le thorax, perceptible en santé comme en maladie. Cette disposition accidentelle peut donner lieu, en outre, à un affaiblissement du murmure respiratoire, même à un certain degré de bronchophonie bien propre à embarrasser le praticien le plus exercé, lorsque les malades qu'il examine se plaignent de douleurs rhumatismales et autres, de souffrances vagues qui paraissent avoir leur siége dans la poitrine. Mais supposez que chez des sujets qui présentent ces lésions difficiles à caractériser, une nouvelle pleurésie ou une bronchite vienne à se développer; dans un cas pareil le médecin est fort exposé à commettre une erreur de diagnostic, et à supposer un épanchement qui n'existe pas encore, ou bien à tirer de l'auscultation des inductions aggravantes. De plus, après la guérison de ces affections incidentes, l'examen de la poitrine, quoique revenue à l'état antérieur, n'étant point satisfaisant, il pourrait entraîner le praticien à employer d'autres moyens curatifs, dans la persuasion qu'il aurait affaire à une maladie chronique. Il serait possible ainsi de traiter activement, comme une affection accidentelle, une transformation organique anormale très-ancienne, réfractaire à toute modification. Les recherches de M. Hirtz, déjà cité, ont encore répandu des lumières sur ce point difficile de diagnostic. La matité produite par des exsudations plastiques, dit-il, a des caractères distinctifs. Cette matité ne change pas de place, comme dans quelques épanchements; son niveau n'est pas exactement circonscrit comme celui du liquide; elle ne s'élève pas à la même hauteur en avant, en arrière, et, souvent, cette différence est si grande, que toute la partie postérieure est mate, tandis qu'antérieurement le son est parfait. C'est principalement à la partie postérieure que s'étendent ces fausses membranes, et c'est là aussi le plus souvent que le son est obscurci. Un autre caractère de cette matité, c'est qu'elle peut siéger à la partie supérieure et à la partie moyenne du thorax, tandis que la partie inférieure reste sonore, ce qui exclut l'idée de la présence d'un liquide (1). Un épanchement partiel circonscrit peut bien à la vérité présenter la même particularité, mais dans ce cas, comme l'a fait observer M. Louis, on aura une voussure partielle du thorax. M. Hirtz fait encore remarquer avec raison, que le bruit respiratoire est rarement tout-à-fait supprimé dans les points correspondant à la matité produite par les pseudo-membranes; il n'est souvent qu'obscurci, et peut être perçu profondément par une oreille exercée.

(1) Mémoire cité.

Cela ne peut avoir lieu dans les cas d'épanchement où l'on découvre, d'ailleurs, du souffle bronchique ou de l'égophonie. Ajoutons que loin d'y avoir de la dilatation dans le côté malade, on y observe au contraire quelquefois un rétrécissement, suite de la compression du poumon.

CHAPITRE VI.

TERMINAISONS.

La pleurésie chronique avec épanchement séreux peut se terminer par une résolution, toujours accompagnée de résorption du liquide épanché; par l'organisation des fausses membranes qui se sont développées ou par diverses transformations organiques des plèvres, quelquefois même par l'évacuation spontanée du liquide, qui s'accomplit au moyen d'une perforation des parois thoraciques ou de celle du poumon. Ces deux dernières solutions appartiennent presque exclusivement aux épanchements pleurétiques purulents. L'évacuation spontanée de la sérosité ne nous paraît même possible que dans les pleurésies partielles, où la sérosité contenue dans d'étroites limites, devient, pour l'espace enkysté qui la renferme, une cause d'inflammation, d'érosion et de perforation.

Lorsqu'il y a perforation du poumon et expectoration du fluide épanché, l'accident est d'ordinaire annoncé par une douleur vive, de la suffocation, de l'anxiété, de la toux, etc.

Les terminaisons funestes qui entraînent la mort peuvent avoir lieu par suite d'une sorte d'éthisie, qui suppose presque toujours une complication purulente; par une asphyxie lente ou subite, qui reconnaît pour cause principale la compression du liquide épanché sur les poumons, et par suite un obstacle qui s'oppose à l'entrée de l'air dans des conduits comprimés, aplatis et comme emprisonnés dans un parenchyme imperméable.

CHAPITRE VII.

TRAITEMENT DES PLEURÉSIES CHRONIQUES ET DES ÉPANCHEMENTS THORACIQUES EN GÉNÉRAL.

Quoique la pleurésie qui attaque un homme bien constitué guérisse presque toujours par l'usage modéré des antiphlogistiques les plus ordinaires et les plus simples (1), on a de tout temps beaucoup saigné les pleurétiques qui se trouvaient dans les conditions les plus favorables à cette médication. Dire à quelle époque de la maladie les praticiens renonçaient à tirer du sang n'est pas chose facile; l'état du pouls, la vivacité de la fièvre, l'intensité de la chaleur morbide étaient pour eux un guide plus sûr que le temps qui s'était écoulé depuis l'invasion de la pleurésie; par conséquent, il nous serait impossible de formuler d'une manière rigoureuse l'emploi opportun des diverses évacuations sanguines applicables à la cure des pleurésies chroniques. Nous croyons seulement pouvoir dire qu'elles doivent être plutôt dérivatives, révulsives que spoliatives, et qu'elles s'appliquent plus particulièrement aux recrudescences de la maladie, et surtout au cas où la pleurésie se trouve compliquée de pneumonie.

Depuis que l'ausculation des organes thoraciques permet d'établir un diagnostic plus sévère, d'isoler l'inflammation du poumon de celle de la plèvre, on préfère généralement dans cette dernière l'application des sangsues, des ventouses scarifiées sur le point douloureux, comme étant d'ailleurs plus efficaces dans les phlegmasies des membranes séreuses.

Néanmoins, si la pleurésie à son déclin est accompagnée d'un épanchement considérable, alors même qu'il n'existe plus de symptômes inflammatoires, l'expérience a prouvé que la saignée du bras favorise singulièrement la résoption du liquide épanché. Laennec et M. Andral, qui a commenté le *Traité de l'ausculation,* ont constaté les bons effets de la saignée et pensent même que les complications d'anévrisme ne sont pas toujours un obstacle à l'efficacité de ce moyen. Ils ont vu des épanchements thoraciques disparaître sous l'influence d'émissions sanguines, nonobstant cette dangereuse complication. L'heureux résultat temporaire, il est vrai, de cette médication se serait renouvelé sept ou huit fois chez des malades traités par le médecin de la Charité; bien que ces malades, outre une dilatation du cœur, eussent des signes d'ascite et d'anasarque. Comment expliquer cela, si ce n'est par le rétablissement de l'équilibre entre le sang et les fluides blancs et par une grande liberté d'action

(1) On connaît le résultat si souvent cité, obtenu par M. Louis, qui a traité 140 pleurétiques par les moyens les plus simples sans perdre un seul malade.

communiquée aux principaux organes de la circulation ? D'après cela, non-seulement on peut saigner dans les épanchements anciens, lorsqu'il se manifeste une récrudescence par un mouvement fébrile, par la dureté dans le pouls, mais encore en l'absence de cet incident et quand, d'ailleurs, l'état général du malade le comporte.

Les émétiques nous paraissent, sauf exception seulement, convenir soit comme évacuants, soit comme contre-stimulants, dans les cas de pleurésie compliqués de pneumonie, encore dans cette dernière circonstance, faut-il que le malade soit à peu près exempt de douleur latérale. Dans ce dernier cas, en effet, il est facile de comprendre que les secousses du vomissement augmenteraient la douleur de côté et l'inflammation de la plèvre peut-être. La contre-indication serait bien plus formelle encore s'il existait de l'assoupissement, de l'orthopnée, de l'ascite, avec tension douloureuse des parois abdominales. Enfin, ne serait-il pas à craindre que les vomitifs employés trop tôt n'excitassent une métastase sur quelque autre membrane séreuse, comme Laennec dit l'avoir observé dans le cours d'une pleurésie. Ce résultat qui n'est point à redouter dans l'inflammation des viscères à parenchyme, l'est beaucoup plus dans celle des membranes séreuses, très-mobile et sujette à se déplacer. Portal proscrivait ces moyens, quand il y avait anasarque chez les pleurétiques, accusant le médicament de faire refluer la sérosité dans les cavités splanchniques. Au contraire, l'emploi alternatif des dérivatifs externes et des purgatifs répétés à des époques plus ou moins rapprochées, manque rarement son effet dans les épanchements séreux exempts de suppuration de la plèvre, alors que les urines coulent difficilement ; mais dans le cas contraire il faut préférer les diurétiques, comme le conseillaient *Sydenham, Mead, van Swieten, Quarin* et *Portal*. Les diurétiques les plus énergiques sont les préparations de scille, de digitale pourprée, de sels alcalins à base de soude de potasse (nitrate, acétate de potasse, de carbonate de soude, etc.), plusieurs plantes qui contiennent de petites doses de ces sels, telles que la bourrache, la pariétaire, les cendres de genêt. Il faut y joindre les vins toniques, amers, diurétiques ou simplement nitrés, certaines teintures alcooliques. Ces compositions au surplus, on le comprend bien, ne sont diurétiques qu'à certaines conditions, c'est-à-dire toutes les fois qu'il n'existe pas trop d'irritation dans les voies digestives et urinaires ; car, dans ce dernier cas, les boissons aqueuses, adoucissantes (chiendent, petit-lait, guimauve), sont plus propres à exciter la sécrétion urinaire. Les mêmes remarques peuvent être faites à l'égard des sudorifiques, quelquefois fort utiles dans le traitement des épanchements thoraciques et des purgatifs d'un usage plus général encore. En pareil cas, combien de fois ne m'est-il pas arrivé, disait fort judicieusement Portal (1), de prescrire des remèdes pour exciter les sueurs et de n'en obtenir qu'un surcroît d'urines; combien de fois, au contraire, en prescrivant des diurétiques, n'ai-je obtenu qu'une purgation ou bien encore une abondante diaphorèse!

Comme Laennec, nous faisons un fréquent usage de l'acétate de potasse pour exciter la sécrétion urinaire à la dose de 10, 15 ou 20 et même 30 grammes dans une potion ordinaire. Nous prescrivons aussi l'infusion de digitale pourprée, mais les malades s'en dégoûtent promptement et préfèrent la tisane de chiendent, de racines d'asperges ou de pariétaire; nous nous bornons donc à donner la digitale en teinture alcoolique ou éthérée, en extrait. On ne doit pas trop se hâter d'appliquer des vésicatoires sur la poitrine; il faut en général attendre que la douleur pectorale ait perdu de sa vivacité et que la résorption ait commencé à s'effectuer; sans cette précaution on court le risque d'augmenter l'une et d'entraver l'autre; appliqués à propos, de larges emplâtres vésicants ont souvent un résultat décisif que les praticiens ont pu souvent constater. Les sétons, les cautères, les brûlures transcurrentes avec le fer rouge, ont une action plus profonde, par conséquent plus efficace en certains cas, parce qu'ils enflamment, font suppurer, détruisent la peau et le tissu cellulaire sous-cutané; l'inflammation à laquelle ils donnent lieu peut se propager par contiguité, au moyen du tissu cellulaire de l'aisselle, des couches intermusculaires profondes aux parties lésées, et leur imprimer une stimulation salutaire. Nous préférons d'ordinaire les cautères plats avec la pâte de Vienne, que nous renouvelons souvent.

Au surplus, l'emploi des exutoires proprement dits doit succéder à celui des vésicatoires volants, marcher de front avec l'administration des diurétiques, des toniques ou des sudorifiques etc. Mais nous nous abstenons des purgatifs pendant que des exutoires suppurent abondamment, pour ne point entraver le travail de ces dérivations.

La paracentèse du thorax est l'unique moyen d'en extraire les

(1) Observat. sur le traitement de l'hydropisie, page 367.

fluides épanchés qui n'ont pu être résorbés ; cette opération est un secours précieux qu'on a trop longtemps dédaigné, mais que l'on pratique plus volontiers depuis quelques années. C'est par cette raison que nous croyons devoir en parler ici avec quelque étendue. La paracentèse dont nous parlons n'est pas celle indiquée par les anciens pour extraire le pus de la poitrine de ceux qui sont atteints d'empyème, mais celle qui a pour but d'évacuer les épanchements séreux qui succèdent à la pleurésie. Baillou (1) fait mention de la plus ancienne opération de ce genre ; différents cas cités par van-Swieten dans ses commentaires sur les aphorismes de Boerrhave (2), se rapportent à l'hydrothorax. Nous lisons également, dans Borsieri, que Morand pratiqua la paracentèse du thorax chez une femme enceinte atteinte d'hydrothorax (3) ; il retira de la poitrine sept livres d'eau *limpide*. La place fut cicatrisée dans l'espace d'un mois ; cette femme guérit et accoucha heureusement au terme ordinaire. Bien avant cette époque Morand avait rapporté un exemple remarquable du succès de la paracentèse dans l'hydropisie de poitrine (4) et Duverney le jeune en avait fait insérer une semblable dans les Mémoires de l'Académie des Sciences pour l'année 1703 : Senac cite encore dans son Traité de la structure du cœur (5), l'exemple d'un piqueur qui à la suite d'une pleurésie éprouvait une telle difficulté de respirer, qu'il était à chaque instant menacé de suffocation ; on lui fit la ponction du thorax dont on retira six pintes d'eau *claire* jaunâtre. Ce piqueur guérit en un mois et put suivre encore la chasse du roi pendant plus de deux ans.

On semblait avoir depuis longtemps oublié les faits que nous venons de citer, lorsqu'en 1836 un médecin militaire (M. Faure) lut à l'Académie royale de Médecine 8 observations d'épanchements pleurétiques récents, dans lesquels il avait pratiqué la paracentèse du thorax ; deux malades seulement avaient guéri. Le rapport peu favorable sur la communication de M. Faure suscita une longue discussion, de laquelle il parut résulter : 1° Que cette opération était indiquée surtout dans les cas d'épanchements séreux ou sanguins actuellement exempts d'inflammation ; 2° Qu'on avait généra-

(1) Épid. Lib. II, page 24. 1650.
(2) Tome VII, page 207 de l'édit. in-8°.
(3) Institution médico-pract. Tome VII, page 202.
(4) Mém. de l'Ac. de Chirurgie. Tome II.
(5) Livre IV.

lement trop redouté les effets de l'introduction de l'air dans la poitrine; 3° Que la paracentèse du thorax devait être considérée comme une ressource extrême dans un péril imminent; 4° Qu'il ne fallait pas trop attendre pour opérer avec quelque chance de succès. Un médecin allemand (Heifelder) publia en 1839, dans les Archives de Médecine (1), quatre observations de pleurésies avec épanchement heureusement traitées par la thoracentèse et contre lesquelles une médication active et rationnelle avait échoué; ces faits bien constatés nous paraissent être un des meilleurs arguments qu'on puisse produire en faveur de cette opération. Depuis cette époque M. Trousseau, professeur à la Faculté de Médecine, a publié de son côté plusieurs documents plus favorables encore à la ponction du thorax dans les épanchements pleurétiques récents. (2) Témoin de plusieurs succès obtenus par M. Trousseau à l'hôpital Necker, nous ne pouvons que recommander l'emploi de ce procédé opératoire dans les limites qu'il indique lui-même dans les travaux que nous venons de citer et que M. le docteur Pidoux, son collaborateur, a bien posées dans un Mémoire qu'il a lu à la Société médicale des hôpitaux en mai 1850. Nous croyons qu'il serait, à l'heure qu'il est, prématuré d'invoquer le secours de la statistique pour démontrer l'utilité absolue de cette opération; mais en reconnaissant, comme on l'a établi d'abord, que le quart des opérés guérissent, la question de pratique se trouve résolue en faveur de ce procédé.

Réservant, d'ailleurs, la question d'opportunité applicable aux périodes intermédiaires de la maladie, que les faits seuls pourront résoudre, nous dirons quant à la période extrême, que lorsqu'un malade affecté d'épanchement pleurétique est menacé d'asphyxie, (les ressources ordinaires de la thérapeutique ayant été épuisées), il faut de suite pratiquer la thoracentèse, c'est ce qu'on appelle un cas de nécessité. On a reproché aux praticiens qui se sont montrés partisans de cette opération, de n'avoir pas suffisamment précisé les circonstances qui doivent déterminer à la pratiquer; mais il faut avouer que rien n'est plus difficile, et que le plus souvent le médecin doit puiser les motifs de sa conviction plutôt dans l'inspiration du moment que dans la valeur absolue des phénomènes observés

(1) Tome V, page 59.
(2) Journal de Méd. 1843-1844-1845. Bulletin de l'Académie de Médecine. 1845-1846.

Il est évident, d'ailleurs, qu'en attendant l'imminence de la suffocation, comme on l'a souvent prescrit, c'est compromettre le succès de la ponction. Nous ajouterons que la gravité des signes de l'épanchement thoracique peut varier selon les idiosyncrasies du sujet et sa constitution plus ou moins affaiblie. Au surplus, le diagnostic des maladies de l'appareil respiratoire est aujourd'hui tellement perfectionné, qu'il est beaucoup moins difficile qu'on ne le suppose, de distinguer, par exemple, les épanchements pleurétiques suite d'irritation ou de phlegmasie, dans lesquels on peut invoquer la thoracentèse, des hydrothorax symptomatiques où cette opération serait inutile ou dangereuse.

Nous n'avons rien à dire ici sur le procédé opératoire qui est du ressort de la chirurgie, si ce n'est que la modification récente apportée par M. Reybard à la canule du trois-quart, qu'il entoure de baudruche, est un excellent moyen d'empêcher l'introduction de l'air dans la poitrine. Mais quand la ponction du thorax a été faite selon les règles de l'art et qu'elle a eu le succès désirable, le médecin doit apporter toute son attention à remédier aux perturbations et aux accidents suite de la soustraction plus ou moins rapide du liquide épanché dans la cavité de la plèvre et du retour de l'air dans le poumon. On s'est beaucoup préoccupé de la difficulté de rendre au poumon, longtemps comprimé, son volume normal et au thorax son amplitude naturelle. Les meilleurs moyens à employer sont ceux qui agrandissent progressivement les inspirations et les expirations, comme les fumigations qu'on peut faire avec un long tube, au moyen duquel le malade aspire des vapeurs plus ou moins excitantes, la respiration d'un air comprimé d'après la méthode et avec l'appareil imaginé par M. Pravaz, de Lyon.

CHAPITRE VIII.

HYDROTHORAX OU HYDROPISIE IDIOPATHIQUE ET SYMPTOMATIQUE DES PLÈVRES.

Le long article que nous avons consacré aux épanchements thoraciques suite de pleurésie, réduit à très-peu de chose ce que nous avons à dire sur l'hydropisie essentielle des plèvres et sur celle qui reconnaît pour cause une lésion organique des viscères et des vaisseaux contenus dans la poitrine; l'une est d'ailleurs excessivement rare et l'autre n'est que le symptôme d'une autre maladie.

S'il fallait en croire Laennec, l'hydropisie essentielle de la poitrine serait une maladie bien peu fréquente, puisqu'il affirme ne l'avoir rencontrée qu'une seule fois sur deux mille ouvertures de corps. Itard, auteur de l'article Hydrothorax du Dictionnaire des Sciences médicales, ne croyait pas qu'il y eût dans la science un seul cas bien constaté de cette maladie. M. Grisolle a émis à peu près la même opinion dans son Traité élémentaire de pathologie interne (1). Nous ajouterons que la plupart des faits rapportés par les auteurs sont peu favorables à la solution de ce point de théorie pathologique. Sur soixante-quatorze observations d'hydrothorax publiées par Lieutaud, quatre seulement ne font aucune mention des lésions organiques, et ces observations ne renferment d'ailleurs presque aucuns détails nécroscopiques; tous les faits que nous a transmis Morgagni contiennent au contraire quelques altérations des viscères de la poitrine.

Il ne peut toutefois rester aucun doute sur ce point de physiologie pathologique, à savoir: que dans l'état normal, alors même que les membranes séreuses se trouvent exemptes d'inflammation, il s'exhale quelquefois de leur surface une quantité anormale de sérosité qui forme bientôt une collection d'autant plus dangereuse qu'elle s'augmente sans cesse dans une cavité sans issue et sans ouverture. Ces collections peuvent s'effectuer dans les ventricules du cerveau, dans les cavités de l'abdomen, du péricarde, de la tunique vaginale, de diverses articulations, comme dans celles des plèvres. Disons quelques mots sur l'existence de ces épanchements idiopathiques qu'on considère d'une manière trop absolue comme le résultat de l'inflammation.

Quand une hydropisie de poitrine, par exemple, ne reconnaît pas pour cause une lésion de viscères contenus dans cette cavité, ou des gros vaisseaux, est-elle toujours le produit de l'inflammation? Telle est la question que j'ai entendu naguère discuter et résoudre presque affirmativement dans une réunion de médecins éclairés; mais sur quoi, nous le demandons, se fonderait-on pour rejeter l'existence d'une affection qui se rapproche plus ou moins de la phlegmasie sans être identique avec elle? en d'autres termes, ne peut-on pas ad-

(1) 3me édition. 1848. Tome I.

mettre que les membranes séreuses aussi bien d'ailleurs que les muqueuses excitées sans être enflammées puissent exhaler en plus les fluides qui lubrifient leur surface, de sorte qu'il en résulte une collection de sérosité dont l'excès ne saurait trouver issue dans un sac sans ouverture, quand les voies ordinaires d'absorption se trouvent interceptées ? pour nous, nous n'hésitons pas à reconnaître l'existence d'une irritation exhalante de cette nature comme le seul moyen d'expliquer certains faits exceptionnels. Nous sommes loin sans doute de contester que dans beaucoup de cas cette forme d'irritation ne soit le 1er degré de l'inflammation, mais nous ne croyons pas que ces états pathologiques soient identiques. Pinel considérait les fièvres muqueuses, bilieuses, inflammatoires non comme des phlegmasies, mais comme des irritations des membranes muqueuses, du foie, des vaisseaux.

L'auteur d'une dissertation sur les irritations qu'on a souvent citée et qui a concouru aux progrès de l'anatomie pathologique (Marandel), admettait des irritations qui pouvaient devenir phlegmasiques, mais il en reconnaissait plusieurs autres espèces, telles que les irritations sécrétoires, hémorrhagiques, etc. Les dernières, selon lui, ne dégénéraient jamais en phlegmasies; il rattachait aux irritations sécrétoires les épanchements séreux que Broussais considérait comme des irritations des vaisseaux blancs : c'était émettre la même idée dans des termes différents. Nous ne voulons pas nier assurément l'analogie qui existe entre l'excitation que produit l'hydropisie idiopathique et le premier degré de l'inflammation : l'un et l'autre état morbide augmentant l'exhalation séreuse. Mais il ne faut pas oublier qu'à défaut de tout autre caractère il y a une différence entre les fluides qui proviennent de cette source commune d'excitation ; les uns en effet ont des caractères normaux, les autres au contraire en présentent qui dérivent de l'inflammation, telle est par exemple l'augmentation de la fibrine, etc.

D'après ces considérations, il nous semble qu'on peut envisager les épanchements idiopathiques de la poitrine comme des irritations exhalantes, opinion professée par Dupuytren dans ses cours de clinique et d'anatomie pathologique, et par Breschet auteur d'une thèse souvent citée sur les hydropisies actives. Des faits attestent d'ailleurs que l'hydropisie idiopathique de la poitrine se développe dans certains cas d'une manière si rapide, qu'il est impossible de l'attribuer à toute autre cause qu'à une hypersécrétion de sérosité. Ainsi, la prompte rétrocession d'un exanthème, l'action d'un froid intense, le corps étant en sueur, l'injection d'une boisson glacée dans la même circonstance, le transport ou la métastase d'une affection cutanée ancienne, d'un rhumatisme, etc., ont donné rapidement naissance à des épanchements séreux dont les auteurs rapportent des exemples.

L'hydropisie idiopathique des plèvres, selon Laennec, n'existe que d'un seul côté de la poitrine. La sérosité épanchée est presque le seul caractère anatomique que présente cette maladie ; le poumon comprimé éprouve la même modification que dans les autres épanchements; les symptômes aussi les mêmes sont en petit nombre, parce que l'affection est moins complexe. Les signes locaux se bornent à la difficulté de respirer, à l'ampliation du côté malade, à la matité de ce même côté, à l'absence plus ou moins complète du murmure respiratoire, au souffle bronchique et à l'égophonie.

Le traitement qui convient à l'hydrothorax idiopathique se rapproche beaucoup de celui de l'épanchement pleurétique; l'indication doit varier comme les causes obscures ou inconnues ; la tâche des médecins serait donc ici, comme ailleurs, difficile à remplir, s'il n'était depuis longtemps démontré que les simples épanchements des membranes séreuses sont généralement peu graves et guérissent très-souvent par les seules ressources de la nature. Presque tout ce que nous avons dit au surplus, sur le choix des médications qui conviennent aux épanchements pleurétiques est aussi d'une application facile aux cas pour lesquels l'expectation est insuffisante.

Les épanchements secondaires, au contraire, et en particulier ceux des plèvres sont le plus souvent au-dessus des ressources de l'art. Ils ont communément pour cause une lésion organique du cœur et des gros vaisseaux; bien qu'on les regarde avec juste raison comme symptomatiques, ils n'en ont pas moins acquis une grande importance, une sorte d'essentialité par la nature des accidents graves qui dérivent plus immédiatement de la lésion symptomatique que de la lésion primitive.

Aux signes qui sont communs aux divers épanchements thoraciques, il faut ajouter ceux provenant des lésions qui donnent lieu à l'hydrothorax symptomatique, tels sont les anévrismes du cœur, des gros vaisseaux, certaines affections pulmonaires. On trouve ces accidents accessoires bien indiqués dans l'histoire de la maladie à laquelle succomba Frédéric II, roi de Prusse, que nous a transmise Selle (observations de médecine).

Dans le principe, chez le malade le cœur avait été lésé; mais au plus fort de l'affection on ne voit plus que les symptômes de l'hydrothorax, et la chose la plus importante à faire aurait été d'évacuer la sérosité qui suffoquait l'illustre malade qui succomba en effet à cette maladie. Le grand roi, après avoir été exposé dans sa jeunesse à diverses causes capables de produire une maladie du cœur, telles que les fatigues de la guerre, les soucis de l'ambition, quelques attaques de goutte, des hémorroïdes qu'on combattait par des saignées fréquentes, commença à éprouver des suffocations pendant la nuit avec une petite toux sèche, presque sans expectoration. A la suite d'une revue passée en Silésie par un temps pluvieux, la toux devint violente et la difficulté de respirer plus incommode, avec un sentiment de pesanteur au diaphragme. Sous l'influence d'un vésicatoire, la poitrine devint plus libre, et le sommeil se rétablit un peu ; divers autres remèdes furent proposés, acceptés, rejetés, ou bientôt abandonnés, quand l'effet n'en était pas prompt; cependant le dépérissement fait des progrès, la gêne de la respiration devient extrême au moindre exercice ; pendant un redoublement on observe de violentes palpitations de cœur, des vertiges, un pouls irrégulier et convulsif dans des moments de suffocation. Menacé de périr, le prince alors était un peu plus docile, et acceptait quelques moyens de prolonger la vie, ou, comme il le disait, la maladie. Il se trouve momentanément soulagé par les clystères d'assa-fœtida alternés avec des laxatifs, ce qui ne put empêcher l'enflure des pieds et de fréquentes suffocations accompagnées de râle, de sueurs froides au visage, état passager qui céda à une diarrhée spontanée. On continua à favoriser les excrétions avec de légers expectorants, de doux laxatifs, etc. Frédéric cependant ne pouvait plus rester dans une position horizontale, se tenait la tête penchée en avant. Le pouls était très-faible, l'haleine courte, les lèvres pâles, les suffocations toujours imminentes et accompagnées de congestions céphaliques : dans cet état, le malade prend la résolution de se rendre à sa retraite favorite de *Sans-souci*, de monter à cheval : à la suite de cet effort presque surnaturel, il survient un accès de fièvre et de l'enflure au membre supérieur droit, qui conjointement avec la diarrhée améliora sensiblement l'état du malade pendant trois semaines. A quelque temps de là, enflure des deux pieds, retour de l'oppression, etc., le grand homme est réduit à passer la nuit dans un fauteuil, la tête penchée en avant et inclinée du côté droit; convulsions pendant le sommeil, réveil en sursaut, bouffissure luisante du visage ; dans cette position désespérée et presque semblable à l'agonie, le malade rassemble ses forces épuisées, fait au célèbre Zimmermann l'histoire de sa maladie, contre laquelle il réclame d'un ton impératif des remèdes qui le soulagent à l'instant même, sans l'empêcher de manger les mets les plus indigestes, tels que de l'anguille. La royale consultation se termina par la proposition d'administrer l'extrait de pissenlit, ce qui n'empêche pas, bien entendu, le malade de succomber, avec calme et toute l'intégrité de son entendement dans la 75e année de son âge, après 11 mois de maladie.

CHAPITRE IX.

DU TRAITEMENT DES HYDROTHORAX ESSENTIELS ET SYMPTOMATIQUES EN PARTICULIER.

Dans un ouvrage rempli de faits pratiques sur les hydropisies (1), le célèbre Portal disait : Le médecin qui veut traiter heureusement les hydropiques doit pour y parvenir remplir trois objets principaux : 1° évacuer les eaux surabondantes dans diverses parties du corps ; 2° empêcher leur retour qui est très-fréquent, parce que les causes sont rarement détruites par un premier traitement ; 3° rétablir les forces du malade que l'hydropisie, les remèdes ont plus ou moins affaibli. Portal ajoute que les moyens à employer sont les diurétiques, les vomitifs, les purgatifs et les sudorifiques qu'il faut quelquefois faire précéder de la saignée. En analysant en d'autres termes plus physiologiques les moyens que l'art nous fournit pour combattre l'hydrothorax, l'une des hydropisies les plus difficiles à guérir, nous dirons qu'ils se composent, selon les cas : 1° de dérivatifs ou excitants externes ; 2° d'excitants ou révulsifs internes (purgatifs, diurétiques, hydragogues) ; 3° de toniques proprement dits, de toniques analeptiques ou récorporatifs, selon l'expression des anciens.

Parmi les dérivatifs plus ou moins propres à exciter les fonctions absorbantes de la plèvre, à exalter les sympathies que la peau entretient avec les organes de l'absorption, à déplacer un reste d'irritation ou de phlegmasie, nous plaçons les vésicatoires rubéfiants, les fric-

(1) Observations sur la nature et le traitement des hydropisies. Tome I, page 364.

tions excitantes, les moxas, les cautères transcurrents avec le fer rouge, les douches d'eaux minérales composées, les bains d'étuves sèches, de vapeurs excitantes, etc.

Au premier rang des excitants internes fortemens révulsifs, se trouvent les purgatifs drastiques, les préparations diurétiques les plus énergiques, tels sont les teintures alcooliques ou éthérées, de jalap, de gomme-gutte, d'aloès, de scammonée; les alcoolats de scille, d'aunée, de colchique et de digitale, la digitaline récemment employée, ou bien les mêmes médicaments en substance, sous la forme de vins, d'oxymels.

Les toniques plus ou moins susceptibles de remonter le ton des organes tombés dans l'atonie, de rendre plus utile l'action des stimulants sont les vins médicinaux composés plus ou moins de diurétiques, les amers indigènes, le quinquina, la cascarille, le quassia amara, le polygala, la serpentaire de Virginie. Il faut y joindre les préparations ferrugineuses, les extraits de plantes antiscorbutiques, celles qu'on appelle dépuratives, additionnées de sels neutres alcalins, les aliments restaurants, la respiration d'un air fortement oxygéné, condensé, etc.

A cet exposé sommaire d'indications, nous ferons quelques additions relatives au traitement des hydrothorax symptomatiques d'une affection du cœur, du poumon ou des gros vaisseaux qui en partent, maladies si rebelles et qui présentent trop souvent au médecin d'insurmontables difficultés. Ce traitement se compose parfois d'ailleurs de moyens empiriques d'une grande énergie, mais dont l'action comme les effets sont inexplicables. Nous avons déjà parlé des succès remarquables de la saignée qui dégorge les viscères pectoraux, rend plus rapide le passage du sang à travers les cavités du cœur et du poumon et facilite par là l'expulsion des sérosités. Après la saignée viennent les préparations drastiques, encore appelées hydragogues, dans lesquelles entrent le jalap, l'ellébore, l'aloès, la scammonée, la gomme-gutte, la coloquinte ; telles sont les pilules de Bacher, de Bontius, l'eau-de-vie allemande, des teintures prohibées d'une effrayante activité, comme celles de Leroy, de Meunier, etc. Ces dernières mal administrées causent de grands accidents, mais données avec mesure par une main habile, elles produisent quelquefois des guérisons inespérées. Ce sont ces guérisons qui expliquent leur vogue et leur débit. A côté des purgatifs drastiques nous plaçons les médications diurétiques les plus énergiques, comme celles où dominent la scille, la digitale, les racines appelées apéritives, le nitrate, l'acétate de potasse, le colchique, la gomme ammoniaque, etc.

Les auteurs ont recommandé divers remèdes spéciaux qui purgent ou excitent la sécrétion urinaire. Ainsi, Sydenham préconisait beaucoup sa mixture composée d'huile de ricin, de sirop de nerprun, son vin d'absinthe dans lequel il faisait infuser des cendres de genêt. D'autres ont loué les sucs d'hièble, de sureau, de cabaret, d'élatérium, d'iris des marais, des poudres où le camphre, le nitre se trouvent associés à la digitale, à la scille, etc. Hamilton donnait avec succès la teinture de cochléaria immédiatement après un purgatif. Lange conseillait le sel de tartre (carbonate de potasse) dans une infusion de baies de genièvre. On a encore vanté les propriétés diurétiques hydragogues de la chair de certains animaux, tels que l'écrevisse, la vipère, les cloportes, etc., et on les a souvent prescrits aux hydropiques. Enfin, on a été jusqu'à préconiser l'emploi des excréments desséchés de quelques oiseaux, qui contiennent des sels à base de chaux ou de potasse, ce qui explique leur présence dans certaines compositions depuis longtemps tombées en désuétude.

Il faut convenir d'ailleurs que l'hydrothorax est le plus souvent tellement grave et compliqué, que l'emploi des moyens les plus habilement combinés devient impossible par suite de l'état avancé de la maladie et de l'irritation des voies digestives. Le dégoût, l'affaiblissement général du malade, un juste pressentiment de sa fin prochaine lui font rejeter toute espèce de médication désormais inutile.

On emploie bien rarement la paracentèse dans l'hydrothorax symptomatique; mais les praticiens ont souvent recours, pour évacuer les sérosités infiltrées dans le tissu cellulaire sous-cutané, soit à des mouchetures avec la lancette, des aiguilles; soit à un petit nombre d'incisions à la partie inférieure des jambes au-dessus du talon. Fothergill préférait le scarificateur ordinaire usité pour l'application des ventouses. Ce moyen soulage les malades, mais il est parfois suivi d'accidents fâcheux, malgré le soin qu'on prend de faire des applications émollientes ou toniques, pour prévenir le développement de l'inflammation ou de la gangrène. Pour éviter les inconvénients des scarificateurs, des auteurs ont proposé de les remplacer par des applications réitérées de plantes irritantes qui provoquent la formation d'ampoules pleines de sérosité, tels sont les racines de brione, de raifort sauvage, les feuilles de bardane en cataplasme, le garou, etc.

EMPYÈME OU ÉPANCHEMENT PURULENT, SANGUIN, GAZEUX DANS LA CAVITÉ DES PLÈVRES.

CHAPITRE PREMIER.

DÉFINITION, VARIÉTÉS.

Dans un livre consacré à l'histoire des maladies chroniques de la poitrine, nous n'avons pas dû omettre l'empyème, tout en reconnaissant que cet épanchement purulent est une affection secondaire, qu'elle a de nombreux points de contact avec les autres épanchements thoraciques dont nous venons de parler. Dussions-nous d'ailleurs tomber dans quelques redites, nous croyons devoir rendre ici à l'empyème la place qu'on semblait lui avoir refusée pour la reléguer parmi les lésions locales réputées chirurgicales. Nous revendiquons cette maladie à la chirurgie, qui s'en est depuis longtemps emparée, bien qu'elle ne semble lui appartenir que par la paracentèse, hormis toutefois les cas où la collection purulente survient à la suite des plaies pénétrantes. Au surplus, nous n'entendons pas seulement par empyème les épanchements simples de pus, mais des collections complexes provenant de causes diverses où le sang, la lymphe, des gaz viennent se mêler au pus (1).

L'empyème, nous devons le remarquer en outre, se développant à une époque éloignée de l'affection primitive qui lui a donné naissance, a des caractères propres, des phénomènes généraux différents de ceux de l'épanchement séreux et une terminaison non moins dissemblable ; ce qui comporte le plus souvent une thérapeutique différente. Nous ajouterons enfin, qu'une étude sérieuse de

(1) Si l'analogie qui existe entre les épanchements séreux et les épanchements purulents suffit pour les rapprocher, je ne crois pas néanmoins qu'il faille les assimiler, et je ne saurais partager l'opinion de ceux qui réunissent, sous le nom d'hydrothorax, tous les épanchements de la poitrine. Je sais que les symptômes physiques sont à peu près les mêmes dans les deux maladies, qu'il est souvent difficile de les distinguer d'après les symptômes généraux; mais ce ne doit pas être une raison pour les confondre, etc. Oulmont. *Recherches sur la pleurésie chronique*, page 9.

l'empyème conduit le médecin à ne pas confondre cette maladie avec la phthisie pulmonaire, méprise si souvent commise dans les livres les plus estimés de nos prédécesseurs, et dont quelques praticiens de notre temps ne savent pas toujours s'affranchir. Les livres des anciens consacrés à la médecine proprement dite, font souvent mention de l'empyème, mais c'est particulièrement dans les livres de chirurgie moderne qu'il faut rechercher les documents relatifs à cette maladie. Rullier est le premier peut-être qui l'ait rattachée à la pathologie interne, dans son savant article Empyème du *Dictionnaire des Sciences médicales.*

L'empyème est unique ou double, selon qu'il se forme dans l'un des côtés de la poitrine ou dans les deux à la fois. Il est enkysté quand il est limité dans une cavité accidentelle formée par des adhérences contractées entre deux portions de la plèvre. Il est en outre simple lorsque le liquide qu'il contient est purulent; compliqué, lorsque d'autres liquides épanchés se trouvent mêlés au pus.

CHAPITRE II.

CAUSES DE L'EMPYÈME.

Cette maladie succède assez souvent à une inflammation aiguë de la plèvre et consiste alors en une véritable exhalation purulente de cette membrane séreuse. La matière de cette exhalation est une sérosité lactescente, très-albumineuse, qui par sa composition chimique se rapproche d'autant plus du pus cellulaire, que l'inflammation a été plus intense. Elle varie du reste par sa couleur, sa consistance, l'odeur qu'elle répand, etc., variations dues à des causes inappréciables, d'ailleurs subordonnées à l'espace de temps que le liquide épanché a séjourné dans la cavité des plèvres. Quelquefois une portion plus ou moins considérable de cette sécrétion albumineuse, au lieu de rester fluide, s'organise en fausses membranes ou adhérences qui peuvent donner lieu à l'empyème enkysté et à d'autres transformations organiques étrangères à notre sujet. Disons seulement que lorsque les fausses membranes ne sont pas absorbées, elles peuvent former obstacle à l'action des agents curatifs, et que l'on conçoit difficilement qu'elles puissent, comme le prétend

Rullier (1), s'écouler avec le pus évacué au moyen de la paracentèse. On a plutôt lieu de penser, quand les malades guérissent, que les parties les plus ténues de cette sorte d'empyème concret sont absorbées et que les pseudo-membranes s'organisent solidement et contribuent à former dans les cavités pleurales des dispositions accidentelles si souvent constatées à l'ouverture des corps.

L'épanchement purulent dans la cavité de la plèvre peut être le résultat de la rupture d'un abcès développé dans la substance du poumon, dans le médiastin, le tissu cellulaire qui unit les muscles profonds aux côtes. Ces abcès appelés *vomiques* ont été trop généralement admis avant que l'anatomie pathologique nous éclairât sur ce point de la science. Toutefois on aurait tort de les nier entièrement et de regarder comme impossible leur épanchement dans la poitrine. Nous en avons observé un exemple remarquable chez une jeune fille de quinze ans qui portait un abcès développé à la partie antérieure du poumon, lequel s'épancha dans la cavité pleurale. Il fut d'ailleurs bien constaté que cet abcès n'était point dû à une fonte tuberculeuse.

Nous avons vu aussi un malade chez lequel un vaste abcès par congestion, suite de carie vertébrale, s'était fait jour dans un côté de la poitrine, et avait refoulé le poumon après avoir détruit une partie de la plèvre costale. Ces cas sont au surplus très-rares, et les auteurs qui ont émis une opinion contraire ont pris des épanchements de pus pleurétique pour des abcès du poumon. Un examen plus attentif leur aurait prouvé que le poumon, au lieu d'être détruit par la suppuration, était seulement comprimé, masqué par de fausses membranes reléguées dans un coin du thorax. Il convient en outre de remarquer avec Laennec, que les vomiques tuberculeuses s'ouvrent presque toujours dans les bronches, et que d'ailleurs la quantité de matière tuberculeuse qui pourrait être portée dans la cavité pleurale est infiniment petite.

L'empyème qui résulte de l'ouverture intérieure des abcès des parois du thorax est aussi très-rare. Néanmoins il en existe quelques exemples remarquables mentionnés par Rullier, parmi lesquels nous citerons ceux de Pouteau (2) et de Sabatier (3). L'abcès du

(1) Dict. des Sciences Méd. Art. Empyème.
(2) Œuvres chirurg. Tome I, page 341.
(3) Médecine opératoire. Tome II, page 124.

médiastin appelé par quelques auteurs empyème du médiastin est une maladie différente de celle que nous décrivons ici. C'est à tort qu'on a voulu considérer comme des épanchements thoraciques ces collections purulentes ainsi que celles qui se forment dans le péricarde; le premier effet de l'inflammation est généralement de produire des fausses membranes qui fortifient les parois communes aux plèvres au lieu de les amincir et de les perforer. Cependant l'éruption d'un abcès du médiastin dans la cavité de la plèvre n'est pas impossible; elle eut même lieu chez un malade dont parle Lamartinière.

Morgagni (1), Raymond, de Marseille (2), Hebréard (3), Hufeland (4), Cruveilhier (5) ont publié des faits qui prouvent que le pus des abcès du foie s'épanche dans la poitrine, après avoir perforé le diaphragme, et y constitue un empyème symptomatique. Nous avons nous-même tout récemment observé un cas semblable : ce dernier a même guéri, comme ceux dont parle Hebréard.

Les épanchements sanguins qui se forment promptement dans la poitrine se rattachent en général à l'histoire chirurgicale des plaies pénétrantes compliquées de la lésion des grands vaisseaux de cette cavité et à celle des anévrismes. Nous n'aurons à nous occuper ici que de ceux qui s'opèrent lentement, d'une manière consécutive à l'ouverture, à l'affaissement, à l'irritation hémorrhagique des vaisseaux d'un très-petit calibre, ou des capillaires sanguins. Ils peuvent reconnaître pour cause les plaies pénétrantes du tissu des poumons par instruments piquants, qui ne sont pas immédiatement suivies d'accidents graves. Ainsi on a vu des blessés par l'arme blanche qui d'abord ne s'étaient pas sentis incommodés de leurs blessures, succomber plusieurs jours après à un épanchement de sang dans la poitrine. Sabatier a été témoin de cas semblables. Scarpa trouva la poitrine remplie de sang chez un sujet mort au 8e jour d'une plaie de poitrine, et chez lequel aucun signe n'avait pu d'abord faire soupçonner la présence du liquide.

Le sang épanché peu à peu dans la poitrine, soit par exhalation, soit par lésion traumatique, s'altère, se décompose, et est en partie

(1) De sed et caus. Morb. épist. 34, n° 4.
(2) Maladies qu'il est dangereux de guérir.
(3) Mém. de la Société méd. d'Émulation de Paris. Tome VII.
(4) Journal d'Hufeland. Décembre 1827.
(5) Essai sur l'anatomie pathologique.

absorbé; mais avant cette absorption, il peut déterminer, comme corps étranger, une inflammation de la plèvre, provoquer l'excrétion d'un fluide puriforme qui se mêle au reste du sang et le fait disparaître : en sorte que quand l'hémorrhagie ne cause pas de graves accidents de compression, elle peut donner lieu à une phlogose funeste au malade. Beaucoup de chirurgiens ont néanmoins émis l'opinion que l'épanchement sanguin peu considérable était presque toujours absorbé sans accident, et qu'il n'était point nécessaire de pratiquer la paracentèse dans des cas semblables.

CHAPITRE III.

SIGNES DES ÉPANCHEMENTS THORACIQUES PURULENTS, SANGUINS ET SÉRO-PURULENTS.

Quelle que soit la quantité du liquide épanché dans la poitrine, la respiration est toujours plus ou moins gênée et fréquente; et cette gêne augmente nécessairement en raison de l'élévation du niveau du liquide. On a cherché à savoir pourquoi l'inspiration était plus courte et plus difficile que l'expiration, et on a cru en trouver la raison dans la difficulté que l'air éprouve à dilater le poumon comprimé par un liquide, difficulté que n'ont point à surmonter les puissances expiratrices. Cette gêne de la respiration s'accroît pendant la marche, par la réplétion de l'estomac, l'exercice de la voix et de la parole, le moindre mouvement des bras, du tronc, dans lesquels les muscles pectoraux sont nécessairement plus ou moins mis en jeu. Par la même raison, la toux, s'il en existe, est nécessairement pénible et fatigante, presque sans expectoration, excepté dans les cas rares où l'empyème se vide par les crachats. Les rapides mouvements du thorax impriment au pouls une grande fréquence, quand bien même il ne serait pas accéléré par un état phlegmasique. Il est d'ailleurs le plus souvent petit, irrégulier, serré; les battements du cœur sont pour l'ordinaire obscurs et profonds : cet organe est quelquefois dévié au point de faire sentir ses battements à droite. La percussion indique de la matité plus ou moins grande dans la cavité où s'est fait l'épanchement et à des niveaux différents; l'oreille perçoit un souffle trachéal supérieurement, de l'égophonie quand le liquide n'est pas en trop grande quantité, et au niveau de ce même liquide, l'air ne pénétrant que difficilement dans les bronches comprimées. Si l'air se trouve mêlé aux liquides épanchés, les mouvements du thorax peuvent faire entendre une fluctuation facile à percevoir, même à distance. Les auteurs ont prétendu qu'on sentait cette fluctuation avec la main posée sur les espaces intercostaux ; ces espaces eux-mêmes se trouvent élargis et forment quelquefois une saillie qui dépasse le niveau des côtes.

A moins qu'il n'y ait un état fébrile intense, avec des redoublements, les fonctions digestives sont rarement troublées. Le malade veut-il marcher, sa respiration s'accélère, sa figure se colore, devient violette; et il est obligé de s'arrêter au risque de suffoquer, quand la quantité de liquide est très-considérable. Est-il couché, il est obligé d'avoir la tête élevée et de rester assis la tête penchée en avant ou appuyée sur un plan incliné. L'attitude droite ou assise a probablement pour objet de faciliter le développement du diaphragme, en précipitant en bas les viscères abdominaux, et de donner ainsi plus d'ampleur à la poitrine. Le malade atteint d'empyème se couche presque toujours sur le côté affecté; c'est moins, sans doute, pour éviter le poids du liquide sur le poumon opposé que pour laisser le côté sain entièrement libre dans ses mouvements. Si l'on doutait de la résistance du médiastin, du cœur même, au poids du liquide, on invoquerait les expériences ingénieuses de Richerand (1), dans lesquelles plus de 4 pintes de liquide injectées dans les plèvres, n'ont pu faire fléchir la cloison médiastine.

On observe des malades qui, ne pouvant se coucher sur l'un et l'autre côté, se tiennent constamment sur le dos : ceux-ci sont presque toujours affectés d'un double épanchement. Dans cette situation, dit Rullier (2), le fluide qui comprime les poumons correspondant alors au dos, se trouve ainsi concentré dans la partie de la poitrine qui, par son peu de mobilité, ne contribue presque pas au mécanisme de la respiration. On sait, en effet, que les côtes, dont le centre de mouvement est dans leur articulation avec la colonne vertébrale, sont presque immobiles en arrière ; tandis que leur mo-

(1) Nosog. chir. Tome IV.
(2) Ouvrage cité.

bilité, qui s'accroît avec la longueur du levier qu'elles représentent, est très-considérable à l'extrémité sternale. L'émission de la voix et de la parole participe de la difficulté qu'éprouve la respiration; elle est faible et entrecoupée, quelquefois même impossible.

Le sommeil est léger, interrompu par des rêves pénibles, auxquels le besoin de respirer met fin par des réveils en sursaut. Les facultés intellectuelles ne sont pas communément lésées. Le malade se nourrit volontiers d'un espoir trompeur, excepté lorsqu'il est menacé de suffocation. Il y a souvent à l'extérieur du côté affecté de l'infiltration et une sorte d'œdème pâteux, qui s'étendent parfois au bras et au membre abdominal correspondant, et envahissent quelquefois la figure. Dans certains cas très-rares, cet œdème offre une crépitation qui indique que de l'air s'est infiltré dans le tissu cellulaire par les voies aériennes.

L'abaissement du diaphragme, par la pression du liquide épanché, peut déplacer les viscères abdominaux, faire saillir le foie, par exemple, dans l'hypocondre droit, et en imposer pour une maladie de ce viscère. M. Roux raconte même, dans son *Mémoire sur la pression abdominale*, comment Bichat sut éviter une sembable erreur chez un malade, qu'il guérit par l'opération de l'empyème. Ce que ce grand anatomiste dit au sujet de cette pression, pour éclairer le diagnostic des épanchements thoraciques, a paru sujet à contestation, et l'explication qu'il en donne n'est généralement pas admise par les pathologistes, même par ceux qui ne rejettent pas entièrement ce moyen d'exploration. Pour qui connaît bien en effet l'état des organes malades, la pression abdominale du côté affecté devrait causer moins de suffocation que du côté sain, attendu que le poumon, déjà comprimé par le liquide, ne peut recevoir aucune atteinte de la compression du ventre. Pourrait-on en dire autant de l'autre côté?

On a cité quelques cas d'empyème où les symptômes les plus caractéristiques ont manqué, et dans lesquels la poitrine a été trouvée pleine de pus, sans qu'on ait pu en soupçonner l'existence. De parcilles assertions n'ont pu trouver créance qu'à l'époque où nos moyens d'exploration n'étaient pas perfectionnés; l'on peut affirmer que toute la sagacité de Boerrhaave ne pouvait suppléer aux moyens d'auscultation et de succussion, dans le cas si connu de la maladie du baron Wasnaer, où ce grand médecin méconnut un épanchement d'air et d'aliments dans la poitrine. Pison, Ledran ont été sans doute excusables de n'avoir découvert l'empyème qu'à l'ouverture du corps; mais aujourd'hui une pareille découverte inattendue accuserait fort le savoir de celui qui l'aurait faite. Au lieu de méconnaître l'empyème, on a quelquefois admis trop légèrement l'existence de cette maladie, et par suite de cette méprise, on a même pratiqué en pure perte l'opération de la paracentèse sans retirer une seule goutte de liquide. Dans ces cas encore, l'art a pu se trouver aussi souvent en défaut que l'artiste. Enfin des erreurs de diagnostic sont également résultées de ce que des praticiens confondaient l'épanchement purulent qui succède à la pleurésie chronique avec la tuberculisation des poumons et la fonte purulente qui en est la suite. Un médecin instruit commettrait difficilement aujourd'hui une pareille erreur, déjà signalée par Bayle, dans son *Traité de la phthisie pulmonaire*.

Dans l'épanchement sanguin, les malades éprouvent des accidents propres aux hémorrhagies considérées en général, tels que la pâleur, le refroidissement des membres, les frissons, les horripilations des syncopes, la petitesse et la concentration du pouls ; de plus la cessation de ces accidents prouve que le sang a cessé de couler. L'épanchement n'est-il que séreux, il se reconnaît dans ce cas à tous les signes propres aux épanchements de sérosité fournis par la plèvre, à la suite d'une forte irritation d'une simple pleurésie, ou d'une lésion du système circulatoire capable de produire un hydrothorax.

Un épanchement de pus sera imminent dans les plèvres qui ont été en proie à une inflammation chronique, lorsqu'après une amélioration quelconque dans leur état, les malades ressentiront de fréquentes horripilations, bientôt suivies de fièvre lente, avec des exacerbations irrégulières, plus ou moins analogues à une fièvre rémittente ou intermittente ; lorsque ces malades ont un pouls dur, des symptômes d'angine ou, selon Bordeu, un resserrement de la gorge qui accompagne un point de côté. Le patient perd chaque jour ses forces, il éprouve une toux sèche et fatigante, avec douleur fixe dans un point du thorax, où il existe d'ailleurs un son plus ou moins obscur.

Si l'empyème est enkysté ou renfermé dans un foyer particulier quelconque, la rupture du kyste ou des cloisons qui le maintiennent resserré et l'épanchement du pus dans la cavité des plèvres occasionnent aux malades beaucoup de soulagement, par suite de la cessasion de la compression. Mais ce soulagement n'est pas durable; on voit bientôt surgir tous les accidents propres aux empyèmes proprement dits. Enfin l'expectoration du pus vient quelquefois mettre fin à des incertitudes de diagnostic et terminer heureusement des empyèmes enkystés provenant du foie, du médiastin, du poumon, etc. Cette expulsion du pus peut, au surplus, avoir lieu dans l'empyème général par une autre voie et au moyen d'une tumeur qui se développe à l'extérieur de la poitrine, et ne tarde pas à s'ouvrir pour livrer passage au pus. Nous avons vu récemment un exemple de cette terminaison de l'empyème chez un jeune maçon, qui fut délivré de sa maladie par un abcès, qui paraissait s'être formé dans les parois de la poitrine et qui s'ouvrit à l'extérieur, après avoir établi une communication de dedans en dehors.

CHAPITRE IV.

MARCHE, TERMINAISONS ET ALTÉRATIONS ORGANIQUES PROPRES A CETTE MALADIE.

L'existence d'un épanchement thoracique quelconque est aujourd'hui très-facile à constater au moyen de l'auscultation et de la percussion réunies, mais il est beaucoup plus difficile de déterminer la nature du liquide épanché. On a déjà vu que plus d'un épanchement sanguin n'avait été reconnu qu'après la mort, et l'on comprend bien d'ailleurs qu'en l'absence de notions antécédentes précises, les signes que nous avons indiqués peuvent être quelquefois insuffisants pour établir clairement que le liquide de l'empyème est de la sérosité transparente puriforme ou du véritable pus, surtout si l'épanchement a pris sa source hors de la cavité des plèvres, et n'y est parvenu qu'accidentellement.

Comme l'empyème succède toujours à une maladie primitive qui a plus ou moins fatigué l'économie animale et quelquefois entraîné des lésions de tissus plus ou moins étendues, on doit le considérer comme une maladie très-grave dont l'issue est très-souvent funeste.

Si l'empyème n'est pas évacué de très-bonne heure, la présence du liquide, surtout celle du pus, est une cause d'irritation qui donne naissance aux symptômes de la fièvre hectique si bien décrite par Boerrhaave (aphorisme 1188), et qui forme le complément du tableau que nous avons tracé de cette affection.

La matière de l'épanchement accrue par les causes qui l'ont produite d'abord, ou par la nouvelle irritation sécrétoire qu'elle fait naître sur la surface de la plèvre peut s'élever successivement jusqu'à l'énorme quantité de 8 kilogrammes, ainsi que l'atteste Larrey qui a extrait cette quantité par l'opération de l'empyème (1). La compression exercée par une telle masse de liquide réduit le poumon à un très-petit volume, dévie le médiastin et le cœur, refoule en bas le diaphragme et déplace plusieurs viscères de l'abdomen; il trouble de cette manière les importantes fonctions dont les organes voisins sont chargés, altèrent la nutrition qui est une conséquence de leur action régulière, et amène enfin les désordres déjà signalés plus haut, tels que la diarrhée, les sueurs colliquatives, l'infiltration, l'étisie et plusieurs autres symptômes qui simulent la dernière période de la phthisie pulmonaire. La mort arrive à une époque qu'il est impossible de déterminer, comme dans la plupart des maladies chroniques; elle est produite soit par une sorte de cachexie séreuse et purulente, soit par une asphyxie plus ou moins lente.

Quoique les épanchements purulents du thorax abandonnés aux efforts de la nature, tendent, le plus souvent, à se terminer d'une manière funeste, il y en a pourtant un certain nombre dans lesquels l'économie animale parvient à se débarrasser du pus par une sorte de réaction fonctionnelle. Ainsi on voit quelquefois l'inflammation se propager aux parties voisines et la matière de l'épanchement filtrer à travers les parois du thorax et former une tumeur extérieure qui ne tarde pas à s'ouvrir dans un point quelconque de la poitrine, en donnant issue à une quantité plus ou moins considérable de pus. Nous avons observé cette année même un cas semblable. Un jeune homme de 19 ans avait présenté des symptômes équivoques de pleuropneumonie et de tuberculisation pulmonaire: la partie antérieure et supérieure du côté droit rendait un son mat; la fièvre était intense, la difficulté de respirer très-grande et un flot de liquide perçu au moyen de la succussion annonçait un très-grand danger, quand tout-à-coup le malade cracha du pus en abondance et fut soulagé. Le pus n'avait aucune odeur fétide, la fièvre avait cédé et on n'entendait plus la fluctuation. Ce jeune homme

(1) Chirurgie militaire, Tome III.

put se coucher sur les deux côtés, etc. ; il guérit enfin après avoir rejeté par l'ouverture de l'abcès une grande quantité de pus, qui provenait sans doute de la suppuration de la plèvre et du poumon. Mais cette vomique n'explique pas le bruit de fluctuation entendu dans la poitrine, bruit qu'on ne peut comprendre qu'en supposant l'intervention de l'air. Il y avait donc ici une communication entre l'air extérieur et la cavité de la plèvre ou une formation spontanée du gaz ; en un mot, un véritable pneumo-thorax avait compliqué la vomique, et chose extraordinaire, ces deux maladies paraissent avoir guéri. Ce qu'il y a de remarquable en outre dans ce fait, c'est que la vomique se soit vidée en une seule fois, car le plus ordinairement ces ouvertures se ferment pour s'ouvrir de nouveau, se refermer ensuite. Chez une jeune malade dont parle Rullier, qui était atteinte de pleuropneumonie *qui s'était mal jugée*, il survint deux mois et demi après l'invasion de cette affection une tumeur avec empâtement sur la partie latérale et inférieure du côté gauche. Elle augmenta rapidement, s'ouvrit d'elle-même, et donna issue à une grande quantité de matière séro-purulente. Aucun accident ne traversa cette guérison qui se fit, il est vrai, attendre quatre mois pendant lesquels on eut le soin d'entretenir l'ouverture de l'abcès, et la fistule qui communiquait avec l'intérieur de la poitrine.

Le pus, au lieu de se faire jour au dehors, peut pénétrer dans les bronches et être rejeté par l'expectoration, cas rare sans doute, et qu'on a souvent confondu avec les vomiques proprement dites. Une semblable terminaison semblerait devoir être particulière à l'empyème enkysté difficile à vider, soit à cause de sa position non déclive dans le thorax ou des adhérences qui peuvent le maintenir à la partie supérieure de cette cavité.

M. le docteur Desquibes soignait un enfant de dix ans affecté d'empyème ; le côté était totalement rempli du pus qui avait succédé à une pleurésie aiguë contre laquelle on n'avait employé aucun traitement ; l'enfant avait une fièvre lente, on le croyait perdu, lorsque le pus se fit jour par l'expectoration ; le côté redevint sonore, la fièvre cessa et le petit malade guérit.

L'auteur d'une thèse sur la pleurésie chronique (1) fait observer avec raison que ce mode de terminaison appartient exclusivement aux épanchements thoraciques purulents. Dans tous les cas qu'il

(1) Oulmont. Recherches sur la pleurésie chronique.

cite (douze) la perforation avait été précédée par l'apparition d'une tumeur d'un volume variable, depuis un œuf jusqu'à la tête d'un enfant; cette tumeur était généralement molle, fluctuante, accompagnée d'œdème et d'empâtement des tissus environnants. Elle disparaissait quelquefois par le décubitus sur le côté opposé ou par la pression. Le plus ordinairement elle siégeait à la partie antérieure ou latérale de la poitrine, entre la 5e et la 7e côte. Trois fois elle a été observée dans la région sous-claviculaire. MM. Lefaucheux et Gendrin ont rapporté des observations où elle siégeait à la partie postérieure, vers la région lombaire. M. Bingham (*Gazette médicale*, 1833) a vu une première tumeur au milieu du 5e espace intercostal et une deuxième sous la clavicule gauche. Dans un cas rapporté par Delpech, il existait trois tumeurs : l'une sous le grand pectoral, l'autre à la partie antérieure et inférieure du cartilage de la 9e côte, et une troisième entre la 9e et la 10e. Ces diverses tumeurs peuvent exister en même temps dans les différentes parties de la poitrine; quelquefois pourtant, elles se succèdent, et une deuxième tumeur apparaît lorsque déjà une première donnait issue au pus épanché.

L'écoulement du pus fourni par ces tumeurs n'est pas également facile dans les différents cas. Lorsque l'ouverture existe vers le 5e espace intercostal et qu'elle est loin de la partie postérieure, il est rare que le pus soit évacué en totalité; souvent alors l'ouverture devient fistuleuse, et la fistule peut persister pendant 5, 6 ou 18 mois et même plusieurs années (1).

Dans d'autres cas, le liquide étant évacué une première fois, l'ouverture se ferme pour se rouvrir sous la pression d'un nouvel épanchement plus abondant, ou bien enfin l'ouverture restant fermée, ou ne donnant issue qu'à une petite quantité de liquide épanché, il y a nécessité de recourir à l'opération de l'empyème.

La matière de l'empyème au lieu de s'échapper par des ouvertures contiguës à la poitrine peut-elle, par l'effet d'une crise, s'écouler par la voie des urines, des sueurs, des selles ou bien se transporter par une sorte de métastase dans d'autres appareils de l'économie et y former un foyer purulent regardé comme critique? Cela nous paraît difficile à comprendre, quoique des observateurs plus zélés que rigoureux consacrent cette terminaison par des observations nom-

(1) Kortens hufeland's, Journal, 1834. (Cité par M. Oulmont).

breuses. Seulement on doit reconnaître que ces épanchements sont susceptibles d'être absorbés, et qu'une augmentation de sécrétion, d'exhalation concentrées sur un point éloigné de la cavité pleurale, et une suppuration même opèrent une dérivation salutaire en diminuant la phlegmasie de la membrane affectée ; dans ce cas il faut bien admettre que certaines conditions d'intégrité sont nécessaires à la plèvre pour opérer une telle résorption, et que beaucoup d'états pathologiques s'y opposent.

Quand l'empyème a été évacué, soit par les efforts de la nature, soit par une incision pratiquée entre deux côtes, ou bien au contraire lorsque l'art est impuissant à prévenir une terminaison funeste, en quel état se trouvent les parties lésées et quelles sont les altérations qui leur sont propres ? Les recherches anatomiques aussi bien que l'observation des modifications survenues après l'opération, prouvent qu'aussitôt que le liquide qui comprimait le poumon est évacué, ce viscère commence à se dilater au moyen de l'air qui pénètre dans ses cellules. Toutefois ce retour à l'état normal paraît s'opérer lentement, surtout quand l'organe a subi une longue compression ; il arrive même que cette dilatation n'est jamais complète. Le poumon refoulé depuis longtemps a perdu son élasticité et sa force expansive ; il se laisse difficilement pénétrer par l'air qui entre dans la trachée et ne prend que très-lentement l'ampleur nécessaire pour remplir le même espace qu'avant la maladie. Le contraire néanmoins a lieu dans des circonstances opposées, c'est-à-dire quand les épanchements ont été peu considérables ou de courte durée ; il y a même des cas où les anciens rapports s'établissent brusquement entre les poumons et les parois thoraciques. Ces parties contractent quelquefois des adhérences salutaires, qui peuvent s'opposer à une rechute, comme l'attestent un grand nombre d'ouvertures de corps.

En même temps que le vide intérieur de la poitrine se comble et que les viscères se rapprochent, la cage osseuse du thorax se resserre. Les côtes longtemps éloignées les unes des autres, remontées, presque immobiles et horizontales, s'abaissent, se rapprochent, redeviennent obliques et rétrécissent le diamètre transversal de la poitrine ; on a vu dans les premiers moments de l'évacuation d'un empyème la circonférence du thorax diminuer en deux heures de plus de 30 centimètres ; en même temps le sternum est entraîné en bas, et refoulé à l'intérieur. La région antérieure du côté affecté s'affaisse, s'aplatit, et présente ainsi un aspect différent de celui du côté opposé, etc. On comprend d'ailleurs que, selon la remarque de Larrey, toutes ces modifications constituant le retour à l'état normal seront d'autant plus complètes, que l'épanchement aura duré moins longtemps, que le sujet sera plus jeune, et que les parties osseuses de la cage du thorax auront plus de mobilité. Enfin, il y a des cas où très-peu de changements surviennent dans la manière d'être du thorax : ce sont ceux très-rares sans doute, dans lesquels une fistule est alimentée par une suppuration qui peut avoir son siége ailleurs que dans le vide qui sépare la plèvre du poumon (1).

Le liquide épanché qu'on trouve à l'ouverture des corps offre les aspects les plus variés ; il est purulent ou séro-purulent, caséeux, homogène, blanchâtre, verdâtre, grisâtre plus ou moins troublé, floconneux ; bourbeux ; il est fétide ou sans odeur. Enfin on le trouve quelquefois à demi-concret, sur la face interne de la membrane, et sur le point de passer à l'état de fausse membrane ; on rencontre souvent même des expansions membraneuses, organisées, qui recouvrent la surface des poumons, l'unissent aux côtes par des filaments ou lambeaux membraniformes, des brides celluleuses, etc., dispositions qui, soit dit en passant, peuvent s'opposer à l'absorption des épanchements, contre-indiquer ou rendre infructueuse l'opération de l'empyème. Dans d'autres cas les fausses membranes sont déjà assez anciennes pour avoir subi des altérations consécutives et avoir revêtu les caractères de la plupart des dégénérations organiques observées dans d'autres tissus (tubercules, mélanose, squirrhe, ossifications, etc.).

Les adhérences du poumon avec les parois thoraciques forment quelquefois des espèces de compartiments ou loges qui peuvent être le siége d'empyèmes enkystés dont nous avons déjà parlé, qui sont simples, multiples, etc. On a montré à la société anatomique, dit M. Rullier, plusieurs exemples d'épanchements dans la cavité d'une même plèvre, circonscrits, séparés, et divisés en plusieurs loges par des adhérences partielles de cette membrane elle-même. Laennec a décrit plusieurs de ces espèces de kystes sous le nom de *pleurésie circonscrite*. T. I. page 502. Nous avons vu nous-même des cas de cette nature. Ces kystes communiquent quelquefois avec les bronches par des conduits fistuleux décrits pour la première fois par Bayle et surtout par Laennec ; c'est par cette voie que s'opère l'évacuation de l'empyème au moyen de l'expectoration, et dont on

(1) Audouard. — Le Faucheux, observ. sur l'empyème.

possède plusieurs exemples. La communication qui s'établit dans cette circonstance entre la cavité de la plèvre et les rameaux bronchiques peut enflammer et perforer les poumons sans y déterminer de foyers purulents; par conséquent, il faut bien distinguer ces cas des vomiques proprement dites.

CHAPITRE V.

TRAITEMENT DE L'EMPYÈME.

Dans le traitement de l'épanchement thoracique qui nous occupe, on doit nécessairement prendre en considération la nature et les points de départ de cette maladie, son degré d'ancienneté, sa complication, etc. L'épanchement est-il sanguin et hémorrhagique, succède-t-il à une plaie pénétrante de la poitrine qui aurait divisé des vaisseaux sanguins, son traitement est presque entièrement fondé sur des saignées répétées, la diète absolue, le repos et l'extraction du fluide épanché, quand on n'a pas l'espoir qu'il soit absorbé. Cette partie du traitement est au surplus entièrement chirurgicale, et nous renvoyons aux ouvrages consacrés à cette partie de l'art médical. Le médecin a-t-il à traiter un épanchement séro-purulent qui succède à une maladie de la plèvre, sans complication d'affection du cœur ou du poumon, il convient d'effacer jusqu'aux traces de l'affection primitive, s'il en existe, de provoquer la résorption de la sérosité par des saignées répétées autant que la constitution du malade et l'état général le permettront; de recourir ensuite, s'il y a lieu, à des moyens dérivatifs énergiques, tels que des applications de ventouses, de vésicatoires volants, de sétons, de cautères sur la poitrine, alternés avec des purgations énergiques ou l'administration de puissants diurétiques. Si l'épanchement est le résultat d'une lésion de l'organe central de la circulation, ou des gros troncs artériels ou veineux, d'une altération des organes respiratoires, alors la cure devient des plus difficiles, et les moyens d'action se réduisent à des palliatifs, comme des exutoires, des narcotiques, de petites saignées, des manuluves irritants, etc.

Dans les cas les plus graves on épuise successivement l'action de tous ces moyens jusqu'à ce qu'il paraisse opportun de pratiquer l'opération de l'empyème, opération qui nous semble praticable, même à titre de palliatif.

Lorsqu'un état fébrile plus ou moins persévérant, des frissons, des sueurs nocturnes, de la diarrhée, de l'amaigrissement réunis à des symptômes plus caractéristiques dénotent qu'il y dans la plèvre une véritable suppuration, qu'une toux sèche, quelquefois une expectoration douteuse, des suffocations, etc., font ressortir l'analogie de la maladie avec une consomption pulmonaire, c'est alors qu'il convient d'examiner quel avantage on peut retirer de cette foule de moyens indiqués par les auteurs sous le titre d'altérants, de dépuratifs, d'expectorants, etc. Les décoctions amères, les vins médicinaux de quinquina, de gentiane, les électuaires toniques, les extraits diurétiques d'aunée, de digitale, de scille associés aux préparations d'aloès, ont été préconisés, et ils ont pu remplir des indications utiles, quand les malades étaient frappés d'une faiblesse radicale. Les sucs de cresson, l'eau de chaux, les diverses espèces de lait, les eaux minérales ferrugineuses alcalines, ont été vantés par Pouteau, Portal et beaucoup d'autres; mais, il faut le dire, la plupart de ces moyens ne font bien souvent qu'entretenir l'irritation et l'état fébrile. Dans ces cas que peut-on faire de mieux que de revenir aux boissons les plus simples, à de légers narcotiques ou somnifères qui procurent aux malades quelques heures de repos, repos trompeur sans doute, qui ne fait que masquer la marche de la maladie, mais qui, du moins, évitent au malade l'amertume de drogues nauséeuses et inutiles.

La plupart des succès tant vantés par des praticiens tels que Baumes, Pouteau, Portal, ont rapport à des cas douteux, que par suite d'une erreur de diagnostic, ces auteurs ont souvent à tort considérés comme des empyèmes. Les moyens hygiéniques et le régime alimentaire ont aussi leur importance dans le traitement de l'empyème. La diète est de rigueur dans les épanchements sanguins. Des imprudences et des écarts de régime ont souvent causé la mort de malades qui étaient déjà en pleine convalescence.

Mais dans les autres épanchements chroniques purulents accompagnés de fièvre et d'amaigrissement, il faut soutenir les forces des malades par une nourriture analeptique proportionnée à leurs forces digestives, et par un peu de vin généreux, à moins toutefois qu'il n'y ait un état fébrile intense. Dans ce cas il faut commencer l'alimentation par l'emploi des différentes espèces de laits, des bouillons succulents, des crêmes de riz et autres fécules, des sucs de viandes, et s'élever ainsi graduellement à une alimentation plus substantielle. L'intervention de l'air dans les épanchements purulents ne modifie que bien peu le traitement ; il constitue d'ailleurs le pneumo-thorax dont nous avons parlé.

Opération de l'empyème. — Nous n'avons point à nous occuper ici du procédé employé pour pratiquer cette opération, mais nous devons la considérer comme un moyen thérapeutique à la disposition du médecin, discuter ses avantages, parler de son opportunité, calculer ses chances, etc. Laennec a dit en quelque sorte prophétiquement : « Je suis persuadé que l'opération de l'empyème deviendra plus commune et plus souvent utile à mesure que l'usage de l'auscultation médiate se répandra. Cette méthode d'exploration par elle-même et par son concours avec la percussion et dans certains cas avec la succussion hippocratique, faisant connaître les épanchements thoraciques dès leur origine, on pourra plus souvent opérer de bonne heure et par conséquent avec plus de chances de succès. » Effectivement, depuis la publication de l'ouvrage de Laennec, l'opération de l'empyème a été faite plusieurs fois avec succès, sans doute parce que les méthodes d'investigation employées ont fait diagnostiquer avec plus de certitude ces épanchements thoraciques et ont déterminé les praticiens à opérer plus tôt et plus sûrement qu'on ne le faisait autrefois. Nous-même dans une circonstance très-grave, nous avons engagé un de nos collègues à pratiquer cette opération chez un homme de 42 ans, atteint d'un hydro-pneumo-thorax purulent. Faite une première fois sans succès, la paracentèse réussit une seconde ; ce fait très-curieux est consigné dans le chapitre suivant. Ce qu'il y a de plus surprenant, c'est que l'opération de l'empyème était souvent pratiquée par les anciens, et qu'ils semblent la considérer comme très-vulgaire dans la collection hippocratique.

Vers 1718 Ledran et Foubert (Mém. de l'Ac. de Chirurgie, T. I et II), tentèrent de la réhabiliter, et Morand qui en fit un si heureux emploi, reprochait ouvertement à ses contemporains de n'en pas tirer parti. Il affirmait que de son temps il mourait dans les hôpitaux beaucoup de malades qu'aurait pu sauver cette opération. Les instances de Morand firent peu d'impression, car, au dire de Rullier qui écrivait il y a environ 30 ans, dans un espace de 12 années, à peine la pratique des hôpitaux de Paris en fournissait-elle quelques exemples. Corvisart en se prononçant contre ce moyen thérapeutique dans son Traité des maladies du cœur nous paraît avoir puissamment concouru à en éloigner les praticiens, malgré les protestations de Lassus qui disait énergiquement qu'en rejetant sans motifs raisonnables la paracentèse du thorax, *on tuait à la fois l'art et le malade* (1). On ne comprend pas, en effet, comment on a pu s'exagérer les dangers imaginaires d'une opération aussi simple dans des cas presque toujours mortels, et qui n'offraient d'autres chances de salut que l'extraction de la matière épanchée. C'était pourtant, en vérité, bien le cas de dire qu'un moyen douteux vaut mieux qu'une expectation pure et simple. Sans doute que si la paracentèse présente plus de chances de succès chez un malade jeune, affecté d'un épanchement récent qui n'est pas le symptôme d'une maladie organique des viscères contenus dans le thorax, elle sera contre-indiquée par l'ancienneté de la maladie, l'âge avancé du malade, la détérioration de ses forces, par une expectoration purulente compliquée d'étisie, un état cachectique évident, etc. Il ne faut pas oublier toutefois que les épanchements purulents simulent parfois la phthisie, et que ces derniers cas sont loin d'exclure absolument l'opération de l'empyème. En somme, il faut sans hésiter faire la paracentèse du thorax toutes les fois que l'épanchement paraît idiopathique ou qu'il est la suite d'une pleurésie chronique, d'une exhalation sanguine.

Les médecins ont émis bien des opinions hasardées relativement à l'époque où il convient de faire cette opération ; les espaces de temps qu'ils ont assignés ne reposent sur rien de positif. *Règle générale :* il faut évacuer la collection de pus le plus tôt possible, se hâter également de donner issue aux épanchements sanguins par cause vulnérante qui, augmentant incessamment, peuvent à tout moment suffoquer le malade. Quant aux épanchements séro-purulents qui se forment d'ailleurs plus lentement que les autres, on peut temporiser davantage et laisser au médecin le temps d'expérimenter divers agents hidragogues très-actifs avant d'en venir à la paracentèse du thorax. On sait, en effet, que les épanchements pleurétiques séreux récents dont nous avons traité plus haut, disparaissent assez promptement sous l'influence des saignées, des émétiques, des purgatifs, des diurétiques, des dérivatifs externes, combinés avec discernement, et énergiquement administrés.

(1) Médecine opérat.

Rien ne nous semble justifier l'opinion des anciens consacrée dans un aphorisme d'Hippocrate (section VI), et adoptée par Morand, de ne pas vider en une seule fois la poitrine dans l'opération de l'empyème. Le fait raconté par Pline d'un homme abandonné des médecins, qui, cherchant la mort dans un combat, trouva son salut dans une plaie profonde de la poitrine qui le débarrassa de sa vomique; celui plus rapproché de nous de ce gentilhomme qui fut guéri par un coup d'épée dans la poitrine, sont des arguments aussi simples que victorieux contre les ménagements recommandés par certains praticiens dans l'évacuation du pus. Qui pourrait supposer aujourd'hui avec Van-Swieten que les vaisseaux du poumon macérés depuis longtemps ne peuvent résister à l'effort du sang.

Craindrait-on sérieusement avec Morand que, si l'on vidait entièrement le côté, le poumon ne pût assez promptement se dilater pour remplacer le vide causé par l'absence totale du pus, et que le défaut de dilatation dût entraîner l'introduction dangereuse de l'air dans l'espace vide? On sait très-bien aujourd'hui que cette dilatation ne s'opère que très-lentement, et que le poumon ne revient à l'état normal que longtemps après l'opération. Ainsi donc, la manière dont on vide la poitrine dans l'empyème n'a aucune influence sur l'état pathologique et physiologique du poumon : mais elle pourrait en avoir une fort grande sur le succès de l'opération. En effet, en laissant une certaine quantité de pus dans la poitrine, on laisse subsister plus longtemps une cause d'irritation; on prolonge l'état de souffrance du malade sans utilité et sans but. Pour ce qui est de la dilatation du poumon, on sait, comme nous venons de le dire, qu'elle se fait presque toujours longtemps attendre, et que dans beaucoup de cas le vide n'est jamais comblé. Morand a vu que, malgré les précautions qu'il avait prises de vider la poitrine en plusieurs fois, ce vide entre le poumon et la plèvre était néanmoins de cinq pouces. M. Fréteau a constaté un vide de neuf pouces chez un sujet soumis à son observation. D'autres praticiens, Billerey, Lefaucheux, M. Audouard, ont fait des observations analogues ; et cependant cette particularité ne s'est point opposée à la guérison des malades. Nous avons peu de choses à dire du défaut de parallélisme des bords de la plaie, de la tente et autres moyens imaginés pour empêcher l'air de s'introduire dans la poitrine, parce qu'ils sont inefficaces d'abord, et ensuite parce qu'ils s'opposent à la sortie du reste de la matière épanchée. On sait bien, au surplus, et Sabatier en avait fait déjà depuis longtemps la remarque, que l'air extérieur mis en contact avec le poumon par les fistules de la poitrine n'a aucun inconvénient. D'ailleurs les plus simples notions de physique suffisent pour démontrer qu'on ne peut donner issue au pus contenu dans la poitrine, sans qu'il s'y introduise un peu d'air dont la présence est fort peu à craindre dans les épanchements chroniques plus ou moins anciens.

L'opinion que nous venons d'émettre sur l'opportunité de vider la poitrine en une seule fois par l'opération de l'empyème ne nous autorise pas toutefois à exclure dans tous les cas la méthode contraire ; il y a des malades chez lesquels la cavité thoracique étant complétement remplie, on pourrait donner lieu à une syncope et à d'autres accidents plus ou moins dangereux, en vidant la cavité rapidement èt en une seule fois.

Un point important à considérer est relatif au temps pendant lequel on doit favoriser l'écoulement du liquide épanché et entretenir la fistule ; on comprend qu'il y a un juste milieu à tenir entre la crainte de tarir prématurément une exsudation qui pourrait être la solution finale d'une maladie grave et la faute de prolonger sans nécessité une sorte d'exutoire qui épuise en pure perte les forces du malade. Au surplus, c'est un point de pratique dans lequel la sagacité du médecin peut seule être juge. On ne saurait déterminer d'une manière générale, dit Rullier, pendant combien de temps il faut entretenir l'écoulement du liquide ; on se règlera à cet égard et sur la diminution graduelle du pus et sur le rétrécissement de la plaie. On devra en outre présumer que la matière de l'écoulement est tarie, que la cavité de l'empyème se comble, quand d'une part l'extrémité d'une sonde de gomme élastique portée avec précaution dans la poitrine ne pourra plus y pénétrer, et lorsque, de l'autre, l'exsudation qui tache les linges se trouve proportionnée à l'étendue de la plaie. On pourra dès lors tenter de cicatriser cette plaie, quoiqu'en général cette cicatrisation s'opère d'elle-même. Diverses circonstances peuvent toutefois convertir spontanément la plaie en une fistule que le malade est obligé de conserver pendant plus ou moins longtemps, sans qu'elle ait au surplus pour lui d'autre inconvénient que celui d'un exutoire ordinaire.

Les injections de divers liquides dans la poitrine, soit pour hâter la guérison de l'empyème, soit pour délayer les matières plus ou moins épaisses et entraîner les corps étrangers, ne méritent point toujours les éloges qu'en ont faits les anciens. Nous ne pensons pas toutefois qu'on doive les exclure, comme le veulent de graves autorités chirurgicales modernes : seulement on doit les restreindre aux cas où la suppuration étant de mauvaise nature répand une odeur plus ou moins fétide qui dénote la gangrène, la pourriture d'hôpital, etc. Il convient alors d'injecter dans la poitrine un topique actif et puissant qui puisse modifier ces complications fâcheuses, ou bien encore apporter un adoucissement à une vive irritation et à une douleur extrême en changeant la nature du liquide épanché.

Au surplus, de grandes autorités dans cette matière contrebalancent celles des Lassus, des Desault, des Chopart, des Pelletan, partisans des injections ; Ambroise Paré, Morand, Willis, Richerand en blâment l'abus sans en proscrire l'usage. Nous ajouterons qu'elles ont complétement réussi à divers praticiens cités par Rullier, tels que Baqua, Fréteau, Audouard, Billerey, etc. Nous rapportons ci-dessous deux cas où les injections composées ont réussi.

CHAPITRE VI.

FAITS RELATIFS A L'EMPYÈME ET AUTRES ÉPANCHEMENTS THORACIQUES.

Phthisie pulmonaire, pneumo-thorax, deux paracentèses de la poitrine. Guérison.

I.

Colberge, âgé de 42 ans, menuisier, né de parents sains et bien constitués, mais dont une tante et un oncle étaient morts de phthisie pulmonaire, se livra dans son enfance à la masturbation ; sa poitrine était mal conformée, sa respiration courte et difficile. Il contractait facilement des rhumes et était en somme d'une très-faible santé. Colberge entra dans le service militaire à l'âge de 18 ans, et pendant cinq ans qu'il porta les armes, il eut à supporter les travaux les plus pénibles, et notamment les fatigues de la campagne de Russie. Il quitta le service à la suite de cette funeste expédition ; alors sa santé était déjà fort altérée ; il avait une toux fréquente, une grande gêne de la respiration, une céphalalgie presque habituelle, etc. Entre 25 et 30 ans il contracta plusieurs maladies vénériennes qu'il assure avoir été bien guéries ; néanmoins sa santé continuait à se détériorer. Tous les hivers il contractait des rhumes qui duraient fort longtemps et pendant lesquels il avait dans ces derniers temps des sueurs nocturnes. En 1834, son état de santé encore aggravé, l'obligea d'entrer à l'hôpital de la Charité. Il y fut traité d'une maladie de poitrine qui se termina par une gangrène du poumon, d'après le témoignage d'un élève instruit de cet hôpital qui affirme en outre avoir entendu chez le malade un tintement métallique bien caractérisé, mais qui disparut spontanément quelque temps après. Le malade sortit de la Charité, demeura quelque temps dans son domicile, puis entra à l'hôpital Necker où il subit un nouveau traitement. Il sortit de cet hôpital pour y rentrer le 12 février 1835. Il nous offrit alors les symptômes d'un épanchement dans le côté droit de la poitrine avec un tintement métallique, une respiration ou vibration amphorique, et une fluctuation qu'on pouvait entendre à quelques pas du malade lorsqu'on provoquait la succussion. Le liquide épanché s'accrut rapidement et la suffocation devint tellement imminente, que le seul moyen de soulager le malade me parut être la ponction de la poitrine. M. Laugier, chirurgien de l'hôpital, se refusa d'abord à pratiquer cette opération à cause du peu de chances de succès qu'elle semblait avoir ; puis il se rendit à mes instances et le malade fut opéré le 20 avril. On pénétra dans la poitrine entre la septième et la huitième côte au-dessous et en dehors de l'angle inférieur de l'omoplate. On retira environ 5 kilogrammes de liquide séro-purulent. A la suite de cette ponction la respiration devint assez libre du côté sain, mais du côté malade on n'entendait aucun murmure respiratoire quoiqu'il n'y eût aucune matité. Le sommeil se rétablit. Néanmoins on entendait encore parfois le tintement métallique, particulièrement en faisant tousser le malade.

Le 26 avril, ayant ausculté le malade nous trouvâmes un tintement métallique continuel et beaucoup plus fort qu'après l'opération. Le côté affecté commençait à redevenir mat, et le flot du liquide s'entendait toujours à distance pendant la succussion.

L'augmentation ou la récidive de l'épanchement, les suffocations qu'éprouvait le malade qui avait été pendant quelque temps assez bien, nous engagèrent à faire une nouvelle ponction le 7 août, dans le même lieu d'élection. On retira environ 6 kilogrammes de sérosité purulente, blanchâtre. Le malade fut promptement soulagé. La respiration devint meilleure, toutefois on entendait encore le tintement métallique. Il s'écoula pendant quelques jours par la plaie un pus liquide, mais cet écoulement cessa bientôt. La situation du malade alla dès lors en s'améliorant. Le tintement disparut et la respiration quoique très-faible du côté affecté nous parut beaucoup plus étendue. Le malade resta dans cet état pendant environ trois mois ; puis, au mois de décembre, il se manifesta une tumeur à la partie inférieure de la poitrine, immédiatement au-dessous de l'endroit ponctionné. Cette tumeur dégénéra bientôt en un abcès qui mit environ vingt jours à se développer. On en fit l'ouverture le 2 janvier 1836. Il en sortit environ 250 grammes de pus, de consistance ordinaire et sans odeur fétide. On s'assura que la cavité de cet abcès ne communiquait pas avec la cavité de la poitrine. La plaie s'étant cicatrisée trop tôt, il se forma une nouvelle collection purulente au même endroit, et le cinq mars on fut obligé de faire une nouvelle incision. On constata alors qu'il existait un vaste décollement de la peau. Toutefois ce nouvel abcès guérit promptement et facilement. A dater de cette époque, la convalescence quoique lente fut solide et définitive. Le malade sortit guéri dans le courant de l'été. Nous l'avons examiné plusieurs fois depuis cette époque. Le côté, siége de l'épanchement, présentait encore de la matité. La respiration était faible, mais il n'existait plus de tintement métallique. Plus de trois ans après, (15 novembre 1839) nous avons rencontré Colberge sur la voie publique. Il nous a paru dans un état satisfaisant, et se livrant à des occupations qui exigeaient beaucoup de force et d'activité.

Le malade qui fait le sujet de cette observation est venu mourir à l'hôpital Necker en février 1842. A l'ouverture du corps on trouva des fausses membranes fort anciennes, épaisses et cartilagineuses ; une espèce de poche remplie de sérosité adhérait à l'extérieur du poumon droit ; des tubercules crétacés occupaient le sommet de ce poumon, mais ils n'y avait aucune trace de fistule.

II.

Pleurésie à gauche, empyème, pneumo-thorax, expectoration du pus par les bronches, et ouverture extérieure ; réduction dans le volume du côté gauche du thorax.

Un tailleur de pierres, âgé de 28 ans, robuste et d'un tempérament sanguin, fut atteint de pleurésie du côté gauche le 18 juin 1826. Une forte application de sangsues, des sinapismes, le repos et la diète, parurent triompher promptement de cette phlegmasie. Malheureusement le malade occupait une chambre très-froide et n'observa point de régime : bientôt il se développa dans le côté gauche de la poitrine un épanchement qui nous parut manifeste le 7e jour à dater de l'invasion de la maladie. Cet épanchement ne fit que s'accroître dans la suite, souleva les côtes, agrandit notablement le côté du thorax qu'il occupait ; on constate en même temps de la matité, et une absence complète du murmure respiratoire. Le malade du reste avait de la fièvre, de la soif, de la chaleur. Un long traitement composé d'antiphlogistiques et de dérivatifs, etc., n'ayant eu aucun succès, le médecin qui soignait le malade proposa l'opération de l'empyème dont l'exécution fut ajournée.

Le 24 février, le pus se fit jour spontanément par les bronches et le malade en cracha une grande quantité ; cette expectoration continua les jours suivants, et dura en tout 27 jours. A mesure que le malade crachait du pus, la poitrine devenait plus sonore et diminuait manifestement de volume ; en imprimant un mouvement de succussion à la poitrine, on entendait une fluctuation manifeste ; il y avait aussi du tintement métallique. L'expectoration se supprima le 30 mars : alors il y eut un accroissement notable dans la difficulté de respirer ; une tumeur fluctuante du volume d'une olive fit saillie entre les cartilages des 4e et 5e côtes sternales, s'ouvrit spontanément le 6 avril, et donna issue à un pus blanc, jaunâtre, peu consistant, homogène, absolument semblable à celui que le malade expectorait. A la même époque les crachats purulents reparurent et le pus sortit alors par les deux voies. La fistule extérieure indépendamment du pus qu'elle fournissait, donnait souvent issue à une petite quantité de gaz inodore. Elle se ferma à la fin d'octobre, se rouvrit quinze jours après, mais ne tarda pas à se cicatriser. Les crachats purulents diminuèrent et cessèrent le 20 novembre. Après la guérison, le côté gauche du thorax fut trouvé moins étendu que celui du côté opposé. Il avait quatorze millimètres de moins en hauteur et 24 en circonférence. Les espaces intercostaux étaient diminués, l'épaule un peu surbaissée, la colonne vertébrale légèrement déviée à droite dans la région dorsale. La percussion donnait un son mat à gauche et en bas et était normale en haut ; le murmure respiratoire était fort obseur à gauche, mais très-exagéré à droite, la respiration d'ailleurs était assez facile (1).

III.

Empyème, suite de coups et de percussion extérieure, ouvert à la fois au-dehors et dans les bronches. Guérison.

Un enfant, âgé de dix ans, d'une forte constitution, mais dont la santé avait été altérée par une suite de mauvais traitements, fut présenté au docteur Pezerat au printemps de 1811. Les mauvais traitements dont il avait été l'objet consistaient surtout dans des compressions exercées sur la poitrine par les genoux, et alors que le corps se trouvait arc-bouté sur le sol. Des douleurs aiguës du côté droit furent la suite de ces violences barbares ; elles devinrent bientôt pulsatives ; le lieu qu'elles occupaient se tuméfia, s'abcéda et livra passage à une assez grande quantité de pus par deux ouvertures correspondant à des espaces intercostaux un peu au-dessous du mamelon droit. Ces plaies restèrent longtemps fistuleuses ; elles fournissaient un pus blanc, homogène, peu consistant ; elles se fermaient par intervalle, et alors le malade éprouvait une douleur plus forte et une dyspnée plus prononcée, accidents qui se dissipaient lorsque les plaies commençaient à couler. Les côtes formaient autour de ces ouvertures une saillie ; la percussion donnait un son mat sur la tumeur, mais normal dans les autres régions de la poitrine. Dans cet état, le malade fut admis à l'hôtel-Dieu de Lyon, y séjourna cinq semaines, et fut renvoyé comme guéri, parce que ses fistules étaient fermées ; mais il continuait à être en proie à une forte dyspnée, éprouvait de fréquentes quintes de toux, suivies d'une abondante expectoration de pus, semblable à celui qu'avaient déjà fourni les fistules. L'une d'elles ne tarda pas à s'ouvrir, ce qui engagea les parents à confier le malade aux soins de M. Pezerat, à la fin de 1811.

Ce médecin dilata la fistule au moyen d'une éponge préparée ; il y fit matin et soir des injections avec de l'eau d'orge miellée tiède. Les premières injections ressortirent en majeure partie avec le pus, et causèrent un accès de fièvre qui força de les suspendre. Elles furent reprises au bout de quelques jours et continuées pendant

(1) Extrait d'une observation de M. Pezerat, Journal compl. des Sc. Méd. T. XXXIII, page 246.

plus de deux mois. Une toux convulsive, comparable à celle de la coqueluche, dit l'auteur, se manifestait immédiatement après l'introduction de l'eau miellée dans la poitrine. Elle déterminait l'expectoration d'une à deux onces de pus entraînant souvent avec elles la matière de l'injection. Dans les derniers temps, le pus expectoré, et celui qui sortait de la plaie diminuèrent graduellement de consistance pour faire place à un liquide séreux. L'ouverture fistuleuse se cicatrisa définitivement ; la dyspnée, la toux et l'expectoration cessèrent : ce jeune homme a joui depuis d'une santé florissante, et a acquis tout le développement que comportait sa constitution. Les deux côtés du thorax ont subi une évolution égale, la saillie des côtes s'est effacée; elles sont plus déprimées que celles du côté sain.

IV.

Empyème, suite de pleurésie, tumeur entre la troisième et la quatrième côte, ouverture à l'aide de l'instrument tranchant; récidive nouvelle. Entière guérison.

Sur un jeune sujet d'environ 15 ans, convalescent d'une pleurésie aiguë terminée par suppuration, survint une tumeur entre la troisième et la quatrième côte; cette tumeur fut incisée à sa partie déclive et il s'en écoula une grande quantité de pus; mais le malade, loin d'être guéri par cette évacuation purulente qui n'avait pas cessé, était dans une espèce de consomption lorsqu'il consulta sept mois après le docteur *Pacini*, qui persuadé qu'on n'avait pas atteint le foyer purulent, fit une incision profonde au-dessous de la plaie, entre les muscles intercostaux, incisa la plèvre et pénétra dans la poitrine ; pourtant le foyer ne fut pas atteint, car ce ne fut qu'au bout de deux jours qu'il s'écoula beaucoup de pus par la nouvelle incision. Cet écoulement dura cinq mois ; à cette époque la plaie se cicatrisa et la guérison fut complète (1).

V.

Empyème, suite de pneumonie, trois ouvertures à l'aide du bistouri. Guérison.

Chez un autre sujet de 25 ans, convalescent d'une pneumonie qui semblait avoir cédé à des saignées répétées, on observa les symptômes d'un épanchement purulent dans la poitrine, tels

(1) Nouveau journal de Médecine. Septembre 1822.

qu'une toux sèche, une douleur obtuse, une gêne de la respiration survenant par accès ; on s'aperçut bientôt que le côté malade était plus saillant que l'autre. On vit paraître au bout de quelques semaines entre la clavicule et la première côte de ce même côté une tumeur fluctuante, on l'incisa de manière à mettre à nu la plèvre qui fut divisée avec une pointe de lancette ; il s'en écoula peu à peu, à l'aide d'une canule, une grande quantité de liquide jaunâtre inodore qui fut évaluée à *neuf pintes*. Tous les accidents cessèrent à la suite de cette paracentèse ; on crut le malade guéri, mais ils reparurent quelques semaines après, et il ne tarda pas à se former un nouvel abcès entre la troisième et la quatrième côte en arrière ; on l'ouvrit, et il s'en écoula un fluide brun fétide, mêlé de flocons albumineux ; nouvelle cessation des accidents, à la suite, expectoration d'une certaine quantité d'une matière analogue à celle qu'avait fournie la première incision. Pour la troisième fois, la maladie récidiva, et une tumeur fluctuante se montra au lieu de la première ouverture déjà fermée ; elle se rompit au moment où l'on se disposait à l'ouvrir et fournit un liquide semblable à celui contenu dans le premier abcès, qu'on évalua à trois livres. Les accidents cessèrent aussitôt, mais récidivèrent par suite de l'imprudence du malade qui avait prématurément enlevé la canule ; une troisième paracentèse devint nécessaire, et un nouvel écoulement de liquide eut lieu par une double incision destinée à vider les deux poches ; cette fois la guérison fut complète. (*London Medical repository*, *Archives générales de Médecine*, tome III, page 616.)

VI.

Observation d'épanchement dans lequel la paracentèse du thorax a été pratiquée quinze fois. Guérison.

Un chirurgien, âgé de 34 ans, entre à l'hôpital de Guy le 25 juin 1844 ; il avait été pris, en novembre 1842, de toux et d'expectoration qui, l'ayant d'abord réduit à un état de faiblesse et d'émaciation extrêmes, amenèrent un crachement de sang qui se reproduisit ensuite plusieurs fois. Le côté droit, mesuré en 1843, avait un pouce de circonférence de plus que le côté gauche. Après avoir subi un traitement actif sans succès, il fut admis à l'hôpital dans un état de maigreur considérable, ayant de la fièvre, une forte dyspnée et une grande matité dans la totalité du côté droit sur lequel il était continuellement couché. M. Cock, le 27 juin, fit une ponction entre la septième et la huitième côte de ce côté, et en retira 720 grammes d'une sérosité jaune trouble; le malade fut soulagé et n'éprouva aucun accident, quitta l'hôpital le 3 juillet pour y rentrer le 5. Le 6, on pratiqua de nouveau la paracentèse presque au même endroit que la première, et l'on retira 1080 grammes d'un liquide semblable. (1) Cette opération soulagea beaucoup le malade. Il sortit de nouveau pour rentrer le 30 juillet. La poitrine avait subi une diminution de deux pouces dans sa circonférence, et était devenue plus sonore, le mouvement des côtes était aussi devenu plus étendu. Néanmoins, on fit une troisième ponction et l'on obtint encore 300 grammes d'un liquide semblable aux précédents. A partir de cette époque, on prescrivit au malade un traitement mercuriel, puis ensuite l'usage de l'iodure de potassium, ainsi que plusieurs vésicatoires; il rentra à l'hôpital le 5 novembre, sa santé générale était assez bonne, mais le pouls était toujours fréquent; et l'on reconnut l'existence d'un nouvel épanchement. Le 7, M. Cock ponctionna de nouveau le malade et obtint 1080 grammes d'une sérosité de même nature que les précédentes. On prescrivit un nouveau traitement mercuriel dans la vue de favoriser la résorption des fausses membranes qu'on supposait exister dans la poitrine; mais auparavant, on pratiqua, le 18, une nouvelle ponction du thorax : il s'écoula encore 240 grammes de liquide toujours transparent. Cette fois, une grande partie d'air s'introduisit dans la poitrine pendant une inspiration soudaine; ce qui n'était pas arrivé pendant les autres opérations. Le malade ne s'en aperçut pas, mais à partir de ce moment, la succussion fit entendre *un bruit tympanitique* que le malade et les assistants entendaient très-bien. Quoique l'administration du mercure eût été jusqu'à la salivation, on ne fut pas moins obligé de faire, le 26, une nouvelle paracentèse qui fournit 360 grammes de liquide, et un peu d'air au moyen d'une forte inspiration. Le 21 décembre, nouvel épanchement qui s'est reproduit malgré l'action du mercure; nouvelle ponction et extraction de 500 grammes de liquide. Alors nouveau traitement par l'antimoine, l'opium et le calomel. Cette thérapeutique ne préserva pas le malade de plusieurs autres paracentèses qu'on lui pratiqua pendant six mois, en prenant toutes les précautions possibles pour

(1) Il est présumable que la poitrine n'avait été vidée qu'incomplètement.

vider entièrement la poitrine ; il quitta enfin Londres, et M. Hughes le vit six mois après la dernière paracentèse (c'était la 15e) que le malade s'était pratiquée lui-même (3 octobre 1846). Il lui parut entièrement guéri, d'après un examen attentif qu'il fit de la poitrine ; il avait de l'embonpoint, de la fraîcheur, la poitrine n'était aucunement difforme, seulement les battements du cœur un peu plus à droite que dans l'état normal ; ce qui dépendait probablement, dit M. Hughes, de la rétraction opérée dans les parois de l'ancienne cavité de la plèvre droite. (*London medical Gazette*, 1847. — *Archives générales de Médecine*, juin 1848.)

VII.

Épanchement purulent, thoracentèses, injections chlorurées dans la plèvre. Guérison.

Un fermier, âgé de 25 ans, avait été atteint à la fin de décembre 1845, d'un vaste érysipèle phlegmoneux du tronc, qui se termina par un grand nombre d'abcès. Cet homme était à peine guéri de cette grave maladie qui avait duré deux mois, que le médecin appelé de nouveau observa les signes d'un épanchement thoracique du côté gauche, c'est-à-dire une matité complète, de l'égophonie, une absence du murmure respiratoire, une très-forte dyspnée, etc. ; bientôt il se développa au-dessous du sein gauche, sous le muscle grand pectoral, une tumeur molle, siége d'une fluctuation obscure. Le médecin jugea convenable de faire la paracentèse, et il la pratiqua dans le lieu d'élection, c'est-à-dire au tiers postérieur de l'intervalle qui sépare la quatrième côte de la cinquième. Deux litres de sérosité purulente s'écoulèrent par l'ouverture ; une mèche fut introduite profondément dans la plaie, et pendant cinq jours, il s'écoula du pus chaque fois qu'on enlevait la mèche ; mais le sixième, l'écoulement cessa par le fait d'une adhérence momentanée. L'opérateur la détruisit en introduisant le doigt dans la plaie ; il sortit à l'instant un litre de pus horriblement fétide. Cette circonstance détermina le médecin à faire dans la poitrine des injections d'eau tiède à l'aide d'une sonde de gomme élastique, il recommanda d'introduire profondément la mèche chaque fois qu'on répèterait l'injection ; cette précaution ayant été négligée (car l'éloignement ne permettait pas au praticien de visiter le malade tous les jours), il se produisit une nouvelle adhérence qu'il fallut encore détruire. On fit alors des injections avec une solution de chlorure de chaux (une cuillerée pour un litre d'eau). On fut bientôt obligé de diminuer chaque jour la quantité de liquide injecté, à mesure que la capacité du foyer diminuait ; au bout de quelques jours il ne fut plus possible d'introduire la sonde dans la plaie réduite à une simple fistule qui ne tarda pas à se cicatriser. Plus d'une année après, la guérison ne s'était pas démentie.

VIII.

Même sujet.

Une petite fille de trois ans et demi fut atteinte, à la suite d'une pleuropneumonie du côté droit, d'un épanchement pleurétique, avec fièvre et autres symptômes évidents de suppuration de la plèvre; des applications de sangsues, un large vésicatoire produisirent une amélioration qui persuada aux parents que leur enfant était guéri. Deux mois après la mère alla consulter le médecin, qui, après avoir examiné la petite malade, constata un épanchement considérable du côté droit de la poitrine, avec fièvre, toux et une grande difficulté de respirer ; il fit appliquer des sangsues, plusieurs vésicatoires sur le côté malade, administra le calomel à l'intérieur, de la scille et de la digitale à l'extérieur, mais sans aucun succès. Il proposa alors la ponction du thorax qui fut rejetée d'abord : mais une tumeur de la grosseur d'un œuf, qui s'était développée au niveau de la troisième et de la quatrième côte, fit obtenir au médecin le consentement des parents à l'opération qu'il se proposait de pratiquer. Il s'écoula, d'une incision faite sur cette tumeur en communication avec la poitrine, environ deux litres de sérosité purulente ; le développement étendu que prit le poumon débarrassé du liquide qui le comprimait fit espérer au médecin que ce viscère ferait continuellement dans la poitrine l'office d'une pompe foulante, et pourrait, en pressant sur le liquide épanché, le faire remonter jusqu'au niveau de l'ouverture qu'il avait pratiquée ; mais son espoir fut trompé, et la petite malade, loin de guérir, quoique le trajet fistuleux fournît une assez grande quantité de pus fétide, éprouvait encore, un an après l'ouverture de l'abcès, une telle difficulté de respirer, que la thoracentèse fut de nouveau jugée nécessaire. Elle fut pratiquée le 21 janvier 1846, entre la quatrième et la cinquième côte du côté droit; il s'écoula un litre environ de liquide consistant et grisâtre. Pendant un mois, on fit deux fois par jour des injections dans la plaie avec une sonde de gomme élastique; deux fois par semaine on ajoutait une cuillerée de chlorure de sodium dans la matière de l'injection. Le liquide ne tarda pas à changer de consistance et à devenir séreux. Il y avait environ un mois qu'on administrait ce traitement, lorsque la mèche de linge introduite chaque jour dans la plaie disparut et se perdit dans la poitrine et y séjourna huit jours, puis se présenta à l'ouverture extérieure, dont il fut facile de l'extraire. La présence de ce corps étranger, en produisant de l'inflammation, semble avoir hâté l'oblitération de la cavité pleurale, puisqu'à partir de sa sortie, la suppuration a diminué de jour en jour et est devenue entièrement séreuse.

Malgré cette amélioration, l'écoulement persista encore pendant deux mois, en répandant une odeur fétide que le chlorure de chaux ne put détruire. On fit alors des injections avec une mixture animée d'iode à la dose de 20 centigrammes pour 500 grammes d'eau tiède. Les injections faites deux fois par semaine, dans le mois de mai, ne causèrent aucun accident, et sous leur influence la sérosité perdit son odeur fétide et bientôt après cessa de couler. La guérison fut complète au mois de juillet. Il ne restait d'autres vestiges de cette longue maladie qu'un affaissement des côtes et une légère déviation du sternum à droite. (*Bulletins de l'Académie nationale de Médecine*, tome XV, n° 7. *Rapport sur un Mémoire de M. Boudant, médecin à Gannat, relatif au traitement des épanchements pleurétiques chroniques.*)

DEUXIÈME PARTIE.

PHLEGMORRHAGIE PULMONAIRE, BRONCHORRHÉE, CATARRHE PITUITEUX.

Nous croyons devoir faire précéder l'histoire de la bronchorrhée ou flux muqueux bronchique, de quelques considérations générales sur les phlegmorrhagies. Ces excrétions anormales qui ont presque toujours une marche chronique diffèrent des catarrhes proprement dits et ne sont point de nature inflammatoire, quoiqu'elles puissent quelquefois succéder à des phlegmasies aiguës des membranes muqueuses (1); elles attaquent de préférence les sujets faibles, d'un tempérament lymphatique, d'une constitution détériorée par une mauvaise nourriture, l'influence persévérante de longs chagrins, etc.

Les individus qui se trouvent dans ces conditions sont exposés tantôt à des flux abondants des narines qu'on appelle vulgairement fontes de cerveau, tantôt à des sueurs partielles des pieds, des aisselles, de l'épigastre, à des expectorations abondantes de crachats filants, visqueux ou simplement aqueux, à des régurgitations dites glaireuses, vitrées, etc. Ils sont également atteints d'écoulements leucorrhéïques, de flux intestinaux de même nature. Ces sortes de flux muqueux, comme les appelaient les anciens auteurs, ont beaucoup d'analogie avec les hémorrhagies constitutionnelles, ils ont la même marche, la même périodicité; quand ils ont vieilli, acquis le droit de domicile dans un appareil organique, ils sont très-difficiles à dissiper, et leur cessation plus ou moins brusque peut être suivie d'accidents qui disparaissent aussitôt qu'ils se montrent sur un autre point. Les auteurs rapportent une foule d'exemples où l'on voit ces flux lymphatiques muqueux passer rapidement d'un lieu à un autre, et présenter des alternatives semblables à celles qu'on ob-

(1) Lorsque les maladies catarrhales, dit Sauvage, sont récentes, elles ont beaucoup de rapports avec les inflammations; lorsqu'au contraire, elles sont anciennes, elles deviennent pour ainsi dire pituiteuses. (Nosol. Tome Ier.)

serve dans les effusions sanguines : tantôt ce sont des vieillards tourmentés de picotements dans la gorge, de quintes de toux fatigantes, ou douloureusement affectés de cardialgies, et rejetant à la suite de ces accidents une grande quantité de mucosités filantes et glutineuses comme du blanc d'œuf, soit par les vomissements, soit par les garde-robes. Tantôt ce sont des femmes faiblement constituées et leucorrhéïques, chez lesquelles des pertes blanches se changent en vomissements glaireux, en salivations abondantes, en flux pituiteux des narines, qui ressemblent aux catarrhes de la membrane muqueuse de ces parties. Elles éprouvent encore des *fontes de cerveau*, selon l'expression très-impropre du vulgaire, des vomissements, des expuitions, des expectorations séreuses plus ou moins considérables qui se changent tout-à-coup en flux leucorrhéïques excessifs. D'autres fois, enfin, ce sont des enfants scrofuleux, chez lesquels on voit à tout instant et pour les moindres causes des flux abondants, des pituites s'établir dans les narines, se convertir brusquement en diarrhées, ou bien engouer la poitrine d'humidités parasites, remonter bientôt vers la tête pour redescendre encore sur les poumons ou sur les intestins, sans autre règle que les incitations d'une sensibilité très-mobile qui met en jeu les réseaux vasculaires le plus directement en rapport avec les humeurs blanches et lymphatiques (1).

L'analyse succinte d'une observation rapportée par l'auteur que nous venons de citer est bien propre à donner une juste idée des flux muqueux dont nous parlons. Un jeune magistrat, dont le père et l'aïeul avaient été sujets à diverses fluxions pituiteuses sur les membranes pituitaire, gastro-pulmonaire, intestinale et génito-urinaire, éprouva vers l'âge de sept ans les mêmes accidents, qui présentèrent beaucoup de variations dans leur marche, leur durée, leur retour et les parties qu'elles affectaient; l'accès finissait ordinairement par un dévoiement muqueux de quelques jours, à la suite duquel venait un long intervalle de santé parfaite. Ces fluxions muqueuses furent dans l'adolescence ce qu'elles avaient été dans le jeune âge.

En 1814, des travaux de cabinet très-prolongés, des chagrins, des inquiétudes ajoutèrent aux accès précédents de légers accès de suffocation qui réveillaient le malade la nuit en sursaut, duraient jusqu'au jour, puis se terminaient par une expectoration visqueuse, et des

(1) Allard, de la nature et du siége des maladies. Tome II, page 453.

urines claires et limpides rendues en très-grande quantité. A cette époque l'usage du tabac avait supprimé les flux pituiteux des narines, les étouffements redoublèrent d'intensité, jusqu'au moment où de grandes évacuations, par les voies naturelles, vinrent rétablir le calme au moins pour quelque temps. Depuis lors, plusieurs récidives de ces différents maux se sont alternativement présentées, quoiqu'à tout prendre, la santé se trouve aujourd'hui très-améliorée; mais le sentiment du bien-être n'est jamais si grand que lorsqu'il s'établit de temps en temps au réveil de légères phlegmorrhagies nasales, dont il ne reste aucune trace dans le reste de la journée (1). Les faits de cette nature ne sont pas très-rares dans les auteurs anciens et ont été observés principalement chez des femmes, qui, au dire de Fernel (2), de Blatin (3), rendaient par la vulve des quantités considérables de sérosités, surtout à l'approche de leurs règles ou immédiatement après l'accouchement.

Ce n'est pas seulement à la suite des phlegmasies des membranes muqueuses que se montrent les phlegmorrhagies, mais on les voit encore naître à l'occasion de la brusque apparition ou de la terminaison naturelle de certaines maladies des vaisseaux absorbants lymphatiques. Cabanis (4) parle d'une femme de 40 ans, chez laquelle une dartre répercutée avait produit un écoulement abondant d'une humeur âcre et limpide par le nez et par les yeux. Chez une autre dame, une dartre ancienne ayant disparu d'elle-même, il s'établit bientôt par les gencives un écoulement d'eaux claires et visqueuses que la dame rendait par gorgées. Blatin assure que le ramollissement et la disparition de tumeurs réputées cancéreuses des seins, donna lieu chez une fille de 18 ans à un écoulement leucorrhéïque. Raulin vit paraître également des flueurs blanches à des femmes qui avaient des fluxions à la tête et au visage, aussitôt que des tumeurs furent dissipées. Cabanis parle encore d'un homme avancé en âge, attaqué peu après la cessation d'un rhumatisme très-douloureux, d'un flux de pituites par les narines, qui dura pendant deux ans, etc. De pareilles fluxions muqueuses sont quelquefois la crise ou la solution d'accès de maladies nerveuses ou spasmodiques, comme l'a vu Alibert.

Les phlegmorrhagies se produisent quelquefois par une sorte de

(1) Idem, page 464.
(2) Path. Lib. VI. Chap. 15.
(3) Du catarrhe utériu, page 58.
(4) Observ. sur les affections catarrhales. 1813.

sympathie, ou si l'on veut, par le contre-coup d'une vive et profonde impression sur les centres nerveux; ainsi, Tissot cite l'exemple de plusieurs femmes chez lesquelles la frayeur ou les chagrins causaient une grande quantité de flueurs blanches qui les obligeaient à rester couchées. Raulin parle d'une dame qui fut tellement affligée de la perte de son mari, que le lendemain elle eut une perte blanche abondante, laquelle alterna bientôt avec une diarrhée, et ces deux accidents firent promptement périr la malade. Allard affirme avoir observé un grand nombre de femmes chez lesquelles l'art ne pouvait parvenir à tarir certains écoulements, qui se trouvaient ensuite guéries, par cela seul que les chagrins qui les entretenaient avaient cessé.

La phlegmorrhagie pulmonaire consiste dans une expectoration considérable de mucus glaireux, filant, incolore, spumeux, ordinairement sans fièvre, sans douleur et sans chaleur, presque sans toux. Cette maladie a été encore décrite sous les noms d'*anacatharsis*, de *catarrhe pituiteux*, de *flux bronchial*, de *bronchorrhée*. Elle est quelquefois héréditaire, plus souvent elle reconnaît pour cause prédisposante une disposition constitutionnelle lymphatique qu'on appelait autrefois pituiteuse. Les anciens attribuaient ces flux muqueux des bronches à la surabondance de l'une des quatre humeurs (pituite); les modernes n'y ont vu que le produit accidentel d'une irritation de la membrane gastro-pulmonaire et ont souvent confondu cette affection avec le catarrhe pulmonaire. Sans doute elle a quelques rapports avec diverses variétés de bronchite, principalement par les produits de l'excrétion morbide, mais elle en diffère essentiellement par sa marche : tandis qu'en effet la phlogose bronchique a une invasion correspondant à une cause déterminée et trois périodes très-distinctes, la phlegmorrhagie après de faibles commencements se montre tout d'abord avec les caractères qui lui sont propres à la suite de plusieurs catarrhes aigus sans aucune irritation phlegmasique préliminaire, et sans reconnaître les causes qui produisent ordinairement les affections catarrhales. Les caractères anatomiques de la phlegmorrhagie pulmonaire se réduisent à la tuméfaction de la membrane bronchique qu'on croirait légèrement ramollie, à une rougeur rare et inégale éparpillée sur la surface muqueuse, ou bien à une sorte d'infiltration plutôt séreuse que sanguine, et qui par la pression laisse échapper une sérosité trouble, filante, où la teinte pâle prédomine.

La poitrine est généralement sonore à la percussion, le murmure respiratoire presque partout faible et accompagné d'un râle sibilant qui est susceptible de revêtir les diverses modifications que présentent les affections catarrhales, et qu'on peut comparer au chant de certains oiseaux, au roucoulement de la tourterelle, au frottement de corps sonores les uns sur les autres, etc. Ces bruits perdent beaucoup de leur intensité dans l'intervalle des attaques, mais ne cessent pas entièrement et sont plus caractérisés pendant la toux : la respiration, comme le disait Laennec, est alors *subsibilante*. Si l'affection est ancienne et a causé un peu de dilatation des bronches, le bruit respiratoire prend plus ou moins le caractère de la respiration bronchique (1) ; si au contraire, un certain degré d'œdème du poumon se trouve mêlé à la phlegmorrhagie, on perçoit du râle crépitant et on devine d'ailleurs tout le danger dont cette complication menace les malades et les accidents auxquels elle peut donner lieu. Dans des cas pareils, si la mucosité glutineuse s'attachant aux bronches n'est pas promptement expectorée, il en résulte une suffocation imminente qui a souvent fait prendre le flux bronchique pour un accès d'asthme ou pour une sorte de catarrhe suffocant dont la durée au surplus ne peut être que très-courte.

Le catarrhe muqueux, que Laennec qualifie inutilement de chronique, car il n'y en a point d'aigu, remonte presque toujours à une origine éloignée, s'établit lentement, prend ensuite la marche intermittente et revient le plus souvent deux fois en vingt-quatre heures, vers le soir et au moment du réveil, ou bien encore immédiatement après le repas. Dans certaines circonstances l'excrétion muqueuse est très-abondante ; nous avons vu des malades remplir plusieurs crachoirs dans l'intervalle d'une visite à l'autre : Laennec assure avoir observé des sujets qui en crachaient plusieurs kilogrammes dans un seul accès d'une ou deux heures. M. Andral parle d'un vieillard qui mourut au bout de cinq mois, après avoir expectoré chaque jour environ un kilogramme de mucosités ; il cite aussi un adulte qui succomba également après avoir craché trois livres de glaires chaque jour (2). Le retour de chaque accès donne à la maladie une forme aiguë, augmente l'intensité des symptômes et en suscite même de temporaires, tels qu'une grande dyspnée qui dis-

(1) Traité de l'auscult. Tome Ier, page 193.
(2) Tome II. Obs. 14, 16.

paraît bientôt après. Ces évacuations font maigrir et pâlir les malades, non pas cependant d'une manière proportionnée aux pertes qu'ils font, tant les fluides blancs se réparent facilement chez les individus lymphatiques qui sont atteints de phlegmorrhagies devenues chez eux presque fonctionnelles.

Cette maladie peut durer un assez grand nombre d'années sans que le malade dépérisse d'une manière notable et qu'il soit empêché de se livrer à ses occupations; mais on conçoit qu'en vieillissant il perd de ses forces, et que l'excrétion des mucosités devient plus difficile. Si l'on considère surtout qu'au lieu de se ralentir les attaques se rapprochent, l'expectoration rendue plus difficile augmentera la dyspnée au point d'amener une prompte asphyxie.

Hors un petit nombre de cas, la bronchorrhée se termine d'une manière favorable, elle est même, dans quelques circonstances, une sorte d'exutoire qu'il serait imprudent de tarir trop promptement. M. Andral cite néanmoins quelques cas qui se sont terminés d'une manière funeste (1). D'autres fois, elle alterne manifestement avec des excrétions cutanées, des dartres, des hémorrhagies constitutionnelles; c'est alors une véritable excrétion supplémentaire qu'il faut presque toujours respecter. En lisant le chapitre instructif consacré par Allard aux phlegmorrhagies, dans son ouvrage sur la nature et le siége des maladies, on peut se convaincre de la vérité de ce que nous venons d'avancer.

Laennec a admis un catarrhe pituiteux aigu, qui ne nous paraît autre chose que la bronchite ordinaire. Nous n'avons pas observé non plus son catarrhe pituiteux symptomatique de l'affection tuberculeuse à l'état de crudité. Ces variétés, aussi bien que celle du catarrhe *sec*, sont une des créations exubérantes de cet esprit si fécond, qui se trouvent dans son ouvrage d'ailleurs si précieux, et nuisent quequefois à sa clarté (2).

---

(1) Tome II, page 61. Obs. 16, 17 et 18.

(2) Je connais à Paris deux vieillards, dit Laennec, qui ont joué l'un et l'autre un grand rôle sur la scène politique, et qui sont sujets à des flux bronchiques abondants. L'un d'eux, plus que septuagénaire, expectore depuis dix ou douze ans, tous les jours, dans deux accès phlegmorrhagiques environ quatre livres de liquide incolore, filant et spumeux. L'autre rend tous les matins par des vomissements faciles et qui se répètent à de courts intervalles, pendant quelques heures, de trois à six livres d'un liquide tout-à-fait semblable à du blanc d'œuf mêlé à un tiers d'eau. Quoique âgé de plus de soixante ans, il se porte assez bien et peut encore se promener à pied pendant plusieurs heures. Ouvrage cité, page 199.

Il y a des bronchorrhées qu'on peut appeler symptomatiques, parce que effectivement elles ne dépendent pas d'une lésion des bronches. On observe, par exemple, d'anciens tuberculeux qui ont triomphé d'une première éruption de tubercules ou de vomiques considérables, qui ont dans le poumon des cavernes consolidées dont il est facile de constater l'existence. Les malades porteurs de ces cavernes doublées de fausses membranes exhalantes, expectorent chaque jour au milieu de quintes de toux, une grande quantité de fluide mucoso-séreux, plus ou moins semblable à du blanc d'œuf délayé. Plusieurs des phthisiques ainsi affectés, et que nous avons traités avec un succès au moins momentané, tourmentés d'une toux incommode, reviennent passer quelque temps à l'hôpital. Les élèves peuvent se rappeler un garçon boucher, *amputé*, âgé d'environ trente ans, teint et cheveux blonds, portant les cicatrices de la variole, que nous avons traité avec un succès inespéré d'une phthisie pulmonaire, et qui présente au sommet du poumon droit une caverne en partie cicatrisée. Ce malade revenait plusieurs fois par an dans notre service, tourmenté de quintes de toux fréquentes, sans fièvre et sans dyspnée, et à la suite desquelles il remplissait chaque nuit plusieurs crachoirs d'un fluide séreux, jaunâtre, mêlé de crachats muqueux. Cet homme se porte d'ailleurs assez bien, travaille une grande partie de l'année et commet même impunément des excès de boisson.

TRAITEMENT.

Il y a des flux muqueux bronchiques invétérés qu'il ne faut pas entreprendre de guérir, parce qu'ils sont devenus des émonctoires supplémentaires ou presque constitutionnels, qu'on ne pourrait supprimer sans danger, et au risque de voir surgir des accidents sur un autre appareil de l'économie animale ; mais on observe des catarrhes muqueux d'une autre espèce, qu'il convient au contraire d'attaquer énergiquement, d'une manière mesurée, et en graduant avec discernement l'action thérapeutique, si l'on veut obtenir des modifications solides et durables. Quant aux phlegmorrhagies récentes, on doit les combattre sans ménagement, les juguler, comme on dit en terme de pratique. C'est par celles-ci que nous allons commencer l'exposé des indications thérapeutiques. Rien ne semble plus propre à obtenir ce résultat que les vomitifs répétés, dans lesquels on associe l'émétique à l'ipécacuanha, et dont on seconde l'effet par des purgatifs où domine le sulfate de magnésie, dont l'action sur les excrétions muqueuses est fort accréditée. L'emploi de ces premiers moyens dispose très-bien l'appareil digestif à l'action des balsamiques, de tout temps recommandés contre les affections catarrhales déjà anciennes des membranes muqueuses, comme propres à restreindre le produit des excrétions : tels sont les baumes de Tolu, du Pérou, la térébenthine, la myrrhe, le goudron, le benjoin et beaucoup de plantes labiées aromatiques indigènes (hissope, menthe, marrube, ortie blanche, lierre terrestre, sauge, mélisse, etc.). Ces moyens seraient d'un faible secours, si l'on ne parvenait en même temps à fortifier les constitutions lymphatiques, ou plus ou moins détériorées, par des toniques astringents, comme les préparations ferrugineuses, celles de quinquina, associées au tannin, à la gomme Kino, les eaux ferrugineuses de Spa, de Bussang, les eaux thermales sulfureuses prises à leur source, le séjour dans un climat doux, tempéré, une nourriture substantielle, etc.

Le compendium medicum de MM. Delaberge et Monneret, relate une formule fort employée dans la maladie qui nous occupe, par *Lherminier*, médecin de la Charité, sous le nom d'hydromel composé. En voici la composition : Prenez racines d'anis 30 grammes, sommités d'hissope, de lierre terrestre 8 grammes ; faites infuser dans 500 grammes d'eau commune et ajoutez 60 grammes de sirop de miel. On joignait à ce moyen l'emploi de la myrrhe, du benjoin, du baume de Tolu en pilules.

Les moyens hygiéniques tiennent une grande place dans la curation des flux muqueux de la membrane bronchique, qui sympathise souvent avec le système dermoïde ; aussi l'usage des bains alcalins, de la flanelle, des frictions, des ventouses sèches, des vêtements chauds, l'habitation des lieux exposés aux vents du nord, de l'est sont d'une grande importance. L'expérience a aussi démontré que les vapeurs de chlore, de benjoin, de myrrhe, de goudron, ainsi que celles qui s'échappent d'aromates indigènes infusés, avaient la propriété de modifier les excrétions de la membrane muqueuse gastro-pulmonaire.

Enfin, dans plusieurs circonstances, il peut être opportun de recourir aux dérivatifs externes les plus puissants (cautères, vésicatoires, sétons), soit pour opérer une forte révulsion, en raison d'une étiologie spéciale, rétrocessive, métastatique, herpétique, soit pour établir une suppuration supplémentaire, de nature à prévenir les fâcheux effets de la suppression d'anciennes excrétions muqueuses invétérées.

L'indication thérapeutique des divers moyens que nous venons d'indiquer, se détermine autant que possible par la connaissance des causes qui ont produit la maladie ; et l'action avantageuse des médicaments ne peut être raisonnablement présumée, qu'autant que la nature du mal ne sera pas insurmontable. Si, par exemple, l'expuition muqueuse avait sa source dans un kyste qui se serait développé à la suite d'une caverne tuberculeuse ou d'une vomique, les ressources de la thérapeutique seraient très-limitées, et les moyens les plus puissants viendraient échouer contre une transformation indestructible.

LARYNGO-TRACHÉITE, PHTHISIE LARYNGÉE, TRACHÉALE.

CHAPITRE PREMIER.

HISTORIQUE; DÉNOMINATION; SYNONYMIE.

La dénomination complexe de laryngo-trachéite que nous empruntons à M. Blaud nous paraît propre à désigner l'inflammation qui affecte presque toujours simultanément la membrane muqueuse commune au larynx et à la trachée-artère. Très-rarement cette phlegmasie se borne à l'un ou à l'autre de ces organes dont la structure et les fonctions ont beaucoup d'analogie. L'idée de réunir la laryngite et la trachéite dans une seule et même description appartient au surplus à *Borsieri*. Double émit aussi la même opinion dans un Mémoire lu en 1806 à la Société de l'École de Médecine de Paris (1). Nous le répétons, l'analogie de structure, de fonctions entre le larynx et la trachée, le concours simultané que ces deux organes prêtent à la respiration, à la formation et à l'émission de la voix justifient la fusion que nous faisons ici de ces deux maladies ; ajoutons que l'abus du chant, celui de la parole est aussi nuisible au larynx qu'à la trachée. L'un et l'autre sont presque également irrités par des gaz nuisibles, des poussières irritantes, des vapeurs acides, etc. ; enfin, par divers principes ou virus morbides qui se déplacent et s'étendent à d'autres organes. Toutefois, en traitant dans un seul article de la laryngite et de la trachéite, nous sommes loin de prétendre que divers points de la membrane muqueuse, communs au larynx et à la trachée, ne puissent être atteints isolément, comme cela a lieu pour le tube digestif, dont la gastro-entérite, pour être l'inflammation la plus commune de ce conduit n'est pas la seule. Nous dirons même en passant, qu'à l'exemple des auteurs qui ont décrit séparément la gastrite, l'entérite, etc., nous traiterons spécialement de la bronchite, bien que la muqueuse des bronches soit une continuation de celle de la trachée, parce que la

(1) Bulletins de Méd. Tom. XIV, page 14.

disposition et l'étendue de ces conduits, aussi bien que la fonction capitale qui s'y accomplit, nous font une loi d'en étudier séparément la phlegmasie chronique.

Lorsque la laryngo-trachéite à l'état aigu, au lieu de fournir une excrétion abondante muqueuse ou puriforme, produit une fausse membrane, on l'appelle *croup*, affection dont nous ne traiterons point dans cet ouvrage exclusivement consacré aux maladies chroniques (1), nous ne nous occuperons que de la forme indurée, suppurée et ulcéreuse qui constitue le plus souvent ce que les auteurs ont appelé laryngite chronique, phthisie laryngée, trachéale; maladies évidemment produites par une phlegmasie, comme l'a bien établi Broussais.

La laryngo-trachéite aiguë a été d'ailleurs depuis longtemps décrite par Boerrhaave sous le nom d'angine inflammatoire; la description du professeur de Leyde a été presque textuellement reproduite par Pinel, avec des faits extraits des commentaires de Van-Swieten, sous la dénomination d'angine trachéale. Cullen, Stoll, Borsieri ont peu ajouté au tableau si bien tracé par Boerrhaave.

Morgagni est le premier qui ait rassemblé quelques matériaux sur la phlegmasie chronique de la membrane muqueuse du larynx et de la trachée (2); c'est même après avoir lu la description que ce célèbre anatomo-pathologiste donne des lésions propres à cette maladie que Borsieri en conclut qu'il peut y avoir une phthisie qu'il propose d'appeler trachéale (3). M. Cayol est le premier qui ait tracé l'histoire complète de la maladie qui nous occupe, dans sa dissertation inaugurale si souvent citée sur la phthisie trachéale. Plusieurs médecins contemporains ont depuis également traité ce sujet et ont décrit avec une grande exactitude les altérations propres à l'inflammation chronique du larynx et de la trachée. Parmi eux, il faut citer MM. Andral (4), Pravaz, Trousseau et Belloc (5), Barth (6), Louis, Bouillaud, et Blaud, de Beaucaire (7).

---

(1) Quelques exemples publiés dans les journaux ne nous paraissent ni assez complets, ni assez authentiques pour admettre l'existence d'un *croup-chronique*. V. notre ouvrage sur le croup et l'angine couenneuse. Paris, 1826.

(2) Epist. XII, n° 27. — XV, n° 13.

(3) Inst. de Méd. pract. tom. VIII.

(4) Clinique Méd. tom. I. — (5) Traité de la phthisie laryngée. — (6) De l'ulcération des voies aériennes. — (7) Nouvelles recherches sur la laryngo-trachéite.

CHAPITRE II.

ÉTIOLOGIE.

Abondamment pourvue de vaisseaux capillaires blancs et rouges, de follicules muqueux, de papilles nerveuses, et le siége d'une active perspiration, la membrane muqueuse du larynx et de la trachée doit être plus fréquemment que toute autre atteinte de phlegmasie. De plus, comme elle est sans cesse exposée aux effets dangereux des vicissitudes atmosphériques à raison de ses fonctions incessantes, les maladies qui en résultent doivent souvent récidiver et favoriser à la longue le développement des altérations organiques les plus graves de la laryngo-trachéite chronique (ulcérations, caries, carcinomes). Cette maladie peut d'ailleurs être la suite de plusieurs affections catarrhales qui se sont succédé ; mais, le plus souvent, elle est le résultat d'irritations directes qu'entraînent l'abus du chant, de la parole, la présence continuelle des gaz, des vapeurs âcres, corrosives que les malades respirent sans cesse par le fait de leurs occupations journalières. On sait aussi que, par l'effet d'une disposition peu connue, les affections syphilitiques anciennes mal guéries affectent consécutivement le larynx, ulcèrent la membrane muqueuse, et entraînent souvent la carie des cartilages. Les phthisiques sont aussi très-exposés à contracter des inflammations du larynx et de la trachée, lesquelles dégénèrent aussi en affections tuberculeuses. Beaucoup d'autres maladies chroniques se terminent aussi par des métastases sur le larynx et ses annexes ; les caries des cartilages du larynx, la laryngite, sus et sous-glottite (œdèmes de la glotte) n'ont souvent pas d'autre origine.

CHAPITRE III.

CARACTÈRES ANATOMIQUES.

De ce qu'on trouverait la membrane muqueuse du larynx et de la trachée pâle et décolorée, faudrait-il en conclure qu'elle n'a point été le siége d'une inflammation de longue durée ? Non sans doute. Cette disparition de la rougeur, cet écoulement du fluide sanguin injecté pendant la fluxion, si bien constaté par les anatomistes dans les phlegmasies aiguës s'observe aussi dans celles qui ont un caractère chronique. Les liquides dans ces cas, comme dans beaucoup d'autres, sont soumis à l'empire des lois physiques ; le sang et les autres humeurs contenues dans les vaisseaux s'écoulent par les anastomoses veineuses les plus déclives ; ou bien quand ils sont infiltrés dans les tissus lamineux, ils gagnent de proche en proche les cellules inférieures de ce tissu, y sont déposés loin du siége primitif de la congestion et pour ainsi dire éparpillés dans les tissus voisins. Ces effets cadavériques incontestables suffisent pour expliquer la disparition du gonflement, de l'œdème, de l'épaississement observés pendant la vie. Cela doit aussi faire cesser le désappointement de quelques observateurs, qui n'ayant trouvé presqu'aucun gonflement chez des individus suffoqués par des angines, se sont crus obligés de recourir, pour expliquer la mort, à l'intervention d'entités nerveuses, spasmodiques, comme des asthmes, des catarrhes suffocants, etc. La rougeur, l'épaississement et la tuméfaction n'en sont pas moins des signes physiques de phlegmasie chronique, d'autant plus précieux que, ayant résisté aux causes d'écoulement, ils en ont une plus grande valeur. La rougeur livide avec boursoufflement se remarque quelquefois à la partie supérieure du larynx, quoique cette partie, peu vasculaire, soit souvent pâle à la suite des phlegmasies ; ce qui a induit en erreur des auteurs qui ont noté avec intention l'état normal du larynx dans la phthisie trachéale. La rougeur pointillée, au contraire, s'observe plus souvent sur la membrane muqueuse de la trachée ; une couche de pus plus ou moins épaisse peut être déposée sur la muqueuse sans ulcération préalable. En général, dans la laryngo-trachéite simple, la muqueuse offre une teinte rouge ou grisâtre plus ou moins forte, avec épaississement, induration ou ramollissement dans un ou plusieurs points de son étendue. On y observe quelquefois des granulations qui fournissent par la pression une matière purulente, liquide ou concrète ; d'autres fois, il n'y a qu'une simple hypertrophie, etc.

L'épaississement, l'œdème, l'infiltration purulente sont des suites assez communes de la maladie qui nous occupe ; mais ces altérations ont peu fixé l'attention des auteurs ; les érosions au contraire ont été parfaitement étudiées par MM. Louis, Trousseau et Belloc ; M. Barth, de son côté, a décrit les ulcérations avec une grande exactitude, ainsi que nous le verrons bientôt ; son travail est une source précieuse où nous avons puisé. Les plus graves de ces lésions se remarquent surtout lorsque la maladie a atteint les cartilages; alors en effet la profondeur et la complication des lésions sous-cutanées entraînent un épaississement considérable. Le pus le plus profond a pénétré dans les parties superficielles à travers les couches cellulaires qui se sont primitivement infiltrées, ainsi qu'il arrive souvent dans la maladie connue sous le nom d'angine œdémateuse, laquelle n'est le plus souvent qu'une phlegmasie chronique. Nous nous résumons en disant que l'épaississement est le plus souvent le résultat de la simultanéité de l'inflammation des parties qui entrent dans la composition du tube laryngien; que l'infiltration purulente et l'œdème proviennent de ce que la phlegmasie a son siége dans les parties plus profondes et déterminent la carie des cartilages, avant de s'être fait jour à la surface muqueuse; qu'enfin, ces deux états pathologiques accompagnent la dégénérescence carcinomateuse qui peut succéder à la phlegmasie chronique, sans pouvoir toujours lui être attribuée.

MM. Trousseau et Belloc ont soigneusement distingué les érosions dans lesquelles l'épithélium seulement est enlevé et le corion intéressé, des ulcérations qui ont leur siége dans le tissu cellulaire sous-muqueux, et même dans les cartilages cariés. Nous n'admettons ni ne rejetons cette distinction, qui nous paraît d'ailleurs peu utile et souvent difficile à établir. Il nous semble que l'érosion n'est qu'un premier degré de l'ulcération, et que probablement toutes les ulcérations commencent par des érosions.

Les ulcérations sont plus communes dans le larynx que dans la trachée; d'après les recherches anatomiques, les premières sont aux secondes comme trois sont à cinq. Une fois seulement sur sept cas, les ulcérations occupaient les deux organes à la fois. Les ulcérations qui ont un caractère syphilitique occupent plus souvent la partie supérieure que la partie inférieure du conduit aérien. Les recherches de Bayle prouvent que les ulcérations tuberculeuses présentent le même résultat, puisque sur 100 sujets, il avait trouvé dix-sept fois des ulcérations au larynx; et il regardait comme beaucoup plus rares celles de la trachée et des bronches. M. Andral dit aussi que les ulcérations tuberculeuses vont en décroissant de haut en bas. Nous devons dire cependant que MM. Louis et Barth ont obtenu des résultats fort différents, ce qui est une preuve du peu de certitude de la statistique. Quant au siége de ces ulcérations, on les rencontre plus souvent au bord supérieur du larynx, sur la surface laryngée de l'épiglotte et dans les ventricules de l'organe vocal. Dans la trachée-artère, dit M. Barth, tantôt on les voit disséminées dans différents points de son étendue ; le plus souvent elles occupent la moitié inférieure en arrière et le côté correspondant au poumon le plus affecté, quand la laryngo-trachéite est compliquée de lésions pulmonaires, ce qui est le cas le plus fréquent. Les variétés syphilitiques se rencontrent assez souvent sur l'épiglotte et sur les parties latérales des cartilages aryténoïdes.

Le nombre des ulcérations ne peut être déterminé, les syphilitiques sont rares, tandis que des tuberculeuses sont très-multipliés; leur forme n'a rien de fixe; M. Barth dit toutefois qu'elles sont généralement inégales dans le larynx, ovales et arrondies dans la trachée, et circulaires dans les bronches. L'aspect des ulcérations simples n'a rien de particulier ; quant aux ulcérations syphilitiques et tuberculeuses elles sont identiques dans tous les tissus, les premières sont fongueuses, grisâtres au fond, rouges sur les bords qui sont taillés à pic. Les secondes offrent des granulations blanchâtres, bourgeonnées, tomenteuses, comparables à des morceaux de lard déchiqueté.

La grandeur de ces ulcérations, ordinairement proportionnées à l'étendue des parties affectées, peut varier depuis la dimension d'une tête d'épingle jusqu'à l'espace d'un pouce de diamètre. Le plus souvent superficielles, elles envahissent quelquefois et perforent complétement les parois du larynx et de la trachée, après avoir désorganisé, nécrosé les cartilages, détruit les ligaments, formé des fistules qui peuvent communiquer avec l'extérieur. D'autres fois les cartilages sont dénudés; mais alors les parties environnantes se trouvent seulement endurcies, infiltrées de sang, ramollies, décollées par une suppuration profonde et la destruction du tissu cellulaire sous-muqueux: les bronches sont parfois dilatées, épaissies, etc.

La laryngite chronique produit-elle de fausses membranes? Nous n'en n'avons jamais observé. M. Andral dit cependant qu'elles sont moins rares qu'on ne le croit communément (1).

Le docteur Raickem publia il y a plus de 30 ans, dans les Bulletins de la faculté de Médecine de Paris, sous le titre d'observation de croup chronique, l'histoire d'une jeune personne de 12 ans, su-

(1) Clinique Méd., t. II.

jette depuis ses premières années à des affections catarrhales, qui après avoir éprouvé des symptômes analogues à ceux du croup, expectora de petits cylindres pseudo-membraneux, mous, pulpeux, figurant les premières ramifications des bronches ; ces expectorations pseudo-membraneuses se renouvelèrent plusieurs fois pendant trois mois à la suite de suffocations alarmantes, de quintes de toux. Ces concrétions ramifiées étaient chaque fois au nombre de quinze à vingt-cinq. L'auteur les avait présentées à la société de l'École de Médecine, conservées dans l'alcool. Cette jeune malade finit par guérir ; il ne lui restait qu'un peu de toux avec une expectoration muqueuse. (*Bulletins de la faculté de Médecine de Paris, tome 4.*)

Home, cité par Frank, rapporte l'exemple d'une fausse membrane rejetée par un enfant qui depuis longtemps se plaignait de dyspnée et dont la voix était altérée ; à sa mort on trouva dans la trachée des fausses menbranes analogues à celles qu'il avait déjà rendues.

Frank lui-même (1) rapporte l'histoire curieuse d'un homme de 30 ans qui était tourmenté par une toux rauque, accompagnée de suffocation, de fièvre, de crachats puriformes, de dysphagie, etc. Après trois mois de traitements variés et infructueux, cet homme rendit à la suite d'un grand accès de toux, une fausse membrane de trois pouces de long sur un pouce de large et fut complétement guéri. Albers et Sœmmering ont vu des fausses membranes persister plus ou moins longtemps après la terminaison du croup, et rester adhérentes à la membrane muqueuse de la trachée. La présence de ces membranes donne d'ailleurs lieu à des accidents particuliers observés par M. Desruelles, chez un jeune chirurgien militaire qui avait échappé miraculeusement au croup dans son enfance ; depuis longtemps sa respiration était sibilante, parfois *croupale* et sa voix d'une *raucité* remarquable (2). On a vu, dit Raiekem, à la suite de l'observation citée plus haut, à la clinique de Corvisart (il y a 12 ou 15 ans), un jeune militaire, qui, étant à l'armée, avait eu une gale qui fut mal traitée : ce militaire devint sujet à des accès d'étouffement et de toux, et pendant deux ou trois mois qu'il séjourna à l'hôpital, il expectora à plusieurs reprises, et après de violents accès de suffocation, des rubans de membranes et même des portions

(1) Praxeos Med. Tome VI.
(2) Traité théorique et pratique du croup. (1824).

assez longues de tubes membraneux, Il guérit à la longue à la suite de moyens variés.

CHAPITRE IV.

SYMPTOMES, MARCHE, TERMINAISON, DIAGNOSTIC DIFFÉRENTIEL.

Soit que cette affection succède à une laryngo-trachéite aiguë, soit qu'elle s'établisse lentement, les malades commencent presque toujours par sentir une douleur vague sans siége précis, une cuisson dans le trajet des voies aériennes avec un peu de gonflement dans la même direction, une toux sèche qui revient à des époques irrégulières, une chaleur incommode, un peu d'altération dans la voix, etc. Lorsque ces symptômes légers, qui d'ordinaire fixent peu l'attention du malade, ont duré quelque temps, et lorsque les membranes muqueuses commencent à s'éroder, à s'ulcérer, le malade, dit M. Barth, éprouve une douleur locale, un sentiment de gène dans un point du conduit aérien ; plus loin c'est une sensation de prurit, de chatouillement, de sécheresse ; cette sensation augmente par la toux, les grandes inspirations, l'émission de la voix à travers le tube laryngien. Pendant les quintes de toux, le malade porte souvent sa main à la partie inférieure du cou, où il existe un sentiment pénible de pression. La matière de l'expectoration est un liquide clair, écumeux, filant, jaunâtre, contenant quelquefois des stries puriformes, grisâtres, arrondies ; quand cette expectoration est assez considérable, elle ne tarde pas à être suivie de dyspnée, d'abord peu sensible, qui se régularise bientôt en accès. La déglutition n'est difficile qu'autant qu'il existe sur l'épiglotte des ulcérations qui rendent douloureux le passage du bol alimentaire. Les sons vocaux se forment avec difficulté et même avec douleur ; la voix ne tarde pas à s'altérer d'une manière notable; elle devient sifflante, caverneuse, et finit par s'affaiblir au point que les malades sont presque *aphones.* La déglutition devient de plus en plus difficile, la difficulté de respirer et particulièrement dans l'inspiration, s'accroît tellement en certains cas, que les malades ne peuvent, sans être menacés de suffocation, se coucher horizontalement ; la toux devient plus intense, plus rauque, plus douloureuse, et est suivie d'une expectoration plus opaque, plus pesante, contenant parfois des stries de sang, et dans certains cas des débris de cartilages.

A ces phénomènes qui sont l'expression immédiate de diverses lésions locales, il faut joindre des symptômes généraux, tels que la maigreur, la diarrhée colliquative, une sorte de fièvre hectique, l'œdème des extrémités, l'état de pâleur, de chaleur, de sécheresse de la peau, etc. Ces symptômes sont plus hâtifs quand la maladie est compliquée d'affection tuberculeuse des poumons. L'insomnie, la soif, l'inappétence, un degré considérable de dyspépsie, d'affaiblissement et de consomption, aggravent encore l'état du malade qui succombe dans le marasme, lorsque l'asphyxie n'abrége pas ses souffrances.

Tel est l'ensemble des symptômes de la laryngo-trachéite chronique, observés chez un grand nombre de sujets; on conçoit bien qu'ils ne se rencontrent pas dans tous les cas; qu'il y a tel malade à la mort duquel on trouve des lésions très-graves, qui cependant n'a présenté qu'un petit nombre de phénomènes morbides, tandis qu'on en rencontre d'autres d'une excessive sensibilité, chez lesquels des lésions plus nombreuses ne sont pas en rapport avec la gravité des signes. M. Barth a vu souvent la douleur nulle ou très-légère, la déglutition facile, la dyspnée assez prononcée, la toux assez rare, sans crachats significatifs. Ces différences dépendent en grande partie du nombre, de l'étendue, de la profondeur des lésions, et s'expliquent d'elles-mêmes sous ces trois rapports; mais elles dépendent aussi du siége de ces lésions dans les diverses portions du conduit aérien (1). Celles qui occupent la partie postérieure du larynx et de la trachée, à raison de leur voisinage du pharynx, produisent la dysphagie et rendent la déglutition plus douloureuse que celles de la partie antérieure. Les ulcérations de la glotte, de l'épiglotte déterminent des effets analogues, et entraînent quelquefois le reflux des aliments par les narines et même dans le larynx, par suite du défaut d'occlusion de cette cavité.

La marche et la durée de la maladie diffèrent selon qu'elle est simple, tuberculeuse ou syphilitique. La première variété a un cours variable; la seconde, une marche aggravante. L'une tend à la guérison, l'autre à une terminaison funeste; la troisième guérit quelquefois par le moyen d'un traitement spécifique.

La laryngo-trachéite a plusieurs rapports avec d'autres maladies

(1) Barth, Mémoire cité.

dont il importe de la distinguer. L'asthme, par exemple, a de l'analogie avec la laryngo-trachéite, à cause des lésions de la respiration qui sont propres à ces deux affections. Dans l'asthme toutefois, il n'y a pas de fièvre, de raucité de la voix, de respiration sifflante, de douleur suivant la direction du conduit aérien; d'un autre côté, l'asthme compliqué d'emphysème présente souvent une conformation particulière de la poitrine (voussure), des troubles du cœur qui sont étrangers à la maladie qui nous occupe. La conformation et la sonorité du thorax suffisent pour distinguer l'emphysème de l'inflammation du conduit aérien. L'anévrisme de l'aorte peut donner lieu à des symptômes qui se rencontrent dans la phthisie trachéale, notamment à une respiration sifflante et difficile, à une douleur dans la direction de la trachée que la tumeur anévrismale comprime. Toutefois, si l'on ausculte la poitrine, si l'on interroge l'état du pouls, du cœur, des vaisseaux jugulaires, la nature de la douleur fixe et locale, qui précède la dyspnée dans les lésions de la trachée, on pourra éviter l'erreur. L'œdème de la glotte, ou laryngite sus-glottique, dont nous parlerons plus bas, a d'autant plus de rapports avec la laryngo-trachéite, qu'elle en est fréquemment la terminaison. Ainsi la gêne de la respiration, le sifflement qu'elle fait entendre, l'anxiété, sont communs à ces deux maladies. Cependant à l'aide d'un examen attentif, on pourra les distinguer l'une de l'autre par le rapprochement des phénomènes suivants: l'œdème de la glotte a une forme plus aiguë, le siége de la douleur est uniquement au larynx dans l'œdème, tandis qu'elle se dissémine du larynx aux divisions bronchiques dans la laryngo-trachéite. L'œdème présente d'ailleurs un symptôme caractéristique que n'offre point la phthisie trachéale et qui consiste dans un sifflement propre à l'inspiration, tandis que l'expiration est naturelle. Enfin le bourrelet formé par les bords œdémateux de la glotte et que l'on touche avec les doigts, est également particulier à l'angine sus-glottique. L'auscultation et la percussion sont suffisantes pour distinguer la phthisie laryngée de la phthisie pulmonaire, quoiqu'il y ait plusieurs signes communs à ces deux maladies. Quand le tube aérien est seul affecté, on n'observe aucun des signes caractéristiques de tubercules et de cavernes pulmonaires, et dans le commémoratif aucun des symptômes précurseurs de cette affection.

Quant à la distinction de la laryngo-trachéite en ulcéreuse et non ulcéreuse, et à la détermination du point précis de la lésion morbide, on ne peut mieux faire que de suivre M. Barth dans les curieux et exacts développements qu'il donne pages 32 et 33 de son Mémoire.

La forme la plus simple de la laryngo-trachéite guérit assez facilement; la suppuration et la tuméfaction de la membrane muqueuse disparaissent avec la résolution de la phlegmasie; mais la forme ulcéreuse parvenue au deuxième degré, ne cède qu'autant que l'ulcération est superficielle, peu étendue et peu profonde, n'entraîne point d'aphonie, et apporte peu de gêne dans la respiration et la déglutition. On lit pourtant dans la thèse de M. Cayol, une observation dans laquelle l'ulcération paraissait très-étendue ; le sujet de cette observation avait des quintes de toux fréquentes ave une vive douleur derrière le sternum et à la partie inférieure du col, il portait sans cesse la main à cet endroit où il disait avoir la sensation d'une plaie. Les quintes de toux provoquaient une expectoration jaunâtre, épaisse, opaque, puriforme ; la respiration était gênée et la déglutition difficile, lorsque le bol alimentaire traversait la partie correspondante de l'œsophage, etc. Le malade guérit toutefois dans l'espace de vingt jours par un traitement simple. La complication d'une affection scrofuleuse ou tuberculeuse aggrave singulièrement la laryngo-trachéite et entraîne son incurabilité. La complication de cette maladie avec la syphilis, cède assez facilement à un traitement spécifique, quand elle n'est pas très-ancienne et que les cartilages ne sont pas atteints.

CHAPITRE V.

TRAITEMENT.

Les indications à remplir dans cette maladie sont de plusieurs sortes : s'agit-il d'un simple catarrhe chronique du tube laryngo-trachéen, le repos des organes malades et d'autres moyens hygiéniques, de légers vomitifs, des boissons laxatives, pectorales, chaudes et diaphorétiques avec addition de quelques sirops balsamiques, doivent suffire à la guérison. L'emploi des dérivatifs externes ou intestinaux, ne devient nécessaire que quand l'affection est plus tenace ou coïncide avec un état gastrique ou bilieux, avec la suppression d'un exanthème psorique, herpétique, d'une excrétion habituelle.

L'inflammation intense avec ou sans ulcérations de la muqueuse bronchique, oblige de recourir à des moyens plus énergiques, tels que des applications de sangsues, de ventouses scarifiées, auxquelles il faut souvent faire succéder des vésicatoires, des frictions stibiées, ou avec l'huile de croton tiglium, des cautères, des sétons sur les parties latérales du larynx. On administre en même temps à l'intérieur l'eau de goudron, des préparations balsamiques, de l'eau minérale sulfureuse, coupée avec du lait ou une infusion aromatique, d'hissope, de lierre terrestre. Dans certains cas particuliers et lorsque la maladie est bornée à la membrane muqueuse du larynx, le docteur Bretonneau et ses élèves tentent, au moyen d'une cautérisation avec une solution de nitrate d'argent, de substituer une inflammation bénigne et aiguë à l'inflammation chronique. On a quelquefois même recours à la trachéotomie quand les malades sont menacés d'asphyxie par le gonflement et la désorganisation de la glotte ; nous avons pratiqué cette opération deux fois sans succès; mais d'autres ont été plus heureux. Un médecin anglais, J. Watson, a réussi deux fois par ce procédé opératoire, dans des cas de laryngite syphilitique qui menaçaient les malades de suffocation (1). Il faut remarquer que la trachéotomie réussit mieux dans la laryngite syphilitique que dans toute autre, parce que les altérations sont limitées à la partie supérieure du larynx et s'arrêtent le plus souvent au niveau de la glotte, tandis que dans la phlegmasie pseudo-membraneuse, la trachée, les bronches sont atteintes et recouvertes parfois de fausses membranes. Le même auteur affirme, en outre, avoir associé avec succès la cautérisation avec le nitrate d'argent aux médicaments antisyphilitiques. Ceux-ci fournissent presque exclusivement, d'ailleurs, la médication spécifique applicable à la variété de laryngite dont il s'agit. Dans les cas où une cautérisation paraît nécessaire, peut-être serait-il plus sûr de la pratiquer avec une solution concentrée de sublimé corrosif. Les fumigations narcotiques, chloriques, mercurielles sont aussi des médications qu'on peut combiner avec celles dont nous venons de parler et leur venir utilement en aide.

Lorsque la maladie est arrivée à cet état qu'on a décrit sous les noms de phthisie laryngée ou trachéale, il existe presque toujours alors une lésion organique profonde, comme une carie des cartilages du larynx, ou bien une dégénérescence tuberculeuse de la membrane qui tapisse cette cavité. Il y a en outre, presque toujours des tubercules dans le poumon, ensemble de lésions qui place manifestement l'affection qui nous occupe au-dessus des ressources de l'art.

(1) Arch. gén. de Médecine, 1844, p. 355.

LARYNGITE PÉRIGLOTTIQUE CHRONIQUE. (ŒDÈME DE LA GLOTTE, ANGINE LARYNGÉE ŒDÉMATEUSE).

La dénomination de laryngite périglottique nous paraît très-propre à désigner l'affection d'abord décrite par Bayle sous la dénomination d'œdème de la glotte. En ne considérant que la durée de la période la plus grave de cette maladie, on l'a regardée comme très-aiguë. Nous pensons au contraire que l'œdème, l'infiltration séreuse ou purulente qui en forment le caractère principal sont presque toujours le symptôme d'une laryngite chronique. Nous allons tâcher d'établir ce point de pathologie d'après l'analyse des auteurs qui ont écrit sur ce sujet et quelques observations nouvelles déjà publiées dans les Archives générales de Médecine (novembre 1841). Cet article a pour principal objet d'établir les caractères anatomiques de cette maladie, et de fournir de nouveaux moyens d'appréciation pour la thérapeutique qu'on peut lui opposer. Ceux qui voudront des notions plus complètes sur l'angine glottique œdémateuse peuvent consulter la monographie de M. Valleix couronnée par l'Académie nationale de Médecine et imprimée dans le XIme volume de ses Mémoires.

Les recherches consignées dans la monographie dont nous venons de parler prouvent que des auteurs tels que Bonnet, Morgagni, Boerrhaave, Lieutaud ont parlé de la laryngite périglottique et ont décrit quelques-unes des altérations qui lui sont propres; mais ces passages sont vagues et peu significatifs en comparaison de quelques lignes de Bichat qui établissent nettement l'existence de la maladie qui nous occupe sans toutefois la faire connaître (1). C'est à Bayle que la pathologie est redevable de ce service éminent. Ce médecin ayant vu à l'hôpital de la Charité, succomber plusieurs malades de suffocation ou d'asphyxie dans la convalescence de plusieurs maladies, trouva à l'ouverture des corps un gonflement œdémateux des

---

(1) Ce qu'il y a de certain, dit Bichat, c'est que la portion de la membrane laryngée, qui forme l'ouverture supérieure du larynx est soumise à une espèce particulière d'engorgement, qui ne se manifeste en aucun autre endroit, et qui épaississant beaucoup ses parois, suffoque en très-peu de temps les malades. Plus loin l'auteur affirme avoir observé cette affection sur un chien dont il avait incisé la gorge et perforé la glotte dans une expérience. (Anatom. descrip. Tome II, pag. 399 et 404.)

bords de la glotte ; cette altération lui parut constituer une affection primitive à laquelle il donna le nom d'œdème de la glotte. Il composa sur ce sujet un Mémoire que l'on a reproduit en partie à l'article *Glotte* du Dictionnaire des Sciences médicales.

Dans ce Mémoire, Bayle s'efforce d'abord de prouver que la maladie dont il s'occupe n'est pas l'angine aqueuse de Boerrhaave ; il distingue ensuite les œdèmes de la glotte en primitifs et en consécutifs, ou qui dépendent d'anciennes affections du larynx ; il accorde visiblement trop peu d'importance aux derniers qui sont cependant en majorité dans son Mémoire, et ne fait le plus souvent qu'une description incomplète des altérations organiques qui s'y rattachent. Huit années s'étaient écoulées ; le Mémoire de Bayle était presque oublié, lorsque M. Thuillier, élève interne de l'hôtel-Dieu de Paris, porta son attention sur la mort inopinée de quelques convalescents qui avaient rapidement succombé à une sorte d'asphyxie : c'était l'affection décrite par Bayle, dont il fit l'objet de sa dissertation inaugurale (1). Ne se trouvant pas suffisamment renseigné par les signes généraux, M. Thuillier examina avec attention la gorge du malade et y découvrit deux bourrelets saillants formés par les bords tuméfiés de l'ouverture glottique, symptôme important qui établit d'une manière certaine l'existence de la maladie. Cet auteur admit en somme, comme Bayle, qu'il se développe promptement sous forme aiguë un œdème primitif des bords de la glotte, et que les altérations organiques qui la constituent se bornaient dans ce cas au tissu cellulaire sous-muqueux. Tout en admettant comme Bayle, l'existence des œdèmes de la glotte compliqués de lésions plus ou moins profondes des parties constituantes du larynx, il ne rechercha pas toujours avec assez de persévérance les altérations qui selon toute apparence préexistaient au développement de l'infiltration séreuse. L'analyse des faits rapportés par les auteurs postérieurs à M. Thuillier, vient à l'appui de cette opinion. Parmi les observations que nous devons à ce médecin lui-même, les unes sont négatives par le défaut de détails et de recherches anatomiques ; les autres (c'est le plus grand nombre) prouvent qu'on ne doit point considérer l'œdème de la glotte comme distincte des autres affections chroniques du larynx. Les trois premiers malades étaient convalescents, l'un d'une fracture, l'autre d'une longue ma-

(1) Essai sur l'angine laryngée œdémateuse, par J.-B. Thuillier, Paris, 1815.

ladie non caractérisée, et le troisième d'une fièvre adynamique ; il n'est point dit autre chose relativement au commémoratif. On ne sait pas si les malades avaient eu ou non des maladies des organes de la voix. Après la mort causée par le gonflement des bords de la glotte, on trouva ces bords infiltrés de pus et de sérosité ; on ne poussa pas plus loin l'examen ; le larynx ne fut point disséqué. Chez le quatrième malade on constata seulement une tumeur aqueuse à la base du cartilage épiglottique sans faire aucune dissection. Le sujet de la cinquième observation était atteint depuis quatre mois d'une maladie du larynx et de la glande thyroïde. Celui de la sixième observation était souvent affecté de catarrhe et d'angine ; il guérit. La maladie avait été d'ailleurs bien constatée par l'existence du bourrelet découvert par M. Thuillier.

A l'ouverture cadavérique du premier malade de Bayle, l'examen fut très-superficiel ; les cartilages du larynx ne furent point disséqués ; et l'on verra plus bas dans l'une de nos observations, ce qu'il fût advenu, si nous n'avions pas disséqué avec soin le larynx. Le second malade guérit, mais il est impossible d'affirmer qu'il y eût chez lui angine œdémateuse. Chez le troisième malade, on trouva, outre l'œdème, un abcès profond entre la muqueuse laryngienne et celle du pharynx ; les cartilages étaient cariés, détruits ; la maladie avait été d'ailleurs très-longue. Le sujet de la quatrième observation était convalescent d'une fièvre adynamique ; après la mort causée par l'œdème de la glotte, on découvrit plusieurs abcès à la partie postérieure du larynx, entre la membrane muqueuse et le cartilage cricoïde ; ce cartilage mis à nu fut trouvé baignant dans du pus. Le cinquième malade avait, outre l'infiltration œdémateuse de la partie postérieure des ventricules du larynx, deux ulcères, une carie avec destruction des cartilages cricoïde et aryténoïde ; les poumons et les intestins contenaient quelques tubercules en suppuration.

Cette analyse des premières observations recueillies sur l'angine œdémateuse, fait présumer que si ces observations eussent été plus complètes, on aurait pu en tirer des conclusions différentes ; cette induction est d'ailleurs pleinement confirmée par des travaux postérieurs sur le même sujet. Ainsi M. Bouillaud publia en 1825 (1) trois cas d'œdème de la glotte avec des réflexions tendant à prouver que cette maladie n'est qu'une inflammation du larynx, du pha-

(1) Arch. gén. de Médecine, 1825.

rynx et des parties environnantes. Les altérations organiques trouvées à l'ouverture des corps, sont en effet intenses, nombreuses, et telles qu'on les rencontre à la suite des phlegmasies, comme des ulcérations, des infiltrations purulentes, des injections sanguines, des épaississements et avec un œdème des bords de la glotte qui fermait tout accès à l'air.

M. Cruveilhier a décrit la maladie qui nous occupe sous le nom de laryngite sous-muqueuse, qu'il divise en sus et en sous-épiglottique (1). Il repousse comme M. Bouillaud la dénomination d'œdème de la glotte, parce que cette fente triangulaire qui sépare les cordes vocales, n'est point le siége de la maladie qui réside dans les replis muqueux situés entre l'épiglotte et les cartilages aryténoïdes.

Les remarques consignées par MM. Trousseau et Belloc dans le Mémoire sur la phthisie laryngée, couronné par l'Académie de Médecine (2) ont pour but de prouver que l'angine laryngée œdémateuse ne diffère point de l'angine inflammatoire. Les faits qu'ils rapportent établissent d'une manière évidente que l'œdème n'est point une affection primitive. Ils offrent en effet tous les degrés de l'angine œdémateuse, admirablement peints par *Chazal*, et aucun d'eux ne se trouve exempt de ces lésions graves et profondes du larynx qui entraînent consécutivement l'infiltration des bords de la glotte.

Avant de donner une description succinte de la laryngite périglottique, nous allons consigner ici trois observations qui font ressortir de plus en plus le caractère chronique de cette maladie.

La femme d'un marchand de vins de Grenelle, pour laquelle j'avais été consulté, se fit transporter à l'hôpital Necker le 3 février 1841, pour être plus à portée de recevoir mes soins. Cette femme, âgée de 48 ans, était sujette depuis plusieurs mois aux attaques d'une maladie des organes vocaux, qui avait produit un enrouement habituel et un commencement d'aphonie. Il y avait environ six semaines que le passage subit du froid au chaud avait singulièrement empiré cet état ; peu à peu l'inspiration était devenue plus bruyante et plus difficile, tandis que l'expiration demeurait toujours facile et normale. Aucun conseil n'avait encore été donné

(1) Dict. de Méd. Chir. prat., tom. II, pag. 182.
(2) Mém. de l'Acad. de Méd., tom. VI.

à la malade, lorsque le 25 janvier, elle fut prise d'un accès de suffocation pendant la nuit ; cet accès s'est constamment renouvelé depuis ce temps-là deux fois par nuit, quoique la malade ait été saignée deux fois, qu'on lui ait appliqué des vésicatoires et des sinapismes, etc. ; une nouvelle saignée fut pratiquée à la suite de la consultation du 1er février, ce qui n'empêcha pas un violent accès la nuit suivante ; une 4e saignée fut faite à la malade par l'élève de garde.

Le 4, à la visite du matin, la malade avait une voix profondément altérée ; l'inspiration était très-difficile et l'expiration facile ; le murmure respiratoire se trouvait masqué par celui qui se formait dans le larynx ; la toux était rare, mais suivie de l'expectoration de crachats sanglants noirâtres. La malade se plaignait de vertige, d'étourdissements, mais ne ressentait aucune douleur à la gorge ; la déglutition était assez facile et le pouls donnait 84 pulsations par minute. En abaissant fortement la langue on voyait l'épiglotte gonflée, etc. On fit avec 25 grammes d'onguent napolitain des frictions sur le ventre et les cuisses. L'accès de la nuit suivante fut considérablement diminué et permit du sommeil.

Le 5, on observe déjà de la salivation, l'haleine est fétide ; comme le mieux est manifeste, on continue les frictions mercurielles et l'on donne un lavement purgatif. Pendant la nuit du 5 au 6, l'état de la malade fut moins satisfaisant ; les gencives sont gonflées, douloureuses, la salivation plus abondante, l'odeur mercurielle.

Du 6 au 7, il ne se manifeste aucun accès de dyspnée, mais la stomatite mercurielle fait des progrès, et la déglutition devient fort difficile ; il y a des coliques, des épreintes, on suspend les frictions mercurielles, on prescrit des gargarismes alumineux, des lavements purgatifs, etc.

Le 7 et le 8, plus d'accès nocturnes ; l'inspiration est facile, la salivation est toujours abondante et les glandes salivaires très-gonflées ; la langue couverte d'un enduit épais. (Même prescription.)

Le 9 et le 10, la stomatite conserve la même intensité, néanmoins la malade sort de l'hôpital et reçoit à son domicile les soins de l'interne de la salle ; elle s'est rétablie, mais la voix est restée altérée comme avant l'accident.

Il est présumable que cette malade a eu une bronchite et une laryngite chroniques qui se sont terminées par un œdème de la glotte, qu'on a combattu avec succès par deux médications énergiques (la saignée et les frictions mercurielles) ; mais l'altération de la voix qui a persisté, prouve que le larynx n'est pas revenu à l'état normal, et doit faire redouter une rechute.

Le 14 mai 1841, on reçut à l'hôpital Necker, une femme âgée de 42 ans ; elle avait depuis deux jours une pneumonie occupant la moitié inférieure du poumon gauche, et pour laquelle M. le docteur Desquibes avait pratiqué la veille, une saignée du bras, ce qui n'empêcha pas la maladie de passer au second degré. Lors de son entrée à l'hôpital, le murmure respiratoire était faible dans la partie supérieure du poumon malade, et remplacé inférieurement par un souffle tubaire ; le son était mat du même côté, les crachats étaient sanglants, etc. *Prescription* : Potion avec 6 décigrammes de tartre stibié à prendre par cuillerée ; déjections et vomissements nombreux.

Le 15, amélioration, on entend quelques bulles de râle crépitant, on porte la dose de tartre stibié à 1 gramme ; il en résulte quelques nausées et plusieurs selles.

Le 16, le mieux continue, on prescrit la même potion stibiée, mais une forte douleur à l'estomac force d'en suspendre l'administration. On calme cette douleur par le moyen d'une mixture opiacée. Tout va bien.

Le 20, la malade semblait entrer en convalescence, tout en se plaignant d'une douleur à la gorge ; on lui prescrit un gargarisme et un pédiluve sinapisé.

Le 21, cette douleur avait augmenté ; la déglutition était difficile et douloureuse, la voix rauque, altérée, l'expectoration écumeuse très-abondante.

Le lendemain, l'état était à peu près le même ; la respiration était gênée, le murmure respiratoire faible et l'arrière-bouche rouge (12 sangsues au cou).

Le 23, la saignée a diminué la douleur, néanmoins le soir il y a une vive anxiété ; la respiration est bruyante et difficile ; la voix et la toux rauques et presque croupales (vomitif avec l'ipécacuanha et le tartre stibié, puis frictions avec l'onguent napolitain).

Le 24, vomissements copieux suivis de sommeil ; mais la respiration est toujours gênée, l'inspiration particulièrement difficile, la toux croupale (frictions avec l'onguent napolitain, potion avec les teintures de Rousseau et de castoreum).

Le 25, la malade éprouve des suffocations qui l'obligent à rester sur son séant ; la face est vultueuse et couverte de sueur, les veines gonflées et les extrémités refroidies, le pouls petit, fréquent, etc. ; ayant introduit deux doigts dans la bouche, et les ayant fait glisser sur la base de la langue, je sentis distinctement deux bourrelets formés par le gonflement des bords de la glotte. On fit une saignée du bras qui ne produisit aucun soulagement. Je fis prier mes collègues, MM. Trousseau et Bérard, de venir voir la malade qui me paraissait dans un péril imminent. Leur avis fut qu'il n'y avait d'espoir de salut que dans la trachéotomie ; je me réunis à leur opinion. L'opération fut pratiquée avec autant d'habileté que de célérité par M. Bérard ; la malade ne perdit que quelques gouttes de sang. A peine la canule fut-elle placée, que la respiration revint à l'état normal, et que la malade fit comprendre qu'elle était très-bien. Néanmoins, le soir il y avait une grande prostration, et le pouls petit, faible, battait 120 fois par minute. On place une canule plus petite que la première.

Le 26, quoique la malade ait dormi, que la respiration paraisse facile, la faiblesse n'a fait que s'accroître, le pouls est misérable, mort à huit heures du soir.

Ouverture du cadavre 36 heures après la mort.

Bouche, arrière-bouche, larynx, — la base de la langue, l'épiglotte, et ses ligaments ne présentent rien d'anormal ; les replis aryténo-épiglottiques sont gonflés, denses, épaissis et faiblement colorés en rouge. Une dissection attentive fait connaître que le droit est creusé par une cavité formant un petit sac sans communication avec le ventricule correspondant du larynx. Cette cavité est à moitié remplie de pus de mauvaise nature, qui a mis à nu, presque détruit l'articulation crico-aryténoïdienne et ses dépendances. La même lésion existe du côté gauche, mais à un degré moins considérable. La membrane muqueuse qui tapisse le larynx au-dessous des cordes vocales inférieures, est lardacée et épaisse de 4 millimètres, presque séparée du cartilage cricoïde, auquel elle ne tient que par des *tractus* purulents. Le cartilage cricoïde est ossifié en arrière, carié et criblé de cellules en quelques points. Les cartilages aryténoïdes sont aussi presque complétement ossifiés, surtout à droite, au niveau de l'articulation aryténo-cricoïdienne. Les bords de la division de la trachée ne présentent rien de particulier ; trois anneaux ont été coupés par l'instrument tranchant, ainsi que l'anneau cricoïdien. La membrane muqueuse de la trachée et des bronches présente une rougeur uniforme sans épaississement. Les poumons sont sains, ainsi que la plèvre ; l'intérieur des gros vaisseaux présente la même coloration. Le cœur est dans l'état normal. On ne trouve aucune lésion notable dans les autres organes.

Un négociant, âgé de 48 ans, est sujet à de fréquents maux de gorge, attribués à un gonflement anormal dans les amygdales. Jusqu'à présent les angines ont été de courte durée et se sont terminées d'une manière favorable.

Le 14 août 1840, ce négociant ressentit tout-à coup de la chaleur, de la cuisson, de la sécheresse dans l'arrière-bouche avec de la gène dans la déglution. Le lendemain, il survint dans la respiration une gêne, qui ne faisant que s'accroître d'heure en heure, inspira au malade de sérieuses inquiétudes. Le 17 août, il fit appeler un médecin qui, après l'avoir examiné attentivement, diagnostiqua un œdème de la glotte. Deux autres médecins furent immédiatement appelés en consultation ; la respiration devenait de plus en plus sifflante et difficile ; on jugea qu'il y avait urgence de faire l'opération de la trachéotomie. A cet effet, le malade fut transporté à la maison royale de santé.

Le même jour, à dix heures du soir, ce malade présentait les symptômes suivants : face bleuâtre, veines frontales et jugulaires dilatées outre mesure, yeux saillants, larmoyants, sueurs froides, pouls faible, petit, extrême difficulté de respirer, inspiration sifflante, expiration facile, gonflement et empâtement au-dessous de l'angle de la mâchoire inférieure, rougeur et gonflement œdémateux de l'arrière-bouche, des amygdales, etc.

En portant le doigt dans l'arrière-gorge, on sentait distinctement derrière la base de la langue, une tuméfaction qui siégeait sur les bords de la glotte et au-dessous de chaque côté les replis aryténo-épiglottiques gonflés et œdématisés.

A tous ces symptômes il était impossible de méconnaître un œdème de la glotte. On pensa que la seule chance de salut était la trachéotomie. L'opération pratiquée par M. Monod n'offrit rien de particulier ; le malade passa une très-bonne nuit et respira facilement à l'aide de la canule introduite et fixée dans la trachée-artère et qu'on avait soin de débarrasser souvent des mucosités sanguinolentes qui auraient pu l'oblitérer.

Les jours suivants le malade se trouve si bien, que le quatrième après l'opération on peut tenter de réunir les bords de la plaie à l'aide d'une suture entortillée et des bandelettes de diachylon. Une bronchite aiguë qui survint s'accompagna d'une toux qui empêcha la plaie de se cicatriser. On fut obligé d'enlever les aiguilles et tout l'appareil de réunion.

La bronchite terminée, on réunit de nouveau la plaie avec des bandelettes de diachylon seulement. L'ouverture se rétrécit rapidement, et au moment où le malade sortit de la maison royale de santé (6 septembre), il n'avait plus qu'un petit trou, du calibre d'une plume de corbeau, par lequel passaient l'air et des mucosités bronchiques.

Deux mois après l'opération, le malade conservait encore une fistule bronchique d'une très-petite dimension; mais cette fistule qu'on lui avait vainement proposé de guérir par la suture, ne l'empêchait pas d'articuler les sons (1).

Dans les faits que nous venons de rapporter et dans la plupart de ceux que nous avons précédemment examinés, l'œdème de la glotte n'est ni un accident isolé, ni à proprement parler une affection aiguë; c'est la période le plus souvent ultime et funeste d'une affection déjà ancienne des voies aériennes.

On ne comprend pas bien, en effet, comment un point si minime du larynx, quelle que soit d'ailleurs son importance, serait seul atteint d'infiltration en l'absence de toute autre lésion des parties qui forment avec lui un organe très-complexe dans sa structure. Aussi, les individus frappés de cette dangereuse maladie sont presque toujours des convalescents ou des sujets anciennement affectés de quelques altérations organiques de la gorge et des voies aériennes. L'orifice supérieur du larynx venant à être rétréci par les progrès ou la recrudescence d'une inflammation chronique ou d'une infiltration générale, les malades sont pris, sans cause apparente, d'une notable difficulté de respirer qui d'abord légère, cesse pour se régulariser ensuite en accès. Ces accès se terminent plus ou moins complétement selon que la lésion primitive est plus ou moins considérable. On fait généralement peu d'attention à la marche intermittente de ces accès qui passent d'abord inaperçus, jusqu'au moment où une attaque plus forte effraie le malade et fasse appeler le médecin. M. Valleix, que nous avons cité plus haut, en faisant observer que les affections du larynx sont généralement paroxysti-

(1) Communiqué par M. Richet.

ques, exprime sa surprise de ce que sur 40 cas dont il donne l'analyse, les accès ne soient pas même mentionnés dans 16 de ces cas, et il lui paraît présumable que les auteurs ont omis cette particularité dans leur récit presque toujours incomplet.

Cet auteur fait dans son Mémoire (1) une analyse complète des symptômes de la maladie qui nous occupe, à laquelle nous renvoyons le lecteur; mais nous croyons devoir consigner ici le tableau succint qu'il fait de chaque accès de la maladie, parce que c'est un point négligé par les auteurs. — « La respiration devient plus » bruyante; les efforts pour faire pénétrer l'air dans la poitrine sont » extrêmes; c'est alors surtout qu'on observe l'orthopnée. Les yeux » sont fixes et hagards; la face parfois turgescente et animée, est » plus souvent contractée, livide. Quelques sujets font de très-vio- » lents efforts pour chasser le corps étranger qui leur paraît obs- » truer les voies respiratoires; quelques-uns même portent sans » cesse la main vers la région laryngée dont ils semblent vouloir » arracher le prétendu corps étranger. On en a vu insister pour qu'on » leur fît l'ouverture des voies aériennes, et qui demandaient avec » instance un instrument pour s'ouvrir eux-mêmes la gorge. »

Après l'accès il survient un calme plus ou moins long dû sans doute à l'élargissement des voies de l'air par suite des efforts faits par le malade, ou par l'effet des moyens employés. Cet intervalle de calme dont la durée est singulièrement variable, n'est souvent qu'une simple rémission des accidents qui menacent sans cesse de se reproduire parce que la cause est toujours existante. Dans les cas graves, l'intervalle de calme est à peine saisissable et les malades ne discontinuent pas de se livrer aux mouvements les plus désordonnés jusqu'à ce qu'une asphyxie complète les prive de la vie, si on n'a pas recours à l'opération de la trachéotomie.

La cure de l'œdème et de l'infiltration souvent purulente des bords de la glotte, qui menace le malade d'une prompte asphyxie, doit être, d'après ce que nous avons dit, d'une grande difficulté; car il ne s'agit pas dans la grande majorité des cas de traiter, de guérir un état morbide simple, uniforme qui vient de se produire sous l'empire d'une cause nouvelle facilement appréciable, mais une lésion complexe symptomatique, solution trop souvent funeste d'une maladie organique ancienne. La trachéotomie à laquelle l'imminence

(1) Mémoire cité, page 155.

du danger fait recourir, est en quelque sorte un moyen de nécessité ; mais ce moyen par le fait de l'origine et de la nature de la maladie qu'il est appelé à combattre, doit offrir peu de chance de succès. A la vérité il fait vivre le malade et permet au médecin de combattre les lésions du larynx quand elles sont susceptibles de céder aux moyens de la thérapeutique, ce qui est malheureusement le cas le plus rare. Nous avons dû à d'heureuses circonstances de pouvoir rapporter deux cas de guérison, l'un par l'influence d'un traitement antiphlogistique énergique et des frictions mercurielles, et l'autre par le moyen de la trachéotomie. Cela ne nous empêche pas de reconnaître avec M. Valleix que la plupart des individus atteints de l'œdème de la glotte succombent.

BRONCHITE CHRONIQUE, RHUME, CATARRHE PULMONAIRE, FIÈVRE CATARRHALE (1).

CHAPITRE PREMIER.

DÉNOMINATION, SYNONYMIE, VARIÉTÉS.

Les fonctions permanentes des bronches, leurs rapports incessants avec l'air, véhicule ordinaire du chaud et du froid et d'une multitude de vapeurs irritantes hostiles aux poumons, expliquent en partie la fréquence des catarrhes pulmonaires appelés aujourd'hui bronchites, qui figurent parmi les maladies qui attaquent le plus souvent l'espèce humaine. On a décrit un grand nombre de variétés de ces maladies sous les dénominations de rhume de poitrine, de catarrhe pulmonaire, muqueux, pituiteux, sec, humide, suffocant, bilieux, de grippe, de follette, etc. Enfin, dans les derniers temps, on a distingué l'inflammation des grosses bronches de celles des petites bronches; et l'on a appelé cette dernière bronchite capillaire. Il y a aussi une distinction beaucoup plus utile à faire entre la bronchite ordinaire et la bronchite épidémique. Cette distinction est d'ailleurs fondée sur la connaissance des causes, des symptômes et de la marche de ces maladies, elle peut influer sur le choix des médications qu'on peut opposer à ces affections.

Toutes les variétés de bronchite sporadique qu'on a admises ne sont que des modifications et des complications de l'inflammation des bronches, et nous ne voyons aucunement la nécessité de les décrire isolément ; il suffira de les indiquer. Rien de moins philosophique, à notre avis, que de fonder l'existence des espèces morbides sur la nature, la consistance des excrétions, leur absence, leur émission difficile, etc. Un homme qui s'est enrhumé sous l'influence d'une atmosphère froide, humide, variable, peut l'être de différentes manières ; sa toux peut être suivie de plus ou moins d'expectoration ; les crachats

---

(1) *Synonymie.* Pleuritis humida, *Stoll.* Peripneumonia notha, *Sydenham, Selle, Boerrhaave.* Peripneumonia catarrhalis, *Huxam.* Febris catarrhalis, *Fred, Hoffmann.* Peripneumonia catarrhalis, *Sauvage.* Bronchiorum, catarrhus, *Franck.* Catarrhe suffocant, *Laennec.* Bronchite capillaire, Grippe, etc.

peuvent être muqueux, écumeux, puriformes, etc., sans que la forme apparente de cette excrétion apporte de différence dans la nature du mal; les diverses consistances de l'expectoration indiquent généralement les degrés ou les périodes de la maladie, sauf quelques cas exceptionnels dans lesquels l'expectoration se trouve liée à des conditions particulières, à des causes toutes spéciales, comme on l'observe, par exemple, dans certaines bronchorrhées. Le catarrhe sec, avec une toux de même nature, décrit par Laennec, nous paraît différer de la bronchite ordinaire et reconnaître une autre étiologie. Ceux qui ont écrit sur la médecine pratique, disait Cullen, ont distingué le catarrhe par différentes nuances, suivant qu'il affecte plus ou moins quelques-unes des parties de la membrane muqueuse plutôt que d'autres; mais je pense qu'il est toujours de la même nature, et qu'il est produit par la même cause; c'est en conséquence avec peu de fondement que l'on admet la distinction dont je viens de parler (1).

Je ne puis donc partager l'opinion de pathologistes, d'ailleurs fort éminents, qui, voyant dans certaines variétés de phlegmasie des bronches, des altérations de sécrétions, veulent qu'on admette plusieurs sortes de catarrhes pulmonaires, comme l'a fait Laennec, dans la deuxième édition de son Traité de *l'Auscultation*. M. Merriadec Laennec, son commentateur, a justement remarqué à cet égard, qu'en admettant ainsi plusieurs espèces de catarrhes, c'était donner lieu à des confusions, à des répétitions nombreuses. En comprenant les différentes variétés de catarrhe pulmonaire, sous le titre générique de bronchite ou inflammation de la membrane muqueuse des bronches, on évite ainsi bien des embarras et l'inconvénient de tomber dans le chaos des vieux mots, des vieilles théories depuis longtemps tombés en désuétude. Il faut convenir cependant, qu'on rencontre parfois des excrétions abondantes de mucosités bronchiques dont nous avons parlé sous le titre de bronchorrhée, et qui n'ont aucun caractère inflammatoire; mais rien ne prouve qu'elles n'ont pas eu ce caractère dans leur origine avant de passer à l'état d'excrétion permanente ou habituelle.

---

(1) Éléments de Médecine pratique, tom. II.

CHAPITRE II.

CARACTÈRES ANATOMIQUES.

Pour faire mieux connaître les altérations de la membrane muqueuse bronchique, exposons en peu de mots sa structure normale. Aussitôt que cette membrane abandonne la trachée pour s'enfoncer dans les bronches, elle adhère fortement au périchondre par un tissu cellulaire serré et compact; les glandes mucipares y sont très-nombreuses et s'y multiplient singulièrement au moment où les grosses bronches se bifurquent; on les reconnaît facilement à la multitude des points noirâtres qui constituent les ouvertures de leurs petits canaux excréteurs. La membrane s'amincit beaucoup en s'avançant dans les bronches, et à mesure que leur capacité décroît; elle se trouve en même temps plus vasculaire, plus colorée, plus pénétrée de sucs muqueux; dans les dernières ramifications bronchiques, sa structure est difficile à caractériser et impossible à constater dans les cellules pulmonaires. Quant à sa couleur, cette membrane est d'un blanc faiblement rose dans le jeune âge, d'un blanc mat dans un âge plus avancé, avec quelques stries rougeâtres; elle devient un peu grise chez les adultes, et d'un aspect véritablement cendré dans la vieillesse.

La membrane muqueuse bronchique, qui a été le siége de l'inflammation chronique, ne présente plus cette rougeur vive intense, tantôt circonscrite, tantôt continue ou pointillée de la bronchite aiguë; cette rougeur est devenue brunâtre, livide, violacée; quelquefois même on la trouve entièrement effacée; dès lors il ne semble exister aucune trace de l'inflammation de la muqueuse bronchique, chez les individus qui en ont présenté pendant longtemps les symptômes caractéristiques. Cet état des membranes phlogosées revenues, pour ainsi dire, à la coloration normale après la mort, fut d'abord constaté par Bayle, qui ne fit en cela que confirmer les inductions des physiologistes antérieurs, et même les expériences de Bichat. Ces négations pathologiques (qu'on nous permette cette expression), en ce qui concerne la membrane muqueuse des bronches, ont été aussi vérifiées par M. Andral (1) et par nous-même. Nous

(1) Clinique méd., tom. II, pag. 4.

devons dire toutefois que M. Gendrin, qui a beaucoup étudié l'inflammation (1), assure n'avoir jamais rencontré cette pâleur de la membrane muqueuse bronchique, qu'il considère d'ailleurs plutôt comme la suite d'une altération de sécrétion que comme une lésion phlegmasique. La muqueuse bronchique est rarement ramollie ; et sous ce rapport, elle diffère beaucoup de la membrane muqueuse gastro-intestinale, qu'il est quelquefois si facile d'enlever par lambeaux avec le manche d'un scalpel. Les ulcérations sont encore plus rares ici que dans la trachée-artère. M. Andral dit ne les avoir constatées que deux fois à l'origine de la bifurcation des bronches ; M. Barth en a vu quelques-unes à l'origine des tuyaux bronchiques (2) ; M. Cayol en décrit quelques-unes dans sa *Thèse sur la Phthisie trachéale*. L'épaississement et l'hypertrophie sont les suites les plus fréquentes de la bronchite chronique ; et comme il est facile de le comprendre, cet état pathologique a de graves conséquences, par rapport aux fonctions que remplissent les bronches, et une influence facile à démontrer sur la nature et la formation des différents râles, par suite de la diminution du calibre de ces conduits. L'épaississement peut aller dans certains cas jusqu'à l'oblitération et intercepter l'air dans une portion du poumon, comme l'ont observé MM. Barth et Andral; dans ce cas, l'auscultation pratiquée sur un point du thorax fournit un résultat difficile à expliquer, quand il n'existe point d'autres signes de l'altération qu'on veut découvrir. La dilatation des bronches décrite par Laennec, et dont ses successeurs se sont beaucoup occupés, succède aussi à des bronchites chroniques répétées. M. Andral en a décrit trois variétés ; M. Gendrin distingue la dilatation qu'il faut attribuer aux progrès lents de la phlegmasie, de la dilatation plus ou moins générale due à des effets mécaniques, à la continuation d'une toux persévérante, etc. Cette dilatation est quelquefois assez considérable pour que des ramifications, qui dans l'état naturel pourraient à peine recevoir un stylet très-fin, acquièrent un diamètre égal à celui d'une plume d'oie, et même d'un doigt de la main. Les extrémités des tuyaux bronchiques, ainsi dilatés, se terminent par des culs-de-sacs ou cellules capables de loger un grain de chenevis, un noyau de cerise, une aveline, une amande, etc. Leur membrane interne, ordinairement

---

(1) Hist. anatom. des inflam., t. I, pag. 653.
(2) Ulcérations des voies aériennes.

violette, est en outre épaissie; les anneaux cartilagineux font corps avec elle et paraissent changés en un tissu fibreux qu'on ne peut plus séparer de la membrane interne par la dissection. Selon M. Gendrin, la dilatation des anneaux et des cellules aérifères n'affecte jamais qu'un petit nombre de ramifications; elle se reconnaît sur le cadavre à des cavités arrondies, à col étroit, quelquefois allongé, cylindroïde, dans lesquelles vient aboutir un tuyau bronchique. Sur les parois de ces cavités qui se terminent en cul-de-sac, on distingue les ouvertures des ramifications bronchiques qui naissent d'un tuyau dilaté et qui n'ont pas ordinairement participé à la maladie (1); la muqueuse dans les points dilatés, est violette, peu épaisse et fortement attachée au tissu adjacent, de consistance fibreuse, etc. Autour des rameaux bronchiques dilatés, le parenchyme pulmonaire affaissé ne contient pas d'air, et les dilatations des bronches s'expliquent par la sécrétion et l'accumulation d'une plus ou moins grande quantité de mucosités et les efforts continuels de toux qu'excite l'engouement résultant de la stagnation des liquides; enfin par le relâchement et le défaut de ton des tissus chroniquement enflammés. Que les bronches soient du reste dilatées ou rétrécies, pâles ou rouges, elles contiennent toujours une certaine quantité de mucosité puriforme ou purulente, plus ou moins consistante, écumeuse, etc. Lorsque cette mucosité est très-abondante, elle peut donner lieu à de graves accidents et même à l'asphyxie.

CHAPITRE III.

SIGNES, MARCHE ET DURÉE DE LA BRONCHITE CHRONIQUE. APPRÉCIATION DES PRINCIPAUX SYMPTOMES DE CETTE MALADIE.

La bronchite chronique peut sans doute avoir une marche lente et peu prononcée, mais elle succède plus généralement à la bronchite aiguë; elle commence lorsque la fièvre et l'expectoration paraissent momentanément cesser, ou du moins quand on n'observe plus, vers le soir, qu'une fébricule suivie de crachats muqueux.

---

(1) Gendrin, ouv. cité, pag. 650.

La guérison, qu'on avait d'abord regardée comme très-probable, devient chaque jour plus problématique; le malade, loin de revenir à l'état normal, ne recouvre point son appétit; la toux reparaît, la respiration redevient fréquente et pénible au moindre exercice, et l'amélioration passagère qu'il a éprouvée peut même en imposer pour un rétablissement complet, lorsqu'une température douce, égale vient au secours de la nature. Le froid et les alternatives de température, dit Broussais, exaspèrent le catarrhe chronique, tandis que l'été, pendant les chaleurs, le malade se trouve tellement soulagé, qu'il jouit quelquefois d'un calme complet; mais à peine la saison froide et humide s'est-elle montrée, les symptômes assoupis de la bronchite se manifestent de nouveau, principalement la fièvre, la toux, la dyspnée, et sans qu'il y ait d'ailleurs de redoublement fébrile intense, de chaleur prononcée de la peau; le malade maigrit, perd ses forces, devient inquiet, irritable et tombe dans une espèce de marasme. (*Phlegmasies chroniques,* tome I, page 168.) Dans quelques cas rares, dit Laennec, la fièvre hectique s'établit, l'amaigrissement, ordinairement médiocre et momentané dans cette maladie, augmente rapidement et conduit le malade à la mort, après avoir présenté des symptômes tellement semblables à ceux de la phthisie pulmonaire, qu'il a été jusqu'à présent impossible de l'en distinguer autrement que par l'ouverture du cadavre (1).

Nous avons déjà parlé de cette confusion de diagnostic maintenant impossible, et que Laennec lui-même nous apprend à éviter par le secours de l'auscultation, qu'il venait alors de découvrir. Si, a rès avoir observé le malade plusieurs fois, ajoutait ce grand observateur, à des heures différentes, pendant un certain temps, on ne découvre ni de la pectoriloquie, ni le gargouillement de la matière tuberculeuse ramollie, ni la respiration caverneuse des excavations pulmonaires, ni l'absence de la respiration et du son qui indique des engorgements tuberculeux un peu étendus, il y a déjà une forte présomption que la maladie n'est autre chose qu'un catarrhe chronique. Ce que Laennec regardait comme une présomption est maintenant une certitude; un praticien un peu exercé ne confond plus aujourd'hui une bronchite avec une phthisie pulmonaire. Nous ajouterons, que quand des malades avancés en âge succombent à un catarrhe pulmonaire bien constaté pendant les premiers jours de

(1) Traité de l'auscultation, t. I. pag. 184.

la maladie, la mort doit être souvent attribuée à une pneumonie des vieillards ou à une asphyxie plus ou moins lente. La bronchite capillaire peut favoriser le développement de l'inflammation du parenchyme pulmonaire, mais ne dégénère pas en affection tuberculeuse.

A cette exposition sommaire de la marche de la bronchite chronique, ajoutons l'appréciation de ses principaux symptômes; c'est à notre avis le meilleur moyen de faire connaître une maladie dont le cours présente en général beaucoup de variations, qu'on ne peut renfermer dans une période de temps absolue, avec une succession de phénomènes réguliers.

Expectoration. — La matière de l'expectoration, après avoir été, dans l'état aigu, claire, transparente, analogue à du blanc d'œuf, présente une masse vitriforme, gluante, tenant fortement au fond du vase; quelquefois même, pendant le redoublement fébrile, elle est visqueuse; les crachats sont quelquefois sillonnés de stries sanguines ou parsemés de grumeaux pseudo-membraneux; ils deviennent opaques (sans être frangés ni découpés), jaunâtres, ou de ce blanc mat plus ou moins épais, analogues à ceux des phthisiques, mais presque jamais grisâtres. Le plus souvent ils surnagent le liquide muqueux, que le malade a craché; bien rarement, ils se précipitent au fond de l'eau. Ils sont parfois d'une abondance extrême, plus ou moins mêlés d'écume, de débris mélaniques, généralement exempts de toute mauvaise odeur. Dans des cas exceptionnels, l'expectoration est presque entièrement séreuse, comme il arriva chez un malade (dont M. Andral rapporte l'histoire) à la suite de la résorption d'un hydrothorax.

Râles. — Le râle muqueux propre à la bronchite chronique est produit, dans l'inspiration comme dans l'expiration, par le passage de l'air à travers les mucosités qui sont le résultat de l'inflammation des bronches. Ce râle prend quelquefois le nom de sous-crépitant, parce qu'il s'y mêle une sorte de crépitation difficile à expliquer; il se modifie encore quand les bronches sont rétrécies ou dilatées : dans le premier cas, on perçoit un sifflement connu sous le nom de râle sibilant, dans le second, c'est un véritable roucoulement, même un bruit de souffle amphorique. Quand, au contraire, quelques canaux bronchiques se trouvent oblitérés, on n'entend plus aucune espèce de râle ni de murmure respiratoire dans quelques points de la poitrine, ou seulement un léger souffle au-dessus du point oblitéré, tandis que d'autres sont le siége de râles sibilants muqueux, ronflants, etc. Nous n'indiquons pas ici d'autres variétés de râles, quoiqu'il s'en produise souvent à l'oreille du médecin qui ausculte des malades atteints de bronchites compliquées de maladies du cœur, d'emphysème, d'asthme, etc., parce qu'il nous paraît superflu de surcharger la description d'une maladie de phénomènes accidentels ou irréguliers.

Respiration. — Assez souvent libre, elle devient pénible, précipitée, sibilante, quand les crachats obstruent les bronches ; la difficulté que cette fonction trouve à s'accomplir est en raison de l'épaississement de la membrane muqueuse qui tapisse ces conduits. Cette difficulté de respirer, qui se change quelquefois en véritable orthopnée, est produite, si l'on veut, accrue par une névrose des nerfs pulmonaires. Ne serait-ce pas cette complication qui aurait fait confondre l'asthme avec la bronchite et autorisé des auteurs à considérer ces deux affections comme identiques? L'espèce de périodicité qu'on remarque dans la dyspnée et la toux qui accompagnent la bronchite s'explique par l'accumulation successive de la matière de l'expectoration, qui interceptant de plus en plus l'air respirable, finit par accroître la difficulté de respirer, jusquà ce que cette excrétion muqueuse soit expulsée par la toux. Quand on ausculte la poitrine des sujets atteints de bronchite chronique, on y perçoit plusieurs des râles dont nous avons parlé plus haut, mais cela n'empêche pas d'entendre le murmure respiratoire, contrairement à ce qu'on observe dans la bronchite aiguë. Suivant la remarque de Laennec, il arrive même quelquefois que le bruit respiratoire, considérablement accru, prend le caractère *puéril ;* quand les malades, au lieu d'expectorer des crachats muqueux abondants, toussent en vain, on ne perçoit à l'oreille, au lieu du râle muqueux ou sous-crépitant, que des vibrations sonores, du souffle aigu, ou bien, dans quelques cas, une sorte de cliquetis que Laennec expliquait par le mouvement d'un crachat déplacé par l'air.

La toux est un symptôme constant et des plus fatigants de la bronchite chronique ; les malades, qui supportent ordinairement avec patience les autres accidents, craignent beaucoup le redoublement de celui-ci, parce qu'il survient surtout pendant la nuit aux heures du sommeil, ou bien le matin quand le malade aspire au repos lorsqu'une nuit orageuse l'en a privé ; elle survient encore immédiatement après le repas, alors que le patient a tant besoin du calme nécessaire à la digestion. Cette toux provoque souvent d'ailleurs le vomissement; par ses secousses réitérées, par la continuité ou le retour fréquent de ces secousses, elle peut contribuer au développement de l'emphysème du poumon et de la dilatation anévrismatique du cœur; les quintes de toux sont le plus souvent provoquées par l'accumulation du mucus dans les bronches, par l'influence de l'air froid, le besoin de respirer plus librement, par l'influence sympathique de la digestion.

Il y a rarement des symptômes généraux et des phénomènes sympathiques dignes d'attention dans la bronchite chronique; chez les malades qui sont en quelque sorte identifiés avec cette longue affection, et qui la voient s'effacer plus ou moins pendant l'été, la membrane muqueuse bronchique d'une sensibilité presque émoussée est peu susceptible de sympathiser avec les autres organes de l'économie animale. Les malades digèrent assez bien pour la plupart; l'assimilation laisse peu à désirer, les sécrétions et les excrétions s'accomplissent régulièrement; les produits excrétoires peuvent toutefois diminuer par suite d'une abondante expectoration bronchique. Je connais des individus affectés de bronchite chronique depuis un grand nombre d'années, qui du reste sont dans de bonnes conditions de santé pendant toute la belle saison, mènent une vie active, mangent de grand appétit, se livrent à des exercices qui exigent un grand développement de forces, etc., mais aussitôt que l'hiver arrive, ils ont de formidables recrudescences de leur bronchite, sont en proie à une toux dont les quintes reviennent fréquemment, expectorent abondamment des crachats muqueux, consistants, perdent l'appétit qu'on ne peut leur rendre qu'en leur administrant plusieurs doses de sulfate de magnésie ou quelque autre purgatif approprié. De tels sujets prolongent souvent leur existence jusque dans un âge avancé; ils ne succombent pas à leur catarrhe, à moins qu'une grippe violente, pneumonique ou pseudo-membraneuse ne vienne se greffer sur l'affection habituelle.

CHAPITRE IV.

DIAGNOSTIC DIFFÉRENTIEL. — COMPLICATIONS DE LA BRONCHITE CHRONIQUE AVEC LES AFFECTIONS DE L'APPAREIL PULMONAIRE, CIRCULATOIRE ET DIGESTIF, TERMINAISONS.

Les lumières que l'auscultation a répandues sur la pathologie des organes respiratoires empêchent qu'on ne confonde la bronchite chronique avec la phthisie, la pleurésie chronique, l'emphysème et certaines congestions pulmonaires, suite de maladies organiques du cœur. La toux étant un des symptômes constants de la bronchite, on ne manque pas d'attribuer cette maladie à ceux qui toussent pendant longtemps ; on la suppose chez beaucoup de malades qui n'en sont point affectés. Ainsi des tubercules récents du poumon excitent une toux sèche et fréquente sans qu'il y ait le moindre vestige d'affection catarrhale de la membrane muqueuse des bronches. Une lésion organique du cœur qui occasionne une toux fréquente par suite de la congestion pulmonaire qu'elle entraîne habituellement, donne souvent lieu à la même supposition. La continuité de la toux, les efforts qu'elle entraîne par des causes étrangères à la bronchite, concourent à produire l'emphysème qu'on confond quelquefois avec la maladie qui nous occupe. Les malades contribuent eux-mêmes à cette méprise en disant qu'ils sont atteints depuis longues années de catarrhe, de rhume de poitrine. La bronchite chronique ne dégénère point en phthisie pulmonaire, comme on l'a prétendu pendant longtemps ; des pays où les affections catarrhales des bronches sont endémiques, n'ont pas plus de phthisiques que les pays les plus sains. On sait même par une observation faite par M. Guémard en Islande, que les habitants de cette île très-humide sont exposés aux bronchites épidémiques sans être jamais atteints de phthisie pulmonaire. Si les catarrhes épidémiques (grippes) dégénèrent quelquefois en bronchite pseudo-membraneuse, même en pneumonie, cela tient sans doute aux causes des épidémies, car on n'observe point cette transformation dans le catarrhe intercurrent ou sporadique. La pneumonie débute presque toujours, en effet, par des frissons, des douleurs violentes, profondes dans la poitrine, les lombes, et elle n'est pas ordinairement précédée par une toux catarrhale. Les phthisiques toussent sans doute beaucoup à l'origine de leur maladie, mais ils ne crachent pas, ils n'ont aucun symptôme physique de bronchite. Des médecins ont quelquefois même observé que l'irritation des bronches diminuait momentanément certains symptômes de phthisie ; ce qui a donné lieu à l'opinion d'ailleurs contestable, que la bronchite et l'emphysème préservaient de phthisie pulmonaire, et a suggéré à Ramadge, médecin anglais, auteur d'un ouvrage sur la consomption pulmonaire, l'expédient de faire enrhumer les phthisiques pour les guérir (1). Les faits anatomi-

(1) Consomption curable, etc. (1834).

ques auraient-ils donné créance à cette idée? On sait en effet, qu'il n'est pas très-rare de rencontrer une membrane bronchique saine sur des masses tuberculeuses, que des inflammations chroniques, des ulcérations de la même membrane ont été observées sans le moindre vestige de tubercules pulmonaires; il semblerait dès lors qu'une phlegmasie d'un tissu pourrait être jusqu'à un certain point un dérivatif pour le tissu malade sous-jacent, et dont il se trouve séparé par du tissu cellulaire; c'est ainsi qu'il arrive qu'une inflammation artificielle de la peau diminue celle de la membrane muqueuse de la gorge ou du larynx, qui n'est séparée du dernier que par une légère épaisseur de parties molles.

Toux stomacale. Il y a quelques remarques importantes à faire sur les complications des bronchites avec certains états pathologiques de la membrane muqueuse gastro-intestinale; nous croyons que Laennec, par exemple, a méconnu cette complication qu'il a désignée sous nom de catarrhe *sec.* Nous ne ferons qu'indiquer ici les embarras bilieux, si connus, que l'on combat avec tant de succès par les émétiques, les émétocathartiques, et surtout par l'ipécacuanha, mais nous parlerons un peu plus longuement d'une sorte d'irritation de l'estomac dont le principal symptôme est une toux appelée *stomacale* qu'on a souvent confondue avec celle qui est propre à la bronchite. Ce point de diagnostic, dont les Traités généraux de médecine font à peine mention, intéresse le praticien qui ne peut combattre avec succès cette toux (après l'avoir distinguée de la toux catarrhale), qu'en agissant sur l'appareil digestif.

Parmi les Mémoires manuscrits adressés à l'Académie nationale de Médecine, deux que j'ai été chargé d'examiner sont consacrés à faire connaître cette espèce de toux : le premier est de M. Delarroque, médecin honoraire des hôpitaux ; l'auteur y a consigné beaucoup de faits plus ou moins concluants, mais aucune ouverture cadavérique (1). Le second est dû à M. Miquel, médecin à Amboise; on y trouve une ouverture cadavérique curieuse, des observations pratiques remarquables, dans lesquelles on voit des toux interminables vainement combattues par diverses médications, céder à une diète sévère, à des boissons d'eau pure, les malades ne pouvant supporter les boissons amilacées, mucilagineuses et sucrées. Bien avant ces

(1) L'auteur a publié de nouveaux documents sur cette toux, dans l'ouvrage intitulé : *Des Maladies abdominales qui provoquent des maladies de poitrine.*

deux médecins, Broussais avait consacré un article étendu à la toux stomacale, après avoir fait plusieurs ouvertures de corps pour éclaircir ce point de pathologie et de thérapeutique (1). Ces recherches n'ont point, il est vrai, complétement élucidé ce sujet ; il n'est pas toujours facile de décider quel est le point de départ et le siége de cette toux ; toutefois il est bon de faire connaître ici ses principaux caractères, et d'indiquer les moyens de ne pas la confondre avec la toux bronchique.

La toux stomacale est sèche, fatigante, exempte de fièvre, accompagnée de crachats muqueux, limpides, filants, d'une expectoration difficile ; les fonctions digestives sont notablement dérangées, les aliments les plus légers, même ceux que contiennent des boissons, le bouillon, exaspèrent singulièrement la toux. Les moyens ordinairement efficaces contre la toux bronchique n'ont aucune efficacité, tandis qu'une diète sévère, des boissons aqueuses, sans sucre, sans mucilage, avec de légères doses d'opium, de tridace, parviennent à calmer la toux stomacale. L'examen de la poitrine ne fournit aucun signe d'inflammation. M. Miquel rapporte l'histoire d'une dame phthisique, atteinte d'une irritation gastrique caractérisée par de la toux, qui habitait Amboise pendant l'été et Tours pendant l'hiver : cette dame voyait disparaître une toux des plus opiniâtre et reprenait de la santé pendant l'été, alors qu'elle était soumise à un régime tenu, aqueux, calmant, tandis qu'à Tours, où elle était astreinte à un régime tonique, restaurant, elle ne cessait de tousser et tombait dans le dépérissement.

Terminaisons. Le catarrhe pulmonaire qu'on appelle aujourd'hui bronchite, a été longtemps considéré comme une maladie fréquemment mortelle chez le vieillards ; mais on a dû changer d'opinion à cet égard, depuis qu'il a été bien établi que chez les sujets d'un âge avancé, cette maladie, lorsqu'elle avait une issue funeste, se compliquait de tubercules, tardivement ramollis, de pneumonie ou de l'engouement hypostatique que nous appelons splénisation pulmonaire. Cullen avait dit depuis longtemps que vers la fin, le catarrhe pulmonaire se changeait souvent en fausse péripneumonie. M. Valleix, dans son Guide du médecin praticien, fait remarquer qu'autrefois on voyait fréquemment inscrits sur les registres de la Salpêtrière des décès par suite de catarrhe pulmonaire, tandis qu'aujourd'hui cette ma-

(1) Traité des phlegmasies chroniques.

ladie ne figure presque plus dans le nécrologe de cet hospice, elle y est remplacée par la pneumonie ou la phthisie pulmonaire. L'auscultation, d'ailleurs, nous a permis de constater l'existence de ces deux affections chez les sujets que leur extrême faiblesse rendait réfractaires au diagnostic; d'un autre côté, nous avons rarement vu des malades succomber à la bronchite chronique et nous avons eu l'occasion d'observer d'autres malades, qu'on supposait atteints de catarrhe pulmonaire, mourir de pneumonie. Naguère encore nous avons été appelé pour voir un des plus célèbres littérateurs de Paris, âgé de 84 ans; le médecin qui probablement ne l'avait pas ausculté, le croyait atteint de bronchite chronique, il avait une pneumonie double. Nous admettons bien cependant que la mort peut être déterminée par une accumulation de crachats dans les bronches, un rétrécissement de ces conduits, c'est alors une véritable asphyxie. M. Andral, qui a beaucoup étudié la bronchite, cite un exemple remarquable où la mort fut causée par un bouchon de mucus qui oblitérait une bronche (1). Une pareille terminaison est plus fréquente dans les bronchites aiguës, où il existe du boursouflement de la membrane muqueuse, des fausses membranes.

Lorsque l'expectoration déjà abondante s'est changée en une sorte de phlegmorrhagie, elle épuise rapidement les malades et peut les conduire à une étisie mortelle. Laennec paraît avoir observé des cas semblables. M. Andral en rapporte deux (2). Mais dans de pareilles circonstances, la mort doit plutôt être attribuée à un flux muqueux excessif, qu'à une phlegmasie chronique des bronches. Le danger de la bronchite s'accroît d'ailleurs en raison de l'âge des sujets, de la nature des maladies qui viennent la compliquer. Quelques-unes de ces dernières, telles que l'asthme, l'œdème du poumon produisent dans ces cas une suffocation mortelle, surtout dans le moment des accès. Il est douteux que jamais une bronchite chronique se soit terminée par la phthisie; et si cette maladie atteint les catarrheux, c'est par d'autres causes que la phlegmasie des bronches, ainsi que nous l'avons déjà dit à l'article de la phthisie pulmonaire.

Quand la bronchite chronique ne se termine pas d'une manière favorable, elle a quelquefois une durée illimitée, principalement sans doute parce que l'organe qui en est le siége est par la

(1) Tome II, pag. 41 et 42.
(2) Tome II, obs. 14 et 16.

nature de ses fonctions continuellement exposé aux causes qui perpétuent la maladie. La terminaison brusque par la mort est une véritable asphyxie qu'on doit attribuer le plus souvent à l'impuissance des bronches pour expulser les mucosités qui les obstruent. Pour expliquer cette impuissance Stokes, auteur d'un Traité sur les maladies de poitrine, a recours à la paralysie de l'appareil musculaire des bronches ; il établit que cette paralysie succède à un accroissement d'innervation causé par la bronchite, ainsi que le démontrent, ajoute-t-il, les douleurs et les spasmes qui accompagnent cette maladie. Cette terminaison serait fréquente surtout dans es bronchites qui compliquent les affections typhoïdes. D'après l'auteur anglais, cette théorie rendrait parfaitement raison du succès que l'on obtient des stimulants pectoraux, dans la dernière période des bronchites chroniques, et du danger de continuer les antiphlogistiques qui ne peuvent alors que favoriser la stagnation des mucosités dans les conduits de la respiration.

CHAPITRE V.

ÉTIOLOGIE.

Pour avoir des idées tant soit peu précises sur le mode d'action des causes qui produisent les catarrhes, il faut renoncer aux explications immédiates et étudier attentivement les fonctions des appareils qui en sont le siége, les sympathies qui les unissent à d'autres systèmes organiques et noter avec soin les dérangements qui surviennent dans l'ordre fonctionnel établi par la nature. En suivant cette marche, nous voyons tout d'abord qu'il existe des rapports manifestes entre la peau et les membranes muqueuses ; que dans plusieurs circonstances, l'un de ces téguments peut suppléer l'autre ; que d'un autre côté, la suppression de la sueur est la cause la plus ordinaire des catarrhes, tandis que le trouble ou la suspension des excrétions muqueuses par une cause inflammatoire, engendre des lésions du système dermoïde, etc. En sorte qu'il n'est pas très-rare de voir par exemple des bronchorrhées et des exanthèmes chroniques se succéder et se remplacer suivant l'ordre des saisons et sous l'influence de certaines températures. Une foule de valétudinaires sont ainsi tourmentés par des irritations, des fluxions mobiles, qu'on appelait autrefois métastatiques, qui viennent atteindre tel ou tel appareil selon qu'il est plus ou moins disposé à s'affecter.

C'est principalement dans la vieillesse qu'on est le plus souvent atteint de bronchite chronique. Après avoir fonctionné et souffert pendant longtemps, l'appareil pulmonaire moins favorisé que les centres nerveux, les organes des sens, que l'appareil digestif, n'a ni repos ni rémission dans ses fonctions ; sans cesse assailli, il repousse plus mollement les causes incessantes qui viennent l'atteindre ; elles y développent peu à peu une phlogose, qui après plusieurs récidives passe à l'état chronique à moins que cette phlogose ne soit qu'une transformation de plusieurs irritations successives. La vie active en plein air à la merci de températures variables de l'atmosphère, y prédispose beaucoup ; aussi les hommes sont-ils plus souvent que les femmes atteints de bronchite. Il y a aussi des professions où l'on contracte facilement cette maladie, comme celles où les travailleurs sont exposés à respirer des poussières irritantes, des vapeurs âcres, acides. L'action de passer souvent de l'extrême chaleur d'un atelier, d'une usine, au froid du dehors est peut-être la cause la plus fréquente de bronchite : on ne peut méconnaître, en effet, que l'action du froid en troublant ou, comme on dit, en répercutant la perspiration pulmonaire, qui s'accomplit sur une aussi vaste surface que celle des voies respiratoires, doit produire une vive irritation. D'un autre côté, la perspiration cutanée, diminuée ou supprimée par la même cause, doit provoquer par suite de rapports bien constatés entre la peau et la muqueuse bronchique, une congestion dangereuse sur cette dernière partie où une exhalation muqueuse est profondément troublée. C'est sans doute en vertu des mêmes rapports sympathiques dont nous venons de parler, que l'éruption cutanée qui constitue en partie la rougeole et la scarlatine, venant à se supprimer brusquement, devient cause déterminante de la bronchite, ou tout au moins aggave singulièrement celle qui existe simultanément avec les fièvres éruptives dont nous parlons. Plusieurs auteurs se sont plu à faire ressortir l'action probable de semblables causes. Cullen, Broussais, M. Andral, ont répandu beaucoup de lumière sur cette partie de l'étiologie de la bronchite, et l'ont enrichie de faits importants ; nous-même nous avons publié plusieurs observations du même genre (1). Il y a dans la science un bon nom-

(1) Cullen. Éléments de Médecine pratique. Tome II. — Broussais. Phleg-

bre de cas curieux où des maladies chroniques de la peau, telles que des dartres de différentes espèces (éczéma, herpès, lichen, etc.) alternent avec des bronchites chroniques et d'autres catarrhes, se succèdent, se transforment de manière que les unes se montrent durant le printemps et l'été, tandis que les autres leur succèdent pendant l'hiver. Ce sont des affections semblables ou analogues qui ont autrefois servi de base à Lorry dans sa dissertation curieuse intitulée : *De morborum successionibus et mutationibus*. Je donne dans ce moment des soins à une dame, âgée de 26 ans, qui chaque hiver est tourmentée par une bronchite chronique ; elle semble débarrassée de cette maladie au retour de chaque printemps, lorsque ses mains et ses bras se recouvrent d'une affection ichenoïde *(L. agrius)* ; cette éruption la tourmente pendant toute la belle saison et disparaît entièrement lorsque la malade commence à tousser et à expectorer des mucosités. Les moyens employés depuis plusieurs années n'ont pu mettre fin à cette alternative de maladies. Cette observation m'en rappelle une autre analogue que je trouve consignée dans de très-anciennes notes ; elle a pour objet une femme de 36 ans, qui avait tous les hivers, depuis plusieurs années déjà, un abondante leucorrhée disparaissant au retour des chaleurs de l'été, lorsque plusieurs parties du corps se couvraient de plaques herpétiques.

CHAPITRE VI.

TRAITEMENT.

Les faits que nous venons de mentionner sont de précieux enseignements pour la thérapeutique des bronchites chroniques, qui ne font en quelque sorte que s'effacer momentanément pour reparaître chaque année. La nature indique elle-même au médécin par cette alternative de maladies succédanées, qu'on peut en irritant, en enflammant la peau, réagir avec efficacité sur les membranes muqueuses et y déterminer une affection inverse qui se produit d'autant plus facilement que les tissus ont plus d'analogie et sympathisent davantage. De même, en effet, qu'une impression de froid en crispant la peau, en supprimant la transpiration ou la sueur, détermine une congestion sur la muqueuse bronchique, de même aussi une

---

masies chroniques. Tome Ier. — Archives générales de Médecine. — Rayer. Traité des maladies de la peau. Tome Ier. — *Foucart*. Thèse de la bronchite capillaire.

vésication qui produit sur le derme une fluxion, doit diminuer d'autant celle qui s'était effectuée sur les bronches. Ces remarques suffisent sans doute pour justifier l'usage si général des dérivatifs externes dans le traitement des bronchites chroniques. Très-souvent, on applique avec succès des vésicatoires aux bras, sur la poitrine, pour combattre ces maladies, ou bien on a recours pour le même objet à des emplâtres stibiés, à des frictions avec l'huile de croton, la pommade ammoniacale, qui déterminent de profondes inflammations. Nous nous croyons même fondé à dire, d'après une expérience déjà longue, que l'usage extérieur du tartre stibié est presque aussi efficace dans l'inflammation chronique des bronches que l'administration intérieure de l'émétique à haute dose dans les phlegmasies aiguës du parenchyme pulmonaire.

Nous ne pourrions nombrer ici les cas de toux catarrhales opiniâtres que nous sommes parvenu à faire disparaître au moyen de frictions stibiées continuées avec persévérance. Nous préférons ce mode d'administration externe de l'émétique où l'on peut étendre ou limiter à volonté l'action du remède et éviter les eschares.

Avec les révulsions dont nous venons de parler, on peut faire marcher de front l'administration interne des médicaments dont l'action résolutive diminue les excrétions catarrhales et l'expectoration en particulier, tels que les balsamiques, les résineux (les baumes de Tolu, du Pérou, de copahu, la térébenthine, le goudron, les bourgeons de sapin, le phellandrium aquaticum, etc.). A ceux qui mettent en doute l'action spéciale de ces agents dans les bronchites et la bronchorrhée, on peut, en invoquant l'analogie, s'appuyer sur les effets bien constatés du baume de copahu dans la blennorrhagie et de la térébenthine dans le catarrhe vésical ; la comparaison nous paraît ici aussi rigoureuse que possible. Nous donnons dans ce moment des soins à un malade affecté de bronchite chronique avec une énorme bronchorrhée que nous sommes parvenu à réduire à de très-minimes proportions par un usage longtemps continué des pilules balsamiques de Morton ; un second malade qui a de l'analogie avec le premier, a vu diminuer d'une manière notable une abondante expectoration qui l'épuisait, en prenant chaque jour pendant deux mois un gramme de poudre de phellandrium.

D'après des indications particulières faciles à saisir, les purgatifs, les émétiques ou émétocathartiques (particulièrement l'ipécacuanha) sont également employés avec avantage dans les bronchites chroniques à des intervalles éloignés, soit au même titre que les médicaments dont nous venons de parler, soit comme révulsifs du tube digestif. Ces moyens deviennent, en outre, utiles à certaines époques d'un traitement long et complexe, pour stimuler le tube intestinal, et le rendre plus sensible aux médications internes.

Parmi les antimoniaux le kermès mérite une mention particulière ; nous sommes parvenu à dissiper entièrement d'anciennes bronchites à l'aide de doses successivement augmentées de ce médicament, à l'exclusion de tout autre, et alors que plusieurs remèdes énergiques avaient été impuissants.

Les frictions irritantes, les bains toniques alkalins, salés, les ventouses sèches ou scarifiées sont parfois d'utiles auxiliaires, surtout quand le praticien est mis sur la trace de quelques lésions dartreuses psoriques, exanthématiques dont la disparition coïnciderait avec le développement de la bronchite chronique.

Les eaux thermales sulfureuses, particulièrement celles de Barèges, de Bonnes, de Cauterets, d'Aix en Savoie, etc., et le séjour momentané dans un climat chaud, sont quelquefois nécessaires pour vaincre la ténacité de certains catarrhes bronchiques. L'excitation des premiers bains, qui ne manque jamais de stimuler vivement les malades, de leur donner même des accès de fièvre, provoque une recrudescence, une série de réactions qu'on a presque toujours considérées comme favorables à la solution des maladies chroniques.

L'application immédiate des agents médicinaux sur la membrane muqueuse affectée ne doit point être négligée : de ce nombre sont les fumigations avec les plantes aromatiques et narcotiques, celles faites avec le soufre, le chlore en solution dans l'eau chaude ou simplement volatilisé dans la chambre du malade. Cette dernière manière d'administrer le chlore nous a paru très-avantageuse ; et nous avons indiqué plus haut les succès qu'un médecin de Rennes (M. Toulemouche) avait obtenus de l'emploi de ce moyen dans certaines bronchites qui simulaient plus ou moins la phthisie pulmonaire.

Il y a des indications spéciales qu'on peut remplir avec des médicaments toniques autrefois connus sous la dénomination d'expectorants, tels que le lichen d'Islande, le polygala de Virginie, l'aunée, la gomme ammoniaque, l'oxymel scillitique, etc. Ces moyens ont pour but d'augmenter la force expulsive des bronches et de favoriser l'expectoration des crachats, dont la présence dans les conduits aériens pourrait donner lieu à divers accidents, à l'asphyxie même.

Enfin, il y a des médications spécifiques et spéciales qu'indique une étiologie exceptionnelle : une syphilis mal guérie peut entrer comme élément dans les causes qui produisent l'inflammation des bronches, de là, nécessité des antisyphilitiques; la disparition prompte d'une ancienne dartre, d'un ulcère, la suppression d'une hémorrhagie habituelle, la rétrocession d'une affection rhumatismale, arthritique sont-elles bien constatées, la thérapeutique doit être modifiée en raison de l'une ou de l'autre de ces causes, lors même qu'elles sont éloignées. C'est dans de pareilles circonstances que certains dérivatifs, les eaux minérales sulfureuses, les diaphorétiques, les médicaments doués de quelques propriétés contre la goutte, le rhumatisme trouveront leur application.

Les cas de bronchite chronique compliqués d'asthme, d'œdème du poumon, de phthisie pulmonaire, de laryngite, d'emphysème, de lésions organiques du cœur, etc., réclament nécessairement un traitement complexe, l'emploi des narcotiques, des antispasmodiques, des saignées, des diurétiques, des purgatifs, etc.

Les malades atteints de bronchites qui disparaissent dans certaines saisons pour se reproduire dans d'autres, doivent observer scrupuleusement les règles de l'hygiène, soit pour leurs vêtements, soit pour leurs exercices, soit pour leur alimentation, soit enfin pour leur habitation et l'entretien de certains exutoires. Ils feront bien de se loger sainement, de se vêtir chaudement, de se maintenir dans un état de transpiration active par un exercice modéré, d'éviter soigneusement les aliments trop assaisonnés, épicés, les boissons excitantes alcooliques, etc.

—

BRONCHITE ÉPIDÉMIQUE (GRIPPE).

Les différentes espèces de grippe ou affections catarrhales épidémiques reconnaissent pour causes des lésions simultanées de plusieurs organes remplissant des fonctions différentes, telles que les cavités nasales, les sinus frontaux, le pharynx, l'arrière-bouche, l'appareil pulmonaire, le système nerveux, quelquefois même le tube digestif; cette étiologie complexe ne nous empêche pas de conserver à cette maladie le nom de bronchite, parce que ce sont les bronches qui sont le plus souvent atteintes, qui présentent les altérations les plus graves, les seules à peu près qui peuvent causer la mort. En effet, ce qui rend funestes les grippes, d'ordinaire si bénignes, ce sont les inflammations pseudo-membraneuses des bronches et les pneumonies lobulaires. Ce caractère distinctif fut surtout très-manifeste dans l'épidémie de grippe qui régna à Paris en 1837, dans laquelle il n'était pas rare de voir des malades succomber à des catarrhes qui paraissaient se transformer rapidement en pneumonies ou en une sorte de croup ou de bronchite capillaire.

Toutes les épidémies de grippe qui ont régné depuis le commencement du XVIe siècle ont une grande ressemblance, ainsi qu'on peut s'en convaincre par la lecture des écrits de *Forestus* (1), de *Rivière* (2), de *Sydenham*, de *Willis* (3), d'*Huxam*, de *Razoux*, de *Borsieri*, de *Saillant*, de *Cabanis*, et des monographies publiées dans ces derniers temps. Ces épidémies paraissent avoir leur source principale dans les variations atmosphériques, dans d'autres qualités que l'air acquiert ordinairement pendant l'hiver et le printemps. Écoutons ce que nous dit le célèbre *Lepecq-de-la-Cloture* dans les épidémies de Normandie, à propos de la constitution catarrhale de 1770. « Le catarrhe, dit-il, est une maladie endémique à Rouen, surtout au printemps et en automne, lorsque le vent du sud et du sud-ouest souffle avec plus ou moins d'impétuosité, et qu'il se fait dans les vents une variation subite du nord au sud. La première impression semble porter sur le nez, les joues et les différentes parties de la face et du cou ; alors céphalalgie plus ou moins violente, assoupissement et lassitudes spontanées, embarras gastrique, etc. De là naissent différents degrés d'affections catarrhales, les corizas, les angines, les rhumes, les catarrhes fébriles, etc., maladies qui ne se manifestent jamais pendant un froid sec et continu, mais qui ont lieu pendant une humidité froide, à l'époque de la fonte des glaces et des neiges, pendant les grandes pluies et les grandes variations du froid au chaud et réciproquement. »

Dans l'une des plus anciennes épidémies de grippe, celle qu'on trouve décrite dans les ouvrages de Rivière et qui avait régné dans le midi de la France, les malades se plaignaient d'une vive irritation de l'arrière-bouche, de toux violente, de céphalalgie et d'un enchifrènement qui causait une grande difficulté de respirer et des suffocations effrayantes.

Les maux de gorge meurtriers épidémiques de 1558 dont nous devons la description à *Forestus* n'étaient pas autre chose qu'un

(1) Lib. VI, obs. 1, 2, 3. — (2) Obs. comm. pag. 585. — (3) Tract. de febr. 17.

catarrhe des membranes muqueuses, suscité par l'état de l'atmosphère. Les pluies, les vents méridionaux de l'automne et de l'été de 1594 engendrèrent sans doute les affections purement catarrhales dont *Baillou* nous a donné la description; mais celle de 1658, décrite par Willis, fut très-meurtrière, et peut d'ailleurs être comparée à une autre bien antérieure de 1580, que Forestus et Sennert assurent avoir présenté des caractères pestilentiels.

Dans les épidémies catarrhales de 1675 dont Sydenham et Etmuller nous ont laissé le tableau, il y avait pour symptômes saillants et distinctifs une toux fréquente, d'abord sèche, puis accompagnée d'une expectoration muqueuse, une respiration gênée, une suffocation imminente.

L'une des plus universelles et des plus violentes, dit Pinel (*Nosogr. philosophique*), fut celle de 1728 et 1729 décrite par Hoffmann (1). Le pouls était faible, la toux sèche, aussi incommode par sa continuité que par sa violence; la respiration très-difficile; il y avait de la diarrhée, du délire, des vertiges, des éternuements. Ce qui distingue surtout la grippe de 1732 décrite dans les Mémoires de la Société d'Édimbourg, c'est que l'affection s'étendit à tous les organes de la respiration et à ceux de la digestion. Cette épidémie parcourut toute l'Europe et fut connue à Paris sous le nom de follette.

Les prodromes de la maladie étaient une lassitude universelle, des frissons réitérés dans toutes les parties du corps et principalement aux pieds et aux mains; ces frissons étaient suivis de chaleur ardente. A ce début succédaient les symptômes suivants : Pesanteur de tête, céphalalgie, douleur des membres et le long de l'épine, insomnie plus ou moins complète, rougeur des yeux, anorexie, soif souvent pénible mêlée d'amertume singulière de la bouche, quelquefois nausées, vomissements, congestion de la membrane muqueuse des fosses nasales, des sinus frontaux, de l'arrière-bouche, des bronches, éternuements, toux d'abord sèche, puis avec expectoration séro-muqueuse plus ou moins abondante; quelques sujets avaient des sueurs abondantes qui les préservaient de la toux. Chez quelques sujets jeunes ou pléthoriques, il se manifestait des épistaxis; le pouls était fort, la fièvre assez vive avec des rémissions dans l'après-midi. La guérison était annoncée par une urine abon-

(1) Constitutio aeris.

dante, sédimenteuse ou toute autre excrétion critique, une éruption de boutons rouges, une diarrhée copieuse ; excepté dans quelques cas rares où il survenait une complication pneumonique, la maladie n'était point dangereuse ; le troisième ou le quatrième jour elle cédait à des moyens très-simples, et dans les cas les plus graves à des saignées et à des émétiques (1).

Le catarrhe épidémique de 1760 est bien plus remarquable encore, en ce qu'il offre une affection presque générale des membranes muqueuses ; la toux était sèche et les yeux enflammés, la voix enrouée, les éternuements fréquents ; ardeurs et picotements le long de la trachée-artère, du gosier, de l'œsophage. Les épidémies décrites en 1775 et en 1778 par Saillant furent aussi violentes. Celle de 1780, que j'éprouvai moi-même à Paris, dit encore le célèbre nosographe Pinel, était remarquable en ce qu'elle affectait presque toutes les membranes muqueuses, celles de la trachée, des bronches, de la conjonctive, de la pituitaire, l'arrière-bouche et le conduit alimentaire. Elle régna aussi en 1782 (2).

Les épidémies de grippe se sont singulièrement multipliées dans les quarante dernières années ; ainsi, sans parler de la grippe de 1803, décrite dans les Mémoires de la Société médicale d'Émulation de Gênes (3), nous avons observé cette maladie à Paris en 1831, en 1833, en 1835 et en 1837. Les deux dernières épidémies ont été décrites dans les *Archives générales de Médecine*, l'une en 1835, par M. Richelot (4), et l'autre par M. Nonat (5). La dernière surtout fut remarquable par les complications de pneumonies et de fausses membranes bronchiques fort dangereuses, trop souvent inaperçues par les praticiens les plus occupés des quartiers populeux où l'épidémie faisait le plus de ravages. Beaucoup de sujets succombaient rapidement ; les malades qui négligeaient d'appeler du secours étaient quelquefois mourants à l'arrivée du médecin ; dans l'intervalle d'une visite à l'autre la maladie faisait souvent des progrès effrayants, surtout quand les visites n'étaient pas assez rapprochées, comme cela est inévitable dans les temps d'épidémie. Cette grippe des plus tenaces, que nous avons observée avec soin

(1) Richelot, Arch. gén. de Méd. t. VII, pag. 329. 2e série.
(2) Arch. 341.
(3) Arch. Tom. II, pag. 242.
(4) Arch. 1835, 2e série, tom. VII et VIII.
(5) Arch. mai, juin et août, 1837. Tom. II, 3e série.

et sur laquelle nous avons recueilli un grand nombre de notes, passait souvent à l'état chronique, état qui est l'objet principal de cet article. Nous pouvons dire, avec certitude, que beaucoup de ces grippes s'éternisent, pour ainsi dire, et laissent des traces profondes dans l'appareil respiratoire de ceux qui en sont affectés; une foule de bronchites chroniques n'eurent pas d'autre origine.

Les lésions que produisent les bronchites épidémiques dans les cas les plus légers se bornent à la rougeur, à la tuméfaction de la membrane muqueuse bronchique, ou bien consiste dans une accumulation de mucosités plus ou moins consistantes, visqueuses, sanguinolentes, produit de l'irritation de la même membrane. Le boursoufflement, l'extrême rougeur, l'état violacé, un certain degré de ramollissement, l'emphysème d'une portion des poumons, les congestions avancées caractérisent une variété plus intense du catarrhe épidémique; puis, enfin, viennent les ulcérations, très-rares, les exsudations purulentes plus ou moins concrètes, les fausses membranes bronchiques, les congestions pulmonaires, la splénisation, les hépatisations consécutives observées dans l'épidémie de 1837.

Il n'entre point dans le plan de cet ouvrage de tracer ici une description générale, artificielle et complète de la grippe, composée avec des éléments pris dans les divers auteurs qui ont observé cette maladie. Ce tableau aurait d'ailleurs l'inconvénient de ne se trouver ni fidèle, ni applicable aux épidémies à venir, qui ne résument jamais complétement les diverses particularités qu'on observe dans chacune. Nous ferons seulement connaître les différentes variétés qu'il importe au médecin de ne pas confondre en une seule et même forme, et qui réclament, d'ailleurs, des moyens différents. Que de nuances, en effet, depuis un simple coriza avec de la céphalalgie, de la courbature, jusqu'aux signes caractéristiques de la pneumonie ou du catarrhe suffocant! Quelle différence entre un malade qui éprouve un peu de toux et d'enrouement et celui qui a une fièvre vive, une toux incessante, un embarras gastrique, une faiblesse, un accablement et une agitation indéfinissables!

M. Nonat, dans son Mémoire sur la grippe de 1837, admet trois variétés: 1° la grippe légère, bénigne; 2° la grippe asphyxiante, suffocante; 3° la grippe pneumonique et pseudo-membraneuse. Cette distinction est très-significative et indique au premier abord les différentes classes de moyens à employer. La grippe légère guérissait toujours; la grippe asphyxiante, au contraire, tuait rapidedement les malades, et à la mort, on trouvait une grande quantité de mucosité sanguinolente, accumulée dans les bronches qui en étaient obstruées. Le malade avait succombé par asphyxie. Quant à la grippe pneumonique ou pseudo-membraneuse, elle entraînait avec elle les dangers inhérents à la bronchite la plus intense et à la pneumonie ; et les altérations cadavériques étaient celles de ces deux affections.

La grippe au 1er degré n'exige presque aucun moyen curatif ; la grippe fort intense, au contraire, celle qui menace de dégénérer en pneumonie, en bronchite pseudo-membraneuse, comporte une thérapeutique active et perturbatrice. C'était dans le cas de cette espèce, sans doute, que les médecins qui observèrent les premières épidémies de toux catarrhales, développèrent ce luxe de médications qui nous paraît aujourd'hui une vaine et inutile profusion. Il y a à ce sujet une distinction à faire à l'égard de ces moyens ; si par exemple vous les accumulez dès l'origine de la maladie, pour combattre à outrance la toux, l'état fébrile, divers accidents nerveux, ce sera certainement peine perdue ; si au contraire vous employez cette thérapeutique énergique pour prévenir ou combattre des complications telles que celles d'une pneumonie lobulaire obscure, d'une bronchite pseudo-membraneuse, vous sauverez la vie à plusieurs malades qui auraient inévitablement succombé. J'ai vu souvent, pendant l'épidémie de 1837 et de 1842, succomber à ces dangereuses complications des malades qui auraient pu être secourus efficacement à une période moins avancée de leur maladie, par des antiphlogistiques et des révulsifs énergiques. L'indication curative des accidents aigus dont nous venons de parler est assez facile à saisir ; il est permis de croire qu'en beaucoup de cas on peut y apporter un prompt remède ; mais il y a d'autres accidents comme des toux opiniâtres, de l'anorexie, des spasmes, des courbatures accablantes, des insomnies inexplicables, des sueurs interminables, des espèces de crampes douloureuses, qu'on ne peut faire cesser par aucun moyen, et qui ne cèdent qu'au temps. Des médicaments narcotiques, qui quelquefois mettent fin à la toux, d'autres fois ne font qu'exciter des nausées et des vomissements ; des insomnies cruelles ne font que s'exaspérer par l'opium. De tous les narcotiques, la belladone nous a toujours paru le meilleur. Nous donnions ce médicament en poudre, dans du sucre ou dans une cuillerée de limonade. Il faut se défier des extraits, des sirops qu'on emploie le plus communément; ils sont souvent vieux, mal préparés, brûlés, et excitent des nausées chez les malades. Les purgatifs tant vantés par les médecins d'une certaine époque, n'ont guère d'efficacité que quand les voies gastriques sont affectées. Hors de cette complication, les malades les supportent très-mal, ainsi que les émétiques, à raison de leur susceptibilité nerveuse. Le plus approprié des vomitifs, à différents cas de grippe, nous a toujours paru être la préparation d'ipécacuanha, connue sous le nom d'émétine colorée, qui fait souvent cesser la toux, à la dose de 20 à 30 centigrammes, dans une potion prise par cuillerée toutes les heures. Ce remède agit très-efficacement sans produire aucune évacuation, et guérit quelquefois la grippe de la même manière que la potion stibiée fait cesser rapidement les symptômes les plus graves de la pneumonie, quand il est parfaitement toléré, c'est-à-dire, quand il ne produit aucune selle, ni aucun vomissement.

Relativement aux cas de bronchites épidémiques, graves et chroniques qui résistent, s'aggravent et présentent de sérieuses difficultés, c'est alors qu'il convient d'employer les ressources les plus énergiques de la thérapeutique; le praticien doit d'ailleurs ici, comme toujours, prendre en sérieuse considération les sympathies existantes entre la membrane muqueuse bronchique et les autres appareils organiques, comme la peau, les voies digestives, le système nerveux; recourir en conséquence, soit aux révulsifs extérieurs, soit aux émétiques, aux purgatifs, soit enfin aux sédatifs de l'excitation nerveuse de l'appareil cérébro-spinal. Les ventouses sèches ou scarifiées renouvelées à courtes périodes, en plaçant dans l'intervalle de leur application un purgatif énergique, sont un des meilleurs moyens à employer contre les bronchites chroniques; dans un ordre successif, il faut placer les frictions stibiées sur la poitrine, celles avec l'huile de croton tiglium, les vésicatoires, etc. Les indications pourront en outre être modifiées par l'étiologie bien connue de la maladie, par certaines notions de physiologie pathologique, telles que les idiosyncrasies du sujet, etc. Dans les bronchites anciennes si sujettes aux récidives dans les saisons froides et variables, il convient d'établir un exutoire permanent, de recouvrir la peau de flannelle, d'entretenir une transpiration active par un exercice modéré, de tenir rigoureusement le ventre libre, de s'abstenir de sortir par les temps humides et froids. Il faut ajouter une confiance très-limitée à certains médicaments réputés agissant sur les membranes muqueuses, telles que les substances balsamiques, d'ailleurs efficaces dans les catarrhes sporadiques (le baume de Tolu, les bourgeons de sapin, le goudron, les eaux minérales sulfureuses, les aromatiques indigènes). Les fumigations de bien des sortes ont été employées sans succès. Les moyens de l'hygiène qui excitent la transpiration jusqu'à produire de la sueur; le séjour dans un climat chaud, dans une localité exempte d'humidité et à l'abri des vents d'est et du nord-est sont plus utiles. On a observé assez souvent des bronchites opiniâtres se renouvelant à chaque saison, qui tenaient sans doute à quelques conditions atmosphériques et endémiques, disparaître par un changement de lieu, de nourriture, d'habitude.

Dans les toux que nous avons appelées stomacales, parce qu'elles tiennent à une lésion de l'organe principal de la digestion, c'est l'irritation de l'estomac qu'il faut combattre; les boissons mucilagineuses les plus légères excitent souvent le ventricule par le sucre qu'elles contiennent, et entretiennent la toux; il faut alors, après avoir rempli les indications principales, se contenter dans les moments de paroxisme, de boissons simplement aqueuses, presque froides, avec addition de petites doses d'acétate de morphine, de thridace; tenir le malade à une diète sévère jusqu'à ce que la susceptibilité des organes digestifs ait disparu.

DE L'HÉMOPTYSIE OU HÉMORRHAGIE BRONCHIQUE (1).

CHAPITRE PREMIER.

DÉFINITION, HISTORIQUE, SIÉGE.

La dénomination d'hémoptysie pourrait à la rigueur s'appliquer indifféremment à toutes les hémorrhagies par expuition qui s'effectuent par la bouche ; c'était dans ce sens que l'employaient les anciens ; mais aujourd'hui cette dénomination est exclusivement réservée à l'hémorrhagie bronchique. L'on désigne sous le nom de pneumorrhagie, d'apoplexie pulmonaire, les congestions sanguines qui ont leur siége dans le parenchyme et les cellules des poumons.

L'hémoptysie est une des hémorrhagies dont l'homme est le plus souvent atteint. Il est facile d'ailleurs de se rendre raison de cette fréquence, en considérant qu'une quantité considérable de sang afflue sans cesse au poumon, qui contient un grand nombre de vaisseaux sanguins et de nerfs. Il faut ajouter que la membrane muqueuse bronchique dont la surface est très-étendue renferme elle aussi une grande quantité de capillaires sanguins, qui la disposent aux congestions sanguines. Enfin, l'appareil pulmonaire, continuellement en rapport avec l'air atmosphérique, se trouve incessamment exposé à l'action de ses vicissitudes et souvent surexcité par l'émission de la voix et l'exercice de la parole.

Les premiers médecins dont les œuvres paraissent se résumer dans les ouvrages d'Hippocrate, ne firent que des remarques générales sur les crachements de sang et ne les envisagèrent que sous le point de vue de la séméiotique, ainsi qu'on peut s'en assurer par la lecture des livres du pronostic, des prénotions de Cos et des aphorismes attribués au vieillard de Cos. Arrêtée sous le titre de *réjection*

---

(1) Synonymie. — Crachement de sang. — Flux sanguin des poumons. — Αἱμοπτυϊκός. — Sputum cruentum. — Cruenta expuitio. — Sanguinis fluor è pulmonibus. — Pneumorrhagie.

sanguine, confond l'hémoptysie et l'hématemèse, et laisse à désirer des notions précises sur la maladie qui nous occupe. Alexandre de Tralles, au contraire, traite assez longuement de l'hémoptysie; il en distingue trois espèces : 1° l'hémoptysie par rupture ; 2° l'hémoptysie par érosion ; 3° l'hémoptysie par dilatation ; il examine ensuite la manière dont est produite chacune d'elles, et indique des moyens de les distinguer des hémorrhagies qui ont plus ou moins d'analogie avec elles. Dans ses vues thérapeutiques, l'auteur montre une connaissance approfondie de l'hygiène dont il faisait une application éclairée. Celse se borne à donner quelques notions générales sur les moyens de distinguer la vraie hémoptysie des hémorrhagies qui ont plus ou moins de rapport avec celle-ci.

Les écrivains de l'école de Stahl et de Frédéric Hoffmann, au lieu de se borner, comme leurs prédécesseurs, à des vues générales sur l'invasion, la marche et les symptômes des hémorrhagies en général, rassemblèrent et groupèrent un certain nombre de faits particuliers dont ils tirèrent habilement des inductions utiles pour arriver à connaître la nature et à instituer le traitement de ces maladies. Les travaux de l'école de Leyde sur les mêmes sujets, surchargés d'explications mécaniques, furent loin de pouvoir rivaliser avec ceux des Stahliens. Si Pinel et ses élèves ont trop vanté le stahlianisme et dépassé souvent le but, ils n'en ont pas moins imprimé une heureuse impulsion en réveillant parmi nous le goût de la saine observation et en classant d'une manière naturelle et ingénieuse les maladies en général, et en particulier les hémorrhagies d'après les tissus qu'elles affectent. L'hémoptysie dont nous faisons ici l'histoire fait partie des hémorrhagies du système muqueux (2me genre de l'ordre, 1er de la troisième classe de la nosographie de Pinel).

Il était réservé aux anatomo-pathologistes contemporains, d'étudier les congestions hémorrhagiques qui ont leur siége dans le parenchyme pulmonaire, que l'on a longtemps désignées sous la dénomination vague et inexacte d'apoplexies pulmonaires et que l'on appelle aujourd'hui pneumorrhagies. C'est encore dans Laennec qu'on rencontre la première description anatomique des lésions observées dans cette espèce de fluxion hémorrhagique, quoiqu'on puisse lui reprocher d'avoir tronqué l'histoire de l'hémoptysie (1). M. Gendrin,

(1) Laennec a consacré à l'hémoptysie un chapitre évidemment insuffisant, sous le titre d'hémorrhagie bronchique. Tome I, page 304.

parmi les auteurs vivants, a fait une étude approfondie des hémoptysies, et a décrit avec succès sous le nom de pneumorrhagies les congestions sanguines qui s'effectuent dans le parenchyme pulmonaire. Le compendium de médecine pratique de MM. Monneret et Fleury contient l'indication de quelques autres travaux plus récents sur ce sujet à l'article poumon (maladies du). Nous en citerons quelques-uns dans le cours de ce travail.

Eu égard aux formes que présente l'hémoptysie, elle peut être *constitutionnelle*, *accidentelle*, *succédanée*, *critique* et *symptomatique*. Sa durée est généralement assez longue pour qu'on puisse la considérer comme une maladie chronique, contre l'opinion de plusieurs auteurs qui ont plutôt décrit les accès isolés de la maladie que son ensemble.

CHAPITRE II.

ÉTIOLOGIE ET NATURE DE L'HÉMOPTYSIE.

Occupons-nous d'abord des causes physiques et positives que les praticiens appellent *efficientes ;* leur considération ne peut manquer de jeter un grand jour sur la nature et le traitement de l'hémoptysie. Cette maladie consiste le plus souvent dans une exhalation sanguine pure et simple de la membrane muqueuse des bronches. Elle est aussi quelquefois entretenue par une rupture de quelques-uns des vaisseaux qui se distribuent au poumon, qui s'abouchent dans une caverne tuberculeuse, etc. L'hémoptysie est aussi très-souvent le contre-coup de quelques maladies du cœur. Enfin on a supposé, plutôt que démontré, que l'hémorrhagie bronchique était le résultat d'une congestion instantanée à laquelle on a donné le nom d'apoplexie pulmonaire. Examinons la valeur relative et le mode d'action de ces diverses causes. Les hémoptysies par exhalation peuvent fournir une grande quantité de sang ; et quoiqu'elles soient en général assez bénignes, beaucoup de phthisiques succombent à d'abondantes hémorrhagies du poumon sans qu'on puisse, après la mort, remonter à la source de l'écoulement sanguin. Il n'en faudrait pas conclure pourtant qu'il n'y a aucune rupture vasculaire, car cette rupture peut exister dans une masse désorganisée du poumon sans qu'on puisse constater son existence. Si les anciens en effet ont eu souvent le tort de supposer des ruptures vasculaires pour se rendre compte de l'écoulement du sang, les modernes ont eu celui de les nier d'une manière trop absolue ; l'étude attentive des altérations pulmonaires prouve que la destruction des vaisseaux qui traversent des cavernes ou font partie des masses gangrénées produisent des hémorrhagies mortelles. De plus, des dilatations anévrismatiques des rameaux de l'artère pulmonaire, des varices rompues peuvent produire le même résultat, aussi bien que les anévrismes des gros vaisseaux de la poitrine, quand ils viennent s'ouvrir dans les bronches.

Ce serait sans doute un bien curieux problème que celui qui aurait pour objet de déterminer dans quelles limites et comment ont lieu les afflux sanguins sur les muqueuses, par simple exhalation ou par une congestion irritative due aux forces circulatoires, abstraction faite de toute cause matérielle *a tergo*, ou simplement placée entre le cœur et le point d'émission du sang. Sans avoir la prétention de donner ici la solution d'un tel problème, qu'on nous permette de reproduire quelques idées et quelques faits consignés dans un Mémoire qui fait partie des Archives générales de Médecine (1) où nous avons soumis à un examen rigoureux les causes réelles qui paraissent déterminer l'apoplexie pulmonaire. Dans ce travail nous croyons avoir prouvé que presque toujours les congestions pulmonaires appelées apoplectiques sont dues à des lésions anciennes des ventricules du cœur (hypertrophies avec dilation). Dans un autre ouvrage encore (2), nous croyons avoir bien établi que les lésions organiques du ventricule droit du cœur étaient des causes fréquentes d'hémoptysies chroniques et paroxistiques. Ajoutons que ce point de doctrine a subi l'épreuve d'une discussion publique à l'occasion d'une thèse que le docteur *Tixier* de Clermont, l'un de nos anciens élèves, a soutenue avec distinction devant la Faculté de médecine de Paris (3). Il ne faut pas une instruction bien profonde pour comprendre que la force contractile du ventricule droit qui pousse le sang dans le poumon, venant à s'accroître, peut produire dans son maximum de développement des congestions et des ruptures même dans les dernières divisions vasculaires et des

(1) Tome II, page 400, 2me série. 1836.
(2) Clinique de l'hôpital Necker.
(3) Considérations sur l'hémoptysie symptomatique du ventricule droit du cœur. 1834.

hémorrhagies bronchiques ou interstitielles. Nous avons fait d'ailleurs sur le cadavre des expériences qui ont démontré combien il fallait peu de force d'impulsion à la colonne du sang pour déterminer des exhalations dans le tissu pulmonaire. Des injections poussées dans l'artère pulmonaire ont produit des épanchements de la matière injectée dans le parenchyme, quoiqu'il n'y eût aucune communication entre les capillaires sanguins et les cellules du poumon. Nous avons voulu savoir, dit M. Tixier, auteur de la thèse citée plus haut, si nous pourrions mécaniquement imiter l'action du ventricule sur le sang ; nous avons, à cet effet, fait passer de l'artère dans les veines pulmonaires la matière de l'injection qui était du vernis à l'alcool coloré en rouge par le vermillon, le vernis n'a jamais pénétré dans les dernières ramifications bronchiques. Mais l'expérience ayant été répétée, les veines pulmonaires étant liées, l'injection fortement poussée a pénétré non-seulement dans les veines mais encore dans les ramifications bronchiques ; par conséquent dans ce dernier cas, la cloison même qui sépare les vaisseaux des cellules aériennes a été rompue. M. Tixier a fait plus, il a cherché à produire dans le poumon des apoplexies artificielles avec la matière de l'injection ordinaire, colorée de rouge ; après avoir lié les veines pulmonaires et les bronches le plus près possible du poumon, il a poussé avec force l'injection par l'artère pulmonaire; ayant disséqué le poumon dix heures après, il a trouvé dans l'intérieur de ce viscère, des noyaux rouges, circonscrits, durs, formés par la matière injectée qui avait évidemment déchiré le parenchyme pulmonaire.

Les observations pathologiques ne tardèrent pas à confirmer les données physiologiques et les expériences que nous venons de mentionner. L'un des premiers faits de ce genre que nous avons observé, concernait un mégissier de la rue Mouffetard, qui avait souvent et depuis longtemps des hémoptysies considérables ; cet homme avait de fréquentes palpitations de cœur avant et au moment du crachement de sang, et elles étaient beaucoup plus fortes à droite qu'à gauche. Les autres médecins du quatrième dispensaire auquel appartenait le malade, reconnurent d'ailleurs avec nous qu'il était affecté d'un anévrisme actif du ventricule droit du cœur avec hypertrophie. Bientôt après, de nouveaux faits semblables furent observés par nous à l'hôpital Necker, plusieurs de ces faits furent recueillis avec soin par M. Tixier, auteur de la thèse citée plus haut.

Les recherches que nous fîmes à cette occasion ne peuvent que confirmer la justesse de notre manière de voir sur les causes organiques de l'hémoptysie. On trouve dans Morgagni (1) des altérations anatomiques qui viennent à l'appui de cette action du ventricule droit dans la production des crachements de sang. Bertin l'avait également admise dans la première édition de son ouvrage sur les maladies du cœur (2) et bien avant, *la Bibliotèque médicale* pour l'année 1808 avait publié un fait remarquable de ce genre, dont nous donnons ici un exposé sommaire.

Un conscrit de 1807 avait depuis plusieurs années des battements de cœur d'une force extraordinaire, qui l'empêchaient de se livrer à des travaux fatigants. La nécessité où il se trouva de quitter sa famille pour se rendre à l'armée, augmenta beaucoup ces symptômes et aggrava la maladie. Le 26 mars 1807, le malade fut transporté à l'hôpital militaire de Gênes. Les palpitations étaient si fortes, qu'on pouvait facilement les apercevoir à travers ses vêtements. L'hémoptysie ne tarda pas à se manifester, et bientôt les extrémités inférieures se tuméfièrent. Le pouls était dur et fréquent, le malade se plaignait d'une douleur gravative à la partie droite du thorax, la respiration était difficile et fatigante, etc. Un chirurgien de l'hôpital lui pratiqua deux saignées, mais comme les palpitations étaient toujours fortes et fréquentes, le professeur *Mojon* proposa d'employer l'eau distillée de feuilles de laurier-cerise qui produisit d'heureux effets, car l'hémoptysie cessa quelque temps après et le militaire put rejoindre l'armée.

Comme l'hypertrophie du ventricule droit, les diverses lésions anévrismatiques du cœur peuvent amener à la longue des congestions pulmonaires qui se changent en de graves hémoptysies, et quand on trouve ces lésions à l'ouverture des corps, il paraît plus rationnel de leur attribuer la déviation du sang, qu'à une exhalation devenue à une certaine époque une formule générale appliquée à l'étiologie de presque toutes les hémorrhagies internes. Les résultats de l'observation de différents auteurs viennent au surplus confirmer les fâcheux effets qui doivent provenir de la gêne de la circulation dans des cas pareils. La plus grande partie des observations d'apoplexie pulmonaire, publiées par *Laennec*, *Bayle*, *MM. Bouillaud*,

(1) Lett. 17 et 21.
(2) Page 318.

Cruveilhier, *Rousset*, *M. Laennec* présentent des altérations organiques du cœur, qui causaient depuis longtemps un trouble dans la circulation pulmonaire et s'opposaient manifestement à la retraite du sang apporté par les divisions de l'artère pulmonaire. Ainsi dans l'un des faits rapportés par Laennec, le cœur égalait en volume trois fois le poing du sujet; le ventricule droit était dilaté, celui de gauche était également très-distendu et avait des parois d'un pouce d'épaisseur. La valvule mitrale était entièrement cartilagineuse; les valvules aortiques l'étaient également à leur base. Chez l'un des malades dont parle M. Bouillaud, le cœur était énormément distendu par du sang noir. Toutes les grosses veines ainsi que le foie et la rate étaient gorgés de sang. Chez le second malade, le péricarde contenait un verre de sérosité sanguinolente et floconneuse; le cœur gorgé de sang et très-volumineux avait refoulé le poumon à gauche; son volume se trouvait doublé, ses parois hypertrophiées et ses cavités distendues. Le malade de Bayle présentait une dilatation avec hypertrophie du ventricule gauche. Un autre mentionné dans l'anatomie pathologique de M. Cruveilhier se trouvait dans le même cas, et un de ceux dont parle M. Rousset dans sa thèse, avait le ventricule droit du cœur hypertrophié.

A ces faits nous pouvons en joindre d'autres analogues qui nous sont propres; ainsi, un jeune homme âgé de 18 ans, admis à l'hôpital Necker, pour une hypertrophie de cœur, se plaignit le 22 février d'une grande oppression, d'une anxiété extrême, etc. On lui pratiqua une saignée de 380 grammes, ce qui ne l'empêcha pas de mourir dans la soirée. A l'autopsie nous trouvâmes une hypertrophie simple du cœur, un peu de sérosité épanchée dans le péricarde. Tout le poumon droit était gorgé de sang et les vésicules pulmonaires en étaient remplies. Le tissu cellulaire extra-vésiculaire était tellement combiné avec le sang, qu'il ne put en être débarrassé par des lavages. Un ancien armateur, âgé de 62 ans, était atteint depuis longtemps d'un anévrisme du cœur sans qu'il y eût aucun bruit anormal; le malade qui paraissait devoir vivre assez longtemps éprouvait parfois des vertiges et des suffocations que je combattais par des applications de sangsues à l'anus. Il menait d'ailleurs une vie sédentaire et restait une partie de la journée au lit. Le 2 janvier 1842, il fut trouvé mort dans son lit, ayant une position demi-fléchie et la tête penchée sur la poitrine.

A l'ouverture du corps, on trouva, outre les lésions anciennes de l'arachnoïde et un peu d'épanchement cérébral, le poumon infiltré de sérosité fortement sanguinolente, compacte et imperméable à l'air, mais qui devint facilement spongieux par des lavages ; il s'écoulait d'incisions pratiquées sur l'organe congestionné, un fluide sanguinolent, épais, visqueux, noirâtre.

Le cœur était le siége d'une énorme dilatation avec amincissement de ses parois, les cavités ventriculaires étaient fortement distendues. Les orifices ventriculaires et la crosse de l'aorte avaient acquis une ampleur proportionnée à celle du cœur. La valvule mitrale offrait quelques points cartilagineux sur son bord libre. Si dans ces deux cas il y avait simplement congestion pulmonaire sans hémoptysie, c'est que la maladie n'avait pas eu assez de durée, et que chez le dernier malade, les parois amincies du cœur n'avaient pas donné au sang une impulsion suffisante.

Indépendamment des causes physiques et organiques auxquelles nous avons cru devoir donner un certain développement, l'hémoptysie reconnaît des causes *prédisposantes*, la plupart du temps constitutionnelles et des causes *déterminantes*.

C. Prédisposantes. On peut regarder comme telles une constitution pléthorique avec une tendance aux congestions sanguines sur les organes respiratoires, ou bien une complexion nerveuse, irritable avec la même tendance. L'hémoptysie attaque le plus ordinairement les jeunes gens et les adultes, quoique les enfants soient loin d'en être exempts, ceux qui ont la poitrine vicieusement conformée, le col long, les épaules élevées, qui sont très-irritables et sujets aux emportements de la colère ; ceux qui sont nés de parents phthisiques ou simplement hémoptoïques, ceux que certaines professions forcent d'abuser de la voix et de la parole, de respirer des vapeurs âcres, des poudres irritantes, de rester longtemps dans des positions courbées comme les tailleurs, les cordonniers, les remouleurs, les tisserands, etc. Les femmes mal réglées, les hommes hémorrhoïdaires sont très-prédisposés aux hémoptysies. *C. Déterminantes.* De ce nombre sont les agents qui tendent directement ou sympathiquement à troubler l'ordre naturel de la circulation des organes pulmonaires, comme la suspension et la suppression de certains écoulements ordinaires ou habituels (sanguins, muqueux), d'une sueur invétérée des pieds, des aisselles, d'une dartre suppurante ancienne, la métastase d'une affection mobile qui se déplace facilement, la suppression des règles, des hémorrhoïdes, l'abus du perchlorure de mercure, des emménagogues et autres médicaments excitants imprudemment administrés. L'invasion de l'hémoptysie reconnaît aussi pour cause des exercices violents, des coups, des chutes, des efforts démesurés, de vives et subites émotions, des chagrins profonds, des travaux intellectuels opiniâtres. Enfin, le crachement de sang peut être le résultat d'un effort critique de la nature dans le cours d'une maladie aiguë.

CHAPITRE III.

DES FORMES DIVERSES OU VARIÉTÉS DE L'HÉMOPTYSIE.

Hémoptysie constitutionnelle. La fréquence des hémoptysies chez les tuberculeux qui ont une constitution disposée à l'hémoptysie, a longtemps accrédité l'idée que tous les hémoptoïques finissaient par devenir phthisiques. C'est là une erreur qu'il serait facile de réfuter, en citant des personnes qui ont craché du sang pendant plusieurs années, sans être atteintes de phthisies pulmonaires. Landré-Beauvais, l'auteur d'un Traité de séméiotique, notre premier maître en médecine clinique, cracha du sang abondamment pendant trente ans peut-être, et n'en a pas moins vécu 70 ans. Le célèbre musicien Grétry fut sujet depuis sa jeunesse, jusqu'à sa mort, à de fréquentes hémoptysies, qui ne l'empêchèrent pas de prolonger sa vie jusqu'à un âge avancé. Tulpius cite plusieurs cas semblables, entre autres, celui d'un peintre qui fut hémoptoïque pendant trente ans, ce qui ne l'empêcha pas de voyager en France, en Espagne et en Angleterre. M. Andral, tout en faisant remarquer que les individus sujets à de longues hémorrhagies bronchiques sont souvent tuberculeux, cite un vieillard octogénaire qui, depuis plus de 60 ans, avait rarement passé une année sans cracher du sang. Nous regardons comme constitutionnelle, non-seulement l'hémoptysie qui dépend d'un vice de conformation de la poitrine, mais encore celle qui tient à une disposition particulière du système vasculaire des poumons et une irritation hémorrhagique, susceptible de s'exaspérer sous l'influence d'un grand nombre de causes diverses; voici un exemple de l'une et l'autre variété d'hémoptysie, que nous produisons ici comme une sorte de *spécimen*.

Une demoiselle de trente ans, maigre et d'une petite taille, éprouvait souvent une petite toux, suivie d'expectoration sanguinolente, accompagnée d'une multitude d'accidents graves qui faisaient craindre la phthisie pulmonaire. Les vertèbres dorsales formaient une courbure considérable de dedans en dehors, et de gauche à droite; ce vice de conformation rétrécissait la poitrine et gênait l'action du cœur et des poumons; aussi la malade éprouvait-elle une gêne continuelle dans les fonctions de ces deux organes essentiels à la vie; des palpitations et une dyspnée permanente en étaient les symptômes. Le concours d'une atmosphère humide et de l'époque menstruelle, d'une affection de l'âme, en augmentant ces accidents, déterminaient facilement l'hémoptysie qui, à raison de la mauvaise conformation de la poitrine, offrait des symptômes alarmants et exigeait un traitement suivi et très-varié. Les congestions sanguines et les hémoptysies, chez cette malade, ont présenté un caractère alarmant jusqu'à l'âge de trente-quatre ans. A cette époque, on soumit la malade à une vie très-réglée, pour s'opposer aux suites graves de l'affection dont elle était atteinte; elle évitait soigneusement d'avoir froid aux pieds, ne s'exposait jamais à l'air libre par un temps humide et pluvieux, etc. On rendait l'écoulement menstruel plus facile par des pédiluves, des bains de vapeurs. La malade se rendait en quelque sorte maîtresse de ses volontés, de ses désirs, de ses passions, et menait une vie très-frugale. Le temps qu'elle passait aux exercices, aux plaisirs de la société, au sommeil, était parfaitement réglé, d'après l'avis du médecin, qui était suivi avec exactitude. Ces précautions hygiéniques ont mis plus d'harmonie dans les fonctions; et la malade a prolongé ses jours jusqu'à soixante ans, malgré la faiblesse de sa constitution, sa faiblesse radicale, un vice de conformation du thorax et les orages de l'âge critique (1).

Un jeune théologien, dit Hoffmann, d'un tempérament mélancolique, d'une haute stature, d'une complexion sèche, quoique d'une bonne santé d'ailleurs, avait été, pendant qu'il faisait ses premières études, souvent affecté d'hémoptysie. Les accès de cette maladie étaient annoncés par un refroidissement de toutes les parties du corps, et principalement des pieds et des mains, accompagné de langueur, d'impatience, de douleurs pectorales, d'un sentiment de

(1) Extrait de l'ouvrage de Latour sur les hémorrhagies.

titillation qui provoquait la toux. Ce jeune homme fut convenablement traité et guérit en apparence; mais quelque temps après il eut une nouvelle attaque dont il se rétablit encore à l'aide de soins et de précautions suivies. Il vécut pendant six ans, exempt d'hémoptysie dont il était sans cesse menacé, en s'abstenant du travail et surtout de l'exercice trop prolongé de la voix; mais ayant voulu ensuite se livrer à l'éducation de la jeunesse, il en résulta bientôt après, un retour de la maladie par suite d'une disposition constitutionnelle et qui tendait continuellement à se reproduire, nonobstant les soins les plus assidus et les mieux dirigés. Elle reparut d'ailleurs avec tous les symptômes propres aux hémoptysies; refroidissement des extrémités, constriction pectorale, inspiration difficile, abattement, perte d'appétit, etc. Le malade ayant fait usage de quelques médicaments appropriés et surtout ayant cessé de se livrer à l'enseignement, l'affection diminua un peu d'intensité; mais il reprit bientôt ses occupations favorites et provoqua ainsi le retour de l'hémorrhagie, qui fut cette fois plus violente qu'à l'ordinaire. Pendant cinq semaines, le malade expectora par jour, près de huit onces d'un sang rouge et écumeux. On eut inutilement recours à la saignée du pied, et aux anti-spasmodiques. Le malade devint faible, irritable; sa voix s'altéra, il perdit l'appétit, l'amaigrissement fit des progrès alarmants; dans cet état grave, dit Hoffmann, on le crut perdu. Cependant on le mit à l'usage d'une décoction d'avoine et de semence de fenouil; il prit aussi, d'après l'avis d'Hoffmann, soir et matin, une tasse de décoction tempérante (1) coupée avec du lait de chèvre; chaque jour au moment du coucher, on lui donnait une poudre dans laquelle entraient le nitre, les yeux d'écrevisses, la cascarille, etc. Ce traitement, continué pendant deux mois, sans interruption, rendit la santé au malade. Dans cette observation simple et caractéristique d'hémoptysie, on ne remarque aucun indice de phthisie, dont Hoffmann ne dit pas un mot. (Extrait de l'art. Hémoptysie du *Dictionnaire des Sciences médicales*). En regard de ces hémoptysies qu'on a appelées essentielles, rien ne serait plus facile que de placer des exemples d'hémorrhagie pulmonaire produite par des tubercules naissants, mais il en a été suffisamment traité à l'occasion de la phthisie dont cette hémorrhagie forme un des signes précurseurs.

---

(1) Fait avec la véronique, la corne de cerf et le pavot.

Hémoptysie accidentelle. Les motifs déjà allégués pour rendre raison de la fréquence des hémorrhagies bronchiques en général, expliquent celles des hémoptysies que nous appelons accidentelles : par là, nous entendons les crachements de sang dus à des circonstances fortuites et non à des dispositions constitutionnelles. Il est facile de comprendre, en effet, comment un organe tel que le poumon continuellement en rapport immédiat avec l'air, que tant de causes peuvent rendre plus ou moins irritant, doit être facilement impressionné par tous les modificateurs de l'économie animale. Mais la plupart de ces hémoptysies sont de courte durée, ont une marche aiguë et n'entrent point dans le cadre que nous nous sommes tracé. Il faut supposer que les accidents dont nous parlons s'étant renouvelés un grand nombre de fois, finissent par amener une disposition à l'hémoptysie chronique qui se renouvelle au moindre écart de régime; tel fut le cas de Grétry dont nous avons parlé plus haut. Né avec un cœur sensible, une imagination facile à exalter, une constitution débile, éprouvé de bonne heure par des peines morales inséparables d'une jeunesse orageuse aux prises avec le malheur, l'illustre musicien avait reçu de la nature une belle voix et un penchant irrésistible pour la musique. Il chantait si bien dès sa jeunesse, que chacun s'empressait d'être témoin de ses succès. Cet empressement flatta son amour-propre, et lui fit faire des efforts bien au-dessus de ses forces, pour ne pas être au-dessous de sa naissante renommée. *Grétry* n'était point encore pubère, lorsqu'il cracha du sang en abondance, à l'issue d'un concert où il avait chanté fort haut un air de Galuppi. Ce crachement de sang s'est renouvelé à divers intervalles jusqu'à sa mort. Il s'exaspérait surtout à chaque production que l'artiste mettait au jour. Grétry croyait sa guérison possible en renonçant au travail de la composition : mais rien ne put m'arrêter, dit-il, pas même la crainte de payer de ma vie le plaisir de me livrer à mon goût pour l'étude. Le célèbre médecin Tronchin, ayant été surpris de ce que les moyens qu'il avait conseillés n'avaient aucun succès, demanda au musicien quel genre de vie il menait : je lis et relis vingt fois les paroles que je veux peindre avec des sons, répondit-il ; il me faut plusieurs jours pour échauffer ma tête ; enfin je perds l'appétit, mes yeux s'enflamment, l'imagination se monte, alors je fais un opéra en trois semaines ou un mois. O ciel ! dit Tronchin, laissez votre musique ou vous ne guérirez jamais, *(Essais sur la Musique).*

Hémoptysie succédanée ou par déviation. On est forcé d'admettre qu'il existe en certains cas, entre les organes génitaux de la femme et ceux de la respiration un rapport sympathique en vertu duquel, les menstrues étant supprimées, la membrane muqueuse bronchique devient le siége d'une hémorrhagie périodique déviée, qu'on appelle supplémentaire. Cette sorte de métaptose est un phénomène que nous n'entreprendrons pas d'expliquer. Nous dirons seulement qu'en pareil cas, nous pensons que ce sont les organes les plus faibles, les plus exposés aux accidents qui deviennent le siége de l'hémorrhagie supprimée. Nous allons reproduire ici un exemple remarquable de ce genre d'hémorrhagie bronchique, que nous avons recueilli nous-même avec soin et que nous avons inséré dans l'article *Hémoptysie du Dictionnaire des Sciences médicales.*

On a dit depuis, que cette espèce d'hémoptysie était fort rare, et que la pluplart des femmes qui crachaient du sang à l'époque de leurs règles étaient tuberculeuses (1) ; il est impossible d'avoir une semblable opinion sur le sujet de l'observation que nous allons rapporter et sur celui dont parle Franck cité plus bas.

Une fille âgée de 58 ans, née de parents sains, et fortement constituée, d'un tempérament pléthorique sanguin, d'une vive sensibilité, avait joui d'une bonne santé jusqu'à seize ans, et conservé à peine le souvenir des maladies qu'elle a éprouvées dans son enfance. Les règles s'établirent à seize ans sans aucun accident; mais cette première menstruation venait à peine de paraître, qu'elle fut tout-à-coup supprimée par l'aspect d'un épileptique en proie à d'effroyables convulsions. Depuis cette époque les règles n'ont point reparu et n'ont été remplacées par aucun écoulement utérin ; mais à l'époque menstruelle suivante, il se manifesta une hémoptysie violente précédée de douleurs vagues dans la matrice, les lombes, et autres symptômes qui annoncent souvent la menstruation; sa durée fut de deux jours, pendant lesquels la malade expectora une grande quantité de sang. Cette hémorrhagie succédanée s'est périodiquement répétée sauf la suspension mentionnée plus bas, depuis seize ans jusqu'à cinquante-huit, c'est-à-dire pendant environ quarante-deux ans. Les accès étaient rapprochés par des affections morales tristes; d'autres fois des circonstances différentes en retardaient l'apparition. Elle a été suspendue pendant une année entière sans que

(1) Andral, Clinique Méd., notes sur Laennec.

la santé de la malade en ait été altérée, ni que la maladie ait été remplacée par aucune autre hémorrhagie. Le crachement de sang toutefois paraît aussi s'être compliqué souvent d'hématemèse. *Symptômes de la maladie.* En général, chez cette malade, les hémorrhagies bronchiques étaient précédées et accompagnées des phénomènes suivants : pesanteurs et douleurs plus ou moins fortes dans les lombes, la matrice, etc. ; puis horripilation, frissons erratiques de toutes les parties du corps, lassitudes dans les membres, sentiment de chaleur et de pesanteur dans la poitrine, oppression, difficulté de respirer, face rouge céphalalgie, etc. La malade sentait distinctement, dans le conduit aérien, un picotement et un bouillonnement remarquables, et ce dernier symptôme amenait une toux plus ou moins vive, qui provoquait une expectoration sanguine variable à chaque accès. Elle était souvent vermeille et écumeuse, et d'autres fois d'une couleur noire. La durée de l'accès était le plus ordinairement d'un jour, et ne dépassait jamais trois ; le rétablissement était presque instantané. Le retour des hémoptysies qui avait eu lieu à peu près à chaque époque menstruelle, avait fini par s'éloigner un peu ; les accès étaient de plus longue durée, mais la quantité du sang expectoré restait à peu près la même. Toutes les fois que l'hémoptysie, plus violente qu'à l'ordinaire, forçait la malade à réclamer les soins de l'art, le principal moyen qu'on employait, consistait dans des saignées plus ou moins abondantes, des boissons adoucissantes ; les saignées du pied parurent en général plus efficaces ; l'application d'un large vésicatoire fut aussi une fois très-utile, pour remédier à une forte attaque. La malade avait d'ailleurs de l'embonpoint et jouissait d'une bonne santé ; hors, le temps des accès, elle vaquait à ses occupations ; toutefois elle était essoufflée quand elle montait un escalier.

Ceux qui ont compulsé les recueils d'observations, connaissent tous les ravages que produisent les déviations menstruelles et le nombre d'affections dont elles peuvent favoriser le développement ; on a mis de tout temps beaucoup d'empressement à recueillir des faits extraordinaires en ce genre ; quelquefois même l'amour du merveilleux, appas trompeur des esprits crédules, ou l'instrument de la mauvaise foi des observateurs, a donné une espèce de célébrité à des faits controuvés ou ridicules ; mais en se garantissant de l'erreur, il ne faut pas tomber dans un excès contraire en niant des faits peu ordinaires, mais bien constatés comme celui que nous venons de rapporter. En écartant même le caractère périodique menstruel, pourtant bien avéré de cette observation, elle offre encore l'exemple d'une femme qui a craché du sang pendant une période d'environ quarante années, à des intervalles très-rapprochés, sans aucun détriment pour sa santé. L'hémoptysie avait un tel rapport avec les règles, qu'à chaque accès la malade présentait une partie des signes précurseurs de l'hémorrhagie utérine. Ne pouvait-on pas dire, sans être taxé d'exagération, que l'économie à chaque retour de l'hémorrhagie, faisait des efforts infructueux pour déterminer une congestion vers la matrice, laquelle congestion, par habitude ou par erreur de lieu, se portait sur le poumon ?

L'observation suivante, également empruntée à l'article cité plus haut, et que nous avons recueillie à la même époque, présente à la fois, le caractère d'une hémoptysie constitutionnelle et succédanée. Mademoiselle ***, âgée de dix-huit ans, d'un tempérament sanguin, ayant la figure très-colorée, un caractère vif et emporté, est née de parents sujets à l'hémoptysie; elle a déjà éprouvé plusieurs bronchites. Menstruée à quinze ans, les règles furent régulières jusqu'à l'époque où la malade eut l'imprudence de plonger ses pieds dans l'eau froide, afin de supprimer l'écoulement sexuel et aller à un bal, objet du plus vif désir. La suppression eut en effet lieu ; mais, le lendemain, il survint de l'enrouement, de la toux, la malade sentait de la chaleur et des picotements dans le conduit aérien, bientôt suivis d'une expectoration sanguine qui continua pendant un mois avec un caractère modéré ; elle cessa et reparut quinze jours après, accompagnée de fortes douleurs dans le dos, la poitrine et d'une toux incommode. Divers moyens furent employés sans succès. Depuis l'invasion de la maladie, les règles n'ont point repris leur cours ; la nature, à diverses époques, a fait des efforts infructueux pour les rétablir. A peine quelques gouttes de sang se sont-elles écoulées, que l'accès d'hémoptysie se montre, ou bien que le crachement de sang redouble s'il n'a pas entièrement cessé depuis le dernier accès. Alors tout écoulement sanguin par les organes génitaux cesse, et pendant quatre ou cinq jours l'hémoptysie est très-intense.

Les douleurs de poitrine se font vivement sentir ; il y a souvent de la fièvre, surtout le soir, la malade se plaint d'un sentiment d'ardeur et de picotement dans le trajet des voies aériennes, le sang est rouge, écumeux, etc.

Dans le plus grand nombre des cas, l'accès cesse au bout de

quatre ou cinq jours, quelquefois il continue plus longtemps et même jusqu'à l'époque suivante. Pendant environ six mois, il y a eu des attaques d'hystérie, qui, d'ailleurs, n'ont eu aucune influence sur la marche de l'hémoptysie. Une foule de moyens ont été prescrits tantôt dans la vue de rétablir l'écoulement menstruel, tantôt dans celle de modérer le crachement de sang. Plus de quinze saignées par la lancette, d'autres par les sangsues, ont été employées sans succès marqué ; il faut joindre à cela des sinapismes, des vésicatoires, des compositions astringentes, sous toutes les formes. Pendant quatre mois, tout moyen thérapeutique a été suspendu, et la jeune malade a fait un voyage hygiénique de plusieurs mois sans aucun amendement. Les choses en étaient au même point que six mois auparavant, c'est-à-dire qu'à chaque époque menstruelle le sang commence à suinter par les organes génitaux, mais bientôt l'écoulement cesse, et l'hémorrhagie bronchique s'établit avec tous les caractères que nous lui avons déjà assignés. La malade conserve néanmoins de l'embonpoint, les fonctions s'exécutent en général d'une manière régulière. La poitrine percutée n'offre rien de particulier, elle est d'ailleurs bien conformée. Quoique la maladie, que nous venons de décrire, d'abord accidentelle, ait ensuite pris la forme d'une affection succédanée, on était fondé cependant à soupçonner chez la personne qui en est atteinte une disposition héréditaire. La fièvre et les douleurs de poitrine pouvaient faire craindre que la maladie ne finît par dégénérer en phthisie pulmonaire.

M. Gendrin, après avoir reconnu que l'hémoptysie est une des hémorrhagies les plus fréquentes qui succèdent aux déviations menstruelles, cite l'exemple suivant emprunté à P. Frank (1).

Une fille, dont les règles étaient depuis longtemps supprimées, se présenta avec la fièvre à la Clinique de Pavie. A peine guérie de cette maladie, cette fille fut prise d'un accès d'asthme, avec toux et crachement de sang. Depuis longtemps elle était sujette à ces attaques, qui revenaient chaque mois avec hémoptysie abondante, qui remplaçait les règles et ne semblait pas porter atteinte à sa santé. Cette fille était d'une forte constitution, le pouls était plein, fréquent. Une saignée du pied fut pratiquée ; à peine avait-on tiré quelques onces de sang, qu'une vive douleur épigastrique se déclara, et fut remplacée, au bout de quelques secondes, par une

(1) Traité de Médecine pratique. Tome I, page 149.

douleur violente de la région de l'utérus; presque au même moment les règles parurent et firent cesser la dyspnée et l'hémoptysie. Le lendemain, les menstrues se suspendirent, la dyspnée et l'hémoptysie revinrent; une nouvelle saignée du pied eut les mêmes résultats que la veille, etc. Cette fille se rétablit complétement.

Hémoptysie critique. — C'est un caractère distinctif de presque toutes les hémorrhagies internes par exhalation de se présenter à l'observation comme des affections critiques dans le cours de certaines maladies aiguës. L'épistaxis, les flux hémorrhoïdal et menstruel se reproduisent fréquemment sous cette forme, que prend beaucoup plus rarement l'hémoptysie. Toutefois, cette hémorrhagie critique a été bien constatée par les observateurs au déclin des fièvres gastriques et inflammatoires, de différentes phlegmasies ; nous avons eu occasion de l'observer plusieurs fois dans des cas analogues; l'expectoration sanguine se trouvait mêlée de mucosités plus ou moins abondantes. Sa durée varie ordinairement d'un à trois jours. Parmi un certain nombre d'exemples d'hémoptysies critiques que nous ont transmis les observateurs, nous choisissons le suivant rapporté par *Zacutus Lusitanus.* Un jeune homme de 14 ans, dit le médecin portugais, d'une forte constitution et de beaucoup d'embonpoint, présentait depuis quelques jours tous les symptômes d'une fièvre ardente (bilieuse-inflammatoire) contre laquelle on avait infructueusement mis en usage les saignées et les purgatifs, les délayants, les réfrigérants, etc. La maladie marcha avec une grande intensité et ne perdit rien de sa violence jusqu'au quatorzième jour, époque à laquelle le malade rendit par une simple expectoration une grande quantité de sang pur. Cette hémorrhagie produisit une rémission très-remarquable ; elle fit cesser la fièvre et l'oppression qui tourmentaient le malade. Il guérit en peu de jours. Six mois après, le même individu éprouva de nouveau tous les symptômes d'une fièvre ardente, qui ne cessa que sous l'influence d'un crachement de sang qui dura plusieurs jours, quoiqu'on eût déjà employé sans succès divers moyens curatifs contre cette maladie. Cet accident, continue Zacutus, s'étant encore renouvelé à l'âge de 40 ans, on craignit alors que la congestion sanguine dirigée sur la poitrine n'entraînât une affection grave du poumon ; par suite de cette manière de voir, des saignées et des purgatifs répétés, des exutoires appliqués aux cuisses furent mis en usage avant et après l'hémorrhagie, pour faire une forte diversion ; un grand nombre de médicaments internes furent également administrés pour seconder l'action des premiers. Ces remèdes n'aboutirent qu'à prolonger l'hémorrhagie, qui prit même un caractère continu et dura près de deux ans. Elle cessa à cette époque pour revenir bientôt après avec beaucoup plus d'impétuosité que les premières fois. Aucun moyen thérapeutique ne put empêcher qu'elle se transformât en une excrétion sanguine habituelle que le malade conserva jusqu'à sa mort, arrivée à 80 ans.

Il est évident qu'il y avait chez le malade dont parle Zacutus une tendance aux congestions pulmonaires, disposées à se transformer en hémorrhagie toutes les fois que le sujet avait de la fièvre; on peut admettre sans doute que cette tendance se soit aggravée avec l'âge. Mais, d'un autre côté, on ne peut aussi se défendre de croire que les médications intempestives administrées sans discernement aient beaucoup contribué à transformer une hémoptysie passagère, accidentelle, en une hémorrhagie constitutionnelle.

Hémoptysies symptomatiques. — Non-seulement l'hémoptysie reconnaît pour cause des lésions organiques du cœur, comme nous l'avons établi plus haut, mais encore elle paraît quelquefois due à une désorganisation des viscères de l'abdomen. Elle semble consister alors dans un reflux du sang vers les parties supérieures, soit que ce fluide ne puisse plus être admis qu'en très-petite quantité dans l'organe malade, soit que sa circulation se trouve gênée ou empêchée par la compression que cet organe exerce sur de gros troncs vasculaires. Ce fut à cette sorte d'hémorrhagie bronchique que succomba la fille de l'illustre Zimmermann. Il raconte dans les termes suivants la terrible catastrophe qui le priva de sa fille chérie, l'unique espoir de sa vieillesse languissante.

« Cette fille aimable, douce et bonne, et cependant toujours souffrante, mais sans se plaindre, timide et réservée, ne se communiquant que par une sorte d'enthousiasme filial, fut la femme qui me montra, par sa fermeté dans les plus grandes douleurs, quelle force l'âme peut acquérir par la vertu chez les êtres les plus faibles. Une maladie peu commune, un coup de sang dans le poumon, vint frapper jusque dans mes bras cette fille chérie... Après sa mort, on reconnut les congestions sanguines qui tout-à-coup l'avaient suffoquée. » Il est évident, ajoute Zimmermann, que les nombreuses obstructions abdominales devinrent la cause de la gêne de la circulation et de l'hémorrhagie funeste qui en résulta. Stoll parle également des hémoptysies qui reconnaissent pour cause certaines lésions organiques des viscères abdominaux. Hoffmann assure avoir trouvé deux fois en ouvrant les cadavres d'individus, morts d'hémoptysie, la rate profondément affectée, énormément distendue et remplie de sang corrompu. Il n'y a point de doute, ajoute-t-il, que dans ces cas, la cause de l'hémorrhagie ne résidât dans l'affection de la rate. Le sang, continue cet illustre médecin, gêné dans son cours, reflue dans les rameaux supérieurs de la grande artère (l'aorte), dans le ventricule gauche du cœur, dans l'artère pulmonaire et ses divisions, ce qui détermine une congestion hémorrhagique qui se fait jour par les petits vaisseaux des bronches.

CHAPITRE IV.

CARACTÈRES ANATOMIQUES OU LÉSIONS DE TISSU PROPRES AUX CONGESTIONS PULMONAIRES ET AUX HÉMORRHAGIES BRONCHIQUES.

—

Les crachements de sang qui s'effectuent par exhalation ne laissent presque aucune trace de leur existence. Bichat a dit depuis longtemps qu'il avait ouvert un grand nombre de sujets morts pendant l'hémorrhagie du poumon, qu'il avait examiné les surfaces bronchiques, et que jamais il n'avait observé aucune trace d'érosion et de rupture, même à la loupe. Mais les altérations deviennent plus sensibles dans les cas plus complexes où plusieurs causes ont concouru à produire l'hémorrhagie ou la congestion pulmonaire. Morgagni avait déjà vu, après la mort des hémoptoïques, des engorgements du poumon, des tubercules aux environs desquels les vaisseaux étaient dilatés. Portal a montré le poumon d'un jeune homme, qui, pendant plusieurs années, avait craché du sang; les ganglions bronchiques étaient engorgés et couverts de vaisseaux dilatés; plusieurs étaient béants dans les bronches.

Quand l'hémorrhagie bronchique est symptomatique d'une lésion organique du cœur et même d'une altération de l'un des viscères de l'abdomen, on rencontre des hypertrophies, avec ou sans dilatation, des oblitérations, des ossifications des orifices cardiaques, des désorganisations de la rate, du foie, etc. Quant aux lésions chroniques du poumon, qui déterminent souvent l'hémorrhagie ou apoplexie pulmonaire décrite par quelques écrivains sous le nom d'interstitielle, elles trouveront leur place à l'article suivant. Nous avons trouvé plusieurs fois dans des cavernes de phthisiques, qui avaient succombé à l'hémoptysie, des artérioles rompues, dont l'ouverture béante avait fourni le sang épanché; dans des masses gangrénées, putrilagineuses, nous avons vu des débris vasculaires très-reconnaissables. Laennec, qui a excellé dans la description de toutes les lésions de tissu, propres aux maladies, ne fait mention dans l'hémorrhagie bronchique que d'une plus ou moins grande quantité de sang liquide ou coagulé qu'il avait rencontré dans les bronches; il note aussi des concrétions fibrineuses et un peu de ramollissement de la membrane muqueuse teinte de sang. M. Gendrin a signalé la teinte rouge plus ou moins prononcée de la membrane muqueuse bronchique, l'existence d'une grande quantité de sérosité dans les dernières ramifications des artères, un certain degré d'infiltration séreuse du poumon. *(Ouvrage cité.)*

CHAPITRE V.

SYMPTOMES, MARCHE ET TERMINAISON DES HÉMOPTYSIES.

Les malades étant généralement convaincus que l'hémoptysie est une maladie dangereuse, éloignent l'idée d'une affection de cette nature, s'en imposent à eux-mêmes et trompent de bonne foi le médecin qui leur donne des soins, en s'efforçant de lui démontrer que le sang qu'ils expectorent ne vient point de la poitrine. Le praticien doit se tenir en garde contre une semblable illusion, qu'il peut feindre de croire pour le repos du malade, sans toutefois partager son erreur. Il y a des cas difficiles néanmoins où le diagnostic n'est pas sans difficulté, à raison du siége plus ou moins obscur de l'hémoptysie. Il n'est guère possible de se méprendre sur le point d'origine de l'hémorrhagie, quand elle a son siége aux gencives et dans les autres parties de la bouche, dont on peut facilement faire l'inspection; mais si le sang était fourni par la partie inférieure du pharynx, si en même temps l'air qui sort de la trachée le rendait écumeux, il serait alors plus difficile de reconnaître le véritable siége de l'écoulement sanguin; il faudrait d'abord recourir aux signes commémoratifs, examiner ensuite si le sang est écumeux, d'une couleur rutilante, si sa sortie a été précédée de toux, etc. L'existence de ces dernières particularités fera pencher pour l'hémoptysie (1). Les signes qui distinguent l'hémoptysie de l'hématemèse sont les suivants : dans l'hémoptysie le sang vient des poumons, d'où il est expulsé par la toux ou avec les crachats; la poitrine est le siége de picotements, d'une douleur tensive, constrictive, etc. Dans l'hématemèse, au contraire, le sang vient de l'estomac, d'où il est rejeté par le vomissement, ce qui donne lieu à plusieurs accidents d'une nature différente, comme des pesanteurs, des anxiétés, de l'épigastralgie, des nausées. Dans le premier cas, le sang est généralement vermeil, écumeux; dans le second, il est noirâtre, mêlé de mucosités stomacales, de parcelles d'aliment, etc. *Dreysig*, dans son *Traité du Diagnostic médical*, donne les signes d'une hémorrhagie qu'il appelle *trachéorrhagie*, et qu'il veut faire distinguer de l'hémoptysie; mais c'est là un raffinement de diagnostic qui complique l'art sans nécessité, car peu importe que le siége de l'hémorrhagie soit quelques centimètres plus haut ou plus bas dans les voies aériennes. Des sangsues avalées par mégarde et attachées à quelque partie du pharynx, de l'œsophage, de l'arrière-bouche, ont quelquefois donné lieu à des hémorrhagies qu'on a confondues avec l'hémoptysie, jusqu'à ce que la véritable cause ait été connue. La présence de ces annélides ne produit qu'une titillation intermittente très-supportable, comme l'atteste l'exemple cité dans le *Journal de Médecine* de Vandermonde (pour 1788) de quatre militaires, en garnison dans l'île Minorque, qui crachèrent du sang pendant quinze jours par suite d'un semblable accident.

Les hémoptysies chroniques se prolongent indéfiniment; mais le plus ordinairement elles ont une marche intermittente ou périodique, reviennent à des intervalles plus ou moins éloignés; quand elles sont supplémentaires, elles prennent quelquefois le type des évacuations sanguines qu'elles remplacent. C'est en automne, en hiver, par les temps variables et humides que l'hémoptysie revient le plus souvent; c'est aussi aux mêmes époques qu'elle est le plus sujette aux récidives. Une hémorrhagie qui a son siége dans un organe aussi essentiel à la vie que le poumon, n'est pas exempte

---

(1) Qui sanguinem spumosum expuit, his ex pulmone talis rejectio fit. (Aph. Sect. 5, 13).

de danger; le jugement qu'on doit porter sur cette maladie varie suivant son intensité, la constitution des sujets, la nature des causes qui l'ont produite, etc. Lorsque l'hémoptysie est accidentelle et le résultat d'une suppression momentanée des règles, des hémorrhoïdes, etc., elle n'est pas dangereuse, si la constitution du malade est saine d'ailleurs, et si le sujet en est atteint pour la première fois. L'hémoptysie succédanée est rarement accompagnée de quelque danger; souvent même elle offre les caractères d'une évacuation périodique nécessaire au maintien de la santé. Hoffmann a vu cette sorte d'hémoptysie remplacer les règles pendant toute la grossesse. Les cas que nous avons cités plus haut prouvent d'ailleurs l'inocuité de cette variété d'hémorrhagie bronchique. Mais il y a d'autres cas malheureusement trop fréquents où l'hémorrhagie se trouve liée à une mauvaise constitution, à une conformation vicieuse du thorax ou à une affection tuberculeuse des organes de la respiration ; ces cas graves et presque toujours funestes sont accompagnés ou presque toujours suivis d'un état fébrile, qui ne tarde pas à dégénérer en phthisie; aux crachats sanglants succèdent les crachats purulents, l'amaigrissement , puis les sueurs nocturnes, la diarrhée colliquative avant-coureur d'une fin prochaine (1). Il est évident, par ce qui précède, que l'hémorrhagie bronchique est moins dangereuse par elle-même que par les maladies dont elle est le symptôme. D'après cela, il est singulièrement important de distinguer les cas de maladie simple de ceux qui ne sont que symptomatiques; si cela n'est pas toujours possible, il faut convenir néanmoins que l'auscultation nous fournit à cet égard des renseignements très-précis dont nos devanciers étaient dépourvus; en sorte que nous sommes beaucoup moins exposés à l'erreur que les praticiens qui n'avaient pour guide que des symptômes généraux et une percussion thoracique incertaine.

Les sujets menacés d'un accès d'hémoptysie se plaignent d'un sentiment de tension et de pesanteur à l'intérieur de la poitrine ; le pouls est dur, plein, les veines du col distendues, les pommettes rouges; il y a quelquefois des tintements d'oreille, des vertiges, les extrémités se refroidissent, etc. Ces phénomènes sont suivis de perte d'appétit, de lassitudes générales, de douleurs dans le dos ou dans toute la poitrine, de palpitations, de bouffées de chaleur, alter-

(1) A sanguinis sputo, puris sputum, malum. (Hipp. Eph. Sect. VII. Aph. 15).

naît avec des frissons ; les malades ont dans la bouche un goût douceâtre ou un goût de sang, qui quelquefois suffit à lui seul pour annoncer le crachement de sang plusieurs jours à l'avance. Les signes précurseurs sont peu sensibles à chaque retour des hémoptysies très-anciennes qu'on appelle passives. L'accès d'hémoptysie est ordinairement accompagné des symptômes suivants : la face pâlit pour reprendre bientôt après sa couleur ordinaire ; les malades se plaignent d'horripilations, de refroidissements des extrémités. Ils éprouvent une espèce de bouillonnement dans la poitrine, et un picotement dans le trajet de la trachée-artère et des premières divisions bronchiques ; à ces premiers symptômes, vient se joindre un sentiment vague et indéfinissable de pesanteur, de chaleur, d'ardeur dans la poitrine ; il survient presque toujours une toux plus ou moins forte qui provoque l'expectoration d'un sang dont la couleur, la quantité sont singulièrement variables. La couleur du liquide se trouve souvent altérée par la présence de mucosités fournies par la membrane muqueuse irritée ou enflammée. Quand le sang est rejeté en abondance, il peut survenir des syncopes, une extrême pâleur ; il y a peu ou point de toux ; elle est comme étouffée par le flot du liquide, qui est rejeté par un seul effort que les malades et même les médecins prennent pour un vomissement. C'était un des caractères de la longue hémoptysie de Grétry. Si, au contraire, l'expectoration sanguine est peu considérable, la toux est distincte, sonore. Si l'on percute la poitrine des hémoptoïques, on trouve un son d'autant plus clair qu'il y a moins de sang épanché dans les voies aériennes ; il est mat, au contraire, dans les points correspondants aux parties des poumons congestionnés infiltrés de sang. L'auscultation fait presque toujours découvrir de l'affaiblissement dans le bruit respiratoire, du râle muqueux, ou du râle humide à grosses bulles. L'intensité des signes fournis par l'auscultation est d'ailleurs toujours en raison de la proportion de sang infiltré, de l'étendue du poumon affecté, et de la quantité du sang épanché dans les conduits aériens. Des râles sibilants, une respiration râpeuse, une expiration prolongée, des craquements divers peuvent se rencontrer chez les malades dont l'hémoptysie est compliquée de bronchite et de tubercules.

On ne peut déterminer la durée de chaque accès d'hémorrhagie bronchique ; elle est subordonnée à une foule de circonstances extrêmement variables. Les accès affectent toujours une périodicité plus ou moins régulière dans les variétés que nous avons appelées constitutionnelles et succédanées, sans lésion organique des poumons. Dans l'hémoptysie qui dépend de cette lésion organique, l'expectoration sanguine est très-irrégulière dans sa marche et ses retours; elle revient au moindre changement de température, par l'influence du plus petit refroidissement, avec une petite toux sèche et douloureuse, des frissons, une fébricule; s'accompagne d'anorexie, de nausées, même d'un léger vomissement à chaque quinte de toux, etc. Les hémoptysies purement symptomatiques ont une marche particulière, subordonnée aux altérations d'organes qui la produisent de près ou de loin. Elles succèdent quelquefois à de violentes palpitations de cœur; d'autres fois elles sont l'effet d'une désorganisation de la rate et du foie, et de la compression exercée par de la sérosité épanchée dans l'abdomen par suite de ces mêmes lésions. Ces hémorrhagies ont une grande tendance à devenir continues, comme les altérations d'organes qui les déterminent. L'hémoptysie constitutionnelle est le plus ordinairement une maladie de la jeunesse et des premières années de l'âge consistant; quelquefois elle se change en une excrétion sanguine habituelle qui dure plusieurs années; et dans certains cas, à la vérité très-rares, elle se prolonge indéfiniment; on serait tenté alors de la regarder comme un émonctoire créé par la nature, et qu'il faut bien se garder de supprimer brusquement. L'hémoptysie succédanée est celle qui a le plus long cours; c'est la moins dangereuse; et cela s'explique facilement par l'espèce de fonction supplémentaire qu'elle remplit; on l'observe presque toujours chez les femmes avec des caractères réguliers de périodicité qui constituent la menstruation : on l'a vue dans certaines circonstances accompagnée de vains efforts hémorrhagiques du côté de l'utérus. L'hémorrhagie bronchique qui est un symptôme de phthisie pulmonaire, a une marche irrégulière et très-variée; elle commence dans la jeunese et se termine ordinairement vers l'âge de 40 ans, le plus souvent avec la vie des malades qui en sont atteints. Les accès sont légers mais fréquemment répétés, ils s'accompagnent de douleurs aiguës de la poitrine et de fièvre; le crachement de sang augmente par la moindre faute de régime, la contrariété, les émotions vives, un exercice prolongé de la voix et de la parole, surtout au printemps et en automne. Quelquefois l'altération profonde des poumons entraîne à une époque déjà avancée de la phthisie pulmonaire, l'érosion ou la rupture de vaisseaux assez considérables pour produire une hémorrhagie mortelle. Le plus souvent toutefois l'hémorrhagie bronchique diminue, disparaît à mesure que la consomption pulmonaire fait des progrès.

A l'exception des cas rares dont nous venons de parler, chaque accès d'hémoptysie, considéré isolément, se termine en général d'une manière assez prompte et assez favorable pour le malade; mais il se reproduit parce que les causes qui l'entretiennent disparaissent rarement avec lui : il en est même de permanentes qui, sans être toujours en action, sont une espèce d'*épée de Damoclès* suspendue sur la tête des malades. L'effet général de ces divers accès réunis tend plus ou moins à détériorer à la longue la santé des sujets, en amenant une sorte de cachexie, en causant des déperditions d'un fluide destiné à la réparation des forces, à la nutrition des organes et à l'excitation normale des principaux viscères dont l'intégrité est essentielle à l'entretien de la vie.

CHAPITRE VI.

TRAITEMENT DES HÉMOPTYSIES.

Article Ier. — Pendant les accès.

Le traitement des hémoptysies doit en général être basé sur le caractère de ces maladies et les causes qui les ont produites; il faut aussi avoir égard aux formes qu'elles affectent. Cela posé, on recherchera les circonstances qui ont pu donner lieu à ces hémorrhagies, quand toutefois il est possible d'acquérir cette connaissance. Si ce résultat peut être atteint, il rend la curation beaucoup plus facile.

Si l'hémorrhagie bronchique n'est pas trop ancienne, si elle est modérée et ne dépend d'aucune cause spéciale, des boissons mucilagineuses, délayantes et légèrement acidulées, telles que l'eau d'orge de riz, de consoude, le petit-lait nitré, les émulsions nitrées, le repos, le silence, la position horizontale, sans le moindre mouvement, suffiront pour la faire disparaître et rétablir l'ordre naturel. Le nitrate de potasse dissous dans les boissons, dans les potions administrées aux hémoptoïques calme et modère beaucoup la chaleur dont ils sont incommodés ; mais il faut se garder de croire que ce sel possède des propriétés spécifiques dans les affections qui nous occupent, et ne pas donner dans l'exagération de *Dickson* qui comparait son efficacité à celle du quinquina dans les fièvres intermittentes. Nous ajouterons même qu'il y a des cas où ce médicament devient irritant et excite la toux, particulièrement chez les malades qui crachent du sang par suite d'affection tuberculeuse des poumons. La saignée n'est point absolument nécessaire à la guérison des hémoptysies même les plus intenses ; le précepte de saigner à blanc, ou tant que le pouls offre de la résistance, ne doit être mentionné ici que pour mémoire et comme un enfant perdu de l'esprit de système. Ne vous faites jamais saigner pendant l'hémorrhagie sans la plus grande nécessité, disait Grétry : j'ai craché jusqu'à six ou huit palettes de sang dans différents accès qui revenaient périodiquement deux fois par jour et deux fois par nuit ; tout se calmait à la fin, en buvant un peu d'orgeat dans de l'eau de graine de lin, en restant couché sur le dos sans parler et dans une immobilité presque complète ; la saignée en affaiblissant les vaisseaux, ajoute Grétry, prépare à de nouvelles hémorrhagies (*Essais sur la Musique*). L'abus de la saignée néanmoins ne doit point en faire proscrire l'usage ; on doit y recourir surtout lorsque le crachement de sang est très-violent, quand il est dû à la suppression des règles, des hémorrhoïdes ; dans ces cas, elle doit être le plus souvent pratiquée aux parties sexuelles et à l'anus ; on doit préférer au contraire la saignée du bras chez les individus robustes, d'un tempérament sanguin, affectés de congestions thoraciques. Les saignées générales sont surtout indiquées quand l'hémoptysie se complique d'un état inflammatoire du poumon, de tubercules miliaires ou que la violence des symptômes fait craindre une de ces congestions qu'on appelle apoplexie pulmonaire.

En même temps qu'on diminue la quantité du sang et son afflux vers le poumon, on peut exciter un point d'irritation dans une partie éloignée pour rompre la tendance de ce fluide à se porter vers l'appareil pulmonaire devenu alors le siége d'une irritation appelée hémorrhagique par quelques auteurs. On atteint ce but en faisant plonger les pieds et surtout les mains dans des bains sinapisés ou acidulés avec l'acide hydro-chlorique ; en donnant de légers laxatifs qui ont pour base la casse, le tamarin, le tartrate acidulé de potasse, de soude, le nitrate de potasse à haute dose, etc. On donnera en même temps à l'intérieur des émulsions gommées, nitrées, la décoction blanche de Sydenham, l'hydrogala, la solution cirée et gélatineuse de Swediaur, etc.

Quand l'irritation est apaisée, il peut être utile de donner un certain degré de tonicité aux organes pulmonaires. Pour remplir cette indication, on peut recourir à l'emploi de l'eau froide en boisson. Hoffmann l'a beaucoup recommandée : « Inter refrigerentia, dit-il, potissimum commemorandus aquæ frigidæ potus, paulatim quidem, sed sufficienter, quotidie haustus, tecto probe corpore. Novimus aliquot exempla solo hoc remedio debita cum cautione et præmissâ venæ fictione adhibitâ, sanguinis periculosum hunc fluxum substitisse, etc. » Le froid extérieur peut être réuni au froid intérieur : ainsi, à moins d'une température rigoureuse, on ne fera point de feu dans la chambre du malade, on donnera accès à l'air frais, etc.

Si le crachement de sang devient excessif, il convient alors de recourir aux substances astringentes et styptiques, telles que l'extrait de ratanhia, l'alun, la gomme-kino, le tannin, l'usage intérieur et extérieur de la glace, etc. (1). On retire aussi beaucoup d'avantages de l'application des vésicatoires et des sinapismes pour arrêter les accès d'hémoptysie. Nous en avons souvent observé de bons effets.

L'hémoptysie ancienne devenue passive réclame un traitement différent de celui qui vient d'être exposé ; il consiste dans l'usage approprié des toniques doués d'une action astringente, comme les diverses limonades minérales, les infusions froides de quinquina, de simarouba, de sapin du nord, de tormentille, etc., édulcorées avec des sirops appropriés et rendues plus actives par l'addition de l'eau de Rabel. Ces médicaments doivent être donnés d'abord à petites doses qu'on augmentera successivement, s'il y a lieu, de manière à produire un effet soutenu et progressif, et à éviter une suppression brusque de l'hémorrhagie. On a aussi préconisé l'ipécacuanha à très-petites doses ; ce moyen ainsi que l'émétique peuvent convenir spécialement dans certains crachements de sang liés à un état bilieux de la nature de ceux que Stoll a décrits dans ses ouvrages.. Si l'hémoptysie se complique de symptômes nerveux,

(1) Nous associons ordinairement l'extrait de ratanhia à la gomme-kino et au tannin, pour la confection de pilules, qui données à dose croissante, manquent rarement leur effet dans la plupart des hémorrhagies dites passives.

il faut associer aux moyens déjà indiqués les calmants, les antispasmodiques tels que la teinture éthérée de digitale, la teinture opiacée de Rousseau, le castoreum, l'assafétida, la valériane.

La dose de ces médicaments et de ceux que nous avons indiqués plus haut, devra généralement être réglée sur l'intensité de la maladie, les idiosyncrasies individuelles, l'état des forces du malade, quelfois même la constitution médicale régnante et bien d'autres circonstances que la pratique dévoile à un médecin attentif et clairvoyant. Il y a des cas d'hémoptysie chronique, où malgré la faiblesse extrême des malades et le caractère asthénique de l'affection, il faut renoncer aux toniques, et s'en tenir aux adoucissants, aux calmants, tant l'irritation est grande et semble s'accroître par l'excès même de la faiblesse des malades. Sydenham prescrivait toujours un purgatif après la cessation de l'accès d'hémoptysie; Laennec dit avoir suivi avec avantage cette pratique, et la regarde comme un complément du traitement et comme propre à prémunir contre les accès suivants. Par rapport aux formes que peuvent affecter les hémoptysies, nous dirons que si l'on doit combattre avec activité celles qui, sans caractère spécial, sont purement accidentelles, il faut en user avec plus de ménagement avec les hémorrhagies bronchiques, que nous avons appelées constitutionnelles, et qui tiennent à une disposition quelconque de l'économie animale, à une sorte d'habitude depuis longtemps contractée; ce ne serait pas sans danger qu'on supprimerait trop brusquement une excrétion devenue une espèce d'exutoire. La même remarque s'applique aux hémoptysies succédanées, avec cette différence que tous les efforts du médecin doivent tendre à rétablir l'écoulement sanguin supprimé; il ne peut pas attaquer et déraciner la nature d'un mal qui s'est depuis longtemps identifié avec le sujet, mais il a les moyens de l'affaiblir, d'en éloigner les retours, de le resserrer dans d'étroites limites, de réduire, en un mot, les pertes de sang aux plus petites proportions.

Les hémoptysies symptomatiques qui tiennent à des causes entièrement physiques, comme les obtacles à la circulation, des hypertrophies du cœur, etc., sont presque toujours au-dessus des ressources de l'art, et en tout cas ne peuvent être attaquées que dans les lésions qui les déterminent. Mais il y a des crachements de sang en quelque sorte spécifiques, qu'on combat facilement par l'action de certains médicaments : ainsi Baillou, Stoll assurent avoir fait promptement cesser les accès d'hémoptysies bilieuses par l'administration d'un émétique; des médicaments anthelmintiques ont obtenu de véritables succès, au rapport d'Andry, dans des cas où la maladie qui nous occupe semblait entretenue par la présence des vers intestinaux. Comme on ne peut expliquer de pareils faits, on est réduit à se demander s'ils ont été bien constatés, si on n'a pas pris des coïncidences fortuites pour des résultats directs de médications appropriées.

Article II. — Dans l'intervalle des accès.

Le médecin n'a pas tout fait pour son malade, quand il a combattu avec succès une attaque d'hémoptysie; il lui reste encore, dans plusieurs cas, à consolider la guérison par divers moyens appropriés à l'état du malade, à prévenir, à l'aide de précautions hygiéniques convenables, les retours de l'hémorrhagie pulmonaire, enfin à détruire, s'il est possible, la tendance de la nature à se plier au développement d'une affection périodique ou habituelle. Pour obtenir de pareils résultats, le malade doit mener une vie très-réglée, observer un régime diététique qui fortifie sans exciter, se préserver avec soin des vicissitudes atmosphériques, à l'aide de vêtements chauds et de chaussures imperméables, etc. On a retiré beaucoup d'avantages de l'usage habituel du lait pur ou associé à des infusions pectorales. Hoffmann coupait ainsi le lait de chèvre avec une décoction de pavots et quantité suffisante de miel; il se loue beaucoup de l'emploi de cette mixture, que l'on trouve d'ailleurs recommandée dans de très-anciens ouvrages, et même dans quelques-uns de ceux attribués à Hippocrate (de internis affectionibus). On doit mettre aussi au nombre des moyens propres à prévenir les accès d'hémoptysie les eaux minérales légèrement salines, également coupées avec du lait d'ânesse ou autre. C'est encore une des compositions que prescrivait volontiers Hoffmann, qui a donné de très-bons préceptes pour la curation des hémorrhagies chroniques. Aux individus pléthoriques atteints d'hémoptysies constitutionnelles, il est indispensable de pratiquer de temps en temps quelques saignées, de prescrire beaucoup d'exercice, d'établir un exutoire, de conseiller des aliments végétaux, peu nutritifs, des fruits acidulés, sucrés, etc. On ne se départira de ces médications que chez les sujets dont le système capillaire est fort affaibli et le siége d'une irritation hémorrhagique asthénique chez ceux qui sont devenus anémiques; ce serait alors moins dans la classe des débilitants qu'il faudrait puiser les moyens de modifier le système circulatoire et même la circulation du sang, que dans celle des toniques et des dérivatifs : de ce nombre seraient les ferrugineux, le quinquina associé au cachou ou à quelque électuaire tonique astringent.

L'exemple mémorable de Grétry prouve que les hémoptoïques qui se livrent à des occupations propres à exaspérer leur état, ne guériront jamais. Il est évident, par exemple, qu'un homme atteint d'hémoptysie qui respire continuellement des vapeurs irritantes, chante ou joue continuellement des instruments à vent, ne recouvrera la santé qu'autant qu'il renoncera à des professions aussi dangereuses pour lui. Par conséquent, nous ne partageons pas l'opinion des médecins qui, comme *Portal, Baumes*, ont recommandé l'exercice des organes vocaux. Les hémoptoïques supportent difficilement le moindre chagrin, la moindre contrariété, sans être exposés à des récidives, à de nouvelles pertes de sang, d'où la nécessité d'éloigner d'eux toute espèce d'affection morale. Celse leur a recommandé depuis longtemps un grand repos de corps et d'esprit, d'éviter les plaisirs de l'amour, etc. Si vous voulez vivre, dit Grétry dans ses conseils aux hémoptoïques, renoncez aux plaisirs des sens; si vous vous sentez la poitrine échauffée, ce que vous apercevrez à une petite toux sèche, prenez du sirop rafraîchissant dans beaucoup d'eau; garantissez-vous de l'humidité des pieds pendant l'hiver; couchez-vous de bonne heure; mettez vos jambes dans l'eau tiède sinapisée, si votre tête s'échauffe trop pendant le travail; choisissez des aliments sains, de facile digestion, et laissez les aliments trop échauffants; prenez tous les matins un lavement à l'eau froide, et dégourdie pendant l'hiver; ne buvez point habituellement du vin sans eau; ne travaillez jamais après le repas; travaillez rarement le soir, si vous voulez avoir une bonne nuit et un bon lendemain. (Mém. cité).

L'hémoptysie qui dépend d'une affection tuberculeuse naissante du poumon, mérite d'autant plus de fixer l'attention du praticien, que le retour fréquent de ses accès annonce les progrès d'une maladie presque toujours mortelle. Parmi les moyens qu'on a proposés pour prévenir les retours du crachement de sang, précurseur de la phthisie, la saignée a joui et jouit encore d'une grande vogue. L'exemple si souvent cité de Boerrhaave, qui sauva, dit-on, les jours d'un fils unique, malade des poumons, en lui faisant pratiquer plusieurs saignées, a été des plus funestes, dit Pinel (1). Une grande autorité, jointe au goût décidé que les médecins du dix-huitième siècle avaient pour répandre le sang des malades sans indication suffisante, a entraîné souvent dans un excès fatal aux hémoptoïques. Van Swieten lui-même, tout partisan qu'il était des saignées, nous atteste cette vérité, en rapportant l'histoire d'un individu dont les quatre frères avaient succombé à la phthisie pulmonaire. L'excès des saignées dirigées contre cette affection, dont on le croyait menacé, le jeta dans une hydropisie mortelle. Hoffmann, Leroy, Baumes ont également bien observé que les saignées répétées, chez les hémoptoïques, précipitaient la marche de la phthisie pulmonaire. Ces observations sont tout-à-fait en harmonie avec les idées qu'on se fait aujourd'hui de la nature et des causes de l'affection tuberculeuse du poumon. On ne doit pas cependant inférer de ce que nous venons de dire, que les évacuations sanguines doivent être bannies du traitement de l'hémoptysie qui précède ou accompagne la consomption pulmonaire; elles sont utiles dans l'origine, surtout au commencement de la maladie, pour combattre des complications, des accidents passagers, des symptômes plus ou moins incommodes. Les petites saignées, les applications de sangsues sont des palliatifs qui diminuent les douleurs de poitrine, dérivent l'afflux du sang vers la poitrine et peuvent mettre un terme à l'hémorrhagie qui affaiblit le malade. On a aussi vanté contre les hémoptysies les différents laits, plus ou moins modifiés par les nourritures qu'on donne aux animaux qui le fournissent et dont nous avons déjà parlé en traitant de la phthisie pulmonaire; c'est le lait de chèvre qu'on préfère dans ce cas, sans doute parce que cet animal est plus facile à nourrir de substances médicamenteuses. C'est ici l'occasion de rappeler le fait que Baumes a consigné dans son ouvrage sur *la Phthisie pulmonaire*. Un négociant, jeune encore, était tombé dans le dépérissement; il avait une petite toux et de fréquentes pneumorrhagies, qui faisaient craindre une phthisie pulmonaire; plusieurs moyens avaient été employés sans succès. Le lait d'une chèvre nourrie avec des plantes vulnéraires balsamiques (on ne dit pas lesquelles), mêlé à ses aliments, lui rendit la santé. On a donné de grands éloges au quinquina; Morton le

(1) Nosog. philosophique.

plaçait au-dessus de tous les moyens employés dans les premiers temps de la phthisie pour combattre l'hémorrhagie pulmonaire. On a depuis longtemps recours à ce moyen, sans avoir jamais été bien fixé sur sa véritable action ; quelques faits de pratique nous permettent de croire qu'on pourrait y recourir avec avantage dans les cas où l'hémorrhagie affecte une sorte de périodicité chez des malades très-affaiblis. C'était l'opinion de *Senac*, qui dit : *Hemorragias periodicè recurrentes cortici peruviano cessisse memini.*

L'observation suivante, que nous avons recueillie avec soin, M. le docteur *Bergeron* et moi, fortifie singulièrement l'opinion émise par Senac.

Un tailleur, âgé de 48 ans, d'une faible constitution, sujet depuis 6 ans à de légères hémoptysies pendant l'automne, fut pris vers onze heures du matin (le 28 octobre 1834), d'un violent crachement de sang. A l'arrivée du médecin, le malade expectorait à pleine bouche un sang vermeil, écumeux ; le pouls était petit, concentré ; la poitrine rendait partout un son normal ; les battements du cœur étaient réguliers et il y avait quelques râles bronchiques muqueux, une légère douleur à la base de la poitrine et point de difficulté de respirer. L'hémorrhagie céda promptement à une forte saignée et à l'usage d'une boisson froide ; mais elle reparut à onze heures du soir (douze heures après le premier accès). Ce second accès céda promptement au repos et à des applications sinapisées.

Le 24, continuation des crachats sanglants, précédés de frissons, somnolence ; limonade et applications froides, pédiluves sinapisés, nouvelle saignée du bras. A onze heures du soir, au moment où l'hémoptysie redoublait d'intensité, potion astrigente avec l'alun et l'extrait de ratanhia ; elle cesse à la suite d'une syncope.

Le 25 et le 26, crachats sanglants rares et noirâtres, précédés de frisson et d'assoupissement. Application de quelques sangsues à l'anus.

Le 27, la dureté du pouls engage à réitérer la saignée (sur l'avis d'un consultant), vers onze heures du soir, au moment où l'accès commençait ; une syncope arrêta l'hémorrhagie et l'écoulement de sang du bras.

Le 28, à onze heures du matin, après un frisson et une légère somnolence, le malade crache en peu de temps un kilogramme de sang, et l'hémorrhagie s'arrête encore immédiatement après une syncope. Frappé alors de l'intermittence de cette hémoptysie, deux heures après la cessation de l'accès, on administra 45 centigrammes de sulfate de quinine en deux doses. Aucun accident ne se manifesta à onze heures du soir. Le lendemain (29) fut également exempt d'accidents ; mais sur les dix heures du soir, le malade expectora quelques crachats sanguins. Les deux jours suivants se passèrent bien.

Le 2 novembre, au soir, toujours vers onze heures, le malade eut froid, s'assoupit un instant, puis cracha du sang aussi abondamment que le 27 octobre ; on avait suspendu le sulfate de quinine, dont le malade trouvait le prix trop élevé. La syncope termina encore l'hémoptysie, au moment où le malade prenait un bain de pied sinapisé. Il se décide alors à prendre les deux jours suivants deux doses de sulfate de quinine, de chacune 90 centigrammes. A dater de cette époque jusqu'au 24, l'hémoptysie cessa ; le 25, il y eut quelques crachats sanglants, qui cessèrent spontanément. En décembre le malade était parfaitement guéri et n'expectorait plus que des crachats muqueux.

Les substances balsamiques ou baumes, comme ceux du Pérou, de Tolu, etc., sont spécialement indiqués, chez les hémoptoïques, quand l'irritation hémorrhagique est tombée ou qu'il y a complication de phlegmasie chronique de la membrane muqueuse. On rencontre dans la pratique de notre art des faits qui ne sont susceptibles d'aucune explication scientifique et qui sont néanmoins fort instructifs. Tel est le suivant : Un homme âgé de 30 ans, qui depuis plusieurs années avait des hémoptysies fréquentes, après avoir inutilement mis en usage tous les moyens que les médecins lui avaient prescrits, prend le parti de voyager, dans l'espérance de trouver dans un autre climat des ressources que le sien semblait lui refuser. Cependant son état s'aggravait ; il dépérissait de jour en jour et tombait dans la consomption, lorsqu'il contracta une gonorrhée ; l'écoulement devint abondant et le malade ne s'en occupa guère dans le commencement ; quelque temps après, il remarqua que l'hémoptysie revenait plus rarement et que la quantité du sang qu'il expectorait était moindre. Cette circonstance lui suggéra l'heureuse idée de conserver sa gonorrhée, espérant obtenir par elle une parfaite guérison ; son attente ne fut point trompée. Le crachement de sang, après avoir diminué peu à peu disparut enfin tout-à-fait. Les forces du malade ne tardèrent pas à se rétablir, et il reprit bientôt son embonpoint ordinaire.

CONGESTIONS SANGUINES CHRONIQUES, SPLÉNISATION DU POUMON, PNEUMORRHAGIES INTERSTITIELLES SE TERMINANT PAR L'APOPLEXIE PULMONAIRE.

—

Nous l'avons déjà dit en parlant de l'hémoptysie, il se forme souvent dans le poumon par suite des désordres de la circulation, des congestions lentes qui provoquent les maladies des organes thoraciques ou par toute autre cause ; nous avons appelé la modification la plus générale qui en résulte, par rapport au parenchyme pulmonaire, *splénisation*, par la raison que les cellules et le tissu cellulaire de ce parenchyme, infiltrés et dilatés, ressemblent en tout point à une rate congestionnée et un peu distendue par le sang (1).

M. Gendrin a consacré un chapitre de son ouvrage à ces congestions hémorrhagiques qu'il appelle *pneumo-hémorrhagies* interstitielles (2), par ce qu'elles s'effectuent dans les interstices qui séparent les cellules pulmonaires. Leur développement est le plus souvent obscur et insensible ; elles ne se trahissent que par un murmure respiratoire obscur du râle muqueux sous-crépitant, avec ou sans craquement, de l'oppression, de la difficulté de respirer, etc., symptômes que l'on rencontre d'ailleurs presque toujours dans les poumons de ceux qui sont affectés de lésions organiques du cœur. Cet état pathologique est assez souvent, dans notre opinion, une prédisposition au catarrhe suffocant et à l'apoplexie pulmonaire. Nous discuterons tout-à-l'heure ce point d'étiologie et nous rapporterons quelques faits à l'appui. Disons d'abord quelques mots d'historique sur ces congestions.

Les congestions pulmonaires sont placées dans la catégorie des maladies indiquées et décrites par les anciens, sous diverses dénominations plus ou moins vagues : ainsi Hippocrate, Arrétée, Paul d'Égine parlent dans plusieurs endroits de leurs écrits d'orthopnées, de catarrhes plus ou moins rapidement mortels, surtout chez les vieillards. Ces affections qui suffoquent le malade et contre lesquelles on employait la saignée devaient avoir beaucoup de rapports avec les congestions et les apoplexies pulmonaires ; du moins c'est l'opinion de l'un des médecins les plus savants qui aient écrit sur

---

(1) Voir la Gaz. des Hôpitaux. Tome II, page 434.
(2) Traité de Méd. pratique. Tome I, page 637.

cette matière (1). Baglivi, Van Swieten ont décrit les premiers sous le nom de catarrhe suffocant une maladie fort obscure dont la nature est indéterminée et qui semble néanmoins avoir de l'analogie avec celle qui nous occupe. Lieutaud, quoique plus heureux que ses prédécesseurs, puisqu'il pouvait faire des ouvertures de corps, rapporte deux observations de catarrhe suffocant qui ne jettent pas beaucoup de lumière sur ce sujet. Évidemment, dans l'ouvrage de ce médecin, comme dans ceux des auteurs qui l'ont précédé, le mot suffocant n'indique que le mode de terminaison qui a causé la mort du malade en l'asphyxiant. Cette dénomination n'exprime donc aucune idée théorique, ne fait en rien connaître la nature du mal et pourrait facilement s'appliquer à toutes les maladies de poitrine qui produisent rapidement la mort par asphyxie.

Serait-il donc impossible d'expliquer la suffocation dans des cas semblables par les congestions qui se font avec plus ou moins de rapidité dans le poumon ? l'accumulation du mucus ne pourrait, quoi qu'on ait dit, produire d'effet semblable, à moins qu'il n'existât chez le malade un concours de circonstances bien rares. Laennec tout en admettant cette dernière cause de mort dans le catarrhe suffocant, n'hésite pas à dire que cet accident final n'est point une maladie particulière; nous disons nous, que c'est le plus souvent une congestion sanguine. Bien que cet accident soit des plus communs, il ne paraît pas néanmoins avoir beaucoup appelé l'attention des pathologistes à une époque où cependant les organes du corps humain ont été l'objet de tant d'investigations minutieuses. Latour d'Orléans publia quelques faits intéressants sur ce sujet dans son Traité des hémorrhagies, imprimé en 1815. Toutefois, avant Laennec, personne n'avait donné une description complète de ces congestions. Depuis Hohnbaum déjà cité, MM. Bouillaud (2), Cruveilhier (3), Rousset (4), ont publié des recherches et des observations intéressantes sur le même sujet ; moi-même, j'insérai dans le tome XII des *Archives* (2me série), un Mémoire qui avait pour principal objet l'examen des caractères anatomiques et des causes de l'apoplexie pulmonaire, qui me paraissaient laisser quelque chose à désirer dans l'ouvrage de Laennec.

(1) Hohnbaum, sur l'apoplexie pulmonaire, (Journal complet des Sciences médicales. Tome XXXIV).

(2) Arch. générales de Méd. Novembre 1826.

(3) Dict. de Méd. et Chirurgie pratiques.

(4) Recherches sur les hémorrhagies.

J'ai besoin pour atteindre le but que je me suis proposé dans cette partie de mon ouvrage, d'établir d'abord que l'épanchement sanguin, qui constitue l'apoplexie pulmonaire, a le plus souvent une origine ancienne et qu'il n'est en réalité que la dernière période de funestes congestions qui se sont accrues peu à peu sous l'influence d'une cause physique permanente. J'ajouterai que si on méconnaît la lésion primitive au 1er degré, que si on néglige de remonter à son orgine, d'en combattre les effets lents et gradués, on s'expose à voir le malade succomber à l'épanchement qui succède brusquement à la congestion.

Je ne puis admettre avec Laennec que l'exhalation sanguine pure et simple soit la voie unique et suffisante par laquelle se fait l'épanchement sanguin apoplectique des poumons ; l'observation aussi bien que l'expérience clinique me semble prouver d'une manière incontestable l'intervention de diverses lésions anatomiques qui mettent obstacle à la circulation du sang et le font dévier et épancher hors de ses voies ordinaires. Telles sont celles qui caractérisent les maladies du cœur, le rétrécissement de ses orifices, l'insuffisance de ses valvules, l'hypertrophie de ses ventricules, de celui du côté droit surtout ; ce ventricule poussant alors le sang avec trop de violence à travers le poumon, frappe d'impuissance l'action des capillaires veineux, d'où un reflux qui ne fait qu'accroître l'immobilité des valvules sygmoïdes, quand elle existe : par conséquent, le sang n'est plus repris d'une manière normale pour être transmis à l'oreillette gauche. Il faut ajouter à ces obstacles du dehors, ceux qui ont leur siége dans le poumon même, comme les noyaux indurés, tuberculeux, produisant un effet analogue en déterminant un reflux du fluide sanguin, qu'ils ne peuvent admettre ; de là, une congestion, une surcharge, par suite un engorgement habituel, une plénitude des petits vaisseaux, qui amène à la longue une extravasation, une rupture, enfin la formation d'un foyer sanguin. L'examen attentif des observations recueillies par Bayle, Laennec, MM. Bouillaud, Cruveilhier, Rousset, prouve que les apoplexies pulmonaires surviennent particulièrement chez ceux qui sont atteints de maladies du cœur et déterminent des congestions pulmonaires habituelles. Les faits que nous allons rapporter mettent en évidence l'action des causes physiques et organiques dont nous venons de parler, en même temps qu'ils établissent que la terminaison des apoplexies pulmonaires se trouve presque toujours à une grande distance de leur origine.

Un homme âgé d'environ 60 ans, entra à l'hôpital Necker, dans les premiers jours de novembre 1837; il était atteint d'une maladie du cœur. Les battements de ce viscère étaient tremblottants, irréguliers; la région cardiaque rendait peu de son, les autres points de la poitrine, au contraire, étaient assez sonores ; mais la respiration faible, le râle muqueux, indiquaient une congestion dans les poumons. Le malade se plaignait souvent de points de côté douloureux qu'on enlevait avec des ventouses scarifiées; on le mettait ainsi à flot pour quelques jours.

Toutefois, l'irrégularité des battements du cœur et du pouls, ainsi que la faiblesse, allaient toujours en croissant ; les extrémités se réchauffaient difficilement et la respiration s'embarrassait de plus en plus; cet état fut encore aggravé par une hémoptysie abondante; il mourut le 23 novembre.

Ouverture du corps. — Cœur énorme, pesant environ 500 grammes, dilatation considérable du ventricule gauche, avec hypertrophie des parois et des piliers, épaississement des valvules mitrales et sygmoïdes, augmentation du diamètre de l'aorte, sans aucun point d'ossification. La crosse de cette artère se trouvait déplacée et portée en avant, tandis que le cœur était dévié à droite et tiré en bas.

Le côté droit contenait de la sérosité sanguinolente ; le poumon du même côté avait contracté des adhérences avec les côtes et le sternum et n'offrait aucune solution de continuité qui eût donné issue au sang épanché.

Toute la masse du tissu pulmonaire était énormément gonflée et infiltrée de sang ; le parenchyme regorgeait du même liquide, qui semblait en quelque sorte s'être identifié avec la substance de l'organe. Il était résulté de cette espèce de combinaison un tissu anormal ramolli, d'une couleur noire, et fournissant, quand on venait à le diviser, une sérosité sanguinolente. Cette couleur, au surplus, n'était pas uniforme ; il y avait des points plus ou moins circonscrits qui indiquaient un épanchement plus considérable, et une combinaison plus profonde du sang avec le parenchyme pulmonaire. On remarquait même dans le poumon gauche, bien moins affecté que le droit, un lobe (le supérieur) crépitant et gris, tandis que le moyen était congestionné, noir; l'altération y semblait portée au dernier degré, ce lobe ressemblait à un morceau de rate.

Un homme de 60 ans environ, vint de Montdidier à Paris, et

entra à l'hôpital Necker en décembre 1837, pour se faire traiter d'une rétention d'urine dont il était effectivement atteint ; mais il avait, en outre, une maladie du cœur, caractérisée par une grande extension dans les battements de cet organe, du bruit de soufflet, une enflure et une infiltration de la face et des extrémités inférieures.

Cet homme, du reste, supportait assez bien son état de maladie, prenait des aliments, etc. Je me proposais de le faire passer en chirurgie ; mais il fut pris de suffocation et d'accidents cérébraux trois jours après son entrée à l'hôpital et mourut très-promptement.

A l'ouverture du corps, on trouva un cœur énorme ; le ventricule gauche était hypertrophié et dilaté ; les valvules auriculo-ventriculaires étaient ossifiées, raides et peu mobiles, telles qu'on les observe dans la maladie dite *de Corrigan.*

A la partie du ventricule gauche qui correspondait à leur base, il y avait une ulcération fongueuse, à surface grisâtre, dont le fond était sanieux et les bords taillés à pic, etc. La paroi antérieure et interne était ossifiée ; le ventricule droit se trouvait aussi légèrement hypertrophié.

Les poumons, qui avaient acquis un grand volume, étaient remarquablement pénétrés et gorgés de sang noir, leur parenchyme se déchirait avec facilité sans laisser échapper beaucoup de liquide ; il était comme grenu et celluleux en tout point et partout ressemblant à celui de rate. Il n'y avait aucune crépitation ; aucune partie du poumon ne paraissait propre à la respiration, de sorte qu'il parut évident que ce malade avait succombé à une asphyxie déterminée par une congestion sanguine du poumon, à laquelle l'avait singulièrement prédisposé la *splénisation* chronique dont il était atteint.

Madame S..., âgée de 33 ans, ayant toute les apparences d'une belle constitution, avait été sujette dans son enfance à des rhumes fréquents et opiniâtres ; depuis quelques années elle avait à plusieurs reprises craché du sang ; du reste, elle était d'une fraîcheur remarquable et se livrait avec passion aux plaisirs du monde. Madame S... faisait peu d'attention à des douleurs de poitrine qu'elle éprouvait quelquefois, et qu'elle rapportait au cœur, ce qui faisait dire à sa mère qu'elle finirait par avoir un anévrisme, et qu'elle se repentirait de ne pas se soigner. Le 14 septembre 1836, étant allé chez madame S... pour voir sa belle sœur, à laquelle je donnais des soins, on me dit en entrant que cette dame venait de perdre connaissance, j'entrai précipitamment dans sa chambre, je trouvai la malade étendue sur son lit, ayant perdu l'usage des sens ; sa figure était pâle, son pouls presque insensible, ses pupilles dilatées et finalement elle se débattait contre la mort. J'ouvris la veine du bras sans pouvoir obtenir de sang ; j'appliquai des ventouses avec l'éther, des sinapismes; mais tout cela en vain, madame S... était déjà morte. La famille consternée d'un si fatal événement, demanda l'ouverture du corps qui fut pratiquée le lendemain.

La figure était très-pâle, mais il y avait de larges ecchymoses au dos et aux cuisses, le ventre était légèrement ballonné, la percussion de la poitrine indique de la matité du côté droit seulement, nous fûmes surpris du peu de capacité de cette cavité et du peu d'étendue qu'elle avait, surtout de bas en haut ; cette étroitesse semblait encore augmentée par le développement énorme des viscères abdominaux.

Le poumon droit était gorgé et infiltré de sang dans toutes ses parties; ce liquide ruisselait sous le scalpel qui divisait le parenchyme pulmonaire, lequel ressemblait parfaitement à une rate molle pleine de sang; à l'extérieur du lobe supérieur du poumon droit on remarque cinq ou six perforations dont deux communiquent entr'elles par un trajet fistuleux superficiciel d'environ 6 centimètres de long. Il y avait 180 grammes de sang épanché dans la cavité de la plèvre. Les deux poumons contenaient un assez grand nombre de tubercules miliaires. Le cœur était à l'état normal d'un petit volume et vide de sang; il n'y avait aucune autre lésion notable dans les deux autres cavités splanchniques.

Quoique madame S... ait été enlevée brusquement et ait succombé à une mort prompte, on ne peut pas dire qu'elle eût une maladie aiguë, puisque l'engorgement et les perforations pulmonaires étaient fort anciennes. Il en est de même de l'observation suivante insérée dans l'ouvrage de Laennec par son neveu, M. Laennec. Cette observation est d'ailleurs d'autant plus intéressante qu'elle offre une hypertrophie du cœur, cause probable de la congestion pulmonaire.

Lemagnan ancien militaire, âgé de 58 ans, avait séjourné à l'hôpital de la Clinique pour une dyspnée et une hypertrophie du cœur en juillet 1823. Cet homme rentra à l'hôpital en janvier 1824 pour être traité d'une hémoptysie. Ses crachats étaient visqueux et sanglants depuis environ quinze jours; il éprouvait à la gorge un picotement qui provoquait la toux. Le son était mat dans la partie postérieure de la poitrine, à droite il y avait aussi du râle crépitant, supérieurement un peu d'égophonie et un murmure respiratoire faible. Les battements du cœur étaient irréguliers, forts et fréquents. Le 12 janvier Laennec prescrivit une application de sangsues à l'épigastre, ensuite l'usage d'une potion stibiée avec 30 centigrammes d'émétique et 30 grammes de sirop de pavot, la potion stibiée fut continuée et tolérée jusqu'au 17. L'amélioration éprouvée par le malade était sensible et les crachats sanglants avaient entièrement disparu. Le 20 on prescrivit une potion gommeuse avec 75 centigrammes d'oxyde blanc d'antimoine.

Jusqu'au 27 le râle crépitant se rapproche de plus en plus du râle muqueux, mais retour de l'égophonie; son toujours mat à la partie postérieure du côté doit. On prescrit une tisane diurétique et l'on met le malade au quart d'aliments.

Le 28, recrudescence, état d'anxiété et de suffocation, orthopnée, crachats teints de sang, œdématie des membres abdominaux, impulsion du cœur plus forte que les jours précédents. Saignée, oxyde blanc d'antimoine; 2 soupes.

Le 29 et le 30 légère amélioration; nouvelle saignée pour combattre l'expectoration sanguine qui n'a point cédé.

Le 1er février, potion stibiée avec 30 centigrammes d'émétique et 30 grammes de sirop diacode; deux vomissements, deux selles. La dyspnée, l'expectoration sanguine et l'œdème ne font que s'accroître, et le malade succomba le 3 février: un an après l'apparition de l'hypertrophie du cœur et six semaines après l'invasion de l'hémoptysie.

A l'ouverture du corps, on trouva le poumon droit infiltré d'une sérosité abondante; au milieu de l'infiltration pâle de la partie antérieure, on remarquait des portions de parenchyme plus rouges, beaucoup plus denses, à surface grenue; à la partie postérieure, on trouvait un autre engorgement d'un rouge foncé, semblable à une portion de poumon hépatisé, et criant sous le scalpel qui le divisait.

Le poumon gauche nageait dans la sérosité, et offrait à son bord inférieur deux engorgements hémoptoïques de la grosseur d'une noix chaque, et parfaitement circoncrits au milieu d'un tissu simplement infiltré: l'un était rouge comme ceux du poumon droit; l'autre, entouré d'une auréole de sang caillé noir, d'une ligne de largeur, était d'un rouge jaunâtre. Le cœur égalait en volume trois fois le poing du sujet; il distendait énormément le péricarde. Le ventricule gauche, également vaste, avait cependant des parois d'un pouce d'épaisseur; la valvule mitrale était cartilagineuse et béante (1).

La preuve que cette maladie était déjà ancienne, c'est qu'on remarquait dans les poumons toutes les nuances de coloration que présentent les noyaux d'engorgement hémoptoïque à mesure que la résolution s'en opère; ils passent au rouge jaunâtre, et conservent, comme les ecchymoses de la peau, une auréole noirâtre qui devient jaunâtre à son tour, pour pâlir ensuite et se confondre insensiblement avec la couleur propre du tissu pulmonaire.

Madame T. de V., d'Orléans, d'une forte constitution, d'un tempérament sanguin, ayant habituellement un pouls fort et développé, le visage coloré, éprouvait même dans le meilleur état de santé de la soif et une certaine sécheresse de l'arrière-bouche. Quoique cette dame fût très-bien réglée, elle était sujette à des mouvements fluxionnaires hémorrhagiques de la poitrine, qui lui causaient une oppression suffocante, laquelle précédait de quelques instants une hémoptysie : aucun autre phénomène n'annonçait cet accident. La saignée le dissipait; aussi la malade y avait recours de temps en temps par précaution et au plus fort de son crachement de sang. Il y avait huit ans que cette dyspnée alarmante se renouvelait fréquemment, ainsi que l'hémoptysie qui en était la suite, lorsque madame T. de V. étant à la campagne, fut prise d'une nouvelle suffocation, elle ne put être secourue aussi promptement qu'à l'ordinaire. Un médecin mandé de la ville voisine lui pratiqua inutilement plusieurs saignées; elle succomba après dix heures de souffrances. On trouva dans la substance du poumon droit plusieurs poches remplies de sang, qui s'y était dirigé par plusieurs crevasses du parenchyme de cet organe tout abreuvé, d'ailleurs, de sang noir. Une grande quantité de ce liquide s'était épanché dans le côté par suite du déchirement manifeste de la surface du poumon; on crut même apercevoir dans les déchirures, des vaisseaux rompus. De plus, le poumon gauche était emphysémateux; les bronches regorgeaient d'un sang noir. Cette dame avait perdu deux sœurs de la même maladie (2).

(1) Traité de l'auscult. Tome I, page 473, 4e édit.
(2) Extr. de Latour. Ouv. cité. Tome I, page 220.

L'observation suivante insérée par M. Gendrin dans son ouvrage (1), prouve que des congestions hémorrhagiques, après s'être effectuées pendant longtemps sur un point, changent de lieu et deviennent funestes en affectant un organe essentiel à la vie; elle présente parfaitement exposés les caractères de la maladie dont il s'agit. Les altérations de tissu que l'autopsie y signale, attestent d'ailleurs l'ancienneté du mal. On voit enfin dans l'indication des symptômes que l'action du cœur n'était pas étrangère à l'hémoptysie.

Un menuisier âgé de 46 ans, d'une constitution vigoureuse, avait eu depuis son adolescence, jusqu'à l'âge de 42 ans, des épistaxis fréquentes, qui devenaient souvent si considérables, qu'elles le laissaient pendant huit ou dix jours dans un état de faiblesse tel qu'il pouvait à peine se livrer au travail. Depuis quatre ans il n'y avait plus eu d'épistaxis ; et depuis lors, le sujet était dans un état de santé florissant. En juin 1835, après quelques jours de céphalalgie continue, il fut pris entre les épaules et vers la région précordiale de douleurs profondes, gravatives, qui augmentaient par les mouvements. L'haleine devint en même temps courte et la respiration gênée. Cet accident alla croissant de jour en jour, au point que cet homme eut bientôt une oppression continue qui s'aggravait quand il était couché, et qui s'accompagnait de vives et fréquentes palpitations et de rares secousses de toux. Quinze jours après l'invasion de ces accidents, le malade, après une nuit fort agitée, expectora le matin quelques crachats sanglants. Il y avait à peine une heure qu'il avait quitté son lit, lorsqu'il rejeta, avec des secousses de toux répétées, environ un verre de sang pur, à peine mêlé de mucosités. Le soir, le même accident se répéta. Le lendemain, le sang se montra trois fois dans les crachats ; le troisième jour, il survint une expectoration de deux verres, environ, de sang pur, qui fit entrer le malade à l'hôpital. Dans la nuit, l'expectoration sanguine s'éleva à 5 onces de sang qui formait un caillot vermeil ; la toux et la dyspnée furent très-intenses. Le lendemain, cet homme avait la face colorée; il avait continué d'expectorer des crachats sanglants mêlés de mucosités ; il éprouvait dans le dos et sous le sternum une douleur gravative très-pénible, jointe à une dyspnée qui augmentait dans le décubitus ; le pouls était fréquent, la peau chaude. L'auscultation de la poitrine faisait entendre dans la fosse sous-épineuse droite et

(1) Ouv. cité. Tome I, page 638.

vers le milieu du poumon du même côté, un bruit de souffle tubaire, auquel était mêlé un râle muqueux humide à grosses bulles, et quelques bulles de râle crépitant. La percussion indiquait une demi-matité dans toute la partie moyenne du côté droit de la poitrine et de la fosse sus-épineuse, les battements du cœur étaient brusques et énergiques. Une large saignée fut pratiquée et réitérée le soir ; elle rendit la respiration plus facile, les palpitations moins fréquentes et moins pénibles ; cependant l'expectoration resta sanguinolente avec toux et douleur, etc. Cet homme était à l'hôpital depuis huit jours, lorsqu'il fut pris d'une péritonite promptement mortelle.

A l'ouverture du cadavre, les désordres qui caractérisaient la péritonite furent trouvés dans l'abdomen ; cinq ou six onces de sérosité étaient épanchés dans chaque plèvre et deux onces dans le péricarde. Au sommet du poumon droit et à son centre se trouvaient deux noyaux indurés par une infiltration sanguine et rigoureusement circonscrite ; l'un du volume d'un œuf de pigeon, l'autre d'un gros œuf de poule. Le tissu pulmonaire dans ces noyaux était noir, homogène, comme grenu ; il était manifestement ramolli ; il s'écrasait facilement entre les doigts, et laissait suinter une matière rougeâtre, épaisse, qui restait intacte sous un filet d'eau. Autour de ces noyaux le tissu était engoué, infiltré de sang rouge, violet, comme dans les engouements hypostatiques qui surviennent à la fin de toutes les maladies. La membrane muqueuse bronchique était tapissée d'un mucus rougeâtre visqueux dans les bronches qui aboutissent aux noyaux indurés et qu'on ne pouvait plus suivre au-delà de ceux qui avaient le volume d'une plume de corbeau. Toutes les ramifications de l'artère pulmonaire dans les masses durcies étaient obstruées par du sang coagulé.

Le fait suivant est à la fois un exemple de splénisation et d'apoplexie pulmonaire succédant à une ancienne congestion du poumon.

Seys, cordonnier, âgé de 76 ans, entra à l'hôpital Necker le 6 octobre 1847. Cet homme, qui était épuisé par les privations et par d'anciens services militaires, se plaint de douleurs assez obscures dans les membres inférieurs. Le peu de gravité de son état n'attira pas beaucoup notre attention, et il resta jusqu'au 28 octobre ne manifestant aucun autre symptôme grave. Depuis longtemps, il est vrai, cet homme avait un catarrhe chronique, et, vers la fin de ses jours,

Il expectorait des crachats assez abondants et tout-à-fait caractéristiques de cette maladie.

Le 29 octobre au matin, il rendit par la bouche, et sans aucun effort, une matière sanguinolente épaisse et un peu noirâtre. Il mourut quelques heures après, et voici ce que nous trouvâmes à l'autopsie :

Autopsie faite le 30 octobre à dix heures du matin.

Le cœur ne présente rien d'anormal, ni dans son volume, ni dans sa dureté, ni dans son épaisseur. Les valvules sont saines. Pas de caillots dans les cavités.

Les bronches poursuivies assez loin dans leur dissection offrent à notre examen une couleur rouge-foncée; la muqueuse est ramollie, très-injectée. Elles contiennent dans leur intérieur une matière noirâtre tirant un peu sur le brun et assez abondante, surtout dans les bronches du côté droit. Les cavités des plèvres sont saines.

Le poumon gauche est plus volumineux que dans l'état normal; il est d'un noir foncé. Incisé, il laisse échapper un liquide spumeux, rouge, d'une odeur fétide; à sa partie inférieure, le parenchyme est mou, friable, se déchirant à la simple pression et converti en une matière brune très-foncée, réduite en bouillie très-infecte, au centre de laquelle se trouve un caillot rougeâtre de deux centimètres à peu près de long, et logé dans une petite cavité de laquelle il peut facilement être retiré. Ce caillot n'est pas organisé, et ne semble être formé que par la coagulation du sang.

Le poumon droit est moins lourd, moins volumineux et offre à peu près ses dimensions normales; seulement il est mou et se déchire à la pression, mais moins facilement que celui du côté gauche. Il est très-infiltré d'un liquide sanguinolent et spumeux. Il ne présente point de trace de foyer sanguin. Les autres organes sont sains.

Les congestions pulmonaires et les hémorrhagies interstitielles du poumon sont rarement des affections primitives et aiguës : elles paraissent être presque toujours le résultat des embarras de la circulation suscités par les maladies du cœur, des gros vaisseaux ou d'autres causes physiques qui apportent un obstacle à la petite circulation pulmonaire. Sans doute, comme dans le cas rapporté par M. Gendrin, elles se compliquent parfois de pneumonie, d'épanchement pleurétique, de bronchite, d'œdème, etc., qui agissent autrement que les causes mécaniques; mais nous croyons néanmoins que celles-ci suffisent pour produire des congestions mortelles. Presque toujours, aussi, les terminaisons brusques de ces états fluxionnaires par des coups de sang dans le poumon, et l'hémoptysie qui s'en suit, sont des périodes ultimes d'une congestion habituelle qui dure depuis longtemps ; de là, l'existence de deux sortes de phénomènes : les uns qui caractérisent l'afflux sanglant plus ou moins lent qui se fait dans le poumon, les autres qui dénotent l'accroissement subit et trop souvent fatal de cette même fluxion, les ruptures ou extravasations sanguines et les déchirements qui peuvent en être le résultat.

Dans le premier cas, ce sont presque toujours des douleurs plus ou moins sourdes ou gravatives de la poitrine, de la toux, de la dyspnée, de la chaleur, de la titillation des bronches dont se plaignent les malades ; ils ne tardent pas à rendre des crachats sanglants. Ces symptômes restent plus ou moins longtems stationnaires, reviennent par accès avec ou sans mouvement fébrile, un peu de dureté et de fréquence du pouls et de chaleur cutanée. Que si pendant cet intervalle plus ou moins long on vient à percuter et à ausculter la poitrine, on ne trouve souvent rien d'anormal quand les noyaux ou foyers de congestion sont peu considérables et situés au centre ou à la base du poumon ; si, au contraire, ils sont nombreux, plus considérables et plus superficiels, on obtient un son mat plus ou moins circonscrit ; on constate aussi dans ce dernier cas l'absence de la respiration, du râle muqueux humide à grosses bulles, du râle crépitant à la périphérie du noyau congestionné ou induré. Ce râle crépitant, dit Laennec, a toujours lieu au début de la maladie ; mais plus tard il cesse de se faire entendre. Il est rare que ce petit nombre de phénomènes n'existent pas avec de légères variantes toutes les fois que les poumons sont le siége de congestions avec ou sans noyaux indurés ; et si des hommes habiles ne les ont pas rencontrés, c'est qu'il existait dans les organes malades un grand nombre de portions pulmonaires infiltrées de sang, qui produisaient une matité considérable ou une respiration plus ou moins bronchique au lieu de râles muqueux, sous-crépitants. La dernière et seconde période de l'hémorrhagie pulmonaire est l'exsudation du sang par les bronches, immédiatement précédée de l'exagération de tous les phénomènes constatés par l'auscultation, et d'une augmentation considérable de la dyspnée ; à cela il faut joindre la pâleur de la figure quand le malade a perdu beaucoup de sang, le refroidissement des extrémités, la petitesse et la fréquence du pouls, quelquefois la syncope. Dans la dernière période, l'absence du son étant complète ne peut laisser aucun doute sur la nature de la maladie, et ne permettrait, comme le fait observer Laennec, de ne la confondre qu'avec la pneumonie, et dans ce cas encore, faudrait-il que l'expectoration sanguine fût peu abondante ; on peut de plus, pour éviter l'erreur, invoquer la différence des symptômes locaux et généraux de ces deux affections.

La marche de la maladie qui nous occupe est paroxistique, c'est-à-dire qu'elle revient par accès accompagnés du plus ou moins grand nombre des phénomènes indiqués plus haut, et qu'elle finit presque toujours par une asphyxie due à l'infiltration du sang dans le parenchyme du poumon, ou par syncope, suite de l'hémorrhagie. Sa durée est variable et n'est jamais moins d'environ deux mois.

Dans l'état pathologique que nous appelons *splénisation*, les poumons sont gorgés et comme infiltrés de sang ou de mucosités sanguinolentes ; le parenchyme est spongieux et presque toujours ramolli, il se déchire facilement, mais n'offre aucune partie indurée ou hépatisée. Soumis à des lavages successifs, il ne paraît nullement altéré. Les cellules pulmonaires ne semblent avoir été que dilatées, et le sang s'y est lentement accumulé par l'effet d'une cause mécanique persistante.

Les altérations de tissu propres aux congestions et aux apoplexies pulmonaires longuement et pour ainsi dire surabondamment décrites par Laennec, nous paraissent avoir été très-bien résumées par MM. Rilliet et Barthez dans leur *Traité des Maladies des Enfants* (1). Dans un premier degré les noyaux apoplectiques d'une couleur rouge foncé, conservent encore l'apparence vésiculaire ; le tissu n'est pas friable et il surnage le liquide dans lequel on le plonge après l'avoir complétement isolé. La trame pulmonaire n'est pas détruite, le tissu vésiculaire ou intervésiculaire est seul rempli par le sang. A un degré plus avancé, les noyaux, plus fermes sous le doigt, sont remarquablement friables, surnagent encore ; la plus légère pression les pénètre de part en part et les convertit en un détritus noirâtre, sanglant, dans lequel il est impossible de retrouver le tissu pulmonaire. D'autres fois le sang épanché a évidemment rompu la trame organique du poumon, et en pressant le

(1) Tome II, page 12.

noyau apoplectique il ne reste plus entre les doigts que des débris filamenteux, dernières traces du tissu pulmonaire. Enfin, dans le dernier degré de congestion, le parenchyme pulmonaire est complétement détruit et la partie du poumon congestionné est convertie en une véritable cavité plus ou moins remplie d'une bouillie sanguinolente. Ces altérations peuvent se rapprocher plus ou moins de la pneumonie; la surface des incisions pratiquées dans le tissu malade est quelquefois granulée comme dans l'hépatisation ; mais l'aspect de ces deux altérations est tout-à-fait différent. Dans l'hépatisation de la pneumonie au second degré, la couleur vermeille du tissu cellulaire enflammé laisse distinguer les taches noires pulmonaires, les vaisseaux et les légères intersections celluleuses qui séparent les lobules du poumon. Dans l'engorgement appelé hémoptoïque par Laënnec, la partie endurcie présente un aspect tout-à-fait homogène, et sa couleur presque noire ou d'un beau rouge très-foncé ne permet de distinguer autre chose de la texture naturelle du poumon, que les bronches et les plus gros vaisseaux, dont les tuniques ont même perdu leur couleur blanche et sont imbibées de sang. Les veines sont quelquefois pleines d'un sang fortement concrété à demi-sec. Si l'on racle avec le scalpel la surface des incisions, on en tire un peu de sang très-noir et à demi-coagulé, mais en beaucoup moindre quantité que la sérosité sanguinolente qui suinte d'un poumon hépatisé au second degré, etc. Le nombre de noyaux congestionnés dans le poumon est très-variable ; ils se rencontrent le plus ordinairement vers le centre du lobe inférieur ou à la partie postérieure et moyenne du poumon. Il est facile de distinguer ces congestions des engorgements sanguins cadavériques. L'engorgement cadavérique, selon la remarque de Laennec, est toujours très-humide et mêlé de beaucoup de sérosité qui ruisselle sous le scalpel; il n'est jamais circonscrit; il est plus fort dans les parties déclives du poumon et diminue graduellement de bas en haut; il y a encore de la crépitation, et les surfaces incisées ne sont point granulées. En pressant sous un courant d'eau une portion de parenchyme simplement infiltrée on exprime tout le sang qui y est contenu et on ramène le parenchyme à l'état où la compression le réduit dans certains épanchements pleurétiques. Le noyau congestionné, au contraire, est parfaitement circonscrit, dense, d'un rouge noirâtre ; sa surface est souvent granulée, à peine humectée de sérosité ; il pâlit par le lavage, mais ne change pas de consistance.

Laennec admet que les plus fortes congestions pulmonaires peuvent se résoudre, et il lui paraît probable que dans ces cas l'engorgement sanguin passe successivement du rouge noir au brun et au rouge pâle ; qu'à mesure que la rougeur pâlit, la partie engorgée perd de sa texture granulée et de sa densité. Le rétablissement de certains malades qui ont eu des hémoptysies considérables et répétées vient à l'appui de l'opinion de Laennec. Mais quand ces congestions ne parviennent pas à la résolution, ou ne sont point absorbées, les foyers sanguins sont-ils susceptibles de disparaître par un mécanisme ou un travail analogue à celui qui a lieu dans le cerveau des apoplectiques, où le sang épanché finit par disparaître entièrement et est remplacé par des cicatrices jaunâtres décrites par les auteurs? Cette terminaison des congestions pulmonaires, réunies en foyer par l'intermédiaire de fausses membranes enkystées, a été admise comme très-probable par M. Cruveilhier (1). M. Laennec, éditeur de la 3e édition du *Traité de l'auscultation*, a adopté avec empressement cette idée, d'ailleurs fort ingénieuse, mais qui n'est pas suffisamment démontrée par les faits. Pourtant on comprend qu'ils seraient bien nécessaires, car il n'y a ni analogie de tissu et de composition, ni analogie de fonctions entre le cerveau et le poumon. M. Bouillaud a émis aussi cette opinion, en se fondant d'ailleurs sur un fait, selon nous, peu concluant et le seul que nous connaissions ; il admet donc la formation des kystes et même leur transformation en mélanose (2). Un autre médecin, dans un essai inaugural, regarde aussi comme possible la formation des kystes ; néanmoins, il ajoute qu'on n'a jamais trouvé de fausses membranes développées autour des foyers sanguins des poumons, comme cela est arrivé si souvent à ceux qui se sont livrés à des recherches anatomiques sur l'apoplexie cérébrale. Chose singulière, ce médecin, par une sorte de contradiction, semble croire que les cicatrices qu'on rencontre souvent au sommet des poumons pourraient bien être le résultat de foyers apoplectiques résorbés (3). Aujourd'hui la plus simple réflexion, appuyée de recherches anatomiques, suffit pour convaincre que ces cicatrices sont dues à des cavités tuberculeuses comblées par la cicatrisation. Quant à nous, quoique nous ayons dirigé notre attention sur ce point, nous déclarons n'avoir jamais trouvé dans le poumon que des

(1) Dict. de Méd. et de Chir. prat. Art. apoplexie.
(2) Arch. gén. de Méd. 1826. — 104.
(3) Rousset. Recherches sur les hémorrhagies. 1827.

kystes accidentels qui n'étaient chargés d'aucune fonction absorbante; nous n'y avons jamais observé de cicatrices jaunâtres qui indiquent la résorption du sang; de plus, les foyers hémorrhagiques des poumons qui ne se résorbent pas nous ont paru quelquefois déterminer des lésions consécutives très-graves, comme la gangrène du poumon, etc. Ajoutons enfin qu'aucun de ces kystes absorbants n'a été trouvé dans le foie, dans les reins, la rate et autres viscères splanchniques; ils semblent particuliers à l'encéphale. Le foyer hémorrhagique, lentement formé dans le poumon, peut se vider dans la cavité de la plèvre par une ouverture accidentelle, et faire périr rapidement le malade par suite de la compression. C'est ainsi que succomba Fortassin, dont Corvisart rapporte l'histoire dans le Traité de la percussion d'Avenbrugger; le même accident enleva Mahon, traducteur de Stoll et professeur de médecine légale à l'École de Médecine de Paris (Journal de Corvisart, tome LX). Hohnbaum, cité plus haut, rapporte un cas de cette nature. Les transactions médicales de Dublin, pour 1830, en contiennent un semblable. Enfin le *Journal de Médecine et de Chirurgie* d'Édimbourg (janvier 1845) rapporte l'observation d'une femme de 37 ans qui, à la suite d'un coup violent reçu sur le côté, fut atteinte de congestion pulmonaire et consécutivement d'un épanchement sanguin du côté droit, et à laquelle le docteur Paterson pratiqua sans succès la paracentèse du thorax. A l'ouverture du corps, on trouva six pintes de sérosité sanguinolente dans le côté droit, et inférieurement un caillot considérable recouvert de lambeaux membraniformes. Le poumon du même côté, ainsi que la plèvre, étaient tapissés de fausses membranes; à la partie inférieure du poumon existait une tumeur de la grosseur d'un œuf de pigeon recouverte aussi de fausses membranes; elle était mamelonnée, et on remarquait sur un de ces mamelons une ouverture bouchée par un caillot et qui conduisait dans une cavité remplie d'autres caillots sanguins noirâtres. L'intérieur de cette cavité ressemblait à celui de tous les foyers apoplectiques qui se forment souvent dans le poumon.

Les congestions pulmonaires, surtout celles qui sont le résultat de lésions organiques du cœur et d'autres causes physiques et mécaniques, se forment lentement et s'accroissent plus lentement encore. Beaucoup d'individus affectés d'hypertrophies du cœur ont, pendant un grand nombre d'années, une injection sanguine partielle des poumons, ainsi qu'on peut s'en assurer par l'auscultation et la percussion. Quand ces congestions s'accroissent beaucoup ou se réunissent en foyer par suite d'un véritable épanchement de sang, le danger devient imminent; s'il ne survient pas une prompte résolution, le malade peut être enlevé par une apoplexie pulmonaire ou par une gangrène ou un abcès des poumons, comme nous avons eu occasion de l'observer plusieurs fois (V. *Gangrène du poumon*). Le sang ne s'accumulant dans le poumon que par des causes capables de donner plus d'activité à la circulation ou par des déviations hémorrhagiques, rarement ces congestions ont-elles une cause intermittente ou paroxistique. Elles surviennent, s'accroissent moins souvent que les hémoptysies par l'effet de causes morales ou affectives.

Les saignées sont les moyens les plus propres à prévenir et à guérir les congestions pulmonaires; il ne faut pas craindre de les répéter quand la force des sujets le permet; des dérivatifs énergiques sont de puissants moyens de révulsion qui peuvent détourner les fluxions sanguines, quand les organes malades ont été dégorgés. Aussi, après avoir tiré du sang aux malades, nous n'hésitons pas à leur faire appliquer des sinapismes, des vésicatoires, des cautères. On comprend aussi que si l'hémorrhagie devient considérable et menace les jours du malade, il faut en diminuer l'intensité par l'emploi d'agents astringents, comme l'extrait de ratanhia, les compositions où entrent le tannin, la gomme kino, l'alun, les conserves astringentes, les boissons froides accidulées, les applications de glace, etc. Quand il existe une hypertrophie du cœur, une diète légère, le repos absolu, de petites saignées, soit par la lancette, soit par les sangsues, sont des moyens propres à diminuer à la fois l'hypersarcose du cœur et l'afflux du sang au poumon. L'emploi de la digitale pourprée a été aussi très-utile dans des cas semblables. Il est facile de comprendre, d'ailleurs, qu'il faut éviter avec soin tout ce qui peut accélérer la circulation et la respiration, comme les travaux pénibles, les courses fatigantes, l'exercice sur des voies ascendantes, les émotions vives qui ne manquent jamais d'accélérer les battements du cœur et de faire passer plus de sang par les poumons.

TROISIÈME PARTIE.

ASTHME (1).

CHAPITRE PREMIER.

DÉFINITION, ESQUISSE HISTORIQUE.

L'asthme est une affection apyrétique qui a pour principal caractère une grande difficulté de respirer, une sorte de spasme convulsif des muscles respirateurs. Elle doit être classée parmi les névroses, et son point de départ est probablement une lésion profonde des nerfs pulmonaires, qui provoque entre autres phénomènes la contraction spasmodique des expansions musculaires bronchiques, siége présumable de cette maladie. Telle était déjà, au reste, l'opinion de Cullen bien avant que Reisseissen eût découvert ou décrit l'appareil musculaire des bronches. La cause prochaine de l'asthme, dit ce grand nosologiste, est une affection spasmodique des fibres musculaires des bronches, qui empêche la dilatation des parties, etc. Toute dyspnée rémittente ou même intermittente déterminée par une lésion cérébrale, spinale, un anévrisme du cœur, un état emphysémateux ou de toute autre cause, n'est, à notre avis, qu'une affection symptomatique différente de la maladie qui nous occupe.

Des auteurs fort anciens, *Galien*, *Celse*, *Paul d'Égine*, ont traité assez longuement des différentes espèces d'asthme. Arrétée en donne même une assez juste idée dans les lignes suivantes : *Dans le commencement*, inertie, lenteur dans les travaux ordinaires, respiration difficile à la moindre course, enrouement, toux, éruption de flatuosités par le haut, etc. *Dans le progrès*, rougeur des joues, yeux saillants, respiration stertoreuse durant la veille et bien plus

(1) Ἄσθμα, *grec.* Suspirium, anhelatio, dyspnea, asthma chronicum, asthma convulsivum, spasticum, pneusis asthma, *Lat.* Asthma difficulty of breathing, *Ang.*

encore durant le sommeil; son confus de la voix, désir de respirer un air froid et de se promener au dehors. *Dans le déclin*, toux moindre, expectoration plus facile, voix plus claire et plus sonore; sommeil plus prolongé. *Cœlius Aurelianus* a aussi parfaitement exposé les symptômes de cette maladie comme il l'a fait pour tant d'autres affections chroniques (1).

Les Arabes et à leur tête *Arvicenne*, *Rivière*, *Hoffmann*, en parlant de l'asthme se sont aussi accordés, comme leurs devanciers, à placer le siége de cette maladie dans les bronches. Willis (pathologie du cerveau) nous semble être le premier qui ait attribué les antécédents de l'asthme aux contractions spasmodiques des bronches qu'il place toutefois sous la dépendance d'une action nerveuse anormale.

Le Traité de Floyer (2) sur l'asthme, maladie que l'auteur connaissait très-bien, puisqu'il était lui-même asthmatique, est pourtant une espèce de macédoine, où cet auteur a consigné tout ce qu'il avait lu sur cette maladie. Cette compilation dépourvue de critique est un ouvrage purement historique, qui semble fait pour montrer la distance qu'il y a entre un compilateur peu judicieux et un esprit éclairé et sévère. Ce livre précise en même temps le point d'où il faut partir, pour étudier les travaux qui ont enregistré quelques progrès véritables et ont commencé à nous éclairer sur les causes, la nature et la curation de cette maladie. Des connaissances un peu plus positives commencent à poindre dans les dissertations de *Hoffmann*, de *Platner* (3), de *Vogel* (4), d'*Albertini* (5). On y voit signalées diverses maladies du poumon et du cœur comme pouvant produire des espèces d'asthme ou de dyspnée tout-à-fait symptomatiques. Ce point si important de la maladie qui nous occupe, a été traité plus tard par M. Rostan (6), mais envisagé sous un autre point de vue que celui de l'étiologie. Cet auteur ne se contenta pas en effet de signaler les lésions du cœur comme cause de l'asthme, il prétendit qu'elles constituaient à elles seules l'affection tout entière. Cette opinion fut très-controversée dans divers ouvrages périodiques du temps, où les idées de M. *Rostan* furent très-

(1) Morb. Chronic. Lib. III, page 429. Éd. Amman.
(2) Traité de l'asthme, trad. de l'anglais. 1761.
(3) De asthmate sanguinis. 1737.
(4) Observationes binæ de asthmate singulari. 1773.
(5) Mém. de l'Acad. des Sciences de Bologne. 1773.
(6) Nouveau journal de Médecine. Septembre 1818.

combattues; il dut paraître impossible, en effet, de trouver, comme nous le dirons ailleurs, les signes pathognomoniques de l'asthme dans les divers accidents propres aux maladies du cœur. Bien avant cette époque, Borsieri dans ses Institutions de Médecine pratique, avait déjà simplifié la doctrine de l'asthme en n'admettant que deux variétés (l'asthme humide ou catarrhal et le sec ou convulsif), et en rejetant les variétés purement symptomatiques.

L'ouvrage anglais de Robert Brée traduit par Ducamp est un livre peu précis et peu méthodique où l'on parle un peu de tout à l'occasion de l'asthme, néanmoins il renferme, indépendamment d'une analyse des travaux antérieurs sur cette maladie, beaucoup de remarques judicieuses.

Des travaux plus récents, l'ouvrage de Laennec même, ont peu ajouté à nos connaissances sur cette maladie; la longue et remarquable discussion de cet auteur sur les forces actives et contractiles du poumon, des bronches et même des cellules pulmonaires n'ont pas beaucoup avancé la science. L'auteur lui-même vient à l'appui de cette opinion en faisant remarquer qu'il est impossible d'éclairer par l'anatomie pathologique l'importante théorie des contractions spasmodiques des parties lésées, attendu qu'une attaque d'asthme purement nerveux ou convulsif donne rarement la mort. Il ne pourrait d'ailleurs jamais la déterminer sans produire des congestions sanguines et d'autres effets résultant des troubles de la respiration et de la circulation, dans lesquels des esprits prévenus iraient chercher la cause de la maladie, en les supposant antérieurs à la dyspnée qui caractérise l'asthme. Il faut préférer peut-être aux écrits dont nous venons de parler, les recherches bien moins étendues publiées dans divers recueils et particulièrement le Mémoire de M. Lefèvre qui, comme Floyer, était affecté d'asthme, et l'a décrit en observateur exact et judicieux.

La gazette des Hôpitaux du 25 mai 1843 contient quelques considérations exprimant l'opinion d'un médecin très-habile et très-ingénieux dans ses théories; l'objet principal de ce travail est de simplifier encore l'étude de l'asthme puisqu'il rapporte cette maladie à la seule bronchite capillaire, et que, d'après les idées émises par l'auteur, la théorie de l'asthme n'aurait besoin ni de l'intervention du système nerveux ni de celles des contractions de la membrane musculaire des bronches si longuement développées par Laennec. Il n'y aurait d'après cela entre l'étiologie de la bronchite ordinaire et celle de l'asthme, d'autre différence que celle qui résulte du degré d'oblitération des conduits aériens par le mucus de l'inflammation bronchique.

CHAPITRE II.

VARIÉTÉS, SIÉGE, NATURE ET THÉORIE DE L'ASTHME.

Rien de plus naturel au premier abord que la distinction de l'asthme en deux espèces admises par plusieurs auteurs de notre temps : l'une appelée essentielle et qui ne laisse après elle aucunes lésions organiques qu'on puisse rapporter à la maladie, l'autre symptomatique qui se rattache manifestement à des lésions du cœur, des poumons, des bronches ou du thymus (1).

Mais en y réfléchissant, on s'aperçoit que la seconde espèce n'est qu'une collection de phénomènes, qu'un groupe de symptômes qui n'ont aucune existence radicale; en sorte que si l'on veut rigoureusement écarter les dyspnées spasmodiques propres à certaines maladies du cœur et du poumon, on se voit forcé de n'admettre qu'une seule espèce d'asthme, qu'on nommera essentiel, nerveux, spasmodique ; pareillement on ne doit tenir compte que pour mémoire des variétés d'asthme sec, humide, etc., qui figurent dans un des livres les plus remarquables de notre époque (2). Il importe peu en effet au praticien, et il est même tout-à-fait contraire aux principes de la nosologie d'établir des variétés fondées sur des caractères aussi secondaires que ceux tirés de l'expectoration, par exemple. Pour nous donc, l'asthme est un ; ses symptômes seuls sont variables et nombreux comme ses causes sont diverses : il importe sans doute beaucoup de connaître, d'apprécier les uns et les autres, mais nullement d'en faire le point de départ de plusieurs variétés qui fatiguent l'esprit de détails et de distinctions, et l'empêchent d'embrasser d'un seul coup d'œil l'histoire d'une maladie.

L'abus de l'analyse qui conduit à la multiplicité des distinctions est de l'enfance de l'art; la convergence et le rapprochement des signes, la généralisation des divers phénomènes, dépendant d'une

(1) Nous ne ferons qu'indiquer ici l'asthme thymique décrit par les médecins allemands, et auquel M. Valleix a consacré un article dans son Manuel du Médecin praticien. Cette affection, que nous n'avons point observée, n'est d'ailleurs qu'une maladie aiguë de l'enfance.

(2) Laennec, Trait. de l'auscultation, etc.

affection, indiquent au contraire les progrès de la science et une marche progressive. L'excès dans lequel on était tombé en décrivant sous le nom d'asthme un grand nombre de difficultés de respirer devait conduire à un excès contraire. Aussi de vingt-neuf espèces d'asthme décrites par Sauvage, dans sa nosologie, aucune n'a échappé à la hache des anatomopathologistes. On est venu au point de soutenir que l'asthme n'était autre chose qu'un composé fortuit d'accidents inhérents aux maladies du cœur. Il se peut sans doute qu'on ait souvent pris pour asthmatiques des vieillards qui depuis de longues années éprouvaient des difficultés de respirer, dépendantes de diverses formes d'anévrisme du cœur; mais la première chose qu'il aurait fallu examiner, auparavant de mettre la dyspnée sur le compte d'une affection du cœur, était la question de savoir si la dilatation de ce viscère ne provenait pas de la gêne de la respiration et du trouble qu'elle avait pu susciter pendant longues années dans l'appareil circulatoire. Il aurait fallu encore interroger avec beaucoup de soin les malades pour savoir si la gêne de la respiration occasionnée par quelque lésion du poumon n'avait pas précédé celle de la circulation, etc. Ainsi donc, les précautions les plus simples ont été omises par ceux qui se proposaient d'exclure des cadres nosologiques une maladie des plus graves, des mieux constatées par de grands nosographes (Arrétée, Cœlius Aurelianus, Cullen), ou bien encore qui voulaient la remplacer par un composé de symptômes propres aux maladies du cœur; il n'y a pas ici rectification, substitution de maladie à une autre, réparation d'une erreur de diagnostic commise, mais une opération abusive de l'esprit, par laquelle on réunit un certain nombre de symptômes pour en composer une affection primitive.

Faut-il considérer l'asthme comme une affection nerveuse? Une des principales preuves qu'on puisse donner en faveur de cette opinion, c'est que des symptômes analogues à ceux de cette maladie se manifestent à la suite de la section ou de la ligature des nerfs pneumo-gastriques, qu'elle peut être le résultat d'une lésion de la moëlle épinière, de la compression du cerveau, qu'elle revient par accès comme les névroses, etc. D'un autre côté, si le praticien applique son oreille sur la poitrine d'un homme en proie à un accès d'asthme, s'il n'entend que des râles sibilants très-intenses, sans lésions notables des fonctions du cœur; si les parois de la poitrine s'élèvent et s'abaissent d'une manière convulsive avec un sifflement notable de l'inspiration ; si en percutant le thorax il le trouve sonore, si enfin, après la cessation de l'accès il ne reste aucune lésion particulière : à ces traits ne doit-on pas reconnaître un asthme et éloigner l'idée d'une affection du cœur et même d'une bronchite quand on ne perçoit aucune espèce de râle, ni chaleur, ni fièvre?

De ce que l'on a trouvé à l'ouverture des corps de certains asthmatiques, comme cela nous est arrivé à nous-même, des traces de congestion, d'inflammation dans les bronches et dans les poumons, des lésions emphysémateuses et cardiaques, etc. ; faudrait-il en conclure que les nerfs ne sont pas primitivement lésés dans cette maladie, ou bien ne le sont que secondairement? Non, sans doute ; car de même que la ligature ou la section des nerfs pneumo-gastriques faites par *Legallois*, *Brachet*, *Magendie*, *Dupuy*, *Dupuytren*, prouvent que la lésion profonde ou la destruction des nerfs qui président à la respiration, déterminent des accidents presque semblables à ceux qui caractérisent l'asthme ; de même aussi bien d'autres causes moins directes peuvent concourir à produire cette maladie, et à en faire singulièrement varier les symptômes, sans qu'on puisse toucher du doigt la lésion nerveuse. Supposons, par exemple, les bronches rétrécies, oblitéreés soit par le gonflement inflammatoire de la membrane muqueuse, soit par les contractions anormales des fibres musculaires bronchiques, l'anxiété qui en résulte réagit singulièrement sur les nerfs de l'appareil pulmonaire, peut hâter le retour de l'accès d'asthme et lui donner une physionomie particulière ; mais à cause de cela, la maladie est-elle exclusivement d'origine inflammatoire ou convulsive? Pas davantage, à notre avis. La maladie reste toujours avec ses caractères primitifs d'affection nerveuse, et la coexistence de l'inflammation bronchique modifie, mais n'engendre pas les accès ; ce qui le prouve, c'est que l'accès passé, la bronchite n'a plus le même caractère, revient à son type primitif, et peut durer longtemps encore sans être troublée par le retour de l'affection asthmatique qui lui donne en apparence la forme rémittente ou intermittente.

Georget voulait qu'on recherchât la cause prochaine de l'asthme dans le cerveau et la moëlle épinière et non dans le cœur et le poumon ; selon cet auteur ingénieux, les symptômes nerveux qui dominent dans cette maladie permettent de penser qu'elle a son point de départ dans le système nerveux, et que l'ébranlement primitif ne tarde pas à se transmettre aux agents musculaires de l'appareil pulmonaire et du thorax, comme il se communique aux muscles de la vie animale dans les cas d'hystérie et d'épilepsie. Cette conclusion, où nous conduit le raisonnement, peut être cependant combattue par les considérations exposées dans le paragraphe suivant.

La théorie de l'asthme a été l'objet de tant d'écrits; on a émis à ce sujet des opinions si diverses, que nous croyons devoir y insister encore au risque de tomber dans quelques redites. C'est comme on l'a vu, une idée déjà ancienne que l'asthme consistait dans un état de spasme des fibres musculaires qui entrent dans la structure des conduits aériens; développée par *Cullen*, *Willis*, *Hoffmann*, cette théorie a déjà été adoptée dans ces derniers temps par Laennec qui est entré à cet égard dans des développements ingénieux (1), et nous l'avons nous-même adoptée dans quelques considérations sur l'asthme, autrefois insérées dans les Archives générales de Médecine (2). Mais la contraction spasmodique des bronches a été diversement expliquée. Les uns ont cru qu'elle pouvait résulter de toutes les causes qui agissent d'une manière directe et indirecte sur la membrane muqueuse; d'autres ont pensé qu'elle était déterminée par une irritation ou un état de phlegmasie chronique de cette même membrane. Nous avons beaucoup de tendance à admettre cette dernière explication pour certains cas, en réfléchissant au grand rôle que joue la membrane muqueuse qui tapisse les voies respiratoires. En effet, selon que cette expansion membraneuse est lésée, de telle ou telle sorte, la lésion donne lieu à des phénomènes si divers qu'il en peut résulter, tantôt une toux convulsive qu'on appelle coqueluche, tantôt une angine couenneuse ou pseudo-membraneuse connue sous le nom de croup, d'autres fois des inflammations ulcéreuses telles que l'angine trachéale, la phthisie laryngée, etc. Ajoutons enfin, avec M. Lefèvre (3), que des particules irritantes, solides, gazeuses, les variations de la transpiration, etc., provoquent l'accès d'asthme comme la bronchite; qu'on trouve après la mort la muqueuse phlogosée, etc.

Le système nerveux ne peut dans aucun cas être étranger au développement de l'asthme; il est présumable même qu'il a une grande part au retour des accès; aussi Pinel admettait-il cette maladie au nombre des névroses de la respiration. Selon Laennec, les accès

(1) Traité de l'auscult. Tome II, page 374 et suivantes.
(2) Archiv. de Méd. Tome IX.
(3) Mém. cité.

d'asthme dus à des causes diverses réunies, le sont plus souvent à une perversion de l'influence nerveuse.

Toutefois l'analyse attentive des symptômes prouve que les contractions bronchiques, qu'elle qu'en soit la cause, sont les phénomènes les plus évidents et les plus faciles à démontrer. Ainsi, la suppression des crachats, leur couleur noire produite par la sécrétion des glandes bronchiques, et jusqu'à leur aspect vermiforme, ne se déduisent-ils pas naturellement de la contraction des bronches. Ajoutons, en passant, que l'action si énergiquement expulsive des conduits aériens dans l'expectoration, ne peut guère s'expliquer que par le concours d'agents musculaires très-puissants.

Cette théorie exclut naturellement celle qui attribuait l'asthme à des lésions organiques du cœur. D'ailleurs cette manière de voir n'a pu résister aux nombreuses objections qu'on lui a faites. Voici la principale : l'asthme est périodique, intermittent ; l'anévrisme du cœur au contraire est une affection paroxistique. L'asthme diminue par les progrès de l'âge et guérit ; les anévrismes ne font qu'accroître indéfiniment et ne guérissent jamais ; des asthmatiques ont succombé sans qu'on ait rencontré à l'ouverture de leur corps de lésions prononcées du cœur ; la percussion et surtout l'auscultation donnent d'ailleurs des résultats différents dans l'un et l'autre cas ; le râle des poumons chez des anévrismatiques, est muqueux ou sous-crépitant ; il est sibilant, au contraire, chez les asthmatiques. La région du cœur ainsi que les côtés de la poitrine sont sonores chez les asthmatiques ; cette cavité rend, au contraire, un son mat quand le cœur est dilaté ou hypertrophié et que le poumon est le siége d'une congestion sanguine. On conçoit au surplus, qu'il peut y avoir beaucoup des lésions diverses du cœur qui, par la grande difficulté de respirer qu'elles déterminent, peuvent avoir de l'analogie avec l'asthme ; et de plus, comme cette dernière maladie n'est ni dangereuse ni mortelle, le médecin laisse volontiers subsister l'erreur qui aurait pour objet de confondre ces deux maladies. Enfin, il en est de même de l'emphysème qui peut quelquefois contribuer à produire l'asthme, mais qui en est le plus souvent un effet.

Il nous paraît superflu de discuter ici la question de savoir si l'asthme est une affection essentielle dans le sens vague donné à cette dénomination, ou si c'est une affection primitivement locale du système nerveux. Si l'on entend par affection essentielle celle qui n'est accompagnée d'aucunes lésions d'organes, on comprend qu'il est très-difficile de rencontrer des cas pareils, malgré la facilité que l'on a le plus souvent à distinguer les lésions qui sont le résultat, dans le cours de la maladie, des efforts auxquels les poumons sont soumis pendant l'accès de dyspnée. Nous ne croyons pas en effet, qu'on puisse trouver de cadavres ayant appartenu à des asthmatiques dont les poumons et le cœur ne présentent quelques lésions dont l'intervention puisse être déclarée nulle dans la maladie qui a fait périr l'individu.

Quel est le siége et quelles peuvent être les causes prochaines de l'asthme? *Willis* pensa que l'état de dyspnée qui a reçu ce nom ne pouvait s'expliquer que par l'hypothèse d'une influence nerveuse, dont le résultat immédiat était un spasme qui, en resserrant les bronches, empêchait le libre passage de l'air, et produisait tous les autres accidents. *Sennert* croyait aussi que l'asthme consistait dans un rétrécissement du calibre des bronches : *Sydenham* donne une explication analogue et assigne le même siége à la maladie qui nous occupe. *Bonnet* voulait qu'on attribuât cette maladie aux contractions convulsives des fibres musculaires qui tapissent les conduits bronchiques. *Hoffmann* et *Cullen*, comme nous l'avons déjà dit, se hâtèrent d'adopter cette théorie, d'ailleurs très en rapport avec leur manière d'envisager les causes prochaines de la plupart des maladies. *Pinel* se borna à considérer l'asthme comme une névrose de l'appareil respiratoire. Laennec, en reconnaissant que la maladie était souvent le résultat d'un catarrhe pulmonaire, admet en même temps que les fibres musculaires des conduits bronchiques peuvent se contracter, surtout au moment de l'accès et contribuer par leur spasme à la violente dyspnée dont se plaignent les asthmatiques. Selon *Frank*, le cerveau et la moëlle épinière peuvent être également le siége de l'asthme, attendu, dit-il, que les affections morales le provoquent également, et que les malades sont soulagés par une position droite; que la sécrétion urinaire est fort abondante ; que les plaisirs de l'amour provoquent les accès, que les épaules sont douloureuses. Tout cela, ajoute l'auteur, n'exclut pas une origine catarrhale ou autre cause qui détermine l'oblitération des bronches. En résumé, il pense que l'asthme peut être d'une origine encéphalique, spinale, abdominale, thoracique, gastrique, arthritique, nerveuse, catarrhale, etc. On voit qu'il prend ses précautions pour ne pas se tromper. Des auteurs plus récents encore ont cru que c'est l'irritation ou l'inflammation des bronches qui mettent en jeu la contractibilité anormale des fibres musculaires des conduits aériens. *Broussais* et M. *Rostan*, au contraire, veulent que ce soit une affection du cœur qui réagisse sur les poumons. Comme les anciennes opinions redeviennent en crédit, M. *Piorry*, embrassant une ancienne théorie, pense qu'on ne peut expliquer la plupart des symptômes de l'asthme que par l'obstacle que l'amas des mucosités bronchiques apporte à la respiration. Enfin, M. Beau, que nous avons déjà cité, croit qu'il est inutile de faire intervenir toute autre cause que celle alléguée par M. Piorry. Il admet donc, en conséquence, que l'asthme n'est autre chose qu'une bronchite capillaire, dans laquelle les spasmes et la dyspnée sont tout-à-fait différents de la difficulté de respirer, qui existe par suite de l'inflammation de la trachée et des gros tuyaux bronchiques ; et cela à raison de l'obstacle plus ou moins grand que met à l'inspiration, la plus ou moins grande quantité de mucosité épanchée dans les bronches(1).

CHAPITRE III.

INVASION, SYMPTOMES, MARCHE, TERMINAISON.

L'asthme se déclare presque toujours subitement, et sans être annoncé par des signes avant-coureurs, fort souvent le soir, pendant la nuit, et suivant quelques auteurs, entre minuit et deux heures du matin ; mais chacun des accès ou paroxismes suivants, a coutume de s'annoncer par des prodrômes particuliers : ceux-ci surviennent ordinairement deux ou trois heures après le repas, et s'annoncent par la tristesse, de la nonchalance, une extrême irritabilité, ou bien par de la somnolence, des pesanteurs de poitrine, une sorte de gonflement d'estomac, des bâillements, des éructations acides, de la sécheresse des narines, une excrétiou de salive visqueuse, de la céphalalgie sus-orbitaire, etc. Ces prodrômes n'empêchent pas le malade de s'endormir ; mais vers le milieu de la nuit il est réveillé brusquement par la sensation d'un poids sur la poitrine, il se met sur son séant, éprouve une violente contraction qui semble s'opposer à l'entrée de l'air dans le poumon : il a en même temps de

(1) Gazette des hôpitaux, f. 5. Mai 1843.

l'anxiété et une peine extrême à respirer qui lui fait demander qu'on ouvre les portes et les fenêtres de sa chambre, comme s'il n'avait pas suffisamment d'air, et que la maison fût trop étroite pour lui, suivant l'expression d'Arrétée. En même temps la poitrine se soulève par secousses violentes et fait entendre, même d'assez loin, un sifflement plus ou moins aigu et sonore pendant l'inspiration, tandis que l'expiration est à peine bruyante; ce sifflement ou râle sibilant existe aussi et peut être constaté par l'auscultation dans tous les points du thorax; la toux, s'il y en a, est sèche et sans expectoration; l'urine est abondante, rendue fréquemment et de couleur pâle et ténue; la face est pâle, les yeux proéminents et larmoyants, les extrémités refroidies : l'accès peut durer plusieurs heures et se prolonger davantage. Au point du jour, quand l'accès a commencé la nuit, le soulagement est annoncé par une toux humide, facile, avec expectoration abondante, visqueuse, des urines jumenteuses, une sueur générale suivie de sommeil; mais au réveil douleurs vagues, courbature, légère céphalalgie qui se dissipent à la suite du repas, car les paroxismes d'asthme n'ôtent pas l'appétit. La nuit suivante, il survient souvent un nouvel accès, moins intense que le premier et qui reste quotidien pendant une période de sept ou neuf jours, puis il se reproduit à intervalles plus éloignés de huit, de quinze jours, d'un mois et plus. Diverses circonstances accidentelles peuvent provoquer les retours de l'accès, telles qu'une chambre trop chaude, un bain, des variations atmosphériques, etc. L'état du pouls varie beaucoup; quelquefois il est normal, d'autres fois fréquent avec chaleur, soif intense; les urines déposent quelquefois à la fin de l'accès. Le malade, après une insomnie, dit Cullen (1), continue le reste du jour à avoir la respiration plus libre et plus aisée, mais il est rare qu'elle le soit entièrement; il sent encore quelques resserrements à travers la poitrine, il ne peut respirer facilement dans une position horizontale, et supporte à peine un mouvement quelconque de corps, sans que sa respiration devienne plus difficile et plus laborieuse; après le dîner, il ressent une flatulence extraordinaire de l'estomac, et un assoupissement auquel il n'est pas accoutumé. Très-souvent ces symptômes précèdent les premières attaques de la maladie; mais que ces symptômes se manifestent ou non, la difficulté de respirer reparaît vers le soir et

(1) Méd. pratique. Tome III, page 174.

augmente quelquefois par degrés, jusqu'à ce qu'elle devienne aussi considérable que la nuit précédente. Si la difficulté de respirer a été modifiée le jour et que le malade ait dormi un peu pendant la première partie de la nuit, il est néanmoins réveillé vers minuit, ou entre minuit et deux heures du matin, par une attaque subite d'asthme. Les accès reviennent plusieurs nuits de suite de cette manière, mais généralement au bout de quelques nuits semblables, les rémissions sont plus considérables; ce qu'on observe surtout quand il s'établit dans la matinée une expectoration plus abondante qui continue à reparaître de temps en temps pendant le jour. Lorsque cette maladie s'est une fois manifestée telle que nous venons de la décrire, elle est sujette à revenir de temps en temps pendant tout le reste de la vie.

Il y a des variations infinies dans la marche, la durée et l'intensité des accès d'asthme; quoique ces variations nombreuses se trouvent naturellement indiquées avec plus d'exactitude et de vérité dans les faits particuliers que dans l'histoire générale de la maladie, néanmoins nous présenterons à ce sujet quelques considérations très-succintes. Depuis les simples constrictions de la poitrine, les anhélations habituelles aux asthmatiques, qui n'ont que de faibles accès, jusqu'aux orthopnées spasmodiques ou convulsives qui menacent à chaque instant les malades de suffocation pendant plusieurs jours, il y a des nuances très-diverses. La marche des accès, comme nous l'avons dit, est intermittente, leur durée varie de quelques heures à quelques jours; lorsque les accès ont une très-grande intensité, la figure est livide, pâle, tuméfiée, les yeux saillants, la poitrine tellement contractée, que le malade ne peut tousser à cause de la commotion douloureuse qui en résulterait : la peau se couvre de sueur, les mains, les pieds, les extrémités de la figure deviennent froides; il y a parfois des vomissements; le pouls presque toujours fréquent et développé au commencement, devient rapidement petit, serré, jusqu'à la fin de l'accès, où il reprend sa consistance ordinaire; une expectoration facile, abondante, annonce une détente générale et une solution complète. Les crachats, dit Floyer, sont d'abord transparents, visqueux, mais s'épaississent ensuite et se colorent diversement. Laennec les compare à une solution de gomme arabique; M. Lefèvre a observé qu'ils étaient souvent repliés sur eux-mêmes comme du vermicelle, paraissant moulés sur les ramifications bronchiques et analogues à une matière qu'on y aurait injectée. A part le râle sibilant si caractéristique dans l'asthme, l'auscultation, même dans les cas les plus graves, fournit peu de résultats satisfaisants, soit que les contractions des bronches empêchent quelquefois l'air de pénétrer dans les ramuscules bronchiques et dans les cellules pulmonaires, soit que, d'après une nouvelle théorie, il ne se produise aucun murmure dans l'arrière-bouche. Si l'accès d'asthme a été violent, le malade reste pendant quelques heures essoufflé, courbaturé et en proie aux autres accidents dont nous avons parlé plus haut; si, au contraire, l'accès a été léger, de courte durée, le malade revient rapidement à son état de santé habituel. La durée de l'intervalle qui sépare les accès est très-variable: il en est qui affectent une périodicité régulière, reviennent tous les mois à chaque menstruation, d'autres trois ou quatre fois l'an; enfin il en est qui cessent plusieurs années de suite et reviennent à l'improviste alors que le malade s'en croyait définitivement débarrassé.

Le principal caractère de l'asthme, qui le différencie des maladies dans lesquelles s'observe une grande difficulté de respirer, consiste en ce qu'il a une marche intermittente ou par accès; la plupart des maladies qu'on pourrait lui comparer, ayant une difficulté de respirer permanente, résultant de causes qui agissent constamment.

Les diverses dyspnées décrites par les auteurs sont toujours accompagnées de lésions plus ou moins évidentes du cœur et des gros vaisseaux, d'une affection de la moëlle épinière, ou d'un emphysème du tissu pulmonaire qu'on peut caractériser aussi bien à l'aide du commémoratif que par les symptômes actuellement existants. On n'observe pas, d'ailleurs, dans ces divers cas, de râle sibilant, d'inspiration bruyante et sonore qui sont des attributs de l'asthme convulsif. Si l'on ajoute enfin la percussion et l'auscultation de la région du cœur surtout, on complètera les moyens d'exploration propres à établir un bon diagnostic différentiel. Il est vrai de dire pourtant que les symptômes de l'asthme ont plusieurs rapports avec ceux de l'emphysème pulmonaire; mais il y en a cependant quelques-uns de caractéristiques qui diffèrent essentiellement : tels sont les accès de dsypnée intermittente, l'intermission qui est exempte de toute difficulté de respirer, tandis qu'elle est permanente dans l'emphysème. D'ailleurs la forme globuleuse et l'excès de sonorité de la poitrine particuliers à l'emphysème, n'appartiennent point à l'asthme.

Si la diminution ou l'absence du murmure respiratoire est commun aux deux affections, ce n'est, pour ce qui concerne l'asthme, que pour le temps des accès. Enfin l'emphysème présente après la mort une disposition particulière des cellules ou du tissu pulmonaire qui n'existe pas dans l'asthme exempt de complication.

CHAPITRE IV.

ÉTIOLOGIE.

Faire connaître les causes, plus ou moins éloignées, qui produisent à la longue les maladies chroniques et l'asthme en particulier, ce serait relater tous les accidents susceptibles de porter la perturbation dans l'économie animale, y détruire l'équilibre des fonctions, perpétuer des désordres passagers, etc. Les auteurs ont considéré comme causes déterminantes de l'asthme tantôt des refroidissements prolongés, des suppressions brusques de transpiration, l'ingestion de boissons froides tandis que le corps était échauffé. D'autres fois ils ont mentionné des dartres supprimées, des rétrocessions goutteuses, rhumatismales, des transformations ou successions morbides plus ou moins bien expliquées par un changement d'habitude, de vie, de climat, des affections morales plus ou moins profondes, etc. ; mais combien de jeunes sujets ont été primitivement affectés d'asthme sans qu'on pût constater chez eux l'action de semblables causes. Cette maladie, comme beaucoup d'autres, est susceptible de se transmettre des pères aux enfants. Il ne faut pas confondre les causes déterminantes des accès d'asthme avec les causes éloignées et primitives qui produisent cette maladie ; celles-ci se rapportent en général à toutes les impressions vives et subites, à toutes les circonstances qui excitent vivement les passions, aux grandes perturbations qui peuvent subitement survenir dans l'exercice des principales fonctions de l'organisme, aux variations brusques de l'atmosphère, etc ; tels sont les accès de colère et d'emportement, les chagrins vifs et profonds, les commotions qu'entraîne l'abus des plaisirs de l'amour, etc. On a signalé de tout temps comme une cause spéciale du retour des accès d'asthme la raréfaction que l'air éprouve sur les lieux élevés; nous verrons plus haut que le jeune *B*... ne pouvait aborder, sans avoir d'accès, sa ville natale située sur le penchant d'un coteau très-élevé. M. *Lefèvre*, asthmatique lui-même, éprouvait les mêmes inconvénients et avait de nouveaux accès d'asthme quand il se trouvait dans les mêmes circonstances. *Van-Helmont*, également atteint d'asthme, ne pouvait passer une nuit à Bruxelles, sa ville natale, sans éprouver un accès. *Floyer*, qui souffrait très-peu de son asthme à Oxford, sa demeure habituelle, n'allait jamais dans le comté de Strafford, son pays, sans éprouver un ou deux accès très-intenses; il avait remarqué, en outre, que son asthme revenait plus souvent en été qu'en hiver, parce que sans doute l'air était plus raréfié dans la première de ces saisons. Par conséquent l'habitation des lieux élevés ne peut convenir aux asthmatiques, ceux où règne une température élevée leur sont également très-nuisibles; les praticiens ont remarqué de temps immémorial que l'absence de la lumière, l'humidité de la nuit favorisent le retour des accès d'asthme, surtout quand le temps est orageux, que les vents soufflent avec violence. Les odeurs fortes, les vapeurs irritantes produisent les mêmes effets. Nous avons observé, disent MM. Delaberge et Monneret, un asthmatique dont la maladie se rattachait à une irritation bronchique, et qui était repris presque infailliblement de son accès chaque fois qu'il restait dans un appartement où l'on agitait des lits. La crainte même de respirer la poussière, amenait la dyspnée. Floyer dit avoir connu un marchand de drèche qui ne pouvait supporter la poussière du blé; il rapporte, d'après Van-Helmont, l'histoire d'un moine qui tombait aussitôt sans respiration quand il mangeait du poisson frit, à Lille. Nous passons sous silence l'influence des phases lunaires sur le retour des accès d'asthmes, quoique plusieurs auteurs tels que Van-Helmont, Horstius et autres la tiennent pour très-puissante. Nous ajouterons en terminant que les individus les plus exposés à contracter l'atshme sont ceux qui respirent habituellement les vapeurs métalliques irritantes; celles du plomb, de l'arsenic, les ouvriers lapidaires, meuliers; ceux qui travaillent la laine, le chanvre, le coton, le tabac, qui criblent les céréales ou se livrent à d'autres occupations analogues.

CHAPITRE V.

PRONOSTIC, CARACTÈRES ANATOMIQUES.

—

L'asthme simple ou essentiel est une maladie très-rarement mortelle, et c'est une opinion anciennement accréditée que cette affection serait un brevet de longue vie. L'asthme, dit Cullen, menace souvent d'une mort prochaine, mais il est rare qu'il la produise; néanmoins il est quelquefois mortel, même très-promptement. Le sujet de l'observation III a succombé bien rapidement, et les lésions cadavériques observées après la mort n'expliquent point une fin aussi prompte chez un jeune homme plein de vie. Willis et Bobert Brée sont de même opinion que Cullen et disent également que les asthmatiques parviennent à un âge très-avancé, si quelque maladie étrangère ne met fin à leur existence. Mais quand les accès de la maladie se répètent souvent, qu'ils se compliquent d'emphysème ou de dilatation du cœur, de bronchite, alors le pronostic devient infiniment plus grave. Dans le seul cas d'asthme que j'ai ouvert, je n'ai constaté qu'une dilatation peu considérable du cœur, et aucune trace de bronchite. Il faut considérer comme appartenant à d'autres maladies les altérations décrites par d'anciens auteurs qui ont traité de l'asthme.

L'œdème du poumon et l'épanchement séreux dans les cellules aériennes, dans la plèvre et dans le péricarde, sont les altérations fréquemment mentionnées par Morgagni, Robert Brée et autres. Le tissu pulmonaire et les bronches sont aussi le plus souvent gorgés de mucosités abondantes, visqueuses, de couleur lie de vin; les cavités du cœur, les veines caves et pulmonaires remplies de caillots formés par un sang noir.

CHAPITRE VI.

APPRÉCIATION DE CERTAINS SYMPTOMES CONSIDÉRÉS DANS LEURS RAPPORTS AVEC LES CAUSES.

—

L'anxiété extrême qui accompagne les accès d'asthme s'explique parfaitement et s'augmente par les effets réitérés que fait le malade pour se débarrasser de la cause qui l'oppresse ; elle peut, au surplus, se confondre avec l'anxiété précordiale qui accompagne presque toutes les souffrances et qui, comme chacun sait, a son siége à la base de la poitrine dans le point où le poumon, le cœur et l'estomac se réunissent, en quelque sorte, pour constituer le centre épigastrique tant célébré par Bordeu. Quoiqu'il y ait dans les accès d'asthme des sensations de chaleurs partielles et même des sueurs abondantes, particulièrement à la tête et au col, il n'y a aucun *mouvement fébrile* dans cette maladie, quoi qu'en ait dit Floyer. L'élévation du pouls dans les cas simples ne dépasse pas quatre-vingt-cinq ou quatre-vingt-dix pulsations par minute. Les démangeaisons de la peau, dont se plaignent quelques malades, ne peuvent s'expliquer que par voie de sympathie entre le derme et la membrane muqueuse des voies respiratoires. L'intervention des sympathies organiques que nous invoquons ici, est aujourd'hui peu goûtée et bien déchue de ce qu'elle fut jadis. Toutefois, cette explication, quoique vague, nous semble plus admissible que la gêne de la circulation à laquelle Robert Brée attribue les démangeaisons dont il est question. Cette gêne de circulation explique très-bien le *refroidissement des extrémités*, qui accompagne l'asthme au moment même où la tête, le col, la poitrine sont inondés de sueurs. Robert Brée veut qu'on attribue le besoin d'air frais qu'éprouvent les asthmatiques à une insuffisance d'oxygène dans l'air atmosphérique ; ce besoin d'un nouvel air à respirer nous semble plutôt suscité par un vif désir d'un soulagement que par le manque d'oxygène : en un mot, l'asthmatique veut changer d'air, parce qu'il accuse le milieu dans lequel il respire de lui être nuisible. Quand Arrétée dit que les malades aiment à changer d'air, qu'ils se promènent la bouche ouverte pour en inspirer davantage, il exprime tout simplement l'action d'un malade mal à son aise qui aime à changer de position pour faire diversion à ses souffrances. Les accès d'asthme débutent et reviennent presque constamment pendant la nuit ; et j'ai, dans ce moment, la preuve irrécusable de la marche particulière de cette affection. J'observe un homme de 55 ans, affecté d'un asthme intense, mais très-simple ; pendant une dizaine de jours, il a eu tous les soirs, vers onze heures, un fort paroxisme qui se prolonge jusqu'à trois heures du matin. Pendant ce temps, le malade ne peut rester dans son lit, ne se trouve bien que dans une position demi-horizontale, le ventre et le thorax comprimés sur le bord d'un canapé et les jambes pendantes jusqu'au parquet. Il calme son accès en fumant du stramonium, se couche ensuite, dort paisiblement plusieurs heures et peut vaquer à ses affaires pendant toute la journée. Après l'accès, à peine trouve-t-on des traces de sifflement et de dyspnée qui caractérisent principalement l'attaque. Faut-il admettre que l'influence de la volonté et de la lumière réunies ont la puissance de retarder, d'empêcher même l'invasion de l'asthme durant le jour, tandis que cette influence cessant pendant le sommeil de la nuit, le mal ne trouve plus d'opposition à son développement? Nous ne discuterons pas la valeur de cette hypothèse; nous rappellerons seulement, comme un fait qui semblerait l'appuyer, que Floyer pouvait éloigner ses attaques de deux jours en se privant de sommeil et en restant levé; il semblait résister au mal jusqu'à ce qu'enfin l'excitation nerveuse fût portée à son maximum. L'asthme se manifestait alors en dépit des efforts et de la volonté du malade. J'ai ouï dire à un célèbre praticien de Paris, qu'un homme éminent dissipait ses accès d'asthme en faisant allumer plusieurs lampes-Carcel dans sa chambre qu'il inondait de lumière. Robert Brée, en comparant, comme l'avait déjà fait Van-Helmont, l'asthme à l'épilepsie, dont certains malades peuvent se préserver à l'apparition des signes précurseurs, rapporte le fait suivant : Un jeune homme épileptique était quelquefois averti par un engourdissement dans la main droite, un tintement d'oreilles, un sentiment de malaise, de l'arrivée de son attaque; il s'agitait alors, fixait l'attention de son esprit, et parvenait ainsi à la détourner et même quelquefois à l'arrêter lorsqu'elle était commencée. Floyer avait été frappé de la quantité considérable d'urine crue et aqueuse que rendent presque toujours les asthmatiques au début de leur accès. Robert Brée compare cet accès d'excrétion urinaire à une sorte de diabète, et s'efforce de rapprocher cette maladie de l'asthme en lui donnant une origine commune, c'est-à-dire en faisant dériver l'une et l'autre d'une prétendue diathèse séreuse qui lui semble attestée en ce qui concerne l'asthme par l'hydropisie des cellules pulmonaires (1). Quant à nous, il nous serait difficile d'envisager cette augmentation passagère de la sécrétion urinaire autrement que comme une de ces nombreuses variations dans la quantité de cette liqueur animale, fréquente surtout à

(1) Il suppose ce caractère anatomique de l'asthme plutôt qu'il ne le démontre.

l'invasion des maladies dans ce que les anciens appellent l'état de crudité : cela tient manifestement au trouble sympathique de toutes les fonctions. On sait, en effet, que dans le cours des maladies rien n'est plus irrégulier, plus imprévu que les différences de quantité, de couleur, de densité, etc., du liquide urinaire.

L'inspiration chez les asthmatiques est beaucoup plus difficile que l'expiration; cette différence pourrait, jusqu'à un certain point, s'expliquer par le mécanisme de la respiration plus complexe dans le premier temps que dans le second. Floyer attribue cette différence à l'influence du boursoufflement de la membrane muqueuse bronchique qui s'oppose à l'entrée de l'air dans les poumons, mais ne peut opposer le même obstacle à sa sortie. Il rapporte à la même disposition anormale et à la contraction des fibres musculaires bronchiques, l'enrouement et les râles que l'irritation et la sécrétion muqueuse nous paraissent suffisamment expliquer. Le même auteur, asthmatique, comme on sait, conclut de ce qu'il ne pouvait rester couché sur le côté gauche pendant l'accès, que c'était le poumon droit qui était spécialement affecté d'asthme. S'il était bien établi qu'un seul poumon fût effectivement le siége de la maladie, cette explication pourrait être admise. Nous n'avons rien observé dans l'asthme de défavorable ou de favorable à cette hypothèse; seulement, elle nous a rappelé que dans l'épanchement thoracique d'un seul côté, le malade est obligé de se coucher sur ce côté, afin de laisser l'autre se dilater librement dans l'inspiration. Il faut attribuer l'impossibilité où se trouve l'asthmatique de rester couché en supination pendant l'accès, d'abord à ce que dans cette position horizontale les muscles respirateurs fonctionnent diffficilement, à raison de leur contact avec le lit et les couvertures; en second lieu, à ce que les viscères abdominaux pressent le diaphragme, rétrécissent la cavité du thorax et augmentent la difficulté de respirer. On peut ajouter que leur poids dans la station abaisse, au contraire, la cloison musculaire, peut ainsi augmenter d'autant la cavité pectorale et, par cela même, rendre la dilatation du poumon plus facile.

Les observations thermométriques exactes, faites par Robert Brée, prouvent que la température normale du corps est singulièrement diminuée pendant un accès d'asthme; il porte cette diminution à près d'un sixième. Le pouls est en harmonie avec la chaleur animale, car il est généralement faible et peu fréquent, sauf pendant l'anxiété d'une attaque à son maximum d'intensité. L'intermittence et l'irrégularité des pulsations artérielles doivent être rapportées aux cas de complication de l'asthme avec des maladies de cœur. Les accès d'asthme sont intermittents, irréguliers, plus ou moins fréquents, sans qu'il soit possible de se rendre compte de ces différences autrement que par l'intervention de causes accidentelles exceptionnelles, comme des écarts de régime alimentaire, de grandes vicissitudes atmosphériques, des affections morales profondes. L'intensité des accès est ordinairement en raison inverse de leur nombre. Floyer, qui dit avoir eu jusqu'à trente-six accès en une année, affirme que ces accès étaient peu intenses et peu graves, et il ajoute qu'on peut être assuré que plus la rémission est longue et parfaite, plus le paroxisme qui suit est violent. La toux et l'expectoration qui accompagnent souvent les accès d'asthme ne sont pas toujours dues à l'inflammation des bronches ; on ne doit les considérer souvent que comme l'effet d'une excitation nerveuse et spasmodique : c'est ce que le vulgaire appelle toux d'irritation. D'ailleurs la toux et l'expectoration ne suffisent pas pour constituer une phlegmasie des bronches. Quand, l'accès étant terminé, le malade n'éprouve aucun malaise, qu'il a de l'appétit, aucun râle dans la poitrine, qu'il vaque à ses affaires comme à l'ordinaire, peut-on raisonnablement dire qu'il a une bronchite dont les redoublements sont toujours imminents ? Par rapport à l'expectoration, il faut bien remarquer que les crachats à tous les temps de l'asthme sont clairs, transparents et ne deviennent point compactes comme des crachats de coction à la dernière période de la phlegmasie catarrhale. La toux pourrait encore être entretenue chez les asthmatiques par une lésion de l'estomac et des viscères abdominaux que les médecins anglais ont si souvent considérée comme une cause de l'asthme.

CHAPITRE VII.

TRAITEMENT.

La manière dont nous avons envisagé l'asthme doit naturellement nous conduire à simplifier le traitement de cette maladie. Par la même raison, nous devons croire que les médicaments multipliés, conseillés par les médecins d'une autre époque, ne s'appliquaient qu'à des complications d'emphysème, d'anévrisme du cœur, etc., avec la maladie qui nous occupe. Ce ne pourrait être certainement qu'à des espèces d'asthmes compliqués que devraient s'adresser les médications ou plutôt les méthodes nombreuses et diverses de traitement, préconisées par les modernes, tels que Frank (pour citer une grande autorité en médecine pratique), lorsqu'il propose successivement les saignées, les ventouses, les boissons chaudes diaphorétiques contre l'asthme catarrhal, les dérivatifs contre l'espèce arthritique, les évacuants pour remédier à l'asthme gastrique, les sédatifs contre l'asthme nerveux, etc. Hufeland (1), autre célèbre médecin allemand, va plus loin encore que Frank, en admettant un bien plus grand nombre de variétés et autant d'indications pour les combattre. Peut-on s'étonner, d'après cela, que les anciens soient tombés dans de si frappantes contradictions relativement au traitement de la maladie en question ? Ainsi Celse conseillait aux asthmatiques les frictions, les exercices capables d'exciter la transpiration, les fumigations, une diète légère, etc. D'autres médecins contemporains, Arrétée surtout, prescrivaient, au contraire, les excitants, comme le nitre, le raifort, etc. Galien voulait qu'on eût recours aux purgatifs les plus énergiques, et, chose singulière, il proscrivait les narcotiques, médicaments dont les effets sont aujourd'hui reconnus les plus efficaces. D'autres avaient adopté les émétiques; puis enfin les toniques, les diurétiques, les antispasmodiques, eurent leur tour.

Les médecins du moyen-âge, sans tomber dans la même contradiction que les anciens, furent moins sobres encore d'indications médicales, témoin la thérapeutique compliquée des Rivière, des Sennert, des Van-Helmont, qui comprenait les gommes-résines les plus excitantes, les plus fétides; les plus fortes compositions balsamiques, aromatiques (le marrube, l'origan, la menthe pouliot); les antispasmodiques les plus diffusibles (l'éther, le musc, le castoréum, l'assa-fœtida, etc.).

Si donc en théorie il est bien établi que l'asthme convulsif est une névrose simple ou compliquée avec la bronchite, la bronchorrhée, etc., le champ de la thérapeutique, applicable à cette affection,

(1) Manuel de Méd. prat., page 239.

doit naturellement se limiter à un petit nombre de médications et à un choix judicieux d'agents hygiéniques; ce sont, d'une part, des antispasmodiques susceptibles de modifier l'état du système nerveux, d'enrayer l'état convulsif des voies respiratoires, et particulièrement celui des conduits aérifères ; de l'autre, des modificateurs énergiques de la sécrétion bronchique, soit des expectorants, soit des révulsifs cutanés, des purgatifs, etc. Mais, avant tout, il est souvent utile de recourir, au début, aux antiphlogistiques pour combattre l'irritation, la congestion pulmonaire, qui, lors même qu'elles ne sont pas primitives, peuvent être un des premiers effets de la dyspnée, quelle qu'en soit la cause. La saignée, par exemple, est utile dans les premiers accès, comme l'observe Cullen ; elle peut préserver même d'une congestion nouvelle, mais n'est ensuite d'aucun avantage, si même elle n'est nuisible à une période avancée de la maladie. Ces premières indications remplies, viennent en seconde ligne les narcotiques et antispasmodiques proprement dits, et les moyens hygiéniques les plus appropriés à l'état des asthmatiques; le choix d'une localité et d'une habitation convenables où l'humidité et la raréfaction trop forte de l'air ne viennent point augmenter la gêne de la respiration ni provoquer de nouveaux accès ; enfin, l'éloignement de beaucoup d'autres causes physiques ou morales capables d'accroître la susceptibilité du système nerveux, d'entretenir la périodicité des affections de ce système et de perpétuer des accès de dyspnées intermittentes. L'opium est un des plus puissants sédatifs qu'on puisse opposer à l'asthme ; on l'administre sous les formes les plus variées, soit seul, soit combiné aux antispasmodiques, et il ne peut nuire que dans les cas symptomatiques, c'est-à-dire ceux où l'asthme est compliqué de maladie du cœur. Robert Brée, qui, comme Floyer, était affecté d'asthme, après avoir longtemps employé le sous-carbonate de fer et les eaux de Bath pour combattre ce qu'il appelait la *dypspépsie*, et rejeté les sédatifs, eut recours à l'opium, à l'aide duquel il affirme s'être radicalement guéri de sa longue maladie. Il commença par 10 centigrammes dissous dans du vinaigre et de l'éther, donnés au commencement de l'accès ; puis, dans la suite, il porta la dose jusqu'à 40 gouttes de teinture d'opium. La préparation opiacée dont nous avons fait le plus heureux usage est la teinture de Rousseau, seule, ou associée au castoréum, à la digitale pourprée. Mais, en général, les narcotiques nous ont paru plus efficaces que les sédatifs ; l'aconit, la belladone, le datura stramonium, sont ceux qu'on a le plus employés contre l'asthme. On fumait de temps immémorial les feuilles de datura fastuosa, ou métel, aux Indes-Occidentales, pour se guérir de l'asthme. Les médecins anglais en ont propagé l'usage en Europe ; en Allemagne, en France, on l'a employé avec succès (1). Les auteurs les plus récents, tels que MM. Trousseau et Pidoux en font le plus grand éloge dans la dernière édition de leur Traité de thérapeutique et de matière médicale (1847). M. Trousseau affirme même que quelques cigarettes de stramonium ont suffi pour le débarrasser d'accès auxquels il est sujet. Les feuilles de stramonium en fumigation ont obtenu beaucoup de succès et des succès plus durables que les autres narcotiques. D'après notre expérience, ce médicament mérite généralement la préférence sur les autres. Madame L..., sujet de l'observation II, qu'aucuns moyens n'avaient pu soulager efficacement, qui ne pouvait vaquer à ses occupations, ni même sortir de chez elle, a pu vivre plusieurs années presque sans souffrances, remplir les devoirs que lui prescrivait sa position, aller même dans le monde, en fumant chaque jour plusieurs pipes chargées de feuilles de stramonium; et elle eût pu vivre encore bien des années, si elle n'eût succombé à une maladie accidentelle. Le sujet de l'observation Ire a guéri radicalement par l'emploi de ce moyen, après avoir eu recours, pendant plusieurs années, à un grand nombre d'autres. Enfin, M. L.., objet de l'observation V, a dû, en grande partie du moins, sa guérison au même moyen, lequel a singulièrement soulagé M. B..., avocat, l'un de mes clients qui, par suite d'une juste impatience sans doute, a eu recours à la cautérisation pharyngienne, mais qui n'a pas été guéri. Je puis citer enfin une jeune personne de 17 ans, à laquelle je donne des soins, asthmatique depuis son enfance et sujette à des accès d'une violence extrême ; elle parvient souvent à les éloigner considérablement quand elle peut prendre sur elle de faire un usage suivi de stramonium. Un journal italien a cité tout récemment deux observations des heureux effets du stramonium chez deux sujets atteints d'asthme et qui en furent notablement soulagés et même guéris pendant une année entière. Comme M. L..., ils avaient recours à la

---

(1) The Edinburg. Med. and. surg. Journal. Tome VIII. 1812. Tome VII. 1811.—Journ. complet des Sc. Méd. Tome V, page 375.—Journal d'Hufeland, Avril 1827.

pipe aussitôt que l'accès se manifestait (Archives, janvier 1848, pag. 97). L'avantage de ces fumigations est si bien connu et, en quelque sorte, si vulgaire à l'hôpital Necker, que beaucoup de malades, qui ont été traités et très-soulagés par ce moyen, en réclament souvent d'eux-mêmes l'emploi. Nous administrons toujours les feuilles de stramonium en fumigations et nous préférons la pipe au cigare. Nous ajouterons même que plusieurs malades de la ville ont spontanément fait choix de ce mode d'administration, parce qu'ils en avaient obtenu plus d'avantage. Le plus ordinairement nous faisons précéder l'usage du stramonium de l'emploi de quelque antiphlogistique et de quelques dérivatifs pour combattre la bronchite qui complique si souvent l'asthme. Nous y ajoutons quelquefois l'administration d'un éméto-cathartique, composé d'ipécacuanha et d'émétique, ou simplement d'un purgatif salin ou amer, tel que l'eau de Sedlitz additionnée, la décoction de quinquina avec la rhubarbe. A moins d'une indication particulière, comme celle qui aurait pour objet de rétablir une irritation cutanée habituelle ou chronique, les vésicatoires et les cautères nous ont paru peu avantageux, excepté dans certains cas exceptionnels. Nous en dirons presque autant de la cautérisation pharyngienne par l'ammoniaque, moyen préconisé il y a quelques années avec peu de discernement, pour ne pas dire plus. Nous n'avons pas employé ce moyen, mais nous l'avons vu échouer de la manière la plus fâcheuse, après avoir produit une inflammation douloureuse de la gorge, entraîné la destruction de la luette et une dysphagie qui a duré plusieurs mois. Les asthmatiques doivent fuir les lieux élevés où l'air est trop raréfié, habiter, autant que possible, les pays plats à l'abri des vents, rechercher les lieux où la température varie très-peu, où les propriétés de l'air sont presque invariables, avoir des habitations vastes, bien aérées et dont l'atmosphère soit plutôt humide que trop sèche, etc. Le sujet de l'observation Ire respirait fort à l'aise dans la plaine où se trouve situé Paris, tandis qu'il avait des accès d'asthme chaque fois qu'il abordait le plateau élevé de sa ville natale. Saillant, auteur de l'article Asthme, de l'*Encyclopédie méthodique*, a connu un asthmatique qui ne pouvait habiter le faubourg Saint-Jacques (plateau de l'Observatoire), ni aucun autre lieu élevé. On ne put calmer un accès violent, dont Saillant fut témoin, qu'en transportant le malade au bas du monticule, dans le voisinage du bassin de la Seine. Robert

Brée, en racontant sa propre histoire, affirme qu'il n'alla jamais dans le comté de Warwick, l'un des points les plus élevés de l'Angleterre, sans avoir une attaque d'asthme. Ducamp parle d'un malade qui, habitant Corbeil, y eut constamment tous les ans un accès d'asthme ; il ne guérit qu'en allant habiter la vallée de Compiègne. Nous avons lu quelque part que Van-Helmont ne pouvait passer une nuit à Bruxelles sans avoir des accès d'asthme. On voit, enfin, dans l'observation de M. le docteur Lefèvre, rédigée par l'auteur lui-même, qu'il se portait constamment bien à Rochefort ; qu'il n'avait jamais d'accès dans les localités chaudes, tempérées, à l'abri des vents, comme dans les régions intertropicales, dans les plaines brûlantes du Sénégal, sur la côte de la Grèce, tandis qu'il était immédiatement repris de son asthme lorsqu'il se trouvait exposé aux vents frais, aux courants d'air qui règnent dans la baie de Cadix, dans les eaux de Smyrne, sur des plateaux élevés, tel que celui sur lequel se trouve bâtie la ville de Poitiers.

Ce que nous venons de dire concerne particulièrement l'asthme à l'état de simplicité. Quant aux complications, nous avons déjà dit plus haut comment Frank variait ses indications selon les variétés d'asthme admises par lui et par plusieurs autres médecins allemands. On recommande la saignée dans les cas compliqués où il y a à combattre des lésions du cœur; mais, en général, il ne faut pas attendre l'invasion des accès pour tirer du sang, car alors on court le risque de ne produire aucun effet et de compromettre un moyen qui peut être utile dans un temps opportun. La saignée est particulièrement utile dans ces circonstances, comme l'observe très-bien Cullen, pour détruire la pléthore sanguine qui rend les accès d'asthme si dangereux ; mais cette pléthore, une fois modifiée, au moment de l'invasion du premier accès, la saignée ne paraît plus nécessaire dans les accès suivants ; par conséquent nous répèterons ici ce que nous avons dit en parlant de l'asthme simple : nous ne pouvons approuver la pratique des médecins qui saignent les asthmatiques, au commencement de chaque accès, pour combattre les suffocations, sans s'enquérir s'il y a, ou non, pléthore sanguine ou complication inflammatoire. Dans les cas compliqués, les dérivatifs sont d'un plus grand secours encore que la saignée ; ils diminuent avec plus de certitude l'intensité des accès. En parlant des dérivatifs, nous avons surtout en vue ceux qui agissent bien promptement, comme les vésicatoires très-animés, les sinapismes, les manuluves et les pédiluves sinapisés ; au besoin, l'application de l'ammoniaque ou de la pommade ammoniacale, de l'eau bouillante, du cuivre chaud appliqué à la manière anglaise (1). Ici se place naturellement de nouveau l'emploi des sédatifs et des narcotiques dont nous avons parlé et auxquels nous devons joindre ici l'eau de laurier-cerise, l'acide prussique médicinal, l'assa-fœtida, la valériane, la jusquiame noire, quelques huiles empyreumatiques, l'huile animale de Dippel entre autres, les vapeurs produites par les substances animales brûlées. On ne doit pas s'attendre à nous voir discuter ici la question de savoir si les sédatifs, les narcotiques, comme on voudra les appeler, agissent en diminuant le besoin de respirer, ou s'ils modifient directement l'action nerveuse. L'important ici, comme en toute autre question de thérapeutique, est de bien constater l'action du médicament.

Parmi les expectorants et les substances balsamiques qu'on a si souvent employés pour modifier les excrétions bronchiques et débarrasser les malades de ces concrétions plastiques et vermiformes qui menacent de les suffoquer, nous ne croyons guère pouvoir recommander que les préparations où entrent l'ipécacuanha ou les antimoniaux. Le café, employé avec succès par le sujet de l'observation VI, a été préconisé par Hufeland, et, tout récemment encore, les *Annales de thérapeutique* de M. Rognetta, en ont mentionné les bons effets. Les exutoires à demeure, l'équitation, l'air de la campagne, les délayants, les sucs d'herbes, les bouillons gélatineux, le lait, les bains, etc., administrés pendant l'intervalle des accès ont-ils les avantages que semble leur attribuer Borsieri (2) ? Comme moyens prophylactiques, les aliments, les vêtements, les passions de l'âme, doivent aussi, sans doute, être pris en grande considération : les aliments qui fournissent beaucoup de gaz, tels que ceux tirés de certaines classes de végétaux, sont très-nuisibles aux asthmatiques par la pression douloureuse qu'ils déterminent; en distendant l'estomac et les intestins, ils accroissent singulièrement la dyspnée. Les sujets jeunes, pléthoriques, atteints d'asthme, doivent faire usage d'une nourriture légère animale, peu

---

(1) J'emploie quelquefois un instrument imaginé par Carlile, de Londres, appelé *Blisterer*, qui produit une vésication instantanée. Il suffit de l'échauffer l'espace de cinq minutes dans l'eau bouillante et de l'appliquer sur la peau couverte d'un morceau de soie mouillée.

(2) Page 223, Tome VII.

excitante et qui renferme cependant une assez grande quantité de matière nutritive sous un petit volume. Cependant, quand l'asthme dure depuis longtemps, l'alimentation doit être à la fois plus abondante et plus restaurante, les malades ayant besoin d'être *nourris* comme tous les sujets affectés de maladies chroniques, dont les voies digestives ne sont pas compromises : sans cette précaution hygiénique, réclamée par l'affaiblissement successif des forces du malade, on le voit dépérir rapidement, surtout s'il est dans un âge avancé, car il faut que les vieillards, dont les fonctions digestives sont intactes, usent d'une assez confortable alimentation. Les boissons excitantes, fermentées, alcooliques, le thé, le café, ne conviennent point habituellement aux asthmatiques, quoique, dans certains cas donnés, ils produisent chez eux un soulagement remarquable. Plus que tout autre malade, l'asthmatique doit être vêtu chaudement, porter habituellement de la laine sur la peau, éviter avec grand soin les fâcheux effets des variations atmosphériques, certaines conditions de l'air que nous avons indiquées plus haut, etc. Également, comme les asthmatiques sont doués d'une grande susceptibilité nerveuse, irritables, colériques, ils doivent éviter avec soin toutes les émotions vives, et, en général, les affections morales qui peuvent exciter les passions, etc.

Des médecins anglais, et Robert Brée en particulier, insistent beaucoup sur les rapports qu'ils croient exister entre certaines altérations de la nutrition, des dyspépsies, et la production de l'asthme; ils posent en principe la nécessité d'employer un traitement pour combattre ces dispositions vicieuses dans l'intervalle des accès et prévenir ainsi de nouvelles attaques de la maladie. Mais les assertions émises pour servir de guide à la pratique sont loin de reposer sur des bases rigoureuses et parfaitement démontrées (les diverses espèces d'asthme trop légèrement admises par les auteurs). Nous observerons, en outre, quant au régime alimentaire prescrit par ces auteurs, dans la vue de combattre l'asthme dans l'intervalle des accès provoqués par des désordres digestifs, que les malades sont très-peu disposés à s'y soumettre, ou plutôt qu'ils ne l'observent presque jamais. L'asthmatique, en effet, dans l'intervalle d'une attaque à l'autre, croit se bien porter, vaque à ses affaires et s'astreint difficilement à un régime monotone, peu flatteur pour le goût et fatigant par son uniformité. Nous ne voulons pas nier, toutefois, l'utilité de combattre, en certains cas, des complications gastriques abdominales, capables de provoquer le retour de la maladie quand elles sont entretenues et aggravées par des écarts de régime. Nous trouvons dans l'ouvrage de Robert Brée quelques observations pratiques sur ce sujet, utiles à consulter, quoiqu'elles soient le plus souvent bien incomplètes. Les médications toniques, *reconstituantes*, *altérantes*, auxquelles on a le plus souvent recours, sont les préparations ferrugineuses, savonneuses, le café, les acides minéraux, les carbonates alkalins, la jusquiame, le calomel, l'ipécacuanha, la rhubarbe à des doses toniques et non purgatives. Voici quelques-unes des formules insérées par Robert Brée dans son ouvrage :

Mixture à prendre trois fois par jour.

Sous-carbonate de potasse, 1 gram. 20 centig. ; suc de limon, quantité suffisante ; teinture de rhubarbe et de colombo, 4 gram. ; magnésie, 25 centig. ; eau pure, 40 grammes.

Autre à prendre tous les soirs.

Sous-carbonate de soude, 50 centig. ; rhubarbe, 25 centig. ; eau de piment, 15 grammes.

Autre.

Craie en poudre, 8 gram. ; vin d'ipécacuanha, 15 gram. ; eau de menthe, 150 grammes.

Autre.

Carbonate de fer, 2 gram. ; poudre de rhubarbe, 2 gram. ; huile de menthe poivrée, 10 gouttes; conserve de roses, quantité suffisante pour 40 pilules (6 par jour) : boire par-dessus de la limonade sulfurique.

Autre, en trois fois dans le jour.

Craie en poudre, 2 gram. ; teinture d'opium, 15 gouttes ; éther sulfurique, 40 gouttes ; infusion de fleurs de camomille, 45 gram. ; teinture de colombo, 8 grammes.

Autre, deux fois par jour.

Carbonate de fer, 4 gram. ; poudre de gingembre, de rhubarbe, 4 gram. ; conserve d'écorce d'oranges, 25 gram. ; sirop, quantité suffisante : boire par-dessus un verre d'eau avec 15 gouttes d'élixir de vitriol.

Autre.

Poudre de scille et d'ipécacuanha, 1 gram. 20 centig. ; calomel, 25 centig. ; savon blanc, 2 gram. ; mucilage, quantité suffisante pour 20 pilules (6 par jour).

CHAPITRE VIII.

FAITS PARTICULIERS RELATIFS A L'ASTHME (1).

I.

Vers l'âge de 15 ans M. B*** commença à éprouver une de ces oppressions auxquelles il fut sujet dans la suite. Ces oppressions avec une intensité et surtout une continuité plus grande, eussent constitué, selon lui, une maladie semblable à celle qu'il éprouve aujourd'hui. Elles tourmentaient le malade plusieurs jours de suite, mais avec des intermissions. Elles commençaient par une difficulté de respirer qui allait toujours croissant, et étaient accompagnées de toux et d'expectoration. S'il n'y avait pas entre ces étouffements et la toux une liaison de cause à cet effet, il y avait du moins simultanéité.

Le malade commençait à éprouver ses oppressions pendant la nuit. Était-ce la position horizontale qui accroissait le malaise déjà commencé pendant le jour, dit M. B***, je l'ignore; toujours est-il qu'il se trouvait soulagé par l'exhaussement de son oreiller. Ces difficultés de respirer commençaient aussi très-souvent à la campagne (2), et toujours à son retour à la ville, il voyait cesser l'accès. Ces accès d'oppression, selon le malade, consistaient en un grand besoin de dilater sa poitrine, un grand besoin d'aspirer de l'air et de rejeter des mucosités bronchiques. Le malade était persuadé de la nécessité de ce besoin, par l'abondance de l'expectoration, et par la puissance qu'il avait de faire entendre au moyen d'une forte expiration, mille petits sifflements, bruissements, qui se prolongeaient en s'affaiblissant, et qui semblaient au malade produits par la résistance de matières adhérentes aux conduits de la respiration.

Les accès de la maladie dont était affecté M. B*** se sont le plus souvent manifestés la nuit et après quelques heures de sommeil. Le malade était obligé de rester assis sur son séant, appuyé presque toujours sur le coude gauche. L'expiration lui paraissait infiniment plus courte que l'inspiration; la toux précédait et accompagnait la difficulté de respirer; l'expectoration arrivait à la fin de la crise,

(1) Cette observation, rédigée par le malade, nous a paru un modèle de relation complète; quoiqu'elle soit un peu longue et diffuse, nous l'avons insérée presque textuellement.

(2) La campagne où allait le malade est située sur un plateau beaucoup plus élevé que celui de la ville.

la terminait d'autant mieux et soulageait d'autant plus le malade qu'elle était plus abondante et plus opaque. Les matières de l'expectoration étaient jaunâtres, et d'une blancheur transparente et semblable à la gomme délayée. Pendant l'accès le malade ne pouvait souffrir son gilet boutonné, quoiqu'il fût très-ample ; il ne pouva i se moucher et attendait avec impatience la fin de l'accès pour satisfaire à ce besoin ; la toux était quelquefois si violente qu'on s'étonnait de ne pas voir le malade cracher du sang ; il n'avait jamais de palpitation ni de douleurs dont il pût indiquer le siége; seulement, après la cessation de l'accès, il éprouvait un sentiment de fatigue e t de courbature dans la poitrine et les muscles du bas-ventre. Le malade n'a jamais éprouvé d'essoufflements après avoir monté un escalier, et il lui est arrivé même de faire des armes au moment même d'un assez fort accès, sans que cet exercice ait accru son malaise, etc.

On prescrivit au malade des infusions de tilleul, des bains de pieds sinapisés, dont les bons effets instantanés n'ont pu être quelquefois révoqués en doute. Quand ces moyens n'avaient point d'action, on pratiquait une saignée qui déterminait le prompt rétablissement du malade.

Ces accès d'asthme ont eu de fréquents retours de l'âge de 15 à 18 ans, surtout pendant l'hiver de 1830.

De 18 à 19 ans M. B*** s'est très-bien porté; de 19 à 20, étudiant les mathématiques à Paris, avec beaucoup d'ardeur et d'application, il n'eut que de légères indispositions, étrangères à l'asthme ; ce fut en avril 1835 qu'il revint à Poitiers. Dès le premier jour qu'il passa à la campagne, il éprouva une de ces suffocations qu'il ne pouvait avoir oubliées et entièrement semblable à celles qu'il avait eues autrefois : il revint à la ville où sa santé se rétablit très-promptement. De 20 à 21 ans et au mois de novembre 1835, le jeune B*** retourna à Paris, où il passa 7 mois, il n'y éprouva qu'un rhume, qui ne fut accompagné d'aucuns symptômes d'asthme. De retour à Poitiers au mois de juin, il vit cesser son rhume ; mais au mois de juillet, étant allé à la campagne, il fut encore forcé, par un accès de suffocation très-violente, survenue la nuit, de revenir dès le point du jour à la ville, où il se porta très-bien jusqu'à la fin d'octobre. Les derniers jours du mois, le malade se plaignit d'une difficulté de respirer, qui augmentait surtout pendant la nuit, où il éprouvait de l'insomnie, et beaucoup d'agitation. Il était obligé de prendre une position verticale, de satisfaire à une soif inextinguible ; le malade reconnut bien ses anciens accès d'oppression, mais ils étaient plus pénibles.

Le 2 novembre le jeune homme ne se sentit plus le courage de n'opposer à son mal que la patience. On fit appeler un médecin, qui pratiqua une nouvelle saignée qui parut d'abord soulager le malade, mais les accès d'étouffement revinrent bientôt avec plus de violence et d'intensité. On renouvela la saignée qui fut encore impuissante à dissiper le mal, contre lequel échouèrent encore des sangsues, des ventouses, des antispasmodiques, etc. Des sinapisnes et des vésicatoires volants accrurent l'irritation nerveuse, et on fut obligé d'en tempérer les effets. Les oppressions eurent pendant le mois de novembre, de décembre et de janvier, une marche presque continue qui ne fut interrompue que par quelques intervalles, qui faisaient espérer en vain la fin de cette maladie; plusieurs de ces accès ne se prolongèrent pas moins de 8 à 10 jours et autant de nuits. A partir de cette époque, il s'établit une sorte de périodicité, qui fit croire à une véritable intermittence, contre laquelle on dirigea des remèdes impuissants. Enfin pendant les mois de février, mars, avril, mai, juin 1835, si le malade put jouir d'un plus long intervalle entre ses accès, il ne put voir de diminution réelle dans leur intensité, puisque dans le mois de juin, ils duraient encore six jours et six nuits. Les eaux de Cauterets n'ayant pas eu le succès qu'on en espérait, le malade vint à Paris le 24 juin 1836, et il s'y porta bien.

M. B***, nous ayant été adressé, muni de plusieurs consultations, qui, il faut bien le dire, n'étaient pas d'accord sur la maladie de ce jeune homme, qui d'ailleurs était le fils d'un de nos intimes amis, le cas et la responsabilité nous parurent assez grands pour en référer aux lumières d'un confrère éclairé. En conséquence, M. Louis fut appelé : un examen attentif nous ayant prouvé que le jeune B*** n'était affecté ni d'emphysème ni d'autres maladies qui eussent leur siége dans la poitrine, nous pensâmes que ce jeune homme devait avoir été atteint d'un asthme nerveux ou convulsif.

Après avoir pris connaissance de l'exposé de la maladie fait, sur notre demande, par le malade lui-même, nous lui délivrâmes une consultation, dans laquelle les fumigations de stramonium et l'usage intérieur de l'opium, du carbonate de fer furent mis en première ligne.

Le malade partit de Paris le 2 août, il se rendit à la Flèche (Sarthe), où il séjourna très-bien portant jusqu'au 18; il arriva à Poitiers le 17; les accès d'asthme ne tardèrent pas à reparaître, et furent même très-intenses, mais beaucoup plus courts que par le passé.

Le malade parvint à les faire cesser, et même à les détruire, selon ses expressions (1), en fumant du stramonium dont la puissance parut d'abord fort peu efficace contre les accès violents de la nuit. Plus tard néanmoins la maladie cessa entièrement sous l'influence de ce moyen. Le jeune B*** revint à Paris, où il fit succéder l'étude sérieuse du droit à celle des mathématiques. Depuis cette époque M. B*** s'est très-bien porté.

M. B*** est aujourd'hui un des membres les plus distingués du parquet dans le ressort de Paris, et il se porte à merveille (1850); mais toutes les fois qu'il retourne à Poitiers, il éprouve au bout de quelques jours des oppressions qui l'obligent à quitter la ville.

II.

Mme L***, âgée de 57 ans, mère d'un publiciste célèbre, elle-même d'un esprit fort distingué, avait habité Strasbourg jusqu'en 1832. A cette époque elle vint demeurer à Paris; elle avait reçu à Strasbourg les soins du célèbre Fodéré, qui la soignait depuis plusieurs années pour une affection rhumatismale. Arrivée à Paris au milieu des émotions que lui avaient procurées la révolution de juillet et les succès de son fils, Mme L*** ne tarda pas à éprouver des suffocations, une grande difficulté de respirer avec des râles sonores, sans aucun symptôme de pneumonie ni de pleurésie. Appelé pour lui donner des soins, je lui prescrivis une forte saignée du bras; les suffocations qu'éprouvait Mme L***, et qui ressemblaient à des accès d'asthme, disparurent entièrement au bout d'un mois, à l'aide de quelques moyens accessoires à la saignée. Elle se porta assez bien pendant l'automne et l'hiver de l'année suivante, mais au printemps, elle fut de nouveau atteinte des suffocations dont nous avons parlé. Elle fut aussi de nouveau saignée avec succès; néanmoins, la difficulté de respirer et les râles sonores se prolongèrent davantage que l'année précédente; je prescrivis pour les combattre, une application de sangsues à l'anus, l'ipécacuanha et quelques laxatifs, des

(1) Lettre du malade, datée du 21 août 1836.

potions expectorantes kermétisées; Mme L*** fut encore débarrassée de son mal au commencement de l'été. Ayant étudié avec plus de soin cette seconde attaque, je crus reconnaître un asthme nerveux qui avait succédé aux douleurs rhumatismales dont la malade avait été affectée à Strasbourg. En effet, depuis la première attaque d'asthme, Mme L*** n'avait ressenti aucunes des douleurs profondes et presque générales qui avaient un caractère pour ainsi dire continu.

Pendant les accès de suffocation éprouvés par Mme L***, la figure était vultueuse, la respiration haute et pénible, comme si elle eût été le résultat d'efforts convulsifs. Le murmure respiratoire s'accompagnait de sifflement, de râle sibilant, entendus par la malade elle-même. La percussion était sonore dans tous les points du thorax, l'auscultation ne percevait que des râles sonores. L'accès dont la durée était singulièrement variable se terminait d'ordinaire par quelques quintes de toux et une abondante expuition de mucosités; il n'y avait aucuns symptômes d'affection du cœur. Du reste, pendant les deux premières années, la santé de la malade ne paraissait point altérée, après la cessation des accès, qui avaient des retours très-réguliers pendant cinq ou six semaines; elle conservait son embonpoint et son activité.

Dans l'été de 1837, madame L*** eut quelques accès de sa maladie que désormais nous appellerons asthme nerveux : elle fut encore saignée, mais cette fois sans succès; elle ne se trouva pas mieux des boissons et des potions expectorantes, narcotiques, etc.; mais, phénomène bien extraordinaire, ce que l'art n'avait pu produire, la nature l'opéra par une véritable transformation morbide : les accès de dyspnée se dissipèrent entièrement à l'apparition d'un rhumatisme aigu très-douloureux de l'articulation huméro-scapulaire droite. Je crus devoir abandonner à la nature cette nouvelle affection, qui dans la suite disparut spontanément.

Au printemps de 1838, madame L*** fut de nouveau en proie à de violents accès d'asthme; après avoir constaté par un examen attentif de la poitrine que l'état pathologique des poumons n'avait pas changé, j'eus recours aux fumigations de chlore, qui produisirent un soulagement momentané; je les remplaçai plus tard par des fumigations de stramonium qui produisirent un soulagement plus durable, mais non une entière guérison. La malade fumait tous les jours plusieurs pipes bourrées de feuilles sèches de datura stramonium, et chaque fois elle était soulagée et prévenait des accès imminents. Quelquefois dans la crainte d'un accès de suffocation, la malade rentrait chez elle pour fumer, ou bien se relevait pendant la nuit, afin d'user du précieux préservatif, et toujours avec succès. Au moyen de ces fumigations, madame L*** menacée souvent d'accès d'asthme empêchait leurs retours, pouvait vaquer aux soins de sa maison, même aller dans le monde, mais ne pouvait s'affranchir de l'habitude réitérée de fumer, sans courir le risque d'être reprise des suffocations qu'elle redoutait tant. Madame L***, sans être entièrement guérie, se trouvait dans un état assez satisfaisant qui lui permettait d'espérer une entière guérison, lorsqu'au mois de juin 1839, à la suite d'affections morales très-vives, elle fut atteinte d'ictère; la figure, les yeux, la peau du col et de la poitrine se colorèrent rapidement en jaune, les urines prirent la même teinte, devinrent bourbeuses et chargées d'un épais sédiment briqueté et une démangeaison incommode se propagea sur toutes les parties du corps. Du reste, il n'y avait pas de fièvre, point de douleurs et de tuméfaction dans la région du foie. La malade conservait son appétit, sa grande activité et toutes ses forces, et elle continuait, selon une habitude très-mauvaise, de se coucher très-tard et de se lever matin : et ce qu'il y a de très-remarquable encore ici, c'est que du moment que la jaunisse parut, toute espèce de gêne dans la respiration cessa entièrement; madame L*** put se dispenser de fumer du stramonium, sans être menacée d'asthme, ce qu'elle avait vainement tenté plusieurs fois. L'auscultation de la poitrine ne fit d'ailleurs découvrir aucune espèce de râle, et la respiration était dans l'état normal.

Madame L*** continuant de se fatiguer et de rester sous l'influence des affections morales dont nous avons parlé, fit inutilement usage de plusieurs moyens pour guérir l'ictère dont elle avait été affectée; cette maladie passa à l'état chronique, fut accompagnée de divers accidents, qu'il est inutile de mentionner ici et qui conduisirent malheureusement la malade au tombeau dans l'espace de 4 mois; mais ce qu'il importe de remarquer ici, c'est que pendant cet espace de temps, aucun symptôme d'asthme ne vint se mêler aux funestes accidents qui causèrent la mort.

III.

M. J..., avocat recommandable d'une des principales villes de France, jeune homme d'environ 28 ans, d'un tempérament bilieux et d'une grande susceptibilité nerveuse, passait pour asthmatique et avait été traité comme tel par les médecins de la ville qu'il habitait. On avait employé, sans presque aucun succès, un grand nombre de moyens pour débarrasser le malade d'une difficulté de respirer qu'il avait habituellement, ou du moins qui revenait par accès plus ou moins éloignés. M. J... allait depuis plusieurs années prendre les eaux de Barèges et s'en trouvait assez bien : il observait d'ailleurs un régime sévère et prenait beaucoup de précautions hygiéniques pour sa conservation, évitant surtout avec un soin extrême, l'influence des variations atmosphériques qui lui étaient préjudiciables.

Au mois de janvier 1829, se trouvant mieux qu'à l'ordinaire, il crut pouvoir venir sans inconvénient à Paris, pour régler quelques affaires importantes; là, contre son attente, des débats très-vifs le soumirent aux plus rudes épreuves pour un esprit droit et un caractère irascible. Sa respiration commença dès lors à devenir plus fréquente et plus gênée : des courses longues et fatigantes par un temps froid et variable, un séjour d'environ deux heures dans une église humide pendant une cérémonie religieuse, ne firent qu'accroître ce premier dérangement, et bientôt le malade fut obligé de garder le lit. Il me fit appeler le 15 janvier pour lui donner des soins; le principal symptôme qui fixa mon attention, fut une grande difficulté de respirer, accompagnée d'une fréquence et d'une irrégularité notables du pouls. Je fus frappé surtout du mouvement brusque d'élévation que les omoplates exécutaient pendant l'inspiration. Au milieu du spasme et de l'agitation que causait cette dyspnée extrême, la figure était calme, et la chaleur de la peau naturelle. Par intervalle il y avait de la toux et le malade expectorait un peu de sang. Les battements du cœur étaient irréguliers, tumultueux; la poitrine sonore presque dans toutes ses parties, examinée immédiatement avec l'oreille et au moyen du stéthoscope, présentait un râle bruyant et manifeste partout, excepté à gauche et en bas, où l'on n'entendait pas bien la respiration. M. J... était obligé de se tenir sur son séant, l'anxiété singulière le forçait incessamment à changer de place. Il ne dormait point depuis plusieurs jours. Je proposai au malade une saignée du bras; il ne voulut pas consentir à l'emploi de ce moyen et prétexta qu'un médecin qui avait toute sa confiance l'engageait à ne se pas laisser saigner. J'obtins toutefois, après un assez long débat, qu'on appliquerait de suite 20 sangsues sur le point le moins sonore de la poitrine. Je prescrivis en outre pour boisson de l'eau panée, une potion avec une légère dose d'éther nitrique et un pédiluve fortement sinapisé pour le soir. Le lendemain, le malade se trouvait mieux, à la suite des moyens qu'on avait employés, il avait dormi plusieurs heures pendant la nuit ; mais le 17 un accès survint avec beaucoup d'intensité ; la suffocation paraissait imminente. La parole était difficile, entrecoupée ; le malade semblait ne pas avoir assez d'air pour respirer ; l'inspiration se faisait d'une manière convulsive ; il disait qu'il allait étouffer si on ne le tirait pas de la position cruelle où il se trouvait ; le pouls était d'une fréquence et d'une irrégularité extrêmes, ainsi que les battements du cœur ; la soif était vive, les urines rouges et peu abondantes, etc.

M. Fouquier fut appelé en consultation ; après un examen attentif, il pensa que M. J... éprouvait un violent accès d'asthme, et qu'il n'existait d'ailleurs aucune lésion organique appréciable dans la poitrine. Nous proposâmes dans une consultation écrite, une saignée du bras, des applications réitérées de sinapismes aux jambes, aux cuisses et l'usage d'une boisson antispasmodique et d'une émulsion contenant 30 grammes de sirop diacode dans 150 grammes de véhicule. Nous conseillâmes au malade de rester assis jour et nuit sur une chaise longue ; excepté la saignée que le malade refusa avec une singulière obstination, les autres moyens furent employés dans l'ordre convenu. Il en éprouva un assez heureux effet, sa respiration devint plus libre, son esprit plus calme ; et un sédiment marqué dans les urines me fit partager l'espoir que le malade manifestait déjà de retourner sur les bords de la Loire, mais ce présage n'était qu'un mensonge, M. J... ne devait plus revoir ces rives fortunées.

Le 20, la suffocation devint de nouveau imminente. Le malade se plaignait d'une constriction insupportable de la poitrine ; il ne pouvait garder aucune position, répétait sans cesse que sa chambre n'était pas assez grande pour qu'il pût y respirer, et qu'il fallait le transporter ailleurs. Dans la soirée on appliqua un vésicatoire sur la poitrine, on continua l'emploi des sinapismes, on administra une potion avec une légère dose de kermès ; ces moyens eurent peu de succès et la journée du lendemain fut très-orageuse, le malade insistant toujours pour changer de logement, au lieu de le transporter dans un hôtel voisin, comme nous l'avions conseillé, on le conduisit de la rue Dauphine près l'Observatoire, dans la maison de santé du docteur Descourtils ; à peine fut-il dans la voiture, que la suffocation augmenta, malgré la précaution prise d'aller au pas. Le malade fut donc très-fatigué de ce transport, et il expira deux heures après son arrivée.

Le 23, nous procédâmes, M. Descourtils et moi, à l'ouverture du corps, trente-six heures après la mort, et nous trouvâmes les altérations suivantes :

1° Le cœur parut un peu plus volumineux que dans l'état naturel : il y avait environ deux onces de sérosité limpide épanchée dans le péricarde ; le ventricule droit et l'oreillette du même côté étaient un peu amincis et dilatés, ces cavités contenaient d'ailleurs une grande quantité de sang noir coagulé et quelques concrétions fibreuses blanchâtres. Les ouvertures des gros vaisseaux qui partent du cœur et aboutissent à cet organe étaient dans l'état naturel ainsi que les valvules qu'on y remarque; 2° la trachée-artère et le larynx n'offraient aucune trace d'altération, mais les bronches et leurs divisions étaient affectées d'une inflammation chronique ancienne et couverte d'une couche adhérente de mucosités épaisses et grisâtres ; 3° des deux poumons, le droit était sain et seulement uni aux parois thoraciques par d'anciennes adhérences ; son tissu était élastique et crépitant. Le poumon gauche se trouvait presque partout lâchement adhérent à la face interne du thorax : en quelques endroits son tissu paraissait désorganisé, il restait néanmoins une assez grande étendue de parenchyme sain et propre à la respiration. Les lésions de ce poumon étaient d'ailleurs fort anciennes, et il n'y avait aucune trace d'inflammation récente ; 4° l'abdomen n'offrait aucune altération notable; la tête n'ayant paru le siége d'aucune altération pendant la vie, ne fut point ouverte.

IV.

M. Lefebvre, né d'un père asthmatique, commença dès l'âge de 15 ans à ressentir les premières atteintes de l'asthme ; à 16 ans, il contracta une bronchite qui dura six semaines ; de 16 à 20 ans, il jouit d'une bonne santé, sans aucune atteinte de la maladie qui le fit tant souffrir dans la suite ; à cette époque, étant allé passer quelques jours dans une île voisine de Rochefort, lieu de sa résidence, il y fut pris une nuit d'une dyspnée avec toux fréquente, expectoration de mucosités spumeuses qui ne lui permettait pas le décubitus horizontal; la nuit suivante, retour des mêmes accidents après un jour de calme; ces accidents cessèrent entièrement au retour du malade à Rochefort. A la fin de la même année, 1818, M. Lefebvre s'étant embarqué comme chirurgien, eut un accès d'asthme dès la première nuit qu'il passa à bord du navire; ces accès se renouvelèrent souvent pendant tout le voyage et eurent même une grande intensité. Le malade ne pouvait rester au lit, étouffait dans l'obscurité et était obligé de monter sur le pont pour respirer plus à l'aise. Le jour il était plus calme que la nuit, néanmoins la respiration était toujours pénible et devenait haletante au moindre mouvement et à la moindre émotion. De retour à Rochefort, la maladie semble se terminer par une sorte de crise dans laquelle le malade expectora une grande quantité de mucosités épaisses et *vermiformes;* le retour à la santé paraît complet. En décembre de la même année, retour des accès d'asthme pendant un voyage que le malade fait à Bordeaux; ils ne cessèrent que quand il fut revenu à Rochefort. M. Lefebvre fait en 1819 un voyage maritime au Sénégal et dans l'intérieur de l'Afrique, sans éprouver un seul accès de sa maladie. En 1820-21-22, même santé florissante pendant un autre voyage aux Antilles, au nord du Brésil et dans l'intérieur des terres de la Guyane, malgré de grandes fatigues et de grandes privations. En décembre 1822, M. Lefebvre ayant fait un voyage à Poitiers, ville située sur un coteau très-élevé, éprouva dès la seconde nuit un accès d'asthme dont il ne fut débarrassé entièrement que lors de son retour à Rochefort. M. Lefebvre fait en 1823 un nouveau voyage maritime sans aucun accident. Embarqué de nouveau en 1825 sur la Méditerranée, pendant une relâche à Cadix par un froid vif, des accès violents d'asthme se répétèrent à de courts intervalles; ils s'éloignent pendant l'été de 1825, mais ils reprennent la même intensité pendant l'hiver et ne cessent que lorsque le malade débarque à Toulon d'où il revient à Rochefort en parfaite santé. Pendant trois mois que le malade séjourna à Paris en 1828 et durant un voyage fait en Grèce de 1828 à 1829, il ne se manifesta aucun accès d'asthme, quoiqu'il eût fait pendant un hiver humide de fréquentes promenades dans les montagnes de l'Achaïe. Dans une station que M. Lefebvre fit à Smyrne au contraire, 1830, il eut de violents accès et de nombreuses récidives.

Dans les premiers temps de la maladie, les accès étaient subits, instantanés, sans phénomènes précurseurs; il se manifestait tout-à-coup, au milieu de la nuit, une gêne, une constriction à la partie supérieure du sternum, et des suffocations les plus violentes et les plus pénibles en étaient la suite. Maintenant ces accès sont annoncés par du météorisme au ventre, des éructations nombreuses, de la tension abdominale après le repas du soir; des picotements se font sentir dans l'arrière-bouche et le larynx; la respiration devient courte, sifflante, la toux est fréquente et sèche, suivie de l'expectoration de matières muqueuses filantes; le décubitus dorsal, le séjour au lit sont impossibles, le malade est obligé de rester assis dans une chaise, les coudes appuyés; la gêne de la respiration est telle, que l'air semble manquer et qu'il faut ouvrir les fenêtres. Le malade, pour respirer, est obligé de mettre en jeu tous les muscles qui peuvent concourir d'une manière accessoire à l'acte respiratoire et d'arc-bouter ses bras contre des corps solides. Les souffrances sont ordinairement plus vives tant que dure l'obscurité, et le malade attend avec impatience le jour dans la même position. L'expectoration muqueuse, épaisse, grisâtre, cylindroïde et en forme de vermicelle est de bon augure et annonce la fin de l'accès; quand cette expectoration, au contraire, est peu considérable ou nulle, c'est l'annonce d'une récrudescence. Dans l'intervalle des accès, la poitrine est sonore, le pouls régulier, le cœur exempt de palpitations; le malade court, monte, descend, quoique la respiration soit habituellement courte. La membrane muqueuse des bronches est tellement irritable, que les exhalaisons les moins irritantes, les odeurs, les parfums, etc., causent à l'instant même la constriction sous-sternale, caractère essentiel de l'asthme, selon l'auteur. Dans les pays plats, humides, le malade n'éprouvait aucune gêne dans la respiration; dans les pays montueux, à température variable, il avait au contraire de fréquents accès d'asthme et n'en éprouvait point dans les régions intertropicales (1).

V.

M. T..., ami et collègue de M. L..., sujet de l'observation précédente, était asthmatique depuis l'âge de puberté; déjà, dans son enfance, les exercices et la marche étaient difficiles et très-fatigants pour lui sans qu'il puisse donner aucune explication de cette parti-

(1) Journal universel et hebdomadaire de Médecine. Tome III, pages 97-136 et 193.

cularité, si ce n'est peut-être qu'il aurait pu avoir quelque maladie de poitrine dont il n'a pas gardé le souvenir ; quoi qu'il en soit, M. T..., dans l'âge mûr, était asthmatique. Quelques jours avant l'invasion de l'accès, lorsqu'il n'était pas subit, il éprouvait au larynx une légère ardeur qui se propageait aux parties voisines ; la respiration était sifflante pendant la marche, la face rouge, les yeux injectés, le sommeil inquiet, fatigant. Le malade restait quelques jours dans cet état, puis entre minuit et deux heures il se manifestait une grande difficulté de respirer avec anxiété et suffocation imminente, inspiration sifflante, et le malade ne pouvait rester couché ; il éprouvait un sentiment très-vif de constriction à la partie antérieure et supérieure de la poitrine. Les yeux devenaient saillants, les pommettes rouges ; il y avait un besoin impérieux de respirer un air frais qui faisait précipiter le malade vers la fenêtre, où il s'appuyait fortement sur les coudes, la tête penchée en avant, seule position qui pouvait le calmer. L'accès ne cédait guère qu'avec l'arrivée du jour, moment où M. T... pouvait se remettre au lit et y éprouver un peu de soulagement. L'accès se terminait bientôt après par une excrétion abondante d'urine et une expectoration de crachats filamenteux, consistants, fermes, repliés sur eux-mêmes un grand nombre de fois et moulés sur les bronches. Le lendemain la respiration était encore gênée, pénible, surtout quand le malade voulait faire de l'exercice. L'accès durait ordinairement de trois à cinq jours, et sa durée était en général proportionnée à l'intensité de la cause déterminante qui y donnait lieu. Dans un voyage que fit le malade dans le midi de la France, il contracta une bronchite qui s'accompagna d'asthme et qui rendit le voyage fort pénible ; M. T... resta deux mois entiers sous l'influence des accès qui se répétaient souvent et dans lesquels l'inspiration était surtout d'une difficulté extrême.

A partir de 1825 néanmoins, les intervalles entre les accès devinrent plus longs ; et maintenant M. T... n'ayant pas eu d'accès depuis deux ans espère en une guérison prochaine. Cet heureux résultat est dû, en partie du moins, à des soins hygiéniques bien entendus, comme l'usage des gilets de flanelle, les chaussures qui préservent de l'humidité, l'abstinence des instruments à vent, la privation des liqueurs excitantes, d'aliments indigestes et plus probablement à l'usage habituel du datura stramonium et du tabac en fumigations, poussé chaque fois jusqu'à produire des vertiges (1).

VI.

Asthme accidentel de la forme la plus simple. — Un jeune homme d'une vingtaine d'années, ayant joui jusqu'alors d'une excellente santé fut surpris, en 1810, par une pluie torrentielle dans le cours d'une longue excursion et pendant qu'il était en sueur. Il marcha deux heures avant de pouvoir atteindre une auberge; il fit allumer un grand feu, prit une bonne dose de vin chaud et se coucha dans un lit bassiné; il fut réveillé la nuit par une extrême difficulté de respirer, accompagnée d'un sifflement affreux. Le lendemain le malade se fit reconduire chez lui à cheval et dans un grand accablement : c'était un premier accès d'asthme, qu'on prit pour une fluxion de poitrine; il céda au bout de dix jours à une large saignée. A partir de cette époque, dit le malade, ma poitrine devint très-susceptible; le moindre refroidissement aux pieds me donnait des étouffements et une propension au sommeil qui me débarrassait d'un très-léger accès; mais j'en éprouvais d'autres plus forts, qui duraient plus longtemps, et se dissipaient plus difficilement.

Le malade passa l'hiver et le printemps assez aisément, se livrant à des études anatomiques à Angers; mais à la fin d'octobre, s'étant imprudemment mouillé avant de monter en voiture pour se rendre à Paris, il eut à Chartres un accès d'asthme épouvantable qui dura deux jours et qu'il combattit par un purgatif.

Pendant son séjour à Paris, il fut en butte à un nombre considérable d'attaques plus ou moins rapprochées, auxquelles il opposa sans succès divers médicaments. Étant retourné en Anjou, fatigué d'une maladie qu'il croyait incurable, il abandonna toute espèce de traitement et de régime réguliers, essayant seulement quelquefois avec un succès momentané contre les accès, du vin chaud sucré, du café à forte dose (quatre tasses par jour) et beaucoup d'exercice. Il revint à Paris avec tous les attributs de la santé; mais cet état ne fut pas de longue durée; les accès d'asthme se succédèrent avec rapidité; le malade leur opposa successivement l'huile animale de Dippel, le café, des extraits amers, l'exercice soutenu, le temps et

(1) Mémoire cité.

beaucoup de patience. L'intensité de la maladie diminua beaucoup, surtout par les conseils de *Ducamp* qui a publié cette observation après avoir bien constaté la nature de la maladie. Elle nous a paru remarquable par sa simplicité, sa brusque invasion, son caractère accidentel, l'action efficace du café, de l'exercice que les asthmatiques supportent d'ordinaire difficilement. Ce malade n'avait d'ailleurs aucune lésion des voies digestives, ni météorisme, ni dyspépsie, complications si communes dans cette maladie. Au lieu d'une abondante transpiration qui inonde souvent la figure, le col, la poitrine, le malade avait une sueur froide aux pieds au commencement de l'accès. Quoiqu'il eût été désirable que le malade eût fait une description de ses accès, le témoignage du médecin qui a publié le fait après avoir observé le malade, ne peut laisser aucun doute sur la nature de la maladie.

ANGINE DE POITRINE.

CHAPITRE PREMIER.

SYNONYMIE HISTORIQUE.

Angina pectoris, *Héberden*. Asthma convulsivum, *Elsner*. Diaphragunti-gout, *Butter*. Asthma arthriticum, *Schemidt*. Syncopa anginosa, *Parry*. Asthma dolorificum, *Darwin*. Sternalgie, *Baumes*. Sténocardie, *Brera*.

Nous préférons le mot angine de poitrine à tout autre, parce que, s'il n'indique rien de précis, il ne nous induit point en erreur en exprimant une étiologie douteuse et conjecturale. C'est par suite d'une illusion familière à ceux qui se livrent à des travaux d'érudition, qu'on a trouvé dans *Arrétée*, dans *Cœlius Aurelianus*, et jusque dans *Sénèque*, la désignatiou de l'angine pectorale. En supposant que le philosophe romain (qui fait une description obscure du mal qu'il endurait), et que le maréchal *Schomberg*, dont Mézeray raconte la mort subite, aient été réellement atteints de cette maladie, les récits dans lesquels on a cru la reconnaître n'en donnent qu'une idée très-imparfaite, comme nous l'avons déjà depuis longtemps établi dans le *Dictionnaire des Sciences médicales* (1). Le premier qui ait bien fait connaître l'angine de poitrine est *Rougnon* (de Besançon), dans une lettre adressée à Lorry en 1768. Là seulement se trouvent les caractères fondamentaux d'une maladie nouvelle distincte de ses *analogues*. Des travaux plus importants ne tardèrent pas à confirmer sa découverte. *Héberden*, en 1772, fit une remarquable description de la maladie signalée par Rougnon, et lui imposa le nom d'angine de poitrine, se fondant sans doute sur le sentiment d'anxiété et de strangulation que les malades éprouvaient dans cette cavité. *Elsner* (de Kœnisberg), en 1778, dans un petit Traité, cité par *Jurine*, *Butter*, dans une monographie intitulée, *A Treâtese on the disease commonly called angina pectoris*, n'ajoutèrent rien au Traité d'*Héberden*, si ce n'est des conjectures sur la nature goutteuse du

(1) Article Sternalgie.

mal. *Forthergill, Simmons Hamilton, Gruner, Tode, Wal* (1), servirent mieux la science en publiant des faits isolés. *Wichmann* étudia la maladie en observateur patient et scrupuleux, et nota plusieurs particularités importantes à connaître dans son traité du diagnostic analysé par *Bourges* (2). L'ouvrage de *Parry*, intitulé : *An inquiry into the symptoms and causa of the syncope anginosa*, mérite des éloges pour l'excellente description qu'il contient. Il est fâcheux que cet auteur ait limité le siége de la maladie aux artères coronaires du cœur. Les deux écrits les plus considérables en notre langue sont ceux de MM. Desportes (3) et de Jurine de Genève (4) : l'un est un traité purement dogmatique et très-complet, qui renferme une description un peu longue, mais très-méthodique de la maladie; l'autre est une œuvre prodigieuse d'érudition qui contient une bonne exposition, un examen approfondi des symptômes de la maladie et un grand nombre d'observations. Nous avons tracé nous-même une histoire assez complète de l'angine pectorale dans le *Dictionnaire des Sciences Médicales*, au mot *Sternalgie*. Depuis, sir *John Forbes* et M. Raige Delorme ont publié, l'un, dans l'*Encyclopédie médicale* anglaise, et l'autre, dans le *Dictionnaire de Médecine*, deux monographies qu'on consultera avec beaucoup de fruit, aussi bien que l'article Angine de poitrine que MM. Delaberge et Monneret ont inséré dans leur savant compendium de médecine pratique.

CHAPITRE II.

ÉTIOLOGIE.

Cette maladie affecte une préférence marquée pour les hommes; nous n'avons rencontré qu'une seule femme qui fût atteinte d'angine de poitrine. Sur quatre-vingt-huit malades, dont parle John Forbes, il y avait 80 hommes et 8 femmes. Soixante-douze de ces malades avaient atteint cinquante ans et douze étaient

---

(1) Médical obs. and. inquiries. 1773. Médical comment. 1783. — Dissert. Citée par Jurine.

(2) Journal de Médecine, Chirurgie et Pharmacie. Tome XXXIX.

(3) Traité de l'angine de poitrine. 1811.

(4) Mémoire sur l'angine de poitrine. 1815. In-8°.

moins âgés : rarement observe-t-on la maladie en deçà de cet âge. Hamilton assure pourtant l'avoir rencontrée chez des enfants. Les sujets sont généralement irritables, nervoso-lymphatiques. Feu notre confrère Mérat avait eu de fortes atteintes de cette maladie à l'âge de 38 à 40 ans. Elle est plus commune en Angleterre qu'en France, en Espagne, en Italie ; mais (ce qui est à remarquer) elle est moins fréquente en Irlande ; Mac-Bride pense qu'il faut attribuer cette différence moins au climat qu'au régime alimentaire et au genre de vie que mènent les Irlandais, qui vivent particulièrement de végétaux et boivent plus de vin que de bière. (1) Forthergill, qui considérait l'obésité comme une prédisposition à l'angine pectorale, donne quelque importance à cette opinion. Comme causes occasionnelles ou déterminantes, nous signalerons l'influence du froid, la marche précipitée, l'équitation en sens inverse du vent, dans des chemins difficiles qui nécessitent une progression ascendante, les excès dans le régime, l'état de réplétion de l'estomac, les affections morales pénibles immédiatement après le repas, etc.

CHAPITRE III.

NATURE, SIÉGE ET CARACTÈRES ANATOMIQUES DE LA MALADIE.

Héberden considérait l'angine de poitrine comme un *spasme* des viscères contenus dans le thorax ; Mac-Bride et Robert Hamilton adoptèrent cette opinion qui paraissait fondée : 1° sur la nature intermittente de la maladie ; 2° sur ce que ses accès survenaient tout-à-coup, qu'ils étaient séparés par des intervalles de repos et de parfaite santé ; 3° enfin, sur ce que cette maladie durait un grand nombre d'années sans porter atteinte à la constitution des malades. Elsner, Butter, etc, au contraire, ne virent dans l'angine de poitrine qu'une affection goutteuse dégénérée et déplacée. Darwin la considérait comme une variété d'asthme dans lequel les muscles qui servent à la respiration étaient en proie à un spasme souvent mortel. Mais la théorie qui avait le plus de partisans est celle de Parry, qui plaçait le siége de l'angine pectorale dans l'ossification des ar-

(1) Méd. and. inquir, Tome VI,

tères coronaires observée par Wall. Cette théorie se liait naturellement aux désordres que l'ossification de ces artères pouvait apporter dans les fonctions du cœur, surtout en mettant des entraves à la circulation, lorsqu'un stimulus quelconque faisait affluer le sang dans ce viscère en comprimant ses nerfs. Malgré son obscurité et les objections qu'on lui opposa, l'hypothèse de Parry ne cessa d'avoir des partisans que lorsque l'ossification *fit défaut*, car elle était loin d'être constante, ainsi que cela fut reconnu, même en Angleterre. Les médecins français, qui l'avaient d'abord adoptée, revinrent donc aux idées d'Héberden et de Forthergill et classèrent l'angine de poitrine parmi les affections nerveuses, en considérant avec Jurine : 1° que les attaques et les terminaisons de la maladie avaient lieu d'une manière soudaine et étaient séparées par de longs intervalles de parfaite santé ; 2° que les accès étaient déterminés surtout par des affections morales et des passions vivement mises en jeu ; 3° que la maladie pouvait continuer plusieurs années sans altérer matériellement la santé ; 4° que les attaques sont rarement provoquées par un exercice passif ; 5° que le pouls n'est pas accéléré pendant leur durée ; 6° qu'enfin, le défaut d'oxygénation du sang pendant le paroxisme, annonçait un trouble de l'influence nerveuse. La lésion du nerf pneumo-gastrique a surtout paru évidente à M. Desportes, qui l'a comparée à celle des nerfs de la vie animale dans la névralgie ; il trouve beaucoup d'analogie entre la marche que suit la douleur de l'angine de poitrine et les irradiations que suit la névralgie faciale. Il admet que la maladie se propage au plexus cardiaque, et que c'est ainsi peut-être qu'on peut expliquer la lésion du cœur et la mort subite qui en paraît la conséquence. Jurine donnait son appui aux idées de M. Desportes, en faisant observer que l'angine de poitrine survenait chez des personnes dont les poumons étaient affaiblis par l'âge ; que l'oxygénation incomplète du sang, résultant de cette faiblesse, diminuait le stimulus des poumons et du cœur et donnait lieu au renouvellement des accès. Laennec admet en grande partie l'opinion de Jurine et de M. Desportes ; toutefois, il range l'angine de poitrine dans les névralgies du cœur ; mais il croit que le siége de cette maladie peut varier. Ainsi, lorsqu'il y a, dit-il, à la fois douleur dans le cœur et le poumon, on doit penser que le nerf pneumo-gastrique est le siége principal du mal. Quand, au contraire, il y a seulement sentiment de pression dans le cœur sans douleur dans le poumon et sans gêne extrême de la respiration, on pourrait plutôt croire que le siége de la maladie est dans les filets que le cœur reçoit du grand sympathique. Il ajoute, en outre, que d'autres nerfs sont affectés en même temps soit sympathiquement, soit à raison de leurs anastomoses avec ceux qui sont le siége principal de la maladie. Les nerfs nés du plexus brachial, par exemple, et du nerf cubital le sont presque toujours ainsi que les thoraciques antérieurs, nés du plexus cervical superficiel, quelquefois même ceux qui naissent du plexus lombaire et sacré; la cuisse et la jambe participent, en effet, dans quelques cas, à l'engourdissement douloureux, presque constant aux bras (1). Diverses lésions, plutôt concomitantes de l'angine de poitrine que propres à cette maladie, ont été notées par Forbes (2) dans les proportions relatives qui suivent : affections organiques du cœur, 10; du foie, 2; ossification des artères coronaires, 16; ossification et dilatation réunies de l'aorte, 24. Mais, par la raison que ces affections sont variables et qu'elles ont fait souvent défaut dans les autopsies, on peut en conclure qu'elles coïncident plutôt avec l'angine pectorale qu'elles n'en font partie intégrante. Le sang, accumulé dans les cavités du cœur, dans la veine-cave ou dans le poumon, a été trouvé très-fluide; ce qui, pour quelques auteurs, a paru un résultat de la lésion du nerf pneumo-gastrique. Quelle qu'en soit la cause, il est certain qu'il y a un état du fluide sanguin bien différent de celui qu'on remarque dans les sujets morts d'une affection du cœur, lesquels contiennent un grand nombre de caillots noirâtres, fibrineux, etc. On a encore noté l'état graisseux ou d'obésité du cœur, par lequel Forthergill croyait pouvoir rendre compte de plusieurs symptômes de la maladie, l'ossification des cartilages des côtes, à laquelle Rougnon avait attaché une singulière importance, et que Baumes prit ensuite pour texte d'explications ingénieuses, mais peu vraisemblables.

D'après ce qui précède, il est impossible d'assigner un siége précis et constant à l'angine de poitrine et de lui reconnaître des lésions organiques propres, et c'est à grand'peine si les phénomènes qui la caractérisent nous autorisent à lui assigner une place dans un cadre nosologique. Si, en effet, les recherches anatomiques la rapprochent des affections organiques du cœur et des gros vaisseaux, sa marche paroxistique, ses intermittences, les douleurs particu-

(1) Traité de l'auscultation. Tome III, page 496.

(2) Cyclopadia of pretical medicina. Tome Ier.

lières qui l'accompagnent, l'assimilent bien plus encore aux névroses de l'appareil respiratoire et circulatoire. Quant à nous, nous regardons cette maladie comme une lésion nerveuse de la nature la plus grave, qu'on peut, jusqu'à un certain point, assimiler à l'épilepsie, et dont les accès tuent presque toujours ceux qui en sont atteints.

CHAPITRE IV.

DESCRIPTION GÉNÉRALE DE LA MALADIE, DIAGNOSTIC, PRONOSTIC.

L'angine de poitrine n'est annoncée par aucun symptôme précurseur; elle se manifeste subitement et, le plus souvent, durant la progression (surtout celle qui a lieu contre le vent ou bien en montant), par une sensation incommode diversement désignée sous les noms de contraction, d'anxiété, d'angoisse; par une douleur qui se fait sentir derrière le sternum et un peu à gauche, entrave ou suspend la respiration, menace de syncope ou de suffocation, et oblige le malade à s'arrêter, en tournant le dos au vent ou à la colline qu'il monte, non pour respirer, mais pour faire cesser l'angoisse inexprimable qu'il endure. Le repos suffit ordinairement pour faire cesser la douleur qui ne dure, en général, que quelques minutes : alors le malade peut se remettre en marche. L'accès passé (car cette affection est périodique), le malade se trouve parfaitement bien, mais cet accès se reproduit plus ou moins longtemps après; il est d'abord peu intense et d'une courte durée, et tout au plus suivi de pesanteur et de lassitude. Dans la suite, les accès augmentent d'intensité et durent quelquefois des heures entières : c'est alors que l'angoisse, ou la douleur s'étend davantage dans la poitrine, suivant une direction latérale et dans le sens d'une ligne qui traverserait e mamelon, quelquefois de bas en haut ou de haut en bas jusque vers le col et l'estomac ; presque toujours elle envahit les bras. Jurine et Parry ont vu des malades qui n'éprouvaient pas cette douleur des bras, mais chez lesquels elle était remplacée par une autre qui se propageait le long du cou jusqu'à la mâchoire inférieure et les oreilles. La violence de la douleur est telle parfois, qu'elle oblige les malades à chercher diverses positions pour la modérer. Le pouls présente des variations infinies; il est tantôt accéléré, tantôt faible, concentré, irrégulier ; la respiration, entravée au commencement de l'accès, ne tarde pas à s'exécuter librement ; les malades inspirent même avec facilité au milieu de leurs souffrances ; la poitrine est en général sonore en tous sens ; enfin, une éructation annonce quelquefois la fin de l'accès, et les malades n'éprouvent plus pendant quelques heures qu'un sentiment de courbature ; chez quelques-uns la figure pâlit ou se couvre de sueur : on en a vu tousser avec violence et tomber en syncope. Les accès qui, dans le commencement, surviennent dans les conditions indiquées plus haut, peuvent se reproduire à la fin pendant la nuit, par le moindre mouvement, comme l'action de parler, de tousser, de cracher, d'aller à la selle ; sous l'influence de la plus légère affection morale, ou même dans le plus parfait repos ; ils sont alors beaucoup plus longs. Plus tard encore, dans la dernière période de l'angine pectorale, le malade se trouvant affaibli, les accès deviennent plus graves, les suffocations plus imminentes ; une sueur froide les accompagne, les extrémités pâlissent, s'engourdissent, perdent même le sentiment et le mouvement. Malgré l'intensité toujours croissante du mal, il y a néanmoins, comme auparavant, des intervalles de tranquillité d'une longue durée, où le malade jouit d'une bonne santé, respire facilement et ne s'inquiète pas de son état, à moins qu'il ne lui ait été fait d'imprudentes révélations sur l'issue de sa maladie. Il peut prolonger ainsi son existence (presque toujours menacée d'une mort prompte et subite) pendant plusieurs années sans s'aliter, jusqu'à ce qu'enfin il vienne à succomber inopinément dans l'intervalle de deux attaques. On cite pourtant quelques exemples d'angine de poitrine heureusement terminées spontanément, ou à l'aide des secours de l'art.

Examinons maintenant la valeur des principaux symptômes. *La douleur sternale* est un symptôme constant de l'angine pectorale. Héberden croyait qu'elle indiquait le siége de la maladie ; elle occupe tantôt la partie supérieure, tantôt la partie moyenne, tantôt la partie inférieure, déviant toujours un peu à gauche, elle s'étend le plus souvent dans la direction de la mamelle ; cette douleur est anxieuse, constrictive ou tellement violente qu'elle arrête le mécanisme de la respiration, toute espèce de mouvement et même l'action de parler. Elle cesse ordinairement en rayonnant et suivant une marche inverse de celle de sa progression. Les médecins anglais placent le siége de cette douleur dans le cœur ou les gros vaisseaux, mais en France on pense qu'il réside dans les plexus nerveux qui se distribuent aux viscères thoraciques. Tout en effet a un caractère nerveux dans cette affection, et l'on peut, comme l'a fait remarquer Laennec, indiquer la marche de la douleur sternale quand elle envahit les bras, le cou en suivant le trajet des nerfs. *Douleur des bras.* — Elle suit immédiatement celle du sternum, affecte indifféremment les deux bras ensemble ou séparément ; parfois elle est fixée à l'insertion du deltoïde ou scapulo-huméral, d'autres fois elle occupe tout l'avant-bras, dans certains cas elle s'étend jusqu'au poignet et même jusqu'à l'extrémité des doigts qu'elle engourdit et semble paralyser ; elle est moins constante que celle du sternum, elle n'a manqué dans aucun des cas que nous avons observés ; mais plusieurs assurent ne l'avoir point observée dans des cas d'ailleurs bien caractérisés d'angine de poitrine. *Respiration.* — Il n'y a point à proprement parler de dyspnée dans l'angine de poitrine ni d'obstacle local à l'accomplissement de la respiration ; c'est un simple état spasmodique et douloureux des muscles thoraciques qui cause une sorte d'arrêt des puissances respiratrices. Jurine assure, par rapport à la fréquence de la respiration, que les inspirations ne dépassent pas terme moyen 24, qu'une seule fois il a compté 30. Chez plusieurs malades la respiration s'exécute profondément à un peu de douleur près, pourvu qu'il y ait repos absolu. La figure n'est ni rouge ni livide, comme dans les cas où il y a un empêchement matériel à la circulation pulmonaire. La douleur est tellement libre et distincte de la difficulté de respirer, dit Parry, que les malades, durant les paroxismes, font une profonde inspiration avec la plus grande facilité. Il ne faut pas inférer de là, que la respiration ne mérite aucune attention dans la maladie qui nous occupe ; mais il importe de considérer son état anormal sous son véritable point de vue, pour montrer qu'il n'y a point, comme l'ont prétendu certains auteurs, défaut d'oxygénation du sang, lequel ne manquerait pas d'être accompagné d'une turgescence livide de la face, etc. *Circulation, pouls.* — Les auteurs sont pleins de contradictions relativement au pouls ; Héberden dit que le pouls n'est pas dérangé de son rhythme habituel dans l'angine de poitrine ; Wall prétend qu'il est concentré ; Forthergill assure l'avoir toujours trouvé intermittent et irrégulier, même après l'accès ; Schmidt est de la même opinion, tandis que Wichmann dit à peu près le contraire ; selon Parry, le pouls est plus ou moins faible, quelquefois tremblant, d'autres fois inégal.

Que conclure de ces assertions différentes, si ce n'est que le pouls mérite peu d'attention dans l'angine pectorale ? La diversité des résultats peut s'expliquer par les complications de la maladie en question. Si elle s'accompagne d'un anévrisme du cœur, de l'aorte, il n'est point étonnant alors que le pouls soit intermittent, irrégulier ; de même qu'il doit peu varier quand l'affection est simple et purement névralgique.

Les maladies qui ont quelque ressemblance avec l'angine pectorale sont l'asthme, la syncope, les abcès du médiastin, l'anévrisme du cœur et de l'aorte, l'hydrothorax et l'hydropéricarde, bien qu'elle diffère de ces dernières, surtout par sa marche intermittente, qu'elle a de véritables accès séparés par un état de parfaite santé. Le besoin de la rattacher à une lésion fixe déterminée la fait confondre avec d'autres affections thoraciques. *Asthme.* — Les accès d'asthme surviennent presque toujours la nuit ; dès l'origine leur durée est d'une ou deux heures tandis que les attaques d'angine de poitrine ne durent que quelques minutes. Il y a dans la première maladie un état spasmodique ou convulsif, une dyspnée considérable avec des râles sibilants, un grand besoin de respirer l'air frais, ce qui ne s'observe pas dans la seconde ; on remarque de plus une douleur gravative obscure qui n'a point le caractère de la sternalgie; on ne trouve point ici la douleur caractéristique du bras. A la fin de l'accès d'asthme les malades s'endorment paisiblement, ce qui ne s'observe pas dans l'angine de poitrine. On vit longtemps avec l'asthme, on meurt promptement et subitement dans l'angine pectorale. *Syncope.* — Elle est précédée de langeur, de vertiges, de défaillance, d'anxiétés dans la région du cœur, qu'on n'observe pas dans l'angine de poitrine. *Abcès du médiastin.* —Cette affection a quelque rapport avec l'angine de poitrine, surtout par la douleur sourde qu'elle détermine derrière le sternum; mais cette douleur est pulsative, continue, brûlante et s'accompagne presque toujours de fièvre; elle augmente prodigieusement dans le mécanisme de la respiration. Les malades ont de la toux, des paroxismes fébriles, etc. Haygarth, cité par MM. Delaberge et Monneret, rapporte un cas d'abcès du médiastin qui avait de l'analogie avec l'angine pectorale. *L'anévrisme du cœur et de l'aorte.* — Ce sont les maladies qu'on confond le plus souvent avec l'angine de poitrine. La douleur locale dont se plaignent les anévrismatiques a beaucoup d'analogie avec la sternalgie, ceux-ci, toutefois, ont des palpitations, des étourdissements, de l'irrégularité dans le pouls, de la difficulté permanente de respirer, un aspect particulier de la face qui n'existent point dans la maladie qui nous occupe. L'auscultation doit d'ailleurs suffire le plus souvent pour faire éviter l'erreur. Dans l'anévrisme de la crosse de l'aorte, cependant, la douleur plus obscure, plus sternale se rapproche plus de celle de l'angine de poitrine. La compression, exercée par une dilatation considérable de cette artère, produit des douleurs qui s'étendent au bras, au larynx, et une suffocation plus intermittente que celle qui dépend d'une lésion du cœur. Nous avons sous les yeux dans ce moment, un homme affecté d'une dilatation évidente de la crosse de l'aorte, qui éprouve des accès accompagnés d'une forte douleur du bras gauche, qui ont de la ressemblance avec ceux de l'angine pectorale. L'auscultation et la percussion sont encore ici le moyen d'éclairer sûrement le diagnostic. *La péricardite chronique.* — Cette maladie extrêmement obscure, comme chacun sait, est certainement une de celles qu'on pourrait plus facilement confondre avec l'angine pectorale ; il y a pourtant des symptômes propres à l'inflammation lente du péricarde, tels que la voussure, la petitesse du pouls, une angoisse continue, du bruit de frottement, une sorte d'étranglement, de gêne dans les battements du cœur. *L'hydrothorax et l'hydropéricarde* sont des maladies chroniques reconnaissables à l'auscultation et à l'aspect de la face et des membres presque toujours infiltrés, quoiqu'il y ait bien quelquefois des suffocations paroxistiques et des douleurs vagues dans les bras, qui ressemblent à celles de l'angine pectorale.

Le pronostic est grave selon les auteurs qui attribuent l'angine pectorale à une lésion organique du cœur et des gros vaisseaux ; cette gravité est moindre aux yeux de ceux qui ne voient là qu'une névralgie. Laennec, entre autres, croit qu'on a beaucoup exagéré ce danger. Au surplus, le jugement à porter sur cette affection n'est pas le même dans tous les cas. Si elle est simple, récente, on peut espérer de la guérir, mais quand elle se lie à une ossification des artères coronaires, à une dilatation du cœur, de la crosse de l'aorte, on peut prédire que le malade succombera à une mort subite. L'angine de poitrine est moins grave dans la jeunesse que dans les âges suivants ; les accès violents sont d'un mauvais présage ; on doit avoir les mêmes craintes lorsque se rapprochant beaucoup, ils donnent à la maladie une marche aiguë. Quand, au contraire, les accès sont éloignés, ils laissent au médecin le temps d'agir et il peut être plus confiant dans le succès. L'extension de la douleur du bras jusqu'à l'extrémité des doigts est d'un fâcheux augure, surtout quand il survient en même temps des vomissements.

CHAPITRE V.

TRAITEMENT.

Les idées diverses et souvent opposées que les auteurs se sont formées de l'angine de poitrine ont singulièrement fait varier le traitement exposé dans leurs ouvrages. Ceux qui attribuaient cette maladie à des ossifications des artères cardiaques, à une affection goutteuse ou rhumatismale déviée, avaient recours à une thérapeutique compliquée propre à détruire le principe goutteux ou à neutraliser les dépôts calcaires du cœur ou des gros vaisseaux. Des praticiens frappés de la faiblesse, de la défaillance des malades, conseillaient les toniques, les excitants diffusibles ; d'autres, au contraire, croyant apercevoir un excès de force dans l'embonpoint et l'obésité des sujets, prescrivaient les antiphlogistiques. Ceux qui à notre avis, prenant une voie plus simple et plus vraie, considéraient l'angine pectorale comme une affection douloureuse, une névrose des plexus nerveux de la poitrine, adoptèrent les sédatifs, les narcotiques, les antispasmodiques. De là des médications si dissemblables, qu'on est à bon droit surpris de les voir adresser à la même maladie.

Le traitement des accès de l'angine pectorale diffère toujours beaucoup de celui qu'on emploie dans l'intervalle de ces accès. Pour combattre ces attaques brusques et violentes et en prévenir les funestes conséquences, on est obligé de recourir à des moyens énergiques, différents de ceux que prescrit une thérapeutique lente dans ses effets, ou purement prophylactiques. Ainsi, on recommande les saignées répétées, les applications de sangsues, puis des vésicatoires, de larges sinapismes, même des ustions avec le fer chaud ou l'eau bouillante, pour opérer de fortes révulsions dans un péril imminent. Il faut toutefois apporter une grande prudence dans l'emploi de ces deux derniers moyens, afin de ne pas produire une réaction dangereuse. D'un autre côté, il est douteux, nous le croyons du moins, qu'une violente perturbation ait le pouvoir d'enchaîner la catastrophe funeste qui suit l'accès final. Dès lors, qui peut répondre que cette perturbation illimitée ne serait pas nuisible, comme il arriva chez un malade de M. Desportes, qui eut par suite de la médication, une récrudescence de l'accès. Pendant qu'on *révulse* violemment à l'extérieur, des praticiens hardis ne craignent pas de surexciter l'estomac et les entrailles des malades, par des mixtures cordiales spiritueuses dans lesquelles entrent le musc, la menthe poivrée, l'éther. Nous pensons qu'on ne doit pas multiplier ainsi les médications actives, qu'on est véritablement plus utile au malade en se bornant à des préparations sédatives ou narcotiques, à des révulsions ordinaires et à d'autres moyens d'apaiser la douleur.

Le traitement de l'intervalle des accès étant à la fois curatif et prophylactique, a offert un champ d'autant plus vaste aux praticiens, qu'ils différaient davantage d'opinion sur les moyens thérapeutiques. Wichmann faisait un grand usage de la teinture antimoniale de thedén, Parry; conseillait les bains froids, les eaux minérales ferrugineuses, les aromatiques connus sous le nom de carminatifs (l'anis, le fenouil, la menthe), dont l'effet devait être de temps en temps ravivé par quelques purgatifs, ou des éméto-cathartiques. Les praticiens qui croyaient avoir affaire à une attaque de goutte irrégulière, insistaient sur les amers, les sudorifiques, tels que la teinture de Gayac, les poudres de James, de Dower; et d'autres en désespoir de cause, avaient recours à la teinture arsenicale de *Fowler*, qu'ils donnaient d'abord à la dose de quelques gouttes dans 60 grammes d'un liquide aromatisé et édulcoré. Baumes préconisait l'acide phosphorique dans la vue de combattre l'ossification des artères coronaires. Cet acide devait entrer pour un quarantième ou un cinquantième d'abord dans des potions édulcorées dont les malades prenaient quatre cuillerées par jour. La dose devait ensuite être graduellement augmentée. Le médecin de Montpellier prétendait avoir guéri deux malades par l'action chimique de ce *neutralisant*. Les saignées ont été surtout employées chez les sujets pléthoriques. Nous en avons vu pratiquer et fait pratiquer un bon nombre sans beaucoup de succès. Dans les cas où les émissions sanguines ont réussi, on peut presque toujours revendiquer une partie du succès en faveur des sédatifs, des émétiques, des révulsifs, prescrits concurremment. D'un autre côté, ne doit-on pas craindre d'affaiblir par des saignées spoliatives, des sujets dont la plupart sont avancés en âge, plus ou moins épuisés par des accès répétés et prédisposés peut-être à d'autres affections chroniques du thorax?

On entretient avec succès des dérivations sur divers points de la poitrine à l'aide de vésicatoires rubéfiants, de frictions avec les pommades stibiées ammoniacales, avec l'huile de croton tiglium, ou bien des compresses de flanelle de plusieurs doubles imbibées de solution émétisée.

Comme exutoires, les cautères jouissent d'une plus grande efficacité que les vésicatoires dans le traitement de l'angine de poitrine; ils soulagent le malade d'une manière plus soutenue et rendent cette affection plus supportable et stationnaire pendant plusieurs années. D'après les témoignages de Smith de Dublin, de Darwin, des cautères appliqués aux cuisses et entretenus pendant longtemps ont guéri par degrés des malades auxquels on avait vainement administré beaucoup de remèdes. Nous préférons les cautères pansés à plat et souvent renouvelés, à tout autre exutoire; ce cautère est moins douloureux, peut être avivé souvent avec des cautérisations de nitrate d'argent que les malades supportent mieux que les pommades cantharidées et sans aucun détriment pour les voies urinaires.

L'opium est encore ici au premier rang des sédatifs; Héberden administrait avec succès dix, quinze ou vingt gouttes de teinture thébaïque au moment du coucher, et augmentait par degrés la dose de ce calmant dont il soutenait ou augmentait parfois l'action par une petite quantité de bon vin ou de tout autre cordial. On peut associer avec avantage à l'opium, le zinc, le camphre, l'assa-fœtida, le castoreum. On peut remplacer l'opium par une préparation de morphine, de valériane, de zinc, ou bien lui substituer des narcotiques indigènes comme la jusquiame, la belladone, le datura stramonium, dont les malades peuvent aspirer plusieurs fois par jour la fumée sédative à l'aide d'une pipe. Nous faisons souvent usage de ce moyen facile qui ne cause aucune répugnance, et auquel des malades se soumettent d'autant plus facilement, qu'ils ont l'habitude si commune de fumer du tabac.

Jurine et Wichmann administraient la valériane unie au quinquina, association qui paraît heureuse en ce qu'elle peut combattre le caractère nerveux et intermittent de l'angine de poitrine et qu'on peut remplacer par le valérianate de kinine. Les préparations ferrugineuses, les toniques succédanés du quinquina, la digitale pourprée doivent être réservés pour des cas particuliers qu'il est facile de déterminer.

Le choix des indications thérapeutiques est subordonné, comme chacun sait, à des particularités généralement connues et appropriées aux âges, aux constitutions, aux complications, aux variétés de la maladie. Les préparations de quinquina sont particulièrement indiquées lorsqu'il y a une intermittence marquée. Les toniques proprement dits, les préparations et les eaux minérales ferrugineuses conviennent spécialement pour restaurer la constitution débilitée par une longue série d'accès. Les cautères sont une dérivation permanente propre à empêcher le retour des spasmes douloureux, toujours prêts à se reproduire sous l'empire de certaines causes; l'usage habituel de la flanelle, l'application fréquente des plaques aimantées, selon Laennec, secondent à merveille l'action du cautère. La digitale pourprée, certaines préparations d'iode (l'hydriodate de potasse, iodure de potassium), conviennent pour modérer l'action du cœur, diminuer l'hypertrophie, combattre les accidents anévrismatiques et exciter la sécrétion urinaire.

Les médications hygiéniques et prophylactiques ne doivent pas sans doute être oubliées dans le traitement de l'angine pectorale; mais il ne faut pas avoir trop de confiance dans l'efficacité de ces moyens qui ont nécessairement peu d'action sur une maladie qui tend naturellement à s'aggraver. Les variations du froid, du chaud, du sec, de l'humide n'ont point la même portée que dans plusieurs autres maladies de l'appareil respiratoire. Les avantages d'un exercice choisi, d'une vie réglée, d'un régime alimentaire n'ont ici qu'une portée ordinaire.

Il est naturellement indiqué d'éviter les causes déterminantes des accès, comme la marche sur les plans ascendants, les digestions laborieuses, les affections morales vives; il sera utile que le malade habite un rez-de-chaussée, qu'il aille le plus souvent à cheval ou en voiture si sa position le permet, qu'il ait un genre de vie calme et exempt de tout souci.

Jurine prescrivait avec raison aux malades de souper très-légèrement, de ne se coucher que deux heures après; il leur conseillait aussi de petites doses de poudre de Dower quand leur sommeil était agité. Il leur interdisait l'union des sexes, parce que la commotion morale qui s'ensuivait était toujours dangereuse. A cela on peut joindre l'usage journalier de quelque préparation opiacée, des fumigations de stramonium ou de belladone, pendant le jour, à l'aide de l'appareil ordinaire du fumeur, des vêtements de flanelle sur la peau, etc. La série de ces moyens hygiéniques peut devenir à la longue curative en éloignant, puis faisant cesser les accès de l'angine pectorale, qui, comme toutes les affections nerveuses, semble s'accroître par l'habitude des retours et la multiplicité des attaques.

ASPHYXIES LENTES OU ANHÉMATOSIES.

La dénomination d'asphyxie paraît avoir été détournée de son sens primitif, puisqu'elle signifie littéralement absence du pouls; elle conviendrait donc plutôt à la syncope. Mais l'usage a prévalu; de temps immémorial, on entend par asphyxie l'état de mort apparente ou réelle qui succède à la privation d'air nécessaire à l'accomplissement de l'hématose; elle est surtout caractérisée par la suspension des phénomènes respiratoires et, consécutivement, par celle des fonctions du cœur et du cerveau.

M. Piorry a proposé de remplacer le mot asphyxie par celui d'anhématosie. Il serait à désirer qu'on pût adopter cette nouvelle dénomination plus régulière, et, par conséquent plus significative que la première. Mais cette réforme aura de la peine à s'accomplir, parce que les nouvelles dénominations sont toujours difficilement acceptées.

L'asphyxie complète étant le plus ordinairement le résultat d'un accident de courte durée, on a dû la classer parmi les maladies aiguës. Toutefois, comme il y a plusieurs degrés de lésions de la respiration, qui ne sont que des asphyxies lentes et incomplètes, et dont l'effet est d'affaiblir successivement l'hématose sans l'anéantir entièrement, nous croyons devoir consacrer quelques pages à ces lésions qui peuvent avoir à la longue des conséquences graves et dangereuses pour ceux qui en sont atteints, sans nous dissimuler, toutefois, qu'elles sont le plus souvent le symptôme de diverses maladies.

M. Piorry est l'un des premiers qui ait appelé l'attention des médecins sur le genre d'asphyxie lente par des causes jusqu'à lui peu remarquées (1). Il a indiqué plusieurs de ces causes qui peu-

(1) Traité des altérations du sang.

vent diminuer par degrés l'hématose et la paralyser entièrement. Nous conviendrons volontiers que cette espèce d'asphyxie n'est souvent que la terminaison de beaucoup de maladies, et qu'on pourrait, jusqu'à un certain point, la considérer comme une longue agonie, principalement chez des individus qui meurent par le poumon ; mais l'agonie n'est que la lutte finale entre la vie et la mort, et on ne l'envisage guère que comme l'expression des derniers efforts que le malade fait pour se soustraire à sa fin. L'anhématosie, au contraire, telle que nous l'envisageons, remonte à une date ancienne ; elle s'est successivement accrue à mesure que la difficulté de respirer augmentait ; et l'hématose, s'affaiblissant ainsi pendant longtemps, finit par devenir impossible au moment où l'agonie commence.

La cause principale, et peut-être la plus commune d'une asphyxie lente, est, sans doute, l'altération continue ou durable de l'air qu'on respire, soit qu'il y ait affaiblissement des proportions d'oxygène nécessaires à une hématose confortable, soit qu'il y ait dans l'atmosphère augmentation de gaz non respirables et délétères. Beaucoup de professions sédentaires ont ce fâcheux résultat pour ceux qui s'y livrent avec assiduité. Il y a d'autres causes, souvent méconnues, d'anhématosie, palpables, évidentes, que, pourtant, les médecins ne prennent pas d'ordinaire en grande considération, par la raison peut-être que ce sont des phénomènes vulgaires de physique animale, tandis qu'ils se torturent quelquefois l'esprit pour trouver des explications hypothétiques de pathologie.

Un homme, par exemple, est atteint d'ascite ; le foie, désorganisé et tuméfié a sa face convexe, uni au liquide épanché dans l'abdomen, fait remonter le diaphragme, diminue la capacité de la poitrine, comprime à la longue les cellules pulmonaires, cause des suffocations, et peut, quelque autre cause aidant, produire l'asphyxie. Les mêmes causes troublent les mouvements du cœur en resserrant l'enveloppe dans laquelle il se meut, et peuvent concourir à la formation de l'anévrisme. Les résultats de causes semblables, soit dans l'abdomen, soit dans la poitrine, passent souvent inaperçus, quand ils sont gradués, insensibles et ont une marche lente ou chronique. Tout au plus frappent-ils l'esprit du praticien quand ils sont rapides et subits, comme lorsqu'ils déterminent des congestions sanguines, soit dans le cerveau, soit dans le poumon. Des tumeurs solides dans le thorax ou l'abdomen, la grossesse même, un développement excessif de graisse, donnent quelquefois lieu à des dyspnées qu'il est impossible de subir impunément pendant plusieurs années, et dont il doit résulter avec le temps une grande gêne de respiration, un trouble notable dans la circulation et l'hématose.

Des compressions exercées sur le ventre et la poitrine par des vêtements, des corsets, des ligatures et des bandages imaginés pour dissimuler un embonpoint mal séant, causent une sorte d'anhélation qui a des inconvénients analogues à ceux dont nous venons de parler. On peut en dire autant des gaz accumulés dans les viscères creux de la digestion, dans la cavité de la plèvre, lorsqu'il y a pneumo-thorax. M. Piorry assure avoir fait promptement mourir plusieurs lapins en leur insufflant de l'air dans le canal intestinal. Les gaz qui se dégagent pendant les mauvaises digestions chez des individus atteints de maladies de poitrine donnent quelquefois lieu, par leur compression, à des accidents asphyxiques mortels, quand les convalescents ont eu l'imprudence de surcharger leur estomac, et qu'il ne survient pas de vomissement.

Dans les diverses circonstances dont nous venons de parler, si l'on parvient à faire évacuer les liquides et les fluides gazeux épanchés, par des moyens appropriés ou par une ponction, on soulage promptement le malade qui laisse peu de prise aux autres médications. En favorisant l'agrandissement de la poitrine, on donne aux poumons la facilité de se dilater et d'admettre une plus grande quantité d'air respirable. Mais si l'obstacle à l'entrée de l'air dans les cellules pulmonaires consiste dans une mucosité ou une écume bronchique, dans une certaine quantité de boisson, de sang, accidentellement introduits dans les bronches, on éprouve la plus grande difficulté à détruire ces causes d'anhématosie et à ouvrir un accès suffisant à l'air respirable; c'est là, il faut le dire, une cause fréquente et inévitable de mort, qu'on apprécie assez mal dans la pratique, et que l'on cherche à combattre par des moyens peu appropriés. Beaucoup de médecins se sont évertués à placer dans le système nerveux, dans l'adynamie, l'ataxie des forces vitales des causes de mort qui consistaient finalement dans une asphyxie mécanique par des mucosités bronchiques que les malades ne pouvaient expectorer.

Pour constater l'état cadavérique des individus qui succombent à l'asphyxie mécanique dont nous venons de parler, il faut ouvrir la poitrine avant l'abdomen : on observe alors le peu d'espace que les poumons occupent; ils sont réduits à un petit volume, contiennent fort peu de sang noir et d'écume; les bronches sont quelquefois obstruées par une mucosité gluante adhérente à la muqueuse; les vésicules pulmonaires sont applaties et les organes digestifs distendus par des gaz; presque toujours la cavité abdominale contient de la sérosité qui en distend les parois, mais point de gaz. Une percussion préliminaire indique d'ailleurs avec précision la portion du poumon qui renferme encore une certaine quantité d'air, le peu d'espace occupé par ce viscère ainsi que par le cœur et le niveau de l'épanchement qui soulève le diaphragme et rétrécit le diamètre vertical de la poitrine. La face supérieure de la cloison diaphragmatique est saillante, bombée, surélevée, les cavités du cœur presque toujours dilatées par des caillots de sang noir, etc.

A mesure que l'épanchement abdominal ou toute autre cause capable de restreindre la capacité thoracique augmente, la respiration devient courte, gênée, surtout dans la progression ascendante; le malade tousse davantage s'il a quelque bronchite antérieure; quand il est dans la position horizontale, il est souvent obligé de se mettre brusquement sur son séant, ou bien il se réveille en sursaut avec de fortes palpitations de cœur. Comme les asthmatiques, les *anhématosiques* ont besoin de beaucoup d'air, ils ouvrent les fenêtres pour mieux respirer et suffoquent dans les petites pièces. Les gaz qui se dégagent pendant la digestion augmentent encore la difficulté de respirer; les veines jugulaires font saillie sur le col et sont fortement distendues, les vaisseaux de l'intérieur du crâne éprouvent une pareille distension, la face est d'un rouge foncé, les lèvres un peu violettes, etc. Cet état peut durer longtemps sans causer autre chose qu'une anhélation habituelle et une imminence de congestion pulmonaire ou encéphalique qui fait quelquefois périr les malades. Le diaphragme, selon M. Piorry, étant le principal muscle de la respiration, c'est lui qui opère principalement la dilatation du thorax dans le sens vertical; s'il ne peut s'abaisser, nécessairement l'acte respiratoire se trouvera entravé: de là moins d'air dans les poumons ou du moins abord de l'air plus difficile et moins complet; de là encore la difficulté du passage du sang des cavités droites dans celles du côté gauche; de là une lenteur manifeste dans la circulation veineuse et capillaire, et des troubles consécutifs dans les fonctions du cœur.

Nous avons des moyens certains de diagnostic pour caractériser l'anhématosie lente produite par des lésions abdominales et celle qui résulte d'un obstacle à l'entrée de l'air dans les bronches ou de quelque compression directe sur le poumon. L'augmentation de la circonférence du ventre, le refoulement du foie en haut et de la partie mobile du canal intestinal, l'élévation du cœur indiquent d'une manière positive l'anhématosie appelée abdominale par M. Piorry, et ne permettent guère de la confondre avec les dyspnées inhérentes aux autres maladies du cœur ou du poumon. Quant aux affections thoraciques qu'on pourrait confondre avec l'anhématosie, à savoir : l'hydrothorax, l'hydropéricarde et le pneumothorax; l'étendue de la matité des côtés de la poitrine et de la région du cœur, l'égophonie et quelques circonstances commémoratives suffiront pour caractériser l'épanchement thoracique; une sonorité anormale, un tintement métallique et le bruit de succussion ne permettront pas de méconnaître le pneumothorax et de le confondre avec l'anhématosie; les anévrismes du cœur et de l'aorte présentent comme caractères fondamentaux des désordres primitifs de circulation qui n'existent pas dans les asphyxies lentes. Les symptômes diagnostiques de l'anhématosie par l'écume bronchique ou d'autres mucosités, sont, selon M. Piorry, un râle fin, profond, éloigné, persistant après la toux et l'expectoration des crachats; des *ronchus* avec expectoration incomplète et l'absence de respiration dans une certaine étendue des poumons, des dilatations du ventricule droit du cœur et des gros troncs veineux, l'injection des capillaires sanguins, divers symptômes encéphaliques en rapport avec ces lésions, etc.

Toutes les fois qu'on peut faire cesser la compression qui gêne l'action du poumon, le degré d'anhématosie qui en résulte n'est pas dangereux, et disparaît avec les causes qui l'ont produit. Dans le cas contraire, l'affaiblissement toujours croissant de la respiration et de l'hématose, conduit tôt ou tard à l'asphyxie, surtout quand il existe quelque lésion concomitante des viscères de la poitrine. Le danger est généralement d'autant plus grand dans l'anhématosie que les râles sont plus étendus et plus nombreux, qu'ils s'entendent dans les grosses bronches ou semblent se former dans la trachée; à plus forte raison, quand des râles d'abord éloignés, profonds, finissent par avoir leur siége dans le larynx, la mort est imminente; c'est alors e râle des agonisants. Si, au contraire, un petit nombre de conduits aérifères sont oblitérés ou engoués par les mucosités bronchiques, la vie n'est point menacée; l'hématose seulement est troublée.

Quoiqu'on ait dit avec raison que les anhématosies décrites par M. Piorry ne pouvaient guère être considérées que comme des symptômes, des agonies très-prolongées, néanmoins, les causes qui les produisent, bien que secondaires, pouvant amener à la longue un état d'asphyxie incomplète qui porte une atteinte profonde à l'hématose, il est urgent d'y apporter remède; ainsi, on s'empressera d'évacuer la sérosité abdominale qui exerce une pression sur le diaphragme, de donner issue aux matières fécales qui s'opposent à l'excrétion des gaz constituant la tympanite. Ce premier résultat s'obtient facilement par la paracentèse; mais l'évacuation des matières fécales qui oblitèrent un point de l'intestin, offre beaucoup plus de difficultés; quand les purgatifs les plus énergiques ne réussissent pas, il faut alors recourir à l'introduction des sondes, des cânules dans le rectum : les gaz éprouvent une forte pression de la part des parois intestinales, et sont promptement chassés par l'ouverture qu'on a pratiquée. Les frictions irritantes, les applications réfrigérantes de glace pilée sur l'abdomen, ne peuvent que contribuer à ce résultat. Si la constriction intestinale dépendait d'un état inflammatoire, indiqué par une tuméfaction d'une partie de l'abdomen, l'engouement d'une anse d'intestin engagée dans l'anneau inguinal, il faudrait alors recourir aux antiphlogistiques, aux bains, ou bien à la réduction de la partie herniée. Le rectum est quelquefois tellement obstrué, soit par des tumeurs hémorrhoïdales, soit par des matières fécales endurcies et comme enchâssées, qu'il faut recourir à des douches ascendantes, à l'emploi d'une curette, ou, au besoin, introduire un ou deux doigts dans l'anus pour faire disparaître l'obstacle à la sortie des flatuosités intestinales. Je me rappelle avoir été appelé une fois à Gentilly pour donner des soins à un vieillard de plus de quatre-vingts ans qui suffoquait, était menacé d'anhématosie, par suite d'une énorme tympanite, et qu'on excitait inutilement par des purgatifs qui n'avaient aucune action sur le rectum à moitié paralysé et hermétiquement fermé par une masse endurcie de matières fécales; j'introduisis deux doigts dans le rectum et je parvins avec peine à extraire des matières dures qui oblitéraient entièrement cet intestin. Dès ce moment, les gaz eurent un libre accès au dehors, et la tympanite ne tarda pas à se dissiper; des précautions prises pour ne pas laisser oblitérer de nouveau le rectum suffirent pour assurer la guérison de ce malade. Enfin, dans les cas où il est impossible de rétablir le libre cours des matières fécales, on a proposé et pratiqué la ponction de l'intestin pour expulser les gaz qui y étaient contenus. On a beaucoup moins de prise sur l'asphyxie lente, que M. Piorry appelle anhématosie par l'écume bronchique, que sur celle qui dépend d'un refoulement du diaphragme. Cet auteur recommande l'abstinence des boissons susceptibles d'alimenter la reproduction des mucosités bronchiques, la respiration d'un air sec et chaud, les purgatifs, les vésicatoires qui peuvent les dériver, la position assise comme plus favorable à l'expectoration des mucosités, etc., des toniques appelés expectorants, les diurétiques, les vomitifs trouveront aussi bien souvent leur emploi dans les cas complexes, où l'obstacle à la respiration par ces mucosités est le résultat de plusieurs causes premières, auxquelles il serait nécessaire de remédier pour faire cesser celle tout-à-fait secondaire dont nous nous occupons ici. La connaissance exacte de l'asphyxie lente ou anhématosie produite par l'écume ou les autres mucosités bronchiques doit modifier la pratique généralement suivie par des praticiens actifs qui ne désespèrent jamais du succès de leurs moyens. Quand, en effet, le malade suffoqué par un obstacle à la respiration est en proie à une longue agonie, le seul moyen de prolonger son existence (si la mort n'est pas imminente par suite d'une lésion du cœur et du cerveau) n'est-il pas de favoriser l'expulsion des mucosités asphyxiantes, par l'abstinence des boissons, l'enlèvement de l'excrétion glutineuse qui oblitère l'arrière-bouche, la position verticale, l'immobilité complète, la prescription du silence le plus absolu, etc. Quel peut être, dans ce péril extrême, le résultat des cordiaux qu'on administre, que le défaut de déglutition peut faire refluer dans le larynx? à quoi peuvent servir les brûlures, les vésications, si ce n'est à augmenter en pure perte les angoisses et les souffrances du pauvre patient?

APHONIE, VOIX CONVULSIVE.

La voix est un son résultant de la vibration que l'air, chassé des poumons, fait entendre en traversant la glotte; de ce son articulé par les mouvements de la langue et des lèvres, etc., naît la parole, qu'on peut encore appeler voix articulée. Quand ce son ne peut se faire entendre, il y a aphonie ou privation de son, absence de vibration; il ne faut pas confondre l'aphonie avec la mussitation et le mutisme. Dans la mussitation, l'action de la langue et des lèvres, pour articuler les mots, n'est point accompagnée de l'émission de la voix, ou celle-ci est si faible, qu'elle ne peut être entendue. Le mutisme est l'incapacité de former des sons articulés. L'émission des sons n'est pas empêchée, mais ils ne sont pas modifiés par les mouvements de la langue, des lèvres et des autres parties de la bouche.

La vocalisation, considérée sous le point de vue physiologique, est susceptible d'une foule de variations que nous n'avons pas à examiner, mais elle subit des altérations assez nombreuses, dont quelques-unes sont de véritables maladies; de plus, ces altérations fournissent des signes d'une assez grande valeur pour le pronostic des maladies, et auxquels les anciens attachaient une grande importance. Nous parlerons d'abord très-succinctement de quelques anomalies de la voix, puis nous traiterons de l'aphonie ou privation de la voix, considérée comme affection nerveuse essentielle. Le son productif de la voix peut être augmenté ou diminué; il peut éprouver un désordre dans l'émission de la parole, qui modifie plus ou moins profondément l'arrangement et la prononciation des mots, détruit la régularité du chant, sa justesse, etc.

Portal dans un Mémoire intitulé *Observations sur quelques maladies de la voix,* inséré dans le premier volume du recueil de la Société médicale d'émulation de Paris, rapporte l'histoire d'une femme de 43 ans, maigre, irritable et mélancolique, qui ne pouvait parler à volonté, faisait pendant quelques minutes des efforts inutiles pour retrouver la parole; mais une fois qu'elle l'avait retrouvée, elle ne pouvait plus se taire sans d'incroyables efforts. Souvent elle avait des éclats de voix extraordinaires ou poussait des cris contre sa volonté; presque toujours il lui était impossible de ne pas traduire en paroles plus ou moins brusques une idée qui l'occupait sérieusement. Ses paroles étaient discordantes, saccadées, avec des sons disparates, passant immédiatement du plus aigu au plus grave; en sorte que ses discours étaient tantôt des aboiements, tantôt des hurlements. Cette femme, qui était un objet de scandale dans son village, parce qu'on la supposait ensorcelée, et qu'elle laissait échapper, malgré elle, dans l'église des sons de voix étranges semblables à des aboiements, fut traitée avec succès par Portal au moyen de bains, de délayants, d'antispasmodiques, et guérit dans l'espace de quelques mois.

Il y avait sans doute chez cette malade une affection spasmodique des muscles qui servent à l'émission de la voix, et des mouvements brusques du larynx ; mais il est évident aussi qu'il y avait une affection hystérique de l'âge critique. De pareils symptômes ont été souvent observés chez des filles convulsionnaires, sujettes également à des aboiements, à des hurlements qui ont fait donner à la maladie qu'elles avaient les noms de *Lycanthropie*, *Cynanthropie*, *Zoanthropie*, etc.

On trouve dans le même Mémoire un autre fait, où la voix, au lieu d'être convulsive, avait baissé de plusieurs tons, et faisait craindre une aphonie. Le sujet de cette observation était une cantatrice du Théâtre Italien, dont la voix avait une très-grande étendue; elle la vit subitement baisser de plusieurs tons; désespérée de ne pouvoir recouvrer la plénitude de cette voix, qui lui avait mérité tant d'applaudissements, elle consulta Portal; il reconnut que cette malade avait contracté une laryngite en abusant de sa voix et en la forçant outre mesure. Un traitement composé d'antiphlogistiques d'abord, puis de dérivatifs guérit cette malade en six mois.

Comme on a pu voir, des deux femmes dont Portal rapporte les observations, l'une était nerveuse, irritable, arrivée à l'âge critique, l'autre avait contracté une inflammation des organes vocaux. Les affections convulsives de la voix et les aphonies plus ou moins complètes reconnaissent beaucoup d'autres causes. Le même auteur parle encore dans son Mémoire, de la femme d'un restaurateur, devenue momentanément aphone à la suite d'une hémiplégie. Des lésions traumatiques du nerf laryngé peuvent produire le même résultat, ainsi que des paralysies dont l'origine est souvent inconnue.

Le mécanisme de la parole étant sous l'influence directe de l'encéphale, diverses lésions un peu graves de ce centre nerveux peuvent également produire une aphonie passagère.

Le docteur *J. Webster* a publié dans les journaux anglais quatre observations d'affections du cerveau, accompagnées d'aphonie à divers degrés, qu'il fit heureusement disparaître par un traitement énergique dirigé contre l'affection cérébrale; on remarque dans deux de ces observations, que l'ouïe et la vue étaient atteintes en même temps que la voix, d'un certain degré de paralysie (1).

La compression des nerfs laryngés peut donner lieu également à l'affaiblissement et même à l'extinction de la voix. Le docteur *Horner* ayant lié la carotide d'un condamné qui s'était coupé le col, et ayant compris dans sa ligature le nerf pneumo-gastrique à cause des difficultés qu'il y avait à séparer les parties inondées de sang, son malade perdit la voix.

Une impression profonde, une sorte de terreur peut subitement priver de la voix et de la parole. Madame *Boivin* raconte l'histoire d'une femme enceinte, irritable et jalouse à l'excès, qui perdit subitement la voix à l'aspect d'agents qui venaient pour l'expulser du domicile de son amant. — (Journal complém. des Sciences médicales, tome 34, page 257.)

Diverses lésions des organes vocaux surviennent également dans le cours des maladies aiguës fébriles, où les fonctions cérébrales sont profondément altérées. Les anciens avaient signalé différents degrés d'aphonie, comme des signes presque toujours mortels dans les maladies aiguës. Les séméiologistes ont souvent cité divers passages d'Hippocrate relatifs au signe pronostic dont nous parlons, et en ont presque toujours exagéré la valeur (2).

Si l'on nous objecte qu'on trouve dans les épidémies d'Hippocrate plusieurs observations qui confirment la fâcheuse interprétation donnée à l'aphonie, nous répondrons que cet accident survient dans diverses maladies, et n'y a point la même signification. Telles sont l'hystérie, la catalepsie, l'épilepsie, la manie, les vers intestinaux, etc..

Le vin, l'alcool, les substances narcotico-âcres, telles que la pomme épineuse, les baies de belladone, la racine de jusquiame, en agissant sur le système nerveux, dont ils émoussent fortement l'action, portent une atteinte aux organes vocaux, au point de produire une profonde altération de la voix et de la parole, l'aphonie même plus ou moins complète. *Sauvages* rapporte qu'aux environs de Montpellier, des fripons, afin d'avoir plus de facilité à remplir leurs

---

(1) Arch. de Méd., t. IV, 2e série. The Lond. méd. and. phys. Journal, 1832.

(2) Aphonia in acutis undecumque sit, brevis, mors est. Duret, com. in Hipp.

desseins, et afin de n'être pas aussi facilement découverts, faisaient boire à leurs dupes du vin, dans lequel ils avaient fait infuser une certaine quantité de semences de pomme épineuse; non-seulement, dit-il, les victimes tombaient dans le narcotisme, mais pendant deux ou trois jours elles étaient incapables de proférer une parole et de répondre à aucune des questions qu'on leur adressait. (Nosol. méth., chap. VI.)

Les cas les plus remarquables d'aphonie sont ceux qui surviennent sans aucune cause bien déterminée, qui ont une marche périodique ou intermittente, cèdent momentanément aux antipériodiques, etc. De ce nombre sont deux faits insérés par M. *Rennes* et *Ollivier d'Angers*, dans le tome 20 des Archives générales de Médecine, et un troisième publié par M. Mêlier, dans la Revue médicale (février 1842). Ces faits, quoique très-extraordinaires, sont rapportés d'une manière si exacte et si détaillée, qu'il est impossible d'élever aucun doute sur les circonstances qui les accompagnent.

Dans l'observation de M. Rennes, une femme âgée de trente-trois ans est atteinte subitement et sans cause connue d'une extinction de voix à l'heure de midi; elle dure d'abord trois semaines, revenant chaque jour, puis cessant pour reparaître le lendemain à la même heure.

Cette aphonie reparut ainsi trois fois dans le cours de l'année; chacune de ses attaques durait environ 20 jours avec le même caractère quotidien. La maladie persista ainsi pendant environ trois ans, avec le même caractère périodique. A partir de cette époque, l'aphonie revint tous les ans au mois de février; elle était annoncée par des frissons vagues, des bâillements, des pandiculations et sans aucune espèce de souffrance. A midi précis la voix change brusquement, et la conversation ne peut être achevée qu'à voix basse; plus la malade fait d'efforts pour être entendue, plus l'extinction de voix augmente. Mais ce qu'il y a de singulier, et en même temps de très-significatif, c'est qu'aucune sensation pénible n'existe dans le larynx; la malade croit sentir l'obstacle à l'émission de la voix, au centre épigastrique, où elle éprouve en même temps un sentiment de constriction. L'accès continue le reste de la journée, sans presque aucune souffrance; la malade se couche et se réveille le lendemain guérie, après un sommeil profond, sans avoir eu la moindre sueur. Quoiqu'elle n'ait aucune douleur, au bout de deux mois la malade commence à maigrir, sa voix s'affaiblit à mesure qu'elle fait des efforts pour se faire entendre; mais le lendemain de l'accès, le timbre vocal devient normal.

A l'époque où M. Rennes étudiait le sujet de cette curieuse observation, la maladie avait déjà 17 ans d'existence; on n'était jamais parvenu à la faire cesser un seul jour par des moyens actifs, tels que les saignées,le sulfate de quinine, etc. La durée de chacune des attaques annuelles était de trois à sept mois. Dans l'intervalle de ces attaques, la malade recouvrait ses forces et son embonpoint. La dispartion de l'accès final avait toujours lieu pendant le sommeil. Cette particularité avait engagé le médecin à prescrire l'opium, mais la malade se refusa à l'emploi de ce moyen.

La demoiselle, dont M. Mêlier rapporte l'observation, était âgée de 28 ans; elle fut prise un matin, sans cause connue, d'un enroue ment d'abord, puis d'une aphonie qui dura deux heures. Le surlendemain à la même heure, la voix s'éteignit de nouveau, et la durée de l'accès fut encore de deux heures; un certain nombre d'accès eurent ainsi lieu en tierce. Le sulfate de quinine donné fut d'abord couronné de succès, mais la maladie reparut au bout de quinze jours, pour cesser de nouveau sous l'influence du même médicament. Une seconde récidive eut encore lieu après une rémission de même durée; on administra une troisième fois le sulfate de quinine à plus forte dose et avec persévérance, mais cette fois sans aucun effet. L'aphonie changea de caractère, devint double, tierce, puis quotidienne, enfin presque continue. Au moment de l'invasion de l'accès, la malade éprouvait un sentiment de pression aux environs de la clavicule gauche, et du reste aucune espèce de dérangement dans la santé. Tous les moyens énergiques qu'on employa réussirent presqu'immédiatement à rendre le libre usage de la voix (1), mais aucun ne put la maintenir d'une manière durable.

Si l'on consulte les faits connus et publiés sur l'aphonie essentielle, on pourra se convaincre que cette maladie n'a presqu'aucune gravité; on ne saurait d'ailleurs lui assigner aucune marche régulière, aucun mode de terminaison autre qu'une cessation spontanée. Quant aux cas de voix convulsive, tenant plus ou moins de l'aphonie,de la nature de ceux dont Portal a tracé l'histoire dans les Mémoires de la Société médicale d'émulation, ils semblent être sous la dépendance d'un état hystérique; on a dû remarquer en effet, que

(1) Sinapismes, électricité, électro-puncture, etc.

dans l'observation rapportée par M. *Rennes*, le point de départ de la maladie était évidemment dans l'épigastre, et de là semblait remonter vers la gorge, absolument comme cela s'observe dans la *suffocation hystérique*. On sait d'ailleurs de temps immémorial, que les voix convulsives ressemblant plus ou moins à des aboiements, à des miaulements, s'observent chez les filles convulsionnaires dont Hecquet a si bien tracé l'histoire dans le livre curieux intitulé: *Le naturalisme des convulsions, démontré par la physique, l'histoire naturelle*, etc.

A l'exception des cas d'enrouements plus ou moins voisins de l'aphonie, par suite d'inflammation ou d'abus du chant, etc. comme celui qui avait atteint l'actrice dont nous avons parlé plus haut, que l'on peut guérir par les moyens ordinaires, il est presque impossible d'indiquer un remède efficace applicable aux aphonies périodiques, puisque tous ont échoué, ou du moins n'ont eu qu'un succès momentané qui n'a pas empêché le retour des accès. Dans l'histoire de la sage-femme d'Angers, racontée par *Ollivier*, après avoir vainement employé un grand nombre de moyens très-actifs pendant plusieurs années, on eut recours à la saignée, qui faisait promptement cesser les attaques, mais ne pouvait empêcher leur retour, après un temps plus ou moins long.

Les aphonies qui sont symptomatiques d'affections saturnines, syphilitiques, vermineuses, indiquent par leur nature même les médicaments spéciaux qui leur conviennent; nous n'avons aucuns documents certains sur l'efficacité de la cautérisation de certaines parties de la gorge et du larynx par l'ammoniaque, employée il y a quelques années. M. Trousseau a publié, dans le Bulletin général de thérapeutique du mois de novembre 1832, l'observation d'une aphonie d'origine inflammatoire, qui avait résisté à un grand nombre de moyens thérapeutiques, et qui avait cédé à la cautérisation du larynx avec une solution concentrée de nitrate d'argent, portée dans l'organe à l'aide d'une éponge fixée sur une tige de baleine; nous savons que l'auteur préconise encore ce topique.

Un médecin italien, *Bennati*, qui lut il y a une vingtaine d'années, à l'Académie des Sciences, des Mémoires sur les maladies de la voix, vantait beaucoup dans toutes celles qui étaient caractérisées par une sorte d'atonie, suite d'abus du chant et de la déclamation, les gargarismes astringents avec l'alun, répétés trois ou quatre fois par jour d'après la formule suivante :

Sulfate d'alumine, 4 grammes.
Décoction d'orge bien filtrée, 300
Sirop diacode, 16

Bennati graduait ensuite ses formules jusqu'aux numéros 12, 14, 16, en augmentant chaque fois de 4 grammes d'alun. Le numéro 5 suffisait le plus souvent.

Il faisait faire en même temps des frictions sur la région du col avec un liniment contenant 120 grammes d'alcool camphré et 60 centigrammes d'extrait de belladone ; quand il croyait à l'existence d'une complication rhumatismale, il substituait la jusquiame à la belladone. Quand les organes vocaux avaient pris un peu de force, il conseillait l'exercice de la voix, du chant, de la déclamation avec une certaine mesure et de manière à ne pas fatiguer.

DYSPNÉES NERVEUSES ET AUTRES.

Les dyspnées sont sans doute le plus souvent un symptôme de quelque lésion organique ou nerveuse des viscères contenus dans la poitrine ; c'est ainsi que des maladies du cœur, des bronchites chroniques, l'angine de poitrine, l'asthme, la phthisie, l'emphysème, l'hydrothorax, etc. entraînent presque toujours une notable difficulté de respirer. Des lésions de la moëlle épinière, des tumeurs comprimant le nerf pneumogastrique et les nerfs spinaux donnent lieu au même accident, etc. Le perfectionnement du diagnostic des maladies du thorax, permet aujourd'hui de rapporter généralement les diverses dyspnées aux lésions qui les produisent, et d'éviter l'erreur dans laquelle étaient tombés les anciens, qui décrivaient, comme affections essentielles, divers symptômes plus ou moins importants. Il faut bien reconnaître néanmoins, qu'il y a plusieurs de ces dyspnées opiniâtres dont il est impossible de découvrir la cause, et qui finissent par acquérir une existence indépendante, une sorte de droit de domicile dans les cadres nosologiques : on peut jusqu'à un certain point les comparer aux empyèmes, aux hydrothorax, aux ascites, qui ayant eu primitivement leur siége dans la plèvre ou le péritoine, finissent par constituer une affection chronique séparée de l'inflammation de ces membranes séreuses.

Il y a certaines conformations vicieuses du thorax, des déviations de la colonne vertébrale qui, en diminuant la capacité du thorax, entretiennent des dyspnées habituelles, qu'on ne sait comment caractériser; des rétrécissements survenus à la suite de pleurésie, d'adhérences de la plèvre, d'affaissement des côtes, de compressions persévérantes du poumon, donnent lieu à une courte-haleine habituelle qu'on ne peut guérir, et qu'il est même dangereux de combattre par des moyens d'extension et de compression. Des causes mécaniques d'une autre nature déterminent également des dyspnées habituelles : telles sont l'ascension des viscères abdominaux qui entraînent l'élévation du diaphragme, et par suite le rétrécissement du diamètre vertical de la poitrine, l'action du liquide épanché dans l'abdomen, une sorte de polysarcie qui gêne l'action du cœur et du poumon, etc.

On a eu recours à plusieurs dénominations pour caractériser les différentes difficultés de respirer dont l'homme peut être atteint, et qu'il est très-difficile de rattacher aux maladies connues du thorax; ces synonymes sont surtout usités en séméiotique.

Ainsi, on indique par le mot d'*anhélation* une difficulté de respirer qu'éprouve un sujet habituellement essoufflé; cette anhélation est caractérisée par une respiration courte, fréquente, tenant à des causes obscures qui n'impliquent pas absolument un état de maladie; elle est le plus souvent, dans l'état normal, la suite de courses rapides en montant, de mouvements violents, d'accès de colère, d'émotions vives et profondes. Laennec, en rapportant plusieurs dyspnées à une trop grande dépense d'action nerveuse, ou à des lésions du système cérébro-spinal, comme celles qui dépendent des apoplexies cérébrales, des maladies de la portion supérieure de la moëlle épinière, ajoute qu'on doit considérer de la même manière les anhélations habituelles aux sujets atteints d'obésité; dans ces cas, dit-il, il faut une dépense considérable d'action nerveuse pour mouvoir la lourde masse des individus surchargés d'embonpoint.

Il ne paraît pas douteux que l'action nerveuse, troublée par une émotion profonde, ne produise des dyspnées chez les femmes nerveuses, irritables, d'ailleurs bien portantes, et à plus forte raison chez celles qui sont sujettes à des attaques d'hystérie, à des congestions cérébrales, à des syncopes, etc. Dans la plupart de ces cas, dit encore Laennec, il est évident que le trouble de la circulation est la cause de celui de la respiration, et que ce dernier n'est que l'effet de la congestion sanguine momentanée qui s'effectue dans le parenchyme pulmonaire. La congestion, admise par l'illustre pathologiste, n'est pas toujours bien caractérisée, en sorte qu'en définitive le trouble de l'action nerveuse est encore dans ces cas, ce qu'il y a de mieux établi. Les désordres des centres nerveux, quoi qu'on en puisse dire, sont la source de beaucoup de maladies qu'il est impossible de localiser : telles sont l'hystérie, la folie, l'épilepsie.

Il existe certainement des paralysies plus ou moins complètes de certains muscles respiratoires qui sont une cause obscure des dyspnées. Si l'action nerveuse d'un muscle, tel que le diaphragme, venait à être considérablement affaiblie ou annulée, on comprend de suite quelle perturbation une telle lésion apporterait dans le mécanisme de la respiration. La galvanisation localisée prouve en effet combien, en stimulant des nerfs qui vont se distribuer à cette cloison musculeuse, on précipite les mouvements d'inspiration et d'expiration.

Certains sujets, chez lesquels l'action nerveuse semble fortement diminuée, ont besoin d'une forte stimulation pour accomplir la fonction capitale de la respiration et résister aux désordres qu'éprouve cette fonction. Les asthmatiques, par exemple, qui sont menacés de suffocation dans l'obscurité, respirent plus aisément et sont même quelquefois débarrassés de leurs accès par l'influence excitante de la lumière du jour ou par l'effet d'une vive lumière artificielle. Nous avons parlé à l'article asthme d'un malade qui mettait fin à ses accès d'asthme en allumant, au milieu de la nuit, plusieurs lampes carcel.

L'*apnée*, qui est une sorte de diminutif de l'anhélation, ne se produit que dans certains états pathologiques où la respiration devient presque insensible. On l'observe dans les syncopes, dans l'hystérie, la catalepsie ; elle est un des principaux caractères de l'agonie et finalement un signe de mort, quand elle est totale et complète. Néanmoins cette sorte de suspension apparente de la respiration n'a pas autant de gravité qu'on pourrait le supposer chez quelques personnes d'un tempérament nerveux, sujettes à des accidents hystériformes plus extraordinaires que dangereux.

L'*orthopnée*, au contraire, est un signe grave qu'on observe dans des maladies parfaitement connues, arrivées à leur dernière période. Le malade, qui présente cette particularité, ne peut respirer que dans la position assise, même pendant son sommeil. *Sauvages* et d'autres anciens nosologistes avaient bien à tort, sans doute, fait un genre de maladie de cet état anxieux et pénible de la respiration anormale ;

on croirait à peine aujourd'hui que ce nosologiste ait pu admettre vingt et une espèces d'un prétendu genre qui n'est lui-même qu'un symptôme de maladie. Il y a cette différence entre la dyspnée et l'orthopnée, que la première se rencontre souvent dans des affections qui ont leur siége ailleurs que dans la poitrine, tandis que la seconde indique certainement une lésion grave des viscères thoraciques et surtout un épanchement considérable ; il est presque certain en effet, qu'un malade qui ne peut respirer que dans une attitude droite est atteint d'un épanchement pleurétique. C'était, au surplus, l'opinion des anciens. Hippocrate a donc pu dire avec fondement dans les prénotions de Cos : *Spirationes quæ non nisi, erectâ cervice, dirum hydropem faciunt.*

L'*orthopnée* indique encore d'une manière assez positive le plus haut degré de certaines maladies du cœur, de l'asthme, de la pneumonie, etc. Cette extrême difficulté de respirer est presque toujours un signe de mauvais présage ; la principale raison qu'on en a donnée, c'est que la respiration ne s'exécute alors que par l'entremise des muscles de la partie supérieure de la poitrine et des épaules, tandis que le diaphragme, ce muscle énergique si important dans le mécanisme de la respiration, n'y prend presque plus de part, se trouvant paralysé par le poids du liquide épanché dans le thorax. Le défaut de concours du diaphragme est d'autant plus funeste dans cette circonstance, que le poumon, comprimé de toutes parts par le même liquide, ne peut se dilater que par les efforts énergiques des puissances mécaniques qui meuvent le thorax.

FIN.

TABLE DES MATIÈRES.

PREMIÈRE PARTIE.

DE LA PHTHISIE PULMONAIRE.

HYDRO-PNEUMO-THORAX, PNEUMO-THORAX.

GANGRÈNE DU POUMON.

DEUXIÈME PARTIE.

TROISIÈME PARTIE.

FIN DE LA TABLE DES MATIÈRES.

Coulommiers. — Imprimerie de A. Moussin.

www.ingramcontent.com/pod-product-compliance
Ingram Content Group UK Ltd.
Pitfield, Milton Keynes, MK11 3LW, UK
UKHW020303200726
13857UKWH00001B/67

9 782012 973